ALIGNER ORTHODONTICS
AND OROFACIAL ORTHOPEDICS

无托槽隐形矫治技术
颌面系统矫正

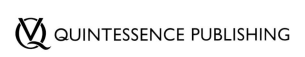
QUINTESSENCE PUBLISHING

Berlin | Chicago | Tokyo
Barcelona | London | Milan | Mexico City | Paris | Prague | Seoul | Warsaw
Beijing | Istanbul | Sao Paulo | Zagreb

ALIGNER ORTHODONTICS AND OROFACIAL ORTHOPEDICS

无托槽隐形矫治技术
颌面系统矫正

（德）沃纳·舒普
（Werner Schupp）　　主编

（德）茱莉亚·豪布里希
（Julia Haubrich）

谢贤聚　张　宁　主译

白玉兴　厉　松　王红梅　主审

合著者

白玉兴
WOLFGANG BOISSERÉE
FAYEZ ELKHOLY
BERND LAPATKI
JULIA FUNKE

北方联合出版传媒（集团）股份有限公司
辽宁科学技术出版社

图文编辑

张　浩　刘玉卿　肖　艳　刘　菲　康　鹤　王静雅　纪凤薇　杨　洋　戴　军　张军林

图书在版编目（CIP）数据

无托槽隐形矫治技术 / （德）沃纳·舒普（Werner Schupp），（德）茱莉亚·豪布里希（Julia Haubrich）主编；谢贤聚，张宁主译. -- 沈阳：辽宁科学技术出版社，2025. 1. -- ISBN 978-7-5591-3825-5

Ⅰ. R783.5

中国国家版本馆 CIP 数据核字第 2024WT1255 号

出版发行：辽宁科学技术出版社
　　　　　（地址：沈阳市和平区十一纬路25号　邮编：110003）
印　刷　者：深圳市福圣印刷有限公司
经　销　者：各地新华书店
幅面尺寸：210mm×285mm
印　　张：41.75
插　　页：4
字　　数：835千字
出版时间：2025年1月第1版
印刷时间：2025年1月第1次印刷
出 品 人：陈　刚
责任编辑：金　烁
封面设计：袁　舒
版式设计：袁　舒
责任校对：李　硕

书　　号：ISBN 978-7-5591-3825-5
定　　价：798.00元

投稿热线：024-23280336
邮购热线：024-23280336
E-mail:cyclonechen@126.com
http://www.lnkj.com.cn

中文版序 Foreword

无托槽隐形矫治技术是一种新兴的正畸治疗方法，随着科技的进步和国家对自主研发的大力支持，2002年，中国首都医科大学团队与清华大学合作，围绕着无托槽隐形矫治系统的多项核心技术共同研发，成功地研制出具有自主知识产权的国产无托槽隐形矫治系统，在国内处于领先地位。同时，本课题组申报的"自主创新国产无托槽隐形矫治系统核心技术的研发"项目荣获中国医院协会医院科技创新奖二等奖。多年来，我们持续探索无托槽隐形矫治技术，连续举办无托槽隐形矫治学习班，分享最新的治疗理念。2008年，本团队翻译了第一本无托槽隐形矫治专著——《口腔正畸无托槽隐形矫治临床指南》。为了规范和指导无托槽隐形矫治技术在临床中的应用，2021年，我们牵头制定了首个团体标准暨技术指南《口腔正畸无托槽隐形矫治技术指南》。

国际著名正畸专家Werner Schupp医生是中国首都医科大学附属北京口腔医院的客座教授。他在无托槽隐形矫治与关节方面有独到见解，定期受邀来本院进行学术交流。2017年，我们与Werner Schupp医生和Julia Haubrich医生合作编写了第一版《无托槽隐形矫治技术》，将多国医生优秀的矫治病例和宝贵的临床经验融入其中，获得了业内一致的好评。随着无托槽隐形矫治技术的飞速发展，新版《无托槽隐形矫治技术》汇集了解剖学、生物力学机制、诊断以及治疗设计等多方面理论知识，结合病例更加全面地解析了无托槽隐形矫治技术应用中的重点、难点，并且增加了新技术、新成果的理论及其临床治疗体会，例如椅旁隐形矫治和虚拟𬌗架等，为无托槽隐形矫治技术的发展提供了新的思路。

基于与Werner Schupp医生长久的友谊，也为了让更多中国医生和医学生更好地理解与掌握无托槽隐形矫治技术，我们组织了本院正畸医生进行本书的翻译。感谢为本书倾注了心血的编者，也感谢所有译者付出的努力。希望研读本书的读者都能在书中收获到令自己提升的知识，感受到无托槽隐形矫治技术的魅力。

白玉兴　厉松　王红梅
2024年8月

主审简介 Reviewers

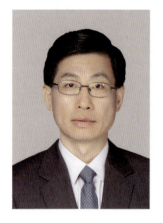

白玉兴

主任医师，教授，博士研究生导师。首都医科大学附属北京口腔医院院长。中华口腔医学会副会长，中华口腔医学会口腔医学计算机专业委员会主任委员，中华口腔医学会口腔正畸专业委员会前任主任委员，中华口腔医学会口腔医学教育专业委员会副主任委员；北京口腔医学会会长，北京口腔医学会口腔正畸专业委员会前任主任委员，北京口腔医学会数字化口腔医学专业委员会主任委员。北京市牙病防治所所长，北京市口腔医学研究所所长。《中华口腔医学杂志》《中华口腔正畸学杂志》副总编辑，《北京口腔医学》杂志主编。国际牙医师学院（ICD）院士，英国爱丁堡皇家外科学院正畸专科院士国际考官。享受国务院政府特殊津贴。入选国家"百千万人才工程"。

先后承担8项国家自然科学基金项目及多项其他国家级、省部级基金课题研究项目。发表学术论文337篇。获国家发明专利14项，实用新型专利19项。主编（译）专著20部。牵头组织起草制定完成了我国口腔正畸学界的第一个和第二个团体标准暨技术指南《口腔正畸无托槽隐形矫治技术指南》及《牙周病患者正畸治疗指南》。获省部级科技奖10项。

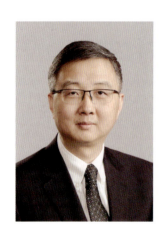

厉　松

主任医师，教授，博士研究生导师。中华口腔医学会口腔正畸专业委员会常务委员；北京口腔医学会常务副会长，北京口腔医学会口腔正畸专业委员会前任主任委员。国际牙医师学院（ICD）院士，世界正畸联盟（WFO）理事，国际牙科研究协会（IADR）会员，英国爱丁堡皇家外科学院正畸专科院士。

曾主持承担国家自然科学基金面上项目2项，省部级基金课题研究项目10余项。发表学术论文100余篇。翻译、参编专著12部。获省部级科技奖1项。

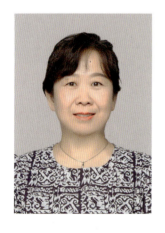

王红梅

主任医师，副教授。曾任首都医科大学附属北京口腔医院正畸科主任医师、正畸教研室主任、住院医师规范化培训口腔正畸专业基地负责人。中华口腔医学会口腔正畸专业委员会常务委员；北京口腔医学会口腔正畸专业委员会副主任委员，北京口腔医学会口腔正畸专业委员会常务委员。《中华口腔正畸学杂志》编委。第二届北京市住院医师规范化培训专业委员会口腔医学专业委员，住院医师规范化培训专家。

参与多项国家自然科学基金项目及省部级基金课题研究项目。发表学术论文40余篇。主编（译）专著6部。

主译简介 Translators

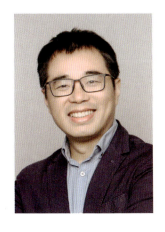

谢贤聚

　　主任医师，副教授，硕士研究生导师。首都医科大学附属北京口腔医院正畸科主任。中华口腔医学会口腔医学计算机专业委员会委员、学术秘书；北京口腔医学会口腔正畸专业委员会主任委员，北京口腔医学会口腔美学专业委员会常务委员。

　　主持、参与国家自然科学基金项目5项，发表SCI收录论文30余篇。获国家发明专利2项，实用新型专利4项，专利成果转化2项。主译专著《无托槽隐形矫治技术》，参编（译）专著3部。团体标准暨技术指南《口腔正畸无托槽隐形矫治技术指南》和《牙周病患者正畸治疗指南》编制工作组组长。北京市"科技新星"。获华夏医学科技奖。

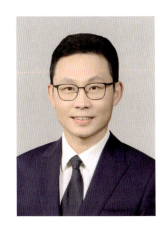

张　宁

　　主任医师，教授，博士研究生导师。首都医科大学附属北京口腔医院科技处处长。中华口腔医学会科研管理分会常务委员，中华口腔医学会口腔医学计算机专业委员会常务委员，中华口腔医学会口腔正畸专业委员会委员；北京口腔医学会秘书长。《北京口腔医学》杂志副主编，《中华医学科研管理杂志》青年编委，SCI杂志《Frontiers in Bioengineering and Biotechnology》和《Frontiers in Materials》客座主编。

　　主持国家自然科学基金项目（面上项目/青年基金项目）及北京市自然科学基金等重点课题项目7项。发表学术论文110余篇。获国家发明专利10项，专利成果转化3项。获医疗器械注册证3个。主编（译）专著2部，参编（译）专著3部，参与制定团体标准6项。获华夏医学科技奖、北京青年科技奖等5项。

参译（按姓名首字笔画排序）

马雁崧　王　晶　方东煜　任超超　孙　玥　李晓玮　李盛楠　杨　昊　余文婷　谷颖之

张　珂　张　莉　张海萍　赵泽晴　郭　睿　曹　丽　常　莜　梁舒然　薛俊杰

引言 Introduction

每个科学领域，包括医学和正畸学，都在不断发展，因此也会发生一些变革。一些正畸发明（例如以Fränkel教授命名的功能矫治器）已经成为正畸实践中不可或缺的一部分，而另一些则由于无法实现预期或过于复杂而渐渐被遗忘。

1926年，Remensnyder提出使用无托槽隐形矫治技术可以实现牙齿的移动。1945年，Kesling推广了这种技术，并将其描述为"牙齿定位器"。后来，Sheridan发明了"Essix牙齿移动系统"。Essix技术与传统固定矫治技术非常相似，因此它可以在治疗过程中不断改进治疗方法。使用Essix矫治器，可以解决轻度至中度拥挤问题。

Align公司成立于1997年，是第一个将以往的矫治技术与计算机辅助设计/计算机辅助制造（CAD/CAM）技术相结合的公司。这项技术的进步和创新进一步改进及完善了隐适美矫治系统。隐适美矫治系统的独特之处在于临床医生可以通过ClinCheck软件虚拟设计牙齿移动过程并获得最终的治疗效果。在过去，隐适美矫治系统在治疗轻度至中度拥挤的病例、关闭牙列中散在间隙以及完成牙齿的倾斜移动方面是很成功的。在积累了一些矫治经验后，隐适美矫治器几乎可以实现所有的牙齿移动

（见第5章）。无托槽隐形矫治技术现在已经世界闻名，并被视为最具创新性的正畸技术之一。与此同时，其他隐形矫治系统也已进入市场。有些与隐适美矫治系统类似，而有些则允许医生使用适当的软件自行设置虚拟治疗目标。我们将深入介绍已经使用了近5年的椅旁隐形矫治技术，并相信在未来它将成为正畸诊所的一个固定组成部分。与各种矫治系统一样，保持在隐形矫治系统中也是至关重要的，建议患者在正畸治疗后定期复查，并尽力对所有患者进行长期随访及资料收集。然而，并非所有患者都能坚持。

每种正畸矫治技术的习得，无论是可摘、固定矫治技术，还是隐形矫治技术，正畸医生都要接受高水平的教育、培训和具备一定的实践经验。本书针对初学者以及有经验的医生，就如何将无托槽隐形矫治技术合理且成功地引入正畸临床给出一些建议和技术指导。本书概述了自2001年以来无托槽隐形矫治技术的发展状况，展示了早期比较陈旧的病例和以往治疗过的患者，以及多年来软件系统和技术的发展。与我们的第一版图书相比，本书介绍了不同的隐形矫治系统。我们主要关注椅旁隐形矫治技术，以及本专业相关的颌面系统矫正的内容。

致谢 Acknowledgment

非常感谢我们的患者、朋友、同事以及家人，因为有了他们的理解和支持，本书才能顺利完成并出版。

我们第一版图书最初的创作思路源于我们的同事Kenji Ojima，《无托槽隐形矫治技术》一书也是首先在日本出版的。

本书并非仅从纯科学角度探讨无托槽隐形矫治领域的相关问题，也将为正畸医生在隐形矫治的诊断、治疗计划和临床治疗方面提供一些帮助。其一个主要关注点是咬合功能、颅颌系统和肌肉骨骼系统的功能。对我们来说，功能的治疗和错𬌗畸形的矫正是第一个重要的治疗目标。而牙齿与面部美学是第二个重要的治疗目标。"功能之美即为美！"是Bauhaus艺术运动（1919—1933年）的一个关键性理念。根据Bauhaus的理念"功能导向美观，功能优先"，所以我们将注意力集中在了功能上。复杂的功能紊乱以及美学缺陷的治疗通常只能在多学科的概念中进行。这就是为什么我们在一些病例中不仅从正畸学角度阐述其功能和美学特点，而且还描述了正畸治疗后所需的修复治疗。与第一版图书相比，本书扩展了"颌面系统矫正"这部分内容，并将其添加至书名中。因此，本书首先描述了复杂的颅颌系统及其与肌肉骨骼系统的联系。

Okeson教授非常坚持地描述了咬合对颅颌系统功能的重要性："自该学科诞生以来，咬合一直是正畸学中的一个重要考虑因素。早期强调的是牙齿的排列、牙尖交错位的稳定性，以及牙齿正确定位的美学价值。这些因素对正畸医生来说固然很重要，但也必须考虑与咀嚼功能相关的原则。咀嚼结构相关的治疗稳定性应作为常规的治疗目标，以降低与颞下颌关节紊乱病发展相关的风险因素[1]。"

我们特别高兴，能够找到愿意支持我们编写本书的合著者。

Wolfgang Boisserée（我们曾与他合著《颅颌与肌肉骨骼系统》一书，该书于2012年出版）参与编写"诊断"章节，该章审慎地以"功能"为主题。同时他也提供了许多多学科治疗的病例（例如正畸-修复联合治疗）。

我们感谢Bernd G. Lapatki和Fayez Elkholy编写了使用无托槽隐形矫治器移动牙齿的生物力学机制。书中以一种清晰而富有启发性的方式，诠释了每名医生必须了解的基本生物力学基础，没有这些生物力学基础，隐形矫治的虚拟设计是不可能实现的。

我们感谢Fayez Elkholy和Julia Funke在"椅旁隐形矫治"专题中对不同椅旁隐形矫治系统、打印和隐形矫治材料进行了完美的阐述。

我们感谢谢贤聚教授在中国患者的治疗方案和特色治疗专题给予的支持。我们也感谢白玉兴教授对中国患者特定治疗方案模块的完美诠释。

我们感谢我们的合著者以及同事——Stephen Chang提供的图片，Georg Meyer编写的"简易筛查测试"相关章节，以及Margret Bäumer和Carsten Appel在隐形正畸治疗、口颌面矫正治疗、牙周病学及牙髓病学相关内容的不懈工作及展开的许多专业讨论。我们感谢Kenji Ojima展示了一例日本患者的拔牙矫治方案。我们感谢Petra Clauss和Gerd Christiansen在"虚拟殆架"章节中提出的想法，这些想法将会提升我们隐形正畸中的虚拟治疗模拟（VTS）。

我们感谢自己的老师Ulrike Ehmer、Harold Gelb、Rainer-Reginald Miethke、Robert M. Ricketts和Douglas Toll。

我们感谢Mitra Derakshan、John Morton、Srini Kaza和Bob Boyd，他们对无托槽隐形矫治技术的发展有重要的影响，能与他们一起参与隐形矫治器的研发一直是一种充实的体验。

我们感谢Toni Graf-Baumann、Rainer Heller、Stefan Kopp、Gerhard Marx、Dirk Polonius和Peter Zernial，我们与他们一起开发了正畸学、康复医学和正骨医学之间的多学科诊断及治疗程序。

我们感谢Christopher Lux、Chris Köbel和Matthias Kern提供的完美图片素材。我们要衷心感谢我们的朋友Anna Drexelius为封面设计所做出的贡献。

我们感谢Läkamp牙科技工室，特别感谢Manfred Läkamp和Max Mainzer，提供了许多创意和图片，尤其是与Zirkonzahn技术相关的。

我们感谢Rainer-Reginald Miethke，他不仅为第一版图书作序，而且还提出了许多改进建议。我们衷心感谢Vincenzo D'Antò和James Mah为我们第二版图书作序。

我们感谢Tommaso Castroflorio和Francesco Garino分享了许多有关无托槽隐形矫治技术的新想法及观点。

几乎所有颞下颌关节（TMJ）的MRI扫描都是在德国科隆的Media Park诊所完成的。为此，我们要感谢Magnus Andersson、Thomas Steimel医生和他们的同事。

最后，我们再次感谢所有患者和患者家属，感谢他们给予我们的信任。

成功的病例都是团队协作的结果，因此要感谢我们的同事Carsten Appel、Margret Bäumer、Wolfgang Boisserée、Frank Bröseler、Oliver Giers、Elisabeth Janson、Wolfgang Kater、Stefan Kopp、Sofia Krings Vogeler、Roland Mantsch、Pascal Marquardt、Ulrich Meyer、Ansgar Rademacher、Leslie Runkel、Ingolf Säckler、Jesko Schuppan、Christina Tietmann和Marit Wendels。

真诚地感谢我们的整个团队，特别感谢Maria Harbrecht对大量照片的整理，以及技师Mario Klingberg对于本书出版提供的支持与帮助。

[1] Okeson JP. Evolution of occlusion and temporomandibular disorder in orthodontics: Past, present, and future. Am J Orthod-Dentofacial Orthop 2015;147(5 Suppl):S216–S223.

序一 Foreword

"没有哪种方式能让正畸医生在没有常识的情况下解决正畸问题。"（Thomas F. Mulligan）

近几十年来，在成人和儿童错𬌗畸形的治疗过程中，使用隐形矫治器的情况显著增加。然而，尽管隐形矫治是一个发展迅猛的领域，但与传统疗法相比，关于治疗的有效性和稳定性的证据仍然不足。

编者Julia Haubrich和Werner Schupp早期便采用了这项技术，他们是为该领域的发展做出最大贡献的知名医生。他们的图书以常识为基础，为该领域的未来提供了深思熟虑且开创性的展望。

本书中新开设一章介绍了颞下颌系统和肌肉骨骼系统的生理及功能神经解剖学，编者首先传达了"功能与美观驱动法"的重要性。本书关于"诊断"方面的部分已修订完成，其中全面概述了多学科治疗所需的各个步骤。

同时，由Bernd G. Lapatki教授和Fayez Elkholy编写的第2章总结了无托槽隐形矫治背后的生物力学机制，让每名正畸医生了解牙齿–矫治器之间相互作用的关键因素。

每名读者都可以从经过详细记录的病例报告中了解到广泛而全面的临床主题，从而为治疗不同临床状况的患者提供了依据和方法。不同的错𬌗畸形通过不同的矫治系统进行治疗，重点在于椅旁设计矫治器，这是正畸学的未来。

随着时光的流逝，矫治器在不断改进，并将继续改善。得益于人工智能的进步和材料性能的提高，它们的临床演变出现了新的可能性。然而，对矫治关键因素的深入了解仍使正畸医生能够完全控制每个治疗计划，以克服所有生物力学限制。

本书将帮助任何对隐形矫治感兴趣的医生，从正畸学和正颌学角度深入了解其生物力学背景、规划矫治的基本步骤以及在众多临床病例中了解详细程序。

Vincenzo D'Antò，DDS，PhD
正畸学专家
Naples Federico Ⅱ大学
神经科学系、生殖科学系及口腔医学系
正畸学组

序二 Foreword

到目前为止，已有超过1400万患者接受过隐形矫治，并且随着患者对这些治疗方法的认识不断提高以及临床医生对其应用的不断扩大，其受欢迎程度也在不断上升。尽管隐形矫治已经发展了几十年，但关于这一主题的图书屈指可数，编者目前所著为其中一本。因此，在临床医生积极寻求有关隐形矫治系统的、全面的信息之际，本书应运而生。总的来说，本书清楚易懂，配有精美的插图和丰富的照片。虽然本书的内容超过了600页，但由于图表和插图有助于解释和讨论，所以阅读起来并不费劲。本书得到了国际合著者的支持，其中包括白玉兴、Wolfgang Boisserée、Fayez Elkholy、Bernd Lapatki和Julia Funke。

本书以颞下颌系统和肌肉骨骼系统的生理及功能神经解剖学作为开篇。这为了解咀嚼系统功能提供了相关的基本信息，这也是本书与其他图书的不同之处。该系统为理解错𬌗畸形的病因、诊断、制订治疗目标及治疗计划提供了必要的参考。第2章同样具有基础性，提供了矫治系统关于生物力学方面的关键信息。对于一个相对简单的矫治器，其生物力学方面实际上是非常复杂的，包括材料性能、龈缘修整线以及多种附件设计等变量。第3章描述了一个系统且详细的诊断方法，并为临床医生提供了检查表，以帮助他们进行检查。其中包括咬合分析信息及利用虚拟𬌗架评估肌肉骨骼系统和颞下颌系统。这也是本书的另一大特色。第4章讨论了使用隐形矫治设计的原则，提供了一个方便易行的诊断和治疗计划。该章包含了许多临床内容和技巧（例如美学检查表），值得反复阅读，因为书中凝结了编者多年的丰富经验。第5章是最长的一章，这并不奇怪，因为与传统固定矫治技术相比，使用无托槽隐形矫治技术可以解决更多类型的错𬌗畸形。该章提供了隐形矫治技术流程图，对于刚开始进行隐形矫治的医生来说，这个技术流程图非常有价值。该章的另一个独特之处在于它有关于治疗分期的建议。在其他图书中，缺乏或完全没有关于隐形矫治这一部分内容。该章还有许多细节。例如，附件的设计、运动的限制、材料的选择以及单颗牙齿移动方向的详细信息等。治疗计划软件和椅旁隐形矫治等其他主题增加了该章的全面性。第6章讨论了无托槽隐形矫治的优势。历史上，一些临床医生认为与当代固定式矫治器相比，隐形矫治器治疗错𬌗畸形的能力令人怀疑。然而，随着对隐形矫治学科和理解的进步，这已经成为一种过时的观点。这两种系统都已经被证明效果良好，重点在于临床医生的技术和经验。第7章如实描述了隐形矫治一个很少被讨论的方面，提供的环境数据令人震惊。作为负责任的临床医生要考虑避免产生塑料垃圾，因此仅在需要时制造矫治器并选择包装以及辅助装置。

综上所述，本书为临床医生提供了基本信息，以更好地诊断和利用无托槽隐形矫治器治疗正畸患者。尽管其具有全面性，但易于遵循的临床流程和图表旨在让读者更轻松地将这些丰富的内容应用于患者治疗中。本书为那些踏上隐形矫治学习之旅的人提供了真正的资源。

James Mah，DDS，MSc，DMSc

Nevada大学Las Vegas分校

代理院长

第一版序 Foreword

1993年，Toni Morrison获得了诺贝尔文学奖，她曾经说过："如果你想读一本书，但是还没有人写，那么你就应该把它写出来。"这也就是Werner Schupp和Julia Haubrich编写本书的原因。

本书的两名主编共事于同一家诊所，在无托槽隐形矫治刚刚进入欧洲不久就开始使用这种矫治技术。很快，他们就非常喜爱这种新的治疗方式，并且将其应用于大量的病例。

本书以"诊断"为开篇，是为了让读者更好地掌握无托槽隐形矫治技术的适应证。读者应该至少知道一些特殊患者的复杂性，并且为他们制订个性化的、适用于这些有特殊问题患者的治疗计划，例如存在肌功能或者颞下颌关节问题的患者。

"无托槽隐形矫治的生物力学机制"这章是由特邀作者John Morton教授完成的。而在后面的章节中，本书的两名主编展示了大量的病例及相应的临床症状，阐述了选择治疗方案的原因以及相应的结果。每一个病例都用高质量的口内像、口外像和X线片进行展示，无论你是否使用过无托槽隐形矫治技术，你都会受益匪浅。每个病例的治疗结果都近乎完美，尽管如此，编者们对自己的要求非常严格，仍然指出了一些病例中的小问题。

本书的最后一章是关于无托槽隐形矫治的一些优点（和一些缺点）。该章内容有助于患者和临床医生考虑在一些特殊情况下无托槽隐形矫治技术是否是最佳的选择。

对于已经具有丰富隐形矫治临床经验的医生，本书也是非常值得一读的。可以选择性地读一些自己感兴趣的章节，也可以在遇到一些临床问题时，翻阅本书，也许可以找到答案。

Rainer-Reginald Miethke教授

2016年

缩略词 Abbreviations

ADDWR	Anterior disc displacement with reduction 可复性关节盘前移位		MSS	Musculoskeletal system 肌肉骨骼系统
ARAS	Ascending reticular activating system 上行网状激活系统		NS–N	Nociceptive neuron 伤害感受神经元
BROM	Back range of motion 背部活动范围测量仪		OISD	Orthodontic implant site development 正畸改善种植位点
CBCT	Cone–beam computed tomography 锥形束计算机断层扫描		OPG	Orthopantomogram 全景片
CGRP	Calcitonin gene–related peptide 降钙素基因相关肽		OSAS	Obstructive sleep apnea syndrome 阻塞性睡眠呼吸暂停综合征
CNS	Central nervous system 中枢神经系统		PAPA	Preparatory anticipatory postural adjustment 先行性预姿势调整
CO	Centric occlusion = Maximum intercuspation 正中𬌗=最大牙尖交错位		PDL	Periodontal ligament 牙周膜
COPA	Craniomandibular orthopedic positioning appliance 颅颌矫形定位矫治器		RANKL	Receptor activator of NF–κβ ligand 核因子–κβ受体活化因子配体
CPG	Central pattern generator 中枢模式发生器		RCP	Retruded contact position 后退接触位
CR	Centric relation; Physiological centric relation= Physiological TMJ relation 正中关系；生理性正中关系= 生理性颞下颌关节关系		RCT	Randomized controlled trial 随机对照试验
			RJM	Rhythmic jaw movements 有节奏的下颌运动
			RPE	Rapid palatal expansion 快速扩弓
CRT	Cotton roll test 棉卷测试		SHIP	Study of health in pomerania 波美拉尼亚健康研究
EPSP	Excitatory postsynaptic potentials 兴奋性突触后电位		TAD	Temporary anchorage device 临时支抗装置
FR	Formatio reticularis 网状结构		TCB	Therapeutic construction bite 治疗性构建咬合
FR	Fränkel appliance (Funktionsregler in German) Fränkel矫治器		TMD	Temporomandibular dysfunction 颞下颌功能紊乱
GABA	Gamma–aminobutyric acid γ–氨基丁酸		TMJ	Temporomandibular joint 颞下颌关节
HIP	Habitual intercuspation position 习惯性牙尖交错位		TMS	Temporomandibular system 颞下颌系统
ICC	Intraclass correlations 组内相关性		TNF	Tumor necrosis factor 肿瘤坏死因子
IED	Incisal edge distance 切缘距离		TPP	Torque pressure points 转矩压力点
IPR	Interproximal enamel reduction 邻面去釉		VTS	Virtual treatment simulation 虚拟治疗模拟
MRI	Magnetic resonance imaging 磁共振成像		WDR–N	Wide dynamic range neuron 广动力范围神经元
MRT	Magnetic resonance tomography 磁共振断层扫描			

目录 Contents

第4章

无托槽隐形矫治器的矫治设计 **81**
TREATMENT PLANNING AND TREATMENT WITH ALIGNERS

第5章

不同隐形矫治系统对不同类型错𬌗畸形的矫治效果 **95**
TREATMENT OF DIFFERENT MALOCCLUSIONS WITH DIFFERENT ALIGNER SYSTEMS

第6章

无托槽隐形矫治的优势
ADVANTAGES OF ALIGNER ORTHODONTICS

第7章

避免全球变暖和塑料垃圾
AVOID GLOBAL WARMING AND PLASTIC WASTE

第 1 章

颞下颌系统和肌肉骨骼系统的生理及功能神经解剖学

PHYSIOLOGY AND FUNCTIONAL NEUROANATOMY OF THE TEMPORO-MANDIBULAR SYSTEM AND MUSCU-LOSKELETAL SYSTEM

神经系统，包括其外周和中枢部分，是一个复杂而连贯的系统。它可以划分为单独的模块，模块之间不可分割且相互沟通。中枢神经系统（CNS）需要来自外周的信息去规划并控制运动和功能。考虑到位于中央前回的运动皮层和对侧肌肉的躯体表征（荷蒙库鲁斯）以及感觉部分，很大一部分颞下颌系统（TMS）直接接入至眼区（图1-1）［译者注：荷蒙库鲁斯是一种绘制或雕刻的人体扭形模型，用来反映人体各个部分在躯体感觉皮层（"感觉荷蒙库鲁斯"，Sensory homunculus）和运动皮层（"运动荷蒙库鲁斯"，Motor homunculus）上所占的相对空间。感觉荷蒙库鲁斯和运动荷蒙库鲁斯通常展示为小人的形象，叠印在大脑的中央前回和中央后回上，分别代表运动皮层和感觉皮层］。许多动作都是无意识地完成的。大部分来自TMS的信息在脑干中处理，脑干由中脑、桥（脑桥）和延长的脊髓（延髓）组成。基底神经节是运动系统不可或缺的一部分，它在出生后就已经高度活跃[1-2]。

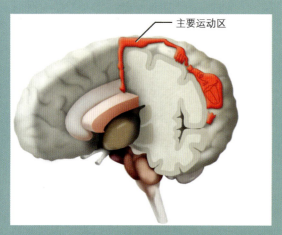

图1-1　中央前回的主要运动区。图片：Lovric和Bohr，摘自Boisserée和Schupp所著《颅颌与肌肉骨骼系统》，由Quintessence出版社提供[2]。

基底神经节的功能

位于皮层下的基底神经节参与许多过程（例如感知、学习、记忆、注意力、运动功能及选择接收和输出中枢信号），兼具认知和情感性质，以在变化中保持稳定，即稳态应变[3-6]。为了我们人类的生存，它对运动的选择和建立与我们当前事件背景相对应的一系列动作是必不可少的[7]。基底神经节直接参与了这一过程。基底神经节使用现有的运动模式，并通过重复新的模式来学习新的运动模式。基底神经节选择、分类和整合与认知及情感心理信息相关的先天习得的运动模式[7]。

定向运动控制定向随意运动（Voluntary movement）的流程。神经系统中感觉运动区域的相互作用，与随意运动中的基底神经节一致（图1-2）[8]。自主运动（Purposeful movement）的中心是皮层下运动区。进一步的处理将同时进行，其中理性部分由额叶皮层处理，感性部分由边缘皮层处理。因此，如果没有边缘系统的影响，就没有肌肉活动。关于联合皮层，进展发生在基底神经节，脚桥被盖核在其他几个部分之间进行通讯，通知小脑以及皮层、基底神经节和丘脑，被称为"集成接口"。脚桥被盖核与脑干和脊髓中的运动核相连[9-10]。信息从丘脑运动核团进入脑干，然后通过脊髓的背外侧通路进入执行该想法的肌肉。一个即时反馈作为体感信息随即进入小脑、联合皮层和边缘皮层。

基底神经节接收来自感觉器官、肌肉、肌腱和其他深层躯体组织以及结缔组织的信号输入。皮层的这种信息通过丘脑与基底神经节交流。眶额皮层、前扣带皮层、外侧前额叶皮层

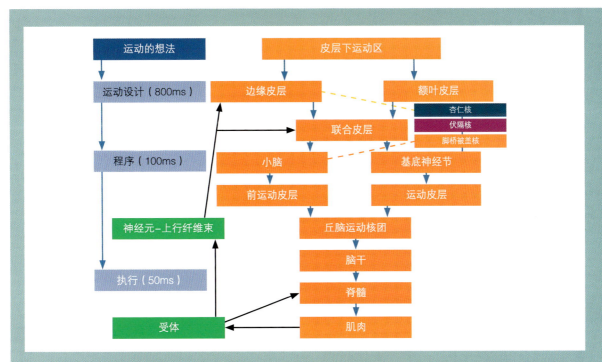

图1-2 考虑包括基底神经节在内的定向运动规划过程，由Rettig修订[8]。来自肌肉的即时反馈作为体感信息进入小脑、联合皮层和边缘皮层（黑色箭头）。

和运动皮层的皮层区域控制纹状体核心区域。纹状体核心区域位于背外侧、腹内侧尾状核，以及壳核和伏隔核中，与苍白球相连，作为基底神经节区的起始区域（图1-3）。苍白球与丘脑腹侧和内侧核团相通，介导向后投射到皮层信号输出结构[11]。基底神经节在接收到这些信息后决定是否进行运动、情感、动机或认知指令。这些决定是根据维持稳态应变的标准进行的。除了基底神经节内部的通路外，丘脑的活动增加，并通过基底神经节的间接通路和超直接通路而进行抑制。最终产生的活动决定了是否产生皮层中运动、情感-动机或认知区域的相应刺激。

如果没有基底神经节参与，运动皮层区域就无法触发或控制任何随意运动。基底神经节准备并控制所有定向运动。这就是将皮层运动规划实施到特定练习程序中的部位。这些练习程序控制着动作序列的力量、方向和速度的确定。基底神经节的另一个功能是动作准备和动作选择对边缘系统的情感及动机影响。在边缘系统影响下，动作的选择、不必要动作的抑制以及所需动作序列的最终激活过程在这里进行[12-14]。

基底神经节位于皮层下。皮层将广泛分布的纤维辐射到基底神经节。从这里，它们穿过丘脑回到皮层，产生弓形运动——这就是为什么它们被称为"回路"。因此，皮层区域、基底神经节和丘脑以回路的形式连接在一起。复杂的意识规划、无意识的运动、情感活动信号在皮层、基底神经节、丘脑和皮层之间的往复传递（Draw circles）。这种平行处理的信息形成了一种激活，这是随意运动的基础。神经纤维根据不同功能，被分为5个独立的轨道，这些轨道被分为两个系统[12]：

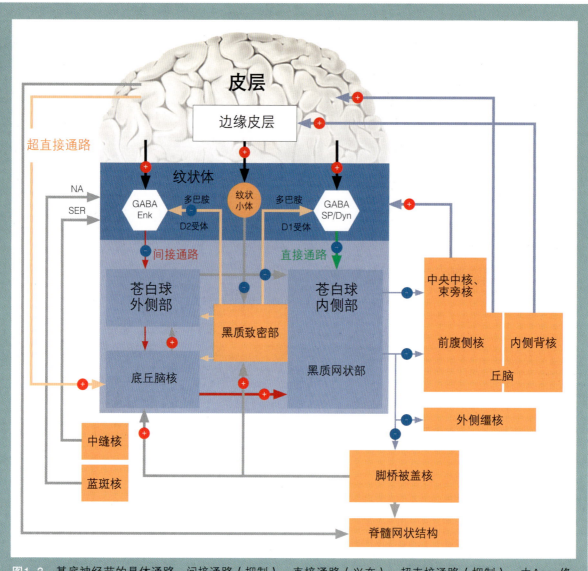

图1-3 基底神经节的具体通路：间接通路（抑制）；直接通路（兴奋）；超直接通路（抑制）。由Asan修订，由Damir del Monte（www.damirdelmonte.de）提供。皮层、边缘皮层、皮层区域基底神经节和丘脑由几个回路连接：1. 直接通路（兴奋）；2. 间接通路（抑制）；3. 超直接通路（抑制），脊髓网状结构。GABA，γ-氨基丁酸；SP，P物质；NA，去甲肾上腺素；SER，5-羟色胺；Enk，脑啡肽；Dyn，强啡肽。

- 背侧运动环路
- 腹侧边缘环路

　　基底神经节由以下部分组成（由Asan修订[12,15]）：

- 纹状体
  - 背侧纹状体

　　　　·尾状核（主要部分）

　　　　·壳核（主要部分）

　　- 腹侧纹状体

　　　　·尾状核（腹侧部）

　　　　·伏隔核

　　　　·壳核（腹侧部）

　　　　·苍白球

- 苍白球外侧部（背侧部、腹侧部）
- 苍白球内侧部（背侧部、腹侧部）
· 相关核团
  - 底丘脑核
  - 黑质
  - 红核

基底神经节的通路，可分为3种路径：
· 直接通路（兴奋）
· 间接通路（抑制）
· 超直接通路（抑制）

直接通路（兴奋）由GABA能神经元（抑制）从纹状体投射到苍白球内侧部以及黑质网状部。冲动由苍白球经GABA能神经元继续传递到丘脑核。两个抑制性神经元的串联导致了去抑制，这就是丘脑核的兴奋过程。

纹状体的间接通路（抑制）投射到苍白球外侧部，该段用GABA能神经元抑制底丘脑核。底丘脑核通过神经递质谷氨酸对苍白球起兴奋作用，从而抑制丘脑核的运动冲动[8,12]。

超直接通路（抑制）通过纹状体、苍白球外侧部和底丘脑核作用于苍白球内侧部。

伏隔核（图1-2）接受边缘系统的信号输入，在基底神经节和边缘系统之间形成一个一体化的界面。它在愉悦和动机状态中发挥着重要作用，因此被认为与杏仁核互为拮抗。杏仁核主要处理负关键刺激[12]。

纹状体和底丘脑核作为两个独立的结构，将信号输入至基底神经节。二者都在运动控制和认知功能中发挥作用[16]。认知回路从前额叶皮层延伸到尾状核，之后平行于运动回路，穿过黑质、苍白球和丘脑前腹核，返回

前额叶皮层[17]。基底神经节通过苍白球和黑质信号输出结构，这些结构启动运动、生理和认知过程。通常，会产生抑制作用。因此，基底神经节抑制生物体自发的运动、生理和认知活动。根据Schwarting的研究[18]，基底神经节的功能是在对生物体至关重要的各种输入信号之间进行选择。因而，相应的过程被去抑制，而不相关或不相容的过程被进一步抑制。丘脑通过直接通路被激发，通过间接通路和超直接通路被抑制。最终的净结果决定了皮层区域的活动是通过丘脑受到抑制还是不受到抑制。这意味着，在这里决定了是否启动运动、生理甚至认知过程[18]。基底神经节决定了，在稳态应变的原则下，什么过程对生物体来说是重要的。

由于运动、动眼运动、认知回路和边缘回路之间的通路尚未完全清楚，因此无法明确说明这些功能的抑制是如何进行的以及在哪里进行的。运动回路从腹侧情感回路接收初始的运动规划。由于中枢神经系统总是节能的，很可能处于较高而恒定的本体感觉和伤害性传入下，稳态应变会抑制那些对生物体生存不是直接必要的功能，在这种情况下，更多的认知过程会受到抑制。这意味着可推测出，在颞下颌系统的高而持续的伤害性和本体感觉刺激下，动机活动受到抑制，对稳态应变功能很重要的运动活动将被解除抑制。

基底神经节对颞下颌系统功能的重要性

颞下颌系统的运动活动是由基底神经节和同时进行的协调运动决定的。咬合对下颌运动和肌张力有直接影响。牙周膜的受体（具有游离的神经末梢，其分支到成牙骨质细胞作为机

械受体）和伤害感受器（例如Ruffini小体作为机械受体，尤其是在分辨率高达10μm的根尖区域[19]以及颞下颌关节区域）不断将三叉神经之间的信息传递到中枢神经系统。在非生理性的颞下颌关节（TMJ）位置改变和咬合创伤中，产生的信息直接向咀嚼肌提供反射反应以进行适应，这个过程是由基底神经节控制的[7]。如果颞下颌关节位置的改变或咬合创伤长时间存在，则会导致下颌协调运动的减慢和减少以及肌张力的增加，甚至会出现无意识的运动。错𬌗产生运动反应，导致下颌骨与上颌骨的关系改变。由此对颞下颌关节本体感受器产生的刺激将导致肌肉进行代偿性调节。这就解释了𬌗板的作用，它解除了错误的咬合接触，并使髁突位置正常化[20]。

错误的咬合关系会通过三叉神经引起中枢神经系统的感觉刺激[2]。这会导致多巴胺能神经元的变化。大鼠咬合干扰实验发现，咬合干扰导致纹状体、额叶皮层和下丘脑的多巴胺及去甲肾上腺素活性发生神经化学变化。然而，使用树脂材料增加大鼠的下颌切牙高度仅1天，即可发现3,4-二羟基苯丙氨酸（DOPA）的水平显著升高；与此同时，下丘脑的多巴胺水平显著升高，额叶皮层的多巴胺和去甲肾上腺素水平升高。14天后，除了左侧纹状体外，升高的分子水平回落至对照值。另外，如果调磨上下颌的切牙高度，以及如果仅下颌切牙高度减少，则DOPA、多巴胺或去甲肾上腺素水平无明显变化[21]。这与我们的临床经验一致，即前牙咬合问题，缺乏后牙支撑和颞下颌关节移位是颞下颌功能紊乱（Temporomandibular dysfunction，TMD）的最常见病因[22]，也可能影响肌肉骨骼系统[2]。

Areso等由此得出结论，长期的前牙咬合干扰会引起儿茶酚胺能神经递质的中心变化，从而导致运动变化[21]。

Nakamura等在一项大鼠的研究中发现，基底神经节控制着咀嚼肌。通过在尾状核和壳核中微量注射苦豆毒素（PTX）——一种γ-氨基丁酸（GABA）拮抗剂，将触发有节奏的下颌运动（RJM）[23]。在黑质中注射GABA可持续增加口面部肌肉活动[24]。其他研究证实了基底神经节控制咀嚼肌的假说[25-32]。Masuda还证实了运动由基底神经节控制，具体位置在苍白球和壳核中[33]。

脑神经成像

脑神经成像已被用于研究慢性口面部疼痛的大脑特征，包括三叉神经性疼痛和与颞下颌关节紊乱病（Temporomandibular joint disorders，TMD）相关的疼痛[6]。Ernst等[34]研究了为期3个月的下颌𬌗板治疗对疼痛（VAS评分为0~100）、动作运动学和大脑表现的影响。在他们的研究中，患者的疼痛评分下降了约60%，而运动和肌电图特征在治疗过程中没有显著改变。在治疗过程中，他们观察到在咬合过程中，初级体感皮层（S1）、次级体感皮层（S2）以及岛叶皮层的功能性磁共振成像（fMRI）激活幅度降低。随着时间的推移，左半球前脑岛和小脑功能磁共振成像激活的减少与疼痛的减少有关[34]。Youssef等研究了疼痛性三叉神经病变和疼痛性TMD受试者的大脑活动差异。通过脑神经成像，他们发现急性疼痛与许多大脑区域的共同激活有关，包括丘脑、岛叶皮层和扣带皮层。并非所有慢性疼痛情况下都会激活类似的大脑结构，尤其是慢性神经性疼痛，它几乎完全与丘脑活动减少有关。神经性疼痛与许多区域的脑血流量减少有关，包括丘脑、初级体感皮层和小脑皮层。相反，疼痛性TMD通常与高级认知和情感功能相关的区域（例如前扣带、背外侧前额叶皮层和楔前叶）、运动相关区域以及三叉神经脊束核内的脑血流量增加有关[35]。

三叉神经性疼痛患者和TMD患者在丘脑及初级体感皮层表现出一致的功能及结构变化，表明丘脑皮层通路是主要的可塑部位。三叉神经病变患者在丘脑皮层通路上有更多的改变，且这两种疾病表现出不同的丘脑和岛叶连接模式。在慢性口面部疼痛中，常有文献报道前额叶皮层和奖赏处理回路出现了功能及结构变化[6]。根据先前的证据，Lin等假设三叉神经性疼痛患者和TMD患者在疼痛相关网络中会表现出共同的功能及结构变化模式。与TMD患者相比，三叉神经性疼痛患者会表现出更多的丘脑皮层通路变化，这主要与外周肌肉骨骼系统的异常有关。前额叶皮层、边缘系统和奖赏处理回路的改变与慢性口面部疼痛有关[6]。在神经性疼痛患者中，丘脑在静息时活动性降低，但在异常疼痛时表现为功能亢进[6]。

背外侧和腹外侧前额叶皮层在调节疼痛方面发挥着关键作用，尤其是在认知重新评估方面。前额叶皮层在三叉神经性疼痛患者和TMD患者中均有涉及，突出了心理因素在慢性口面部疼痛中的作用[6]。

Nebel等研究表明，TMD改变了皮层对触觉模拟的反应[36]。TMD患者患有持续的面部疼痛，并在脑神经成像上表现出对简单刺激的异常敏感性。他们在TMD患者和健康对照组

中，记录了由食指低频振动诱发的皮层反应。TMD患者的初级听觉皮层被激活。TMD患者的双侧前扣带皮层和对侧杏仁核的激活更为明显。这项研究表明，TMD患者无意识触觉模拟的中央处理是异常的[36]。

Lickteig等用功能性MRI检查了𬌗板治疗过程中皮层激活的变化。他们发现，治疗后，双侧感觉运动区、左后岛叶皮层、右颞上皮层和双侧枕叶的大脑激活在咬合时减少[37]。

节段性功能紊乱

节段性功能紊乱是一种可逆的、低活动性的肌肉关节功能紊乱。节段性功能紊乱中，关节功能受限或消失。关节具有被动储备功能[38]。从骨科医学角度来看，牙周膜（PDL）也被视为关节。节段性功能紊乱以及相应的颞下颌关节的治疗应该尽快开始，以避免结构病变。在疼痛出现之前，运动控制功能紊乱就已经存在。应尽早、尽可能有效地治疗疼痛，以避免交感神经系统的激活和慢性疼痛[38]。根据Beyer的说法，即使对运动神经元或中间神经元进行非常短暂的刺激，也会导致运动单位的长期变化，这本身可能会引起肌张力的变化、身体姿势的变化、运动障碍和疼痛。正如他所指出的，疼痛刺激的来源和疼痛发生的部位并不一定一致。如果节段的一个部分（硬骨节、肌节、皮肤节、内脏节）在较长的时间内受到干扰，功能紊乱首先在节段内部扩散，然后向上和向下在不同节段间，以及在肌肉、筋膜和关节链上扩散，甚至会引起对模式化运动的干扰。这种扩散往往会在很短的时间内发生；有时可能只需要2天时间。在

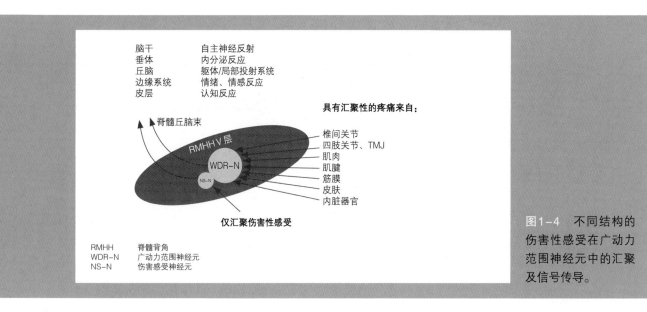

图1-4 不同结构的伤害性感受在广动力范围神经元中的汇聚及信号传导。

手法医学中，我们几乎总能观察到这种与功能相关的症状。"原发性病变"不再被认为是相互维持的干扰。在脑神经或颈上神经区域进行治疗可以减少周围的肌张力，从而纠正不对称[39]。

肌肉紧张和肌肉痉挛可以由相邻关节或PDL的伤害性传入触发。疼痛源可能是关节，包括颞下颌关节，但疼痛部位是邻近的肌肉[40]。即使关节是引起牵涉痛的原因，它本身也可以是无痛的。由于汇聚性（牵涉痛的汇聚学说），不同疼痛源可能会产生多种叠加方式，即所谓的"集合刺激原则"[40]。

具有汇聚性的疼痛来自：

· 椎间关节

· 四肢关节、TMJ

· 肌肉

· 肌腱

· 筋膜

· 皮肤

· 内脏器官

这些伤害性传入汇聚于脊髓背角V层的广动力范围神经元（WDR-N）中。它们到达脊髓丘脑束内的中枢神经系统（图1-4）。WDR复合体中的这种汇聚性导致疼痛的可辨别性丧失（图1-4）（见本章"三叉神经及其复杂关系"）。WDR复合体不仅从伤害感受器获得信息，还从本体感受器和机械感受器获取信息。

Wu和Hirsch发现TMD患病率在不同族源（亚洲人和欧洲人）的青少年之间有明显差异。这些差异不能仅归因于文化差异，还意味着遗传因素是TMD的病因之一[41]。

我们在这里描述了颞下颌关节和肌肉骨骼功能紊乱的结构因素，但同时也不否认心理的影响。德国哲学家Hans Georg Gadamer（1900—2002年）描述了心理的影响，用一句话总结：成功的喜悦是最强大的镇痛剂和最重要的生命引擎之一[42]。

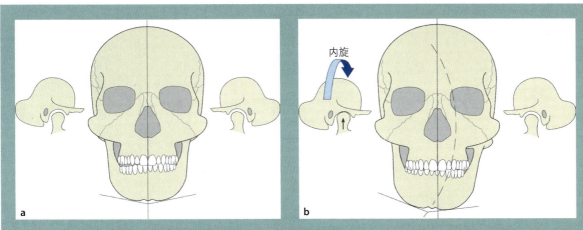

图1-5　（a）在生理性双侧髁突位置，正中殆位的咬合接触仅存在于左侧。在这种左侧缺失咬合支撑的情况下，右侧没有咬合接触。（b）从图a所示的正中殆位开始，下颌在咬合过程中向右滑动，双侧后牙咬合在习惯性牙尖交错位。在这种情况下，右侧颞下颌关节向后和颅骨移位，导致双板区受压。髁突移位导致颞骨内旋。面部向左凸，导致右侧面部缩短。

图1-6　颞下颌关节紊乱的侧面图示。（a）缺乏后牙咬合支撑，在生理性髁突位置时仅切牙区有咬合接触，造成后牙开殆。（b）牙齿的习惯性咬合接触将髁突后移位，关节盘前移位，并将关节置于双板区上。图片：Lovric和Bohr，摘自Boisserée和Schupp所著《颅颌与肌肉骨骼系统》，由Quintessence出版社提供[2]。

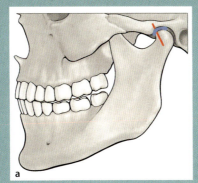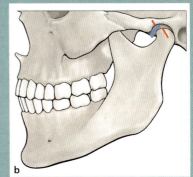

咬合和肌肉对颞下颌关节及牙周膜负荷的影响

与肌肉骨骼系统中的其他所有关节不同，颞下颌关节的终末位不是单独由神经肌肉引导的[43-45]。咬合将决定终末位。在图1-5a中，颞下颌关节处于生理对称位置。此时左侧咬合在正中殆位，右侧无咬合接触。

如果患者在这种情况下紧咬牙，则下颌向右滑动。此时双侧后牙咬合在习惯性牙尖交错位。在这种情况下，右侧颞下颌关节向后

和颅骨移位，导致双板区受压。髁突移位导致颞骨内旋[2,46]。面部向左凸，导致右侧面部缩短（图1-5b）。咬合对颞下颌关节的位置和关节中相应的力矢量产生直接影响[47]（图1-6）。

关节是两块骨头之间的连接。关节既有活动性，同时也限制不必要的活动性（例如半脱位）。骨骼并没有被优化来应对摩擦力，因此骨结构在关节中被软骨覆盖。关节软骨通过滑液的扩散得到滋养。反复的关节过度负荷会导致剥脱性骨软骨炎，最终导致骨关

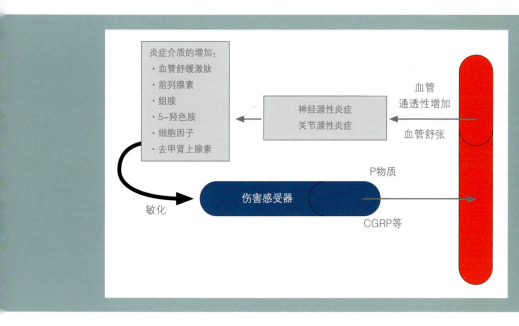

图1-7　在自身免疫性（炎性风湿病）或因负荷不当而退化引起的关节源性炎症中，伤害感受器释放炎症介质。这导致血管舒张和血管通透性增加；神经源性和关节源性炎症由此发生。这导致炎症介质的进一步释放，导致伤害感受器的敏化，从而增加伤害感受器的敏感性。这样就形成了一个恶性循环（根据Zieglgänsberger的观点修订，摘自Böhni等的著作[52]）。

节炎[48]。颞下颌关节的机械过度负荷会导致绿色荧光蛋白（GFP）的表达，这表明了关节软骨中机械应力的影响和相关的细胞反应。根据一项动物研究，下颌关节中的机械应力首先导致软骨增厚，这是一种适应性重塑作用[49]。

容量和负荷之间的不匹配将引起关节的代谢问题、创伤、肿瘤等损伤。由于静态平衡受到干扰，关节区产生了不正确的负荷。但是，均匀的压缩载荷可以防止关节炎的发生。软骨必须保持其适当的结构组织，包括滑膜。随着轴向位置的进行性错位，不断增加的负荷将导致透明软骨和骨物质的进行性损耗。透明软骨是不能再生的，因而要进行早期治疗干预。否则，静态-动态调节逐渐失代偿；之前无痛的过程变得越发疼痛。一旦炎症介质从碎屑中释放出来，就会发生关节炎[50]。

由于关节中的持续性机械搅动，关节中、PDL中和所有其他深层躯体组织中的伤害感受器将释放炎症介质（图1-7）。其中包括：

- 血管舒缓激肽
  - 炎症介质、引起疼痛、血管舒张、血管通透性增加
- 降钙素基因相关肽（CGRP）
  - 一种强力的血管舒张剂，在偏头痛发作期间从三叉神经神经元释放。因其血管舒张作用，是偏头痛发作中的关键介质。它还触发IL-1β和IL-6的释放，导致局部无菌炎症的产生。继而，伤害性神经元受到刺激，引发偏头痛中典型的头痛症状[51-52]
- 前列腺素
  - 与多种细胞表面受体结合。不同的信号传导路径具有多种效应。前列腺素E2（PGE2）与4种不同的受体结合，这些受体根据其亚型的不同而激活、抑制甚至引起拮抗反应，从而导致肌肉收缩和放松。PGE2、PGE1和PGI2具有血管舒张作用，并通过外周伤害感受器的敏化间接促进伤害感受。它们刺激脊髓和大脑中疼痛刺激的传递及处理，从而参与

痛觉过敏和异常性疼痛的形成。乙酰水杨酸（例如阿司匹林）通过抑制环氧化酶，从而抑制前列腺素的形成，具有镇痛、抗炎和解热作用

- 白细胞介素和肿瘤坏死因子
  - IL-1β、IL-6和肿瘤坏死因子（TNF）是炎症介质——炎症产生全身效应的原因。主要效应包括发红、发热和肿瘤等。IL主要调节巨噬细胞B和T细胞之间的通讯。TNF-α激活单核细胞和中性粒细胞。肿瘤坏死因子是免疫系统的一种细胞因子，与类风湿关节炎等炎症有关
- P物质（SP）
  - 一种炎症的介质。参与关节源性和神经源性炎症的发生，以及疼痛触发、血管舒张和通透性增加等

颞下颌关节的双板区以及关节囊的外侧和前部均有游离神经末梢的存在。研究表明，炎症介质参与了颞下颌关节区和PDL中疼痛的发生。这些游离神经末梢释放CGRP和SP。CGRP和SP与颞下颌关节的血流量及疼痛有关[53]。颞下颌功能紊乱时，滑液中的SP浓度较高[54]。颞下颌关节内部紊乱的临床症状被认为与滑膜炎的程度有关。因此得出结论，SP的表达似乎与人颞下颌关节内部紊乱的组织病理学变化密切相关[55]。患有内部紊乱的关节中，SP染色的细胞评分显著高于对照组[56]。随着疾病的进展，颞下颌关节内部紊乱患者的滑液中，TNF-α水平和疼痛水平（VAS评分）均增加[57]。大鼠关节炎性TMJ的三叉神经节中，CGRP水平显著增加。与对照组相比，关节炎性TMJ中的SP、CGRP和神经

肽Y水平显著增加[58]。

在所有组中，三叉神经节的SP、CGRP和神经肽Y样免疫反应性水平均高于TMJ。结果清楚地表明，在大鼠关节炎诱导后，感觉神经元和交感神经元的神经肽释放增加之间存在密切的相互作用[59]。在三叉神经节和脑干中测量两种炎症介质CGRP和SP的免疫反应性，以表征大鼠颞下颌关节在不同急性期（6小时、24小时和48小时）和中期（10天）时间间隔内佐剂诱导的炎症。将佐剂相关神经肽的浓度与对侧载体相关组织和非注射对照中的浓度进行比较。注射侧神经节的SP在所有4个时间段内都显著增加。在脑干尾状亚核中，CGRP在所有4个时间段都显著增加。在最初的3个时间段内，尾状核亚核中的SP免疫反应性显著增加，但到第10天时，其免疫反应性已降至对照组。这些数据表明，诱导炎症后，SP和CGRP等神经肽的变化模式不同。此外，脑干和三叉神经节的变化模式各不相同，表明这两种神经肽在炎症过程中可能具有不同的作用，并且这一过程可能受到脑干和神经节不同机制的调节[60]。以下研究的目的是通过使用行为学、电生理、分子和免疫组织化学方法，来验证TMJ炎症改变支配面部皮肤的三叉神经根神经元兴奋性的假设。炎症大鼠的SP免疫反应神经元数量比未感染大鼠显著增加。这些结果表明，TMJ炎症可以改变支配面部皮肤的中直径和大直径三叉神经根神经元的兴奋性，其胞体中SP/NK1受体的增加可能是颞下颌关节紊乱中三叉神经炎症异常性疼痛的机制之一[61]。将15只雄性Sprague-Dawley大鼠随机分为咬合干扰组（n=12）和对照组（n=3）。在咬合干扰组中，将0.4mm厚的牙冠粘接在大

鼠的上颌第一磨牙上。双侧SP的表达在第5天时增加最明显，而后逐渐降低到对照组水平。实验性咬合干扰诱导的咀嚼肌疼痛与伤害性神经元的外周敏化有关，而不是由肌肉损伤和炎症引起[62]。滑液中的缓激肽可能可作为TMJ滑膜炎程度的指标[63]。

在关节炎性TMJ的滑液中，高水平神经肽SP、CGRP和神经肽Y被发现与自发性疼痛相关，而5-羟色胺（5-HT）与TMJ的痛觉过敏/异常性疼痛相关。白细胞介素-1β（IL-1β）和肿瘤坏死因子-α（TNF-α）已在关节炎性TMJ中发现，与TMJ的痛觉过敏/异常性疼痛以及自发性疼痛有关，但在健康TMJ中没有发现。IL-1β也与关节破坏的影像学特征有关。PGE2和白三烯B4都存在于关节炎性TMJ中，且PGE2已被证明与TMJ的痛觉过敏/异常性疼痛有关。对肌肉中的疼痛和炎症介质，目前知之甚少。然而，我们知道5-HT和PGE2参与纤维肌痛患者咬肌的疼痛及痛觉过敏/异常性疼痛的发展，而局部肌痛（肌筋膜疼痛）似乎受到其他未知介质的介导[64]。

炎症介质导致神经源性或关节源性炎症。神经源性炎症导致对持续的机械刺激的敏感性。缓激肽的伤害性刺激增加了伤害感受器游离神经末梢的机械敏感性，使其对非疼痛刺激做出痛苦反应。其后果可能是从痛觉过敏到异常性疼痛。由于敏感性的提高，导致了所谓的"高机械负荷"的错误信息。这意味着，即使"咬合"的负荷水平一直很高，神经系统也会将其视为更高的负荷，导致伤害性刺激增加。模式化运动因此改变，导致肌肉活动增加[65]。来自深层躯体组织的伤害性传入不会超过动作电位的阈值，因此不会被认为是疼痛的，可以

使脊髓细胞敏感。继而，休眠突触激活，阈值降低。在脊髓内，脊髓背角的通路发生明显变化；脊髓的功能重组发生了[40]。通过持续的伤害性冲动传入，抑制性中间神经元衰退，它们通常总是活跃的，并抑制伤害性神经元。由于持续的强烈兴奋，伤害性传入过量释放了谷氨酸和SP，导致细胞死亡。这导致中间神经元的强烈兴奋，Ca^{2+}通道打开，细胞损伤；因此产生兴奋毒性。由于抑制疼痛的中间神经元衰退，脊髓的伤害性神经元是永久不受抑制和过度活跃的，防伤害系统出现故障。这样，即便在没有外部刺激的情况下，疼痛也会发生[65]。

由于肌肉、关节或牙齿的PDL不存在特定的伤害性冲动传入，因此中枢缺乏定位的可辨别性。这会导致中枢性认知障碍。对于不同的疼痛源，没有特定的疼痛模式。来自邻近区域（关节、肌肉、PDL等）的伤害感受活动可以激活肌肉运动神经元，导致肌肉痉挛。由于汇聚性，不同疼痛源可能会叠加，这被称为"集合刺激原则"[40]。

肌肉紧张和肌肉痉挛可由相邻关节的伤害性传入引起。一项研究显示了在大鼠颞下颌关节应用炎症刺激物对下颌和颈部肌肉活动的影响。研究结果表明，在颞下颌关节中注射芥末油会导致下颌肌肉持续和可逆的激活，这可能与临床报道的颞下颌关节创伤相关的肌肉活动增加有关[66]。

肌肉组织和其他深层躯体组织中的非致敏受体只对强烈刺激做出反应。在非致敏状态下，肌肉或关节囊对疼痛不太敏感。来自所有深层躯体组织（例如关节、肠道或神经病理性改变的神经）的伤害性传入可以在受影响的节

段中激活运动系统。这会产生运动反射反应，有时会出现极度的肌肉紧张。这些肌肉对伤害性刺激的反应使功能紊乱的临床诊断和主要伤害源的定位非常困难[52,65,67]。

特别是在颞下颌关节盘前移位的情况下，关节的相应接触面不协调。这导致在高重复应力下的关节接触面最小，尤其是在关节间隙减小的情况下。但是，即使在关节盘居中的情况下，重复的高应力矢量也会导致关节上腔和关节下腔中的关节接触面减小。同时，随着髁突的后移位，会发生双板区受压、机械感受器和伤害感受器的重复刺激。颞下颌关节是"受应力加载的"，这意味着咬合时的力量通过颞下颌关节传递到颅骨[68-69]。在动物实验（猪）中已经证明，咀嚼时在关节挤压过程中会产生相当大的载荷（应力加载/应变）。本研究假设前伸殆板可以减少TMJ肌肉力量产生的应力。研究还表明，颞下颌关节中的应力会导致颞骨（"鳞部"）变形。在咀嚼过程中，它发生在颞下颌关节和颞骨这两个关节组成部分上，产生不同方面的变形[47]。在咀嚼周期中，髁–窝距离发生变化。髁–窝距离在最后闭口运动时小于开口时。髁–窝距离内侧（平衡侧）小于外侧（工作侧）。同样，粉碎硬质食物时，髁–窝距离比咀嚼软质食物时小。这项动态立体测量研究的结果表明，在咀嚼周期中，两个颞下颌关节都受到应力加载。内侧的力矢量高于外侧[70]。在另一项动物实验（猴）中，可以显示力矢量从颞下颌关节到颅骨，特别是到颧骨（颧骨弓）和颞骨中的传递[71]。在 I 类和 II 类关系中，最大力矢量在内侧；在 III 类关系中，最大力矢量在外侧。下颌骨的最大变形发生在颏下点[70]。

咀嚼肌的组成及肌肉疼痛过程

颌骨肌肉的解剖结构很复杂。提下颌肌，即咬肌、颞肌和翼内肌内的运动单元，以高度复杂的方式排列在每块肌肉内。整个咬肌上的肌肉纤维并不是直接从颧弓延伸到下颌升支的，而是由筋膜鞘分隔的一些短纤维的小隔间，并以所谓的"羽状"排列。因此，当隔室一侧的运动单元收缩时，可以产生一个有角度的力，即羽状结构与肌肉长轴的夹角，该力矢量与如果肌肉纤维直接从颧弓到升支所产生的力矢量成一个角度。不同肌肉的羽状模式各不相同，因此可分为单羽状肌、双羽状肌和多羽状肌。颌骨肌肉中以上3种情况均存在。咬肌就是多羽状肌的一个例子。肌肉纤维结构的这些复杂性，加上可以选择性激活一块肌肉内的某些运动单元，给下颌骨施加众多方向的力量，从而有助于实现活动范围广泛以及复杂的下颌运动。当产生特定的下颌运动时，驱动随意运动的感觉运动中枢神经系统并不是通过激活特定的肌肉来进行。相反，它发送一个命令信号来激活那些在生物力学上最适合产生特定下颌运动所需的力矢量的运动单元，而不论这些运动单元在哪块肌肉里[72-73]。

肌肉紧张和疼痛的起源可能在肌肉本身，也可能在相邻的关节中。在TMD中，咀嚼肌常有参与，要进行有针对性的治疗[1]和病因探索。

"约3/4的颅颌功能紊乱（CMD）患者唯一的主诉是咀嚼肌疼痛，而其余患者的疼痛要么局限于颞下颌关节，要么同时涉及颞下颌关节和咀嚼肌。"[74]

通常，质子和游离ATP会刺激肌肉中的伤

害感受器。这种情况发生在局部肌肉损伤和肌肉纤维过度负荷相关的缺血状态下。长时间的肌肉紧张会引起疼痛，可能是由局部缺血引起的。当肌肉以超过其最大力量的5%～30%（取决于肌肉）进行强直性收缩时，就会发生缺血，因为肌肉会继而收缩自己的血管。肌肉疼痛会表现出皮肤疼痛中不存在的现象[40]。

皮层成像数据显示，肌肉疼痛激活人脑皮层中的部位与皮肤疼痛激活的部位不同。它在中脑中具有特殊的中继作用，并比在皮肤疼痛中更强烈地受到下行疼痛调节通路的抑制[75]。

大多数伤害感受器均有很高的刺激阈值，不会对每种正常刺激均有反应。肌肉中的伤害感受器不受生理运动或肌肉拉伸的刺激。肌肉或其他组织中的伤害感受器配备有大量内源性疼痛产生和致敏剂的受体分子。两种分子对肌肉疼痛很重要：

- 嘌呤能受体（P2X3受体），可被三磷酸腺苷（ATP）激活
- 香草样受体（VR-1），对H^+浓度增加做出反应

当肌肉获得的氧气太少，无法满足其代谢需求时，就会发生缺血性疼痛。缺血性疼痛的一个触发因素是H^+，后者导致pH水平的降低；但这个变化很小。更重要的因素是ATP，它与酸一同通过增加酸感应离子通道3（ASIC3）的pH敏感性。ASIC3是一种人体中由ASIC3基因编码的蛋白质[76]。

ATP是由损伤的组织和坏死的细胞释放的。高浓度的H^+导致低pH，并且存在于缺血中，正如我们在扳机点和炎症中发现的那样。磨牙症和紧张型头痛引起的疼痛可能由VR-1

受体分子介导，因为这些情况可能与肌肉缺血和组织低pH有关[75]。

与工作相关的错误姿势，例如，久坐、不对称肌肉活动或不对称错位、某些"不健康"的运动，以及伴咀嚼肌、颈部和背部肌张力增大的磨牙症，并最终导致肌肉出现扳机点、缺血区，从而产生肌肉疼痛。正畸患者的隐形矫治不会影响睡眠（即通过磨牙症指数），但会影响背景肌电图（EMG）活动的一些特定信号，从而减少咬肌收缩[77]。

肌肉的过度活动会导致病变部位的局部疼痛。如果来自肌肉的伤害性传入是强烈或持久的，则会诱导背角神经元的中枢敏化，从而激活休眠突触，并导致脊髓（或脑干）中该肌肉的目标区域扩张[75]。一旦扩张到达受损肌肉以外的外周区域的感觉神经元，患者就会在最初疼痛部位之外的该区域感到疼痛。在牵涉痛区域，没有伤害感受器活动，组织正常。牵涉痛只是由原始疼痛源诱发的兴奋引起的，原始疼痛源在中枢神经系统中传播，并刺激感受到牵涉痛的身体区域的神经元[75]。这样，当扳机点引起的中心兴奋传播到牙齿的感觉神经元时，颞肌中的扳机点可以在上颌骨的牙齿中引起疼痛[75]。

最初的功能变化转为永久性的，脊髓的功能也会持续改变。继而功能变化变成了结构变化。脊髓背角结构变化的最初迹象，是含SP的传入纤维和NO合成神经元之间突触接触的形态学变化。在中枢神经系统发生这种结构变化后，不能指望疼痛的治疗立即取得成功，因为即便脊髓回路的改变能恢复，也需要时间才能正常化[75]。

在肌肉疼痛中，它会导致疼痛（牵涉痛）

传递到其他肌肉、关节、肌腱或筋膜等深层躯体组织中。这很容易导致疼痛源的定位不正确。压力的真正原因可能在肌肉之外。肌肉紧张的治疗不应仅限于紧张的肌肉。治疗师应特意寻找其他肌肉、关节或其他深层躯体传入的疼痛来源。例如，主观感知的头痛，其原因可能是颈部和颌骨肌肉的疼痛变化。"当然，不遵守这一事实本身就有误诊的风险[65]。"快速、有效地抑制从肌肉伤害感受器到中枢神经系统的冲动是防止这种慢性化的最佳方法。

肌张力是肌肉的应力状态，分为黏弹性张力（静息张力）和收缩张力（活动张力）。肌肉痉挛和紧张是肌肉或肌肉群的不自主收缩。如果它们持续时间更长，就会由于局部缺血而导致肌肉疼痛。肌肉痉挛可能由于其他肌肉或关节的伤害性传入而发生。在痛苦或情绪压力下，Ib中间神经元池中的网状脊髓束过度活跃可能是前角α-/γ-运动神经元活动敏感性增加的原因，因此共同导致肌张力的发生[40]。

慢性姿势引起的肌肉疼痛是由慢性、单调或强直性肌肉拉伤引起的，即使在低负荷水平下也是如此，包括磨牙症和TMS功能紊乱。在痛苦和情绪紧张的情况下，前角α-/γ-运动神经元活动的反应性增加是由网状脊髓束过度活跃引起的，从而导致肌肉紧张。慢性单调或强直性肌肉拉伤会引起小的缺血性肌肉损伤。这些触发了阈下兴奋性突触后电位（EPSP），这种电位主要不被认为是疼痛的，但可以触发背角神经元的敏化，即所谓的"休眠突触的激活"。这使小的触发缺血性肌肉损伤的负荷成为次要疼痛源[40]。

在单调的工作中，支撑肌的应力处于低水平。也许在心理压力下，肌肉在收缩之间会不完全放松。阈值较低的较小肌纤维在低总体负荷下的长时间运动活动中持续活跃（例如长时间久坐、潜意识下对牙齿的持续压力）。肌肉并没有完全过度负荷，但部分肌纤维是过度受力的。这些纤维敏感性提高，伤害感受性增加，因而感到疼痛[40]。

三叉神经及其复杂关系

脑膜传入

脑膜传入通过投射到颅骨的侧支支配颅外组织。例如，骨膜（颞、顶和枕）和颅周肌（颞肌和颈肌）。传入是伤害性的和本体感觉的[78]。头痛可通过脑膜伤害感受器的激活引起。颅周肌的手法治疗可能对头痛有用[79-80]。

Hara等[81]在线性回归分析中发现，面部疼痛强度与头痛强度之间、牙齿接触率与压痛阈值之间均存在显著关系。在符合TMD诊断标准和头痛障碍国际分类的患者中，头痛在TMD治疗期间得到改善，并且这种改善与TMD症状的改善在时间上有关。研究结果表明，中枢神经系统和外周神经系统的敏化是TMD引起头痛的原因[81]。

颞下颌系统与肌肉骨骼系统之间复杂的神经关系

下颌从正中位到习惯性牙尖交错位的运动总是与肌肉收缩有关，通常是不对称的肌肉收缩。在咬合接触不良的情况下，第一种解决方案是基于神经肌肉的。由此产生的通常是一种适应，一种通过变化获得的新的稳定性，即稳态应变[5]。如果在维持错殆的同时，适应能力耗尽，就会发生稳态应变过度负荷[5]。由于

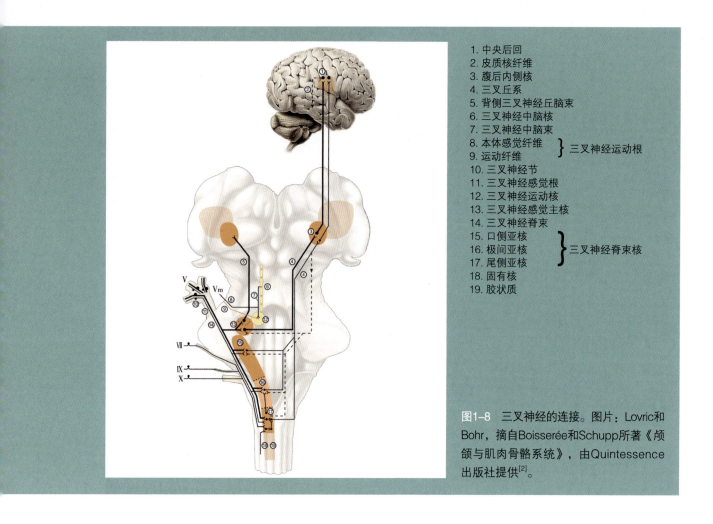

1. 中央后回
2. 皮质核纤维
3. 腹后内侧核
4. 三叉丘系
5. 背侧三叉神经丘脑束
6. 三叉神经中脑核
7. 三叉神经中脑束
8. 本体感觉纤维 ⎫ 三叉神经运动根
9. 运动纤维 ⎭
10. 三叉神经节
11. 三叉神经感觉根
12. 三叉神经运动核
13. 三叉神经感觉主核
14. 三叉神经脊束
15. 口侧亚核 ⎫
16. 极间亚核 ⎬ 三叉神经脊束核
17. 尾侧亚核 ⎭
18. 固有核
19. 胶状质

图1-8　三叉神经的连接。图片：Lovric和Bohr，摘自Boisserée和Schupp所著《颅颌与肌肉骨骼系统》，由Quintessence出版社提供[2]。

PDL和双板区的错误负荷，即使PDL和TMJ本身是无痛的，邻近区域也可能出现疼痛。从颞下颌关节紊乱开始，发展为神经源性的肌肉骨骼功能紊乱，后者可定义为"在脊神经–三叉神经的尾侧核部，WDR复合体中的三叉神经–颈神经汇聚和互联[52,82-89]"。通过协调网状结构中的脑神经，三叉神经核、前庭神经核和其他脑神经核（例如眼球运动核）的互联发生，颈–胸神经汇聚[2,90]。

三叉神经–颈复合体

在功能上，三叉神经可以被视为TMS进入中枢神经系统的主要途径。它由外部感觉纤维、本体感觉纤维和运动纤维组成。外部纤维传递疼痛、温度、触觉和压力感。

本体感受器将肌肉的应变状态和长度、关节位置以及运动传递到小脑、网状结构、前庭神经核，并通过丘脑传递到皮层。因此，它们控制了姿势和整个肌肉活动。三叉神经传递的一些信号也到达皮层，并从那里传递到"意识"。意识感知被证明是一个复杂的过程，它以皮层神经连接的功能为基础。来自TMS的许多信息不是有意识地被感知到的，而是在皮层下水平无意识地处理的。例如，在脑神经核、网状结构和小脑中。

所有外部感觉信息都传入三叉神经的中

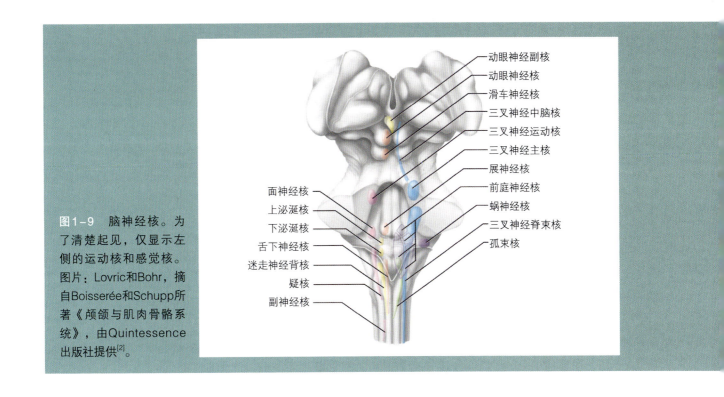

图1-9 脑神经核。为了清楚起见，仅显示左侧的运动核和感觉核。图片：Lovric和Bohr，摘自Boisserée和Schupp所著《颅颌与肌肉骨骼系统》，由Quintessence出版社提供[2]。

（图中标注）动眼神经副核 / 动眼神经核 / 滑车神经核 / 三叉神经中脑核 / 三叉神经运动核 / 三叉神经主核 / 展神经核 / 前庭神经核 / 蜗神经核 / 三叉神经脊束核 / 孤束核 / 面神经核 / 上泌涎核 / 下泌涎核 / 舌下神经核 / 迷走神经背核 / 疑核 / 副神经核

心核（主核）和下核（棘核）。中心核位于脑桥；下核从脑桥开始，穿过延髓，达到C2～C3节段的水平，最终与胶状质融合。关于三叉神经和脊髓的传入，将三叉神经脊束核尾侧亚核和颈背角完全分离是不可能的。这种重叠可以被认为是头部、颈部以及TMS的伤害性传入汇聚的形态学基础[52]。

三叉神经脊束核尾侧亚核［图1-8（编号17）］大面积接收来自其他脑神经、面神经、舌咽神经、副神经和迷走神经，以及C1～C3节段的脊神经的信息。因此，我们将其称为三叉神经-颈复合体，在这里，三叉神经和颈神经发生汇聚[2,91-95]。

颞下颌关节由下颌神经（Ⅴ3）支配，但也接收来自C2～C5节段的纤维[96]。Nöbel在大鼠的TMJ中发现了脑膜传出物[80]。特别值得一提的是，颞下颌关节和硬脑膜都由三叉神经

（Ⅴ3）支配。颞下颌关节和硬脑膜均由三叉神经支配，为我们提供了解剖学解释，即颞下颌关节紊乱通常被患者称为头痛[94,97]。来自颞下颌关节的疼痛信息传入三叉神经脊束核尾侧亚核，该核团还同时接收脑膜的信息。然而，大脑皮层倾向于将这种疼痛信息与头部联系起来，而不是与颞下颌关节联系起来。这与心绞痛的情况类似：尽管主要问题在心脏，但中枢神经系统会将冲动解码为手臂的疼痛感。这种情况可以在人类疼痛系统的进化中找到解释：两种冲动（受损的器官和另一种结构。例如，皮肤区域）在脊髓中切换到同一个敏感神经元。随着时间的推移，皮层已经特化为更加关注躯体信息，而非内脏信息（与WDR-N相比）。因此，尽管脊髓中的心脏感觉纤维神经元是兴奋的，但感受到的却是手臂的疼痛感。由于三叉神经和颈神经在三叉神经脊束核尾侧

亚核的汇聚，上斜方肌（副神经）的扳机点也可能导致颞下颌关节（三叉神经）疼痛。疼痛部位是肌肉，但实际疼痛源是颞下颌关节[98]。每个关节都可能是疼痛源，而疼痛却表现在肌肉中。在这种情况下，关节虽然是疼痛源，但本身却可以表现为无痛[40]。

信号咀嚼肌的传入进入三叉神经中脑核［图1-8（编号6）］。该核团还接收来自PDL、TMJ和眼外肌的传入。这些信息直接投射到三叉神经运动核上［图1-8（编号12）］。因此，咬肌反射可能会保留在中枢神经系统内，这允许对咀嚼肌的快速、精细调整成为可能。

网状结构、脑神经核与颈-胸神经汇聚

脑干由延髓、脑桥和中脑组成，其包含12条脑神经中的9条。例如，三叉神经、前庭蜗神经和动眼神经（图1-9）。除了上行和下行纤维及脑神经核外，脑干还包含网状结构（FR），这是许多分散的小神经细胞群和小突起，是一种从延髓延伸到中脑的"幂矩阵"。从这个膨胀的部分向下到间脑，从间脑向上到皮层，向下到脊髓。网状结构核参与多种功能。例如，脑神经的协调、重要自主身体功能的控制（例如中脑的觉醒-睡眠中心，延髓的呼吸、循环和呕吐中心）、对感觉运动的共同控制（疼痛阈值、姿势和支持运动），以及对意识进行影响的上行网状激活系统（ARAS）。ARAS通过丘脑的"非特异性"核投射到皮层，并通过这些通路调节其一般活动状态。警觉、注意力和意识只能在皮层和ARAS之间的相互作用中产生。该系统损伤，继而缺乏激活冲动，可能导致完全无法行

动，对环境缺乏反应，甚至昏迷。网状结构核可以在3个并列的行或区中发现（图1-10）。沿着中心轴是中间区，在该区中，形成血清素的中缝核相间分布。中间区和外侧区之间是内侧区。它是至关重要的，因为它代表了实际的网状核心区，是网状结构的上述大部分上升和下降通路的起始点。内侧区的细胞接受以下流入（传入）：

- 脊髓丘脑束（疼痛通路）的侧支（分支）
- 所有传入感觉通路的侧支（嗅觉通路除外）
- 下丘脑的侧支
- 尤其是边缘系统的侧支
- 下行运动通路的侧支

FR内侧区的中心任务之一是转发从各个部位收集的数据，并以上行网状激活系统（ARAS）方式传入冲动。激活系统像是敏感、边缘、自主和运动执行兴趣的一个节点。这样就形成了一个复杂的界面，从而获得了整个生物体的信息。来自内部和外部的冲动在这里交汇。

为了详细说明FR对姿势的影响，应更详细地考虑FR的解剖结构：

在这种情况下，重要的核团是脑桥尾侧网状核和巨细胞网状核。这些特殊的核团负责预姿势调整（APA），换句话说，负责在进行任何运动之前调整姿势以及相应产生的肌肉紧张感。这意味着，如果没有APA对身体的适应和准备，任何运动过程都无法得到最佳控制。APA的核心有一个特殊的特征：它们在运动开始前100～300ms发射（这里的"发射"对应于去极化，从而继电，被称为动作电位）。事实上，APA不仅只是为运动做准备。它们还在

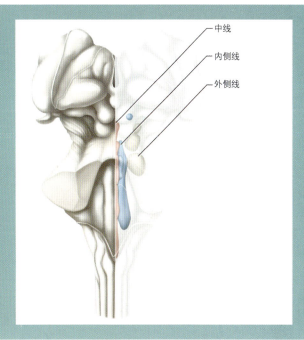

中线
内侧线
外侧线

图1-10　脑干网状结构（Reticular formation，FR）的3种细胞线。如果将该图中的FR细胞线与图1-9中的脑神经核叠加，可见"FR的网络结构"不仅叠加了核，而且连接了核，从而在脑神经核之间进行整合，以及构建三叉神经-前庭神经汇聚。图片：Lovric和Bohr，摘自Boisserée和Schupp所著《颅颌与肌肉骨骼系统》，由Quintessence出版社提供[2]。

运动过程中行使控制功能。具体而言，这意味着在运动的每个过程中，都必须准备一个先行性预姿势调整（PAPA），并且在运动过程中必须伴随和调整运动序列［伴随性预姿势调整（aAPA）］。此外，皮质有许多下行纤维终止于FR。据估计，皮质网状纤维的数量为1800万。显著的皮层网状连接的发现代表了解读皮层活动的神经元机制的一个里程碑。最后，FR刺激的减少会影响身体、睡眠和注意力，以及FR控制的所有其他过程。

通过大脑神经以网状结构形式的协调，三叉神经核和前庭神经核互联，发生颈-胸神经汇聚[2,90]。前庭核（图1-9）从三叉神经中脑核接收本体感觉信息，从而接收整个咀嚼器官和眼肌的本体感受器（图1-9）以及

颅-颈交界处，特别是C2～C3节段的本体感觉信息。这里提到的颈-胸神经汇聚是协调和控制头部及身体姿势的先决条件，也是协调咀嚼和眼球运动的前提。通过FR中大脑神经的协调，三叉神经也与动眼神经核互联。来自上颈椎肌肉和三叉神经提供的区域的传入信号也会到达蜗神经核（图1-9）。除了盘锤韧带（Pinto's韧带）的存在外[99]，这一事实清楚地表明了TMD、耳鸣和耳聋之间的关系[52]。

Buergers等在一项前瞻性临床试验中研究发现，耳鸣与TMD之间存在显著的相关性。观察到的治疗（𬌗板和理疗）结果表明，口腔功能治疗可能对TMD相关的耳鸣产生积极影响[100]。

广动力范围神经元

在脊髓背角Ⅴ层中，我们区分了广动力范围神经元（WDR-N）（图1-4）和特异性伤害感受神经元（NS-N）。NS-N有一个小而明确的反应范围，只对伤害性刺激做出反应。疼痛信息可以通过NS-N非常精确地定位。多感受性WDR-N不仅接收来自伤害感受器的信息，还接收来自触觉感受器（压力和触觉）的信息。WDR-N具有比NS-N大得多的感受器范围。由于其较大的感受器范围和上述的汇聚性，在WDR-N中疼痛信息和触觉信息的切换就相应增加了。疼痛的传递并不是通过NS-N单独进行的。这导致较多实际无痛的触摸信息通过WDR-N向皮层传输，而在皮层却被感知为疼痛。与NS-N相比，WDR-N的疼痛定位和特异性大大降低。这反过来又导致WDR-N传递信息时的疼痛无法准确定位。通过平等地接收疼痛和触觉信息，感觉神经元的兴奋阈值降低或模式化，感觉神经元兴奋性增加。因此，即使是最小的触摸和压力信息也可以导致与通常是由形成疼痛的触发相同的刺激传输。其结果是，身体在较长时间后，缓解了由最小的触觉刺激引起的疼痛。这种慢性疼痛中，中枢神经元的可塑性现象被称为"中枢敏化"。

从骨科医学角度来看，PDL是牙齿和牙槽骨之间的关节。与关节间隙一样，由于不正确的载荷因素，PDL也可用于增加载荷。这会刺激感受器。PDL中的神经末梢主要是游离神经末梢，其分支一直延伸到成牙骨质细胞层（机械感受器和伤害感受器），以及作为机械感受器的Ruffini小体，尤其是在分辨率高达10μm的根尖区域[19]。

关节和PDL不适当负荷的结果是导致更高的伤害性刺激的非生理性负荷。随着时间的推移，在相同压力的作用下，疼痛的区域不断扩大。在Ⅴ层，发生"休眠突触的觉醒"（即中枢敏化）[65,101]。

中枢敏化几乎是中枢神经系统对外部刺激的"过度"反应，不仅限于皮肤和黏膜感受器，还包括牙髓、PDL、脑神经血管、颞下颌关节或肌肉感受器的信息传递。这种现象被称为"中枢感知障碍"。就牙周组织而言，这意味着在PDL中的触觉感受器即使在最小的压力下也会对疼痛做出反应。

WDR-N，即所谓的"多感受神经元"，在不断重复相同的疼痛刺激后，可以增加它们的信息和转发，最终自发地（因此没有具体原因）传递"所谓的（Alleged）"刺激。即使疼痛的实际原因消失，WDR-N也可以保持活跃，并且由于伤害感受和敏感信息的汇聚，在没有任何诊断原因的情况下也可以形成疼痛激活区域。因此，不仅中枢神经元表现出可塑性变化，外周感受器的感受范围也表现出可塑性。信息接收的区域扩大，并发生了所谓的"外周敏化"。

正如已经对中枢敏化的解释那样，在外周敏化中，也会发生外周疼痛传递增加，即所谓的"痛觉过敏"，甚至导致异常性疼痛。因此，中枢敏化和外周敏化导致中枢神经元的混淆，从而使中枢神经元处于预警状态，并对非伤害性刺激产生疼痛反应。这种情况可能持续数天甚至数周。了解这些关系对于不明原因的长期疼痛的治疗和鉴别诊断尤为重要，即使在成功开始治疗后，这种疼痛也往往会持续。这种现象被描述为疼痛记忆，关于疼痛记忆的解释，是NS-N和WDR-N不仅位于脑干，而且位于丘脑，丘脑反过来将信息传递给皮层。皮层也有NS-N和WDR-N，它们也可以发生可塑性变化。通过这种跨神经束的刺激传递发生在中枢神经系统的许多不同水平，上述现象不仅发生在外周，也发生在上级大脑中心。疼痛记忆因而形成。通常，疼痛记忆由4个阶段组成：

· 获取（学习）
· 整合
· 存档（保存）
· 检索

　　记忆过程的一个重要组成部分是重复。关于疼痛记忆的发展，可以公式化如下：①获取疼痛的最初症状（从外周传递到中枢神经系统，类似于疼痛传递，见上文）；②这种疼痛信息被整合，在中枢神经系统的不同水平进行处理；③此后，这些信息被存档在第二、第三皮层关联区中；④为了完成记忆过程，必须从这些关联区域检索已存档的信息。越频繁地通过上述4个阶段激活这条路径，记忆就越牢固。换句话说，疼痛记忆的巩固也会更快地检索出疼痛综合征，这与学习外语时记忆所经历的过程非常相似。如果在学习过程开始时，仍然很难回忆单个单词，那么在频繁重复后，可以快速检索出单词，并将其插入流畅的文本中。这种持久的记忆也是具有明显疼痛记忆的患者即使在成功治疗后仍能表现出慢性疼痛症状的原因。尽管消除了疼痛原因，但疼痛记忆仍然活跃，尽管疼痛通常会减轻，但疼痛仍然存在。症状完全消退所需的时间框架非常不同。在这里起作用的因素是疼痛的持续时间和频率、疼痛的范围、疼痛的原因、疼痛的位置、总体情感状况、文化背景、性别及生活（即过去的经历）。遗传因素也与疼痛感觉的程度有关。例如，血清素释放、血清素转运和突触后膜中血清素受体的变化或解剖变异。在这种情况下，即使是血管变化也会导致对所述脑动脉的不同血液供应，从而间接影响疼痛缓解。慢性疼痛也可能与另一种现象有关，即所谓的"牵涉痛"。在颞下颌关节长期疼痛的情况下，疼痛综合征通过三叉神经从关节囊或双板区的感受器传递到三叉神经的下核。如前所述，来自其他大脑神经的信息也进入此处。在颞下颌关节的长期伤害性传入的情况下，相邻的汇聚神经元（即不从三叉神经接收信息，而是从其他脑神经接收信息的神经元），来进行信息传入。这种中枢敏化产生了牵涉痛，这是一种由其他神经支配的区域疼痛。在颞下颌关节，疼痛投射可能出现在头部的其他区域，通常是前额和侧颞部。也有报道眼睛有压力感或耳朵有疼痛和压力，这里描述的所有其他情况也是如此。由于颞下颌关节慢性疼痛的这些复杂现象，必须始终将颞下颌关节的邻近结构纳入诊断范围。在我们身体的每个器官中，细胞间的相互作用和协作都非常重要。然而，它们在神经系统中的作用比任何地方都要更加复杂、有意义和/或关键。原发性疾病会极大地影响这种相互作用及其功能——人类是受感受器控制的。

　　笔者要感谢Dr. Damir del Monte和Dr. Nelson Annunciato在我们的著作《颅颌与肌肉骨骼系统》中所做的工作，本章从中摘录了部分内容。

参考文献

[1] Mosetter M, Mosetter R. Myoreflextherapie. Regulation für Körper, Gehirn, Erleben, Band 2. Konstanz, Germany: Vesalius, 2010.

[2] Boisserée W, Schupp W. Kraniomandibuläres und Muskuloskelettales System. Berlin, Germany: Quintessenz, 2012.

[3] Redgrave P, Prescott TJ, Gurney K. The basal ganglia: a vertebrate solution to the selection problem? Neuroscience 1999;89: 1009–1023.

[4] Wingfield JC. The concept of allostasis: coping with a capricious environment. J Mammalogy 2005;86:248–254.

[5] McEwen BS, Wingfield JC. The concept of allostasis in biology and biomedicine. Horm Behav 2003;43:2–15.

[6] Lin CS. Brain signature of chronic orofacial pain: a systematic review and meta-analysis on neuroimaging research of trigeminal neuropathic pain and temporomandibular joint disorders. PLoS One 2014;9:e94300.

[7] Hikosaka O. GABAergic output of the basal ganglia. Prog Brain Res 2007;160:209–226.

[8] Behrends J, Bischofberger J, Deutzmann R, et al. Duale Reihe: Physiologie. Stuttgart, Germany: Thieme, 2009.

[9] Alam M, Schwabe K, Krauss JK. The pedunculopontine nucleus area: critical evaluation of interspecies differences relevant for its use as a target for deep brain stimulation. Brain 2011;134:11–23.

[10] Gut NK, Winn P. The pedunculopontine tegmental nucleus-A functional hypothesis from the comparative literature. Mov Disord 2016;31:615–624.

[11] Schiepek G. Neurobiologie der Psychotherapie. Stuttgart, Germany: Schattauer, 2011.

[12] Del Monte D. Neuroanatomische Grundlagen des Lernens, 2010. Available at: www.damirdelmonte.de/files/delmonte_neuroanatomische_grundlagen_des_lernens.pdf

[13] Birbaumer N, Schmidt RF. Biologische Psychologie. Berlin, Heidelberg, Germany: Springer, 2010.

[14] Roth G. Fühlen, Denken, Handeln. Frankfurt, Germany: Suhrkamp, 2003.

[15] Drenckhahn D. Anatomie-Makroskopische Anatomie, Histologie, Embryologie, Zellbiologie. Band 2. München, Jena: Urban Fischer, 2004.

[16] Tewari A, Jog R, Jog MS. The striatum and subthalamic nucleus as independent and collaborative structures in motor control. Front Syst Neurosci 2016;10:17.

[17] Lange KW. Kognitive Funktionen der Basalganglien. In: Möller HJ, Müller-Spahn F, Kurtz G (eds). Aktuelle Perspektiven der Biologischen Psychiatrie. Wien, Germany: Springer, 1996: 12–16.

[18] Schwarting RKW. Überblick über die Forschung der Abteilung "Verhaltensneurowissenschaft". Fachbereich Psychologie 2016.

[19] Radlanski RJ. Orale Strukturbiologie. Berlin, Germany: Quintessenz Verlag, 2011.

[20] Douglas CR, Avoglio JL, de Oliveira H. Stomatognathic adaptive motor syndrome is the correct diagnosis for temporomandibular disorders. Med Hypotheses 2010;74:710–718.

[21] Areso MP, Giralt MT, Sainz B, et al. Occlusal disharmonies modulate central catecholaminergic activity in the rat. J Dent Res 1999;78:1204–1213.

[22] Wiegelmann S, Bernhardt O, Meyer G. The association between occlusal parameters in static and dynamic occlusion and the signs and symptoms of temproromandibular disorders. J CranioMand Func 2015;7:27–39.

[23] Nakamura S, Muramatsu S, Yoshida M. Role of the basal ganglia in manifestation of rhythmical jaw movement in rats. Brain Res 1990;535:335–338.

[24] Inchul P, Amano N, Satoda T, et al. Control of oro-facio-lingual movements by the substantia nigra pars reticulata: high-frequency electrical microstimulation and GABA microinjection findings in rats. Neuroscience 2005;134:677–689.

[25] Von Krosigk M, Smith AD. Descending projections from the substantia nigra and retrorubral field to the medullary and pontomedullary reticular formation. Eur J Neurosci 1991;3:260–273.

[26] Yasui Y, Nakano K, Nakagawa Y, Kayahara T, Shiroyama T, Mizuno N. Non-dopaminergic neurons in the substantia nigra project to the reticular formation around the trigeminal motor nucleus in the rat. Brain Res 1992;585:361–366.

[27] Chandler SH, Goldberg LJ. Differentiation of the neural pathways mediating cortically induced and dopaminergic activation of the central pattern generator (CPG) for rhythmical jaw movements in the anesthetized guinea pig. Brain Res 1984;323: 297–301.

[28] Adachi K, Hasegawa M, Ikeda H, Sato M, Koshikawa N, Cools AR. The superior colliculus contains a discrete region involved in the control of jaw movements: role of GABAA receptors. Eur J Pharmacol 2003;464:147–154.

[29] Wang S, Redgrave P. Microinjections of muscimol into lateral superior colliculus disrupt orienting and oral movements in the formalin model of pain. Neuroscience 1997;81:967–988.

[30] Hashimoto N, Katayama T, Ishiwata Y, Nakamura Y. Induction of rhythmic jaw movements by stimulation of the mesencephalic reticular formation in the guinea pig. J Neurosci 1989;9: 2887–2901.

[31] Beckstead RM. Long collateral branches of substantia nigra pars reticulata axons to thalamus, superior colliculus and reticular formation in monkey and cat. Multiple retrograde neuronal labeling with fluorescent dyes. Neuroscience 1983;10:767–779.

[32] Yasui Y, Tsumori T, Ando A, Domoto T, Kayahara T, Nakano K. Descending projections from the superior colliculus to the reticular formation around the motor trigeminal nucleus and the parvicellular reticular formation of the medulla oblongata in the rat. Brain Res 1994;656:420–426.

[33] Masuda Y, Kato T, Hidaka O, et al. Neuronal activity in the putamen and the globus pallidus of rabbit during mastication. Neurosci Res 2001;39:11–19.

[34] Ernst M, Schenkenberger AE, Domin M, Kordass B, Lotze M. Effects of centric mandibular splint therapy on orofacial pain and cerebral activation patterns. Clin Oral Investig 2020;24: 2005–2013.

[35] Youssef AM, Gustin SM, Nash PG, et al. Differential brain activity in subjects with painful trigeminal neuropathy and painful temporomandibular disorder. Pain 2014;155:467–475.

[36] Nebel MB, Folger S, Tommerdahl M, Hollins M, McGlone F, Essick G. Temporomandibular disorder modifies cortical response to tactile stimulation. J Pain 2010;11:1083–1094.

[37] Lickteig R, Lotze M, Lucas C, Domin M, Kordass B. Changes in cortical activation in craniomandibular disorders during splint therapy – a single subject fMRI study. Ann Anat 2012;194: 212–215.

[38] Kayser R, Beyer L. Repetitorium Manuelle Medizin/Chirotherapie. Berlin Heidelberg, Germany: Springer, 2017.

[39] Beyer L. Das tonische motorische System als Zielorgan manueller Behandlungstechniken. Man Med 2009;47:99–106.

[40] Böhni U, Gautschi R. Schmerz aus Muskeln und anderen tiefen somatischen Geweben. Man Med 2014;52:190–202.

[41] Wu N, Hirsch C. Temporomandibular disorders in German and Chinese adolescents. J Orofac Orthop 2010;71:187–198.

[42] Hans G Gadamer. Schmerz- Einschätzungen aus medizinischer, philosophischer und therapeutischer Sicht [Pain assessments from a medical, philosophical and therapeutic point of view]. Heidelberg, Germany: Universitätsverlag Winter, 2003.

[43] Boisserée W, Schupp W. Okklusion und Kondylenposition. Quintessenz Zahntech 2015;41:1364–1370.

[44] Kopp S, Seebald WG, Plato G. Erkennen und Bewerten von Dys-

funktionen und Schmerzphänomenen im Kraniomandibulären System. Man Med 2000;38:329–334.

[45] Kopp S, Seebald WG, Plato G. Kraniomandibuläre Dysfunktion. Eine Standortbestimmung. Man Med 2000;38:335–341.

[46] Magoun HI, Sr. The temporal bone: trouble maker in the head. J Am Osteopath Assoc 1974;73:825–835.

[47] Herring SW, Liu ZJ. Loading of the temporomandibular joint: anatomical and in vivo evidence from the bones. Cells Tissues Organs, 2001;169:193–200.

[48] Palla S, Gallo LM, Gossi D. Dynamic stereometry of the temporomandibular joint. Orthod Craniofac Res, 2003;6 Suppl 1:37–47.

[49] Utreja A, Dyment NA, Yadav S, et al. Cell and matrix response of temporomandibular cartilage to mechanical loading. Osteoarthritis Cartilage 2016;24:335–344.

[50] Dittel R. Schmerzphysiotherapie- Lehr- und Handbuch des Neuromedizin-Konzepts. Bad Hersfeld, Germany: Gustav Fischer Verlag, 1992.

[51] Rassow J, Deutzmann R. Biochemie-Duale Reihe. Stuttgart, New York, Delhi, Rio: Thieme, 2008.

[52] Böhni U, Lauper M, Locher H. Manuelle Medizin. Stuttgart, Germany: Thieme Verlag, 2015.

[53] Haeuchi Y, Matsumoto K, Ichikawa H, Maeda S. Immunohistochemical demonstration of neuropeptides in the articular disk of the human temporomandibular joint. Cells Tissues Organs 1999;164:205–211.

[54] Fu K, Bian J, Ma X. Substance P in synovial fluid in patients with temporomandibular joint dysfunction syndrome. Zhonghua Kou Qiang Yi Xue Za Zhi 1996;31:6–8.

[55] Yoshida H, Fujita S, Nishida M, Iizuka T. The expression of substance P in human temporomandibular joint samples: an immunohistochemical study. J Oral Rehabil 1999;26:338–344.

[56] Sato J, Segami N, Yoshitake Y, et al. Specific expression of substance P in synovial tissues of patients with symptomatic, non-reducing internal derangement of the temporomandibular joint: comparison with clinical findings. Br J Oral Maxillofac Surg 2007;45:372–377.

[57] Güven O, Tekin U, Salmanoğlu B, Kaymak E. Tumor necrosis factor-alpha levels in the synovial fluid of patients with temporomandibular joint internal derangement. J Craniomaxillofac Surg 2015;43:102–105.

[58] Carleson J, Alstergren P, Appelgren A, et al. Effects of adjuvant on neuropeptide-like immunoreactivity in the temporomandibular joint and trigeminal ganglia. J Orofac Pain 1997;11:195–199.

[59] Carleson J, Alstergren P, Appelgren A, et al. Effects of capsaicin in temporomandibular joint arthritis in rats. Arch Oral Biol 1997;42:869–876.

[60] Hutchins B, Spears R, Hinton RJ, Harper RP. Calcitonin gene-related peptide and substance P immunoreactivity in rat trigeminal ganglia and brainstem following adjuvant-induced inflammation of the temporomandibular joint. Arch Oral Biol 2000;45:335–345.

[61] Takeda M, Tanimoto T, Ikeda M, et al. Temporomandibular joint inflammation potentiates the excitability of trigeminal root ganglion neurons innervating the facial skin in rats. J Neurophysiol 2005;93:2723–2738.

[62] Cao Y, Xie Q-F, Li K, Light AR, Fu K-Y. Experimental occlusal interference induces the expression of protein gene products and substance P in masseter muscles of rats]. Beijing Da Xue Bao 2010;42:50–55.

[63] Nishimura M, Segami N, Kaneyama K, Suzuki T, Miyamaru M. Relationships between pain-related mediators and both synovitis and joint pain in patients with internal derangements and osteoarthritis of the temporomandibular joint. Oral Surg Oral Med Oral Pathol Oral Radiol Endod 2002;94:328–332.

[64] Kopp S. Neuroendocrine, immune, and local responses related to temporomandibular disorders. J Orofac Pain 2001;15:9–28.

[65] Mense S, Pongratz D. Chronischer Muskelschmerz. Berlin, Heidelberg: Springer, 2003.

[66] Yu XM, Sessle BJ, Vernon H, Hu JW. Effects of inflammatory irritant application to the rat temporomandibular joint on jaw and neck muscle activity. Pain 1995;60:143–149.

[67] Mense S. Muskeltonus und Muskelschmerz. Man Med 2005; 43:156–161.

[68] Hatcher DC, Faulkner MG, Hay A. Development of mechanical and mathematic models to study temporomandibular joint loading. J Prosthet Dent 1986;55:377–384.

[69] Toro-Ibacache V, O'Higgins P. The effect of varying jaw-elevator muscle forces on a finite element model of a human cranium. Anat Rec (Hoboken) 2016;299:828–839.

[70] Yang HM, Cha JY, Hong KS, Park JT. Three-dimensional finite element analysis of unilateral mastication in malocclusion cases using cone-beam computed tomography and a motion capture system. J Periodontal Implant Sci 2016;46:96–106.

[71] Iwasaki K. Dynamic responses in adult and infant monkey craniums during occlusion and mastication. J Osaka Dent Univ 1989;23:77–97.

[72] Hannam AG, McMillan AS. Internal organization in the human jaw muscles. Crit Rev Oral Biol Med 1994;5:55–89.

[73] McLoon L, Andrade F. Craniofacial Muscles. New York, NY: Springer, 2013.

[74] Schindler HJ, Hugger A, Kordaß B, Türp JC. Splint therapy for temporomandibular disorders: basic principles. Z Kraniomand Funkt 2014;6:207–230.

[75] Mense S. The pathogenesis of muscle pain. Curr Pain Headache Rep 2003;7:419–425.

[76] Birdsong WT, Fierro L, Williams FG, et al. Sensing muscle ischemia: coincident detection of acid and ATP via interplay of two ion channels. Neuron 2010;68:739–749.

[77] Castroflorio T, Bargellini A, Lucchese A, et al. Effects of clear aligners on sleep bruxism: randomized controlled trial. J Biol Regul Homeost Agents 2018;32(2 Suppl. 2):21–29.

[78] Schueler M, Neuhuber WL, De Col R, Messlinger K. Innervation of rat and human dura mater and pericranial tissues in the parieto-temporal region by meningeal afferents. Headache 2014;54:996–1009.

[79] Schueler M, Messlinger K, Dux M, Neuhuber WL, De Col R. Extracranial projections of meningeal afferents and their impact on meningeal nociception and headache. Pain 2013;154:1622–1631.

[80] Nöbel M, Feistel S, Ellrich J, et al. ATP-sensitive muscle afferents activate spinal trigeminal neurons with meningeal afferent input in rat – pathophysiological implications for tension-type headache. J Headache Pain 2016;17:75.

[81] Hara K, et al. Headache attributed to temporomandibular disorders and masticatory myofascial pain. J Oral Sci 2016;58:195–204.

[82] Plato G, Kopp S. Der Weg zur Chronifizierung der kraniomandibulären Dysfunktionen (CMD). Man Med 2008;46:384–385.

[83] Bernateck M, Fischer MJ. Störfähigkeit des Kraniomandibulären Systems. Man Med 2008;46:407–411.

[84] Plato G, Kopp S. Kiefergelenk und Schmerzsyndrome. Man Med 1999;37:143–151.

[85] Kobayashi S, Hansson TL. Auswirkung der Okklusion auf den menschlichen Körper. Phillip J Restaur Zahnmed 1988;5:255–261.

[86] Ridder PH. Kieferfunktionsstörungen und Zahnfehlstellungen mit ihren Auswirkungen auf die Körperperipherie. Man Med 1998;36:194–212.

[87] Fink M, Tschernitschek H, Stiesch-Scholz M, Wähling K. Kraniomandibuläres System und Wirbelsäule. Man Med 2003;41:476–480.

[88] Kopp S, Friedrichs, Pfaff G, Langbein U. Beeinflussung des funktionellen Bewegungsraumes von Hals- Brust- und Lendenwirbelsäule durch Aufbissbehelfe. Man Med 2003;41:39–51.

[89] Schupp W, Oraki, A., Haubrich, J, et al. Okklusionsveränderungen und deren Auswirkungen auf den Halte- und Stützapparat. Man Med 2009;47:107–111.

[90] Ohlendorf D, Parey K, Kemper S, Natrup J. Können experimentell herbeigeführte Veränderungen der Okklusion das menschliche Gleichgewicht beeinflussen? Man Med 2008;46:412–417.

[91] Wolff HD. Neurophysiologische Aspekte des Bewegungssystems. Berlin, Germany: Springer, 1996.

[92] Hülse M, Neuhuber WL, Wolff HD. Der kranio-zervikale Übergang. Berlin, Germany: Springer, 1998.

[93] Hülse M, Neuhuber WL, Wolff HD, Die obere Halswirbelsäule-Pathophysiologie und Klinik. Berlin Heidelberg, Germany: Springer, 2005.

[94] Bartsch T. Migraine and the neck: new insights from basic data. Curr Pain Headache Rep 2005;9:191–196.

[95] Busch V, Frese A, Bartsch T. The trigemino-cervical complex. Integration of peripheral and central pain mechanisms in primary headache syndromes. Schmerz 2004;18:404–410.

[96] Hülse M. Muscular hypertensions of the vocal tract produced by disorders of the mandibular joint and/or the cervical spine. Berlin, Germany: GMS, 2005.

[97] Chua NH, van Suijlekom HA, Vissers KC, Arendt-Nielsen L, Wilder-Smith OH. Differences in sensory processing between chronic cervical zygapophysial joint pain patients with and without cervicogenic headache. Cephalalgia 2011;31:953–963.

[98] Okeson JP, ed. Orofacial Pain. Carol Stream, IL: Quintessence International, 1996.

[99] Türp J, Stratmann U. The temporomandibular joints in adults. Old and new anatomical knowledge. J CranioMand Func 2016;8:101–121.

[100] Buergers R, Kleinjung T, Behr M, Vielsmeier V. Is there a link between tinnitus and temporomandibular disorders? J Prosthet Dent 2014;111:222–227.

[101] Arendt-Nielsen L, Fernandez-de-Las-Penas C, Graven-Nielsen T. Basic aspects of musculoskeletal pain: from acute to chronic pain. J Man Manip Ther 2011;19:186–193.

无托槽隐形矫治器移动牙齿的生物力学机制

BIOMECHANICAL ASPECTS OF TOOTH MOVEMENT WITH ALIGNERS

第 **2** 章

Prof. Bernd G. Lapatki ,
Dr. Fayez Elkholy

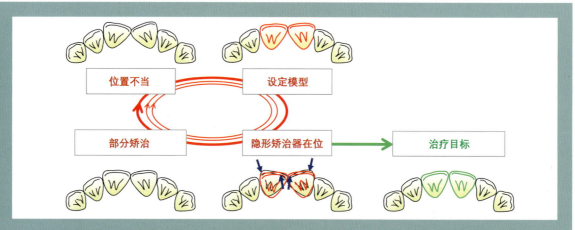

图2-1　隐形矫治的治疗原理。多个步骤矫治牙齿错位（红色圆圈），每个步骤都反映在目标位模型中。最终位置可以少量过矫治错位牙，以确保完全实现治疗目标。

无托槽隐形矫治的矫治机制

　　热塑性无托槽隐形矫治已成为一种广泛使用的矫治牙齿错位的方法。原则上，这种治疗方法是基于分步移动来进行牙列排齐的（图2-1），而不同于通过固定式矫治器实现的连续牙齿移动。每个排齐步骤都需要一个涉及各颗牙齿的、对应着"阶段性治疗目标"的设定程序，并根据相应的阶段目标位模型制作矫治器。当矫治器在口内就位时，矫治器的形状会迫使牙齿进入预先设定好的位置。因此，这种方法可以被视为"形状驱动"下的牙齿移动。事实上，通过在牙齿表面粘接附件或对矫治器进行局部调整，也可以影响矫治器对牙齿的作用效果。这也体现了现代隐形矫治器的作用机制，特别是在形状驱动与力学驱动相结合方面的进一步发展。

　　在单纯形状驱动机制中，矫治器戴入口内会在牙齿-矫治器界面产生多重接触力，这是由于患者口内牙弓与目标设定模型上的牙弓不匹配。施加在单颗牙齿上的力——机械学术语为"三维力-力矩系统"——使牙根在牙周膜（PDL）限制范围内发生移动。这种牙根移动会在牙周膜和相邻牙槽骨中产生机械应变，于是启动复杂的细胞、分子连锁反应。这个过程被称为"机械生物转换"，最终导致牙槽骨改建（即局部的骨质沉积和吸收），从而使牙根能够在牙槽骨内发生移动[1]。产生的牙齿移动类型主要取决于结构特征因素。当接触力的偏心点超出牙齿在牙槽骨中的固有嵌入范围时，这主要会造成牙齿发生倾斜移动。因此，如果希望实现牙齿的整体移动，必须通过足够大的反向力矩来补偿偏心作用力所导致的倾斜移动。正如本章后面进一步解释的，尽管应用了树脂附件或矫治器的局部调整，隐形矫治在这方面仍然受到限制。

　　使用隐形矫治器矫治牙齿错位通常要设置多个步骤，原因在于应用的热塑性材料相对较硬（见本章"无托槽隐形矫治过程中力和力矩大小的决定因素"），即使设置很小的移动量，也可能导致过大的力和力矩，从而导致牙周膜过度负荷。于是每步的牙齿移动量必须保持在零点几毫米的范围内，因此隐形矫治的整个治疗过程由一系列的设定模型和隐形矫治器组成，直至实现最终的治疗目标（图2-1）。

最初，单纯形状驱动机制的矫治器早在20世纪40年代由Kesling提出[2]。然而，我们现在熟知的、透明的隐形矫治器需要开发合适的材料、基于热成型和数字化的准确高效的制造技术，以及使用数字化工具进行特殊调整（即树脂附件和矫治器局部调整）。

正畸牙齿移动中力和力矩大小的重要性

无论使用何种正畸矫治器，为了实现高效矫治（即牙齿移动速率为每个月0.5～1mm）同时将不可逆牙根吸收的风险降至最低水平，定量地控制治疗过程中所施加的力和力矩至关重要[3-4]。在这种情况下，牙周膜内的机械应变（也可由牙周膜压力反映）是可定量的生物力学因素。

所实现的牙齿移动类型［例如单纯平移（整体移动）、牙冠倾斜、转矩控根移动或近远中扭转］取决于牙周膜中骨质沉积或吸收区域的分布模式。这种分布模式与在特定平面内施加的力和力矩的大小直接相关。因此，一些主要的结构特征因素决定了施加到牙冠的力和力矩的特定组合会引起何种牙齿移动类型。这方面重要的特征因素包括：①力在牙冠上的作用点；②牙根的形状；③由骨附着水平决定的嵌埋的根面。后面2个因素决定了牙齿"阻抗中心（CR）"的位置，其定义为单纯施加一个力会导致牙齿仅发生平移的作用

点[5-7]。阻抗中心一般位于牙齿嵌入骨内的牙根部分（图2-2），因此不能直施加正畸力。在临床中，力和力矩通常施加于牙冠表面。这种"偏离阻抗中心"的加力方式就意味着，如果单纯在牙冠上加力会导致牙齿倾斜移动（图2-2a），或者通过施加特定比例的力与力矩组合（即力矩/力比值）以实现牙齿整体移动而没有任何旋转（图2-2b）。一般来说，也涵盖了更复杂的牙齿移动，三维方向上的牙齿移动包含的平移和旋转，其所占的比例取决于正畸矫治器施加于单颗牙齿上的三维力和力矩的定量关系。

对于特定情况下的牙齿整体移动，平衡力的倾斜效应所需的抵消力矩大小由施加力的大小乘以阻抗中心至力线的距离（即力臂）来计算（图2-2b）。由于这个力臂一般较长，因此需要相对较大的抵消力矩。因而即使是具有局部特殊设计的隐形矫治器［例如压力嵴（Power ridge）］，在可靠地产生所需的反向力矩方面也存在问题（见本章"附件和无托槽隐形矫治器的局部调整"）[8-9]。

无托槽隐形矫治过程中力和力矩大小的决定因素

对于矫治器施加在个别牙齿上的力和力矩的大小，其关键的影响因素包括：

· 原本的牙齿位置与设定模型上牙齿位置之间的不匹配程度（对应了系统设定的牙齿移动量）
  – 所用的热塑性材料的基本机械特性
  – 在牙颌模型上热成型膜片的几何形状，导致隐形矫治器的局部、方向性加力

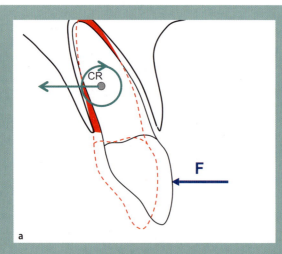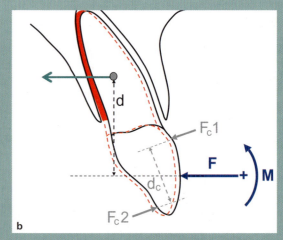

图2-2　（a）对牙冠单纯施加力会导致牙齿的平移和旋转——在本病例中，表现为少量的腭向移动结合舌倾（腭向倾斜），这种力的施加被认为是"偏离阻抗中心"，因为力（F）没有穿过牙齿的阻抗中心（CR）。（b）单纯的平移（即整体）移动需要力（F）和额外的力矩（M）以抵消力的倾斜效应。M的大小是力的大小与力线到CR的垂直距离d（即力臂）的乘积（M=F×d）。矫治器只能通过施加两个相反的力F_c1和F_c2组成的力偶来产生这样的力矩。其计算公式为M=F_c×d_c。在整体移动时，倾斜力矩和反向力矩必须相同。

· 牙齿形态决定了力的特征和隐形矫治器的精密贴合度

　　本节总结了常见的隐形矫治器材料的相关机械特性，包括黏弹性、塑化和物理老化。此外，还阐述了两种特定系统的不同方法，用于测定和重新激活应用于单颗牙齿的载荷，这些牙齿在设定模型上的移动增量和使用的膜片厚度均有所不同（"牙齿形态"因素将在本章"附件和无托槽隐形矫治器的局部调整"部分进行相关讨论）。

隐形矫治器材料的机械特性

　　用于制作隐形矫治器的两种热塑性聚合物是聚对苯二甲酸乙二醇酯（PET-G）和聚氨酯（PU）[10]。PET-G用于例如Essix、Denlsply Raintree Essix（Sarasota, FL,

USA）和Clear Aligner（Scheu Dental, Iserlohn, Germany），而PU主要用于隐适美（Align Technology, Santa Clara, CA, USA）和F22 Aligner（Sweden & Martina, Due Carrare, Padova, Italy）。这两种材料都是透明、抗冲击的，且延展性很强。这些特殊性能使它们非常适用于制作隐形矫治器。了解热塑性材料的不同机械特性对于隐形矫治器在临床的成功应用至关重要。因此，最近一些体外研究分析了这些材料的相关机械特性。例如，力-挠曲行为、刚度以及其他方面的特性。这些研究大多包括了平面试样的三点弯曲试验[11-19]。相关的试验参数（例如支点跨距长度和试样尺寸）最好能标准化，以便与过去或未来的其他研究进行比较[20]。由于其操作简便且设计清晰的特点，三点弯曲试验非常适用于比较不同类型的矫治器材料，并确定膜片厚度

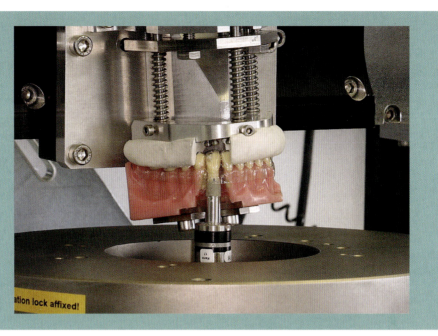

图2-3　测量牙弓上的矫治器产生的力和力矩的装置[21-22]。完整的试验设计以评估最大的设定刚度，这对于解决矫治器仅能实现零点几毫米的微小移动增量非常重要。该装置包括一个3D力矩传感器和一个作为运动单元的六角体，可以十分精确地模拟不同牙齿移动类型。

和热成型工艺对产生矫治力的影响。矫治器材料的基本机械测试对于研究模拟口内环境和临床应用场景的特定正畸因素也很重要。例如，热循环、水储存和长期负荷[20]。具体而言，研究热塑性材料的时间相关特性。例如，黏弹性和物理老化是有意义的（见下文）。

我们参考了之前发表的文章深入讨论了矫治器材料三点弯曲试验适宜的设计标准和定量结果。简短总结后得出结论，最好选择较短的支点跨距长度（例如8mm）和较小的膜片厚度相关挠曲强度（例如0.1～0.2mm），因为这样的设计参数会导致14~18MPa范围的实际材料应力，这似乎可以避免材料在最大应变区域出现微裂纹。此外，此类测试应包括热成型试样以及长期负荷结合水浸泡，以获得对于临床有意义的数据。这些推荐得到了以下研究结果的印证：如果试样持续负荷并在水中存储24小时，则力减少约50%。相应地，具有

0.15mm形变、0.5mm厚的PET-G膜片的弯曲力从3.6N降至1.6N，以及具有0.1mm形变、0.75mm厚的PET-G膜片的弯曲力从7.1N降至4N，弯曲力的急剧下降均证明了这方面的临床意义。相比之下，单独水浸泡而不负荷或者在干燥环境中持续负荷，分别仅导致了1%和14%的力的降低[20]。尽管采用推荐的三点弯曲试验参数可以大致反映临床治疗中对热塑性材料施加的机械应力，但必须注意，就实际施加在单颗牙齿上的力和力矩而言，不能将平面试样三点弯曲试验所获得的数据直接照搬到临床。如果对具有真实几何形状的隐形矫治器进行体外测试（图2-3）[21-22]，即意味着在牙颌模型上进行膜片热成型，那么这种试验设计将更加接近临床。然而，将这种试验的定量结果直接应用于临床也存在问题——稍后将对此进行更详细的解释。

热塑性聚合物（例如PET-G和PU）的一

个重要特征是其黏弹性，这意味着它们既表现出流体特性，也表现出类固体特性[23-24]。正如三点弯曲试验中，负荷24小时后约80%的力衰减所示[24]，这种表现对材料的机械特性有显著影响，因而与临床应用高度相关。具体地说，在短时间内这种聚合物表现得像具有无定形结构的固体材料；然而，在较长的时间范围内它们可能会流动并表现出类似液体的特性。相应地，在短时间负荷下其弹性特性占主导地位，而在长时间负荷下则主要表现为黏性特性[23-24]。这两种特性之间随时间的相互作用可以用所谓的"标准线性实体模型"来数学描述，该模型由分别表示黏性和弹性成分的阻尼器及弹簧组成[23,25]。与此相关的两个材料参数是应力松弛和蠕变。应力松弛描述了在恒定挠度（即在恒定应变下）中，达到平衡状态之前随时间变化而逐渐减少的应力百分比[13-14,26]。相反，蠕变则描述了在恒力（即恒定应力下）作用下材料的逐渐变形。蠕变率被定义为测试试样随时间的相对变形[10,27-28]。重要的是要注意，应力松弛和蠕变是使用了不同的测试方法、从不同的角度描述了相同的效果。例如，一项研究通过在恒定压力下将特定探针压入测试材料而比较PU和PET-G的蠕变率。结果显示，在几分钟内PU显示出更大的压痕率（约4%），PET-G为2.7%。关于应力松弛率，在三点弯曲试验中对平面PET-G试样负荷30分钟显示力的衰减为34%；相比而言，在相同测试条件下，不同PU共混物的力的衰减范围则较大，为17.8%~93.4%[18]。在另一项研究中，在恒定挠曲下，对PET-G和PU分别加载8小时后也观察到显著的应力松弛，即分别减少

了44%和41%。关于应力松弛的时间依赖性，已有研究观察到较大的初始应力松弛，随后出现平台期，在加载24小时后达到残余应力，即PET-G和PU分别为62%和54.5%[14]。这对于临床治疗的提示是，在矫治器的常规佩戴期内（7~10天），随着时间的增加，普通隐形矫治器材料的黏弹性可能导致施加在单颗牙齿上的力和力矩显著减少[29]。为了在临床治疗中更精准地定量评估这种衰减，要进一步的试验研究，以更贴近临床的方式模拟体内负荷和环境条件。

热塑性聚合物（例如PET-G和PU）的物理老化主要是因为这些材料通常以无定形的形式存在，这被视为一种非平衡状态。如果聚合物链具有足够的流动性，它们往往会重新排列（类似于结晶过程中的结构变化），以达到较低的能量状态。因此，聚合物的物理老化可定义为其向更低、更稳定的能量状态转变的过程。在干燥条件下，PET-G和PU的聚合物链没有足够的动能去移动和重排。然而，当这种聚合物长时间暴露于唾液时，水和其他分子可能扩散到无定形聚合物结构的自由体积中。除了引起变色外，小分子水的吸收增加了聚合物链的流动性，这使它们对物理老化更加敏感。这种现象可能会以两种方式影响矫治器的性能。最初，它可能发生塑化效应，这使材料更柔软。然而，从长远来看由于经典的物理老化（即聚合物链呈更结构化的排列），使材料变得更硬、更脆，这可能不仅增加了材料的刚度，而且增大了矫治器开裂和断裂的风险。要注意的是，物理老化是在没有施加任何外力情况下发生的，不要与蠕变混淆。

影响作用力和力矩大小的矫治系统相关因素

如前所述，用于制作隐形矫治器的热塑性聚合物显示出相对较高的机械刚度，这意味着设定的牙齿移动量必须保持在零点几毫米以内。特别是对于在石膏模型上手动牙齿移位的"传统方法"来说，这个要求是一个巨大挑战。在20世纪90年代中期，人们提出用双层膜片来解决这个问题[30]。使用这种双层膜片，由于外层硬度较高，可以保证矫治器整体较高的稳定性，而硬度较低的内层允许相对较大的牙齿移动量。这种硬/软双层矫治器的主要缺点是厚度的增加导致了患者不适。

这种方法在更薄（即硬度更低）的PU或PET-G膜片出现后就过时了[31]。尽管新的材料兼顾了改善矫治器整体的稳定性和柔韧性，但正如相关体外研究所显示，实现>0.5mm的牙齿移动仍然存在问题[32]。另一种有针对性的靶向激活矫治器的创新方法，即应用专用钳在牙冠特定区域将压力点压入热成型矫治器，增加了有效的牙齿移动范围[33]。虽然这种方法似乎仅限于某些牙齿移动类型，因为不是所有的牙冠区域都可以使用专用钳，但目前仍有许多临床医生使用这种方法。

为了增加每步设定的有效牙齿移动范围，普遍采用的方法是在每个设定模型上制作依次增加膜片厚度（例如0.5~0.8mm的范围内）的一组矫治器[29,34]。更具体地说，初始较薄的矫治器能够实现相对较大的设定牙齿移动量，一般建议为0.5~1mm[33]。初期佩戴的矫治器相对较薄且具有韧性，其引起的牙齿移动后导致的力衰减要通过更换矫治器来补偿，随后在相同的设定模型上制作刚度逐渐增加的矫治器（图2-4）。将不同的矫治器厚度和设定步距

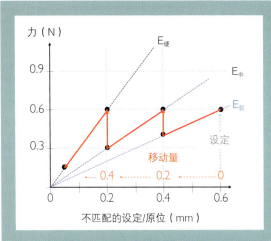

图2-4 隐形矫治系统中维持适当大小的力的原理，即在一个较大的设定步距内，使用一组膜片厚度逐渐增加的矫治器。初始矫治器具有最小的杨氏弹性模量（$E_{软}$）。通过在同一个设定模型上，依次应用一组刚度逐渐增加的矫治器（在每组有3副矫治器的情况下，依次为$E_{中}$和$E_{硬}$）来抵消随着牙齿逐渐排齐而导致的力衰减。

考虑进来，产生的作用力大致呈现出平台样锯齿状曲线，而非单纯的线性变化。这种加力原理可以与固定式矫治器治疗中牙列排齐和整平的原理进行比较，后者也使用一系列尺寸和刚度逐渐增加的弓丝，从而产生类似的随着时间变化的作用力改变。

许多试验使用在牙颌模型上热成型的矫治器对这种方法进行了定量研究。结果表明，推荐厚度的矫治器所产生的力和力矩可能大大超过了被认为足以引起正畸牙齿移动所需的力值。例如，本章笔者进行的一系列研究表明，即使由推荐的最薄的膜片（0.5mm）制作的矫治器也可能导致牙周膜的过度负荷[35]。这里要注意的是，在将此类体外研究的定量结果应用到临床时应特别谨慎，因为它们无法真实地模

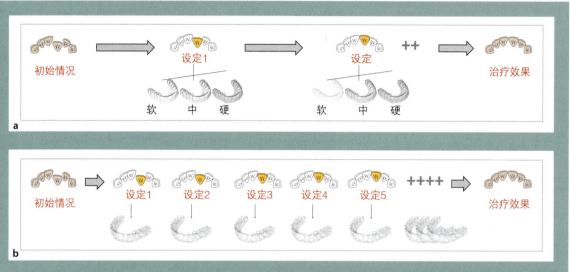

图2-5　隐形矫治期间使用的2个完全不同的重新激活力和力矩的概念。（a）每次设定具有较大移动增量的方法，要在单个设定步骤中增加膜片厚度的矫治器组。基于几项生物力学体外研究[35]，建议PET-G材料的厚度依次为0.4mm、0.5mm、0.75mm。（b）每个设定步骤，使用均一的矫治器厚度（例如PU29为0.75mm）可以实现设定步距在0.1～0.2mm范围内的较小移动增量。

拟每颗牙齿的牙周膜对于力传递的影响。更具体地说，与体内存在的牙周膜弹性相关的牙齿松动度导致了设定模型上的牙齿移动量仅部分转移到患者牙齿上。这是由于这种所谓的"初始牙齿移动"，使矫治器中的牙齿位置和原本牙齿位置之间的差异即刻减少。此外，如前所述，矫治器材料的黏弹性使矫治器产生的力随着时间推移显著衰减。总的来说，这意味着在临床治疗过程中实际施加在单颗牙齿上的力和力矩应小于相应的体外研究模拟实际临床牙齿几何结构所得出的力和力矩大小。然而，实际上在临床中也可能发生过度负荷，通过设定将单颗牙齿的移动步距控制在0.5mm以内，同时使用更薄的矫治器膜片可能会避免这种风险或使之最小化[32]。事实上，相关试验表明，与常

规推荐的膜片厚度中最薄的（即0.5mm）矫治器膜片相比，0.4mm厚的新型PET-G膜片的作用力平均减少了35%～45%[36-37]。这些研究还表明，由于热成型后膜片的形状不稳定，进一步降低厚度（例如减至0.3mm）可能是不可取的。因此，在每个设定步骤中使用厚度递增的一组矫治器时，我们建议使用0.4mm、0.5mm和0.75mm厚的新型PET-G膜片的矫治器[36-37]。在几项体外研究中，这种膜片厚度递增方式使对单颗牙齿施加的初始力值相对较低，并在单个设定步骤中矫治器的刚度逐渐且几乎均匀地增加[35]。尽管这种新的、一组膜片的有效性已经在临床上得到证实，但仍有待于临床随机对照试验加以验证。

在前数字化时代，单个设定步骤中应用

不同厚度的一组矫治器对临床医生来说非常有吸引力，因为它可以使用相对较少的治疗步骤来矫治牙齿错位。因此，仍然可以在椅旁牙科技工室对石膏牙颌模型进行设定，这样不仅材料成本可控，还有助于在室内监测过程和即时修改。然而，与此同时，由于20世纪90年代末三维扫描和CAD/CAM在牙科中的引入及建立，使虚拟牙颌模型的全数字化设置程序成为可能，因而手动设置牙齿最小移动量的问题已变得无关紧要。市场上出现的第一个基于数字化的隐形矫治系统——隐适美（Align Technology，Santa Clara，CA，USA），设定0.1~0.2mm的移动增量。这种小的移动增量可以使每个设定步骤仅制作1副矫治器，这意味着所有的矫治器可能具有相同的属性和厚度（图2-5）[29]。

关于是优先选择厚度依次增加的多膜片矫治器以实现较大的牙齿移动，还是优先选择单层厚度矫治器以实现较小的牙齿移动时，由于3D打印技术的快速改进且其成本却在降低，0.1~0.2mm较小的牙齿移动量所导致设定大量的模型也显得不重要。值得注意的是，仍然缺乏这两种方法的临床疗效以及副作用（例如牙根吸收）的客观比较研究。这也解释了为什么这两种根本不同的方法仍然流行并被临床医生广泛使用。

附件和无托槽隐形矫治器的局部调整

在治疗错𬌗畸形时，隐形矫治器本身存在一定的局限性，这与其"形状驱动"作用机制及可摘戴特性密切相关。随着矫治器的深入开发和改进，通过粘接树脂附件和矫治器局部调整来解决这些局限性，被视为对矫治器的简单基本形状的调整。要注意的是，了解其机制并认识这些调整中固有的不足对于现实的治疗计划和治疗目标的实现至关重要。

通常，根据功能树脂附件和矫治器局部调整可被分为[38]：

1. 移动附件和特殊的矫治器调整，可以提高目标牙齿移动的效率，旨在实现更多的牙齿移动类型
2. 特定的移动附件，旨在避免或最小化不期望的牙齿移动
3. 固定附件，用于防止矫治器移位
4. 辅助附件，有助于施加外力

移动附件

一个基本的物理学原理指出，两个接触的表面总是产生两个垂直于接触面的、方向相反的接触力。将这一原理应用于隐形矫治器治疗中可以得出，使用隐形矫治器实现有效的牙齿移动，主要得益于矫治器-牙齿接触界面，位于与期望的移动方向相垂直的方向。如果该表面几乎不可用，则应以树脂附件的形式人为地加以延伸。推荐用于磨牙远移的矩形附件就是很好的例子（图2-6）。

如果治疗计划需要设计远移磨牙，那么对于一颗已粘接附件的磨牙，隐形矫治器在口内就位后，会在该附件的近中面产生一个向远中向的力。如前所述，这种偏心力会导致磨牙倾斜移动；然而，为实现牙冠和牙根的整体移动，需要在空间同一平面内施加反向力矩（图2-2）。由于磨牙远移要施加约1N的力，其作用点距离CR约10mm，因此需要约10Nmm的反向力矩。必须注意的是，要在附件近远中端

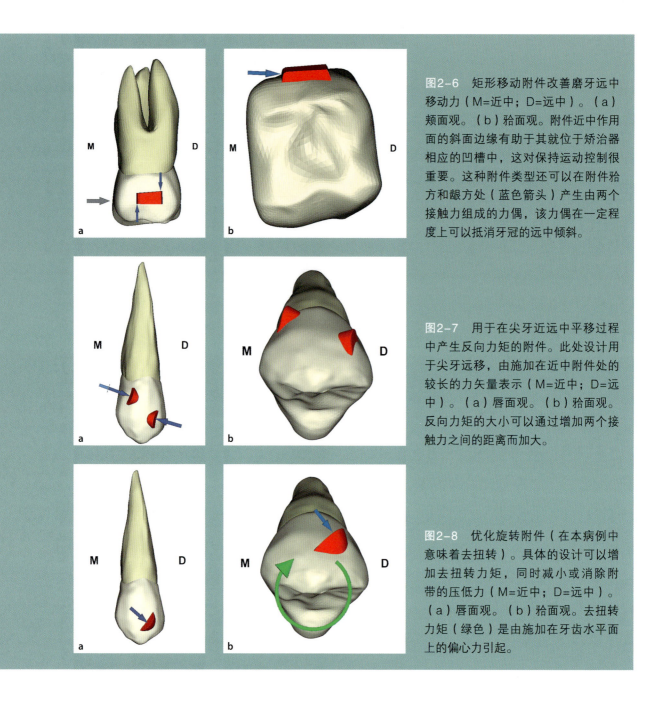

图2-6　矩形移动附件改善磨牙远中移动力（M=近中；D=远中）。（a）颊面观。（b）𬌗面观。附件近中作用面的斜面边缘有助于其就位于矫治器相应的凹槽中，这对保持运动控制很重要。这种附件类型还可以在附件𬌗方和龈方处（蓝色箭头）产生由两个接触力组成的力偶，该力偶在一定程度上可以抵消牙冠的远中倾斜。

图2-7　用于在尖牙近远中平移过程中产生反向力矩的附件。此处设计用于尖牙远移，由施加在近中附件处的较长的力矢量表示（M=近中；D=远中）。（a）唇面观。（b）𬌗面观。反向力矩的大小可以通过增加两个接触力之间的距离而加大。

图2-8　优化旋转附件（在本病例中意味着去扭转）。具体的设计可以增加去扭转力矩，同时减小或消除附带的压低力（M=近中；D=远中）。（a）唇面观。（b）𬌗面观。去扭转力矩（绿色）是由施加在牙齿水平面上的偏心力引起。

（图2-6a）施加2～3N的力偶才能产生如此大的力矩。从实际情况来看，这可能具有挑战性，矫治器是由相对较薄的热塑性聚合物制成的，在施加这种相对较大且非常局限的接触力的作用时，它表现为弹性和塑性的混合形变。关于此问题的一项试验结果显示，带有这种

附件的矫治器实际上可能产生8.8Nmm的直立力矩，这几乎达到了所需的力矩大小[8]。然而，在使用隐适美系统[39]分析远移磨牙以及在近移磨牙关闭间隙的临床研究中[40]，将磨牙发生的移动等效地分解为平移和旋转（即倾斜），则实际上观察到的均以磨牙的倾斜移

动为主。因此，很显然隐形矫治器无法可靠地实现单纯的牙齿整体移动，这很可能与上文所述的矫治器的局部形变和/或与附件不贴合有关。

尖牙或前磨牙近远中向平移所需的反向力矩通常由两个子附件组成的所谓"附件对"来产生（图2-7）。这种设计允许方向相反的两个作用力之间的距离稍大，这也可能增加反向力矩的大小。这一假设似乎得到了有限元研究的证实，在一项研究中，当结合使用Ⅱ类颌间牵引时，使用这种"附件对"几乎实现了尖牙的整体远移[41]。

另一种经常使用的移动附件是分别用于尖牙和前磨牙的去扭转附件（图2-8）。这种附件可以被视为一种特殊类型，因为它有两个功能：第一个功能，类似于用于磨牙的矩形附件，它为近远中向的力提供了有效的作用面；由于它的作用点相对于CR偏颊侧，因此会同时产生力和力矩，而分别导致近远中向移动和近远中向扭转。第二个功能，与尖牙或前磨牙在去扭转过程中经常"滑出"矫治器现象有关，这也被称为"瓜子效应"[42]。这种现象表现为牙齿在去扭转过程中被压低（通常是不希望的）。其结果是，由于牙冠的楔形表面，接触力表现为倾斜方向，即包括水平分力和垂直分力。

近来的一项生物力学体外对比试验中，测试了这种附件对尖牙或前磨牙去扭转的有效性，研究表明，一种类似于隐适美优化附件的特殊设计在去扭转和最大限度地减少牙齿被压低的副作用方面具有优越的性能[22]。因此，推测这种改进的附件设计可以获得更好的临床疗效。

较为多见地，在切牙去扭转的过程中也可见牙齿附带被压低的情形（图2-9），尤其是锥形的上颌侧切牙或下颌切牙。因此，使用隐形矫治器矫治扭转切牙时必须遵循一些基本原则：首先，应使用具有伸长作用的附件来抵消附带的压低力（例如切牙无须压低）；其次，由于矫治器治疗效果有限，而且去扭转的复发率较高，对扭转牙的治疗应设计过矫治[43]。

如图2-9中所示，楔形移动附件由于其倾斜的作用表面产生了倾斜的接触力，其垂直分力使牙齿伸长（图2-10）。

附件的作用面和牙冠唇面之间的平角及相对大的作用面都能确保附件充分接触到矫治器内相应的凹槽部位。尽管如此，必须指导患者在佩戴时仔细检查矫治器的贴合情况。此外，硅橡胶咬合导板可以辅助矫治器良好就位。这些原则一般适用于所有类型的附件。

固位附件

通过将矫治器延伸到牙冠颈部的倒凹区域，至少在一定程度上保证矫治器的固位良好。自然牙列中通常只有轻微的倒凹，这种情形可能会限制矫治器在佩戴过程中的抗脱位能力。垂直向的作用力或副作用力必须分别由相邻的牙齿或牙列区段来承担，因此矫治器的固位尤为重要。例如，如果前段牙齿要压低，则相应地颊侧段牙齿将受到伸长的反作用力。由于前磨牙和磨牙通常具有相对较短的临床牙冠，且倒凹较小，因此没有任何固位附件的矫治器很容易脱位（尤其是较大的移动步距）。因此，矫治器将无法实现切牙的压低。在这种情况下，强烈建议在所有前磨牙、磨牙上粘接固位附件。例如，椭球形（图2-11）。图2-12显示相关患者下颌切牙和尖牙被成功压低。

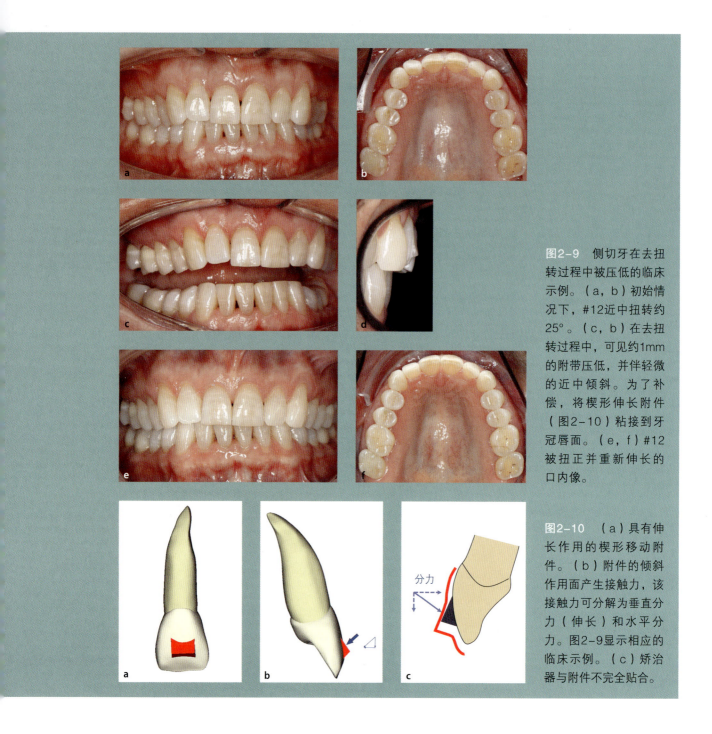

图2-9　侧切牙在去扭转过程中被压低的临床示例。（a，b）初始情况下，#12近中扭转约25°。（c，b）在去扭转过程中，可见约1mm的附带压低，并伴轻微的近中倾斜。为了补偿，将楔形伸长附件（图2-10）粘接到牙冠唇面。（e，f）#12被扭正并重新伸长的口内像。

图2-10　（a）具有伸长作用的楔形移动附件。（b）附件的倾斜作用面产生接触力，该接触力可分解为垂直分力（伸长）和水平分力。图2-9显示相应的临床示例。（c）矫治器与附件不完全贴合。

　　矫治器的固位至关重要，另一个原因是它能保证接触力具有足够的大小、方向和部位，以有效地控制牙齿移动。在这方面，重要的是要考虑反作用力和消除不期望的附带力。例如，如果侧切牙上没有固位附件，那么在相邻尖牙去扭转的同时，侧切牙的舌倾可能是无效的。

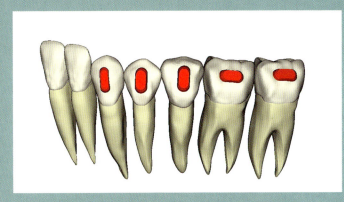

图2-11　粘接于颊侧牙齿的多个椭球形固位附件。在前牙压低时要保留这种矫治器的固位。要注意的是，压低力的反作用力会导致颊侧段牙齿的伸长。这种副作用在粘接了固位附件的最近中那颗牙齿表现得尤为明显（此处为尖牙）。这种椭球形附件也可以用作运动附件。例如，用于前磨牙的去扭转。

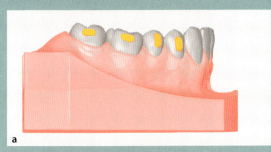

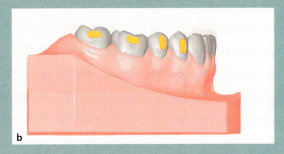

图2-12　（a）初始位数字化模型上预处理椭球形附件。（b）目标位显示压低的切牙和尖牙。（c）ClinCheck软件重叠结果显示牙齿压低的量。矫治前和压低6个月后进行的2次口内扫描获得的数字化模型的重叠，表明成功实现了治疗目标。

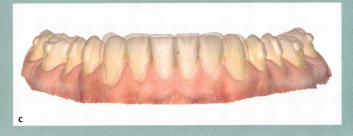

　　然而，放置多个固位附件也可能过多地增加矫治器的摘取难度。因此，这类附件不必设计过大的尺寸，其厚度通常应保持在1mm以下[38]。

矫治器的局部调整

　　对抗倾斜移动的力矩，不仅适用于近远中方向上牙齿的整体移动，也适用于唇（颊）舌方向上的牙齿移动。真正的切牙转矩（例如矫治安氏Ⅱ类2分类错𬌗所需的控根移动）主要

甚至完全以牙根腭向移动为主，这更加具有挑战性。一般来说，牙根在唇腭或颊舌方向上移动要在其颈缘部进行矫治器的局部调整。这种调整可以增强矫治器抵抗其U形弯曲的能力，对于在矢状向上产生适宜的对抗倾斜的力矩尤为重要。这种被称为"压力嵴"的装置首次在隐适美系统中引入[44]。尽管有学者认为在整体移动过程中或切牙控根移动过程中，矫治器颈缘的突起可以抵消牙齿的倾斜移动，但这一假设仍缺乏基于临床研究及令人信服的

证据。具体地说，对相关研究结果的阐释表明，隐适美系统中使用的压力嵴似乎不足以可靠地实现切牙牙根的腭向移动[9]。在这种情况下，明确区分是真正的牙根转矩移动，还是以牙冠移动为主的倾斜移动十分重要；然而正是在这方面，临床研究评估治疗性的唇舌切牙运动的往往不够精确。

辅助附件

轻度Ⅱ类或Ⅲ类关系的矫治可以通过弹性牵引提供的颌间力来完成。实现这种颌间牵引，可以通过直接在牙齿上粘接牵引扣，或者间接地在矫治器上通过专用钳形成牵引扣（在磨牙区）或切割形成牵引钩（例如在尖牙颈部）（图5-11-6）。如果在矫治过程中打算使用间接固位的弹性牵引，还应注意增强矫治器的固位，这通常需要若干固位附件。

参考文献

[1] Meikle MC. The tissue, cellular, and molecular regulation of orthodontic tooth movement: 100 years after Carl Sandstedt. Eur J Orthod 2006;28:221–240.

[2] Kesling HD. The philosophy of the tooth positioning appliance. Am J Orthod Oral Surg 1945;31:297–304.

[3] Chan E, Darendeliler MA. Physical properties of root cementum: part 5. Volumetric analysis of root resorption craters after application of light and heavy orthodontic forces. Am J Orthod Dentofacial Orthop 2005;127:186–195.

[4] Faltin RM, Arana-Chavez VE, Faltin K, Sander FG, Wichelhaus A. Root resorptions in upper first premolars after application of continuous intrusive forces. Intra-individual study. J Orofac Orthop 1998;59:208–219.

[5] Osipenko MA, Nyashin MY, Nyashin YI. Center of resistance and center of rotation of a tooth: the definitions, conditions of existence, properties. Russ J Biomech;1999:5–15.

[6] Burstone CJ. The biomechanics of tooth movement. In: Kraus BS, Riedel RA (eds). Vistas in Orthodontics: presented to Alton W. Moore. Philadelphia, PA: Lea & Febiger, 1962: 197–213.

[7] Burstone CJ, Pryputniewicz RJ. Holographic determination of centers of rotation produced by orthodontic forces. Am J Orthod 1980;77:396–409.

[8] Simon M, Keilig L, Schwarze J, Jung BA, Bourauel C. Forces and moments generated by removable thermoplastic aligners: incisor torque, premolar derotation, and molar distalization. Am J Orthod Dentofacial Orthop 2014;145:728–736.

[9] Simon M, Keilig L, Schwarze J, Jung BA, Bourauel C. Treatment outcome and efficacy of an aligner technique--regarding incisor torque, premolar derotation and molar distalization. BMC Oral Health 2014;14:68.

[10] Alexandropoulos A, Al Jabbari YS, Zinelis S, Eliades T. Chemical and mechanical characteristics of contemporary thermoplastic orthodontic materials. Aust Orthod J 2015;31:165–170.

[11] Pascual AL, Beeman CS, Hicks EP, Bush HM, Mitchell RJ. The essential work of fracture of thermoplastic orthodontic retainer materials. Angle Orthod 2010;80:554–561.

[12] Bai Y, Ding X, Zhang Y. Preparation and characterization of thermoplastic materials for invisible orthodontics. Dent Mater J 2011;30:954–959.

[13] Fang D, Chen H, Bai Y. Dynamic stress relaxation of orthodontic thermoplastic materials in a simulated oral environment. Dent Mater J 2013;32:946–951.

[14] Lombardo L, Martines E, Mazzanti V, Arreghini A, Mollica F, Siciliani G. Stress relaxation properties of four orthodontic aligner materials: a 24-hour in vitro study. Angle Orthod 2017;87:11–18.

[15] Kwon J-S, Lee Y-K, Lim B-S, Lim Y-K. Force delivery properties of thermoplastic orthodontic materials. Am J Orthod Dentofacial Orthop 2008;133:228.

[16] Eliades T, Bourauel C. Intraoral aging of orthodontic materials: the picture we miss and its clinical relevance. Am J Orthod Dentofacial Orthop 2005;127:403–412.

[17] Ryokawa H, Miyazaki Y, Fujishima A, Miyazaki T, Maki K. The mechanical properties of dental thermoplastic materials in a simulated intraoral environment. Orthod Waves 2006;65:64–72.

[18] Iijima M, Kohda N, Kawaguchi K, et al. Effects of temperature changes and stress loading on the mechanical and shape memory properties of thermoplastic materials with different glass transition behaviours and crystal structures. Eur J Orthod 2015;37:665–670.

[19] Ryu J-H, Kwon J-S, Jiang HB, Cha J-Y, Kim K-M. Effects of thermoforming on the physical and mechanical properties of thermoplastic materials for transparent orthodontic aligners. Korean J Orthod 2018;48:316–325.

[20] Elkholy F, Schmidt S, Amirkhani M, Schmidt F, Lapatki BG. Mechanical characterization of thermoplastic aligner materials: recommendations for test parameter standardization. J Healthcare Eng 2019;2019:1–10.

[21] Elkholy F, Mikhaiel B, Schmidt F, Lapatki BG. Mechanical load exerted by PET-G aligners during mesial and distal derotation of a mandibular canine. An in vitro study. J Orofac Orthop 2017;78:361–370.

[22] Elkholy F, Mikhaiel B, Repky S, Schmidt F, Lapatki BG. Effect of different attachment geometries on the mechanical load exerted by PET-G aligners during derotation of mandibular canines. J Orofac Orthop 2019;80:315–326.

[23] Rust W. Nichtlineare Finite-Elemente-Berechnungen: Kontakt, Geometrie, Material, ed 2. Wiesbaden, Germany: Vieweg+Teubner Verlag/Springer Fachmedien Wiesbaden, 2011.

[24] Elkholy F, Schmidt F, Schmidt S, Amirkhani M, Lapatki BG. Force decay of polyethylene terephthalate glycol aligner materials during simulation of typical clinical loading/unloading scenarios. 2021. DOI: 10.1007/s00056-021-00364-5.

[25] Bower DI. An Introduction to Polymer Physics. Cambridge, UK: Cambridge University Press, 2008.

[26] Li X, Ren C, Wang Z, Zhao P, Wang H, Bai Y. Changes in force associated with the amount of aligner activation and lingual bodily movement of the maxillary central incisor. Korean J Orthod 2016;46:65–72.

[27] Gerard Bradley T, Teske L, Eliades G, Zinelis S, Eliades T. Do the mechanical and chemical properties of Invisalign TM appliances change after use? A retrieval analysis. Eur J Orthod 2016;38: 27–31.

[28] Condo R, Pazzini L, Cerroni L, et al. Mechanical properties of "two generations" of teeth aligners: change analysis during oral permanence. Dent Mater J 2018;37:835–42.

[29] Boyd RL, Miller RJ, Vlaskalic V. The Invisalign system in adult orthodontics: mild crowding and space closure cases. J Clin Orthod 2000;34:203–212.

[30] Yoshii O, Pohl M. The Osamu-retainer and its indications. Am J Orthod Dentofacial Orthop 1995;107:457.

[31] Ponitz RJ. Invisible retainers. Am J Orthod 1971;59:266–272.

[32] Elkholy F, Panchaphongsaphak T, Kilic F, Schmidt F, Lapatki BG. Forces and moments delivered by PET-G aligners to an upper central incisor for labial and palatal translation. J Orofac Orthop 2015;76:460–475.

[33] Hilliard K, Sheridan J. Adjusting Essix appliance at chairside. J Clin Orthod 2000;34:236.

[34] Kim T-W, Echarri P. Clear aligner: an efficient, esthetic, and comfortable option for an adult patient. World J Orthod 2007;8: 13–18.

[35] Elkholy F, Lapatki BG. Recommendation of a novel film-thickness sequence, 0.4, 0.5 and 0.75 mm, for aligner systems. J Aligner Orthod 2018;4:295–304.

[36] Elkholy F, Schmidt F, Jäger R, Lapatki BG. Forces and moments applied during derotation of a maxillary central incisor with thinner aligners: an in-vitro study. Am J Orthod Dentofacial Orthop 2017;151:407–415.

[37] Elkholy F, Schmidt F, Jäger R, Lapatki BG, Jager R. Forces and moments delivered by novel, thinner PET-G aligners during labiopalatal bodily movement of a maxillary central incisor: an in vitro study. Angle Orthod 2016;86:883–890.

[38] Tuncay OC (ed). The Invisalign System. London, Chicago: Quintessence Publishing/Quintessence, 2006.

[39] Ravera S, Castroflorio T, Garino F, Daher S, Cugliari G, Deregibus A. Maxillary molar distalization with aligners in adult patients: a multicenter retrospective study. Prog Orthod 2016;17:1–9.

[40] Baldwin DK, King G, Ramsay DS, Huang G, Bollen A-M. Activation time and material stiffness of sequential removable orthodontic appliances. Part 3: premolar extraction patients. Am J Orthod Dentofacial Orthop 2008;133:837–845.

[41] Comba B, Parrini S, Rossini G, Castroflorio T, Deregibus A. A three-dimensional finite element analysis of upper-canine distalization with clear aligners, composite attachments, and class II elastics. J Clin Orthod 2017;51:24–28.

[42] Brezniak N. The clear plastic appliance: a biomechanical point of view. Angle Orthod 2008;78:381–382.

[43] Grünheid T, Loh C, Larson BE. How accurate is Invisalign in nonextraction cases? Are predicted tooth positions achieved? Angle Orthod 2017;87:809–815.

[44] Graber TM, Vanarsdall RL, Vig KWL, Graber LW, Vig KWL (eds). Orthodontics: Current Principles and Techniques, ed 5. Philadelphia, PA: Elsevier Mosby; Elsevier/Mosby, 2012.

第 **3** 章

诊断
DIAGNOSTICS

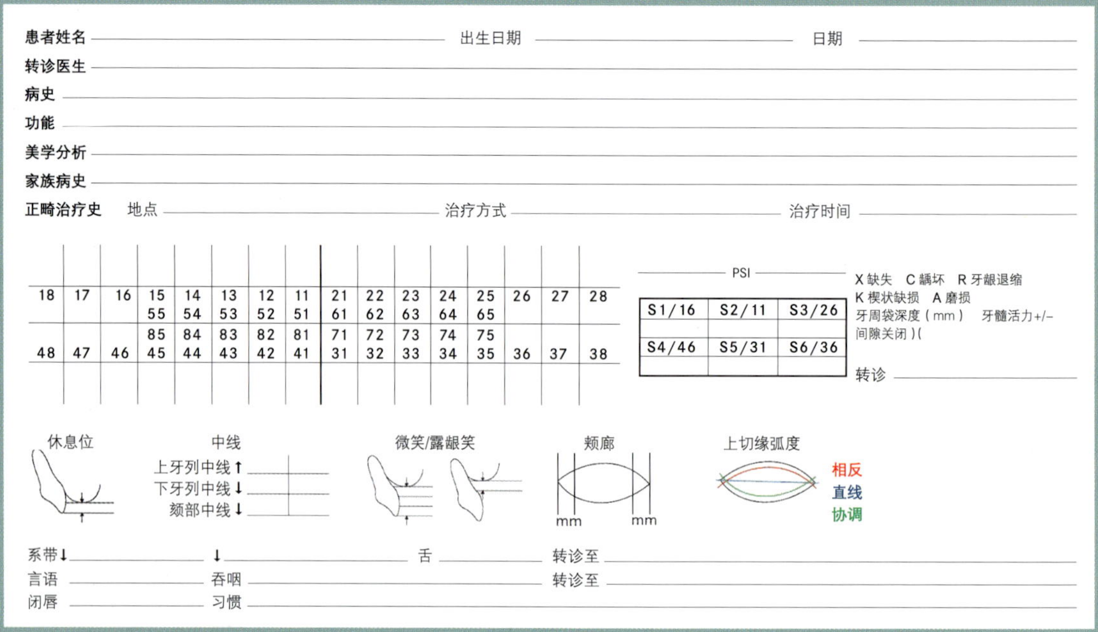
患者姓名 出生日期 日期
转诊医生
病史
功能
美学分析
家族病史
正畸治疗史 地点 治疗方式 治疗时间

18	17	16	15	14	13	12	11	21	22	23	24	25	26	27	28
			55	54	53	52	51	61	62	63	64	65			
			85	84	83	82	81	71	72	73	74	75			
48	47	46	45	44	43	42	41	31	32	33	34	35	36	37	38

PSI

S1/16	S2/11	S3/26
S4/46	S5/31	S6/36

X 缺失 C 龋坏 R 牙龈退缩
K 楔状缺损 A 磨损
牙周袋深度（mm） 牙髓活力+/−
间隙关闭)(
转诊

休息位
中线
上牙列中线↑
下牙列中线↓
颏部中线↓
微笑/露龈笑
颊廊
mm mm
上切缘弧度
相反
直线
协调

系带↓ ↓ 舌 转诊至
言语 吞咽 转诊至
闭唇 习惯

图3-1 正畸诊断表：第一部分。

完整的正畸诊断包括：

- 完整的病史
- 口外检查和口内检查
- 功能诊断
- 模型测量
- 影像学检查

在病史采集过程中考虑潜在的遗传因素是非常重要的。进一步应注意既往史、当下用药情况、有无创伤史、口腔习惯、呼吸模式和语言发音等。如果患者感觉疼痛，可采用疼痛问卷来评估。本章阐述了正畸相关的口外检查和口内检查。

肌功能诊断可能需要肌功能治疗师的参与，通常是为了采用“Padovan”疗法进行神经重组。特别要重视颞下颌系统（Temporo-mandibular system，TMS）和肌肉骨骼系统（Musculoskeletal system，MSS）疾病的诊断，以下将更详细地描述这些内容，诊断同时还要参考模型和影像学检查。专业的正畸模型和影像学分析也包含于其中。

正畸诊断表：第一部分

基本记录表如图3-1所示，用于记录病史以及生物学评估、肌功能评估和美学分析结果。此外，还应有全景片。

生物学评估

生物学评估主要检查牙齿、牙周组织和牙齿位置、突度及唇部、颊肌韧带的特征。

牙齿：记录缺失牙和替换的牙齿、未经治疗的

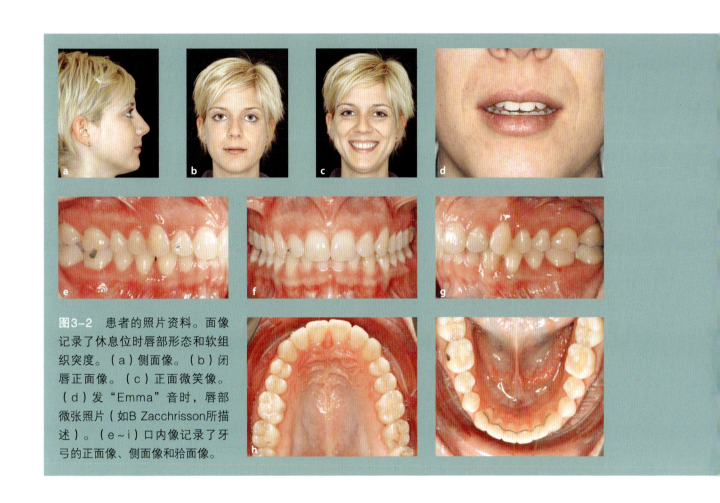

图3-2 患者的照片资料。面像记录了休息位时唇部形态和软组织突度。（a）侧面像。（b）闭唇正面像。（c）正面微笑像。（d）发"Emma"音时，唇部微张照片（如B Zacchrisson所描述）。（e~i）口内像记录了牙弓的正面像、侧面像和殆面像。

死髓牙、龋齿、牙龈退缩、牙齿磨损、各种修复体以及需要根管治疗的慢性炎症。

牙周状态：使用筛查程序（例如牙周筛查指数）来确定牙周状态、牙菌斑和牙石、牙周探诊深度及松动度。

对于所有的生物学检查，有必要咨询相应的专业医生，包括口腔全科、牙周科、牙体牙髓科或口腔外科医生。在开始正畸治疗之前，应该先治疗这些病理情况。在正畸治疗完成后再进行最终的修复治疗。

肌功能评估

肌功能诊断可以确定有无潜在的言语或吞咽功能紊乱，是否存在不良习惯，是否有唇闭合不全及口呼吸等。必要时请肌功能治疗师会诊。

口外检查和口内检查：照片记录

面像及口内像记录患者当前状态。面像对于美学和功能分析至关重要，它记录了牙齿、牙龈和毗邻口腔黏膜的口外表现。此外，还可以对面部对称性进行评估。口内像记录牙齿和牙弓的位置及形态，以及相邻的软组织状态。这些照片是确定治疗计划的重要参考。

照片应该包括患者的面像（图3-2a~d）及口内像（图3-2e~i），面像记录了休息位时的唇部形态和软组织突度。

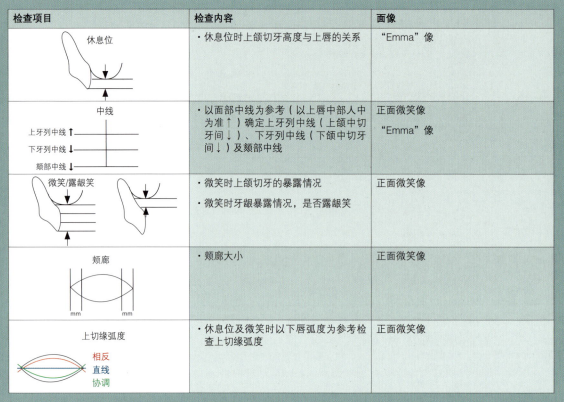

检查项目	检查内容	面像
休息位	· 休息位时上颌切牙高度与上唇的关系	"Emma"像
中线 上牙列中线↑ 下牙列中线↓ 颏部中线↓	· 以面部中线为参考（以上唇中部人中为准↑）确定上牙列中线（上颌中切牙间↓）、下牙列中线（下颌中切牙间↓）及颏部中线	正面微笑像 "Emma"像
微笑/露龈笑	· 微笑时上颌切牙的暴露情况 · 微笑时牙龈暴露情况，是否露龈笑	正面微笑像
颊廊 mm　mm	· 颊廊大小	正面微笑像
上切缘弧度 相反 直线 协调	· 休息位及微笑时以下唇弧度为参考检查上切缘弧度	正面微笑像

图3-3　检查表显示检查项目（第1列）、检查内容（第2列）和面像（第3列）。

美学分析

这一阶段涉及对当前美学状态的记录。检查结果与图像一起记录在检查表上，综合考虑面像和口内、口外的表现。美学分析是规划美学治疗方案的基础。

将检查表的检查项目（第1列）、检查内容（第2列）以及面像（第3列）进行对比分析（图3-3）。

美学分析从评估上颌中切牙相对于上唇的位置开始。理想情况下，上唇放松时上颌前牙应有约2mm的暴露量。牙齿与上唇的位置关系可以通过正畸治疗进行调整。

随后检查上牙列中线与上唇中线（人中）的关系。＞2mm的中线偏斜会影响美观，同时还应评估前牙牙轴。

龈缘是美学评估的重要部分。评估患者微笑时上颌前牙及牙龈垂直向暴露量（露龈笑）。就美观而言，在微笑时牙龈暴露应≤3mm。

理想的唇齿关系通常可以通过正畸伸长和压低牙齿，或牙周或正颌外科的方法来实现。

完成上颌牙齿的评估后再进行下颌前牙的评估。

牙弓应完全填满颊廊。

上颌前牙的切缘与下唇的关系尤其重要。理想情况下，上切缘弧度应与下唇弧度协调，过直或反向的弧度会影响美观。

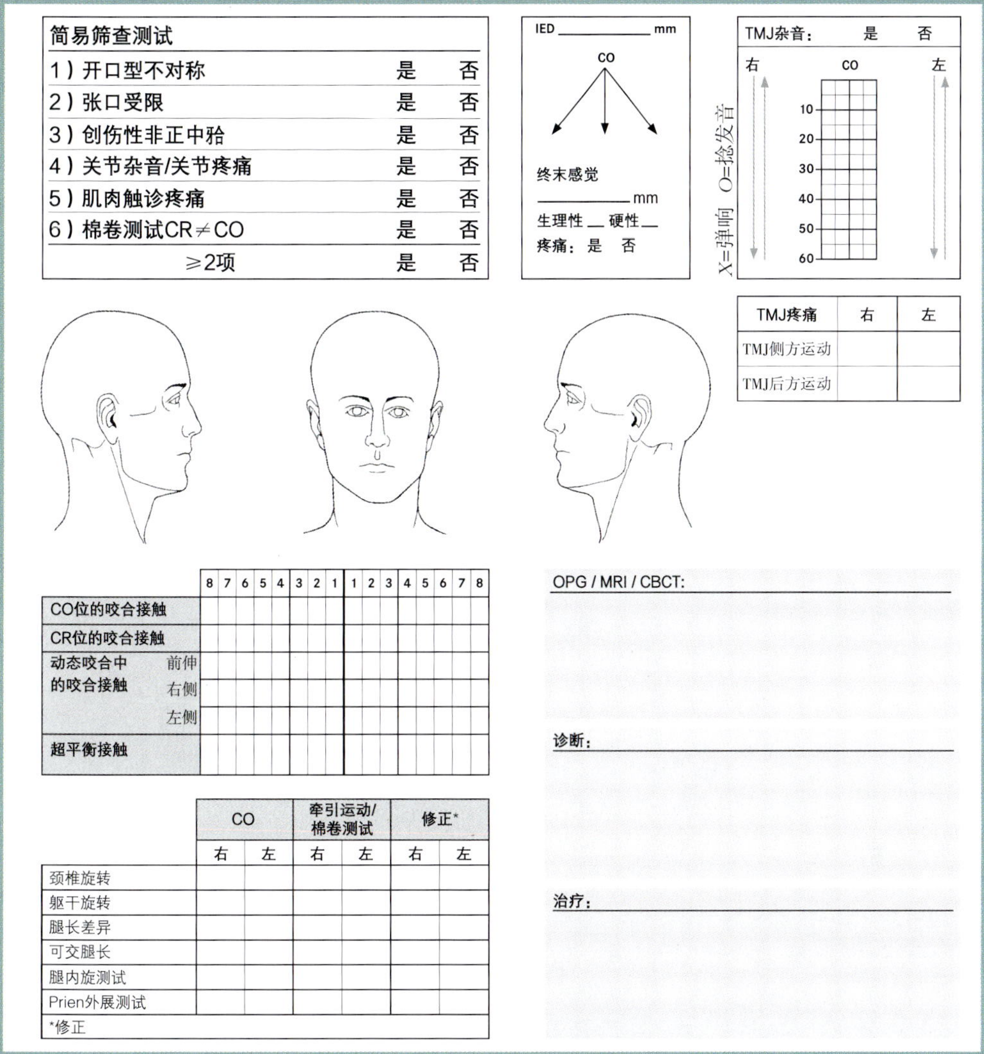

简易筛查测试		
1）开口型不对称	是	否
2）张口受限	是	否
3）创伤性非正中殆	是	否
4）关节杂音/关节疼痛	是	否
5）肌肉触诊疼痛	是	否
6）棉卷测试CR≠CO	是	否
≥2项	是	否

IED ________ mm

CO

终末感觉

________ mm

生理性__ 硬性__

疼痛：是 否

TMJ杂音： 是 否

右 CO 左

10 20 30 40 50 60

X=弹响 O=捻发音

TMJ疼痛	右	左
TMJ侧方运动		
TMJ后方运动		

		8	7	6	5	4	3	2	1	1	2	3	4	5	6	7	8
CO位的咬合接触																	
CR位的咬合接触																	
动态咬合中的咬合接触	前伸																
	右侧																
	左侧																
超平衡接触																	

	CO		牵引运动/棉卷测试		修正*	
	右	左	右	左	右	左
颈椎旋转						
躯干旋转						
腿长差异						
可交腿长						
腿内旋测试						
Prien外展测试						
*修正						

OPG / MRI / CBCT: ________

诊断：________

治疗：________

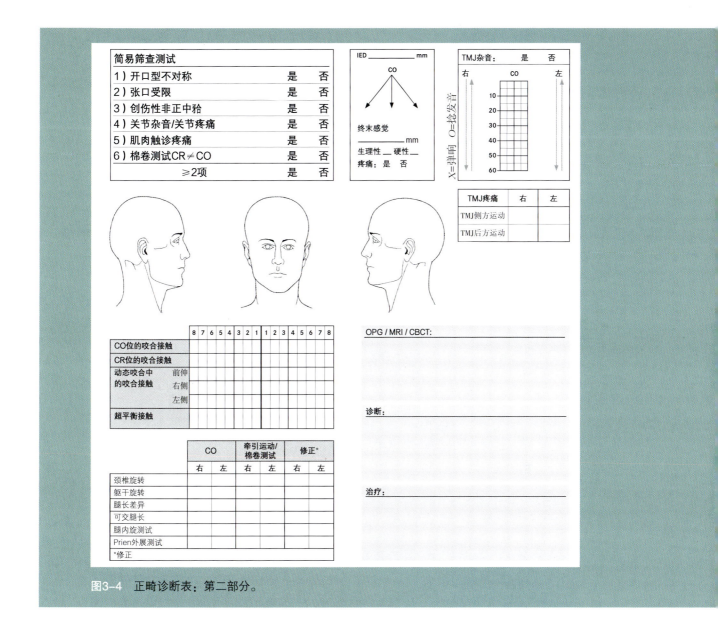

图3-4 正畸诊断表：第二部分。

正畸诊断表：第二部分

功能检查始终应在诊断最开始时进行。

这项检查是确定是否有引起颞下颌功能紊乱（Temporomandibular dysfunction，TMD）和/或肌肉骨骼功能紊乱指标和症状的咬合干扰。

建议按以下顺序进行功能检查，并将结果填入图3-4所示的图表中。

1. 记录病史信息
2. 评估颞下颌系统
   - 评估面部对称性（可结合正面像评估）
   - 对颞下颌关节的重要肌肉进行触诊：咬肌、翼内肌、颞肌前束
   - 检查颞下颌关节：侧方和后方触诊；测量运动路径；被动开口终末感觉测试；关节自主运动测试
3. 正中殆（下颌位于正中关系时的咬合）

– 确定正中关系

– 确定治疗位置关系

4. 采用功能检查仪器进行正中殆分析

5. 补充影像检查：根据检查结果进行锥形束计算机断层扫描（CBCT）和磁共振断层扫描（MRT）

接下来将详细讨论这些步骤。

颞下颌关节功能简易筛查测试

在进行正畸或修复治疗之前，应对患者进行颞下颌功能紊乱的筛查。基于Krogh和Poulsen的咀嚼系统初始功能诊断方法，开发了一个包含6项测试的简易临床筛查程序，要求简单的"是"或"否"的回答。Ahlers和Jakstat证实了新的筛查工具的科学可靠性。确定生理性正中关系存在与否是这项测试的重要组成部分，也是进一步修复和正畸治疗决策的基础。这里介绍的简易筛查测试是由Georg Meyer提供的[1]。

咀嚼系统的正常生理功能是整个口腔领域的基础。咀嚼系统的障碍对几乎所有口腔和颌面医学的子学科均有影响——从牙体牙髓病学、牙周病学到修复学、正畸学和颌面外科。因此，在开始任何类型的口腔治疗之前对颞下颌关节紊乱病（TMD）进行筛查是标准的诊断程序[2-6]。

如果TMD在检查中未被发现，它们可能会对修复和/或正畸治疗产生负面影响，最终可能导致治疗失败[7]。由于咀嚼系统功能的复杂性，对TMD进行全面诊断和评估非常昂贵。它要对TMJ功能和咬合进行全面的临床评估，以及仪器功能分析、基于殆架的咬合分析和影像学检查[5,8]。

临床医生需要这些信息作为决策的基础，以确定是否需要进行TMD的预处理和/或确定性治疗[9]。

如果没有指征提示TMD，那么就无须对咀嚼系统功能和功能紊乱进行详细且复杂的临床、仪器及影像学检查。正是出于这个原因，Krogh-Poulsen和其他研究人员开发了节省时间的筛查测试，旨在尽可能可靠地识别TMD的风险因素，以确定是否需要进一步的详细功能诊断评估和治疗[10-13]。

Ahlers和Jakstat[14-15]在一项临床随机对照试验（Randomized controlled trial，RCT）中使用Krogh-Poulsen的快速"迷你"功能分析对100名TMD患者的试验组和100名无TMD的对照组进行了评估。他们进行了全面、详细的临床功能分析，作为确定TMD诊断的"金标准"，并将结果与"迷你"功能分析进行了比较。令人惊讶的是，这两项测试之间存在很高的一致性。基于他们的研究结果，Ahlers和Jakstat随后开发了新的颞下颌关节紊乱病的简易临床筛查程序，名为"CMDcheck"[14-16]。该筛查程序包括6项易于执行的临床测试，每项测试仅简单回答"是"或"否"。这6项测试项目包括：

1. 开口型不对称

2. 张口受限

3. 关节杂音

4. 咬合弹响

5. 肌肉触诊疼痛

6. 创伤性非正中殆

该研究表明，对于只有1项或没有阳性体征的个体，不太可能出现TMD，而对于有2项或更多阳性体征的个体，可能出现TMD；此外，研究人员发现，TMD的发生概率随着阳性结果数量的增加而增加[16]。由于这一测试具有较高的科学有效性和出色的临床表现（根据我们的经验），我们建议将其作为所有患者初始TMD筛查的标准工具。

这种TMD筛查在所有情况下均是必不可少的，不仅适用于计划进行修复或正畸治疗的患者，也适用于司法认证。多年来，我们修改和优化了这项测试，以增强其对诊断和治疗决策的有效性。例如，对于𬌗板治疗和正畸治疗等选择[17]。任何口腔治疗，包括正畸治疗，都是基于正中关系，而不是基于习惯性咬合。正如Harold Gelb所指出的——"先考虑骨骼问题，其次考虑牙齿"[18]。

生理性正中关系（Centric relation，CR）是下颌相对于上颌的生理性位置，处于伸展肌和收缩肌最放松的点，即整体肌肉活动达到最低水平时。从这个位置，下颌可以旋转到最大咬合接触位置［即所谓的"正中𬌗"（Centric occlusion，CO）］，与上颌咬合接触均匀分布。棉卷测试（Cotton roll test，CRT）用于在临床条件下检查生理性CR（图3-5）。首先，检查者将2块微湿的棉卷置于患者双侧第一前磨牙之间，放置约2分钟，同时保持患者正常头位。以这种方式分离牙齿通常可以使肌肉额外反射性放松[19]。在取出棉卷后，检查者轻轻按压患者下颌颏部，不施加任何后缩引导，并指示患者轻轻咬合直至出现第一个牙齿接触点。如果患者表示所有象限中的咬合接触均匀分布，则存在生理性CR，即CO与咀嚼肌

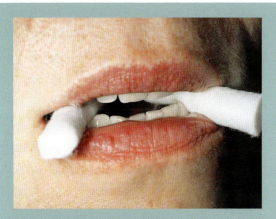

图3-5 棉卷测试：检查者将2块略湿的棉卷置于患者双侧第一前磨牙之间，放置约2分钟。以这种方式分离牙齿通常可以使肌肉额外反射性放松。

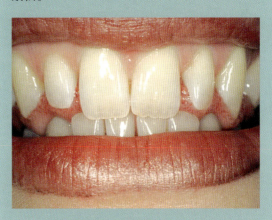

图3-6 在肌肉放松和轻柔的闭口运动中，患者首先感觉到切牙区的接触。当患者更大力咬合时，下颌滑至后退位置，以达到一个均匀支撑的牙尖交错位（CO）。正中关系干扰与颞下颌关节问题和紧张性头痛有关。正畸治疗的起点应始终是生理性正中关系（CR），而不是最大牙尖交错位（CO）。

放松状态之间协调。相反，如果患者只感觉到个别牙齿的早接触（图3-6），并且必须更用力地咬合才能达到CO，则CO与咀嚼肌放松状态之间不协调。后者表明个体有患TMD的高风险[20]。由于肌张力过大而无法进行测试的患者也是如此。这些患者可能需要适当的预处理治疗，来放松和重新协调神经肌肉系统，以建立

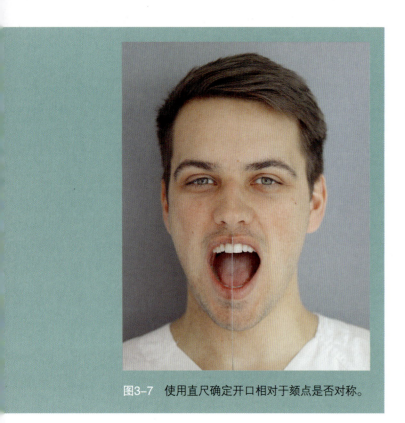

图3-7　使用直尺确定开口相对于颏点是否对称。

差），或者存在单侧偏移（偏斜），则该项目的测试结果为阳性（图3-7）。

2. 张口受限

从功能角度来看，张口受限的原因可能是肌源性或关节源性的。正常的开口度定义为最大开口时的切缘距离（Incisal edge distance，IED）≥40mm。IED测量由曾进行过此类测量的临床医生使用直尺或两根手指宽度进行。对于严重深覆𬌗或开𬌗患者的测量应根据需要进行校正。如果IED<40mm，则该项目的测试结果为阳性（图3-8a~c）。

3. 创伤性非正中𬌗

为了评估下颌运动，要求患者按照任何给定顺序将下颌向右、向左侧方运动和前伸运动。然后询问患者是否感到疼痛。如果出现这种情况和/或以上任一方向的前伸、侧方运动障碍，则该项目的测试结果为阳性（图3-9）。

4. 关节杂音/关节疼痛

检查者询问患者是否注意到一侧或双侧颞下颌关节的任何弹响、其他声音或疼痛，并在开口运动时对髁突进行触诊，以寻找疼痛和关节杂音（弹响或捻发音）的迹象。如果发现其中一种风险因素，则该项目的测试结果为阳性（图3-10）。

5. 肌肉触诊疼痛

神经肌肉的协调在颞下颌功能紊乱中起着重要作用。神经肌肉协调缺陷通常导致咀嚼肌的过度活跃，引起临床症状。例如，肌肉紧

实现生理性CR所需的条件。一旦成功治疗，就可以进行棉卷测试以验证最大咬合和咀嚼肌放松之间的协调关系。

在进行棉卷测试时重点要记住，对下颌颏部施加向后的压力或牵张肌激活时，约90%的成人会从正中关系中滑出多达3mm的（前磨牙和/或磨牙）牙齿引导的下颌后缘运动。这种情况被称为"髁突后退位"，并被误认为与生理性CR相同[21]。

临床程序

1. 开口型不对称

此项目使用直尺进行测量，用于评估开口型是否对称或相对于颏点是否对称。如果观察到呈S形曲线，与直线相比偏离>2mm（偏

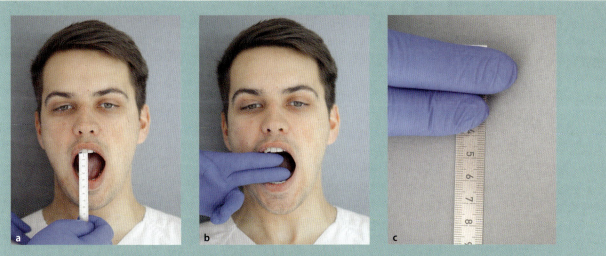

图3-8　（a）用直尺测量最大开口时的切缘距离（IED）。正常的开口度定义为IED≥40mm。（b）在本测试中，正常的开口度也可定义为两根手指宽度。（c）用直尺检查两根手指宽度是否实际≈40mm。

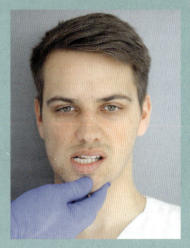
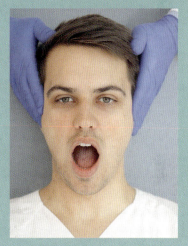

图3-9　为了评估下颌骨动度，要求患者将下颌向右、向左侧方运动和前伸运动。

图3-10　为了评估关节的杂音和疼痛，检查者在开口运动时触诊髁突外极。

张和疼痛，通常双侧呈不对称状态。患者主诉经常是紧咬牙和磨牙。在进行TMD检查时，应用简易的手法触诊测试来检查易于触及的肌肉，这些肌肉代表了TMS中的肌肉功能。测试的主要肌肉是咬肌、颞肌和二腹肌，成对触诊这些肌肉进行评估和两侧对比（图3-11和图3-12）。触诊时，患者头部保持放松姿势。如果发现任何不对称的肌肉疼痛、紧张、变硬和/或明显肥大，则测试结果为阳性。在进行完测试1~5项后的中期评估中，如果只有1项

阳性反应，则颞下颌关节功能可能正常；如果有≥3项阳性反应，则可能有TMD风险。

第6项"棉卷测试"是这一筛查流程中特别重要的一项内容，本章前半部分已对此进行了详细介绍。

6. 棉卷测试

可用于确定生理性CR是否等于CO（根据检查，例如早接触、滑动接触、牙釉质裂纹、磨耗面、楔状缺损、牙齿松动和舌面咬痕等）。

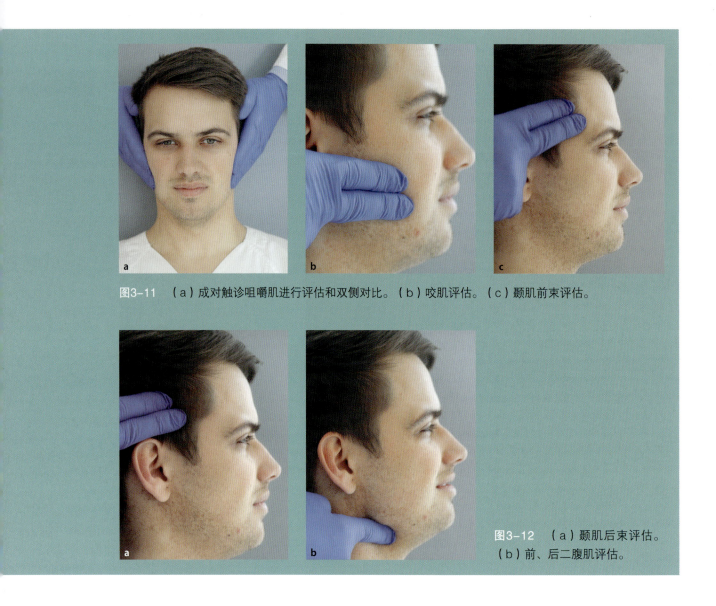

图3-11 （a）成对触诊咀嚼肌进行评估和双侧对比。（b）咬肌评估。（c）颞肌前束评估。

图3-12 （a）颞肌后束评估。（b）前、后二腹肌评估。

进行棉卷测试的前提是咀嚼肌充分放松。患者保持正常头位的情况下，将2块略湿的棉卷置于患者双侧第一前磨牙之间，放置约2分钟，然后进行棉卷测试。棉卷的插入可以分离潜在的病理性咬合，使肌肉反射性放松（图3-13）。取下棉卷后，检查者将一只手的拇指和食指捏住患者颏部，不向任何方向施压。然后指导患者将下颌前移，但牙齿不接触，然后放松并将下颌移回后方位置。这种理疗练习

要进行2~3次，直至检查者能够确定当牵引肌放松时，下颌是否在不激活回缩肌的情况下回到后方位置。之后检查者要求患者从这个放松的后退位置轻轻向上旋转下颌，直至出现第一个牙齿咬合接触点。如果患者表示所有牙齿的接触点分布均匀，并且在用力咬紧牙关时没有滑动的迹象，即使使用放大镜检查也是如此，那么就说明存在生理性正中位置，因为在肌肉放松时牙齿是尖窝交错的。如果在肌肉放松的

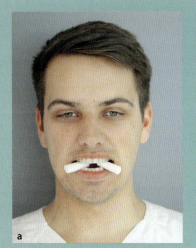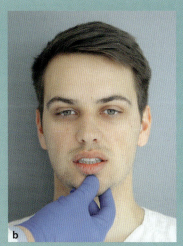

图3-13 （a）将2块略湿的棉卷置于患者双侧第一前磨牙之间，放置约2分钟。这将使牙列分离，使肌肉反射性放松。（b）检查者将一只手的拇指和食指轻轻捏住患者的颏部，然后要求患者轻轻向上旋转下颌，直至出现第一个牙齿咬合接触点，在这个过程中不施加压力。

咬合运动过程中发生早接触，以及在最大牙尖交错位时检测到滑动接触，则测试结果为阳性。牙釉质裂纹、磨耗面和楔状缺损等的发现进一步证实了牙尖交错关系（图3-14）。

如果患者因肌肉过度紧张而无法将下颌置于中心位置，则测试结果也呈阳性[21]。在这种情况下，应在采取初步预处理措施以放松咀嚼肌后再次进行测试。

只有1项或无阳性反应的患者不太可能出现TMD。在6项测试中出现≥2项阳性反应的患者有可能出现TMD。

颞下颌系统和肌肉骨骼系统诊断

颞下颌系统和肌肉骨骼系统诊断表分为"简易筛查测试"部分（图3-15）和接下来的"继续诊断"部分。如果在简易筛查测试中发现≥2项阳性结果，则立即进行继续诊断。

简易筛查测试的结果可以相应地输入到继续诊断的扩展部分。例如，如果在简易筛查测试中发现了偏斜，可以立即输入到扩展的"继续诊断"表中。

下颌骨动度检查

在检查下颌骨动度时，应记录以下参数（图3-16）：

· IED（mm）
· 下颌向右和向左侧方运动（mm）
· 下颌前伸运动（mm）
· 开口型对称/不对称
· 偏差（Deviation）
· 偏斜（Deflection）

在没有指导的情况下，对患者的主动运动进行观察和测量，要特别关注最大运动范围和下颌运动轨迹（偏差/偏斜）。对于开口运动的临床检查，应指导患者连续开口数次。IED是一个个体值，因此没有可以参考的标准值。根据Rocabado的观点，考虑到结缔组织的黏弹性和关节的稳定关系，颞下颌关节的功能部分为最大可能面积的70%～80%[22]。对于50mm的最大开口运动，开口运动的功能范围至少为70%～80%，即35～40mm。

在一侧关节盘急性前移位但未复位的情

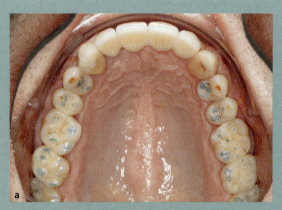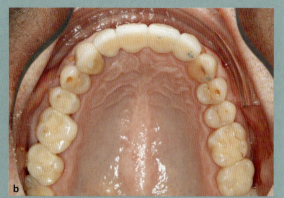

图3-14 （a）在简易筛查测试中，我们要确定CO/CR是相否协调。图中显示的是患者坐直时习惯性咬合（CO）的咬合情况。（b）患者在不使用最大力量咬住插入的棉卷2~5分钟后，棉卷被取下。患者坐直后，再次标记咬合接触点。现在接触点只在#21-#23上。这清楚地表明CO和CR不调。

简易筛查测试		
1）开口型不对称	(是)	否
2）张口受限	是	(否)
3）创伤性非正中拾	是	(否)
4）关节杂音/关节疼痛	(是)	否
5）肌肉触诊疼痛	(是)	否
6）棉卷测试CR≠CO	(是)	否

图3-15 简易筛查测试；红色标记表示个人检查结果。

况下，一侧的开口运动总是受限，开口型为偏斜。在颞下颌关节可复性关节盘前移位的情况下，开口型为偏差。

根据Siebert，当IED约10mm时，可以使下颌无痛性移动＞7mm，否则可以认为侧方运动受限。与开口度一样，这是很难定义的个体值。

在关节盘前移位的情况下，可见侧方运动受限，限制了向健康侧的运动。

开口运动和前伸运动时的偏差及偏斜偏向受损关节的一侧。侧方运动时，向健康侧的运动受限。例如，在未复位的急性盘前移位中，向健康侧的运动是受限的。开口时，下颌会向受损的一侧偏斜。

颞下颌关节（TMJ）

在检查颞下颌关节时，应记录以下参数：
· TMJ杂音（图3-17）
· 弹响
· 捻发音
· 耳外侧/耳内触诊疼痛：X=轻度疼痛，XX=中度疼痛，XXX=重度疼痛（图3-18）（疼痛程度采用X量化，XXX为最高程度疼痛）

颞下颌关节外侧触诊

检查者用手指定位到紧靠耳屏前方的髁突外极（图3-19）。

从习惯性牙尖交错位开始，指导患者进行以下动作：

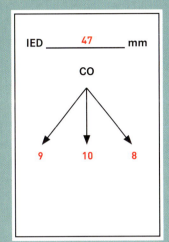

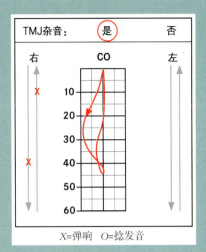

图3-16 下颌骨动度：IED，侧方运动，前伸运动，偏差也可见于图3-17。

图3-17 TMJ杂音，弹响，偏差。

图3-18 颞下颌关节疼痛：耳外侧和后部（耳内）触诊（疼痛程度采用X来量化，XXX为最高程度的疼痛）。

TMJ疼痛	右	左
TMJ侧方运动	XX	
TMJ前伸运动	X	

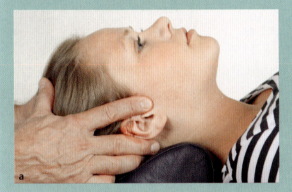

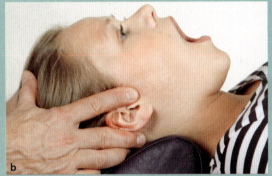

图3-19 （a，b）颞下颌关节外侧触诊——开口和闭口。

- 开闭口运动
- 前伸和后退运动
- 向右和向左侧方运动

耳外侧和耳内触诊是通过局部施加较低的压力来获得指尖感受器的敏感性。如果压力过大，敏感性就会降低。

耳外侧触诊使我们能够对以下方面做出

判断：

- 疼痛及其定位，尤其是关节囊的疼痛定位，颞下颌关节杂音（弹响、捻发音）
- 髁突的动度（同时或交错开始运动，单侧或双侧运动受限）

耳内触诊颞下颌关节

根据我们的经验，耳内触诊比耳外触诊更

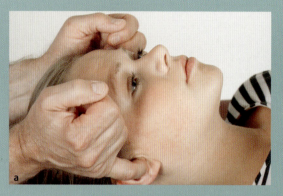
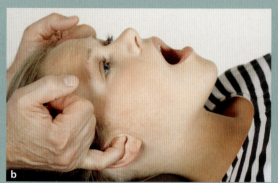

图3-20　（a，b）耳内触诊颞下颌关节——闭口和开口。

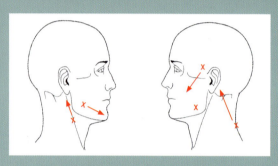

图3-21　TMS肌肉组织的检查。可将存在的肌肉疼痛记录在表中（X=轻度疼痛，XX=中度疼痛，XXX=重度疼痛）。用箭头将牵涉痛画在相关区域。

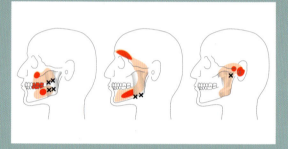

图3-22　咬肌扳机点。左图和中图显示的是浅层部位的扳机点；右图显示的是深层部位的扳机点（X=扳机点；红色=疼痛剧烈的放射痛区域；橙色=疼痛较轻的放射痛区域）。

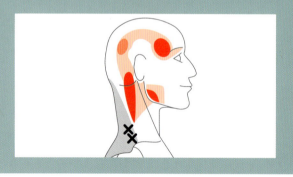

图3-23　斜方肌（上区）的扳机点（X=扳机点；红色=疼痛剧烈的放射痛区域；橙色=疼痛较轻的放射痛区域）。

准确。使用小指尖触诊双侧外耳道，将小指向颅内、髁突后极的方向（图3-20），从而触诊到髁突后方的双板区。

　　从习惯性牙尖交错位开始，指导患者进行以下动作：

· 开闭口运动

· 前伸和后退运动

· 向右和向左侧方运动

· 牙齿接触时的前伸和后退运动；前伸和后退约2mm

　　通过触诊，我们可以得出以下判断：

· 疼痛及其定位，尤其是双板区的疼痛

· 肿胀

· 颞下颌关节杂音（弹响、捻发音）

· 髁突的动度（同时或交错/延迟开始运动，

单侧或双侧运动受限）

· 髁突位置的初始印象

注意髁突在习惯性牙尖交错位时的前后位置，然后在牙齿轻接触情况下进行前伸和后退运动，前伸和后退约2mm。

咀嚼肌检查

诊断咀嚼肌时，应记录以下参数：

· 肌肉疼痛（图3-21）
· 分级：X=不适，轻度疼痛；XX=中度疼痛；XXX=重度疼痛，可能伴放射痛
· 扳机点（图3-22和图3-23）
· 定位
· 牵涉痛

检查以下咀嚼肌作为标准：

· 咬肌，走行和起始点
· 翼内肌
· 翼外肌前方的颞肌肌腱
· 颞肌
  – 前束
  – 中束
  – 后束
· 二腹肌
· 胸锁乳突肌
· 斜方肌

必要的触诊检查对于评估颞下颌结构的功能状态至关重要。对于肌肉触诊，牙医和患者之间的良好合作至关重要。因此，建议向患者说明即将进行的检查，并鼓励他们提供有关各个触诊区域疼痛强度和牵涉痛的准确信息。最

好先在患者的手掌上示范触诊，以展示压力的感觉。

首先通过触诊包括颈部肌肉在内的所有TMS肌肉。应特别注意评估扳机点。扳机点是收缩肌肉中的小缺血区，它会将疼痛转移到邻近区域。应首先对其进行治疗[23-25]。为了触诊不同的结构，可使用各种不同的技术[26]。对于浅层肌肉和肌腱，触诊通常垂直于纤维的走向。

根据肌肉的位置和大小，采用不同的技术。或沿着肌肉的走向，或用拇指和食指指尖夹住肌肉。为了触诊较深的肌肉，必须将其上方的肌肉推到一旁或透过浅层肌肉进行触诊。通过患者主动收缩肌肉可以区分肌肉和肌腱。

这些不同的触诊方法可以对咀嚼肌和颞下颌关节进行互补诊断。唯一的例外是翼外肌，由于其所处位置，几乎无法触及，因此很难将其与邻近结构区分开来。因此，Türp和Minagi建议不要将触诊翼外肌作为诊断标准[27]。在翼内肌前方，我们可以触诊到颞肌肌腱，这一点很重要，因为此处经常会发现扳机点，从而可以即刻治疗。

因为扳机点通常位于肌腱（肌肉起点），触诊应从此处开始，垂直于纤维的走向进行触诊。按照适当的顺序在单块肌肉两侧的对称部位进行辨认及触诊。在触诊过程中，要持续按压一段时间。疼痛感会逐渐增加到最大值，并持续约5秒。

习惯性牙尖交错位、生理性髁突位置、动态咬合中的咬合接触

检查咬合接触点时（图3-24），应记录以下参数：

		8	7	6	5	4	3	2	1	1	2	3	4	5	6	7	8
CO位的咬合接触		X	X	X	X	X	X	X	X	X		X	X				
CR位的咬合接触							X	X	X	X	X						
动态咬合中的咬合接触	前伸							X	X								
	右侧					X	X				X	X					
	左侧					X	X				X	X					

图3-24 咬合接触：习惯性牙尖交错位（CO位）的咬合接触、生理性髁突位置（CR位）的咬合接触（棉卷测试）、动态咬合中的咬合接触（前伸运动和左右侧方运动）。

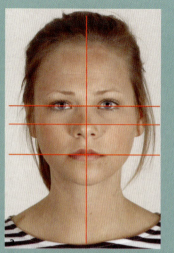
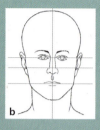
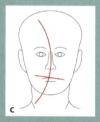

图3-25 面部对称性。（a，b）面像和绘图展示平行关系。（c）面部中轴偏斜：诊断面部中轴偏斜；本病例患者表现为左侧面部丰满，右侧面部偏短，咬合平面倾斜。大多数情况下，功能问题和疼痛出现在偏短的一侧。

· 习惯性牙尖交错位（CO位）的咬合接触
· 生理性髁突位置（CR位）的咬合接触
· 动态咬合中的咬合接触
  – 前伸运动
  – 向右侧方运动
  – 向左侧方运动

习惯性牙尖交错位的咬合接触

使用Miller夹持器中的Shimstock咬合纸进行接触点的评估，患者处于自然状态下的直立姿势位，不对患者进行干预。静态咬合也可使用超细标记胶带（12μm）来进行分析。

牙齿的接触点可以提供有关习惯性咬合的信息。在功能性和非功能性活动中，牙齿接触点的广泛分布将力分散于多颗牙齿上，避免力集中于少数牙齿。前牙的明显接触和磨损表明缺乏后牙支撑，使前牙过度负荷，可能导致下颌偏斜。

生理性髁突位置的咬合接触

可以结合筛查测试对习惯性牙尖交错位和生理性髁突位置中的咬合接触对比分析。我们分析习惯性牙尖交错位的接触点并将其记录在诊断表上。然后，我们将棉卷放置在第一前磨牙之间[1]，并要求患者在保持正常头位的情况下咬住棉卷2分钟。之后，去除棉卷，在患者上下牙列之间放置超细标记胶带（12μm）。接着，要求患者咬在第一次接触的位置。患者可以坐直或站立。在诊断表中记录接触点，对比习惯性咬合和生理性髁突位置之间的区别。

所有口腔治疗，包括正畸治疗，都应基于CR位而不是习惯性牙尖交错位[1]。

动态咬合中的咬合接触

在不同下颌运动中进行动态引导，包括前伸运动和左右侧方运动。在这种分析中使用不同颜色的超细标记胶带（12μm）。切牙应该

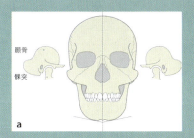 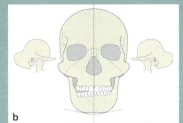 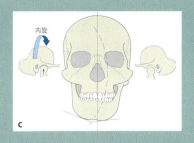

图3-26 （a）在颞下颌关节及颞骨位于生理性位置情况下，双侧的咬合均匀接触。（b）只有左侧具有生理性髁突位置时，右侧缺少后牙支撑的咬合接触。（c）在习惯性咬合位，双侧均有咬合接触，右侧颞下颌关节受压，颞骨内旋。

图3-27 颞下颌关节终末感觉测试：距离以毫米（mm）为单位，特征为生理性或硬性，是否有疼痛。

对前伸运动进行引导，尖牙也可能参与其中。在前伸运动中，前磨牙和磨牙不应该有接触。尖牙，也可能包括前磨牙，应该引导侧方运动。在侧方运动中，对侧的前磨牙和磨牙不应该有接触。

面部对称性

当检查面部对称性时，应记录以下参数：

· 面部对称性（图3-25）

· 垂直向

· 水平向

面部对称性的准确评估始于检查，对于牙颌面的诊断非常重要。对于面部骨骼结构，精确的双侧对比应该作为重点。我们还会诊断TMS肌肉是否在一侧或双侧肥大。

面部正面的视觉检查（图3-25）中双侧的差异通常可以提示可能的单侧高度不足或缺少不同程度后牙区垂直向支撑。在大多数患者中，面部较短的一侧通常与缺少后牙支撑有关。据我们的经验来看，这些患者的髁突位置向后颅窝偏移，挤压双板区。

在较短的一侧，颞下颌关节被挤压，颞骨有内旋趋势[28-33]。

颞下颌关节是一个承受压力的关节。来自颞下颌关节的力量经颞骨传递到颅骨。图3-26a显示在生理性咬合中髁突和颞骨处于生理性位置。图3-26b显示在生理性咬合中左侧髁突和颞骨处于生理性位置，右侧缺少后牙支撑。图3-26c显示同一名患者在习惯性咬合位时髁突处于病理性位置和右侧由于挤压导致的颞骨内旋。

根据Rocabado[34-35]的观点，颞下颌关节在矢状面的位置具有"运动范围"，这意味着在前后方向有一定的余地。另外，在垂直向和水平向，轻微的异常可能产生严重的

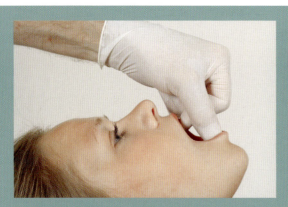

图3-28　颞下颌关节的终末感觉测试：在主动开口运动结束之后由检查者被动增大开口度。

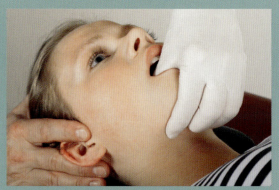

图3-29　关节内活动的检查。

后果[36]。

　　检查的重点应集中于瞳孔连线、耳道连线，唇闭合线和咬合平面的平行上。下颌应位于面部的正中。颏部中线和上牙列中线应该与人中比较而不是与鼻尖比较，因为鼻子通常是不对称的。根据检查，将面部中轴的偏斜绘制在检查表上。检查表显示左侧面部丰满，咬合平面倾斜，右侧面部偏短。下颌向右侧偏斜。可能是由于右侧垂直向支撑减小或缺失，右侧颞下颌关节可能受压[28,37]。

颞下颌关节的关节运动临床检查

终末感觉测试

　　在终末感觉测试（图3-27）中，应记录以下参数：

- 终末感觉的距离（程度）
- 终末感觉的特征：生理性或硬性
- 疼痛

　　每个关节均有主动运动和被动运动。检查者可以在最大开口运动时被动施加力量来增加主动运动的幅度。这种差异通常为1~2mm，这就是韧性的终末感觉。任何健康的关节都可在检查者的被动引导下显示出主动运动幅度的增加。如果被动运动无法实现，这表明关节出现了功能紊乱。

　　终末感觉，即受关节囊限制的关节终末运动范围。在健康的关节中，终末感觉是柔软无痛感的，它由韧带限制，只有通过施加相当大的压力才能够达到。

　　在女性受试者中，颞下颌关节的终末感觉可以增加到4mm。如果终末感觉是僵硬的且最大开口度无法增加，那么很可能是机械性的阻塞。例如，关节盘前移位未复位，或者少数情况是关节囊炎。

　　根据Hansson和Hesse以及Bumann等（图3-28）[38-40]的描述，在关节盘前移位的情况下，终末感觉可以描述为"反弹"。如果开口时的弹性阻力会伴疼痛加重，那么限制是疼痛反射性造成的，来源于肌肉。在健康的关节中，主动开口结束时的被动终末感是韧性的，无痛感，约2mm（图3-29）。

牵引运动和压缩运动的关节自主运动测试

关节自主运动测试是诊断表以外的一种附加诊断方法。在一些患者中，关节自主运动测试是诊断关节病灵敏有效的方式。

这里"关节自主运动"定义为滑膜关节中的微小运动，独立于自主肌肉活动，无法由肌肉活动触发。关节自主运动是生物力学的表达，是双侧联动关节的正常生理运动。关节表面的形状决定了运动的范围。关节自主运动对所有关节的无痛性自由运动至关重要。功能紊乱会限制正常的自主运动，常伴疼痛。关节自主运动的丧失可被称为"关节功能紊乱"。关节自主运动不能由患者的肌肉自主运动恢复。因此，关节功能紊乱就意味着关节自主运动的丧失。这一规则同样适用于颞下颌关节。关节的灵活性及功能要通过治疗来恢复[41]。

这种关节自主运动首先通过牵引运动来进行测试[42-43]。在这种情况下，平移滑动运动的性质比幅度更重要。关节活动终末感觉应该是柔软有弹性的，而非僵硬的。然而，通常会在运动结束时存在障碍，用很小的力量通常不能跨越这个障碍。

首选的治疗方法是恢复平移滑动运动，使关节功能正常化。平移牵引和滑动运动常被作为治疗方法。这可以松解关节表面和绷紧的关节囊及其韧带，并且牵拉动度受限于关节屈肌韧带的挛缩部分。牵引治疗的起点不是生理性休息位，而总是以关节动度为终点[44]。

对牵引过程中关节运动进行评估之后，下一步对压缩过程中的关键运动进行评估[42]。通过一只手引导下颌，另一只手触摸关节来确定疼痛的结构。在压缩过程中，髁突被引导至所有运动方向，即前/后和外/内。为了加强这种

图3-30 肌肉骨骼系统（MSS）疾病检查。诊断表显示习惯性咬合（CO）和生理性髁突位置（棉卷测试）之间MSS的不同结果，如有必要，还可以用咬合记录（TCB）进行矫正。h=硬性终末感觉；+3=左腿比右腿长3cm。

	CO		牵引运动/棉卷测试		修正*	
	右	左	右	左	右	左
颈椎旋转	h		①			
躯干旋转	h		①			
腿长差异			+3		+1	
可交腿长	+2			+2		
腿内旋测试			h		①	
Prien外展测试			h		①	
*修正						

运动，髁突会轻微旋转。

肌肉骨骼系统（MSS）疾病检查

目前，已有一系列手动测试来评估起止于颞下颌关节和肌肉骨骼系统的肌筋膜链[45-46]。关于该系列测试有效性和可靠性研究尚待完成，随着整个检查程序的进行，客观性应该会随之增加。

在肌肉骨骼系统检查，应记录以下参数（图3-30～图3-34）：

1. 习惯性咬合的检查
   - 颈椎旋转
   - 躯干旋转
   - 腿长差异
   - 可变腿长（长坐测试）
   - 腿内旋测试
   - Prien外展测试

2. 使用棉卷测试（CRT）在生理性髁突位置进行检查，或者立即使用治疗性构建咬合（Therapeutic construction bite，TCB）

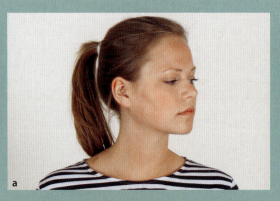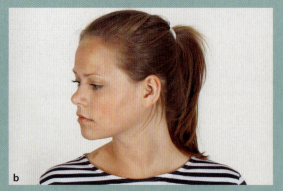

图3-31 （a，b）颈椎旋转的主动运动。旋转角度应该为70°~75°。

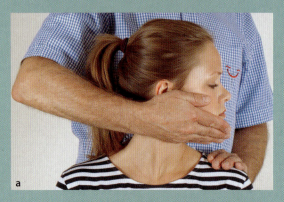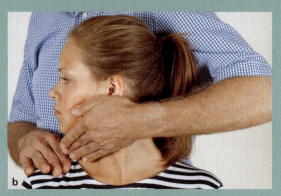

图3-32 （a，b）检查者进行颈椎旋转的被动运动，关节活动终末感觉应该是柔软的。

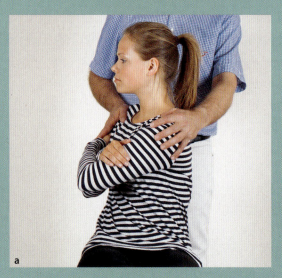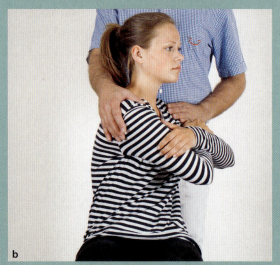

图3-33 （a，b）躯干旋转测试的被动运动。关节活动终末感觉应该是柔软的。

- 颈椎旋转
- 躯干旋转
- 腿长差异

- 可变腿长（长坐测试）
- 腿内旋测试
- Prien外展测试

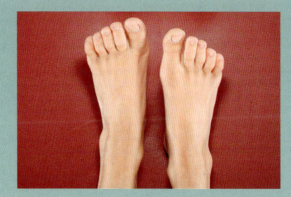

图3-34 腿长差异。右腿几乎比左腿短3cm。这可能是解剖性腿长差异或功能性腿长差异。

颈椎旋转

患者坐直并主动左右旋转头部（图3-31），然后由检查者被动旋转以评估终末感觉（图3-32）。在主动旋转时，必须确保是纯粹的旋转运动。

要记录重复性的代偿运动。如果被动终末感觉是硬性的而不是生理性的，也应该记录下来。在生理性运动的情况下主动旋转的角度应该为70°～75°。

使用"颈椎活动范围设备"进行颈椎动度评估被证明是准确可靠的，组内相关性（Intraclass correlations，ICC）（95%置信区间）为0.94～0.98[47]。即使是视觉评估也获得了良好的组内相关性，向左旋转和向右旋转分别为0.7和0.82[48]。

躯干旋转

患者坐在检查台上，双脚紧贴地面以确保骨盆的稳定。患者双手放在对侧的肩膀上（"法老握持"）。患者主动将上半身转向一侧，然后再被动地旋转到出现"终末感觉"。在对侧进行重复测试，并将双侧的结果进行比较（图3-33）。

我们发现使用脊柱测量仪或基于iPhone设备，在脊柱侧弯患者中进行躯干旋转测试具有出色的组内和组间一致性，ICC约0.95[49-50]。另一组在健康志愿者中使用的背部活动范围测量仪（Back range of motion，BROM）对于前屈和侧弯显示出良好及非常好的组内、组间一致性（ICC范围：0.77～0.92），但是在伸展和旋转方面只有较差到中等的结果（ICC范围：0.35～0.63）[51]。目前尚无关于视觉评估的数据。

腿长差异

患者处于仰卧位，比较双腿的长度（图3-34）。

患者将双膝屈起然后再次伸直双腿。然后检查者从下面抬起患者双腿，并提示患者拉起或抬起腿部，并保持髋部不动。

在不对双腿施加牵引的情况下，检查者比较踝关节的位置，查看是否存在位置差异。在评估过程中，将拇指放在内踝上可能有助于定位。

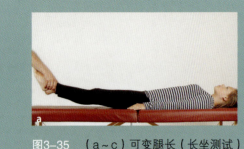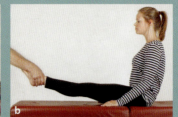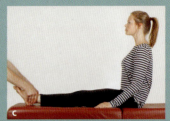

图3-35 （a~c）可变腿长（长坐测试）。

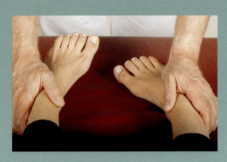

图3-36 腿内旋测试显示左侧被动运动被限制。

可变腿长（长坐测试）

患者平躺在检查台上，放松身体，手臂贴着身体。检查者将伸直的双腿抬高约20°并指示患者坐起。这一过程可以使用手臂辅助（图3-35）。如果腿长至少相差1cm，则表示存在可变的腿长差异。可变腿长是功能性骨盆倾斜的迹象。

这项手动测试的可靠性数据尚未建立。1987年一项验证研究将无症状患者的检查结果进行相关性分析，发现结果不可靠（例如站立或坐姿弯曲测试或是标志点对称性）。在51名受试者中，敏感性仅为17%，特异性为38%[52]。

腿内旋测试

患者仰卧位，双腿伸直。检查者轻轻地环握脚踝外侧，轻压双侧腿部，将脚向内旋转（图3-36）。

我们比较两侧内旋的幅度和质量。双侧腿部内旋测试之间的差异是筋膜紧张的迹象。这种骨科的手动测试可靠性数据尚未建立。

Prien外展测试

Marx描述了颞下颌关节病和髋关节外展之间的联系[53]。患者仰卧在检查台上。检查者通过按压髂前上棘将患者骨盆固定在患者一侧。测试在髋关节屈曲90°时进行，被动地将腿外展至被动生理范围最大限度。测量大腿上部与检查台之间的角度（图3-37）。评估运动范围和运动质量。

Prien外展测试是用于评估压痛和疼痛的FABER或Patrick测试的一种变式，与此测试相反，Prien外展测试从髋关节屈曲90°开始外展，消除了髋关节旋转。它评估运动范围、终末感觉和对称性。髋关节外展测量的可靠性从良好到非常好（评分者内部检查ICC：0.78~0.86）[54-55]。另外，对称性的视觉评估被评为较差（评分者间检查ICC：0.2；评分者内检查ICC：0.38~0.61）[56]。

在检查结果表上记录MSS的检查结果。

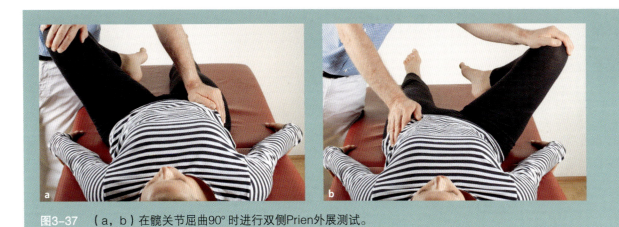

图3-37 （a，b）在髋关节屈曲90°时进行双侧Prien外展测试。

具体流程如下：

既往史
⬇
TMS疾病检查
⬇
MSS疾病检查
颈椎旋转
躯干旋转
腿长差异
可变腿长（长坐测试）
腿内旋测试
Prien外展测试
⬇
棉卷测试或TCB，然后进行神经重组
⬇
MSS检查
颈椎旋转
躯干旋转
腿长差异
可变腿长（长坐测试）
腿内旋测试
Prien外展测试

↙　　　↘

症状有所缓解　　　　　　　　　症状未缓解
⬇　　　　　　　　　　　　　　⬇
可能递减分量　　　　　　　　不可能递减分量
⬇　　　　　　　　　　　　　　⬇
用殆板治疗　　　　　　进一步的医疗诊断/建议进行骨科咨询
⬇
正畸治疗或修复治疗或联合治疗

颞下颌关节的休息位和正中咬合 vs 治疗性构建咬合

颞下颌关节的休息位，即所谓的"CR"是有争议的，目前还没有明确的定义。根据目前的认识，双侧髁突位置于关节结节的最前上方，关节囊韧带最大限度放松。在颞下颌关节休息位，肌肉整体活动处于最低水平。关节的休息位源于周围组织相互依赖关系，而不是一个固定位置。因此，很难精确定义关节休息位，确定休息位也很困难，尤其是在病理情况下。各种检查方法均有记载，但没有一种可以被当作"金标准"。病理情况下休息位的确定，只能明确可逆性𬌗板治疗的起点。这种休息位可以通过触诊内耳道内髁突来确定，以获得更多的组织情况信息，特别是进行治疗性构建咬合时双板区、运动模式、左右两侧的对称性以及髁突的位置。正中咬合更容易获得，它显示了健康关节中下颌骨处于休息位的关系。

对于所有关节，控制和定位都是通过中枢神经系统进行的。肌肉运动关节并固定关节位置，但只有一个例外——颞下颌关节。虽然也由咀嚼肌控制，但咬合时颞下颌关节的最终位置［习惯性牙尖交错位（Habitual intercuspation position，HIP）］显然是由上下颌牙齿的接触即咬合决定的。肌肉组织只能使下颌闭合；HIP的关节位置在很大程度上是由牙齿决定的。因此，在HIP中，不仅神经肌肉系统决定关节的位置，咬合也决定关节的位置[5,57-59]。

在下颌闭合运动的终末，牙齿将决定颞下颌关节的位置！

如果HIP中的髁突位置与生理性休息位不一致，则可能会发生多种病理性改变[1]。因此，要找到一种治疗性的髁突位置。

尽管近年来对关节位置进行了大量研究，但关于髁突在关节窝的三维生理性位置只有少数因素被研究到。在过去二维和最常见的分析方法中，通常是通过主观选择的矢状面来确定和分析髁突位置。在过去几十年里，在这个矢状面中观察到髁突的位置从后向颅腹侧发生了显著的变化[5]。髁突的后退接触位（Retruded contact position，RCP）通常等同于颞下颌关节的中心位，在此基础上进行调𬌗或修复。然而，这通常会导致关节受压损伤[60-61]。从功能角度来看，RCP无法承受咬合[62]。Kubein-Meesenburg认为HIP的髁突位置于从关节窝到髁隆突的过渡位置，从那里可以进行向后运动[63]。

根据目前的知识，理想的髁突位置可以描述为：两侧髁突处于相对于关节结节的最前上位置，处于放松的位置[34]。根据Rocabado的说法，髁突在矢状面上有一个"活动范围"，但在垂直面没有，这就是为什么（根据Rocabado[34]）在TMJ病理学中，应该优先消除压迫[34,64]。在颞下颌关节的休息位，肌肉活动处于最低水平[21,61]，关节囊韧带最大限度地放松，激动剂和拮抗剂处于平衡状态[65]。颞下颌关节的休息位，在口腔医学也被称为正中或正中髁突位置，源于周围组织相互依赖关系。

正中咬合

为了确定下颌关系，或定义"颞下颌关节的休息位"，目前已经出现了许多不同的方法。到目前为止，还未出现"金标准"[66]。正如一些制造商所证明的那样，即使是数字测量方法仍然缺乏准确性。没有一种方法是完全可靠的。在全球范围内，以下描述的下颌关系确

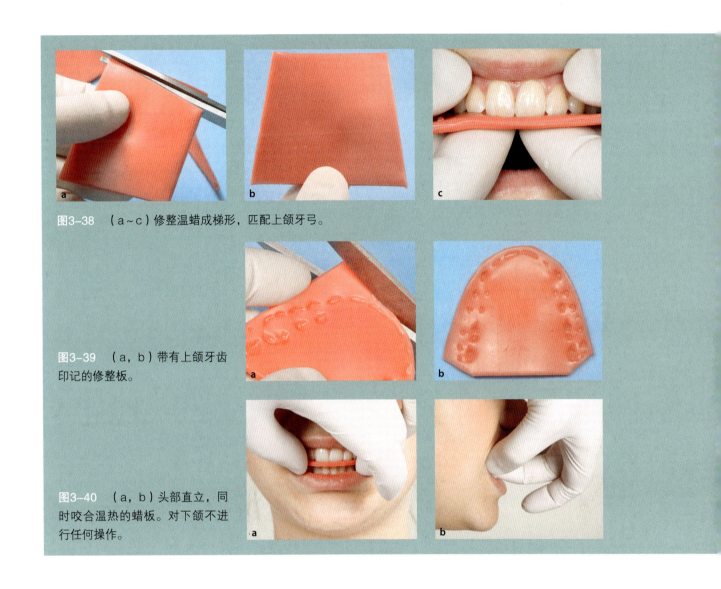

图3-38 （a~c）修整温蜡成梯形，匹配上颌牙弓。

图3-39 （a，b）带有上颌牙齿印记的修整板。

图3-40 （a，b）头部直立，同时咬合温热的蜡板。对下颌不进行任何操作。

定方法占主导，并有不同的修改。

正中关系的记录应是后期治疗参照的模板。为了实现生理性颌关系，必须在确定下颌关系之前，尽可能多地从颞下颌系统（TMS）和MSS中去除本体感觉干扰，以便尽可能接近生理颌关系。

理想情况下，患者在咬合记录前由治疗师安排MSS治疗。

通常使用Aqualizer粭板；要求患者在下颌关系记录的前一天晚上到第二天预约时间一直佩戴。在取正中咬合记录前取下粭板，并且不要使牙齿咬合接触。

记录正中咬合时患者处于坐位，并不应有其他对颌位的干扰。

正中咬合记录使用3mm厚的Beauty Pink蜡片（Integra Miltex，York，PA，USA）或Delar咬合记录蜡（Delar，USA）。蜡片在52℃的水浴中加热，用剪刀修剪成梯形（图3-38a，b），匹配上颌牙弓，并压在腭部上，为舌头的运动留出空间（图3-38c）。

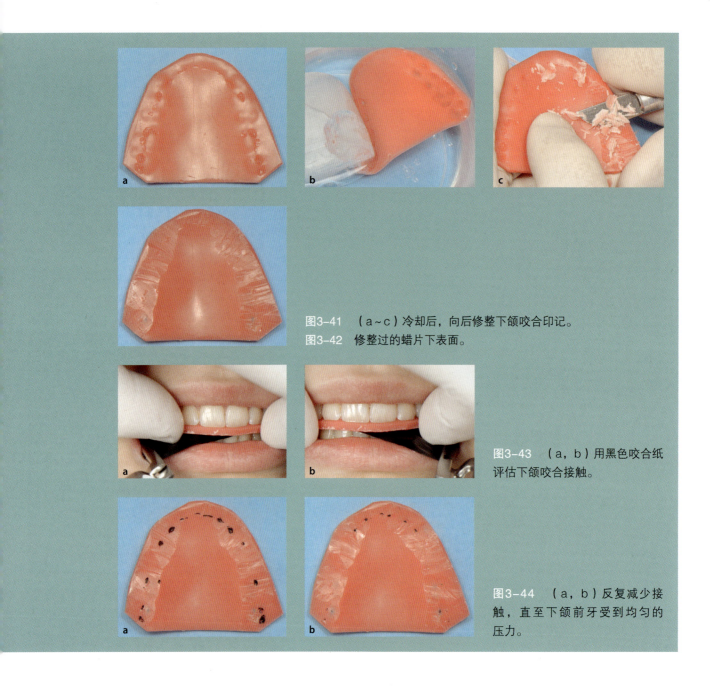

图3-41 （a~c）冷却后，向后修整下颌咬合印记。

图3-42 修整过的蜡片下表面。

图3-43 （a，b）用黑色咬合纸评估下颌咬合接触。

图3-44 （a，b）反复减少接触，直至下颌前牙受到均匀的压力。

然后对蜡片进行修整，使其仅略超出上颌牙齿的咬合和切牙区，并无压力地贴合在上颌牙弓上（图3-39）。

患者在治疗椅上坐直，不靠在靠背上，头部稍微向前倾斜。患者被要求咬合到仍柔软的蜡片中，直至下颌牙齿穿透蜡片（图3-40）。

医生用左手握住蜡片。患者坐在较高的位置，以便医生检查牙齿是否均匀地或滑动地接触蜡片。后者是不利的，并且要修整蜡片，以便可以补偿这种滑动。

紧接着，用同样的方法制作第二个蜡片。

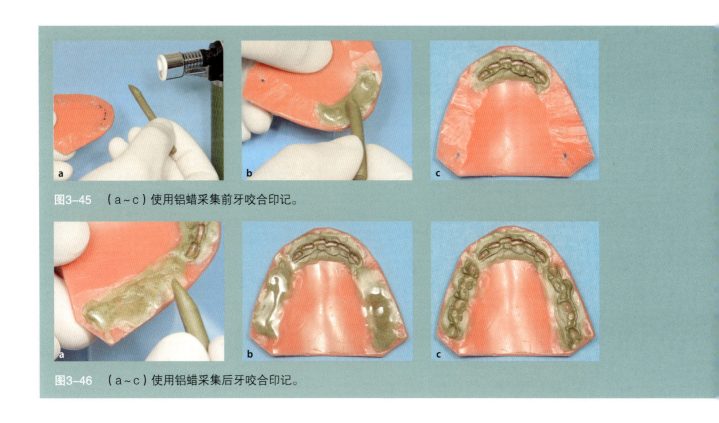

图3-45 （a~c）使用铝蜡采集前牙咬合印记。

图3-46 （a~c）使用铝蜡采集后牙咬合印记。

随后将蜡片放入冰水中冷却，用刀（X-Acto knife No.5，blade No.22；X-Acto，Westerville，OH，USA）向后修剪下颌牙齿船面，只留下咬合印记。

在前牙区，这种修整应形成一个平台，以确保下颌切牙垂直于蜡片（图3-41和图3-42）。

用黑色咬合纸检查下颌咬合情况。

始终注意患者保持直立体位和头部伸直（图3-43和图3-44）。在任何情况下，患者均不得向医生转头，两腿应并拢。

去除后牙区的接触，直至最终只剩下颌尖牙至尖牙（#33-#43）区域的接触（图3-44）。后牙区的蜡片被穿透没有问题。重复这个过程，直至咬合稳定，形成均匀分布的接触点。

在此期间，患者不能用牙齿进行咬合。

最后，用铝蜡采集前牙区（图3-45）和后牙区（图3-46）的下颌咬合接触印记。

治疗性构建咬合

颌关系的任何记录，包括本文所述的，都是治疗过程中颞下颌关节休息位的近似位置。特别是有病理性改变的关节中，颞下颌关节休息位可以通过船板来确定，并需要一定时间。使用颅颌矫形定位矫治器（COPA）结合徒手整骨治疗可能会有所帮助[5,62]。每次手动检查关节应包括肌肉功能的检查[67]。特别是，在记录下颌关系之前，应先处理扳机点[5]。

外耳道髁突触诊可以了解颞下颌关节的活动范围和组织状况，特别是在双板区。由于TMJ是成对的关节，因此还需评估对称和定

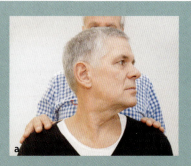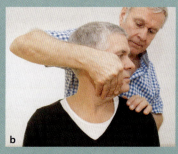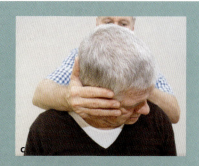

图3-47 （a~c）首先检查肌肉骨骼系统：颈椎的主动和被动旋转以及颈椎上段的被动旋转。

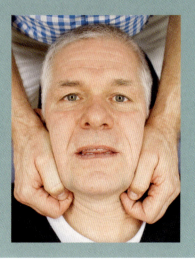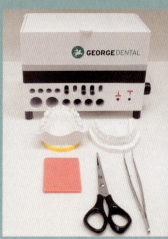

图3-48 在构建咬合之前，活动颞下颌关节。舌抵在腭部以放松升颌肌群，下颌做小幅度的前伸动作。这种"微牵引"要进行10~15个呼吸循环。如果辅助治疗师在治疗前对患者进行了治疗，则无须进行该程序。

图3-49 由Ⅳ级硬石膏制成的上下颌模型可用于构建咬合。上颌模型已经安装在SAM𬤊架中（Great Lakes Orthodontics, Tonawanda, NY, USA）。在52℃水浴中加热3mm厚的Beauty Pink X-hard蜡片。

位。这要求检查者有精确的触觉和经验。通过用指尖直接在髁突后面触诊，可以评估双板区的性质，包括触诊是否会引起疼痛。关节盘从髁突移位到双板区是很容易检查到的。髁突的位置可以通过CBCT进一步验证[68]。

治疗性构建咬合由关节检查的结果决定。为此，根据Marx的观点，在咬合前检查患者的肌肉骨骼系统（图3-47）[5,53]，并在准备治疗性构建咬合后进行控制。在咬合之前，要活动颞下颌关节[5,69]，除非在之前已经由辅助治疗师进行了预处理（图3-48）。

对于治疗性构建咬合，可以使用3mm厚的Beauty Pink X-hard蜡片（图3-49），如"正中咬合"所述，因为这种蜡冷却后变得非常坚硬，因此可以留在口内进行测试。而且，这种蜡非常精确。将蜡片在52℃的水浴中加热，并覆盖在石膏模型上，不覆盖前牙，因此仍可评估覆盖。蜡片贴合腭部形态，使舌头可以自由运动（图3-50）。

在外耳道用指尖触诊髁突时（图3-51），推荐将HIP作为起点。从这个颌位开始，患者开闭口，下颌向左右侧运动，最大限度地前伸

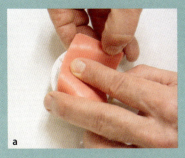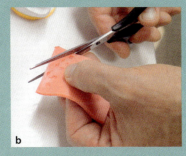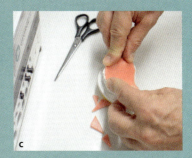

图3-50 （a~c）蜡片匹配上颌模型并切割成合适的尺寸。前牙不被蜡覆盖。蜡片贴合腭部形态，使舌头可以自由运动。

图3-51 （a，b）用小指在外耳道内触诊颞下颌关节。检查可能发现关节双板区的杂音（破碎音、捻发音）、疼痛和炎症性肿胀（即对比双侧运动时的动度以及髁突的位置）。

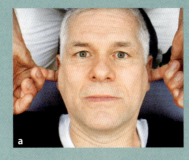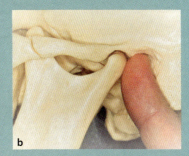

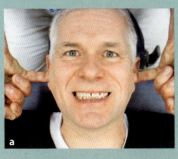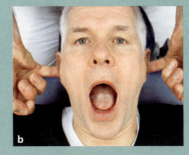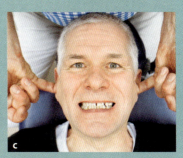

图3-52 （a~c）触诊首先在习惯性牙尖交错位（HIP），随后是开闭口动作。然后，要求患者在牙齿接触下非常缓慢地将下颌移出HIP，向前2mm，然后返回HIP，再进入最后的位置。采用这种方法，最能确定髁突的动度和位置。

和后推。此后，再次要求患者回到HIP。从这个颌位开始，前伸下颌骨约2mm，保持轻微的牙齿接触。在这个运动过程中，触诊时可以准确地感受到细节（图3-52）。

将准备好的蜡片在水浴中再次加热，使其匹配上颌牙齿。要求患者习惯性地咬合牙齿，直至下颌牙齿接触蜡片为止。从该位置开始，医生控制下颌的运动（图3-53）。除了开𬌗外，目标是在治疗性构建咬合结束时形成生理性覆𬌗。通过这种治疗性构建咬合将下颌模型固定在𬌗架后，要制作COPA时，保持支撑柱的高度没有变化。

在石膏模型上测试了治疗性构建咬合后（图3-54），将蜡片在冰水中冷却并放置在放松的直立坐姿或站立患者的上颌牙齿上。患者能立即找到下颌牙齿的咬合印记（图3-55）。随后，通过检查MSS来测试治疗性构建咬合（图3-56）[5,53]。

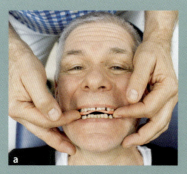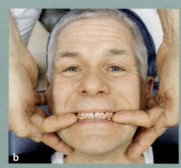

图3-53 （a，b）确定髁突位置后，水浴加热后的蜡片与上颌贴合。在触诊髁突时（通过小指在外耳道内），要求患者缓慢闭合。在触诊引导下，通过要求患者根据治疗师的指示移动下颌，引导患者进入髁突的治疗休息位。除了前牙开𬌗外，应该建立理想的覆𬌗，然后可以将其纳入𬌗板/COPA，并可能随后进入确定性治疗。

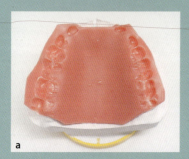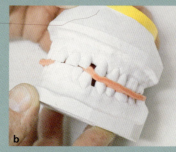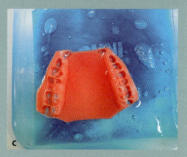

图3-54 （a~c）在上下颌模型上检查治疗性构建咬合是否完全贴合，以便随后进行下颌模型的匹配。然后，将蜡片在冰水冷却，以便在患者口内进行进一步检查。

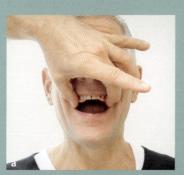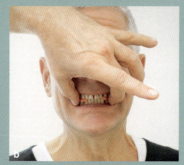

图3-55 （a，b）治疗性构建咬合蜡片固定在上颌。患者处于放松的直立坐姿或站立状态。在医生没有进行任何干预的情况下，患者反复咬合几次蜡咬合的印记。确保其能够轻松且反复地找到这些印记。否则，构建咬合过程必须重新进行（从图3-52中描述的步骤开始）。

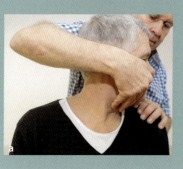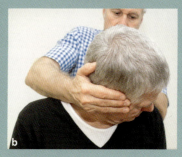

图3-56 （a，b）在口内放入冷却的治疗性构建咬合蜡片后，要求患者进行吞咽以进行神经重组。随后，重新检查肌肉骨骼系统。在下行肌链中，治疗性构建咬合后效果应该明显改善。该示例显示使用治疗性构建咬合后关节自主运动时终末感觉的显著增加。

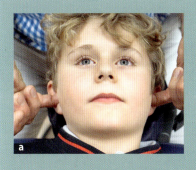
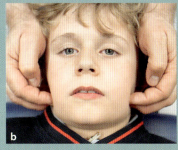
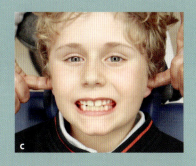

图3-57 （a~d）上述程序在儿童中也以相同的顺序应用。在进行习惯性咬合和下颌运动的颞下颌关节触诊之后，活动颞下颌关节，然后进行治疗性构建咬合，同时触诊颞下颌关节。这一程序也适用于制作正畸功能矫治器（例如功能调节器或生物调节器），如本文所示。

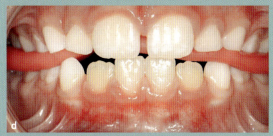

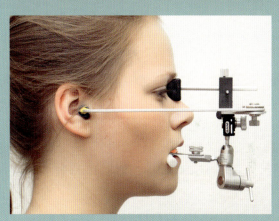

图3-58 可调节面弓对称地置于各解剖结构。

治疗性构建咬合也可应用于儿童和青少年。需要构建咬合来制作正畸功能矫治器。例如，根据Fränkel制作的功能调节器，或Balters的生物调节器。再次强调，在进行咬合构建时，应考虑来自同时触诊的检查结果（图3-57）。

模型上𬌗架用于咬合分析和制作COPA

模型通过面弓转移（图3-58）和刚刚描述的治疗性构建咬合装配在𬌗架上。在安装上颌模型后（图3-59），咬合记录被转移到下颌模型上（图3-60和图3-61）。如果没有进行这种记录，位置将不准确，无法用于诊断或制作𬌗板。

在𬌗架上，使用12μm厚的咬合纸（图3-62）对模型进行静态和动态咬合分析，有不同颜色的咬合纸可供选择。

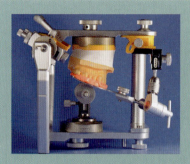

图3-59 安装模型至𬌗架。

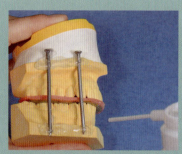

图3-60 每侧使用铁钉固定𬌗板。

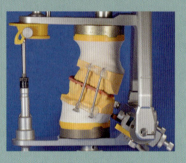

图3-61 对于模型和𬌗架之间距离较大的情况，应用两步法安装程序。

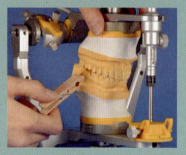

图3-62 确定正中咬合接触点。

在𬌗架中，绝对不允许对颞下颌关节位置进行任何调整。只有在颞下颌关节严重关节炎患者和CBCT中缺失关节间隙的情况下才可以例外。在本病例中，由于𬌗架中的塑料嵌入，可以进行0.5mm的分离。分离后的COPA可以减轻TMD和骨关节炎患者TMJ的过度负荷。研究显示𬌗板治疗具有积极效果[70-71]。

虚拟𬌗架

P Clauss，Dr. W Schupp

利用数字化记录，我们现在可以在相当短的时间内，以高精度记录髁突在三维空间中的运动路径，包括矢状向、冠状向和水平向，并能够实现关节间隙的可视化。因此，我们能够准确而放大地可视化颞下颌关节。Gerd Christiansen准确地将颞下颌关节紊乱病（TMD）描述为关节间隙问题[72-73]。在医学中，我们将健康的关节定义为具有功能性关节间隙的关节。如果关节间隙在一个或多个位置受到限制，从神经源性炎症开始，随后会发展为关节源性炎症（见第1章）。功能性关节间隙应在所有维度上保持尺寸合适，以确保感受器不受刺激。

根据Christiansen[74]的说法，功能性关节间隙为：

· 垂直向：0.6~0.8mm
· 矢状向：0.6~0.8mm
· 水平向：内外各0.6mm

正中关系（Centric relation，CR）是指双侧髁突处于颅腹侧且非侧向的位置，该位置具有生理性的盘-髁关系且对周围组织结构产生正常的生理性负荷。处于CR位时，存在着可以使关节在所有维度上有足够动度的功能性关节间隙。此时伤害感受器不会受到刺激。

如果正畸患者具有健康颞下颌关节，那么我们必须保持其功能性关节间隙。如果正畸患者患有TMD，那么我们必须帮助其恢复功能性关节间隙。

临床中，我们使用了DMD系统（Dental motion decoder system，Ignident，Ludwigshafen am Rhein）。DMD系统（图3-63）是一种基于磁场技术的实时3D跟踪系统。小型传感器（图3-64）通过光固化树脂与牙面粘接，它的运动被实时记录并存储在磁场中。这些小型传感器是6-DOF（6-Degrees of Freedom）传感器，记录6个自由度，即x轴、y轴、z轴和偏航轴。牙齿的𬌗面保持自由，静态和动态咬合不受干扰。DMD系统软件将记录的数据转换为可分析的运动路径（图3-65）。DMD系统的一个特殊功能是扫描的牙弓模型数据只需进行一次匹配过程就可以输入到DMD系统软件中（图

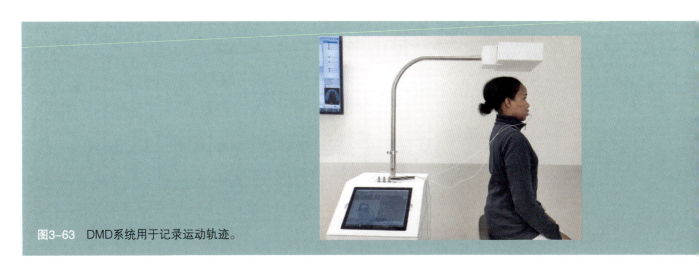

图3-63 DMD系统用于记录运动轨迹。

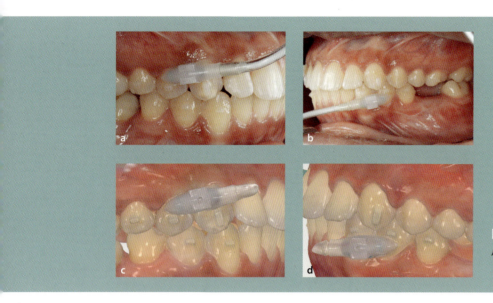

图3-64 （a，b）口内粘接的小型传感器（6-DOF传感器）。（c，d）口内扫描中的传感器。

3-66）。这尽可能保持了最高的数据精度。

具体步骤如下：

· 扫描上下牙弓

· 在右侧（或左侧）上颌前磨牙、磨牙区固定传感器，并在左侧（或右侧）下颌前磨牙、磨牙区固定传感器，在习惯性和动态咬合中传感器不接触牙齿（图3-64a）。每侧只有2颗牙齿用于固定传感器

· 对口内的上下颌传感器进行扫描。由于传感器非常小，它们可以放置在不干扰动态或静态咬合的位置（图3-64b）

· 使用DMD系统记录颞下颌关节的运动和关节间隙（图3-63）。在确定了参考平面后，记录以下测量值

　－ 习惯性咬合位

　－ 自然开闭口运动，辅助手动固定颅骨以及髁突向右和向左侧位移的情况

　－ 伴和不伴牙齿接触的前伸运动，辅助手动按压颅骨使髁突向右和向左侧位移的情况

　－ 伴和不伴牙齿接触的侧方运动，辅助手动按压颅骨使髁突向右和向左侧位移的情况

　－ 后退运动时的关节间隙确定

· 对记录的颞下颌关节运动和关节间隙进行评估。如图3-65所示，我们看到一名37岁的女性疼痛患者的DMD系统分析结果显示关节盘前移位，右侧复位，左侧未复位，这在临床分析和MRI确认中得到证实。开口度为24mm，伴9mm的左侧偏斜。在通过外耳道触诊颞下颌关节时，右侧有疼痛感，左侧疼痛感明显。在DMD系统中记录的右侧颞下颌关节在开口运动中，我们分析到髁突在关节盘上的跳跃为3.1mm。由于关节盘前移位未复位，左侧颞下颌关节的运动受到严重限制，并呈现向后凸曲的趋势。在"左侧水平向"视图中，显示左侧颞下颌关节存在旋转但没有平移

· 咬合分析。如图3-66所示，在静态咬合时右侧有前磨牙和磨牙等后牙支撑，而左

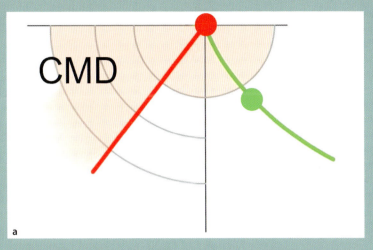

图3-65 （a）确定的新的髁突位置（CR位）用绿色点表示，始终位于髁突路径上（绿色曲线）。这说明髁突运动的记忆必然得到保留。起点是CO，在坐标系中心用红色点表示。如果存在病理情况，要设置新的CR位，通常位于相对于CO向下后方0.6~0.8mm处。CR位不得设置在橙色区域。该区域表示非功能性的关节间隙（原始图片由Gerd Christiansen提供）。（b）开口运动的表现：右侧髁突在开口运动中显示髁突突然跳到关节盘上。由于关节盘前移位未复位，左侧颞下颌关节的运动受到严重限制。

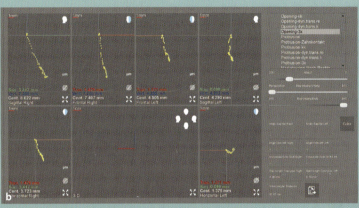

图3-66 将扫描的模型数据匹配到DMD系统软件中，进行精确的咬合分析。这尽可能保持了数据的最高精度。在习惯性咬合（CO）中，右侧牙齿接触增加，伴病理性髁突位置。左侧几乎没有后牙垂直向支撑。

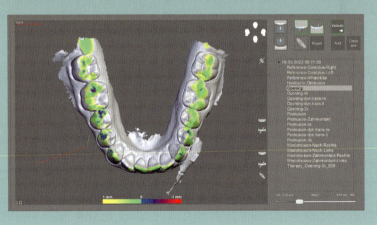

侧几乎没有后牙垂直向支撑。这一发现与临床检查、MRI结果和DMD系统分析一致。缺乏咬合支撑常见于大多数疼痛和更多的非可复位病理性关节盘移位侧

- 为制作COPA寻找下颌位置。根据记录的轨迹，我们确定下颌相对于上颌的位置，从而确定制作CAD/CAM或3D打印过程中COPA的治疗性髁突位置（图3-67a）。在垂直向上，理想情况下应设定0.6~0.8mm的关节间隙；在矢状向上，理想情况下设定0.4mm的间隙。将横向调整与动态平移的值进行比较，内外侧应该大致相同。将上下颌扫描分配到设定的治疗性位置，以便通过CAD/CAM或3D打印制作COPA（图3-67b）

- 制作COPA。一旦治疗性位置被确定，数据包将被上传至用于COPA的技工室软件（例如Exocad，Darmstadt，Germany）。其中包括限定在治疗性下颌位置（CR位）的上下颌的STL数据记录。因此，模型在虚拟𬌗架中被虚拟地互相匹配。𬌗架的球体对应于髁突关节。此外，𬌗架数据也被上传至此：
  - Bennett角度（左/右）
  - 即刻侧移（左/右）
  - 𬌗架斜度（左/右）
  - 切导角度（左/右）
  - 切道斜度

利用这些数据，在数字化工作流程中不需要模型，即可通过CAD/CAM或3D打印制作出适合患者的个性化功能性COPA。因此，COPA是在静态和动态咬合中制作的（图3-67c），这使COPA具有了动态功能。

- 虚拟治疗模拟（Virtual treatment simulation，VTS）。从DMD软件中，数据直接通过数字化匹配到VTS软件中（例如OnyxCeph，Image Instruments，Chemnitz，Germany）。从DMD分析中，我们确定了初始的病理情况和修正后的治疗性髁突位置（CR位）。在这个新的CR位上，配备了一个新的患者定向旋转轴。通过这个旋转轴可以进行第一个咬合接触的旋转。因此，在VTS软件中进行的正畸隐形矫治器设计和治疗都是根据治疗性颞下颌关节位置（CR位）进行的（图3-68）。在虚拟𬌗架中下颌闭合至第一个咬合接触点。第一个咬合接触点位于#23上（远中腭侧蓝色小点）。如果从CR位开始，在虚拟𬌗架中进一步关闭咬合，下一个正中咬合接触点将出现在#11-#23上。如果再进一步关闭咬合，正中咬合接触点将出现在#11-#24上。从CR位开始的治疗使通过虚拟牙齿移动可以消除第一个不正确的咬合接触。然后通过在与患者相关的闭合运动中自动虚拟关闭下颌，可以立即可见下一个咬合接触点出现位置。在无症状的患者中，我们将患者的个体旋转轴从DMD分析直接转移到VTS软件（OnyxCeph）中，而无须修改髁突位置并通过在个体旋转轴（虚拟𬌗架）上连续旋转下颌来调整咬合（图3-69）

颞下颌关节及其功能可以进行高精度测量。我们应该利用这一点来治疗TMD。正畸治疗过程中，在健康的颞下颌关节应该保留功

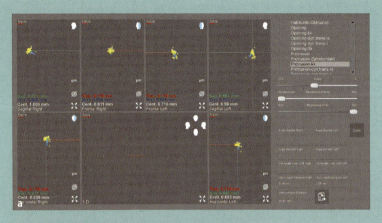

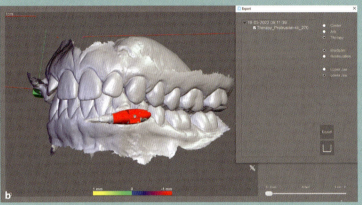

图3-67 （a）治疗性髁突位置是根据记录的运动路径确定的。（b）在治疗性髁突位置中下颌相对于上颌的位置被上传至CAD/CAM或3D打印程序用于制作COPA。（c）DMD数据被上传至技工室软件，用于设置虚拟殆架。设置了Bennett角度、即刻侧移、殆架斜度以及切导角度和切道斜度。

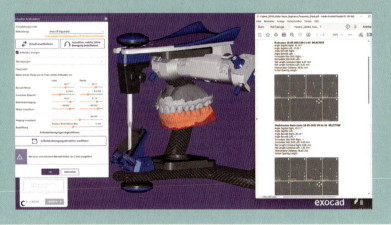

能性关节间隙，而在病理性关节中应该进行恢复。只有在虚拟治疗模拟（VTS）软件中才可以实现对CR位的调整，并且牙齿移动可以随时在CR位中进行。这个方法在此已经被证明是可行的。

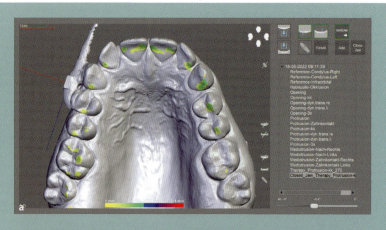

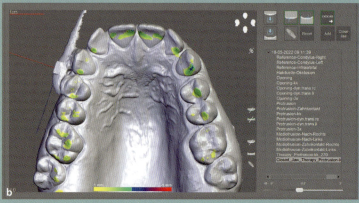

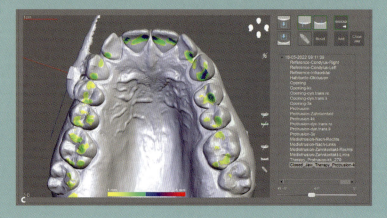

图3-68 从治疗性髁突位置（CR位）开始进行正畸隐形矫治器的设计和治疗。从CR位开始，在虚拟𬌗架中下颌闭合至第一个咬合接触点。（a）第一个咬合接触点位于#23上（远中腭侧蓝色小点）。（b）如果从CR位开始在虚拟𬌗架中进一步关闭咬合，下一个正中咬合接触点将出现在#11-#23上。（c）如果再进一步关闭咬合，正中咬合接触点将出现在#11-#24上。

参考文献

[1] Meyer G. Short clinical screening procedure for initial diagnosis of temporomandibular disorders. JAO 2018;2:91–98.

[2] Meyer G, Motsch A, eds. Von der Artikulationslehre zur Funktionsdiagnostik. In: Akademie Praxis und Wissenschaft. (Hrsg.) Das funktionsgestörte Kauorgan. Eine Herausforderung an das gesamte Fach. Schriftenreihe APW. Munich, Germany: Carl Hanser, 1987.

[3] Ridder P, ed. Craniomandibuläre Dysfunktion – Interdisziplinäre Diagnose- und Behandlungsstrategien, ed 1. Munich, Germany: Elsevier Urban & Fischer, 2011.

[4] Slavicek R, ed. Das Kauorgan: Funktionen und Dysfunktionen. Klosterneuburg, Austria: Gamma Medizinisch-wissenschaftliche Fortbildung, 2000.

[5] Boisserée W, Schupp W, eds. Kraniomandibuläres und Muskulo-skelettales System. Berlin, Germany: Quintessenz, 2012.

[6] Schupp W, Haubrich J, eds. Aligner Orthodontics. Berlin, Germany: Quintessenz, 2015.

[7] Meyer G, Bernhardt O, Küppers A. Der Kopfschmerz – ein interdisziplinäres Problem – Aspekte der zahnärztlichen Funktionsdiagnostik und –therapie. Quintessenz 2007;58:1211–1218.

[8] Siebert G, ed. Zahnärztliche Funktionsdiagnostik. Munich, Wien: Hanser, 1984.

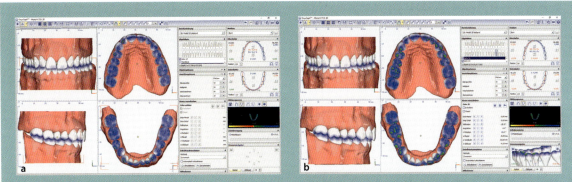

图3-69 （a）在CR位上的第一个咬合接触点位于#14、#12-#22上。在OnyxCeph软件中虚拟牙齿移动的第一步中，只移动了#12-#22。通过DMD记录计算，在患者个体旋转轴上对下颌进行旋转。（b）由于旋转，下一个咬合接触点出现。新的咬合接触点出现在#13-#17、#21-#26上，并在下颌有相应的对颌接触点。从这个位置开始，对各颗牙齿的下一次虚拟矫治会随着下颌在个体旋转轴上的旋转而进行。

[9] Meyer G, Bernhardt O, Asselmeyer T. Schienentherapie heute. Quintessenz 2007;58:489–500.

[10] Krogh-Poulsen W. Zusammenhänge zwischen Lokalisation von Abrasionsfacetten und Schmerzen in der Kaumuskulatur und deren Bedeutung für Diagnostik und Behandlung. Öst Z Stomat 1967;64:402–404.

[11] Helkimo M. Studies on function and dysfunction of the masticatory system. I. An epidemiological investigation of symptoms of dysfunction in Lapps in the north of Finland. Proc Finn Dent Soc 1974;70:37–49.

[12] Helkimo M. Studies on function and dysfunction of the masticatory system. II. Index for anamnestic and clinical dysfunction and occlusal state. Sven Tandlak Tidskr 1974;67:101–121.

[13] Nelson SJ. A TMJ dysfunction screening index for general practitioners. Journal of the Michigan Dental Association 1989;71:136–139.

[14] Ahlers MO, Jakstat HA. Indikationsstellung per Screening: CMD Kurzbefund. In: Ahlers MO, Jakstat HA (eds). Klinische Funktionsanalyse- Manuelle Strukturanalyse- Interdisziplinäre Diagnostik. dentaConcept Hamburg.

[15] Ahlers MO, Jakstat HA. CMDcheck – CMD-Kurzbefund für Windows. Version 2.1. 2007.

[16] Maghsudi M. Untersuchung zur Validität und diagnostischen Aussagekraft der "kleinen Funktionsanalyse" nach Krogh-Poulson als Screening-Test für kraniomandibuläre Dysfunktionen. In: Med. Diss. Universität 2001, Hamburg.

[17] Meyer G, Asselmeyer T. Die Schienentherapie, 2013: ZM online. [Online]. Available at: www.zm-online.de/archiv/2013/22/titel/die-schienentherapie/

[18] Gelb H, ed. New Concepts in Craniomandibular and Chronic Pain Management. St. Louis, Barcelona: Mosby-Wolfe, 1994.

[19] Ritter H. Heilung eines hysterischen Kaumuskelkrampfes durch Anwendung einer Kautschukpiéce. Monatschrift für Zahnheilkunde 1884(2).

[20] Troeltzsch M, Troeltzsch M, Cronin RJ, Brodine AH, Frankenberger R, Messlinger K. Prevalence and association of headaches, temporomandibular joint disorders, and occlusal interferences. J Prosthet Dent 2011;105:410–417.

[21] Meyer G, ed. Die physiologische Zentrik im Rahmen der instrumentellen Okklusionsdiagnostik. In: Akademie Praxis und Wissenschaft in der DGZMK. Hrsg Funktionslehre. Schriftenreihe APW. Munich, Germany: Hanser, 1993.

[22] Rocabado M. Biomechanical relationship of the cranial, cervical, and hyoid regions. J Craniomandibular Pract 1983;1:61–66.

[23] Travell JG, Simmons DG, eds. Handbuch der Muskeltriggerpunkte, obere Extremität- Kopf und Thorax. Munich, Germany: Elsevier, Urban und Fischer Verlag, 2002.

[24] Gautschi R, ed. Manuelle Triggerpunkt-Therapie. Stuttgart, Germany: Thieme, 2010.

[25] Böhni U, Gautschi R. Schmerz aus Muskeln und anderen tiefen somatischen Geweben. Man Med 2014;52:190–202.

[26] Laekeman M, Kreutzer R, eds. Großer Bildatlas der Palpation. Stuttgart, Germany: Springer, 2009.

[27] Türp JC, Minagi S. Palpation of the lateral pterygoid region in TMD--where is the evidence? J Dent 2001;29:475–483.

[28] Magoun HI, Sr. The temporal bone: trouble maker in the head. J Am Osteopath Assoc 1974;73:825–835.

[29] Herring SW, Liu ZJ. Loading of the temporomandibular joint: anatomical and in vivo evidence from the bones. Cells Tissues Organs 2001;169:193–200.

[30] Hatcher DC, Faulkner MG, Hay A., Development of mechanical and mathematic models to study temporomandibular joint loading. J Prosthet Dent 1986;55:377–384.

[31] Iwasaki K. Dynamic responses in adult and infant monkey craniums during occlusion and mastication. J Osaka Dent Univ 1989;23:77–97.

[32] Palla S, Gallo LM, Gossi D. Dynamic stereometry of the temporomandibular joint. Orthod Craniofac Res 2003;6 Suppl 1:37–47.

[33] Liu B, Kong D, Huang Z-X, et al. Three-dimensional hierarchical NiCo2O4 nanowire@Ni3S2 nanosheet core/shell arrays for flexible asymmetric supercapacitors. Nanoscale 2016;8:10686–10694.

[34] Rocabado M. Physical therapy for the postsurgical TMJ patient. J Craniomandib Disord 1989;3:75–82.

[35] Rocabado M, Johnston BE, Jr., Blakney MG. Physical therapy and dentistry: an overview. J Craniomandibular Pract 1982;1:46–49.

[36] Kobayashi S, Hansson TL. Auswirkung der Okklusion auf den menschlichen Körper. Phillip J Restaur Zahnmed 1988;5:255–261.

[37] Magoun H, ed. The temporomandibular bone. In: Magoun H (ed). Osteopathy in the Cranial Field. Boise, ID: Northwest Printing, 1976.

[38] Hesse JR, ed. Craniomandibular Border Characteristics and Orofacial Pain. Ridderkerk, Ridderprint, 1996.

[39] Bumann A, Groot Landeweer G. Die "Manuelle Funktionsanalyse". "Erweiterte Untersuchung." Phillip J 1992;9:207.

[40] Bumann A, Lotzmann U, eds. Funktionsdiagnostik und Therapieprinzipien. Stuttgart, New York: Thieme, 2000.

[41] Greenman PE, ed. Lehrbuch der Osteopathischen Medizin. Heidelberg, Germany: Haug, 1998.

[42] Hansson TL, Honée W, Hesse J, eds. Funktionsstörungen des Kauorgans. Heidelberg, Germany: Hüthig, 1990.

[43] Hesse JR, Naeije M, Hansson TL. Craniomandibular stiffness toward maximum mouth opening in healthy subjects: a clinical and experimental investigation. J Craniomandib Disord 1990;4:257–266.

[44] Frisch H, ed. Programmierte Untersuchung des Bewegungsapparates- Chirodiagnostik. Heidelberg, Germany: Springer, 1990.

[45] Schupp W, Oraki-Roschanpur A, Haubrich J, Freesmeyer W, Kopsahilis N. Okklusionsveränderungen und deren Auswirkungen auf den Halte- und Stützapparat. Man Med 2009;47:107–111.

[46] Marx G. Verbesserte manuelle Testverfahren am Sakroiliakalgelenk - vergleichende klinische Untersuchung: Patrick-Test gegen Priener Abduktionstest. Man Med 2008;47:169–171.

[47] Olson SL, O'Connor DP, Birmingham G, Broman P, Herrera L. Tender point sensitivity, range of motion, and perceived disability in subjects with neck pain. J Orthop Sports Phys Ther 2000;30:13–20.

[48] Youdas JW, Carey JR, Garrett TR. Reliability of measurements of cervical spine range of motion — comparison of three methods. Phys Ther 1991;71:98–104; discussion 105–106.

[49] Qiao J, Xu L, Zhu Z, Zhu F, Liu Z, Qian B, Qiu Y. Inter- and intraobserver reliability assessment of the axial trunk rotation: manual versus smartphone-aided measurement tools. BMC Musculoskelet Disord 2014;15:343.

[50] Petersen CM, Johnson RD, Schuit D, Hayes KW. Intraobserver and interobserver reliability of asymptomatic subjects' thoracolumbar range of motion using the OSI CA 6000 Spine Motion Analyzer. J Orthop Sports Phys Ther 1994;20:207–212.

[51] Breum J, Wiberg J, Bolton JE. Reliability and concurrent validity of the BROM II for measuring lumbar mobility. J Manipulative Physiol Ther 1995;18:497–502.

[52] Bemis T, Daniel M. Validation of the long sitting test on subjects with Iliosacral dysfunction. J Orthop Sports Phys Ther 1987;8:336–345.

[53] Marx G. Über die Zusammenarbeit mit der Kieferorthopädie und Zahnheilkunde in der manuellen Medizin. Man Med 2000;38:342–345.

[54] Holm I, Bolstad B, Lütken T, Ervik A, Røkkum M, Steen H. Reliability of goniometric measurements and visual estimates of hip ROM in patients with osteoarthrosis. Physiother Res Int 2000;5:241–248.

[55] Klassbo M, Harms-Ringdahl K, Larsson G. Examination of passive ROM and capsular patterns in the hip. Physiother Res Int 2003;8:1–12.

[56] Bagwell JJ, Bauer L, Gradoz M, Grindstaff TL. The reliability of faber test hip range of motion measurements. Int J Sports Phys Ther 2016;11:1101–1105.

[57] Ash MM, Ramfjord SP, eds. Okklusion und Funktion. Eine Anleitung. Berlin, Germany: Quintessenz, 1988.

[58] Kopp S, Seebald WG, Plato G. Erkennen und Bewerten von Dysfunktionen und Schmerzphänomenen im kraniomandibulären System. Man Med 2000;38:329–334.

[59] Kopp S, Seebald WG, Plato G. Kraniomandibuläre Dysfunktion. Eine Standortbestimmung. Man Med 2000;38:335–341.

[60] Gerber A, Steinhardt G, eds. Kiefergelenkstörungen- Diagnostik und Therapie. Berlin, Germany: Quintessenz, 1989.

[61] Meyer G, Schülein H, Bernhardt O. Zahnärztliche Schienentherapie. Zahnmedizin Up2date 2016;10:273–287.

[62] Kubein-Meesenburg D, ed. Die kraniale Grenzfunktion des stomatognathen Systems des Menschen. Munich, Germany: Hanser, 1985.

[63] Nägerl H, Kubein-Meesenburg D, Fanghänel J, Berndt A. Retrusive Gelenkfunktion und Stabilitätsbereich der Mandibula. Dtsch Zahnarztl Z 1990;45:51–53.

[64] Deodato F, Cristiano S, Trusendoi R. A functional approach to the TMJ disorders. Prog Orthod 2003;4:20–37.

[65] Böhni U, Lauper M, Locher H. Manuelle Medizin 1. Stuttgart, Germany: Thieme Verlag, 2015.

[66] Türp J, Schindler HJ, Rodiger O, Smeekens S, Marinello CP. Vertikale und horizontale Kieferrelation in der rekonstruktiven Zahnmedizin. Schweiz Monatsschr Zahnmed 2006;116:403–411.

[67] Neumann HD, ed. Manuelle Medizin. Berlin, Germany: Springer, 2003.

[68] Schupp W, Funke J, Boisseree W. Diagnostische Verfahren im kraniomandibulären System. Man Med 2015;53:47–59.

[69] Schupp W, Marx G. Manuelle Behandlung der Kiefergelenke zur Therapie der kraniomandibulären Dysfunktionen. Man Med 2002;40:177–183.

[70] Ok SM, Jeong SH, Ahn YW, Kim YI. Effect of stabilization splint therapy on glenoid fossa remodeling in temporomandibular joint osteoarthritis. J Prosthodont Res 2016;60:301–307.

[71] Lei J, Yap AU-J, Liu M-Q, Fu K-Y. Condylar repair and regeneration in adolescents/young adults with early-stage degenerative temporomandibular joint disease: a randomised controlled study. J Oral Rehabil 2019;46:704–714.

[72] Christiansen G. Das Kiefergelenk verstehen: Physiologie und Pathologie der Bewegung. Ingolstadt: CMD Compact, 2012.

[73] Christiansen G. Nie wieder verlorener Biss: die Okklusionsplatte- Memobite. Ingolstadt: CMD Compact, 2017.

[74] Christiansen G. Computer-aided measurement of the functional joint space of the temporomandibular joint. Zeitschr Kraniomand Funkt 2010;2:329–343.

第4章

无托槽隐形矫治器的矫治设计

TREATMENT PLANNING AND TREATMENT WITH ALIGNERS

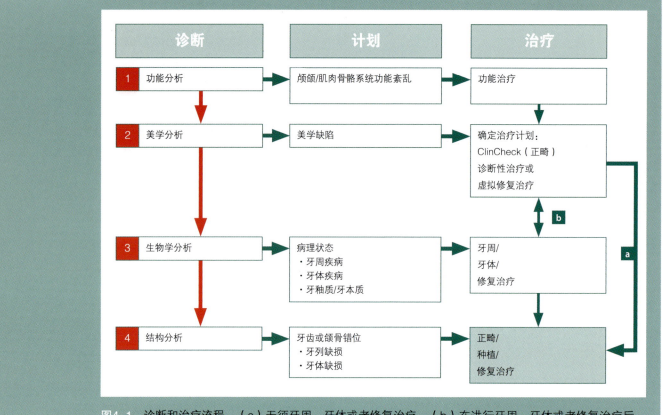

图4-1　诊断和治疗流程。（a）无须牙周、牙体或者修复治疗。（b）在进行牙周、牙体或者修复治疗后，需重新确定矫治目标。

　　口腔正畸治疗通常从回顾病史、病历记录开始，而后进行诊断分析。隐形矫治在确定治疗方案时与固定矫治等其他矫治技术有所不同。隐形矫治器几乎可用于治疗各类错𬌗畸形，并且可以与其他矫治技术结合使用。策略性地制订隐形矫治方案至关重要，是矫治成功的关键因素之一。本章主要讲述如何策略性地制订隐形矫治的治疗方案。

诊断和治疗的流程

　　在正畸治疗开始前，进行功能、美学、生物学和结构的诊断分析是必要的，但诊断的先后顺序可以调整。虽然在早期，医生的正畸诊断常始于生物学分析和结构分析，但Kokich等（2006）[1]提出了一种始于美学分析的诊断流程。诊断从功能分析开始，然后是美学分析、生物学分析与结构分析（图4-1）。如果存在肌肉骨骼功能紊乱或颞下颌关节紊乱病等问题要解决，诊断将从颞下颌系统的功能治疗开始。此时美学分析的优先级在其之后。与传统修复技术一样，使用蜡型结合模型记录的方法将逐渐被数字化模型取代。在使用隐形矫治器治疗复杂的正畸病例时，牙医可以与技工室技师一起在虚拟治疗软件中分析最终结果（图4-1a）。在开始正畸和修复治疗（如有必要）之前，要通过生物学分析评估牙周、牙髓和牙体状况，并在进行牙周、牙髓或修复治

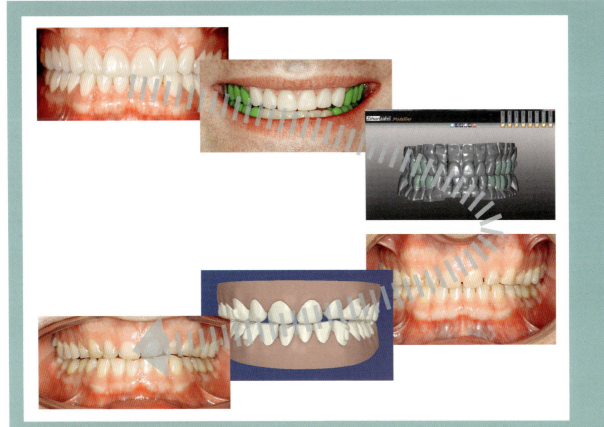

图4-2 倒推式矫治计划制订（从左上起）：最终结果；诊断性治疗；Zirkonzahn软件；最终隐形矫治；ClinCheck软件；开始。

疗后重新确定矫治目标（图4-1b）。最后，采用结构分析明确在制订治疗方案时应选择何种治疗方法（例如选择正颌或正畸、种植或修复治疗）。

在固定矫治的完成阶段，常需进行数个月的精细调整。如果患者接受隐形矫治，在治疗前即可通过虚拟治疗软件中的矫治方案来分析最终治疗效果。开始正畸治疗前，应尽可能准确地预估治疗效果。当制订修复前正畸治疗等复杂病例的矫治计划时，在治疗前就应对治疗效果有明确预期。

随着虚拟治疗软件的出现，倒推式矫治计划的制订成了牙科领域的"金标准"（图4-2），即从治疗前就以取得良好的治疗效果

为目标。对软件所设计的虚拟目标位检查主要包括3个部分：

1. 咬合：静态和动态
2. 骨和牙周组织
3. 美学

咬合

以往曾有很多学者对咬合进行了描述，但仍有一些基本问题存在分歧。在本书中，均使用Polz（2012）对牙齿解剖学和咬合的定义进行诊断分析[2]。图4-3a显示在牙体解剖条件良好的前提下，达到理想咬合状态时上下牙列的静态咬合接触点。

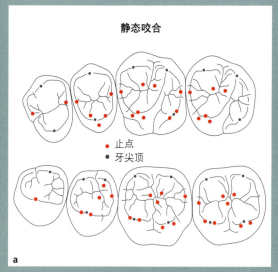

图4-3 咬合。（a）在牙体解剖条件良好的前提下，达到理想咬合状态时上下牙列的静态咬合接触点；红色表示止点，黑色表示安氏Ⅰ类关系中的牙尖接触点。（b）动态咬合的三维示意图。

在这种咬合接触关系下，咀嚼力会使下颌向对颌方向滑动。如果咬合关系不理想，在咀嚼力的作用下牙齿会出现早接触。出现早接触的牙齿所受咬合力较大，可出现松动和移位。即使早接触在吞咽和咀嚼过程中并不明显，口腔副功能运动也可能引起整个颞下颌系统损伤。

由于正畸治疗并不会改变牙齿的解剖形态，因此对于存在解剖缺陷的牙齿，仅靠正畸治疗无法达到理想咬合关系。然而，随着数字化扫描技术、排牙软件、个性化运动模式记录等新技术的应用，能够将咬合记录转移到虚拟𬌗架中，这为正畸医生实现良好的咬合提供了更便利的方式。

正畸治疗结束时应达到以下目标：
· 前磨牙和磨牙完全接触
· 前牙正常覆𬌗，前伸运动时可建立正常的切牙引导

· 尖牙轻接触，切牙无接触，使用8μm厚的Shimstock咬合纸检查时切牙无咬合接触
· 覆盖打开（使用Shimstock咬合纸检查；在最大牙尖交错位时切牙无咬合接触）

从静态咬合开始，在以下3个方向形成动态咬合（图4-3b）：
· 冠状向
· 垂直向
· 矢状向

在动态咬合过程中，下颌运动主要围绕3个方向进行，在正畸治疗中应特别重视外侧方、内侧方及前伸运动（图4-4）。如果存在早接触，或侧方运动时存在非平衡侧咬合干扰，则可能发生咬合紊乱，髁突的生理性运动也会受到干扰，最终可能导致颞下颌关节的结构变化。

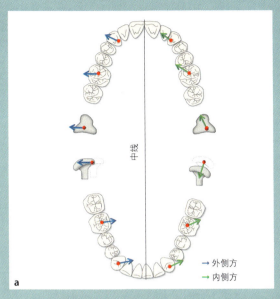

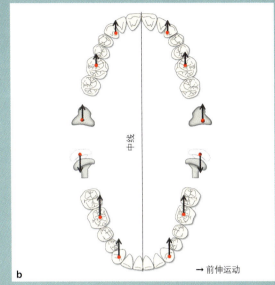

图4-4　动态咬合示意图。（a）外侧方、内侧方。（b）前伸运动。

图4-5　核因子-κβ受体活化因子配体（Receptor activator of NF-κβ ligand，RANKL）及其受体参与牙周疾病中的破骨细胞形成。牙周膜成纤维细胞会分泌骨保护素，这是一种可抑制RANKL与RANK结合的伪受体，从而抑制破骨细胞生成（增加骨吸收）。如果发生骨吸收，应调整正畸加力方式：相较于持续力，间歇力或轻力更能刺激RANKL的生成，造成的细胞损伤也更少。如果存在骨吸收，则应减小步距。图示根据Yasuda原图修改[16]。

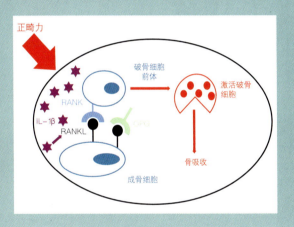

切牙在下颌运动中起引导作用。尖牙也有助于下颌运动，可使后牙咬合分离，并可决定髁突位置的变化。前磨牙，尤其是第一前磨牙，也参与引导下颌运动。前磨牙和磨牙可以承受较大的咬合力以咀嚼食物。

正畸治疗应达到以下目标：
· 尖牙引导，或为尖牙和前磨牙引导
· 向内侧方运动时，没有平衡侧或非平衡侧咬合干扰
· 前伸运动时有切牙引导

骨和牙周组织

直接性骨吸收与轻力的施加、组织和细胞的保存以及血管通透性有关。间接性骨吸收和透明样变与重力的使用有关，重力的使用会导致牙周膜受挤压、细胞坏死、局部缺血以及无细胞的透明样变结构形成。机械力的使用常会形成透明样变结构，导致牙周膜内细胞发生坏死，骨吸收延迟[3-5]。然而，间歇力的使用，（例如患者为了进食和口腔卫生维护而取出隐形矫治器），可以修复已吸收的牙骨质，降低

休息位时唇齿关系，上颌切牙暴露量

- ❏ 说话时上颌切牙理想的暴露量是2～3mm
- ❏ 应避免牙齿过度压低而影响美观，必要时在精细调整阶段伸长
- ❏ 如果开始时切牙暴露量＞3mm，且伴露龈笑，则需设计过矫治以压低切牙

a

面部中线与上唇中线

- ❏ 检查上牙列中线与上唇中线的关系
- ❏ 如果上牙列中线偏斜＞3mm，则要矫正
- ❏ 如果出于美观需求，或没有咬合改善需求，下牙列中线偏斜可不矫治

b

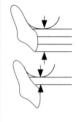

微笑时牙龈暴露量

- ❏ 采用非正颌手术的方法矫正露龈笑时，应制订过矫治计划
- ❏ 如果计划在正畸后行牙周手术治疗，则应在确定隐形矫治方案前与牙周医生充分讨论

c

颊廊

- ❏ 颊廊的大小依赖于微笑的宽度和牙弓的宽度
- ❏ 可以改变的是牙弓的形态，而不是微笑时口裂的宽度
- ❏ 在进行扩弓方案设计时应设计过矫治

d

相反
直线
协调

上切缘弧度与下唇弧度关系

- ❏ 在垂直向上，上切缘弧度应该与下唇弧度协调
- ❏ 依照患者面像，明确在垂直向协调上切缘弧度时所需的牙齿移动
- ❏ 如果要多学科治疗，应与各科医生一起讨论虚拟治疗计划，为后期修复治疗创造最理想的条件，获得最佳的美学效果

e

牙龈水平

- ❏ 上颌切牙与尖牙的龈缘位置关系对于面部美学非常重要
- ❏ 双侧上颌中切牙的龈缘应该完全处于同一水平，较侧切牙更偏根方，但应与尖牙龈缘水平平齐
- ❏ 治疗结束时龈缘应协调，应注意龈缘的排齐而不仅是切缘排齐。如果正畸排齐后牙冠短，可以通过树脂或贴面修复。然而，在确定治疗方案前应与患者充分沟通，同时也要明确矫治的风险

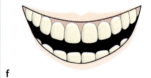

f

龈乳头

- ❏ "黑三角"的出现十分影响美观
- ❏ 如果治疗前切牙和尖牙存在拥挤，治疗时应尽量避免出现"黑三角"。应注意矫治方案设计，必要时结合邻面去釉
- ❏ 尽可能关闭现存的"黑三角"，特别是对于不再需要进行修复治疗的牙齿而言。必要时结合优化附件调整牙齿倾斜度

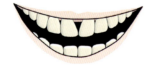

g

图4-6　（a～g）VTS完成检查表：美学。

牙根吸收的发生率[6-14]。

一些治疗过程中的影响因素包括：

· 间歇轻力（<0.3N/cm²）（图4-5）引发牙周膜的炎症过程，引起骨吸收，从而导致牙齿移动。与持续力相比，间歇轻力出现牙根吸收的风险最低

· 如果使用轻力（低于毛细血管血压，0.2～0.26N/cm²），则该区域的血液供应可以维持，细胞损伤较少

· 如果牙槽间隔骨量较多，则能更好地抵抗正畸加力过程中的骨丧失。应参照影像学检查结果，在制订治疗计划时注意调整牙根角度。使用附件可有助于牙根的调整

· 对于曾患有牙周病和牙槽间隔骨丧失的成年患者，切牙的垂直向位置不是由切缘决定的，有些时候，应该在骨水平进行排齐

最终的治疗效果应该在矫治开始之前即通过虚拟治疗软件中的矫治方案来确定。力的大小和力的持续时间决定了牙齿移动速度的快慢以及是否出现并发症。

力的持续时间由患者决定。患者可以在进食和刷牙前取出矫治器，因此加力时长可能会随个体变化。一方面，力的大小由步距决定（步距是指每副矫治器所设定的牙齿移动量的大小，包括去扭转、转矩调整、倾斜度调整、伸长或压低等）。一些虚拟治疗软件制造商已在其软件中自动适配了步距的大小。然而在治疗中仍应对每名患者单独进行步距控制，并由主治医生进行步距修改。特别是对于存在牙周病和骨质流失的患者，应减少单颗牙齿的移动，并尽量选择较小的步距。另一方面，力的大小还由隐形矫治器膜片材料决定。Elkholy

和Lapatki描述道："当使用单层0.5mm厚的膜片时，牙周组织所受应力过大的风险非常高。"基于体外试验研究，建议使用厚度分别为0.4mm、0.5mm和0.75mm（Duran Pet-G、Scheu Dental）的一系列新型膜片。该系列膜片大大降低了单层膜片所施加的F/M值，可为每步牙齿移动提供相对恒定的矫治力[15]。

美学

建议在制订正畸方案时，即考虑最终的美学效果（图4-6）。当正畸治疗的方案确定后，计划的牙齿移动将被输入到椅旁治疗计划体系中。该体系可以在各个维度上调整牙齿的移动量，包括可以对单颗牙齿的移动设计过矫治（OC）（图4-13）[16]。此外，邻面去釉量、附件及其他辅助装置（例如舌侧扣等）的设置，也都可以在治疗前确定下来。

基本原则

无须排齐——每颗牙齿都向正确的方向移动

在固定矫治过程中，治疗的第一阶段为排齐整平牙列。直丝弓矫治技术的应用降低了弓丝弯制的需求[17]。在正畸治疗过程中，了解所施加正畸力的大小对于避免疼痛和牙根吸收至关重要。特别是在排齐阶段，相邻牙齿之间高度差异较大，因此对于所用材料要求较高，建议在该阶段使用持续的轻力和力矩[18]。

然而，在隐形矫治过程中，排齐阶段并不是必需的。每颗牙齿都能以最适正畸力从错𬌗处移动到最佳位置。这可以避免出现不希望的

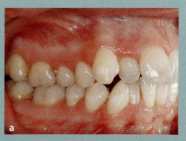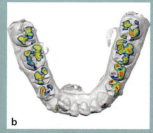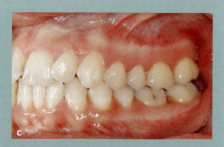

图4-7　（a~c）治疗前口内像及石膏模型扫描结果。未见明显功能异常，不应改变垂直高度。治疗目标为排齐牙列，解除拥挤及牙齿扭转。治疗前石膏模型扫描结果显示磨牙区存在生理性咬合接触。

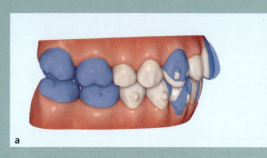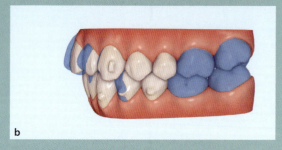

图4-8　（a，b）虚拟治疗软件中的初始位与虚拟目标位的对比。可见除双侧磨牙外，所有牙齿均设计移动。

牙齿移动，从而降低疼痛或牙根吸收等并发症的发生率。

支抗是牙齿正确移动的基础

　　正畸治疗的目的是移动牙齿。为了移动牙齿，要考虑如何确定支抗单元。例如，可以选择单颗牙齿或一组牙齿作为支抗，用于移动相邻的牙齿。牛顿第三运动定律与正畸临床工作直接相关。当一个物体对另一个物体施力时，第二个物体同时对第一个物体施以大小相等、方向相反的作用力。

　　如果物体A对物体B施加力F_A，则B同时对A施加力F_B，并且两个力的大小相等方向相反：

$$F_A = -F_B$$

　　Nanda提出，支抗可以分为3种不同类型[19]：

1. 使用顶骨、枕骨、颈部作为口外支抗（例如头帽等）

2. 口内种植支抗和临时支抗装置（TAD）等。此类支抗固位于牙槽骨，非常稳定

3. 牙支抗（Dental anchorage）是指使用单颗牙齿或一组牙齿作为支抗，用于移动相邻的牙齿。牙支抗是通过借助牙周组织/牙槽骨的结构来尽量减少支抗牙的倾斜。在下文中，将不再进一步讨论颌外支抗

如果牙齿无须移动——设计单颗或多颗牙齿不移动

　　隐形矫治器的优势之一是可以设计部分牙齿不移动，在治疗过程中使其保持在原位。如果牙齿处于正确位置且咬合关系良好，则无须移动，有机会保持自然形成的完美咬合。另外，未经移动的牙齿可以为正畸治疗提供额外的被动支抗单元（图4-7~图4-9）。

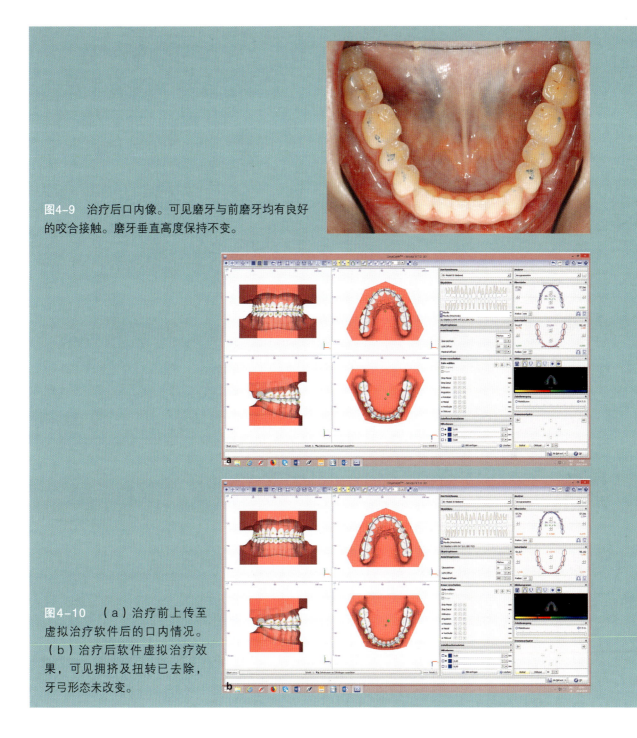

图4-9 治疗后口内像。可见磨牙与前磨牙均有良好的咬合接触。磨牙垂直高度保持不变。

图4-10 （a）治疗前上传至虚拟治疗软件后的口内情况。（b）治疗后软件虚拟治疗效果，可见拥挤及扭转已去除，牙弓形态未改变。

尖牙间距离的保持和横向宽度的调整

为了获得稳定的治疗效果，应尽可能少地改变牙弓的自然形态和宽度[20-23]。这一事实在下颌牙弓中尤为重要，尤其是对于尖牙间距离而言（图4-10）[24-25]。

在自然的生理性牙列中，牙弓的形态和牙槽基骨根尖宽度基本一致[26]。因此，Lundstrom认为根尖基部的宽度是维持牙弓形态稳定的决定因素[27]。通过直立牙冠来增加牙弓宽度是可行的，且能够保持长期稳定性。如

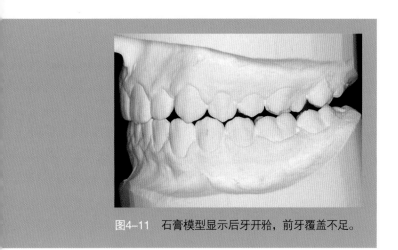

图4-11　石膏模型显示后牙开𬌗，前牙覆盖不足。

果下颌尖牙舌倾明显，并且下颌根尖基骨足够宽，则尖牙可以直立。此处所描述的牙弓宽度扩展并非指牙弓真正的扩展，而是指牙冠的直立[26]。

相较于下颌，上颌横向扩弓相对更稳定。如果上颌不仅进行牙性扩弓，而且也进行骨性扩弓，则情况就更是如此。然而，即使上颌也要考虑复发的可能（见第5章，专题13.2）[26,28-29]。

牙弓的形态具有个体差异性。与没有标准化的髁突位置一样，也没有适合所有患者的标准牙弓形态。决定牙弓形态的不是牙齿，而是肌肉。使用Fränkel等矫治器进行早期正畸干预，调整口周肌平衡可减少对硬组织的影响。因此，早期干预口周肌肉失衡是有意义的。

矫治错𬌗畸形，避免"往复移动"

任何类型的错𬌗畸形在矫治过程中都应避免"往复移动"。往复移动是指将牙齿移动到正确的位置并排齐之前，先向与预期移动方向相反的方向移动的过程。牙齿的往复移动往往是由软件自动设计完成的，目的是避免进行复杂的邻面去釉。在使用软件制订治疗计划时，

会设计邻牙的相互交叠，在实际临床工作中可以通过邻面去釉来避免牙齿发生真实碰撞。

Melsen和Fiorelli在文章《今天谁需要生物力学？》中明确指出："现代正畸医生仍然要对生物力学原理有深刻的理解，才能够在治疗错𬌗畸形的过程中避免往复移动和其他并发症"[30]。Fleming指出了往复移动不可取的原因[31]，即这种类型的牙齿移动容易导致牙根吸收、牙周附着丧失等并发症，并延长矫治时间[31]。此外，Yamaguchi提出，正畸医生如果使用持续的重力进行矫治或者在矫治过程中使牙齿往复移动，可能导致牙髓活力丧失[32]。

在隐形矫治过程中，牙齿的往复移动并不必要，因为每颗牙齿都是从错𬌗位置移动到最终的正确位置。与固定矫治一致，在隐形矫治中，为病例进行邻面去釉的个体化设计是必要的。在大多数情况下，这很容易实现。然而，当牙齿邻接点非常紧密，在佩戴第1副矫治器前进行邻面去釉非常困难时，则可先不进行邻面去釉，而是继续佩戴第2副或第3副矫治器。在佩戴至第2副或第3副矫治器时观察口内情况，酌情邻面去釉。这是因为佩戴矫治器后牙齿移动，邻接点较前打开，因此邻面去釉会更容易。

垂直高度的保持

对于错𬌗畸形患者，垂直高度是维持口腔功能和健康的决定性维度[33-36]。颞下颌关节在矢状向有运动范围，然而在垂直向没有（见第5章，专题23）。在治疗结束时，后牙侧方开𬌗是不可接受的。缺乏后牙支撑的病例如图4-11所示。

如果要在治疗过程中不改变垂直高度，则

必须遵循以下原则：

1. 治疗后，前牙区应有足够的覆盖。如果软件设计的虚拟目标位显示前牙存在咬合接触，那么在治疗结束时，切牙也会相应地存在咬合接触。可酌情在下颌前牙区进行邻面去釉，或者将间隙集中于上颌侧切牙的远中，以增加覆盖，避免在最大牙尖交错位时切牙存在咬合接触

2. 治疗后，前牙区应具有生理性覆𬌗。特别是在覆𬌗较深的情况下，应完全整平Spee曲线，甚至设计部分过矫治，以避免治疗后切牙咬合接触

3. 治疗后，上颌切牙的转矩对于前牙区咬合有重要影响。在制订正畸计划时就应注意上颌切牙的转矩和/或唇倾的控制

4. 在软件设计虚拟目标位时，应注意避免尖牙过度直立。根据Andrews冠颊倾原则，治疗结束时尖牙应为正转矩

5. 反𬌗的治疗往往须进行上颌扩弓，然而上颌扩弓常伴上颌磨牙的颊倾。因此，从治疗开始时即设计牙根颊向移动，并在整个治疗过程中保持上颌后牙的牙根颊向移动是有帮助的

6. 在磨牙近移过程中，磨牙牙冠存在近中倾斜的倾向。这可以通过设计磨牙牙根的近移来避免，并且应当在整个治疗过程中保持近移

7. 在软件设计的虚拟目标位，所有的前磨牙和磨牙均应保持良好的咬合接触。如果虚拟目标位后牙不存在咬合接触，那么在治疗结束时，口内观察后牙也会相应地不存在咬合接触（图4-12）

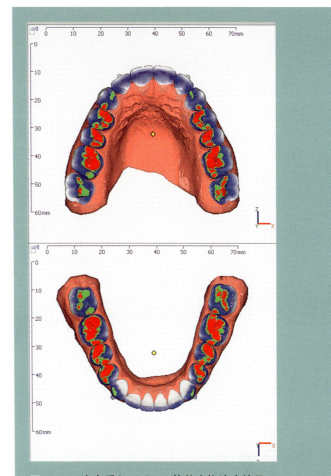

图4-12　治疗后OnyxCeph软件虚拟治疗效果，可见前磨牙和磨牙区均存在咬合接触，尖牙引导时可见尖牙轻接触，切牙均无接触。

咬合的概念：

· 所有的磨牙和前磨牙与对颌牙咬合接触紧密，且维持在最适的垂直高度

· 使用Shimstock咬合纸（8~10μm）检验可见切牙区无咬合接触

· 尖牙引导或选择性尖牙引导

8. 对某些患有严重磨牙症的患者而言，隐形矫治器的厚度可能会导致后牙压低。"加速器"与隐形矫治器结合使用（见第5章，专题24）可能有助于避免这种情况

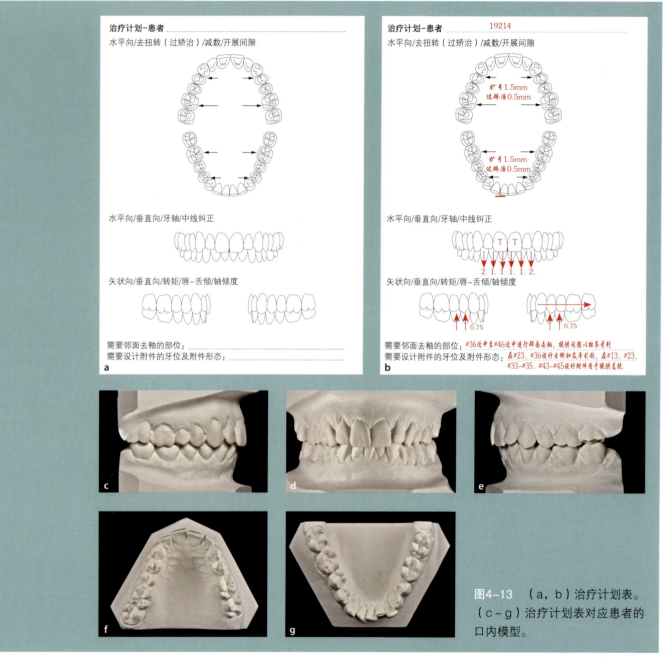

图4-13　（a，b）治疗计划表。（c~g）治疗计划表对应患者的口内模型。

9. 无论是固定矫治还是隐形矫治，都只会改变牙齿的位置，而不会改变牙齿的解剖形态。因此，在正畸治疗结束时，常须通过调𬌗来改善咬合（见第5章，专题25）。尤其是过突的边缘嵴常会导致早接触，要通过调𬌗来消除。在记录咬合接触点时，患者可于坐位或站位，在头部放松和直立的状态下进行记录，切勿采取卧位，以避免髁突处于后退位

治疗计划示例

图4-13为一例深覆𬌗患者的治疗方案。可以通过不同的方式整平Spee曲线：

- 切牙压低
- 切牙和尖牙压低
- 前磨牙伸长
- 磨牙伸长
- 综合使用上述各种方法

　　由于牙齿移动方式存在多种可能性，正畸医生应该决定哪种牙齿移动设计最适合患者。如果在虚拟治疗软件上传治疗计划时只是简单地描述"请将Spee曲线整平"，则这样的医嘱并没有包含有效信息。本病例患者的计划（图4-13）如下：

1. 压低下颌切牙
2. 压低下颌尖牙
3. 在压低前牙的同时，伸长下颌前磨牙0.75mm

　　#11和#21要转矩控制。上下牙弓须扩宽1.5mm，并设计0.5mm过矫治。上颌左侧磨牙设计远移。#42唇倾，因此不能进一步唇倾以免造成牙龈退缩。在治疗开始前，患者口内的所有细节都会被记录下来，然后转移到虚拟治疗软件中。仔细审查虚拟治疗软件设计的虚拟治疗效果非常重要：

- 软件中上下牙弓是否正确？
- 仔细检查治疗结束时软件所设计的咬合关系是否正确？
- 前磨牙和磨牙与对颌牙的接触是否充分？
- 在治疗中或治疗后是否存在"黑三角"？
- 是否有足够的覆盖？
- 前牙区间隙是否足够？
- 所设计的牙齿移动是否能够完成？是否要采用分步移动策略（例如首先直立牙齿，然后进行去扭转）？

- 所设计的步距是否正确，还是过快？一些计划中的牙齿移动是否过快？
- 虚拟治疗软件中设计的邻面去釉是否合适？或者是否还有其他邻接点需要邻面去釉？
- 附件的设计是否适用于牙齿移动，是否距离龈缘至少2mm？

治疗过程

　　在治疗过程中要检查以下几点：

- 隐形矫治器佩戴后舒适性如何？患者对治疗过程是否感到舒适？
- 隐形矫治器在佩戴后是否完全就位？
- 隐形矫治器是否贴合？
- 隐形矫治器是否正确包裹所有的附件？
- 口内的咬合情况是否与虚拟治疗软件计划中的一致？
- 口腔卫生维护情况是否令人满意？
- 是否出现牙龈退缩？
- 是否出现颞下颌关节紊乱症状，或出现肌肉疼痛或存在扳机点？

　　治疗开始后，下一步应将虚拟治疗软件设计的虚拟治疗效果与口内情况进行比较：

- 是否有足够的间隙可用于计划的牙齿移动，是否还需要额外的间隙？
- 根据邻面去釉表进行的邻面去釉量是否合适？是否还要增加邻面去釉量？
- 在治疗中是否要粘接额外的附件？

　　然后确定下一次患者就诊的时间。在第一阶段治疗结束时，要考虑以下几点：

- 是否要追加矫治器以进行精细调整？

- 是否要设计过矫治？

- 是否存在间隙或"黑三角"需要调整？

- 牙龈附着位置是否正确？如果部分牙齿出现牙龈退缩，是否会出现双侧牙龈高度不一致？

- 在习惯性牙尖交错位，是否所有后牙均有紧密的咬合接触，是否前磨牙和磨牙可以咬住Shimstock咬合纸？

- 在习惯性牙尖交错位时，前牙是否轻微脱离咬合接触（即Shimstock咬合纸可以被拉出）？

- 是否要使用𬌗架检查静态和动态咬合？

- 是否要调整牙齿解剖形态或调𬌗？

- 如果正畸治疗后计划进行修复治疗，患者是否应该在隐形矫治完成之前进行修复科会诊？

- 如果不需要进行精细调整，则应该选择哪种保持方式？

参考文献

[1] Kokich VG, Spear FM, Mathews DP. Interdisziplinäre Behandlungsplanung: am Anfang steht die Ästhetik. Inf Orthod Kieferorthop 2006;38:211–220.

[2] Polz M. Anatomy of teeth. In: Boisserée W, Schupp W (eds). Kraniomandibuläres und Muskuloskelettales System. Berlin, Germany: Quintessenz, 2012.

[3] Brudvik P, Rygh P. The repair of orthodontic root resorption: an ultrastructural study. Eur J Orthod 1995;17:189–198.

[4] Rygh P, Brudvik P. Root resorption and new wire qualities. Eur J Orthod 1993:343 (Abstract).

[5] Kantarci A, Will L, Yen S, eds. Tooth Movement. Basel, Switzerland: Karger, 2016.

[6] Miles PG, Rinchuse DJ, Rinchuse DJ, eds. Evidence-Based Clinical Orthodontics. Berlin, Germany: Quintessence Publishing, 2012.

[7] Acar A, Canyürek U, Kocaaga M, Erverdi N. Continuous vs. discontinuous force application and root resorption. Angle Orthod 1999;69:159–163; discussion 163–164.

[8] Levander E, Malmgren O, Eliasson S. Evaluation of root resorption in relation to two orthodontic treatment regimes. A clinical experimental study. Eur J Orthod 1994;16:223–228.

[9] Oppenheim A. Human tissue response to orthodontic intervention of short and long duration. Am J Orthod Oral Surg 1942;28:263–301.

[10] Reitan K. Effects of force magnitude and direction of tooth movement on different alveolar bone types. Angle Orthod 1964;34:244–255.

[11] Weiland F. Constant versus dissipating forces in orthodontics: the effect on initial tooth movement and root resorption. Eur J Orthod 2003;25:335–342.

[12] Kumasako-Haga T, Konoo T, Yamaguchi K, Hayashi H. Effect of 8-hour intermittent orthodontic force on osteoclasts and root resorption. Am J Orthod Dentofacial Orthop 2009;135:278, e1–8; discussion 278–279.

[13] Dijkman GE, Maltha JC, Kuijpers-Jagtman AM Orthodontic treatment and root resorption. Ned Tijdschr Tandheelkd 1996;103:301–303.

[14] Maltha JC, Dijkman G. Discontinuous forces cause less extensive root resoprtion than continuous forces. Eur J Orthod 1996;18:420.

[15] Elkholy F, Lapatki B. Recommendation of a novel film-thickness sequence, 0.4, 0.5 and 0.75 mm, for aligner systems. JAO 2018;2:295–304.

[16] Yasuda H. Bone and bone related biochemical examinations. Bone and collagen related metabolites. Receptor activator of NF-kappaB ligand (RANKL). Clin Calcium 2006;16:964–970.

[17] McLaughlin RP, Bennett JC. Evolution of treatment mechanics and contemporary appliance design in orthodontics: a 40-year perspective. Am J Orthod Dentofacial Orthop 2015;147:654–662.

[18] Grauberger O. Initial Force Systems in Orthodontic Therapy – A Comparison of Conventional Levelling Archwires with Gummetal. Düsseldorf, Germany: Universität Düsseldorf, 2018.

[19] Nanda R, ed. Esthetics and Biomechanics in Orthodontics. St Louis, MI: Saunders, 2015.

[20] Nance HN. The limitations of orthodontic treatment; diagnosis and treatment in the permanent dentition. Am J Orthod 1947;33:253–301.

[21] Riedel RA. A review of the retention problem. Angle Orthod 1960;30:179–199.

[22] Blake M, Bibby K. Retention and stability: a review of the literature. Am J Orthod Dentofacial Orthop 1998;114:299–306.

[23] Strang RH. Factors of influence in producing a stable result in the treatment of malocclusion. Am J Orthod Oral Surg 1946;32:313–332.

[24] Joondeph DR. Stability, retention and relapse. In: Graber LW, ed. Orthodontics: Current Principles and Techniques. Philadelphia, PA: Elsevier Mosby, 2012:991–1019.

[25] Rudzki I, Klein U, Kirschneck C. Rezidiv und Stabilität nach transversaler Erweiterung der Zahnbögen – eine retrospektiv longitudinale Studie. Inf Orthod Kieferorthop 2017;49:1–13.

[26] Ihlow D, Rudzki I, eds. Kieferorthopädische Retention. Stuttgart, Germany: Thieme, 2018.

[27] Lundstrom A. Malocclusion of the teeth regarded as a problem in connection with the apical base. Int J Orthod Oral Surg Radiog 1925;11:1109–1133.

[28] Timms DJ, Orth D, eds. Forcierte Gaumennahterweiterung. Berlin, Germany: Quintessenz, 1986.

[29] Funke J, Schupp W. Die attachmentverankerte Apparatur zur Gaumennahterweiterung. Kieferorthop 2019;33:345–346.

[30] Melsen B, Fiorelli G. Who needs biomechanics today? Inf Orthod Kieferorthop 2010;42:87–96.

[31] Fleming PS, Johal A, Pandis N. The effectiveness of laceback ligatures during initial orthodontic alignment: a systematic review and meta-analysis. Eur J Orthod 2013;35:539–546.

[32] Yamaguchi M, Kasai K. The effects of orthodontic mechanics on the dental pulp. Semin Orthod 2007;13:272–280.

[33] Bilgic F, Gelgor IE. Prevalence of temporomandibular dysfunction and its association with malocclusion in children: an epidemiologic study. J Clin Pediatr Dent 2017;41:161–165.

[34] Špalj S, Šlaj M, Athanasiou AE, Žak I, Šimunović M, Šlaj M. Temporomandibular disorders and orthodontic treatment need in orthodontically untreated children and adolescents. Coll Antropol 2015;39:151–158.

[35] Gesch D, Bernhardt O, Alte D, Kocher T, John U, Hensel E. Malocclusions and clinical signs or subjective symptoms of temporomandibular disorders (TMD) in adults. Results of the population-based Study of Health in Pomerania (SHIP). J Orofac Orthop 2004;65:88–103.

[36] Wiegelmann S, Bernhardt O, Meyer G. The association between occlusal parameters in static and dynamic occlusion and the signs and symptoms of temproromandibular disorders. J CranioMand Func 2015;7:27–39.

第5章

不同隐形矫治系统对不同类型错殆畸形的矫治效果

TREATMENT OF DIFFERENT MALOCCLUSIONS WITH DIFFERENT ALIGNER SYSTEMS

本章将逐步提供不同错𬌗畸形及其无托槽隐形矫治的案例。这些专题将展示不同类型的错𬌗畸形，但当确定治疗特定问题时，我们将重点聚焦错𬌗畸形的某一主要方面。不会进一步介绍患者其他问题的治疗方案。隐形矫治系统将展示为"外包隐形矫治系统"（隐适美、Air Nivol、时代天使）和"椅旁隐形矫治系统"（OnyxCeph软件）。

专题1.1

椅旁隐形矫治

Dr. Fayez Elkholy，Dr. Julia Funke

简介

在过去的20年里，隐形矫治一直是正畸治疗的主要选择。它为医生和患者带来了一定的好处。自引入基于牙颌模型的矫治器来移动牙齿以及引入不同的矫治器材料以来，已经提出了几种矫治器概念。第一种概念是根据外包的技工室提出的计算机辅助设计/计算机辅助制造（CAD/CAM）规划和生产的矫治器，并且当时仅由隐适美公司（Align Technology，Santa Clara，CA，USA）提供。随着新型数字打印机和隐形矫治器设置软件的引入，在正畸领域出现了更多的公司；例如CA科技公司（Scheu Dental，Iserlohn，Germany）、Accusmile（Forestadent，Pforzheim，Germany）和eCligner（Seoul，South Korea）。第二种概念主要是在石膏模型上手动排列牙齿以进行椅旁矫治器的制作。由于石膏模型上手动移位牙齿的不准确性，这一概念仅限于一定范围内的牙齿移动。然而，

通过引入经济适用的数字化排牙和打印解决方案，消除了这种限制，使更复杂的牙齿移动变得更精准且可控。后者显著增加了制作椅旁隐形矫治器的兴趣。本章将概述目前隐形矫治器制作的数字化工作流程。

不同的牙列排齐方法

一般来说，临床实践中应用了两种不同的牙列排齐方法。这两种方法的主要区别在于每步的牙齿移动量以及为每个分步移动制作的矫治器的数量。第一种方法包括将牙齿移动分为最大可达0.2mm的线性和约2°的旋转移动的小步骤，并在每个分步移动中制造出厚度均匀的矫治器。第二种方法基于更大的步距，最多可达0.5~0.75mm。然而，在每步设定过程中，根据所用系统，使用热成型技术制造出不同厚度（0.4~0.8mm）的矫治器。这种连续的矫治器厚度为每个设定步骤提供了逐渐的增量。这种方法的一般优势主要在于较大的增量设定，减少了模型的数量。

这种方法最初推荐的矫治器厚度序列是0.5mm、0.625mm和0.75mm。然而，有证据表明，这种矫治器序列会导致牙齿承受高应力，导致牙周膜过度受力以及在分步移动中非均匀的应力增加。因此，建立了一个新的矫治器序列，该序列初始"平缓"厚度为0.4mm，省略了厚度为0.625mm的矫治器膜片。通过这种方式，新推荐的矫治器序列厚度为0.4mm、0.5mm和最终的0.75mm矫治器。

椅旁矫治器制作的数字化工作流程

几乎每名牙医都熟悉传统模拟矫治器的制作过程，从取模、分离和移位石膏模型上的

牙齿，最后在这些模型上制作热成型矫治器。数字化椅旁矫治器的制作流程并没有太大区别。事实上，深入理解数字化排牙工作流程以及适合的软硬件对于成功的排牙至关重要（图5-1-1-1）。数字化工作流程通常从患者牙齿的三维模型创建开始，随后导入并准备三维模型、分离牙齿，并创建数字化排牙。然后可以将分离后的模型在隐形矫治排牙软件中进行操作，如果需要的话，还可以放置不同调整模块（例如附件或压力点）。最后是分步移动过程，即创建单个步距并将每个分步导出为单独的三维模型，这些模型将用于热成型矫治器。

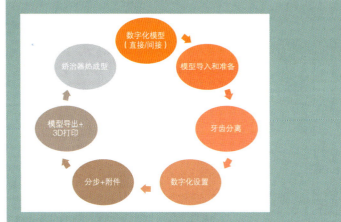

图5-1-1-1　数字化椅旁矫治器制造工作流程概述。

　　与此同时，正畸领域有不同的椅旁排牙规划程序。其中一些程序在表5-1-1-1中列出。然而，在下面的部分中，我们只比较了其中一部分程序，包括Archform（St. Gallen，Switzerland），OnyxCeph3（图像传感器，Chemnitz，Germany）。

表5-1-1-1　正畸领域中可用的内部排牙规划程序

材料	名称	制造商	薄膜厚度（mm）	弹性模量（MPa）	有无隔离膜	使用
聚对苯二甲酸乙二醇酯（PET-G）	Duran	Scheu, Iserlohn, Iserlohn, Germany	0.4、0.5、0.625、0.75	2200	无	牙齿移动
	Clear-Aligner	Scheu, Iserlohn, Iserlohn, Germany	0.4（超软）、0.5（软）、0.625（中）、0.75（硬）	2200	无	牙齿移动
	Biolon	Dreve, Unna, Germany	0.5、0.625、0.75	2020	无	牙齿移动
	Erkodur	Erkodent, Pfalzgrafen-weiler, Germany	0.5、0.6、0.8	2200	有	牙齿移动
	Track A	Forestadent, Pforzheim, Germany	0.5、0.63、0.8	N.A.	有	牙齿移动
聚丙烯（PP）	COPY-PLAST	Scheu Dental, Iserlohn, Germany	1	450	无	附件模板
多层	Smart Track	Align Technology, Santa Clara, CA, USA	0.76	N.A.	无	牙齿移动
多层（脂环族，聚酯/聚醚型聚氨酯）	Zendura FLX	Bay materials, Fremont, CA, USA	0.38、0.625、0.76、1.02	1256	无	牙齿移动
聚氨酯（PU）	Zendura A	Bay materials, Fremont, CA, USA	0.38、0.625、0.76、1.02	1938		

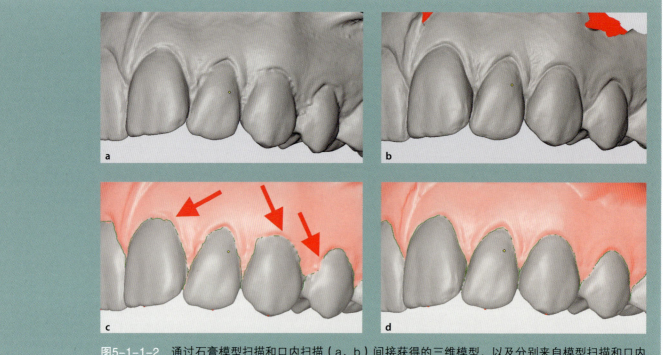

图5-1-1-2　通过石膏模型扫描和口内扫描（a，b）间接获得的三维模型，以及分别来自模型扫描和口内扫描的相应分割模型（c，d）。如红色箭头所示，石膏模型扫描包含了更多的伪影，阻碍了牙冠边缘的清晰定义。

数字化模型的获取

数字化排牙的第一步是获得患者牙齿的虚拟三维模型。这一过程要仔细进行，以方便后期的模型操作步骤。目前有两种主要的方法可以对患者的牙齿进行数字化处理：通过数字化患者的石膏模型（间接法）或直接使用口内扫描仪进行口内扫描（直接法）。前一种方法需要更高的技工室成本。此外，由于石膏材料的膨胀以及存在于牙冠边缘区域的杂质或气泡等原因，所创建的三维模型质量通常不如由口内扫描仪直接创建的模型质量好（图5-1-1-2）。相比之下，口内扫描仪通常能产生清晰的牙冠轮廓以及明确的龈缘，这对于形状驱动的矫治器（例如隐形矫治器）至关重要。这一方面对于在指定软件中精确分割牙齿也很重要（图5-1-1-2c，d）。

然而，在某些矫治系统中，矫治器会延伸到牙齿区域之外，覆盖一些软组织以加速矫治器的热成型处理。为了确保矫治器的舒适度并避免软组织受压，操作者必须充分记录口腔、舌侧牙龈、舌系带以及唇、颊、舌黏膜等区域（图5-1-1-3）。此外，与任何正常的正畸诊断和治疗计划一样，患者咬合状况应准确记录以防止治疗后的咬合不稳定。大多数扫描仪在完成咬合扫描后都会实时检查咬合接触情况（图5-1-1-4）。

除了扫描模型质量和方向外，三维模型或口内扫描仪的导出能力也是牙医在选择指定软件中进行三维分析、操作和分割的重要因素[1]。

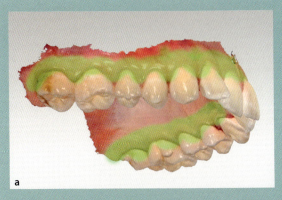
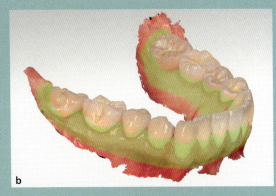

图5-1-1-3　来自Trios口内扫描仪界面的屏幕截图显示上颌（a）和下颌扫描（b）。绿色标记区域说明了在口内扫描进行矫治器制作时需要考虑的重要区域。

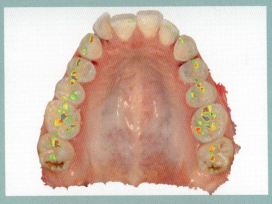

图5-1-1-4　口内扫描仪（Trios 3，3Shape）的屏幕截图数字咬合记录和模型排列显示后的可视化咬合接触。

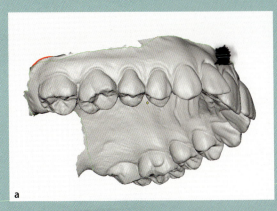
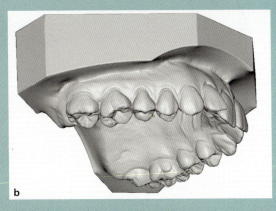

图5-1-1-5　（a）导入的口内扫描在修剪前，用绿线标记模型边界。（b）口内模型在OnyxCeph3中修剪并添加合适的模型底座后。

模型导入与准备

　　获得口内扫描或模型扫描后，导出的三维模型应适当准备以供进一步处理。准备步骤通常包括从三维扫描中删除多余区域、充填小孔以及平滑三维扫描边缘。这个功能最好集成在矫治器规划软件中，否则要使用外部程序，并且需要额外的导出和导入步骤。然而，它还没有包含在所有程序中。例如，OnyxCeph3软件在其标准导入和准备模块中提供了此功能（图5-1-1-5）。此外，根据咬合平面、上

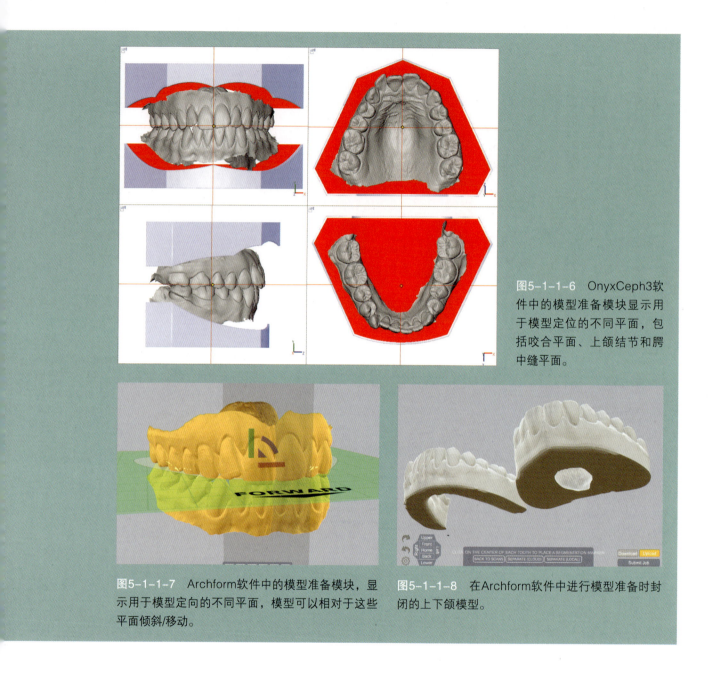

图5-1-1-6　OnyxCeph3软件中的模型准备模块显示用于模型定位的不同平面，包括咬合平面、上颌结节和腭中缝平面。

图5-1-1-7　Archform软件中的模型准备模块，显示用于模型定向的不同平面，模型可以相对于这些平面倾斜/移动。

图5-1-1-8　在Archform软件中进行模型准备时封闭的上下颌模型。

颌结节和腭中缝平面对模型进行定位（图5-1-1-6和图5-1-1-7）。这种定位有时被矫治器规划程序用来作为牙齿移动的参考平面。

　　然而，其他程序只提供使用单颗牙齿坐标系来对单颗牙齿进行操作。模型导入过程的最后步骤通常是最终精修以及为扫描和定位的虚拟模型添加适当的基座（图5-1-1-5）。

　　一些程序不包括这个功能；手动调整模型

后，用平面封闭封顶区域，创建了上下颌的闭合马蹄形模型，允许对上颌和下颌进行虚拟封闭（图5-1-1-8）。

模型分割和牙齿分离

　　接下来是对虚拟模型的分割。在此过程中，软件会从虚拟模型中分离出单个牙冠。有些程序要手动定义牙冠边缘，而其他程序则

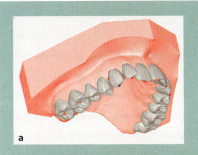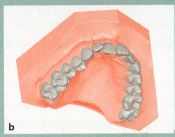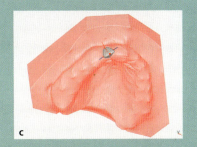

图5-1-1-9　在OnyxCeph3软件中牙齿分割过程的各个步骤，包括牙冠中心点放置（a）、牙冠识别（b）、参考点和牙轴校正（c）。

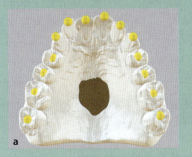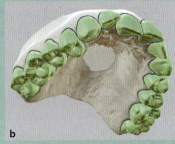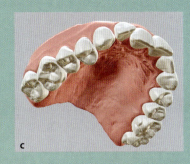

图5-1-1-10　在Archform软件中牙齿分割过程的不同步骤，包括牙冠中心点放置（a）、牙冠识别（b）、分割牙冠（c）。在牙冠识别中可以通过移动绿色边缘来纠正已识别的牙冠。

只要在对应的牙齿中心放置一个点（图5-1-1-9和图5-1-1-10）。后者通常会自动分割，调整识别的牙冠只用点击少许点来确定。这个过程基于程序中不同的自动化算法[2]。识别出的牙冠可以通过两种方式进行修改：拖动对应于3D牙冠表面的点（图5-1-1-9），或更改已识别的牙冠边缘（图5-1-1-10）。在完成牙冠识别后，程序通常会在单个牙冠周围添加虚拟牙根来创建实体图像。然而，这些虚拟牙根不能用于牙齿移动的参考。需要全面的影像学检查和口腔临床检查，以评估实际的牙根位置，最终只能通过CBCT安全地定义。另一个非常重要的步骤是验证为每颗计划移动的牙齿而创建的点和轴，以确保坐标系的方向正确（图5-1-1-9c）。完成这些步骤后，可以保存最终的虚拟模型，并将其用于隐形矫治。

数字化排牙与牙齿移动

所需程序功能

选择合适的模块或程序时一个重要的标准是利用工具来准确测量单颗牙齿或一组牙齿的精确可量化移动（图5-1-1-11和图5-1-1-12）。这些线性和角度的移动步骤可以分别精确调整为0.01mm和0.5°（图5-1-1-11a和图5-1-1-12a）。对于较大的移动步骤，最好输入数字来减少点击次数，直至达到所需的移动范围。另一个可以使用但不太准确的选择是使用屏幕上的工具移动牙齿或牙齿组（图5-1-1-11b和图5-1-1-12b）。另一个重要的程序功能是可视化最终治疗效果以及每个矫治步骤中咬合接触的能力（图5-1-1-12b和图5-1-1-13）。这在避免牙齿移动期间的早

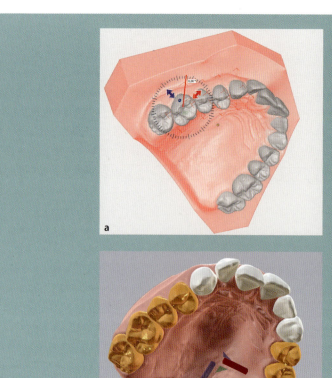

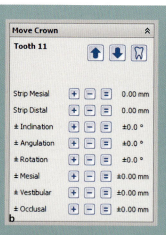

图5-1-1-11 Onyx-Ceph3软件中的牙齿移动选项。（a）牙齿移动工具箱可设计各类平移/旋转移动，以及模拟邻面去釉。移动量可以单独调整到0.01mm。这个工具箱也可用于同时移动多颗牙齿。（b）手动移动牙齿工具，带有数字显示的应用移动。

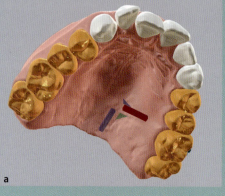

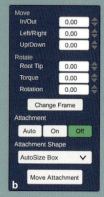

图5-1-1-12 Archform软件中的牙齿移动选项。（a）具有不同平移/旋转移动的牙齿移动工具箱以及附着工具箱。可以为每个移动类型单独设计每步移动量。（b）手动移动牙齿工具。在这个示例中，每步移动量，右侧后牙和左侧后牙被选中，被选中的牙齿将同时移动，但是是下颌坐标系而不是单颗牙齿坐标系。不同牙冠上的黄色轮廓表示下颌支抗的接触区域。

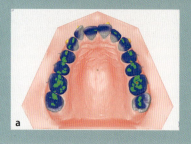

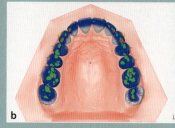

图5-1-1-13 OnyxCeph3软件中设计的病例显示初始位咬合接触（a）、目标位咬合接触（b）。红色区域表示重咬合接触区。

接触以及防止早接触影响治疗稳定性方面至关重要。

规划目标位

虚拟模型分割后，可以在单独的模块中（例如OnyxCeph3软件中的Aligner模块）或专门用于排牙规划的程序中（例如Archform软件）进行实际排牙预备。这一步通常由规划目标位开始，目标位代表了牙齿期望达到的最终位置。由于可以对所有牙齿移动类型进行虚拟操作，因此深入了解矫治器的生物力学和局限性对于执行此步骤以及实现计划的移动至关重要。这已在第3章详细讨论。此外，简明全面的诊断和治疗计划过程以及正畸临床经验也是必不可少的。

在设定好目标位后，医生须检查治疗计划

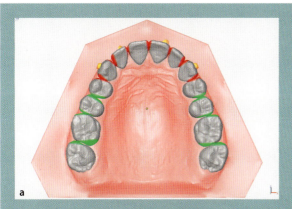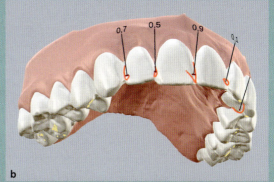

图5-1-1-14　近远中牙冠发生重叠情况示例。（a）在OnyxCeph3软件中，红色标记表示重叠的牙冠，绿色标记表示直接接触但没有重叠的牙冠。（b）牙冠重叠的数量可以通过选择每颗牙齿的牙冠来显示，或者通过额外概述所有牙冠间距离的表格来显示。在Archform软件中，一旦牙冠发生重叠，就会直接显示。

图5-1-1-15　表格显示牙冠间距离以及模拟的磨除量（如果有的话）。此表可以导出到患者的数字化记录或打印以供进一步使用。

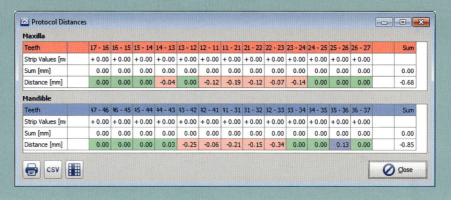

所需的间隙要求，并在治疗结束时根据咬合理念（见第4章）验证产生的咬合接触。

如果存在间隙不足，所选的矫治工具还应提供量化单个牙冠近远中的重叠程度（图5-1-1-14），并允许模拟邻面去釉。然后，应在患者身上手动应用虚拟规划的邻面去釉。为了执行此步骤，医生应该能够从所选程序中导出邻面去釉的步骤。导出邻面去釉的示例如图5-1-1-15所示。

矫治器与附件的调整

使用矫治器进行复杂的移动。例如，牙齿的旋转或垂直向移动，通常在要移动的牙齿或相邻牙齿上放置树脂附件[3-5]。可能还需要其他调整，包括在矫治器中施加压力点，以执行控根或整体移动[5]。不同的附件形状和矫治器的调整将在单独的章节中描述。所用程序的一个重要特点应该是能够放置不同类型的附件，并且最好允许调整它们的位置（图5-1-1-16和图5-1-1-17）。一些程序允许手动放置具有不同形状、大小、类型的附件。然而，有些程序根据实现目标或个性化的算法自动放置附件。后者取决于所希望的牙齿移动类型和程度。然而，前者需要一个附件库，医生也可以

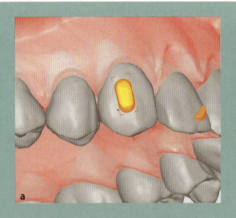
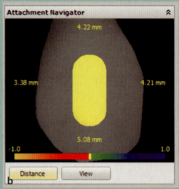

图5-1-1-16　（a）示例显示在OnyxCeph3软件中于#13上放置附件。（b）附件移动工具（例如附件导航器）。这些在附件旁边和上面/下面的数字表示牙齿边缘周围不同参考点位置。它们可以从附件库程序中进行选择，并能够创建自定义附件（图5-1-1-18）。

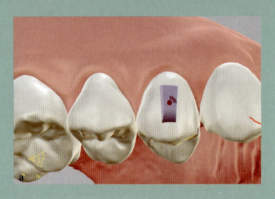
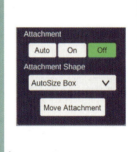

图5-1-1-17　（a）示例显示在Archform软件中于#14上放置附件。附件可以在牙齿表面手动移动或旋转。（b）附件类型可以根据牙齿移动类型自动选择或者从附件工具箱的附件库中选择。

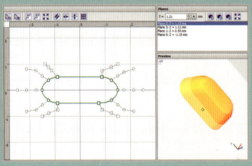

图5-1-1-18　带有图形化设计的OnyxCeph3软件中的附件设计模块。毫米刻度上的点（左侧窗口）显示附件的边界，并且可以对每个平面单独调整。右侧窗口显示最终附件形状的三维预览。

使用所谓的"附件设计器"（OnyxCeph3）自定义其特性（图5-1-1-18）。一些程序还提供了在治疗过程中更改附件的选项。

一般来说，隐形矫治附件的设计有几种不同方法。一种是在扫描之前直接将附件粘接到牙齿上（图5-1-1-19）；另一种是虚拟设计附件，打印出牙齿初始情况模型，并热成型一个附件模板。然后，使用该模板在患者的牙齿上转移虚拟附件（图5-1-1-20）。这两种方法各有优缺点：第一种方法，即在扫描之前手动放置附件，可能会提供更适合的矫治器，并消除由模板变形引起的转移错误，包括设计附件的变形或附件体周围多余的树脂"飞边"；第二种方法，即附件的虚拟设计，允许设计复杂的附件几何图形，并提供附件的精确定位。

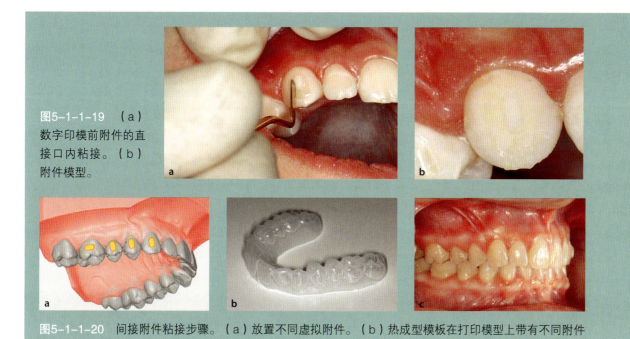

图5-1-1-19　（a）数字印模前附件的直接口内粘接。（b）附件模型。

图5-1-1-20　间接附件粘接步骤。（a）放置不同虚拟附件。（b）热成型模板在打印模型上带有不同附件的定型膜片。（c）与牙齿粘接的最终附件。

隐形矫治的分步设计

一般而言，分步排齐一般是以不同增量划分目标牙齿位置的过程。这个步骤被认为是排齐治疗计划中最耗时、最重要的一步，因此应该非常精确地进行。在"分步"过程中首先要考虑的是每个增量的最大牙齿移动量，以避免牙周组织过度负荷[5-11]。后者通常取决于使用矫治器材料的刚度，因为它决定了施加在牙齿上的机械负荷（见本章"无托槽隐形矫治器的热成型"）。此外，每次增量都应该评估支抗情况，即所有牙齿移动是否可以同时完成，或者牙齿应该以连续的方式移动（例如序列远移、序列压低）。后一种情况通常发生在磨牙和前磨牙的远移中。如图5-1-1-21所示为一个支抗应用的示例。在此示例中，首先应远移尖牙、前磨牙和第一磨牙，然后切牙。一次性完成所有移动是不可能的，因为所有希望的移动都是朝同一个方向的。因此，医生应该创建支抗单元和移动单元。还应仔细考虑支抗装置的大小，以避免支抗丧失。这样，同时移动尖牙、前磨牙和磨牙会留下颌切牙作为支抗单元，这只造成非预期的前牙进一步前突。为了避免这种非预期的移动，移动应按顺序进行，即在第一步中，磨牙（移动单元）应该与所有剩余的牙齿（支抗单元）分开。在接下来的步骤中，可以移动前磨牙，接着是尖牙（图5-1-1-21c，d）。

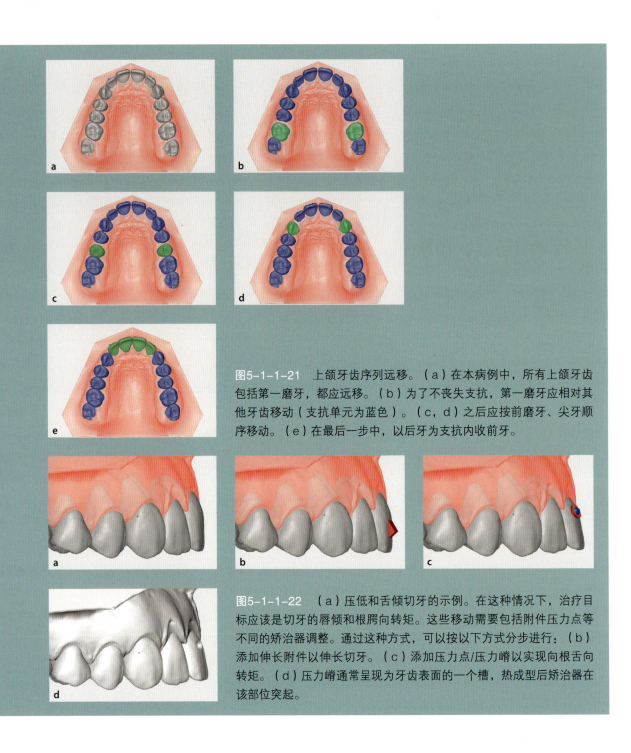

图5-1-1-21 上颌牙齿序列远移。（a）在本病例中，所有上颌牙齿包括第一磨牙，都应远移。（b）为了不丧失支抗，第一磨牙应相对其他牙齿移动（支抗单元为蓝色）。（c，d）之后应按前磨牙、尖牙顺序移动。（e）在最后一步中，以后牙为支抗内收前牙。

图5-1-1-22 （a）压低和舌倾切牙的示例。在这种情况下，治疗目标应该是切牙的唇倾和根腭向转矩。这些移动需要包括附件压力点等不同的矫治器调整。通过这种方式，可以按以下方式分步进行：（b）添加伸长附件以伸长切牙。（c）添加压力点/压力嵴以实现向根舌向转矩。（d）压力嵴通常呈现为牙齿表面的一个槽，热成型后矫治器在该部位突起。

在最后一步，以后牙为支抗内收前牙（图5-1-1-21e）。根据不同的移动"阶段"或者增量，医生应重新评估所执行的牙齿移动类型，并根据需要更换附件，以实现所需的移动。例如，如果要伸长并旋转切牙。证据表明，如果没进行调整，通常很难通过隐形矫治器完成这些移动。因此，切牙的移动应该是单独完成的，即应用一个伸长附件来伸长特定的牙齿，然后完成伸长后，应去除附件，并在矫治器中施加压力点或线以引导期望的牙根移动（图5-1-1-22）。

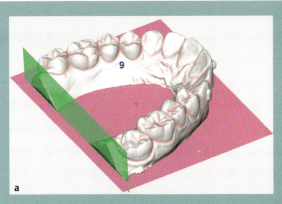 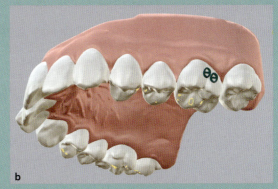

图5-1-1-23　（a）OnyxCeph3软件中的模型准备和导出模块。通常的准备步骤包括使用不同的分割平面剪切不需要的模型区域、在模型中（粉色区域）填塞倒凹并最终向模型添加阶段序号。（b）Archform软件中的模型准备也包括编号不同的阶段（自动执行）以及定义导出模型的参考面。此外，这两个程序都提供了打印空心模型的选项，从而节省打印材料并降低生产成本（见第7章）。

在计划了不同的增量后，治疗"时间表"上应该添加一个最终的"过矫治"阶段。在该阶段，所有计划的牙齿移动都应该超出目标牙齿位置来进行补偿，以弥补矫治器与牙齿之间的"余隙"[8-9,12]。我们的经验表明，在计划移动量中最终增加10%足以抵消这种余隙。出于同样的原因，所谓的"虚拟内收"等虚拟移动链也应该在最终阶段应用。这一过程涉及切牙和尖牙的移动，内收牙齿使其相互邻接更紧密。然而，当使用虚拟移动链时，应该牢记咬合概念，以避免在前牙产生不期望的早接触。

导出与3D打印

在分步过程之后，要为每个步骤准备一个虚拟的"工作"模型进行导出并3D打印。模型制作通常包括修剪模型以达到所需的形状，并创建马蹄形模型（图5-1-1-23）。此外，应封闭所有的缺口以避免不必要的压力点。

为了便于在打印后识别不同的牙颌模型，应在模型上放置一个模型虚拟描述（图5-1-1-23）。执行最后2个步骤实际上通常取代了手动封闭这些区域，医生可以直接使用打印好的模型，并且不需要额外的操作时间。

在准备完模型后，单个模型应该以开放的文件格式导出。大多数情况下，所有的3D打印机软件都能读取光刻胶文件（*.stl）。同时，适用的3D打印机主要有两种原理，即选择性固化液态树脂或融合丝。第一种原理（数字光处理/光刻胶树脂或DLP/SLA）的3D打印机非常适合生产精度极高的模型，它采用多种先进的材料，并具有精细的特征。此外，打印过程更快，因此效率更高。第二种原理［熔融沉积成型/融合丝制造（FDM/FFF）］基于热塑性丝的熔化和挤压。这些打印机更便宜，但也需要大量的维护。尽管如此，报告显示，即使是相同分辨率的DLP/SLA 3D打印机，使用FDM打印机打印的表面质量更加粗糙[13-14]。

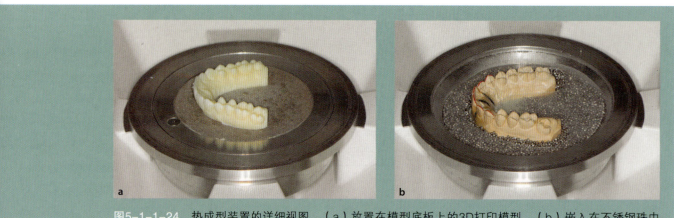

图5-1-1-24　热成型装置的详细视图。（a）放置在模型底板上的3D打印模型。（b）嵌入在不锈钢珠中的石膏设定模型。不锈钢珠的缺点是每个热成型模型的不确定和可变的位置。

然而，在FDM打印的模型上可以进行热成型，在FFF打印的模型上产生的几何形状足够精确[15]。

然而，除了所使用的打印方法外，垂直打印分辨率应达到50μm以足够用于制作矫治器和转移附件。

除了打印分辨率外，打印机软件还应该提供直观的用户界面以及一些额外功能。例如，可以使三维模型空心以减少材料使用量，并相应地提高治疗成本效益。此外，能够添加模型支撑物并改变模型方向，增加了打印过程的灵活性甚至节省了打印时间。选择正确打印机时的另一个重要因素是打印机与打印材料之间的兼容性，而不限制用户使用单一材料。

无托槽隐形矫治器的热成型

在本书出版时，市场上有两种主要的隐形矫治器材料：热塑性聚氨酯（TPU）和聚对苯二甲酸乙二醇酯（PET-G）。到目前为止，PET-G和多层隐形矫治器的研究最为系统化，因此它们也是文献中引用最多的。有许多公司生产各种厚度的PET-G和TPU隐形矫治器材料（表5-1-1-1）。

在选择了隐形矫治器材料之后，根据制造商的说明对其进行热成型。与在石膏模型上制成的热成型隐形矫治器相比，数字打印模型可以提供更一致和可复制的隐形矫治器厚度，这主要是由于可以直接将塑料模型放置在模型平台上（因为它们的高度降低），从而消除了将模型嵌入不锈钢珠中的需要（图5-1-1-24）。后者通常会因为模型深度不一致而影响矫治器的厚度，因此在购买热成型装置时应始终考虑平坦的模型平台。影响最终矫治器厚度和由此产生的机械负荷的另一个重要因素是热成型压力。为了尽可能地使矫治器适应模型并获得良好的矫治器贴合度，应保持约6bar（0.6MPa）的热成型压力[16]。

如果计划使用附件，应在初始模型上热成型一个附件模板，附件位于初始牙齿位置处，附件模板最好用弹性材料制成，其与形成附件的复合材料之间的粘接力较低。根据我们的经验，聚丙烯膜（例如Copyplast，Scheu Dental，Iserlohn，Germany）适用于此（图5-1-1-20）。

表5-1-1-2 用于椅旁矫治器不同设计软件的比较

	OnyxCeph（德国）	Achform（瑞士）
扫描模型的后处理（即修剪、分割、底座）	局部自动修复	分割工具，平滑工具，局部自动修复，自动马蹄形底座
虚拟模型的分割	半自动化（每颗牙齿只需要1个点）	半自动化（每颗牙齿只需要1个点），使用新算法非常快，表面分割
参考点的校正	手册	辅助
虚拟设置选项	–单个或分组的牙齿移动，手动或数字化	–单颗牙齿移动（手动） –只能手动分组牙齿移动
模拟下颌运动	可能在一个额外的软件模块中	下颌运动是可行的
外包治疗计划的可能性	否	是
附件放置	–手动放置 –可以自动放置（根据个别预定义规则）	–手动或自动放置
个性化附件设计	可行（附件设计）	仅通过公司优化
每颗牙齿放置多个附件	可行	目前不可行
分步矫治器	–手动调整的单独分期 –根据预定义牙齿移动限制进行半自动化设计	–根据运动限制自动分阶段 –反应阶段数 –多目标分期
高级自动分期选项（例如序列远移）	应该手动执行	预定义和半自动化
牙齿重叠和邻面去釉	–重叠出现在网格中，但不能直接显示为邻面去釉 –虚拟邻面去釉可能	重叠被直接定义为邻面去釉，根据供应商情况进行手动邻面去釉
导出邻面去釉程序	可能并且可以打印	仍然无法导出邻面去釉
打印模型的准备	–模型的个性化自动修剪、封闭和标记 –可调STL导出方向	–模型的个性化自动修剪和标记 –可调STL导出方向 –自动化空心
导出所有阶段的系列模型	可获得	可获得
许可证	软件许可证	提供不同模型型号（每个案例）

椅旁矫治系统比较

前几页说明了不同程序下椅旁隐形矫治数字化工作流程。如前所述，有更多公司提供软件支持，来保障正畸医生完全掌控隐形矫治。主要可用选项列在表5-1-1-2中并进行了比较。

总结

本章讨论了椅旁制作隐形矫治器的常见步骤，使医生几乎可以完全控制整个制作过程。该工作流程只用了2个软件解决方案来举例说明。然而，在正畸领域，每天都会出现其他解决方案，旨在简化这一过程并提高生产可能性。尽管软件简单、易用，但理解隐形矫治的生物力学对成功治疗至关重要。此外，医生应始终牢记数字化隐形矫治器属于隐形矫治的一般限制范围，并需要彻底的治疗计划。这些限制包括每个增量设置的最大牙齿移动量，以及执行某些牙齿移动类型所需的进一步辅助工具。

参考文献

[1] Claus D, Radeke J, Zint M, et al. Generation of 3D digital models of the dental arches using optical scanning techniques. Semin Orthod 2018;24:416–429.

[2] Kühnert T, Krey K-F. Intelligent Algorithmen in kieferorthopädischer Diagnostik und Planung. Inf Orthod Kieferorthop 2018;50:191–197.

[3] Elkholy F, Mikhaiel B, Repky S, Schmidt F, Lapatki BG. Effect of different attachment geometries on the mechanical load exerted by PETG aligners during derotation of mandibular canines: an in vitro study. J Orofac Orthop 2019;80:315–326.

[4] Simon M, Keilig L, Schwarze J, Jung BA, Bourauel C. Treatment outcome and efficacy of an aligner technique – regarding incisor torque, premolar derotation and molar distalization. BMC Oral Health 2014;14:68.

[5] Simon M, Keilig L, Schwarze J, Jung BA, Bourauel C. Forces and moments generated by removable thermoplastic aligners: incisor torque, premolar derotation, and molar distalization. Am J Orthod Dentofacial Orthop 2014;145:728–736.

[6] Elkholy F, Lapatki BG. Recommendation of a novel film-thickness sequence, 0.4, 0.5 and 0.75 mm, for aligner systems. JAO 2018;2:295–304.

[7] Elkholy F, Schmidt F, Jäger R, Lapatki BG. Forces and moments delivered by novel, thinner PET-G aligners during labiopalatal bodily movement of a maxillary central incisor: an in vitro study. Angle Orthod 2016;86:883–890.

[8] Elkholy F, Panchaphongsaphak T, Kilic F, Schmidt F, Lapatki BG. Forces and moments delivered by PET-G aligners to an upper central incisor for labial and palatal translation. J Orofac Orthop 2015;76:460–475.

[9] Elkholy F, Schmidt F, Jäger R, Lapatki BG. Forces and moments applied during derotation of a maxillary central incisor with thinner aligners: an in-vitro study. Am J Orthod Dentofacial Orthop 2017;151:407–415.

[10] Hahn W, Fialka-Fricke J, Dathe H, et al. Initial forces generated by three types of thermoplastic appliances on an upper central incisor during tipping. Eur J Orthod 2009;31:625–631.

[11] Hahn W, Dathe H, Fialka-Fricke J, et al. Influence of thermoplastic appliance thickness on the magnitude of force delivered to a maxillary central incisor during tipping. Am J Orthod Dentofacial Orthop 2009;136:12.e1–7; discussion 12–13.

[12] Elkholy F, Mikhaiel B, Schmidt F, Lapatki BG. Mechanical load exerted by PET-G aligners during mesial and distal derotation of a mandibular canine: an in vitro study. J Orofac Orthop 2017;78:361–370.

[13] Groth C, Kravitz ND, Jones PE, Graham JW, Redmond WR. Three-dimensional printing technology. J Clin Orthod 2014;48:475–485.

[14] Macdonald NP, Cabott JM, Smejka P, Guijt RM, Pauli B, Breadmore MC. Comparing microfluidic performance of three-dimensional (3D) printing platforms. Anal Chem 2017;89:3858–3866.

[15] Krey K, Hartmann M, Schicker P, Corteville F, Eigenwillig P. Complete digital in office workflow for aligner treatment with a fused filament fabrication (FFF) 3D printer: technical considerations and report of cases. JAO 2019;3:195–204.

[16] Elkholy F, Schmidt S, Amirkhani M, Schmidt F. Mechanical characterization of thermoplastic aligner materials: recommendations for test parameter standardization. J Healthc Eng 2019;2019:8074827.

专题1.2

椅旁隐形矫治技术流程图

1. 扫描

- 上颌牙弓及下颌牙弓，上颌含腭部
- 咬合关系
  - 无颞下颌关节紊乱病→扫描习惯性牙尖交错位
  - 有颞下颌关节紊乱病→扫描治疗性髁突位置

2. 匹配与准备

- 将扫描结果上传至OnyxCeph3软件中
- 虚拟模型的准备和分割（图5-1-2-1）

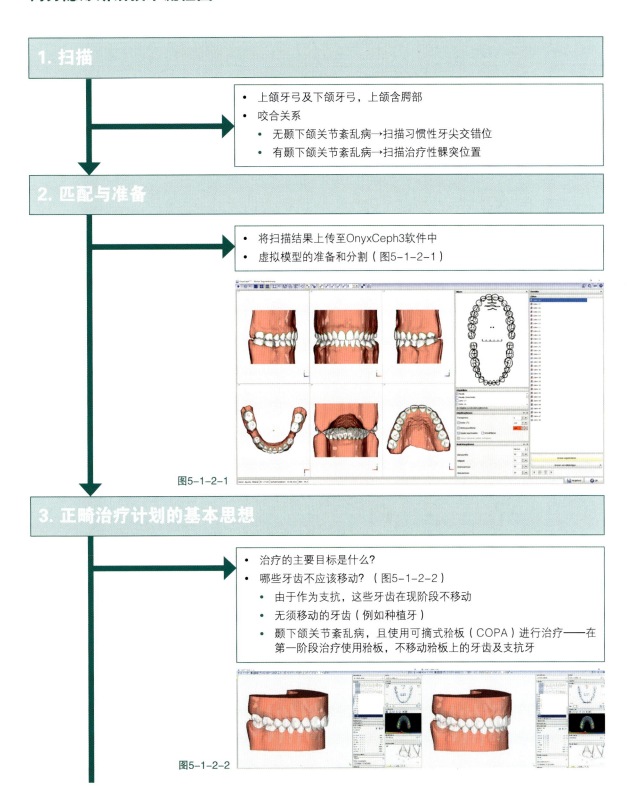

图5-1-2-1

3. 正畸治疗计划的基本思想

- 治疗的主要目标是什么？
- 哪些牙齿不应该移动？（图5-1-2-2）
  - 由于作为支抗，这些牙齿在现阶段不移动
  - 无须移动的牙齿（例如种植牙）
  - 颞下颌关节紊乱病，且使用可摘式殆板（COPA）进行治疗——在第一阶段治疗使用殆板，不移动殆板上的牙齿及支抗牙

图5-1-2-2

- 水平向移动
  - 如有必要，通过水平向移动启动虚拟治疗模拟（VTS）
  - 逐齿水平向矫治
  - 水平向矫治整个牙弓（图5-1-2-3）
  - 没有必要
- 矢状向移动
  - 如有必要（例如安氏Ⅱ类、Ⅲ类）
  - 没有必要
- 垂直向移动
  - 如有必要（例如深覆殆、开殆）
  - 没有必要

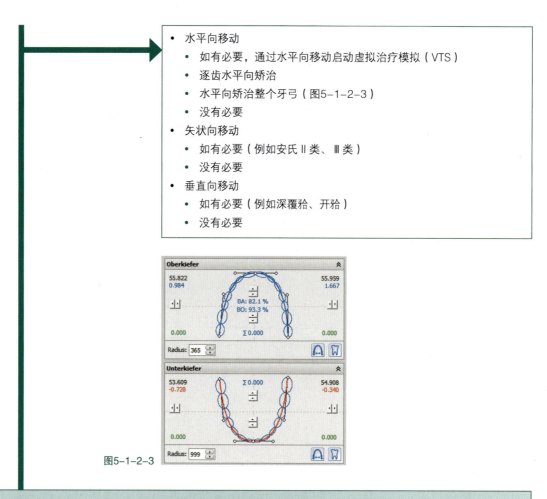

图5-1-2-3

4. 与OnyxCeph3软件虚拟治疗异常相关的治疗计划（即V.T.O. 3D）

1	间隙

- 关闭间隙
  - 从前牙区、后牙区或前后牙区同时进行
- 牙弓对称性和可能的后期修复的间隙分配
- 避免倾斜，特别是当从后牙区关闭间隙时→缓慢的移动步骤和带有角度的平移
- 避免＞3mm的近移磨牙来关闭间隙→需要辅助装置

2	拥挤度

- 拔牙
  - 在VTS之前计划
  - 在VTS内计划
- 如果存在足够的牙槽骨和牙龈，则唇倾前牙
- 扩弓
  - 与颊廊相结合
  - 如果与牙周情况和牙龈类型兼容，则扩弓
- 远移上颌牙列/下颌牙列

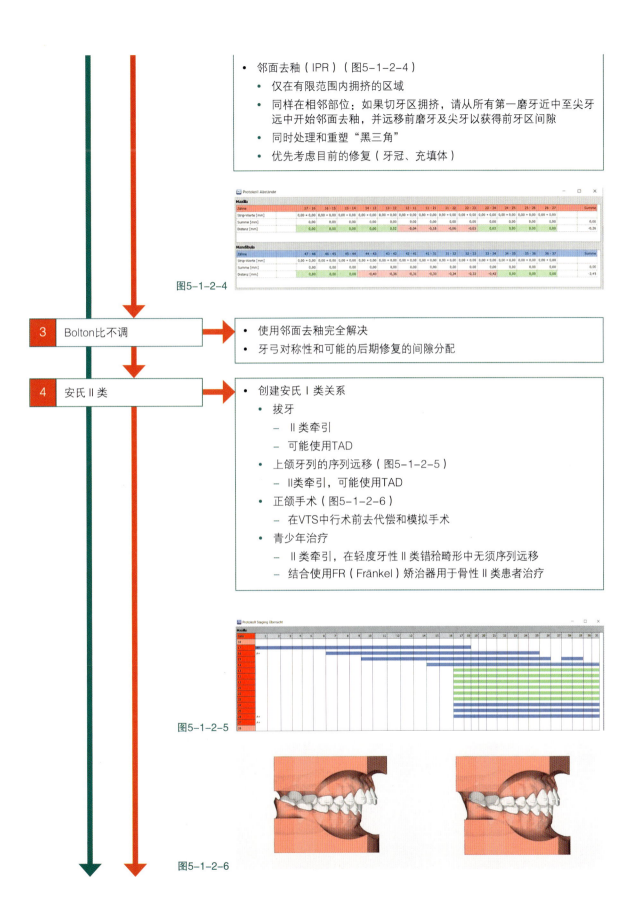

- 邻面去釉（IPR）（图5-1-2-4）
  - 仅在有限范围内拥挤的区域
  - 同样在相邻部位：如果切牙区拥挤，请从所有第一磨牙近中至尖牙远中开始邻面去釉，并远移前磨牙及尖牙以获得前牙区间隙
  - 同时处理和重塑"黑三角"
  - 优先考虑目前的修复（牙冠、充填体）

图5-1-2-4

3　Bolton比不调

- 使用邻面去釉完全解决
- 牙弓对称性和可能的后期修复的间隙分配

4　安氏Ⅱ类

- 创建安氏Ⅰ类关系
  - 拔牙
    - Ⅱ类牵引
    - 可能使用TAD
  - 上颌牙列的序列远移（图5-1-2-5）
    - Ⅱ类牵引，可能使用TAD
  - 正颌手术（图5-1-2-6）
    - 在VTS中行术前去代偿和模拟手术
  - 青少年治疗
    - Ⅱ类牵引，在轻度牙性Ⅱ类错殆畸形中无须序列远移
    - 结合使用FR（Fränkel）矫治器用于骨性Ⅱ类患者治疗

图5-1-2-5

图5-1-2-6

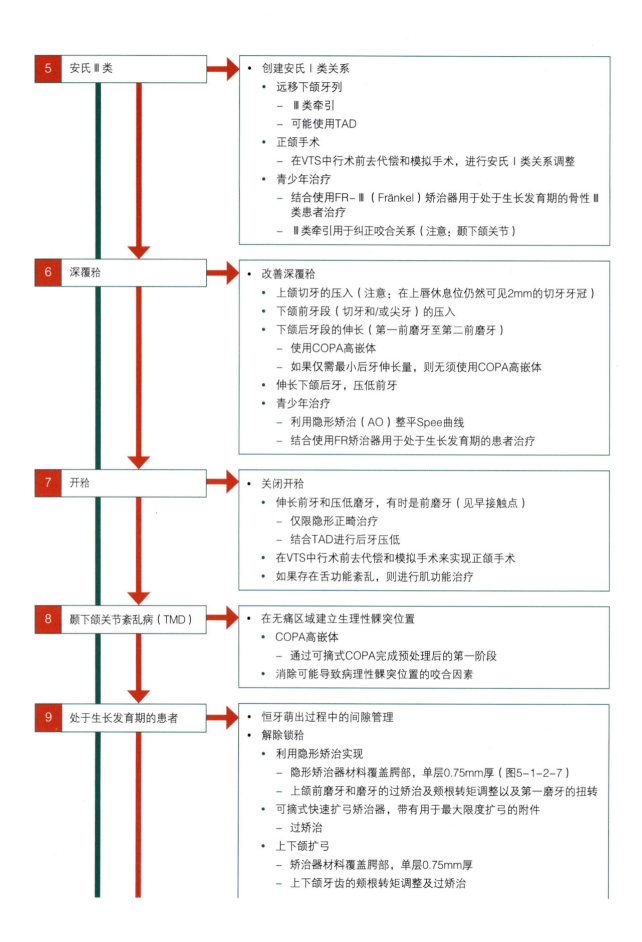

5　安氏Ⅲ类

- 创建安氏Ⅰ类关系
  - 远移下颌牙列
    - Ⅲ类牵引
    - 可能使用TAD
  - 正颌手术
    - 在VTS中行术前去代偿和模拟手术，进行安氏Ⅰ类关系调整
  - 青少年治疗
    - 结合使用FR-Ⅲ（Fränkel）矫治器用于处于生长发育期的骨性Ⅲ类患者治疗
    - Ⅲ类牵引用于纠正咬合关系（注意：颞下颌关节）

6　深覆𬌗

- 改善深覆𬌗
  - 上颌切牙的压入（注意：在上唇休息位仍然可见2mm的切牙牙冠）
  - 下颌前牙段（切牙和/或尖牙）的压入
  - 下颌后牙段的伸长（第一前磨牙至第二前磨牙）
    - 使用COPA高嵌体
    - 如果仅需最小后牙伸长量，则无须使用COPA高嵌体
  - 伸长下颌后牙，压低前牙
  - 青少年治疗
    - 利用隐形矫治（AO）整平Spee曲线
    - 结合使用FR矫治器用于处于生长发育期的患者治疗

7　开𬌗

- 关闭开𬌗
  - 伸长前牙和压低磨牙，有时是前磨牙（见早接触点）
    - 仅限隐形正畸治疗
    - 结合TAD进行后牙压低
  - 在VTS中行术前去代偿和模拟手术来实现正颌手术
  - 如果存在舌功能紊乱，则进行肌功能治疗

8　颞下颌关节紊乱病（TMD）

- 在无痛区域建立生理性髁突位置
- COPA高嵌体
  - 通过可摘式COPA完成预处理后的第一阶段
- 消除可能导致病理性髁突位置的咬合因素

9　处于生长发育期的患者

- 恒牙萌出过程中的间隙管理
- 解除锁𬌗
  - 利用隐形矫治实现
    - 隐形矫治器材料覆盖腭部，单层0.75mm厚（图5-1-2-7）
    - 上颌前磨牙和磨牙的过矫治及颊根转矩调整以及第一磨牙的扭转
  - 可摘式快速扩弓矫治器，带有用于最大限度扩弓的附件
    - 过矫治
  - 上下颌扩弓
    - 矫治器材料覆盖腭部，单层0.75mm厚
    - 上下颌牙齿的颊根转矩调整及过矫治

- 安氏Ⅱ类
  - 结合FR（Fränkel）矫治器进行隐形矫治
  - 上颌扩弓
  - 上颌第一磨牙去扭转
  - 为剩余的生长量提供足够的覆盖
- 安氏Ⅲ类
  - 隐形矫治，结合使用FR（Fränkel）矫治器或弹性牵引
  - 如果存在舌功能紊乱，则进行肌功能训练

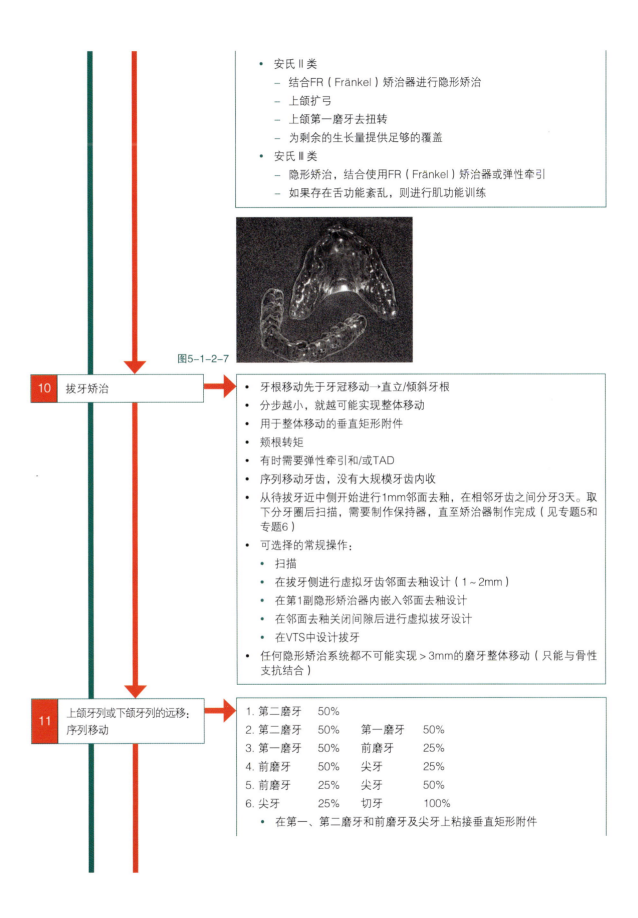

图5-1-2-7

10	拔牙矫治

- 牙根移动先于牙冠移动→直立/倾斜牙根
- 分步越小，就越可能实现整体移动
- 用于整体移动的垂直矩形附件
- 颊根转矩
- 有时需要弹性牵引和/或TAD
- 序列移动牙齿，没有大规模牙齿内收
- 从待拔牙近中侧开始进行1mm邻面去釉，在相邻牙齿之间分牙3天。取下分牙圈后扫描，需要制作保持器，直至矫治器制作完成（见专题5和专题6）
- 可选择的常规操作：
  - 扫描
  - 在拔牙侧进行虚拟牙齿邻面去釉设计（1～2mm）
  - 在第1副隐形矫治器内嵌入邻面去釉设计
  - 在邻面去釉关闭间隙后进行虚拟拔牙设计
  - 在VTS中设计拔牙
- 任何隐形矫治系统都不可能实现＞3mm的磨牙整体移动（只能与骨性支抗结合）

11	上颌牙列或下颌牙列的远移：序列移动

1. 第二磨牙　　50%
2. 第二磨牙　　50%　　　第一磨牙　　50%
3. 第一磨牙　　50%　　　前磨牙　　25%
4. 前磨牙　　50%　　　尖牙　　25%
5. 前磨牙　　25%　　　尖牙　　50%
6. 尖牙　　25%　　　切牙　　100%

- 在第一、第二磨牙和前磨牙及尖牙上粘接垂直矩形附件

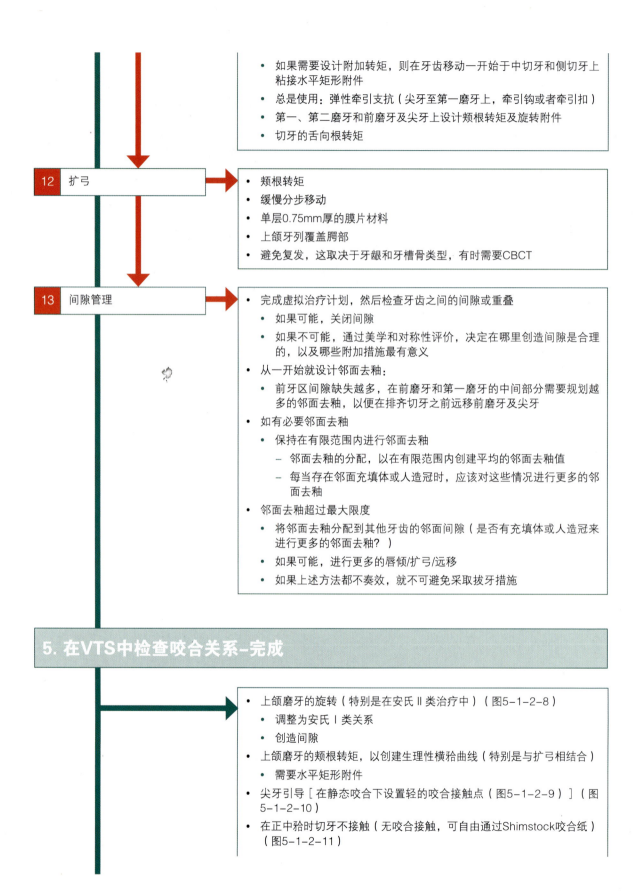

- 如果需要设计附加转矩，则在牙齿移动一开始于中切牙和侧切牙上粘接水平矩形附件
- 总是使用：弹性牵引支抗（尖牙至第一磨牙上，牵引钩或者牵引扣）
- 第一、第二磨牙和前磨牙及尖牙上设计颊根转矩及旋转附件
- 切牙的舌向根转矩

12　扩弓

- 颊根转矩
- 缓慢分步移动
- 单层0.75mm厚的膜片材料
- 上颌牙列覆盖腭部
- 避免复发，这取决于牙龈和牙槽骨类型，有时需要CBCT

13　间隙管理

- 完成虚拟治疗计划，然后检查牙齿之间的间隙或重叠
  - 如果可能，关闭间隙
  - 如果不可能，通过美学和对称性评价，决定在哪里创造间隙是合理的，以及哪些附加措施最有意义
- 从一开始就设计邻面去釉：
  - 前牙区间隙缺失越多，在前磨牙和第一磨牙的中间部分需要规划越多的邻面去釉，以便在排齐切牙之前远移前磨牙及尖牙
- 如有必要邻面去釉
  - 保持在有限范围内进行邻面去釉
    - 邻面去釉的分配，以在有限范围内创建平均的邻面去釉值
    - 每当存在邻面充填体或人造冠时，应该对这些情况进行更多的邻面去釉
- 邻面去釉超过最大限度
  - 将邻面去釉分配到其他牙齿的邻面间隙（是否有充填体或人造冠来进行更多的邻面去釉？）
  - 如果可能，进行更多的唇倾/扩弓/远移
  - 如果上述方法都不奏效，就不可避免采取拔牙措施

5. 在VTS中检查咬合关系–完成

- 上颌磨牙的旋转（特别是在安氏Ⅱ类治疗中）（图5-1-2-8）
  - 调整为安氏Ⅰ类关系
  - 创造间隙
- 上颌磨牙的颊根转矩，以创建生理性横𬌗曲线（特别是与扩弓相结合）
  - 需要水平矩形附件
- 尖牙引导［在静态咬合下设置轻的咬合接触点（图5-1-2-9）］（图5-1-2-10）
- 在正中𬌗时切牙不接触（无咬合接触，可自由通过Shimstock咬合纸）（图5-1-2-11）

- 穿透/碰撞咬合接触点，在VTS中切牙区可自由通过Shimstock咬合纸（图5-1-2-12）
- 上颌切牙与上唇的垂直关系（见"Emma"像，图3-2d）
  - 压低期间：保持可见2mm切牙
  - 伸长期间：设置可见2mm切牙
- 颊廊区域
  - 如果牙周情况允许，可通过扩弓方式充填颊廊区域
- 保留笑线
  - 根据下唇弧度形成上切缘弧度
- 确认VTS之前，在最终阶段应始终检查邻面去釉表和咬合接触点

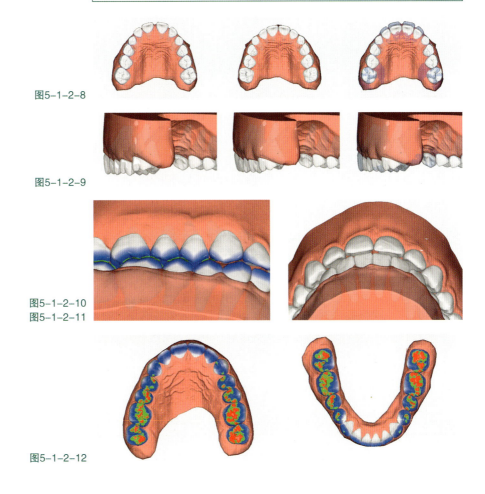

图5-1-2-8

图5-1-2-9

图5-1-2-10
图5-1-2-11

图5-1-2-12

6. 附件设计与转矩控制元件

- 在3D OnyxCeph3软件模块中设计隐形矫治器
- 压低/伸长→斜面型水平矩形附件（图5-1-2-13）

- 旋转→可能使用斜面型垂直矩形附件（图5-1-2-14）
- 角度调整→垂直矩形附件
- 前磨牙和磨牙的颊根转矩调整→水平矩形附件（图5-1-2-15）
- 整体近移/远移→垂直矩形附件
- 转矩→转矩控制元件（图5-1-2-16）

图5-1-2-13
图5-1-2-14

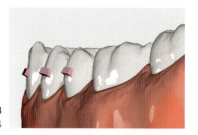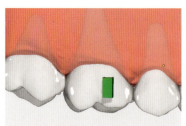

图5-1-2-15
图5-1-2-16

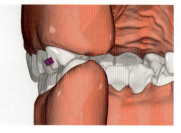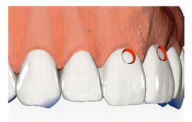

7. 分步移动的局限性

- 最大移动定义了阶段/步骤的数量（图5-1-2-17）
- 检查"牙冠之间"的碰撞（图5-1-2-18）
- 根据牙周状态和患者年龄进行0.1~0.2mm整体移动
- 根据牙周状态和患者年龄进行2° 旋转调整
- 根据牙周状态和患者年龄进行2° 转矩调整
- 根据牙周状态和患者年龄进行2° 角度调整

图5-1-2-17
图5-1-2-18

口腔前庭平移	0.25mm
近远中向平移	0.25mm
轴倾角	2°
旋转	2°~3°（取决于牙齿！）
压低/伸长	0.2mm
转矩	2°

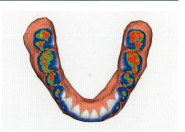

8. 每步矫治器的材料和数量

- 单层附件模板为0.4mm厚（图5-1-2-19）
- 矫治材料为单层的Biolon（Dreve）或Duran（Scheu）
  - 0.5mm、0.625mm、0.75mm厚
  - 弹性模量2020N/mm²（1MPa=1N/mm²）
  - 扩弓
  - 获得更高材料稳定性，用于磨牙症患者或更年轻的使用隐形矫治器的患者
- 多层矫治材料（3层）CA Pro（Scheu Dental）
  - 0.5mm、0.625mm、0.75mm厚
  - 弹性模量1600N/mm²
  - 成人
  - 除了全牙弓扩弓外的牙齿移动
  - 涉及大量牙齿移动治疗中使用多层矫治器是可取的
  - 经常建议结合多层矫治器和单层矫治器。例如，0.5mm厚的多层矫治器结合0.625mm或0.75mm厚的单层矫治器，为一个阶段/步骤

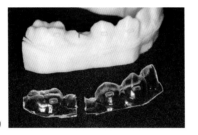

图5-1-2-19

9. 准备并转移分步模型到3D打印机

- 牙齿移动与人类的指纹一样，是独一无二的。因此，在未来也很难定义一个精确的个性化阶段。正畸医生的经验一直是决定因素
- 所有的知识都是相对的（Hegel，《精神现象学》，1807年）[1]，而一切存在的事物均有其自身的现实特征，这与我们的认知不同（Sartre，《存在与虚无》，1943年）[2]。这如同人类创造的算法

矫治器模块3D OnyxCeph3

Seewww.onyxwiki.net。

在VTS中集成虚拟殆架

参见YouTube。

参考文献

[1] Hegel, G., ed. Phänomenologie des Geistes. Joseph Anton Goebhardt Bamberg, Würzburg, 1807.
[2] Sartre, J.-P., ed. Das Sein und das Nichts. Versuch einer phänomenologischen Ontologie. Hamburg, Germany: Rowohlt, 1962.

附件和粘接程序

使用隐形矫治器进行正畸治疗需要使用附件，附件是粘接在牙齿表面的复合树脂块（表5-1-3-1）。多年来，附件扩大了隐形矫治器的临床适应证，使困难和复杂的病例得以治疗[1-2]。

Cai等通过生物力学分析研究了透明矫治器中附件配置的优化，并通过适当的力矩与力的比例来实现牙齿移动。他们得出结论，附件可以设计并放置得当以改善牙齿移动[3]。

另外，如Mantovani[4]或Gomez[5]等所述，这些辅助元件的缺失可能会导致牙齿在移动过程中出现不良倾斜。

在一项研究中，Cowley等检查了龈缘设计对热成型矫治器固位力的影响，并得出结论，与相同材料和附件类型的矫治器相比，具有2mm平齐龈边缘设计的矫治器具有最高的固位力。由于椅旁矫治器的边缘更长，因此可以最优化地使用附件，因为其固位力高于扇形矫治器边缘[6]。

在多项研究中进行复合材料成分的检验，结果表明，不同复合材料均可以用于附件的制作[7-9]。

这项试验研究由Vincenzo D'Antò等进行，以检查牙科复合树脂黏度对附件制作的影响。本研究表明，使用不同黏度的复合树脂并不影响在拔除的牙齿上合成附件模板的形状和体积。此外，与流动型相比，正畸复合树脂表现出更多的树脂溢出。尽管该研究显示硬质复合树脂的溢出更多，但学者认为，在更复杂的治疗中使用硬质复合树脂以及减少磨损可以实现更好的固位[10]。

然而，从虚拟模板中将附件转移到牙齿上似乎是一项挑战。在使用附件模板的粘接程序后，附件的精度取决于所使用的模板材料。Weckmann等进行了一项研究，以测试在热塑性薄膜（Erkodur）的隐形矫治中，附件粘接方案对附件精度的影响。无穿孔的情况下，使用高黏度复合树脂时，发现了最大的偏差，偏差中值为0.41mm。最准确的结果由两步法过程提供，高黏度复合树脂的中位数差异为

表5-1-3-1 我们建议用于不同移动的不同附件类型的描述；根据移动的不同，尺寸和形状可能会有所不同

类型	牙齿移动	尺寸/长度	尺寸/深度
垂直矩形附件（图5-1-3-1）	-角度调整 -旋转 -整体移动	2mm、3mm或4mm	1～1.5mm
斜面型垂直矩形附件（图5-1-3-2）	旋转	2mm、3mm或4mm	1～2mm
水平矩形附件（图5-1-3-3）	垂直移动 -支抗（例如在邻牙上实现所期望的压低） -伸长	2mm或3mm	1～1.5mm
斜面型水平矩形附件（图5-1-3-4）	-伸长	2mm或3mm	1～2mm
半月形附件（图5-1-3-5）	-伸长	2mm	1～1.5mm
转矩控制元件（无附件，图5-1-3-6）	-转矩	2mm	-0.7mm

0.13mm。对于这两种类型的附件，发现高黏度复合材料使用的量最小。

椭球形附件的中位数差异为7.40mm^2，矩形附件为6.2mm^2。在无穿孔的低黏度复合物的附件程序中，检测到最大的残留树脂量。椭球形附件的超量为33.5mm^2，矩形附件为19.85mm$^{2[11]}$。

Bruno等研究了隐形矫治附件模板与Spark附件模板的粘接过程。总体而言，Spark组的脱落频率明显低于Invisalign组，因为Spark组中87.5%的患者没有出现任何粘接失败，而Invisalign组为27.5%。在取模时，Spark模板比Invisalign模板表现出更少的附件脱落。可以认为，Spark模板比Invisalign模板更能有效地将附件转移到牙齿表面。本研究的假设可以扩展解释现有的结果，即Spark模板似乎比Invisalign模板更具柔韧性，因此在粘接附件过程中从牙弓中去除模板可以更少地损伤模板[12]。

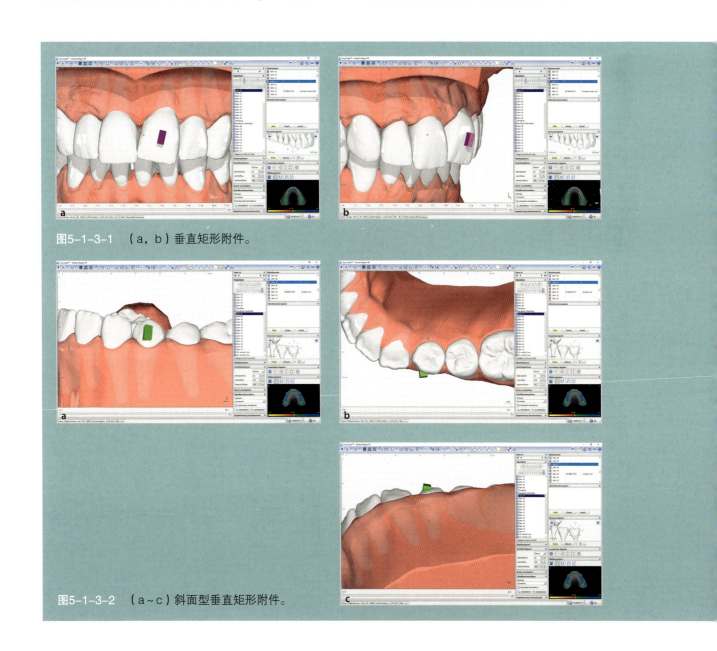

图5-1-3-1　（a，b）垂直矩形附件。

图5-1-3-2　（a～c）斜面型垂直矩形附件。

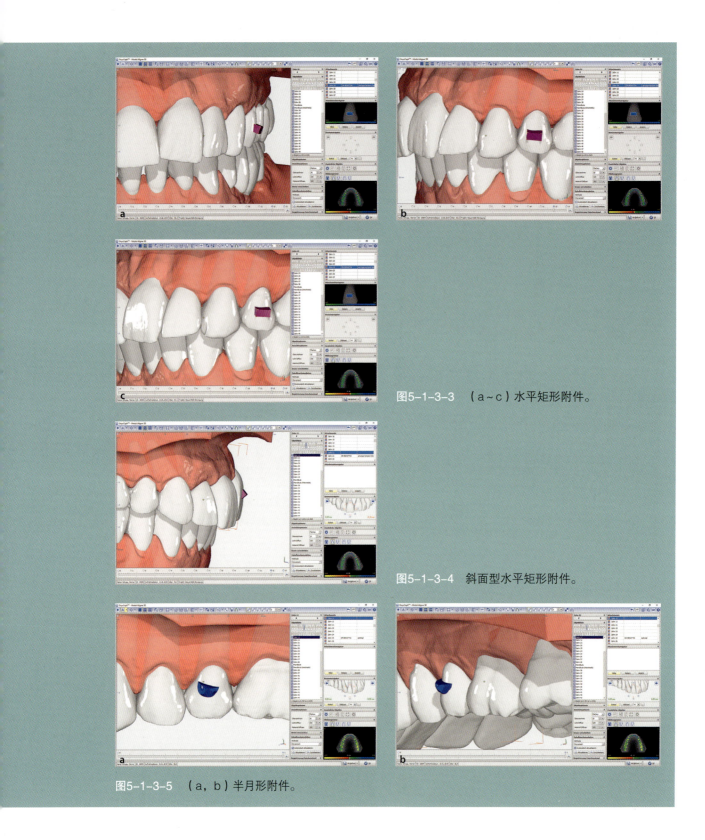

图5-1-3-3 （a~c）水平矩形附件。

图5-1-3-4 斜面型水平矩形附件。

图5-1-3-5 （a，b）半月形附件。

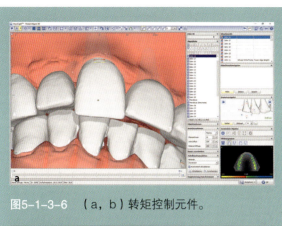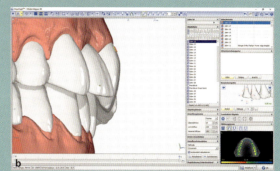

图5-1-3-6　（a，b）转矩控制元件。

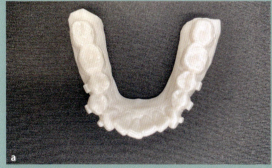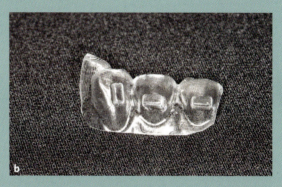

图5-1-3-7　（a）由0.4mm的Duran（Scheu Dental）制成的模型上的附件模板，在#33、#43上有一个垂直矩形附件，在#34、#35、#44、#45上有一个水平矩形附件。（b）为粘接#33-#35的附件而准备的模板。

进一步的假设是，与无线条的Spark附件模板相比，Invisalign附件模板由于扫描线条而带有凹槽，Invisalign附件模板的线条反映在粘接的Invisalign附件上。当Invisalign附件模板被去除时，塑料通常会留在由这些凹槽形成的倒凹处。

为了避免粘接过程中的不准确，椅旁矫治提供了直接粘接并提前扫描（见第5章，专题4）的选项。扫描仪完全像识别牙釉质一样识别附件，因此附件的体积如同牙釉质的体积一样精准。

矫治器与附件的贴合度与牙釉质是一样的。直接粘接附件的位置需要临床经验和正畸生物力学知识才能正确定位与定型。

因此，我们建议对那些希望进行局部或全口矫治的患者使用粘接附件。在这种情况下，我们强烈建议寻求专业医生的帮助，因为不正确的粘接可能会导致严重的并发症。或者，我们在OnyxCeph软件中设计附件，并根据任何其他可能的附件形状（图5-1-3-4～图5-1-3-6）来确定其水平或垂直粘接的矩形附件的大小、角度和位置（图5-1-3-1～图5-1-3-3）。对于附件模板，我们使用0.4mm Duran（Scheu Dental），这是一种没有凹槽的透明膜片（图5-1-3-7），可完美转移虚拟设计的附件。最多同时粘接3个附件是最容易的。

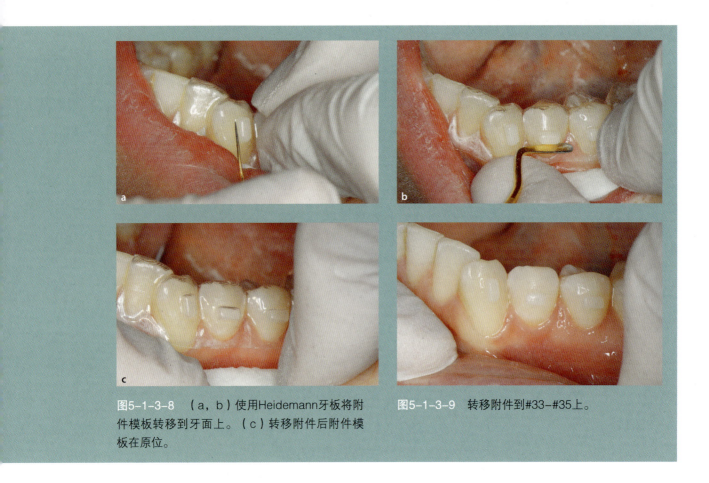

图5-1-3-8 （a，b）使用Heidemann牙板将附件模板转移到牙面上。（c）转移附件后附件模板在原位。

图5-1-3-9 转移附件到#33-#35上。

附件模板应与刮刀等工具配合，在所有牙齿表面用刮刀从根部到唇侧方向刮平以获得最佳粘接（图5-1-3-8）。根据我们的经验，高黏度的复合树脂［封闭剂：OptiBond，Kerr，FL；复合树脂：Enamel plus HFO（GDF）］可实现最佳粘接和美学效果（图5-1-3-9）。

参考文献

[1] Joffe L. Invisalign: early experiences. J Orthod 2003:30:348–352.

[2] Zheng M, Liu R, Ni Z, Yu Z. Efficiency, effectiveness and treatment stability of clear aligners: a systematic review and meta-analysis. Orthod Craniofac Res 2017;20:127–133.

[3] Cai Y, He B, Yang X, Yao J. Optimization of configuration of attachment in tooth translation with transparent tooth correction by appropriate moment-to-force ratios: biomechanical analysis. Biomed Mater Eng 2015;26(s1):S507–S517.

[4] Mantovani E, Castroflorio E, Rossini G, et al. Scanning electron microscopy analysis of aligner fitting on anchorage attachments. J Orofac Orthop 2019;80:79–87.

[5] Gomez JP, Peña FM, Martínez V, Giraldo DC, Cardona CI. Initial force systems during bodily tooth movement with plastic aligners and composite attachments: a three-dimensional finite element analysis. Angle Orthod 2015;85: 454–460.

[6] Cowley DP, Mah J, O'Toole B. The effect of gingival-margin design on the retention of thermoformed aligners. J Clin Orthod 2012;46:697–702; quiz 705.

[7] Barreda GJ, Dzierewianko EA, Muñoz KA, Piccoli GI. Surface wear of resin composites used for Invisalign(R) attachments. Acta Odontol Latinoam 2017;30:90–95.

[8] Feinberg KB, Souccar NM, Kau CH, Oster RA, Lawson NC. Translucency, stain resistance, and hardness of composites used for invisalign attachments. J Clin Orthod 2016;50:170–176.

[9] Rocke PA. A simple technique for placing Invisalign attachments. J Clin Orthod 2008;42:594.

[10] D'Anto V, Muraglie S, Castellano B, et al. Influence of dental composite viscosity in attachment reproduction: an experimental in vitro study. Materials (Basel) 2019;12:4001.

[11] Weckmann J, Scharf S, Graf I, et al. Influence of attachment bonding protocol on precision of the attachment in aligner treatments. J Orofac Orthop 2020;81:30–40.

[12] Bruno G, Gracco A, Barone M, Mutinelli S, De Stefani A. Invisalign® vs. Spark™ template: which is the most effective in the attachment bonding procedure? a randomized controlled trial. Applied Sciences 2021;11:6716.

去扭转

在正畸治疗期间，通常要纠正牙齿扭转。研究表明，使用隐形矫治器去扭转是可行且可预测的[1-6]。

背景

对于去扭转（以及后续提及的所有正畸牙齿移动类型），三维（3D）矫治力−力矩（F/M）系统对于精准控制牙齿移动并减少创伤性副作用（例如不可逆的牙根吸收）至关重要[7]。目前，仍然无法精确测量出牙齿移动设计的三维力−力矩系统，以及在治疗过程中精准实现它。虚拟的牙齿移动设计及通过隐形矫治器将其实现，让未来精准计算力−力矩关系并将其转化为临床牙齿移动成为可能。

Krey和Elkholy等[8-9]的研究提示了获得精准牙齿移动而不产生副作用的关键因素。当计划使用隐形矫治器开展正畸治疗时，将牙齿移动全程分割为多个小步骤（Staging）以实现治疗目标是关键的程序化步骤。最佳施力效果的实现不仅通过支抗这一生物力学原则，还通过矫治器的弹性形变（恢复力）。理想情况下，我们假设隐形矫治器的厚度均匀，并且对于所有类型的牙齿移动，我们期望矫治器产生成比例分布的形变而产生矫治力。这取决于所选用的材料以及计划实现的牙齿移动范围[9-10]。然而，研究结果表明，并不是所有材料的厚度都如预期一样均匀分布。从切端到龈方，材料的厚度逐渐减小，这种变化主要发生在矫治器颊侧，矫治器腭侧变化较小。

矫治器膜片材料与模型表面的角度差异提示了矫治器厚度变化的原因。对于几乎垂直的牙面（切牙），在热成型过程中材料的拉伸将导致其表面变薄。这也与距离相关，即牙齿越长、越大，矫治器龈方越薄。将模型放置在设备中心同样重要，因为矫治器厚度会似同心圆由内向外越来越薄[8,11]。

Eksi和Karabeyoglu等描述了工业应用中热成型过程的此类特征变化[12]。在此，我们将要讨论另一个影响因素——膜片的不均匀受热。Throne和Farrington等的研究进一步解释了这一点[8,13-14]。如果矫治器是通过3D打印而不是热塑拉伸的方式制作，膜片不均匀受热的局限将得到解决。在精准的隐形矫治器厚度下，矫治力也可以被精准计算。

如果矫治力来源是矫治器弹性形变，则阻力距（W）可被认为是影响矫治力施加的重要变量。由于W与厚度（h）的平方成正比（$W = b \times h^2/6$），则厚度减半意味着力距将减小到预期值的25%。这可以解释转矩移动难以实现的原因[8]。

多层膜片厚度的均一性略优于单层膜片，其在热成型过程也存在相同的变化特征。值得注意的是，由于颊侧龈方的矫治器厚度更薄，很可能施加比预期更小的矫治力。在制订治疗计划时应考虑到这些变化特征。我们应当以不断改进隐形矫治治疗为目标[8,15]。

膜片材料的未来发展目标应当是恒定的厚度。直接3D打印隐形矫治器有可能使未来的治疗变得更加简单。在科学研究中，体外模拟[9,16]或数值模拟［有限元模型（FEM model）］[17]时也应当考虑热成型技术的特殊性。

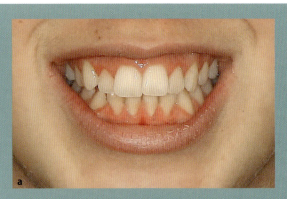
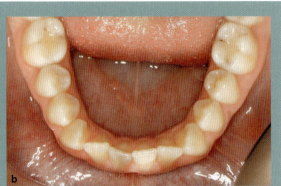

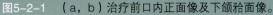
图5-2-1 （a，b）治疗前口内正面像及下颌殆面像。

　　隐形矫治过程中针对牙齿去扭转的步距为2°/步。为了避免过大的矫治力，Elkholy等[18]建议在下颌尖牙去扭转时不要超过10°/步。在OnyxCeph治疗中使用厚度为0.625～0.75mm的膜片材料（Duran+，Scheu Dental Germany），该步距相当于扭矩为15Nmm。通常，我们在基于OnyxCeph的治疗中使用2°/步的步距。Elkholy和Lapatki[19]以及其他的研究团队[10]测试了不同膜片厚度下的机械载荷。

　　他们的研究证明，即使<0.5mm和<10°的小幅度牙齿移动，0.5mm厚的膜片也能记录到相当高的F/M值，分别高达8.4N和89.2Nmm。而0.4mm厚的膜片制作矫治器，可在#11平动及转动时，将力和力矩分别减少至35%及45%。0.3mm厚的膜片制作的矫治器在测试模型上反复摘戴时表现出形状稳定性不足，因此也不适用于临床应用[19]。

　　他们认为当使用0.5mm厚的膜片时，牙周组织出现负荷过大的风险相当高。基于体外试验，他们推荐使用一种具有系列厚度（0.4mm、0.5mm、0.75mm）的新型矫治器。这一系列厚度的使用可在最初使用最薄的矫治器时大大降低F/M值，并保证在每个步骤下矫治力逐渐增加。

病例1：下颌尖牙去扭转

　　本病例患者有数个错殆问题，但这里主要关注的是下颌尖牙的严重扭转。患者初诊年龄8岁，用四眼圈簧解除了后牙反殆，然后使用Fränkel矫治器矫治Ⅱ类关系。Fränkel矫治器治疗后，达到了Ⅰ类关系（图5-2-1），随后在13岁时开始了隐形矫治。

诊断

- 安氏Ⅰ类（功能矫治后）
- 下颌牙列拥挤、牙齿扭转，尤其是#33和#43

治疗计划

- 无托槽隐形矫治（隐适美）
- 排齐上下牙列
- 下颌尖牙去扭转

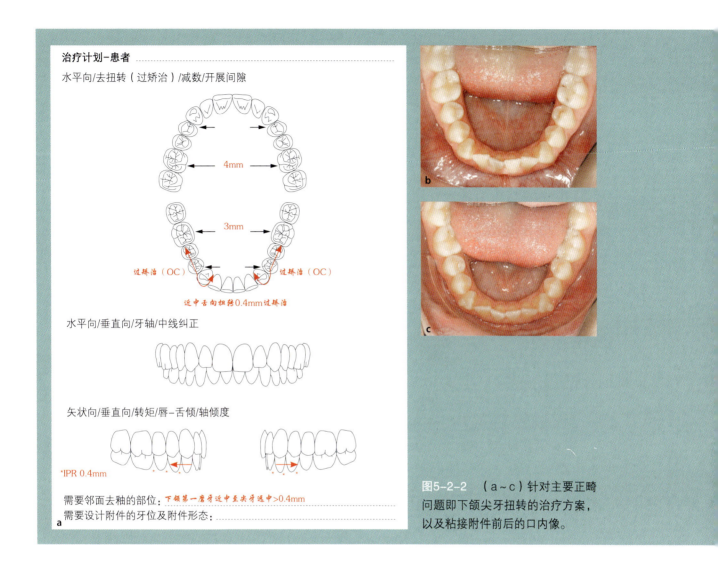

图5-2-2 （a～c）针对主要正畸问题即下颌尖牙扭转的治疗方案，以及粘接附件前后的口内像。

治疗过程

主要的治疗目标为创造间隙解除下颌尖牙的扭转。扩弓主要是牙冠的颊倾而非整体移动。从每侧尖牙至磨牙进行邻面去釉，最多能提供0.4～0.5mm的间隙，将其用于远移前磨牙。双侧下颌尖牙均须过矫治，即近中舌向扭转约0.4mm（图5-2-2）。口内像显示隐形矫治前牙齿位置（图5-2-2）。在去扭转的过程中，#33和#43上的传统矩形附件作为主要支抗。

图5-2-3显示ClinCheck软件中设计的邻面去釉以及可视化的虚拟治疗过程。

治疗前后对比可见#33和#43的扭转完全解除（图5-2-4）。除了邻面去釉外，扩弓直立尖牙、前磨牙和磨牙也为尖牙去扭转提供了更多的间隙。此外，去扭转过程还设计了尖牙近中舌向扭转的过矫治。下颌尖牙的扩弓、直立和去扭转共同提升了牙颌面美观度。压膜保持器及下颌#33-#43舌侧保持器被用于保持治疗效果。

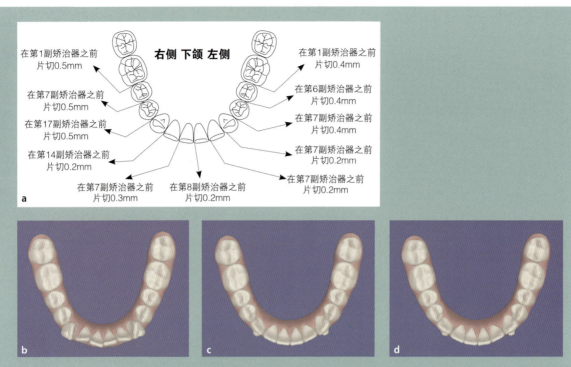

图5-2-3 ClinCheck软件治疗效果。（a）邻面去釉示意图，下颌切牙、尖牙、前磨牙0.2~0.5mm的片切量为下颌尖牙排齐创造间隙。（b）治疗前下颌尖牙扭转及切牙拥挤的状态。（c）佩戴第23副矫治器后，通过扩弓和邻面去釉解除下颌尖牙扭转的下颌牙列排齐最终状态。（d）使用额外3副矫治器进行下颌尖牙的过矫治，使近中舌向扭转约0.4mm。

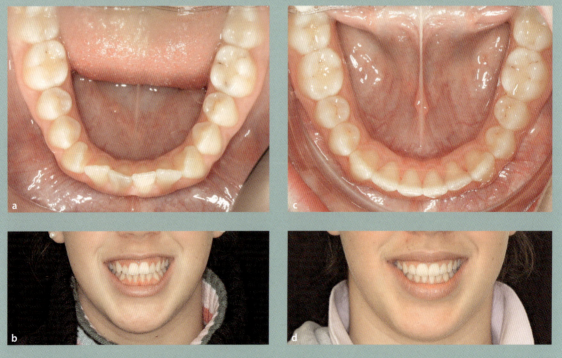

图5-2-4 治疗前（a，b）与治疗后（c，d）口内像及面像对比。

参考文献

[1] Rossini G, Parrini S, Castroflorio T, Deregibus A, Debernardi CL. Controlling orthodontic tooth movement with clear aligners. An updated systematic review regarding efficacy and efficiency. JAO 2017;1:7–20.

[2] Solano Mendoza B, Gómez García L, Pourhamid H, Solano E. Multidisciplinary treatment-increase of vertical dimension combined with Invisalign treatment. JAO 2018;2:101–107.

[3] Grunheid T, Loh C, Larson BE. How accurate is Invisalign in nonextraction cases? Are predicted tooth positions achieved? Angle Orthod 2017;87:809–815.

[4] Simon M, Keilig L, Schwarze J, Jung BA, Bourauel C. Treatment outcome and efficacy of an aligner technique – regarding incisor torque, premolar derotation and molar distalization. BMC Oral Health 2014;14:68.

[5] Grünheid T, Patel N, De Felippe NL, Wey A, Gaillard PR, Larson BE. Accuracy, reproducibility, and time efficiency of dental measurements using different technologies. Am J Orthod Dentofacial Orthop 2014;145:157–164.

[6] Simon M, Keilig L, Schwarze J, Jung BA, Bourauel C. Forces and moments generated by removable thermoplastic aligners: incisor torque, premolar derotation, and molar distalization. Am J Orthod Dentofacial Orthop 2014;145:728–736.

[7] Rues S, Panchaphongsaphak B, Gieschke P, Paul O, Lapatki BG. An analysis of the measurement principle of smart brackets for 3D force and moment monitoring in orthodontics. J Biomech 2011;44:1892–1900.

[8] Krey K, Behyar M, Hartmann M, Corteville F, Ratzmann A. Behaviour of monolayer and multilayer foils in the aligner thermoforming process. JAO 2019;3:139–145.

[9] Elkholy F, Panchaphongsaphak T, Kilic F, Schmidt F, Lapatki BG. Forces and moments delivered by novel, thinner PET-G aligners during labiopalatal bodily movement of a maxillary central incisor: an in vitro study. Angle Orthod 2016;86:883–890.

[10] Elkholy F, Schmidt F, Jäger R, Lapatki BG. Forces and moments applied during derotation of a maxillary central incisor with thinner aligners: an in-vitro study. Am J Orthod Dentofacial Orthop 2017;151:407–415.

[11] Proffit WR. Mechanical principles in orthodontic force control. In: W.R. Proffit WR, Fields HW, Sarver DM (eds). Contemporary Orthodontics. Mosby Elsevier: St. Louis, MO, 2007: 359–394.

[12] Eksi O, Karabeyoglu SS. The effect of process parameters on thickness distribution in thermoforming. Adv Sci Technol Res J 2017;11:198–204.

[13] Throne JL. Understanding Thermoforming. Cincinnati, OH: Hanser/ Gardner, 2008.

[14] Farrington T, Coward T, Onambele-Pearson G, Taylor RL, Earl P, Winwood K. An investigation into the relationship between thickness variations and manufacturing techniques of mouth guards. Dent Traumatol 2016;32:1–84.

[15] Bowman SJ. Improving the predictability of clear aligners. Sem Orthod 2017;23:65–75.

[16] Fang D, Zhang N, Chen H, Bai Y. Dynamic stress relaxation of orthodontic thermoplastic materials in a simulated oral environment. Dental Mat J 2013;32:946–951.

[17] Fujita Y, Kimura H, Yanagisawa, Inou N, Maki K. Experimental verification of finite element analysis for a theromplastic orthodontic aligner. Showa Univ J Med Sci 2014;26:139–147.

[18] Elkholy F, Mikhaiel B, Schmidt F, Lapatki BG. Mechanical load exerted by PET-G aligners during mesial and distal derotation of a mandibular canine: an in vitro study. J Orofac Orthop 2017;78:361–370.

[19] Elkholy F, Lapatki BG. Recommendation of a novel film-thickness sequence, 0.4, 0.5 and 0.75 mm, for aligner systems. JAO 2018;2:295–304.

专题3

牙冠轴倾度/正轴

通过隐形矫治实现物理上的牙齿移动从而调整牙冠轴倾度是可行的[1-3]。精确的牙冠轴倾度调整取决于遗传和表观遗传倾向[4-5]、每步的移动量、膜片材料种类、膜片厚度[6-9]以及患者的依从性等。

陈骊等[5]比较了中国人与高加索人的牙齿形态，研究结果统计了正常咬合关系的牙齿表面特征，包括牙冠轴倾度、转矩角和颊（唇）侧冠凸距。除了上颌第二磨牙外，其余牙的牙冠均向近中倾斜。与高加索人相比，中国人前牙的轴倾度更小，前牙转矩更大，尤其是上下颌尖牙更为唇倾。中国人上下颌后牙更为舌倾。关于冠凸距，上颌中切牙、侧切牙间冠凸距差值小于高加索人，而下颌尖牙与侧切牙、下颌第一与第二前磨牙间冠凸距差值大于高加索人。研究者得出结论，中国人正常牙冠轴倾度、转矩角、唇（颊）侧冠凸距指标与高加索人存在差异，在进行虚拟治疗计划时要考虑这一点。为了获得精确的治疗效果，过矫治设计是合理的（见第5章，专题3，病例2）。

Castro等[10]的研究证明，即使采用固定式矫治器，牙冠轴倾度调整（尤其上颌侧切牙）也相当困难。与Roth系统相比，上颌侧切牙和中切牙的牙冠轴倾度存在显著差异。上颌第二前磨牙相对于𬌗面的牙冠轴倾度与Roth系统的角度相近。测量固定矫治结束后的数字化模型，多数牙齿的牙冠倾斜度和轴倾度与对应的托槽数据并不一致[10]。

"黑三角"不美观而且会影响患者的外貌。一些数值可以提示何时将出现"黑三角"。根据Tarnow的观点，当接触点到牙槽骨的距离≤5mm时，98%的概率牙间隙由龈乳头占据；在6mm时，这个概率下降至56%，而在7mm时，龈乳头出现的概率仅为27%[11-12]。通过正畸手段（例如邻面去釉或者切牙正轴）可以缩小和关闭"黑三角"间隙。理想情况下，正畸治疗后切牙接触点到牙槽骨的距离应≤5mm。正畸关闭间隙时，应整体移动2颗邻牙。治疗目的是减少牙间隙并建立接触点，而无须牙周治疗尝试重建缺失龈乳头。事实上，牙间隙的合理关闭可以一定程度上促使牙龈组织向冠方"生长"[12-13]。

病例1：上颌切牙正轴，去除"黑三角"

本病例患者曾有固定正畸治疗史，上颌采用腭侧固定保持器保持，主诉为上颌中切牙间"黑三角"（图5-3-1）。

诊断

- 固定正畸治疗史
- 安氏Ⅰ类
- 上颌中切牙间隙
- 下颌牙列轻度拥挤
- 前牙深覆𬌗

治疗计划

- 无托槽隐形矫治（隐适美）
- 排齐上下牙列
- #11、#21正轴，关闭中切牙间隙
- 压低下颌切牙和尖牙
- 维持上下颌磨牙位置，以提供支抗及控制垂直距离

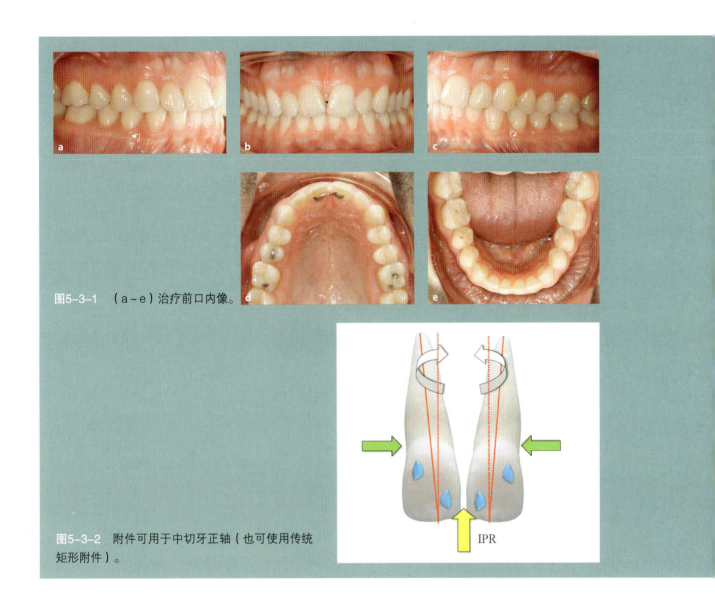

图5-3-1　（a~e）治疗前口内像。

图5-3-2　附件可用于中切牙正轴（也可使用传统矩形附件）。

治疗过程

治疗目标是去除"黑三角"的病因，即解决#11、#21严重的牙根远中倾斜问题。治疗前首先要去除维持"黑三角"的上颌腭侧固定保持丝。

治疗最初步骤之一就是正轴。为了上颌中切牙的正轴，2颗牙齿上必须使用附件（图5-3-2），同时近中面要进行邻面去釉以使接触点向龈方移动。如果要解决2颗切牙的扭转问题，那么ClinCheck治疗方案应指出，在开始移动牙冠时就要对牙根进行正轴。有了这种额外的根正轴移动，"黑三角"就不会进一步恶化。此外，#11、#21近中面的邻面去釉可使接触点向根方移动，这也有助于防止"黑三角"的发展。

去除上颌腭侧固定保持丝，开始隐形矫治（图5-3-3）。附件类型为传统矩形附件。为了避免"黑三角"，整个治疗过程中必须将2颗牙齿牙根紧靠在一起。也可酌情设计邻面去釉。

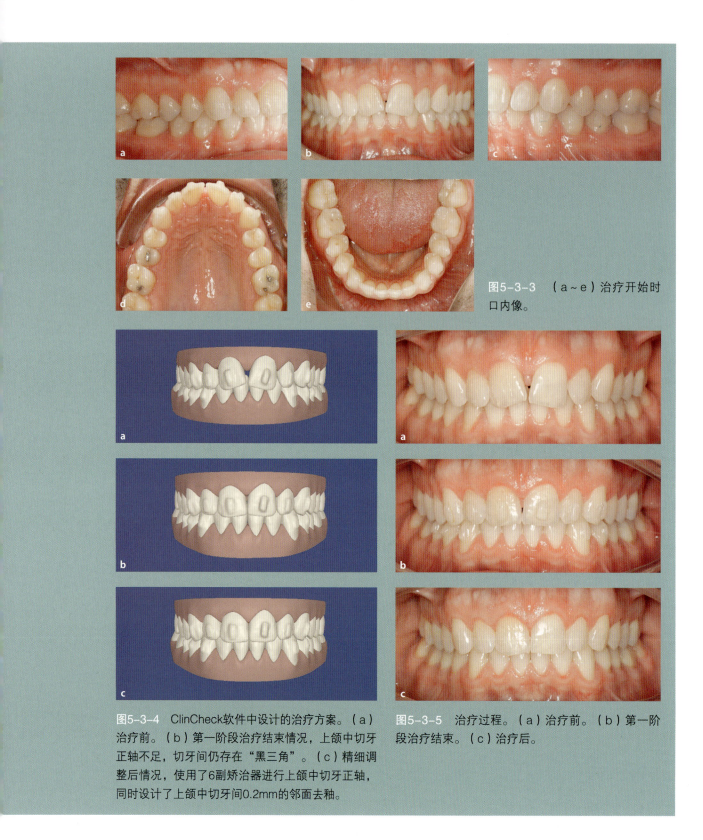

图5-3-3　（a~e）治疗开始时口内像。

图5-3-4　ClinCheck软件中设计的治疗方案。（a）治疗前。（b）第一阶段治疗结束情况，上颌中切牙正轴不足，切牙间仍存在"黑三角"。（c）精细调整后情况，使用了6副矫治器进行上颌中切牙正轴，同时设计了上颌中切牙间0.2mm的邻面去釉。

图5-3-5　治疗过程。（a）治疗前。（b）第一阶段治疗结束。（c）治疗后。

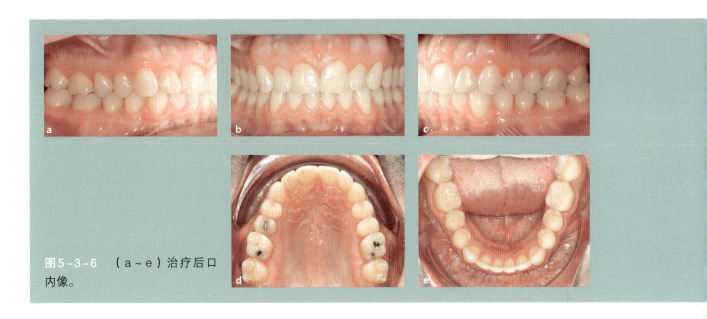

图5-3-6　（a～e）治疗后口内像。

牙根正轴并不容易实现，因此必须注意牙齿移动设计不能太快，矫治力也应减小。图5-3-4显示ClinCheck软件中设计的治疗方案。第一阶段治疗共有25副矫治器。图5-3-5显示治疗过程中的口内像，可见正轴在隐形矫治中是具有高度可预测性的。图5-3-6显示治疗后患者的口内像。"黑三角"和上颌中切牙间隙已关闭，上颌中切牙牙根已正轴，其他方面的治疗也已全部完成。

病例2：单侧上颌侧切牙缺失，控根移动

如果缺失侧切牙，中切牙及尖牙的牙根通常会向缺牙间隙侧移动。如果没有结合正畸治疗，这种情况将无法植入种植体（图5-3-7）。

这是一例多学科联合治疗改善功能及美观的病例。先通过隐形矫治为缺失牙#12开展足够的间隙，后期种植修复。

患者32岁，女性，#12先天缺失，口内检查可见缺牙间隙通过#11–#13的马里兰桥修复（图5-3-8和图5-3-9）。患者童年时曾接受固定矫治，对现有桥体修复并不满意。

诊断

· 右侧安氏Ⅰ类，左侧安氏Ⅱ类

· 上颌牙列轻度拥挤

· #12缺牙间隙小，修复空间不足，现有桥体修复效果不佳

治疗计划

· 无托槽隐形矫治（隐适美）

· 开展#12间隙

· 排齐上下牙列

· 后期种植修复

治疗过程

治疗目标是为#12的缺牙间隙创造足够的种植空间。

完整的治疗方案是在正畸治疗结束后通过种植修复缺失牙。治疗前全景片及CBCT显示由于缺牙间隙两侧#11、#13的牙根向缺牙间隙侧倾斜，#12种植空间不足，无法植入种植体（图5-3-10和图5-3-11）。

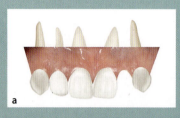 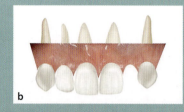 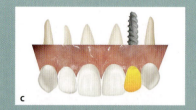

图5-3-7 （a~c）上颌侧切牙缺失患者的典型问题。中切牙和尖牙的牙根会向缺牙间隙侧倾斜。只有在正畸治疗开展间隙并将相邻牙根分开后才能进行种植修复。

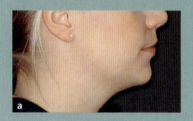 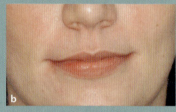 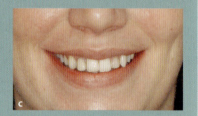

图5-3-8 （a~c）治疗前面像显示患者侧貌及笑线良好。

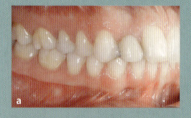 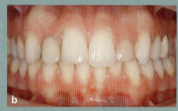 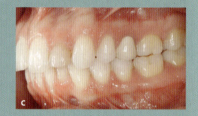

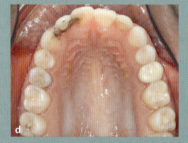 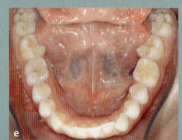

图5-3-9 （a~e）治疗前口内像显示#11-#13马里兰桥修复#12。患者#12先天缺失，童年时曾接受过固定矫治。

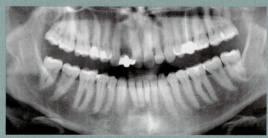 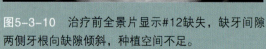

图5-3-10 治疗前全景片显示#12缺失，缺牙间隙两侧牙根向缺隙倾斜，种植空间不足。

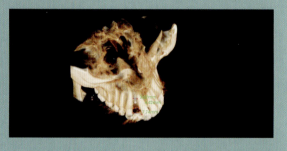

图5-3-11 CBCT显示#12种植空间不足。#11和#13根尖之间的距离仅为3.62mm，中间的间距为4.42mm，而近中接触点之间的间距为7.74mm。

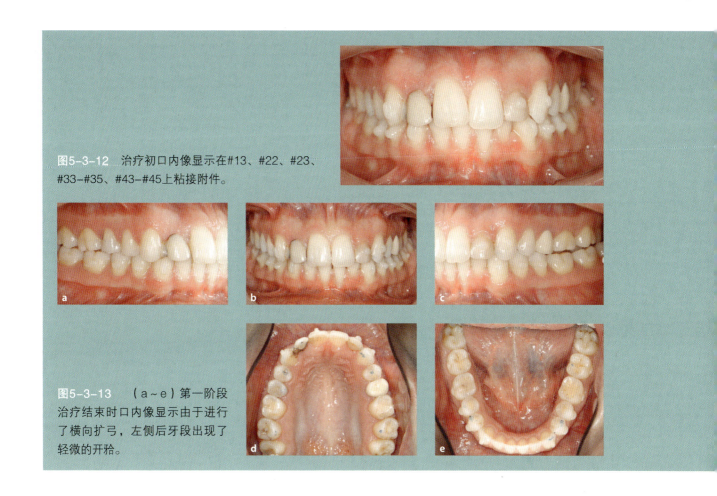

图5-3-12 治疗初口内像显示在#13、#22、#23、#33-#35、#43-#45上粘接附件。

图5-3-13 （a~e）第一阶段治疗结束时口内像显示由于进行了横向扩弓，左侧后牙段出现了轻微的开殆。

隐形矫治开始时，在#13、#22、#23、#33-#35、#43-#45上均粘接了附件。考虑到治疗中的美观问题，去除了马里兰桥的近中与#11的粘接翼，远中粘接翼保留。治疗中将#13与#12桥体作为一个整体一起移动（图5-3-12）。

第一阶段治疗包括23副矫治器。由于进行了横向扩弓，左侧后牙段出现了轻微开殆（图5-3-13）；精细调整阶段设计了后牙伸长，以解决开殆问题。由于#13和#11牙根平行度欠佳，种植空间仍不足，同样在精细调整阶段进一步对#13和#11进行控根移动。

CBCT显示经过2个阶段的隐形矫治，缺牙处获得了足够的种植空间（图5-3-14）。

图5-3-15显示经过隐形矫治后患者口内像。图5-3-16显示种植修复后的患者最终口内像及微笑像（Dr. M Bäumer, Cologne; Dr. W Boisserée, Cologne）。采用上颌可摘式保持器及下颌#33-#43舌侧固定式保持器进行保持。保持5年后的口内像及根尖片显示后牙接触点分布均匀且稳定，牙槽骨及牙龈情况稳定（图5-3-17）。图5-3-18显示治疗过程。

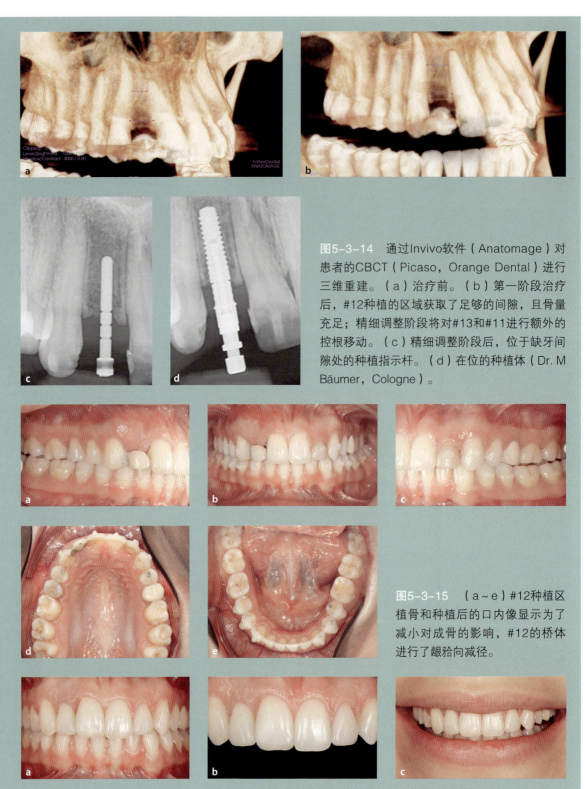

图5-3-14　通过Invivo软件（Anatomage）对患者的CBCT（Picaso，Orange Dental）进行三维重建。（a）治疗前。（b）第一阶段治疗后，#12种植的区域获取了足够的间隙，且骨量充足；精细调整阶段将对#13和#11进行额外的控根移动。（c）精细调整阶段后，位于缺牙间隙处的种植指示杆。（d）在位的种植体（Dr. M Bäumer，Cologne）。

图5-3-15　（a～e）#12种植区植骨和种植后的口内像显示为了减小对成骨的影响，#12的桥体进行了龈𬌗向减径。

图5-3-16　最终治疗后口内像（a，b）和微笑像（c）显示#12种植修复，#22冠修复。

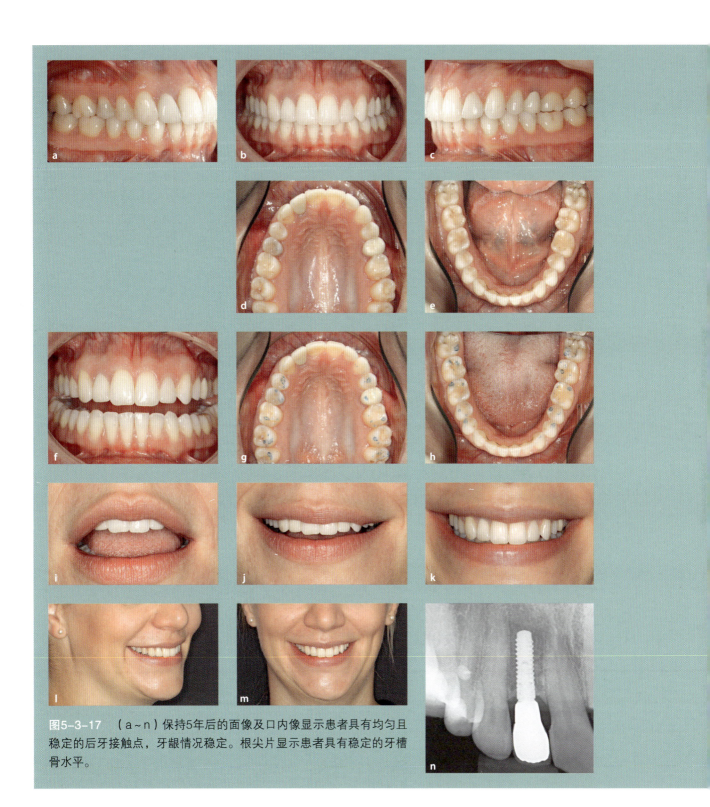

图5-3-17　（a~n）保持5年后的面像及口内像显示患者具有均匀且
稳定的后牙接触点，牙龈情况稳定。根尖片显示患者具有稳定的牙槽
骨水平。

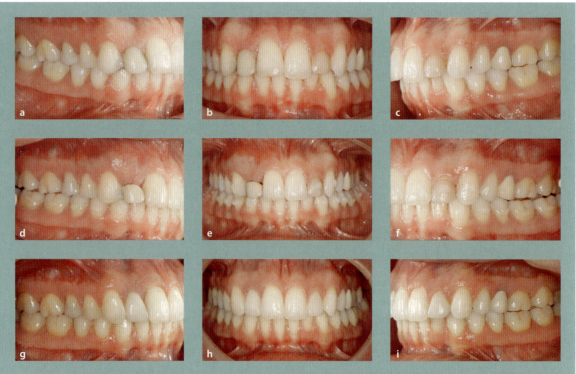

图5-3-18 #12缺牙区不同阶段口内像对比。（a～c）#11-#13马里兰桥修复#12。（d～f）正畸直立#11和#13牙根后，临时冠修复#12。（g～i）正畸-种植联合治疗5年后，稳定保持。

参考文献

[1] Rossini G, Parrini S, Deregibus A, Castroflorio T. Controlling orthodontic tooth movement with clear aligners. An updated systematic review regarding efficacy and efficiency. JAO 2017;1:7–20.

[2] Simon M, Keilig L, Schwarze J, Jung BA, Bourauel C. Forces and moments generated by removable thermoplastic aligners: incisor torque, premolar derotation, and molar distalization. Am J Orthod Dentofacial Orthop 2014;145:728–736.

[3] Elkholy F, Panchaphongsaphak T, Kilic F, Schmidt F, Lapatki BG. Forces and moments delivered by PET-G aligners to an upper central incisor for labial and palatal translation. J Orofac Orthop 2015;76:460–475.

[4] Hartsfield JK, Jr, Jacob GJ, Morford LA. Heredity, genetics and orthodontics – how much has this research really helped? Semin Orthod 2017;23:336–347.

[5] Chen L, Pan J, Zhou FC, Liu YH. Measurement and analysis on the teeth morphology in 90 Chinese Han young adults with normal occlusion. Shanghai Kou Qiang Yi Xue 2018;27:612–616.

[6] Elkholy F, Mikhaiel B, Schmidt F, Lapatki BG. Mechanical load exerted by PET-G aligners during mesial and distal derotation of a mandibular canine: an in vitro study. J Orofac Orthop 2017;78:361–370.

[7] Elkholy F, Lapatki BG. Recommendation of a novel film-thickness sequence, 0.4, 0.5 and 0.75 mm, for aligner systems. JAO 2018;2:295–304.

[8] Elkholy F, Schmidt F, Jäger R, Lapatki BG. Forces and moments applied during derotation of a maxillary central incisor with thinner aligners: an in-vitro study. Am J Orthod Dentofacial Orthop 2017;151:407–415.

[9] Krey K, Behyar M, Hartmann M, Corteville F, Ratzmann A. Behaviour of monolayer and multilayer foils in the aligner thermoforming process. JAO 2019;3:139–145.

[10] Castro IO, Frazão Gribel B, Alencar AHG, Valladares-Neto J, Estrela C. Evaluation of crown inclination and angulation after orthodontic treatment using digital models: comparison to the prescription of the brackets used. J Orofac Orthop 2018;79:227–234.

[11] Tarnow DP, Magner AW, Fletcher P. The effect of the distance from the contact point to the crest of bone on the presence or absence of the interproximal dental papilla. J Periodontol 1992;63:995–996.

[12] Singh VP, Uppoor AS, Nayak DG, Shah D. Black triangle dilemma and its management in esthetic dentistry. Dent Res J (Isfahan) 2013;10:296–301.

[13] Han TJ, Takei HH. Progress in gingival papilla reconstruction. Periodontol 2000 1996;11:65–68.

拥挤

隐形矫治器治疗拥挤病例是可行且高度可预测的[1-4]。Hennessy等[5]比较了骨性Ⅰ类关系且下颌切牙轻度拥挤（＜4mm）患者使用固定矫治及隐形矫治的疗效，结果表明两种治疗方式最终的下颌切牙唇倾量一致。

Yan-Vergnes等在法国儿童中进行了一项关于颅颌面不同步发育与牙列拥挤的横断面研究[6]。研究结果显示，牙列拥挤的原因尚不完全清楚，其可能源于面部骨量减小而牙齿大小没有成比例缩小的进化趋势。对现代人群的大多数研究表明，牙齿和颌骨大小之间几乎不存在相关性。牙龄和面部骨龄的横断面研究有助于我们更好地理解牙齿拥挤的动态过程[6]。研究者总结，牙齿的成熟和面部生长不一定是同步的。从人类学角度来看，这项研究表明，不同步的牙颌面发育至少部分解释了现代人群中高发的牙列拥挤问题[6]。

Lux等研究了学龄儿童的牙列拥挤发生率[7]。他们发现上颌的错殆情况多样，包括间隙过大、中度甚至严重的牙列拥挤。错殆发生在上颌的概率比下颌大得多。上颌的重度牙列拥挤（＞5mm）比下颌更常见，上颌发生率2%～3%。此外，严重的接触点错位（IOTN 4级）主要发生在上颌（发生率约3%）。在尖牙-前磨牙段中，男性的牙弓通常比女性大0.5mm左右，而且在每个牙龄中均如此。所以，上颌比下颌更容易受到牙弓后段拥挤的影响。此外，前牙区拥挤比后牙区拥挤更为普遍[7]。

来自芬兰的Keski-Nisula等进行了类似的研究，他们分析了近500名儿童的咬合情况，以明确早期混合牙列错殆畸形的发生率及正畸治疗的需求。上颌前牙区拥挤的检出率为11.6%，而下颌前牙区拥挤的检出率为38.9%。女孩比男孩更容易发生下颌拥挤[8]。

Buschang等对美国15～50岁未经治疗人群的切牙拥挤度进行了研究[9]。尽管差异很小（0.5mm），男性切牙拥挤程度大于女性，黑种人切牙拥挤度比白种人（0.9mm）和墨西哥裔美国人（1.1mm）少。在美国15～50岁人群中，接近50%的个体几乎不存在切牙拥挤的问题，23%的人群存在切牙段中度拥挤，17%的人群存在重度拥挤。第三磨牙（又被称为智齿）的萌出与切牙段拥挤度增加无关，在成年早期切牙段拥挤度增加最多，拥挤度的个体差异是多因素造成的，主要的决定因素仍不明确[9]。

波美拉尼亚健康研究调查揭示了德国20～49岁年龄段中错殆畸形的患病率[10]。总共有92.2%的受试者有不同程度的错殆畸形。仅有7.8%的受试者是解剖意义上的正常殆，14.2%为"个别正常殆"。32.8%的受试者有重度错殆畸形。最常见的错殆畸形表现有前牙区拥挤、深覆盖和Ⅱ类关系，这些表现在女性中更为常见。而牙列间隙、对刃殆、深覆殆和Ⅲ类关系在男性中更常见。26.7%的受试者（女性28%，男性25.3%）曾接受过正畸治疗[10]。

Zhou等研究了中国上海3～5岁儿童的错殆畸形患病率[11]。上海乳牙列错殆畸形患病率为83.9%，性别间无显著差异。研究结果显示，儿童错殆畸形中，深覆殆（63.7%）的患病率最高，其次是深覆盖（33.9%）、中线偏斜（26.6%）及前牙反𬌗（8%）。前牙区拥挤的患病率为6.5%。这项研究显示，上海3~5岁儿童错𬌗畸形患病率相当高，且主要表现为垂直向异常[11]。

Yu等曾报道中国上海人群中早期混合牙列的错𬌗畸形发生率及咬合特征。其中牙列间隙是最常见的表现，此外约28.4%的儿童存在前牙区拥挤（>2mm）。女孩前牙区拥挤的发生率高于男孩[12]。

Wang等比较了中国夏朝与中国现代人群间的错𬌗畸形患病率差异[13]。中国现代人群错𬌗畸形患病率高于古代挖掘样本中的患病率。目前，中国现代早期恒牙列错𬌗畸形患病率高达72.92%。而仅有23.3%的古代头骨样本存在牙列不齐，包括拥挤（8.1%）、牙列间隙（9.3%）、个别牙错位（5.8%）等。错𬌗畸形的患病率为27.6%，主要表现为安氏Ⅰ类。这表明从新石器时代（距今6000~7000年前）到夏朝（距今4000年前）的数千年里，错𬌗畸形的患病率没有显著变化，而夏朝错𬌗畸形患病率远低于现代人群[13]。

Bourzgui等研究了摩洛哥卡萨布兰卡8~12岁学龄儿童的错𬌗畸形患病率。结果显示，50%的人群存在前牙区拥挤，而仅有2.5%的人群存在后牙区拥挤。年龄和性别未见统计学上显著差异[14]。

Asiry等调查了沙特阿拉伯南部学龄儿童的错𬌗畸形患病率，结果显示，该地区最常见的错𬌗畸形表现是拥挤，占26.6%[15]。

Ng'ang'a等的调研表明肯尼亚内罗毕13~15岁儿童错𬌗畸形的患病率为72%。拥挤和扭转是最常见的错𬌗畸形表现，发病率均为19%。总体患病率在性别间无显著差异[16]。

Verdonck等研究了日本青少年（12~15岁女性）颞下颌功能紊乱（TMD）症状与其咬合特征之间的关系[17]。研究者对不同咬合类型进行了分组，探究了特定咬合特征发生与颞下颌关节紊乱病（TMD）发病率的关系。结果显示，TMD在所有年龄组中的患病率为23%。在2个年龄组中，弹响是最常见的TMD症状（16%和11%）。在不同咬合类型组别中，随着年龄增长，开口型异常发生率增高，而疼痛和弹响发生率降低。TMD症状的总发生率与咬合特征间并未发现显著关联。然而，对于特定的TMD症状，不同组别的分析结果显示，牙弓内咬合特征（拥挤）与开口型异常以及组合型TMD症状（包括开口型异常）存在显著相关性。学者认为拥挤可能是诱发TMD的一个重要标志[17]。

Bernhardt等研究了错𬌗畸形和牙周病之间的相关性。结果表明，严重的前牙区拥挤与牙周病存在中度甚至高度相关性[18]。

病例1：牙列拥挤，伴不对称性牙弓狭窄

对于牙弓狭窄的患者，可以通过扩弓获得间隙以解决牙列拥挤及颊廊不美观的问题。尽管磨牙区的扩弓很稳定，但下颌尖牙的位置需要保持，因此必须终生保持矫治效果。与Björn Zacchrisson医生一样，我们推荐使用下颌#33-#43，有时甚至#34-#44舌侧多股麻花丝进行固定式保持。

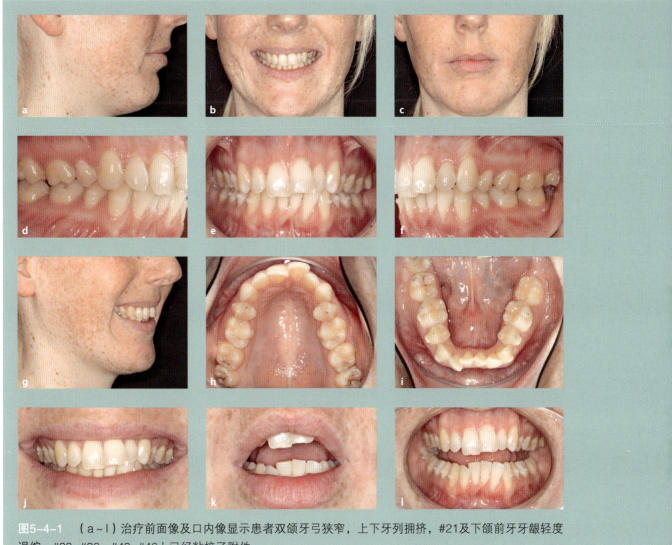

图5-4-1　（a~l）治疗前面像及口内像显示患者双颌牙弓狭窄，上下牙列拥挤，#21及下颌前牙牙龈轻度退缩。#33-#36、#43-#46上已经粘接了附件。

未见牙龈退缩或牙槽骨丧失的牙周健康患者可行扩弓治疗。CBCT可用于在治疗前全方位评估牙槽骨情况。如果邻面去釉提供的间隙不足、无法拔牙（例如已经拔除前磨牙的患者），只能使用扩弓治疗来解决牙列拥挤的问题，治疗前要与牙周医生讨论并确定正畸治疗前后是否需要牙龈移植术。在开展隐形矫治扩弓治疗时，应当减小步距以实现轻力。

本病例患者在青少年时期曾接受过正畸治疗，拔除了第一前磨牙，且未见颞下颌关节紊乱症状。在正畸治疗前，可见其#21及下颌前牙牙龈轻度退缩（图5-4-1）。

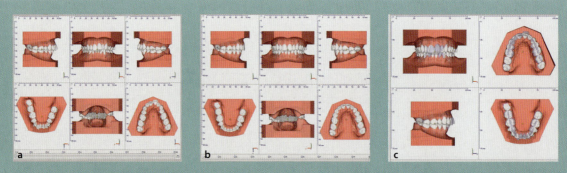

图5-4-2　（a）OnyxCeph软件中的初始位。（b）OnyxCeph软件中计划的目标位。（c）初始位与虚拟目标位重叠图显示设计横向扩弓量及内收以排齐上颌牙列（蓝色=初始位；白色=目标位）。

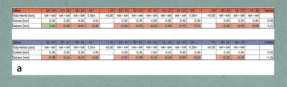

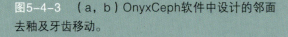

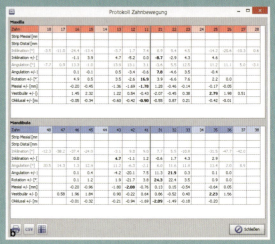

图5-4-3　（a，b）OnyxCeph软件中设计的邻面去釉及牙齿移动。

诊断

- 安氏Ⅱ类
- 上下牙列拥挤
- 不称性牙弓狭窄，颊廊过宽
- 深覆殆
- 牙龈退缩

治疗计划

- 椅旁隐形矫治（OnyxCeph）
- 解除拥挤，协调牙弓对称性
- 纠正颊廊过宽
- 扩弓，邻面去釉

治疗过程

治疗目标是排齐牙列，改善微笑时颊廊过宽。由于患者治疗前存在牙龈退缩，建议患者进行牙周治疗并在正畸治疗后行膜龈手术。口内扫描前，下颌#33、#35、#36、#43、#45、#46已预先粘接了附件以提供支抗。上颌牙弓没有设计附件，因为椅旁隐形矫治器未设计龈上的扇形龈缘，而是超出龈缘2～3mm，以获得横向扩弓的最佳支抗。治疗计划通过OnyxCeph软件完成，虚拟治疗效果如图5-4-2所示。

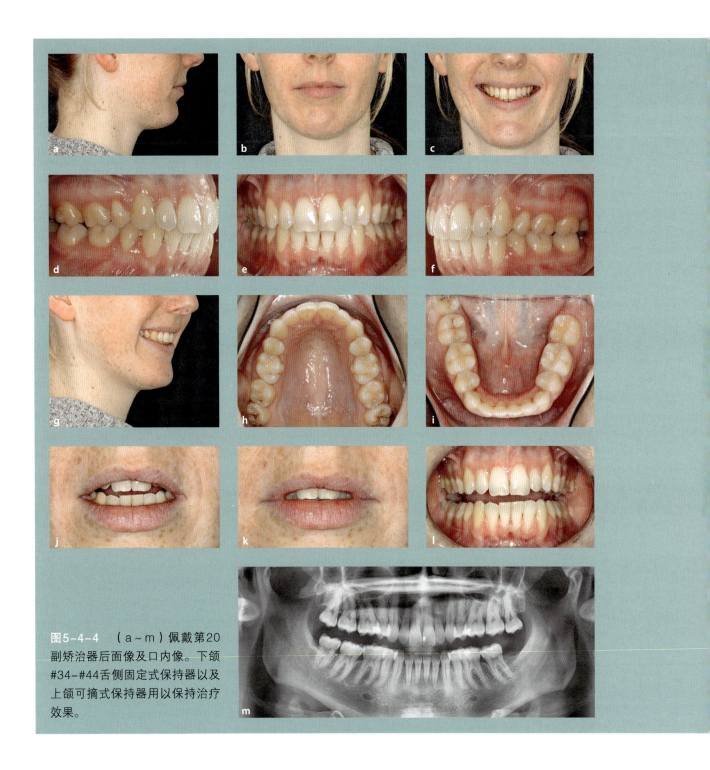

图5-4-4 （a~m）佩戴第20副矫治器后面像及口内像。下颌#34-#44舌侧固定式保持器以及上颌可摘式保持器用以保持治疗效果。

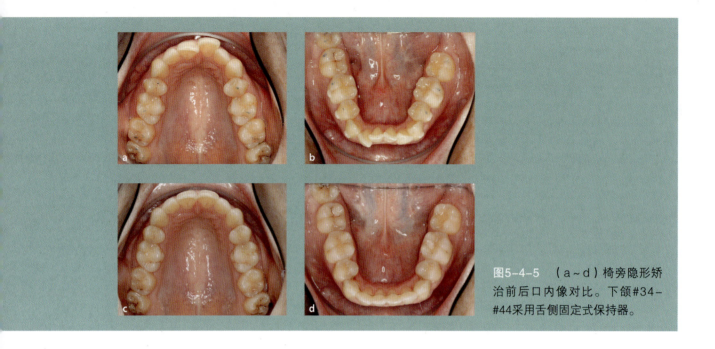

图5-4-5　（a~d）椅旁隐形矫治前后口内像对比。下颌#34-#44采用舌侧固定式保持器。

可通过邻面去釉解决拥挤问题。最大的计划移动量如下，#25颊向移动2.79mm，#35颊向移动2.32mm；上颌#15-#25扩弓5.11mm，下颌#35-#45扩弓4.07mm；#11旋转16.9°，#31旋转24.3°。

扩弓的完整计划表：

· #16-#26：3.43mm
· #15-#25：5.11mm
· #13-#23：1.6mm
· #36-#46：3.52mm
· #35-#45：4.07mm
· #33-#43：1.3mm

由于牙齿的旋转和水平向移动距离高达2.8mm（图5-4-3b），因此使用10副模型制作20副隐形矫治器（每步分别采用材料强度为0.5mm及0.75mm的2副矫治器）。上下牙列需要最多0.56mm的邻面去釉以排齐牙列（图5-4-3a）。设计的牙齿移动的重叠图如图5-4-2c所示。

图5-4-4显示佩戴第20副隐形矫治器，经过5个月的治疗后，上下牙列均已排齐。图5-4-5显示使用椅旁隐形矫治前后口内像对比。扩宽原本狭窄的牙弓获得了更好的美学效果。在正畸治疗结束时，患者牙龈健康，没有发生进一步退缩。我们建议患者在上下颌前牙区行龈瓣移植术。全景片未显示任何病理性改变（图5-4-4）。对比椅旁隐形矫治前后口内像可知，上下牙弓均得到了协调的扩弓，上下牙列均已排齐（图5-4-5）。下颌#34-#44舌侧保持器以及夜间佩戴的上颌可摘式保持器被用以保持疗效。上颌保持器是通过1.5mm厚的Biolon膜片在治疗后模型上热压膜成型制作。

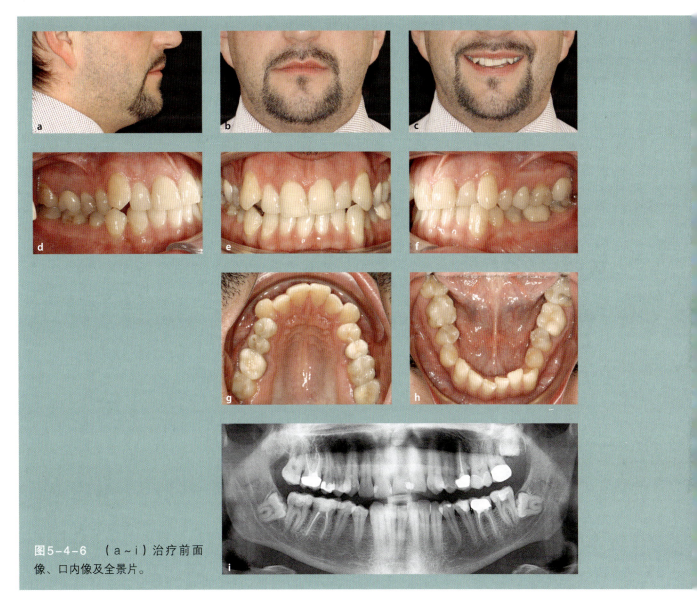

图5-4-6 （a~i）治疗前面像、口内像及全景片。

病例2：牙列拥挤，伴牙弓狭窄

患者的主诉是改善面部美观。患者未见颞下颌关节紊乱症状。患者特别强调了微笑时严重扭转的上颌尖牙和拥挤的上下牙列（图5-4-6）。口内像显示 I 类关系，牙弓狭窄，中线偏斜，下颌前牙舌倾，前牙早接触伴牙釉质磨损。全景片显示#28、#38、#48在位，建议患者拔除上述智齿。多颗牙已行根管治疗，且可见修复体（图5-4-6），计划正畸治疗后重新修复。

诊断

· 安氏 I 类

· 上下牙列拥挤，牙弓狭窄

治疗计划

· 无托槽隐形矫治（隐适美）

· 解除拥挤，排齐牙列

· 扩弓

· 纠正颊廊过宽

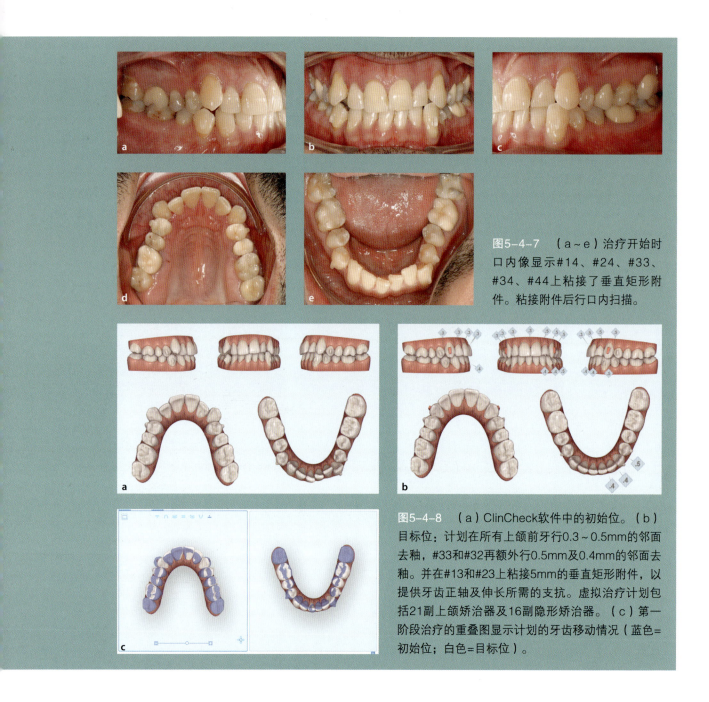

图5-4-7　（a～e）治疗开始时口内像显示#14、#24、#33、#34、#44上粘接了垂直矩形附件。粘接附件后行口内扫描。

图5-4-8　（a）ClinCheck软件中的初始位。（b）目标位：计划在所有上颌前牙行0.3～0.5mm的邻面去釉，#33和#32再额外行0.5mm及0.4mm的邻面去釉。并在#13和#23上粘接5mm的垂直矩形附件，以提供牙齿正轴及伸长所需的支抗。虚拟治疗计划包括21副上颌矫治器及16副隐形矫治器。（c）第一阶段治疗的重叠图显示计划的牙齿移动情况（蓝色=初始位；白色=目标位）。

治疗过程

　　图5-4-7显示在#14、#24、#33、#34、#44上粘接的垂直矩形附件。粘接上述附件后，行口内扫描并将患者的口内情况上传至ClinCheck软件中（图5-4-8）。计划对所有

上颌前牙行0.3～0.5mm的邻面去釉，#33和#32再额外行0.5mm及0.4mm的邻面去釉，并在#13和#23上粘接5mm的垂直矩形附件，以提供牙齿正轴及伸长所需的支抗。第一阶段治疗包括21副上颌矫治器及16副下颌矫治器，

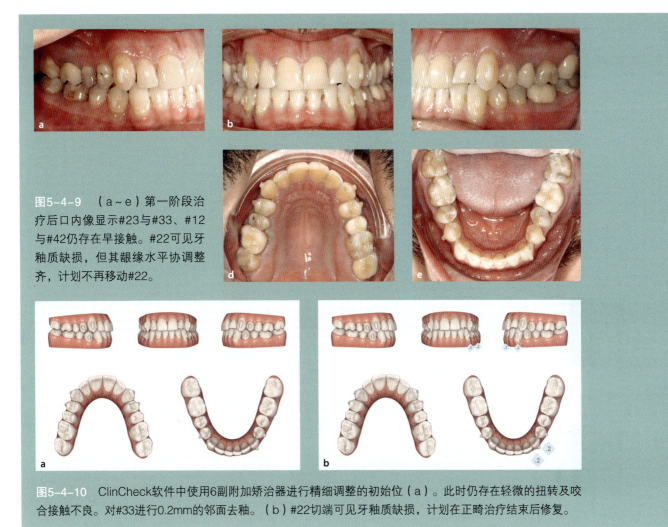

图5-4-9　（a~e）第一阶段治疗后口内像显示#23与#33、#12与#42仍存在早接触。#22可见牙釉质缺损，但其龈缘水平协调整齐，计划不再移动#22。

图5-4-10　ClinCheck软件中使用6副附加矫治器进行精细调整的初始位（a）。此时仍存在轻微的扭转及咬合接触不良。对#33进行0.2mm的邻面去釉。（b）#22切端可见牙釉质缺损，计划在正畸治疗结束后修复。

第二阶段精细调整包括6副矫治器。总疗程共27周。图5-4-8c显示第一阶段治疗的重叠图（蓝色=初始位；白色=目标位）。

　　隐形矫治第一阶段治疗结束后的口内像显示在#23与#33、#12与#42仍存在早接触（图5-4-9）。#22可见牙釉质缺损，但其龈缘水平协调整齐，计划不再移动#22。再次进行口内扫描，并将口内情况上传至ClinCheck软件

中。图5-4-10a显示仍可见轻微的扭转以及咬合接触不良。计划对#33进行0.2mm的邻面去釉，并设计6副附加矫治器。#22可见切端牙釉质缺损，计划在正畸治疗结束后修复。整个治疗使用了27副上颌矫治器，22副下颌矫治器。图5-4-11显示正畸治疗结束后面像、口内像及全景片。牙列已经完全排齐，可见功能性覆𬌗覆盖，中线对齐，后牙维

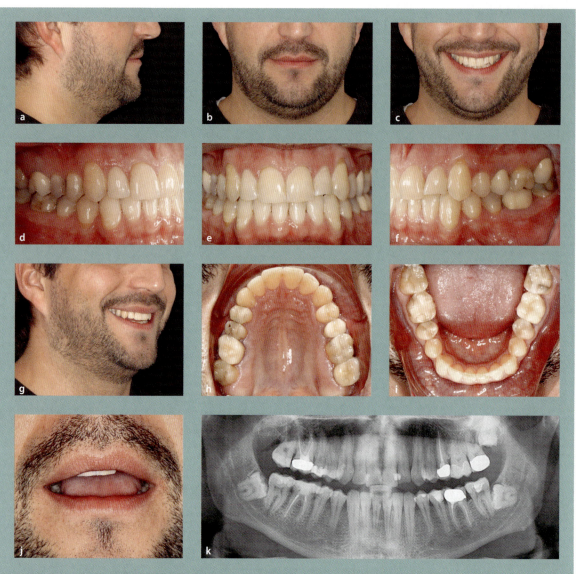

图5-4-11   （a~k）治疗后面像及口内像。牙列已经完全排齐，可见功能性覆殆覆盖，中线对齐，后牙维持Ⅰ类关系。全景片显示#28、#38、#48仍在位，再次建议患者拔除。根据最初的多学科治疗计划，患者转诊至修复医生处行后牙修复治疗。

持Ⅰ类关系，颊廊过宽得到改善。全景片显示#28、#38、#48仍在位，再次建议患者拔除。采用下颌#34-#44舌侧保持器以及夜间佩戴的可摘式保持器进行保持。图5-4-12显示治疗前与治疗后口内像对比。

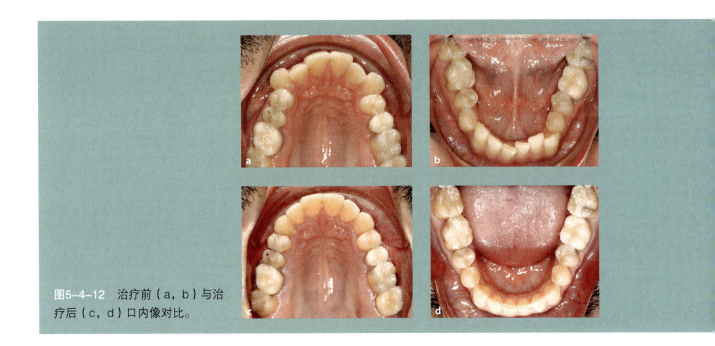

图5-4-12　治疗前（a，b）与治疗后（c，d）口内像对比。

参考文献

[1] Rossini G, Parrini S, Deregibus A, Castroflorio T. Controlling orthodontic tooth movement with clear aligners. An updated systematic review regarding efficacy and efficiency. JAO 2017;1:7–20.

[2] Solano Mendoza B, Gómez García L, Pourhamid H, Solano E. Multidisciplinary treatment-increase of vertical dimension combined with Invisalign treatment. JAO 2018;2:101–107.

[3] Simon M, Keilig L, Schwarze J, Jung BA, Bourauel C. Treatment outcome and efficacy of an aligner technique regarding incisor torque, premolar derotation and molar distalization. BMC Oral Health 2014;14:68.

[4] Duncan LO, Piedade L, Lekic M, Cunha RS, Wiltshire WA. Changes in mandibular incisor position and arch form resulting from Invisalign correction of the crowded dentition treated nonextraction. Angle Orthod 2016;86:577–583.

[5] Hennessy J, Garvey T, Al-Awadhi EA. A randomized clinical trial comparing mandibular incisor proclination produced by fixed labial appliances and clear aligners. Angle Orthod 2016;86: 706–712.

[6] Yan-Vergnes W, Vergnes J-N, Dumoncel J, Baron P, Marchal-Sixou C, Braga J. Asynchronous dentofacial development and dental crowding: a cross-sectional study in a contemporary sample of children in France. J Physiol Anthropol 2013;32:22.

[7] Lux CJ, Dücker B, Pritsch M, Niekusch U, Komposch G. Space conditions and prevalence of anterior spacing and crowding among nine-year-old schoolchildren. J Orthod 2008;35:33–42.

[8] Keski-Nisula K, Lehto R, Lusa V, Keski-Nisula L, Varrela J. Occurrence of malocclusion and need of orthodontic treatment in early mixed dentition. Am J Orthod Dentofacial Orthop 2003;124:631–638.

[9] Buschang PH, Shulman JD. Incisor crowding in untreated persons 15–50 years of age: United States, 1988–1994. Angle Orthod 2003;73:502–508.

[10] Hensel E, Born G, Körber V, Altvater T, Gesch D. Prevalence of defined symptoms of malocclusion among probands enrolled in the Study of Health in Pomerania (SHIP) in the age group from 20 to 49 years. J Orofac Orthop 2003;64:157–166.

[11] Zhou X, Zhang Y, Wang Y, Zhang H, Chen L, Liu Y. Prevalence of malocclusion in 3- to 5-year-old children in Shanghai, China. Int J Environ Res Public Health 2017;14:328.

[12] Yu X, Zhang H, Sun L, Pan J, Liu Y, Chen L. Prevalence of malocclusion and occlusal traits in the early mixed dentition in Shanghai, China. Peer J 2019;7:e6630.

[13] Wang W, Zeng XL, Zhang CF, Yang YQ. Malocclusions in Xia Dynasty in China. Chin Med J (Engl) 2012;125:119–122.

[14] Bourzgui F, Sebbar M, Hamza M, Lazrak L, Abidine Z, El Quars F. Prevalence of malocclusions and orthodontic treatment need in 8- to 12-year-old schoolchildren in Casablanca, Morocco. Prog Orthod 2012;13:164–172.

[15] Asiry MA, AlShahrani I. Prevalence of malocclusion among school children of Southern Saudi Arabia. J Orthod Sci 2019;8:2.

[16] Ng'ang'a PM, Ohito F, Ogaard B, Valderhaug J. The prevalence of malocclusion in 13- to 15-year old children in Nairobi, Kenya. Acta Odontol Scand 1996;54:126–130.

[17] Verdonck A, Takada K, Kitai N, et al., The prevalence of cardinal TMJ dysfunction symptoms and its relationship to occlusal factors in Japanese female adolescents. J Oral Rehabil 1994;21: 687–197.

[18] Bernhardt O, Krey KF, Daboul A, et al. New insights in the link between malocclusion and periodontal disease. J Clin Periodontol 2019;46:144–159.

邻面去釉

　　无论在固定矫治还是隐形矫治中，邻面去釉（Interproximal enamel reduction, IPR）都是常用方法[1]。Ballar（1944）[2]及Tuverson（1980）提出了邻面去釉技术，且该方法不会增加患龋风险[3]。Zachrisson等发现，在合适的牙位进行一定量的近远中邻面去釉，不会对牙齿和牙周支持组织造成伤害[4]。他认为合适的牙釉质塑形可以提高前牙美观，预防和减少拥挤前牙排齐后的"黑三角"[5]。Zheng等[6]发现，邻面去釉可以降低正畸治疗后的牙周风险，缩短治疗周期，改善牙龈美观从而延长牙齿寿命。邻面去釉的用途[7]包括解除轻中度拥挤，协调牙齿比例[8]，减少成人牙龈退缩导致的"黑三角"[5]，以及减小严重骨缺损后的邻间隙。邻面去釉是缩短牙根间距的有效方法，通过使邻面接触点更靠近根方，从而使龈乳头更易于充填"黑三角"区域。邻面去釉的具体操作过程：通过空气冷却的超细金刚砂轮进行片切，然后进行塑形和抛光。整个过程必须克服操作时观察角度带来的梯形畸变效应（Keystoning effect）[9]。

　　邻面去釉作为一种推荐治疗手段，在上下颌前牙区最大可提供4mm的间隙[3]；如果纳入后牙区，可提供的间隙可扩大至9mm[10-13]。牙釉质片切的最大量取决于每颗牙齿的解剖特点。许多指南明确了邻面去釉的最大量。50%的牙釉质片切量是可行的，不会造成牙齿和牙周风险[14]。邻面去釉量很大程度取决于牙齿形态[15]。Zachrisson推荐牙科助手使用气动冷却辅助治疗[4]。Fillion[10]的邻面去釉表记录了每颗牙齿邻面牙釉质片切的最大量。根据此表进行邻面去釉可避免患龋、牙龈退缩及唇侧牙龈变薄等风险增加[16]。相对于固定矫治中邻面去釉量无法精确控制，隐形矫治中邻面去釉量可在虚拟软件中精准计划，如再必要也可以将邻面去釉调整至邻牙。图5-5-1展示了一个典型病例。

　　除了解除拥挤外，邻面去釉还有很多适应证：

· 避免和减少外露的"黑三角"，尤其是对于牙周受损的牙列
· 协调的上下牙弓宽度比
· 建立协调一致的牙齿形态
· 改善切牙前突
· 重塑非典型形状的牙齿外形，以改善牙齿形态[17]，建立良好的邻面接触
· 邻面去釉的禁忌证包括过小牙、牙齿外形异常、牙齿敏感等。无论如何，邻面去釉后的牙面都应是平滑的，以保证处理后的牙面不会比处理前更易患龋[11]

　　现今市场上有大量手动及机械的邻面去釉装置可供使用。手持式的片切砂条在后牙区操作困难，而IPR车针、金刚砂片切盘以及拉锯法均可用于后牙区牙釉质片切。在片切后对牙釉质表面进行修整和抛光非常重要[18]。最好使用细砂盘将可能存在的边角磨圆[19]。为了增强片切牙釉质表面的再矿化能力，建议片切后在局部使用氟化凝胶[20-21]，也可使用酪蛋白磷酸肽-无定形磷酸钙（CPP-ACP）[22]。邻面去釉方法概述如图5-2-2所示。

U1		U2		U3		U4		U5		U6		上颌牙弓总计
m	d	m	d	m	d	m	d	m	d	m	d	10.2
0.3	0.3	0.3	0.3	0.3	0.6	0.6	0.6	0.6	0.6	0.6	0.6	
0.6		0.6		0.6		1.2		1.2		1.2		

L1		L2		L3		L4		L5		L6		下颌牙弓总计
m	d	m	d	m	d	m	d	m	d	m	d	8.6
0.2	0.2	0.2	0.2	0.2	0.3	0.6	0.6	0.6	0.6	0.6	0.6	
0.4		0.4		0.4		0.9		1.2		1.2		

U = 上颌，L = 下颌，m = 近中，d = 远中

图5-5-1 Fillion（1995）制订的邻面去釉量表，描述了上下颌牙齿邻面去釉最大量。

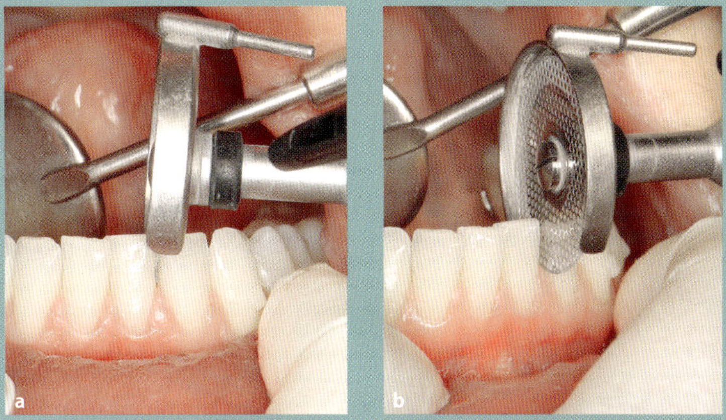

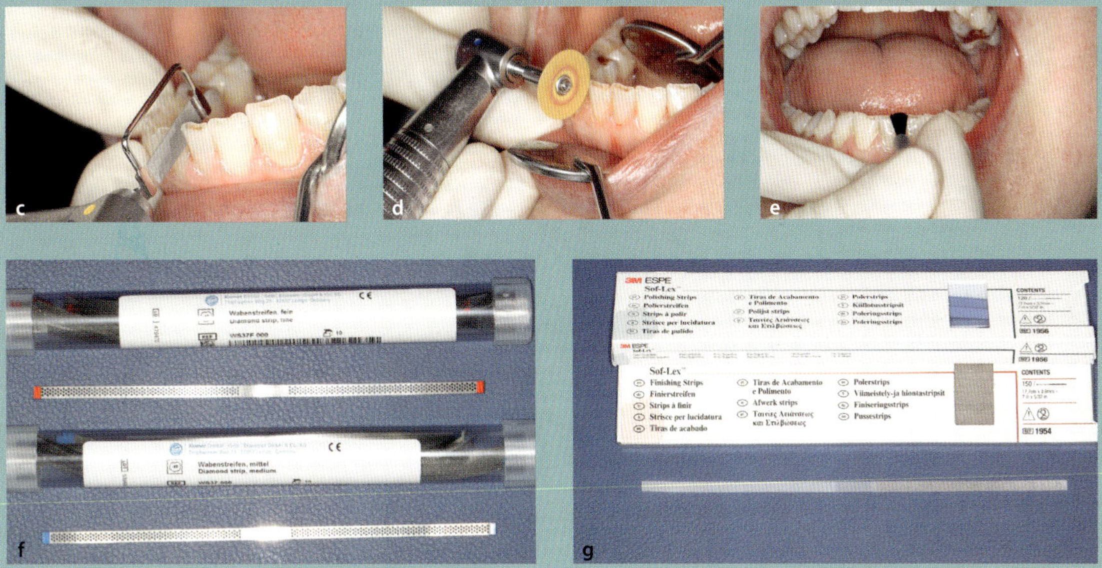

图5-5-2 邻面去釉过程。（a，b）使用旋转轮装置对#31进行片切，同时保护舌体。（c）使用摆锯装置片切（例如Ortho-Strip系统、Intensiv、Swiss Dental Product）。（d）使用Sof-Lex盘抛光牙釉质表面（3M Espe）。（e）随后进行涂氟处理。（f）不同尺寸的手动抛光条（Komet）。（g）两种尺寸的片切条用于最终抛光（3M Espe）。

ClinCheck软件可以模拟邻面去釉量，因此每次复诊时都必须核对邻面去釉量表和ClinCheck方案。建议核实ClinCheck方案中目标牙齿是否有足够的间隙进行移动。如果因为邻面接触过紧而无法实现牙齿移动，必须进行邻面去釉，即使ClinCheck方案里没有设计此项。

参考文献

[1] Chudasama D, Sheridan JJ. Guidelines for contemporary air-rotor stripping. J Clin Orthod 2007;41:315–320.

[2] Proceedings of the 5th International Symposium on Mechanobiology of Cartilage and Chondrocyte. May 2007. Athens, Greece. Biorheology 2008;45:189–546.

[3] Tuverson DL. Anterior interocclusal relations. Part I. Am J Orthod 1980;78:361–370.

[4] Zachrisson BU, Minster L, Ogaard B, Birkhed D. Dental health assessed after interproximal enamel reduction: caries risk in posterior teeth. Am J Orthod Dentofacial Orthop 2011;139:90–98.

[5] Zachrisson BU. Interdental papilla reconstruction in adult orthodontics. World J Orthod 2004;5:67–73.

[6] Zheng X. [Use of interproximal enamel reduction in adult malocclusion patients with periodontitis]. Shanghai Kou Qiang Yi Xue 2010;19:485–489.

[7] Zachrisson BU. Tooth movements in the periodontally compromised patient. In: Lindhe J, Lang NP, Karring T, eds. Clinical Periodontology and Implant Dentistry. Oxford, UK: Wiley-Blackwell, 2008:1241–1279.

[8] Sheridan JJ. Air-rotor stripping update. J Clin Orthod 1987;21:781–788.

[9] Barrer HG. Protecting the integrity of mandibular incisor position through keystoning procedure and spring retainer appliance. J Clin Orthod 1975;9:486–494.

[10] Filion D. Zur approximalen Schmelzreduktion in der Erwachsenenkieferorthopädie. Teil 1: Anatomische und parodontale Gesichtspunkte. Inf Orthod Kieferorthop 1995;27:47–63.

[11] Hein C, Jost-Brinkmann P-G, Schillai G. Oberflächenbeschaffenheit des Schmelzes nach approximalem Beschleifen-Rasterelektronenmikroskopische Beurteilung unterschiedlicher Polierverfahren. Fortschr Kieferorthop 1990;51:327–335.

[12] Keck B. Schmelzabtrag und Rauhigkeit approximaler Schmelzflächen nach der Bearbeitung mit dem Ortho-Strips System. Zürich, Switzerland, 2000.

[13] Lundgren T, Milleding P, Mohlin B, Nannmark U. Restitution of enamel after interdental stripping. Swed Dent J 1993;17:217–224.

[14] Pinheiro M. Interproximal enamel reduction. World J Orthod 2002;3:223–232.

[15] Livas C, Jongsma AC, Ren Y. Enamel reduction techniques in orthodontics: a literature review. Open Dent J 2013;7:146–151.

[16] Zachrisson BU, Nyoygaard L, Mobarak K. Dental health assessed more than 10 years after interproximal enamel reduction of mandibular anterior teeth. Am J Orthod Dentofacial Orthop 2007;131:162–169.

[17] Zachrisson BU, Alnaes L. Periodontal condition in orthodontically treated and untreated individuals. I. Loss of attachment, gingival pocket depth and clinical crown height. Angle Orthod 1973;43:402–411.

[18] Danesh G, Hellak A, Lippold C, Ziebura T, Schafer E. Enamel surfaces following interproximal reduction with different methods. Angle Orthod 2007;77:1004–1010.

[19] Arman A, Cehreli SB, Ozel E, Arhun N, Cetinşahin A, Soyman M. Qualitative and quantitative evaluation of enamel after various stripping methods. Am J Orthod Dentofacial Orthop 2006;130:131.e7–14.

[20] Joseph VP, Rossouw PE, Basson NJ. Orthodontic microabrasive reproximation. Am J Orthod Dentofacial Orthop 1992;102:351–359.

[21] Twesme DA, Firestone AR, Heaven TJ, Feagin FF, Jacobson A. Air-rotor stripping and enamel demineralization in vitro. Am J Orthod Dentofacial Orthop 1994;105:142–152.

[22] Giulio AB, Matteo Z, Serena IP, Silvia M, Luigi C. In vitro evaluation of casein phosphopeptide-amorphous calcium phosphate (CPP-ACP) effect on stripped enamel surfaces. A SEM investigation. J Dent 2009;37:228–232.

减数治疗

下颌切牙拔除

当前牙区和后牙区的邻面去釉（IPR）以及扩弓无法实现牙列排齐时，可以通过拔除下颌切牙来解决下颌前牙区的严重拥挤问题。通常选择拔除的下颌切牙位置更靠近唇侧，因为在大多数情况下，该位置皮质骨减少，牙周健康不佳。当然，这一决定也必须考虑个体情况。在拔牙区的2颗邻牙上按流程粘接传统附件（垂直、矩形、1mm厚），虚拟治疗软件中也应有所体现。在下颌切牙拔除方案里，按标准应设计所有牙齿同时移动；然而，基于生物力学的考虑，建议对前牙进行序列移动以缩小拔牙间隙[1]。龈乳头缺失是前牙拔除方案中最大的问题。龈乳头缺失是无法预测的。因此应谨慎选择拔除下颌切牙，仅在特定情况下进行。

前磨牙拔除

关闭前磨牙拔牙间隙是隐形矫治中可预测且可控的移动[2]。为了更好地控制牙齿移动，特别是在拔牙的情况下，避免脱套和"过山车效应"，每步涉及的牙齿越少，移动距离越短，牙齿移动越好[3]。设计时应将每个牙弓中的4颗前牙视为一个单元，将2颗尖牙视为另一个单元。将尖牙单元后移1mm，然后将切牙单元后移与尖牙接触。重复执行这种牙齿移动策略，直至拔牙间隙关闭。对比尖牙单独内收或整体内收，上述策略可以让矫治器有更多的时间来充分表达牙齿移动细节。交替的牙齿移

动与毛毛虫的移动相似，因此被称为"毛毛虫移动设计"。Samoto和Vlaskalic[4]针对隐适美技术描述了一种利用分步移动设计实现可预测间隙关闭的牙齿移动方案。

Haque等进行了一项回顾性研究，比较了青少年患者固定矫治期间拔除上颌第一或第二前磨牙后支抗的丧失情况。他们得出结论，固定矫治中拔除上颌第一或第二前磨牙，支抗损失没有差异[5]。

Kirschneck等研究了前磨牙拔除对临界患者的唇突度、垂直高度等头影测量参数的短期影响。对于具有明显矢状向深覆盖和拥挤的临界患者，拔除前磨牙不会显著改变矢状向或垂直向骨骼尺寸，但与非拔牙对照组相比，切牙内收会导致唇部轮廓略凹。在综合治疗计划中，不应过度担忧拔牙导致面部轮廓恶化和垂直高度丧失[6]。

Bowman和Johnston研究了拔牙与非拔牙矫治对高加索人美学的影响。拔牙患者的面部比非拔牙患者的面部平均"扁平"1.8mm。一般来说，非拔牙矫治被认为对侧貌影响不大，而拔牙矫治可以显著改善治疗前软组织突出：治疗前软组织越前突，拔牙矫治的益处越大。学者得出结论，当唇部比Ricketts E线突出2～3mm时，拔牙可能是有益的。因此，对于拥挤和前突的患者来说，拔牙矫治可以改善面部美观[7]。

世界各地的正畸拔牙比例存在巨大差异。美国密歇根州的一组正畸医生描述了正畸治疗的拔牙率为5%～87%[8]。国际牙科文献中正畸拔牙率为6.5%～83.5%[9]。Baumrind[10]的研究指出，49%的拔牙决策中，拥挤是首要原因，其次是切牙突度（14%）、改善侧貌需求

（8%）、Ⅱ类错殆严重程度（5%）和为获得稳定的疗效（5%）。正畸拔牙的流行率差异很大，并且在过去几十年中似乎有所下降，尤其是高加索人患者。从美学角度来看，亚洲患者受益于拔牙矫治，因为他们往往表现出唇突和拥挤，拔牙矫治可能会带来更好的美学效果。Xu表示，与非拔牙矫治相比，拔牙矫治会增加下颌平面的倾斜度并减少下唇的突度[11]。而高加索人患者的正畸治疗通常与之相反。这些患者不想使现有的侧貌和唇形变平，而是想保持甚至改善唇部美观。如果以切牙位置作为参考点进行治疗，无论拔牙与否，治疗效果显示软组织外观没有显著变化[12]。Kim和Gianelly[13]的研究比较拔牙与非拔牙病例，在恒定的牙弓长度下，拔牙矫治的牙弓宽度并未减小，并且两组患者的微笑美学效果相同。

稳定性是正畸治疗的一个重要目标，并且通常是进行拔牙矫治的一个依据。然而，排齐牙齿的稳定性是可变的且不可预测。在未拔除下颌前磨牙的患者中，保持结束后下颌前牙区拥挤的复发约1.95mm，即保持结束后5年复发率为26.54%[14]。根据Zafarmand的说法，拔牙和非拔牙方案是两种不同的治疗方法，但它们似乎表现出相似的切牙复发趋势[15]。在拔除第一前磨牙并采用标准方丝弓技术进行正畸治疗后，30名患者中的22名（73%）在保持至少10年后出现下颌前牙复发情况[16]。另一项回顾性研究比较了下颌切牙拔除、前磨牙拔除和非拔牙矫治的治疗效果[17]。研究表明，对于中度至重度下颌前牙区拥挤的Ⅰ类患者，非拔牙正畸治疗比拔除4颗第一前磨牙和拔除

单颗下颌切牙的方案具有更好的治疗效果。Kondo表示，上下牙弓具有高度适应性，扩弓是拔牙前可考虑的替代方案。如果唇闭合不全且位于E线前方，则应考虑拔牙[17]。对于大多数患者，可以通过移动磨牙来实现非拔牙矫治[18]。

病例1：拔除单颗下颌切牙

双颌前突导致闭唇困难和开唇露齿。针对这些患者，要内收上下颌切牙以获得完全的唇闭合。本病例患者表现为双颌前突伴开唇露齿。#21前突导致覆盖增加，牙弓狭窄及拥挤，安氏Ⅰ类关系（图5-6-1和图5-6-2）。

诊断

- 开唇露齿
- #21前突，覆盖增加
- 牙弓狭窄
- 安氏Ⅰ类，拥挤

治疗计划

- 无托槽隐形矫治（隐适美）
- 拔除#31提供间隙
- 排齐并内收下颌前牙
- 内收上颌切牙

治疗过程

治疗方案是拔除#31而非前磨牙，以获得足够的空间来排齐和内收下颌前牙，同时也为内收上颌切牙提供足够的空间（图5-6-3）。

佩戴第12副矫治器的口内像显示拔牙部位健康的龈乳头（图5-6-4）。这与ClinCheck

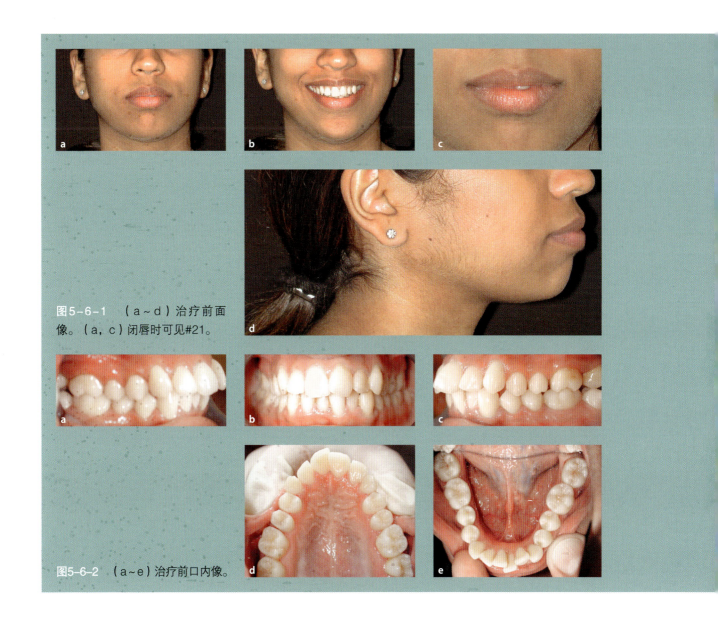

图5-6-1　（a~d）治疗前面像。（a，c）闭唇时可见#21。

图5-6-2　（a~e）治疗前口内像。

软件中的设计情况相符。

　　治疗结束建立了稳定的Ⅰ类咬合及生理性覆𬌗覆盖，可自由通过Shimstock咬合纸。上切缘弧度与下唇弧度协调（图5-6-5和图5-6-6）。全景片显示下颌切牙牙根平行，牙根间骨结构良好（图5-6-6b）。

　　9年后，患者再次来本院更换保持器，矫治效果稳定（图5-6-7）。

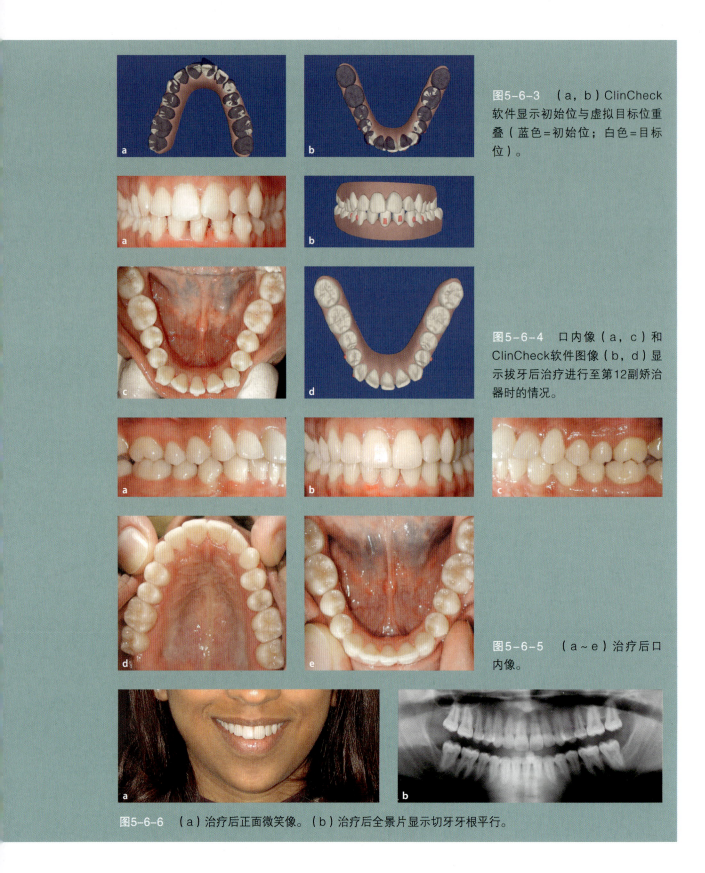

图5-6-3 （a，b）ClinCheck软件显示初始位与虚拟目标位重叠（蓝色=初始位；白色=目标位）。

图5-6-4 口内像（a，c）和ClinCheck软件图像（b，d）显示拔牙后治疗进行至第12副矫治器时的情况。

图5-6-5 （a~e）治疗后口内像。

图5-6-6 （a）治疗后正面微笑像。（b）治疗后全景片显示切牙牙根平行。

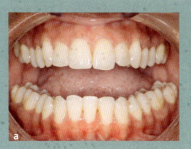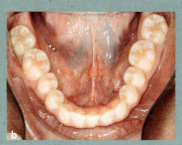

图5-6-7　（a，b）正畸治疗9年后的口内像，矫治效果稳定。

病例2：因上颌牙弓拥挤和中线偏斜而拔除双侧前磨牙

　　患者34岁，女性，主诉是改善美观。口内像显示Ⅱ类磨牙关系，上颌牙弓严重狭窄，上下牙列拥挤（图5-6-8d～h）。#13、#23唇侧位，#22与#24完全接触，#23没有空间。#13、#23牙龈退缩。#12、#14、#22、#25反𬌗，#15、#16、#26对刃𬌗。#18、#38、#48在位，#28已拔除。对颞下颌关节进行全面检查，未见颞下颌关节紊乱病（TMD）的迹象（图5-6-9）。全景片显示#37曾行根管治疗及冠修复；#38低位阻生，建议拔除（图5-6-8l）。

诊断

- 上颌重度拥挤，#13、#23低位萌出
- 双侧安氏Ⅱ类关系
- #12、#14、#22、#25反𬌗，#15、#16、#26对刃𬌗
- 上牙列中线偏斜
- #11斜轴

治疗计划

- 椅旁隐形矫治
- 拔除#14、#44

- 解决反𬌗并建立生理性覆𬌗覆盖
- 纠正中线偏斜
- 排齐牙齿，直立#11

治疗过程

　　治疗开始时面像及口内像显示附件已粘接在#13、#16、#23、#26、#33-#35、#43-#45上（图5-6-8a～k）。使用口内扫描仪Trios（3Shape）进行扫描并上传至OnyxCeph软件中（图5-6-10a）。拔牙设计方案结果如图5-6-10b所示。

　　虚拟治疗目标包括上颌前牙23.2°的最大移动分量（图5-6-10c）。基于此，设计了14步牙齿移动，每步使用2副矫治器（Biolon，0.5mm和0.75mm，Dreve）。我们选择了比多层膜片具有更高弹性模量的Biolon材料，以实现更好的横向力传递。IPR对于解除下颌拥挤是必要的。患者每7天更换1副矫治器。在第4步设计进行上颌尖牙的远移；为此，在#14、#24近中进行了IPR，以便为该移动创造足够的空间（图5-6-10c）。在第5步时，已拔除#14、#24（图5-6-11）。图5-6-12a～e显示拔除#14、#24后的口内像，图5-6-12f～h显示矫治器就位，完全贴合。

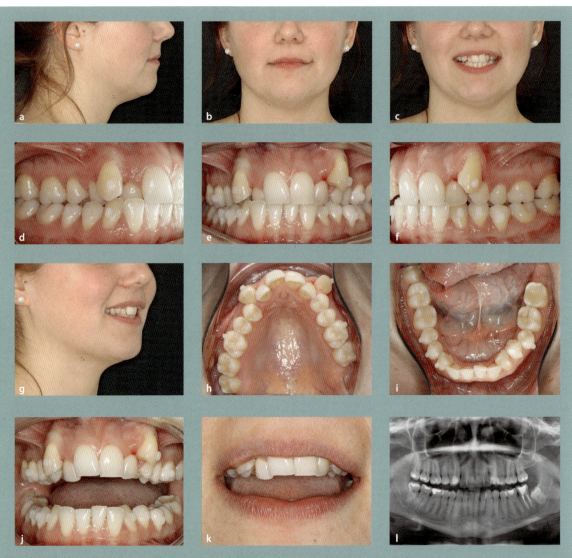

图5-6-8 （a~l）治疗开始时面像及口内像显示上颌牙弓狭窄，前牙区拥挤和扭转，#13、#23低位萌出，牙龈退缩，#12、#14、#22、#25反𬌗，#15、#16、#26对刃𬌗。全景片显示牙列中根管治疗及修复的情况，建议拔除#38。

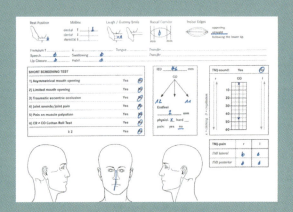

图5-6-9 美学和功能筛查，未见病理性问题。

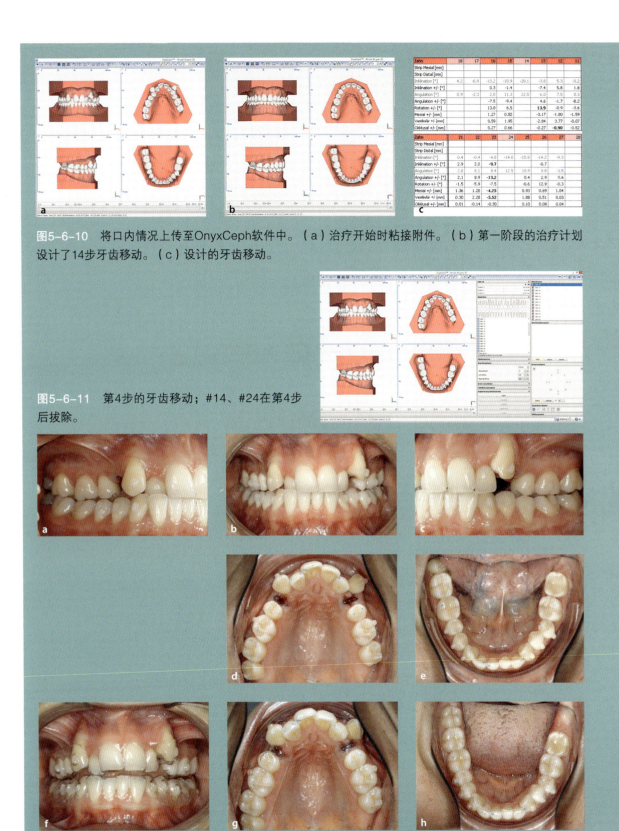

Zahn	18	17	16	15	14	13	12	11
Strip Mesial [mm]								
Strip Distal [mm]								
Inklination [°]	4.2	-6.9	-13.2	-10.9	-20.1	-3.8	5.3	-0.2
Inklination +/- [°]			0.3	-1.4		-7.4	5.8	1.8
Angulation [°]	0.9	-2.3	2.0	11.3	22.5	6.0	7.5	0.3
Angulation +/- [°]			-7.5	-9.4		4.6	-1.7	-8.2
Rotation +/- [°]			13.0	6.5		13.9	-0.9	-3.6
Mesial +/- [mm]			1.27	0.82		-3.17	-1.80	-1.59
Vestibulär +/- [mm]			0.59	1.95		-2.84	3.77	-0.07
Okklusal +/- [mm]			0.27	0.56		-0.27	-0.90	-0.52

Zahn	21	22	23	24	25	26	27	28
Strip Mesial [mm]								
Strip Distal [mm]								
Inklination [°]	0.4	-0.4	-4.0	-14.0	-15.8	-14.2	-9.3	
Inklination +/- [°]	2.9	2.0	-9.7		-0.7			
Angulation [°]	2.0	8.1	8.4	12.5	10.9	9.8	-3.5	
Angulation +/- [°]	2.1	8.9	-13.2		0.4	2.9	0.6	
Rotation +/- [°]	-1.5	-5.9	-7.5		-0.6	12.9	-0.3	
Mesial +/- [mm]	1.36	1.20	-4.25		0.93	0.69	1.04	
Vestibulär +/- [mm]	0.30	2.28	-5.52		1.88	0.51	0.03	
Okklusal +/- [mm]	0.01	-0.14	-0.30		0.10	0.09	0.04	

图5-6-10　将口内情况上传至OnyxCeph软件中。（a）治疗开始时粘接附件。（b）第一阶段的治疗计划设计了14步牙齿移动。（c）设计的牙齿移动。

图5-6-11　第4步的牙齿移动；#14、#24在第4步后拔除。

图5-6-12　（a~e）第5步的牙齿移动：拔除#14、#24后，佩戴矫治器时的口内像。（f~h）矫治器与牙面完全贴合。

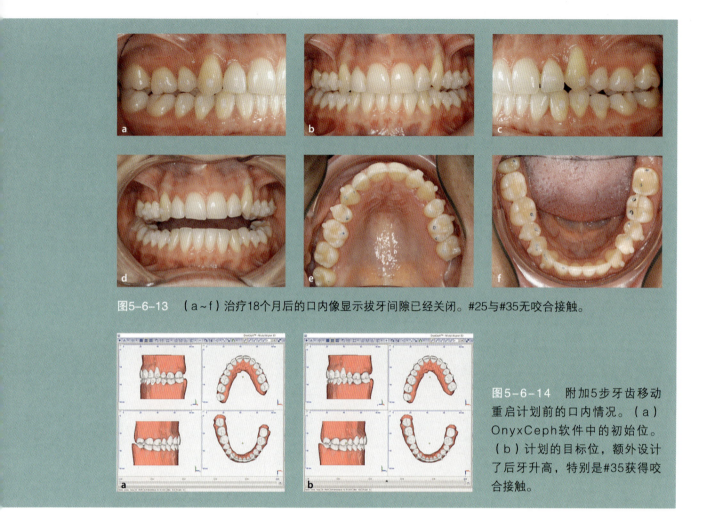

图5-6-13　（a~f）治疗18个月后的口内像显示拔牙间隙已经关闭。#25与#35无咬合接触。

图5-6-14　附加5步牙齿移动重启计划前的口内情况。（a）OnyxCeph软件中的初始位。（b）计划的目标位，额外设计了后牙升高，特别是#35获得咬合接触。

治疗18个月后的口内像显示拔牙间隙已关闭，但#25与#35无咬合接触（图5-6-13）。为了改善最终咬合情况，进行了重启计划，再次扫描，拍照并上传至OnyxCeph软件中（图5-6-14a）。该重启计划包括改善咬合接触的5步牙齿移动设计（图5-6-14b）。将用于上下颌弹性牵引的舌侧扣粘接到#25、#35上，并在#25、#35矫治器边缘开窗。图5-6-15显示总共48步后的最终治疗效果，每

步使用2副矫治器。Biolon保持器（Dreve，1.5mm）在夜间佩戴以保持。建议患者进行牙周治疗，以改善#13、#23的牙龈退缩。图5-6-16显示治疗过程。图5-6-17详细显示#11斜轴纠正。图5-6-18显示治疗前与治疗后面像对比。

对比治疗前后，有些方面已经治疗得很完美，有些方面还有待改善。

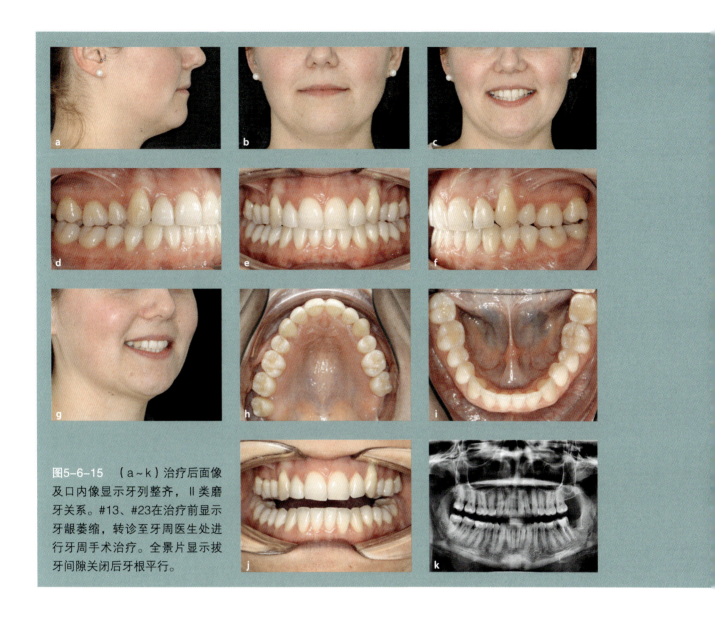

图5-6-15 （a~k）治疗后面像及口内像显示牙列整齐，Ⅱ类磨牙关系。#13、#23在治疗前显示牙龈萎缩，转诊至牙周医生处进行牙周手术治疗。全景片显示拔牙间隙关闭后牙根平行。

积极方面

- #13、#23远移和伸长
- #11轴倾度调整
- #33、#43转矩
- #12、#22反𬌗的纠正
- #35整体舌向移动
- 解除下颌拥挤
- 上下牙弓的对称性
- 中线纠正
- 笑容改善

未来我们可以改进什么？

- #13、#23的角度和转矩应结合转矩控制元件进行更多调整（图5-1-3-6）
- 结合转矩控制元件，增加#11、#21转矩
- 在治疗初期使用水平附件，增加#17、#27的根颊向转矩
- 增加#15、#25扩弓的过矫治——设计过矫治量是相当困难的

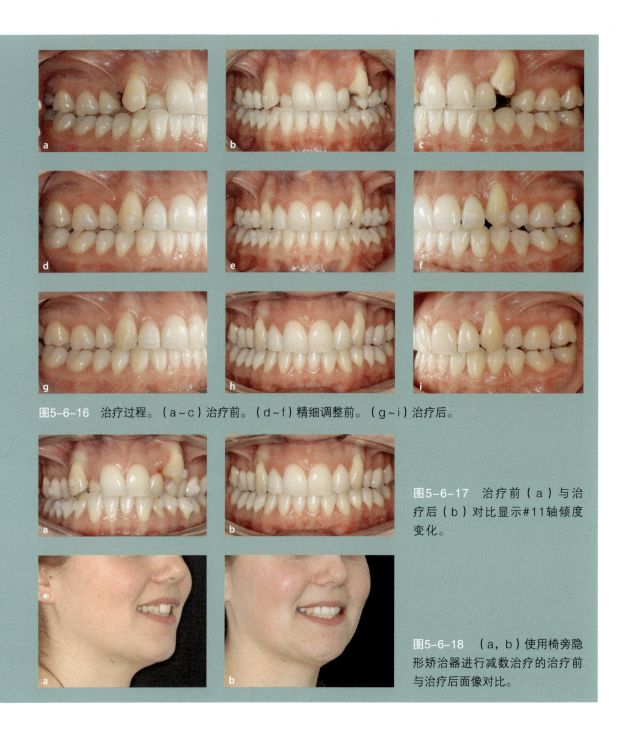

图5-6-16　治疗过程。（a~c）治疗前。（d~f）精细调整前。（g~i）治疗后。

图5-6-17　治疗前（a）与治疗后（b）对比显示#11轴倾度变化。

图5-6-18　（a，b）使用椅旁隐形矫治器进行减数治疗的治疗前与治疗后面像对比。

由于这是我们第一名接受椅旁隐形矫治和拔牙的患者，这一经验帮助我们更有效地规划未来的治疗并缩短治疗时间。患者对结果非常满意。拔牙病例的椅旁隐形矫治是一种有价值的治疗选择和完美的替代方案，特别是对于经常要拔牙矫治的亚洲患者而言。

病例3：使用隐形矫治行正畸减数治疗

口内扫描可以准确采集到牙齿邻间隙形态，拔牙矫治就是基于此进行的。以下示例为拔除#14并使用隐形矫治器治疗的过程（图5-6-19）。

当矫治器可以完全覆盖并贴紧牙齿时，牙齿移动会以最精确的方式进行。这就是为什么我们在口内扫描或制取印模之前，要充分"暴露"尖牙的近远中面来开始治疗（图

5-6-20～图5-6-23）。此外，首先小范围移动牙齿，然后拔除前磨牙，并在拔除后立即增加尖牙远移的阶段是有意义的。这样，这种移动方式对降低牙槽骨萎缩有特殊的作用。Stoppenbrink等[19]检查了青少年前磨牙拔除部位牙槽嵴轮廓的变化。根据他们的研究结果，拔牙后牙槽萎缩随着时间的推移而增加，主要发生在下颌唇侧。萎缩主要发生在拔牙后的第一愈合阶段。因此，及时正畸治疗对于保持足

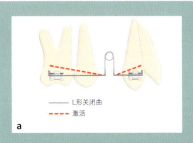
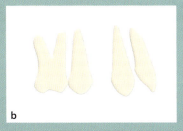
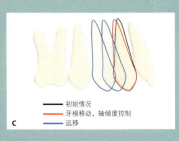

图5-6-19　尖牙的远移和轴倾度控制。（a）固定矫治中关闭曲和加载的生物力学。（b）尖牙的角度和尖牙与侧切牙之间的间隙，使治疗开始时隐形矫治器更好地与#13贴合。（c）尖牙牙根远移和轴倾度控制的虚拟设计。

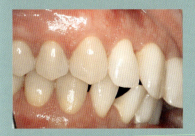
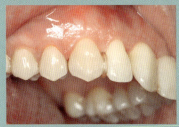
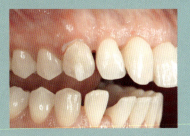

图5-6-20　计划拔除#14的治疗前情况。

图5-6-21　扫描前的准备包括#14近中1.5mm的IPR，在#13近中置入分牙圈。

图5-6-22　3天后取下分牙圈，#13远移，近中间隙打开，使未来矫治器能够完美地包裹#13。

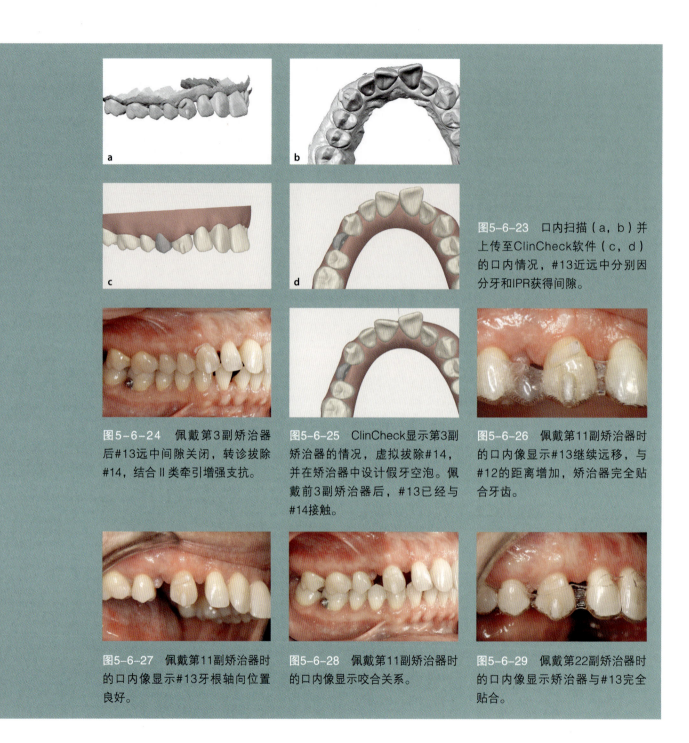

图5-6-23 口内扫描（a，b）并上传至ClinCheck软件（c，d）的口内情况，#13近远中分别因分牙和IPR获得间隙。

图5-6-24 佩戴第3副矫治器后#13远中间隙关闭，转诊拔除#14，结合Ⅱ类牵引增强支抗。

图5-6-25 ClinCheck显示第3副矫治器的情况，虚拟拔除#14，并在矫治器中设计假牙空泡。佩戴前3副矫治器后，#13已经与#14接触。

图5-6-26 佩戴第11副矫治器时的口内像显示#13继续远移，与#12的距离增加，矫治器完全贴合牙齿。

图5-6-27 佩戴第11副矫治器时的口内像显示#13牙根轴向位置良好。

图5-6-28 佩戴第11副矫治器时的口内像显示咬合关系。

图5-6-29 佩戴第22副矫治器时的口内像显示矫治器与#13完全贴合。

够的骨水平非常重要。青少年牙槽嵴的萎缩变化与成人报告的情况相似[19]。治疗过程显示#13在远移至拔牙间隙时具有良好的轴向位置，且矫治器完全贴合。总治疗计划包括53副矫治器（图5-6-24～图5-6-34）。

图5-6-19显示在固定矫治和隐形矫治中，上颌第一前磨牙拔除的情况下，尖牙轴倾度控制的生物力学机制。

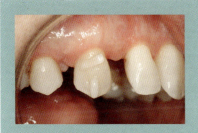

图5-6-30 佩戴第22副矫治器时的口内像显示#13整体移动至拔牙间隙中。

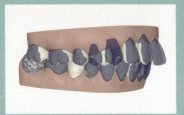

图5-6-31 ClinCheck中第22副矫治器的重叠图显示已经完成的牙齿移动量（蓝色=初始位；白色=目标位）。

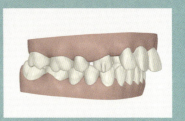

图5-6-32 ClinCheck中使用第22副矫治器的情况显示#13近远中间隙。

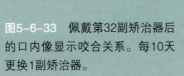

图5-6-33 佩戴第32副矫治器后的口内像显示咬合关系。每10天更换1副矫治器。

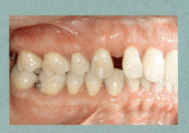

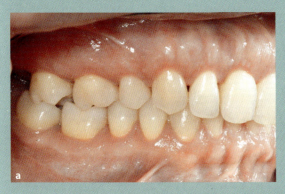

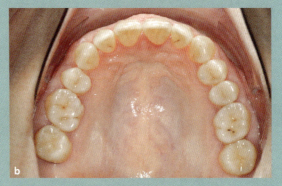

图5-6-34 （a，b）拔牙间隙关闭后最终口内像显示Ⅰ类尖牙与Ⅱ类磨牙关系，前磨牙和磨牙建立咬合支撑。

图5-6-31～图5-6-34显示尖牙进一步远移关闭拔牙间隙并达到Ⅰ类尖牙关系的治疗过程。患者在夜间佩戴上颌可摘式保持器进行保持，并在#34-#44佩戴舌侧保持器。

需要拔除第一前磨牙进行正畸治疗的错殆畸形影响着亚洲50%以上、欧洲20%和北美12%的患者[20]。在过去数年里，许多有关于第一磨牙拔除方案的综合特征和解决方法均有了创新。这些措施的结果已由H Samoto医生和V Vlaskalic医生进一步论证[4]。该措施有助于避免在隐形矫治过程中结合片段弓治疗[3]。

亚洲患者正畸治疗的总体特点
白玉兴，口腔医学博士，中国北京口腔医院正畸科院长、教授

拔牙矫治在亚洲患者中更为常见。白玉兴教授将在本章中详细介绍拔牙矫治在本病例患者群体中的应用。

双颌前突和拥挤是亚洲人群中常见的错𬌗畸形[3,21-23]。其特点是上下颌前牙前突、唇倾以及上下唇前突，通常伴开唇露齿、露龈笑和前牙开𬌗[21]。面部美观是这些患者主要关心的问题。典型的正畸治疗方案是拔除4颗第一前磨牙后内收前牙[21-23]。

然而，涉及前磨牙拔除的正畸治疗通常具有挑战性。这包括维持适当的支抗从而避免后牙不必要的近移[24-25]；利用所有可用的拔牙间隙最大限度地内收前牙，并确保拔牙部位相邻的牙根平行，以保持治疗后的稳定性[26-27]。因此，稳定的支抗对于避免磨牙近移至关重要[28]。

隐形矫治器为临床医生提供了一种正畸治疗方法。虽然该矫治器最初仅用于治疗轻度错𬌗，但随着矫治技术的进步，使用该矫治器已经成功治疗了许多复杂的正畸病例[2,29-31]。为了提高拔牙病例的治疗效果，正畸专家提出了许多拔除4颗前磨牙的病例解决方案[32]。已发表的病例报告表明，使用隐形矫治器可以成功治疗拔除4颗第一前磨牙的双颌前突或多种牙列拥挤的病例[33]。

时代天使系统是由中国无锡EA医疗器械技术公司开发的隐形矫治技术系统。该系统在隐形矫治器领域进行了许多创新。

MasterControl是新一代医用级聚合物，具有刚度和韧性平衡的特性，可用作隐形矫治器材料，具有显著的弹性恢复能力、更耐断裂、高度耐化学腐蚀，在控制复杂牙齿移动方面具有良好的性能。MasterForce是一个正畸生物力学测试和分析平台，可在技工室中模拟临床情况和正畸力系统。根据模拟的结果，该系统有助于提供更高效的治疗计划。i-Ortho系统是一个互联网平台，帮助牙医高效管理和设计个性化病例。

病例4：因拥挤和中线偏斜而单侧拔除2颗前磨牙

（本病例由来自中国北京的谢贤聚医生完成）

对于单侧严重拥挤但没有前牙前突的患者，单侧拔除前磨牙可能是一个不错的选择。本病例患者治疗前上颌右侧牙弓严重拥挤，上牙列中线无偏斜，下颌中度拥挤，下牙列中线严重偏斜（图5-6-35）。

诊断

- 上颌严重拥挤，没有空间容纳#13，下颌中度拥挤，骨性Ⅰ类高角
- 右侧安氏Ⅰ类，左侧轻度安氏Ⅲ类
- 中线偏斜（下牙列中线偏左4mm）
- 前牙唇倾度正常
- 部分前牙反殆
- 吐舌吞咽

治疗计划

- 无托槽隐形矫治（时代天使）
- 拔除#14、#44
- 牵引#13并解除上颌拥挤
- 利用#44拔牙间隙排齐牙齿，纠正中线偏斜
- 建立Ⅰ类关系及生理性覆殆覆盖

治疗过程

治疗开始首先进行口内扫描并拔除右侧2颗前磨牙（图5-6-36a～c）。

在#14拔除后，牵引#13。为维持关闭拔牙间隙时牙齿的整体移动，将垂直矩形附件粘接在邻近拔牙间隙的尖牙和磨牙上。矫治初期就开始排齐上下牙列和纠正下牙列中线（图5-6-36d～f）。下颌前牙向右移动，通过前牙内收解除前牙反殆。当拔牙间隙接近完全关闭时，#45向近中倾斜，因此粘接舌侧扣用于直立倾斜的牙齿（图5-6-36g～i）。

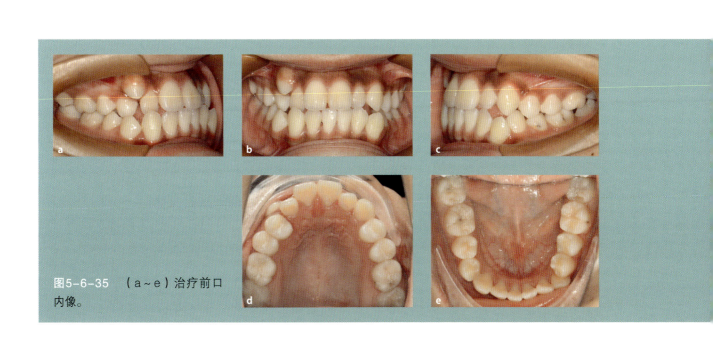

图5-6-35　（a～e）治疗前口内像。

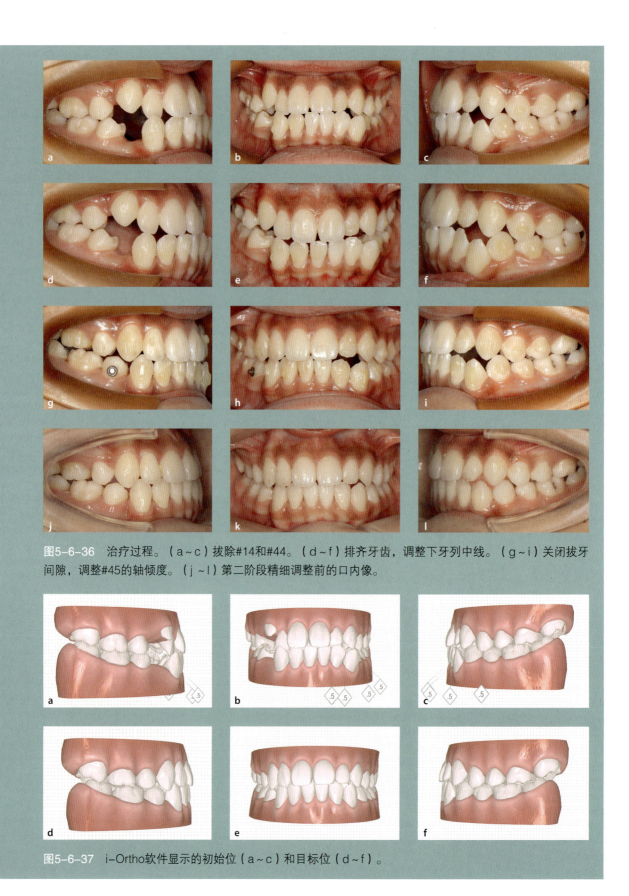

图5-6-36 治疗过程。（a~c）拔除#14和#44。（d~f）排齐牙齿，调整下牙列中线。（g~i）关闭拔牙间隙，调整#45的轴倾度。（j~l）第二阶段精细调整前的口内像。

图5-6-37 i-Ortho软件显示的初始位（a~c）和目标位（d~f）。

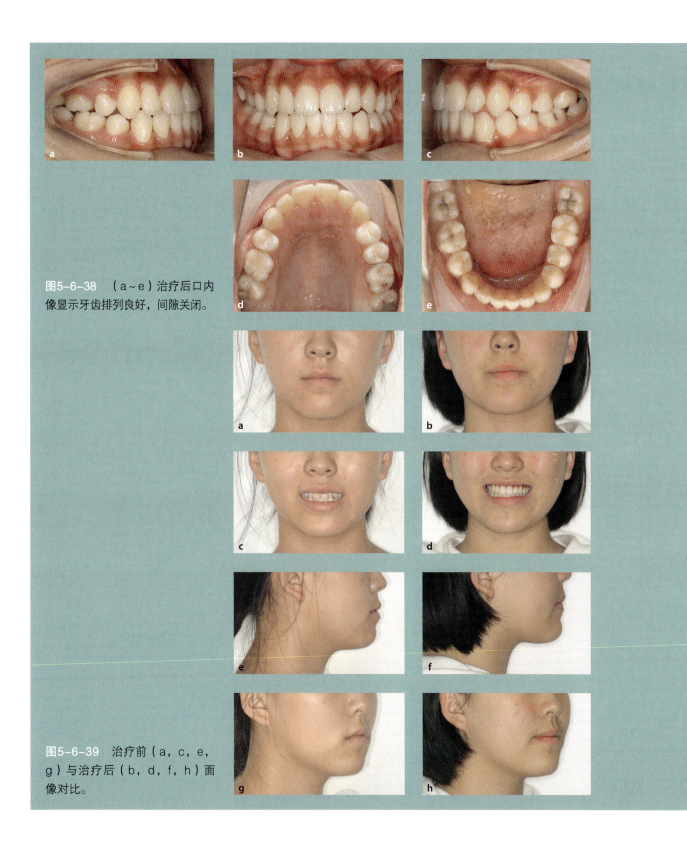

图5-6-38 （a～e）治疗后口内像显示牙齿排列良好，间隙关闭。

图5-6-39 治疗前（a，c，e，g）与治疗后（b，d，f，h）面像对比。

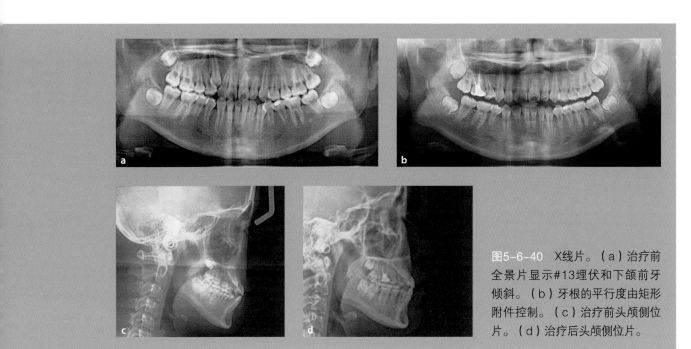

图5-6-40　X线片。（a）治疗前全景片显示#13埋伏和下颌前牙倾斜。（b）牙根的平行度由矩形附件控制。（c）治疗前头颅侧位片。（d）治疗后头颅侧位片。

经过60副矫治器后，拔牙间隙完全关闭，中线几乎完全对齐，下颌前牙内收。右侧建立Ⅰ类磨牙及尖牙关系，左侧建立轻度Ⅲ类关系。实施第二阶段精细调整从而改善尖牙和前磨牙的咬合接触（图5-6-36j～l）。

i-Ortho软件中的虚拟治疗效果如图5-6-37所示。使用时代天使矫治器关闭所有拔牙间隙（图5-6-38）。在右侧实现了Ⅰ类磨牙关系，前牙反𬌗得到纠正，覆盖正常。下颌前牙向右移动并内收，下颌中线与上牙列中线基本对齐。针对这种情况，我们采取单侧拔牙的治疗方法，以更短的疗程完成牙列排齐并纠正中线偏斜。治疗后侧貌保持不变，笑线协调（图5-6-39）。X线片显示右侧间隙关闭，下颌前牙唇倾得到纠正（图5-6-40）。

病例5：深覆盖和磨牙反𬌗——拔除第二磨牙和磨牙远移

（本病例由来自中国北京的曹丽医生、谢贤聚医生、白玉兴医生完成）

上颌第二磨牙拔除及上颌磨牙远移

对于深覆盖和第二磨牙反𬌗的患者，拔除第二磨牙并远移第一磨牙可能是一种可行的解决方案。本病例患者在治疗前有较大的前牙覆盖、Ⅱ类磨牙关系和第二磨牙反𬌗（图5-6-41）。

诊断

· 上下牙列轻度拥挤
· 安氏Ⅱ类
· 中线不齐（下颌中线偏左1mm）
· 深覆𬌗和深覆盖
· #17、#27与#37、#47反𬌗
· #18、#28、#38、#48阻生

治疗计划

· 无托槽隐形矫治（时代天使）
· 拔除#17、#27
· 磨牙远移以纠正磨牙关系
· 纠正中线
· 建立Ⅰ类磨牙关系及生理性覆𬌗覆盖

治疗过程

拔除2颗上颌第二磨牙后，开始口内扫描。

为维持磨牙远移过程中的整体移动，将矩形附件粘接在尖牙和后牙上。矫治初期即开始排齐上下颌牙齿及纠正下牙列中线。下颌前牙向右移动以解决中线不齐问题。将#37、#47直立，纠正磨牙反𬌗，使用Ⅱ类牵引调整咬合并提供支抗（图5-6-42）。

经过40副矫治器治疗后，前牙深覆盖纠正，中线完全对齐，下颌第二磨牙直立。双侧均建立了Ⅰ类磨牙及尖牙关系。i-Ortho软件显示治疗前初始位与虚拟目标位重叠情况（图5-6-43）。

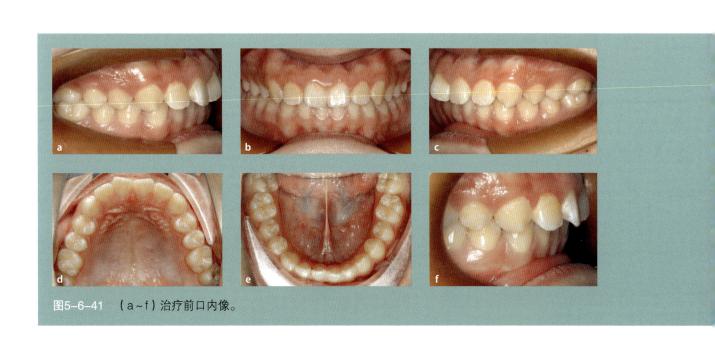

图5-6-41　（a~f）治疗前口内像。

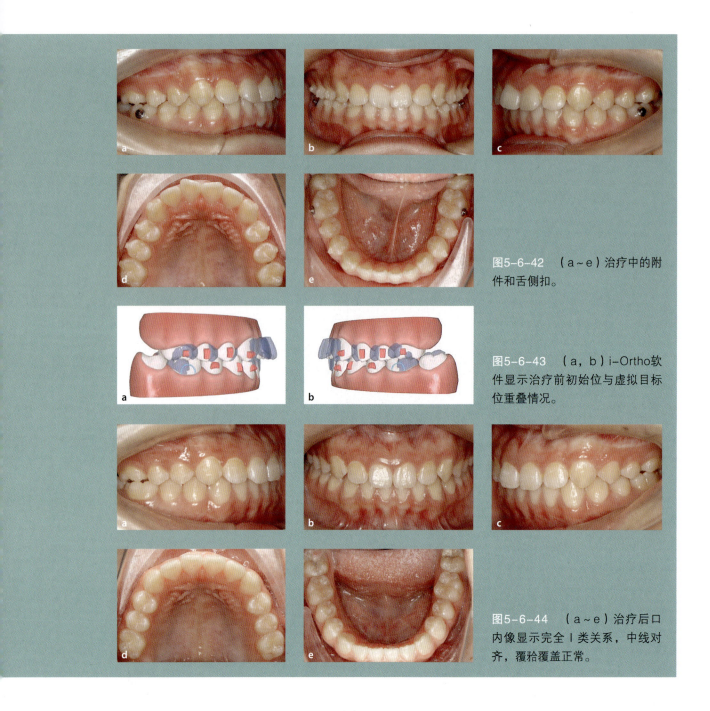

图5-6-42　（a~e）治疗中的附件和舌侧扣。

图5-6-43　（a，b）i-Ortho软件显示治疗前初始位与虚拟目标位重叠情况。

图5-6-44　（a~e）治疗后口内像显示完全Ⅰ类关系，中线对齐，覆𬌗覆盖正常。

治疗后口内像显示该拔牙病例的成功（图5-6-44）。两侧均显示完全的Ⅰ类磨牙关系，尖牙引导𬌗，建立了生理性覆𬌗覆盖。总共40副矫治器成功纠正了1mm的中线偏斜。所有拔牙间隙均已关闭，舌倾的下颌第二磨牙恢复正常角度。Ⅱ类牵引有效改善磨牙关系。治疗后，患者微笑美学得到改善，侧貌和谐（图5-6-45）。X线片显示治疗后有效的牙根控制和牙根位置的变化（图5-6-46）。

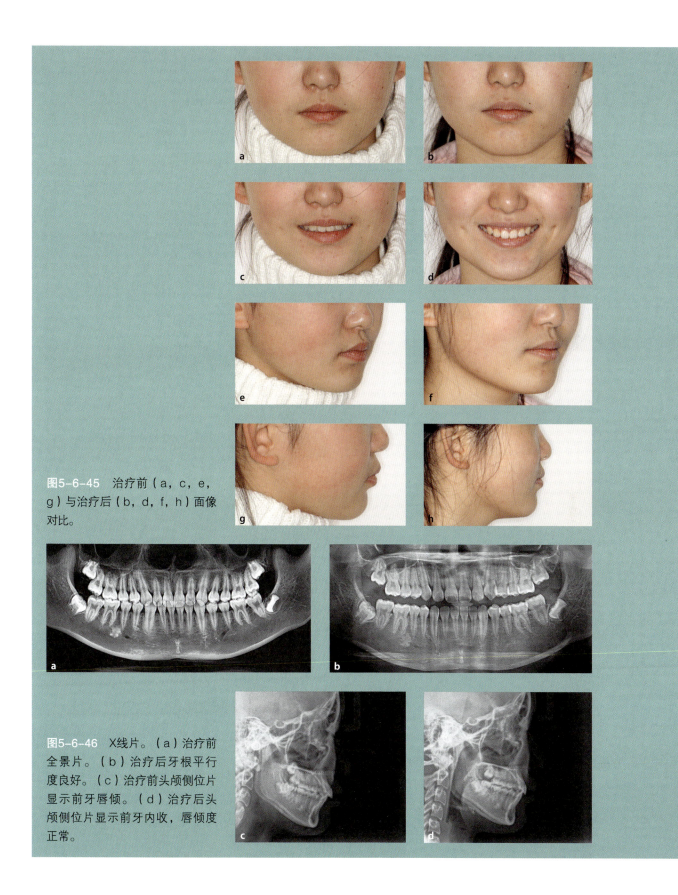

图5-6-45　治疗前（a，c，e，g）与治疗后（b，d，f，h）面像对比。

图5-6-46　X线片。（a）治疗前全景片。（b）治疗后牙根平行度良好。（c）治疗前头颅侧位片显示前牙唇倾。（d）治疗后头颅侧位片显示前牙内收，唇倾度正常。

病例6：严重拥挤——拔除3颗前磨牙
（本病例由来自中国北京的谷颖之医生、谢贤聚医生、白玉兴医生完成）

对于严重拥挤且以牙齿拥挤为主诉的患者，拔除前磨牙是首选方案。本病例患者前牙唇倾前突，唇部软组织前突，上下牙弓严重拥挤。由于治疗前#42缺失，下牙列中线偏右2mm（图5-6-47）。

诊断
- 上下颌前牙区严重拥挤
- 上下牙弓突出
- 深覆𬌗和深覆盖
- 安氏Ⅱ类
- 中线偏斜（下牙列中线偏右2mm）
- 尖牙唇侧位
- #18、#28、#38、#48在位
- #21𬌗创伤
- #25牙釉质发育不全
- #42先天缺失
- 骨性Ⅱ类高角

治疗计划
- 无托槽隐形矫治（时代天使）
- 拔除#14、#25、#35、#17
- 关闭拔牙间隙并内收上下颌前牙
- 采用Ⅱ类牵引调整咬合关系，建立Ⅰ类磨牙关系及生理性覆𬌗覆盖
- 减少侧貌突度

治疗过程
治疗开始首先拔除3颗前磨牙（图5-6-48）。将水平矩形附件粘接在上颌尖牙上，以伸长和排齐尖牙。为维持关闭拔牙间隙时牙齿的整体移动，将垂直矩形附件粘接在后牙上。治疗初期就开始排齐上下牙列。当拔牙间隙几乎关闭时，#36向近中倾斜，因此粘接牵引钩帮助直立倾斜的牙齿。

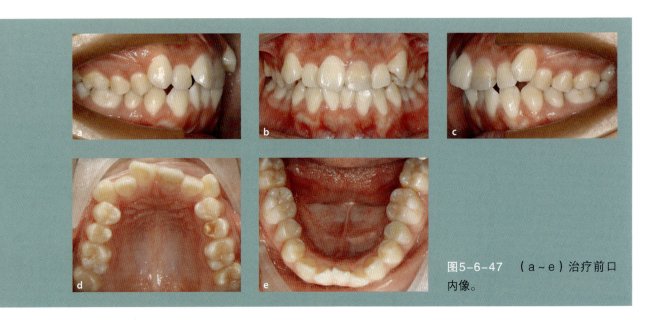

图5-6-47 （a~e）治疗前口内像。

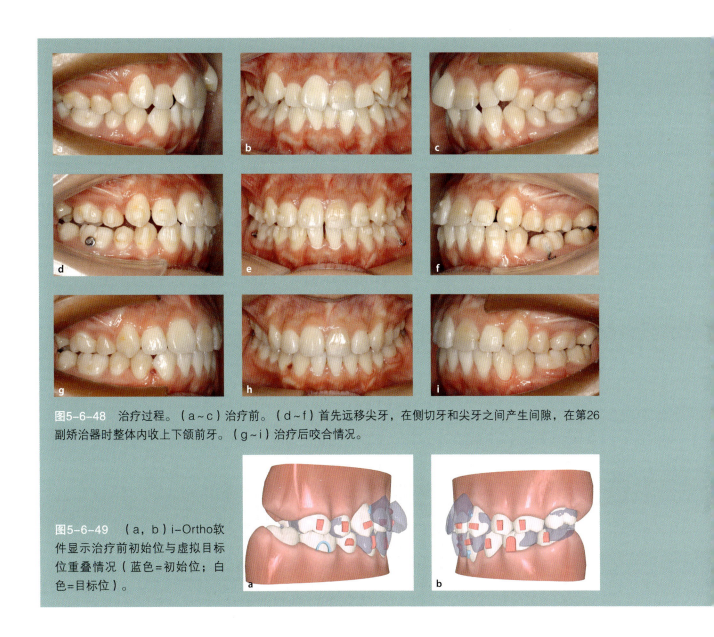

图5-6-48　治疗过程。（a~c）治疗前。（d~f）首先远移尖牙，在侧切牙和尖牙之间产生间隙，在第26副矫治器时整体内收上下颌前牙。（g~i）治疗后咬合情况。

图5-6-49　（a，b）i-Ortho软件显示治疗前初始位与虚拟目标位重叠情况（蓝色=初始位；白色=目标位）。

　　治疗成功实现了前牙排齐和相当大的前牙内收，纠正中线且并未增加覆𬌗及损失转矩。治疗过程中牙齿的轴倾度和咬合得到了很好的控制。i-Ortho软件中治疗前初始位与虚拟目标位重叠情况如图5-6-49所示。使用60副矫治器成功关闭所有拔牙间隙（图5-6-50）。双侧均表现Ⅰ类磨牙关系。在不使用任何临时支抗装置（TAD）的情况下，前突的前牙得到了很大程度的内收并恢复正常转矩角度，实现正常的前牙覆𬌗覆盖，中线偏斜很大程度上得到纠正，拔牙间隙均已关闭。上颌尖牙的水平矩形附件为尖牙提供了有效的推力。#36牵引钩上的弹性牵引有效地纠正了倾斜。治疗后患者获得了美观的侧貌（图5-6-51）。X线片显示治疗后牙根位置得到有效控制和改变（图5-6-52）。

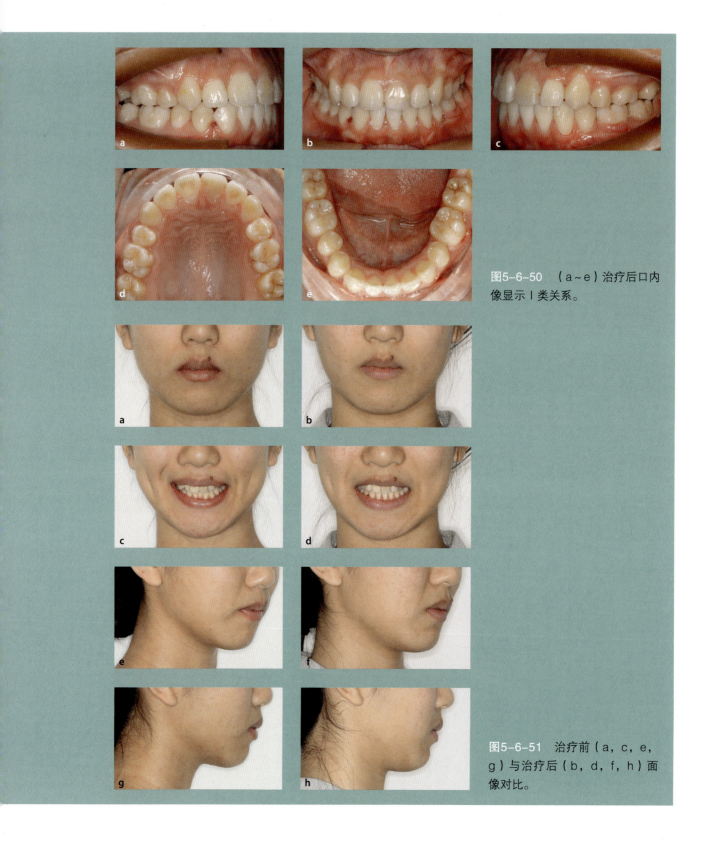

图5-6-50　（a～e）治疗后口内像显示Ⅰ类关系。

图5-6-51　治疗前（a，c，e，g）与治疗后（b，d，f，h）面像对比。

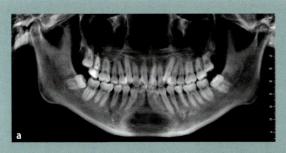
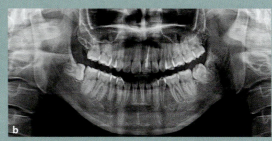
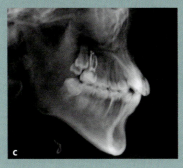
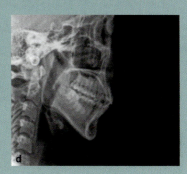

图5-6-52　X线片。（a）治疗前全景片。（b）治疗后牙根平行度得到有效控制。（c）治疗前头颅侧位片显示前牙严重前突。（d）治疗后头颅侧位片显示前牙内收，唇倾度正常。

病例7：双颌前突——拔除4颗前磨牙

（本病例由来自日本东京的Kenji Ojima医生完成）

上下颌前磨牙的拔除

　　对于严重拥挤且需要正畸治疗的患者，拔牙有时是不可避免的。虽然拔牙可以提供大量空间有助于解决拥挤，但同时也会增加治疗难度。拔除4颗前磨牙后使用隐适美系统控制牙齿移动的策略应考虑：

- 对隐形矫治器特性的准确认识
- 支抗的控制
- 分步移动牙齿
- 附件的选择
- 隐形矫治与弹性牵引结合
- 精细调整的时机
- 复发的预防

　　对于拔除前磨牙的患者，有必要使用Ⅱ类牵引（图5-6-53）。通过弹性牵引将力传递到上颌牙弓，从而加强上颌磨牙的支抗，同时避免"过山车效应"。弹性牵引可以挂在矫治器的精密切割上或直接粘在上颌尖牙的牵引钩上。

　　本病例患者上下颌前牙区存在严重拥挤（图5-6-54）。

诊断

- 双颌前突
- 安氏Ⅱ类
- 上下颌前牙区严重拥挤
- #21严重扭转

治疗计划

- 无托槽隐形矫治（隐适美）
- 拔除#14、#24、#34、#44
- Ⅱ类牵引
- 关闭所有拔牙间隙
- 建立Ⅰ类关系及生理性覆殆覆盖

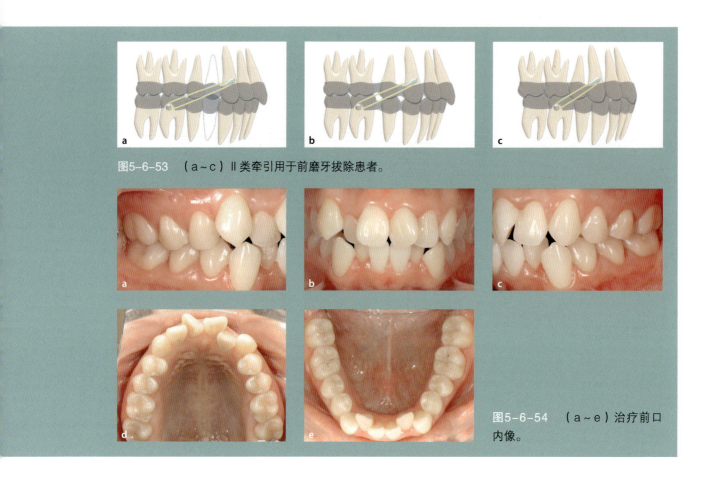

图5-6-53　（a~c）Ⅱ类牵引用于前磨牙拔除患者。

图5-6-54　（a~e）治疗前口内像。

治疗过程

　　治疗开始首先拔除4颗第一前磨牙（图5-6-55），然后在#12上粘接垂直矩形附件。为了进行Ⅱ类牵引，在#13和#23上粘接牵引钩，在#36和#46上粘接金属牵引扣。选择直接粘接在尖牙上的牵引钩是为了在尖牙上获得"反脱位"方向的力，有助于保持矫治器的最佳贴合，从而实现最佳的牙齿控制。

　　本病例在维持磨牙和第二磨牙的支抗的同时，完成了上下颌尖牙的内收以及前牙的排齐。在尖牙的远移过程中，控根移动非常重要。放慢的分步移动有助于避免"过山车效应"。为了进一步调整切牙的轴倾度和转矩，Ⅰ期治疗后重新采印评估，共附加13副矫治器进行精细调整（图5-6-55c~e）。

　　图5-6-56显示ClinCheck软件方案。治疗后面像及口内像显示良好的治疗效果（图5-6-57和图5-6-58）。双侧均为Ⅰ类关系，尖牙引导殆，生理性覆殆覆盖；上下颌前牙排齐整平，所有拔牙间隙均完全关闭。磨牙和第二前磨牙显示出稳定的Ⅰ类关系。解除了颏肌紧张，唇闭合能力更强。侧貌轮廓得到改善。X线片显示治疗期间牙齿位置的变化（图5-6-59）。

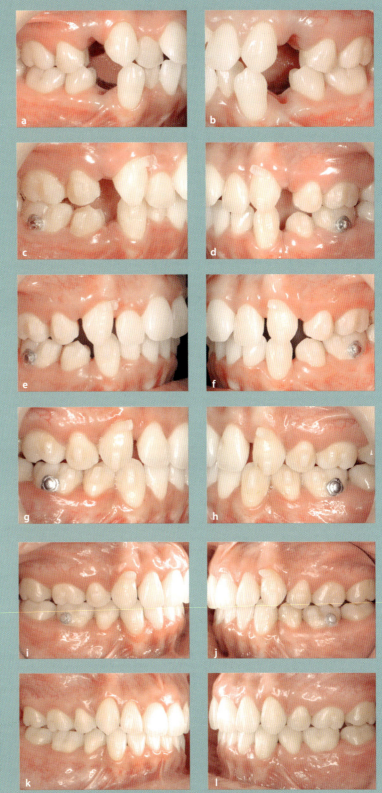

图5-6-55 治疗过程。（a, b）拔除#14、#24、#34、#44。（c, d）佩戴第12副矫治器时, 在#13、#15、#16、#23、#25、#26、#33、#35、#36、#43、#45、#46上粘接垂直矩形附件。在#13和#23上粘接牵引钩, 在#36和#46上粘接金属牵引扣。（e, f）佩戴第20副矫治器时, 上下颌尖牙内收, 上下颌前牙排齐。（g, h）佩戴第30副矫治器时, 上下颌尖牙的远移, #13、#23近中出现间隙。（i, j）佩戴完第55副矫治器后, 精细调整前的治疗情况。（k, l）精细调整后的治疗效果。

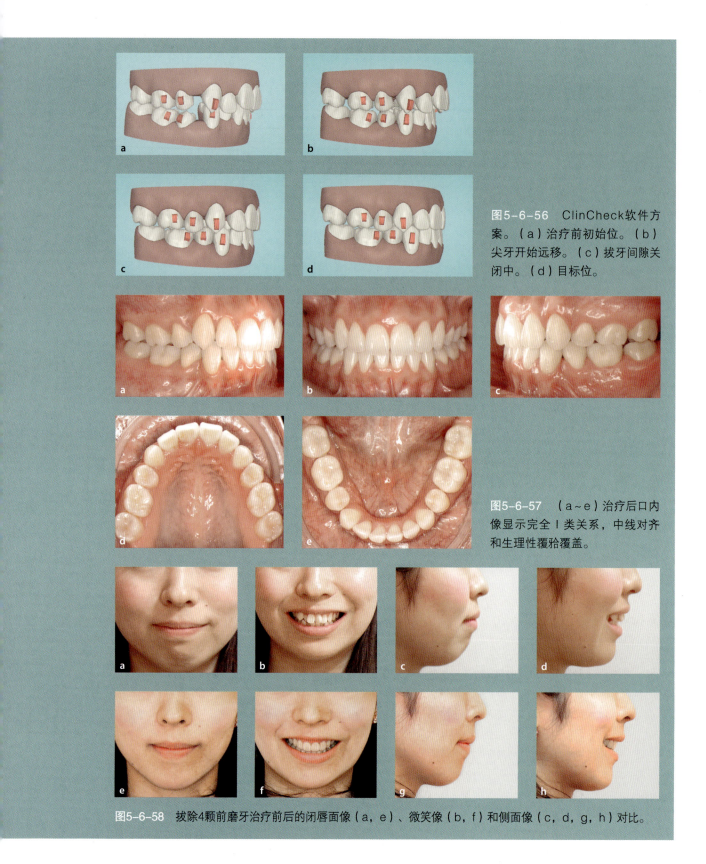

图5-6-56　ClinCheck软件方案。（a）治疗前初始位。（b）尖牙开始远移。（c）拔牙间隙关闭中。（d）目标位。

图5-6-57　（a~e）治疗后口内像显示完全Ⅰ类关系，中线对齐和生理性覆𬌗覆盖。

图5-6-58　拔除4颗前磨牙治疗前后的闭唇面像（a，e）、微笑像（b，f）和侧面像（c，d，g，h）对比。

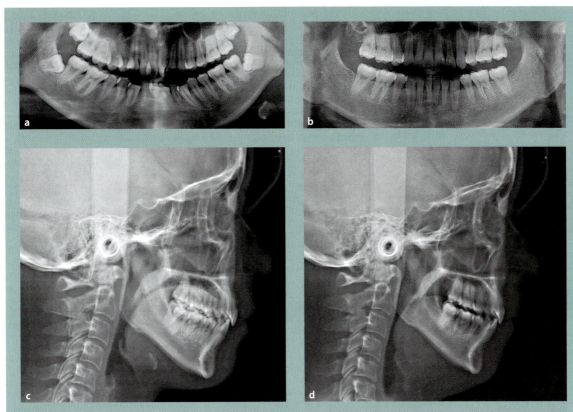

图5-6-59　X线片。（a）治疗前全景片显示所有智齿在位。（b）拔除所有智齿和第一前磨牙并完全关闭间隙后的全景片显示上下颌牙根平行。（c）治疗前头颅侧位片。（d）内收上下颌前牙后的头颅侧位片。

参考文献

[1] Schupp W, Haubrich J. Aligner- Behandlung unter dem speziellen Gesichtspunkt der Extraktionstherapie (Teil 1). Kieferorthopädie 2016;30:177–188.

[2] Rossini G, Parrini S, Castroflorio T, Deregibus A, Debernardi CL. Controlling orthodontic tooth movement with clear aligners. An updated systematic review regarding efficacy and efficiency. JAO 2017;1:7–20.

[3] Chang S, Schupp W, Haubrich J, Yeh W-C, Tsai M-S, Tabancis M. Aligner therapy in treating bimaxillary dentoalveolar protrusion. JAO 2019;3:277–301.

[4] Samoto H, Vlaskalic V. A customized staging procedure to improve the predictability of space closure with sequential aligners. J Clin Orthod 2014;48:359–367.

[5] Haque S, Sandler J, Cobourne MT, Bassett P, DiBiase AT. A retrospective study comparing the loss of anchorage following the extraction of maxillary first or second premolars during orthodontic treatment with fixed appliances in adolescent patients. J Orthod 2017;44:268–276.

[6] Kirschneck C, Proff P, Reicheneder C, Lippold C. Short-term effects of systematic premolar extraction on lip profile, vertical dimension and cephalometric parameters in borderline patients for extraction therapy – a retrospective cohort study. Clin Oral Investig 2016;20:865–874.

[7] Bowman SJ, Johnston LE, Jr. The esthetic impact of extraction and nonextraction treatments on Caucasian patients. Angle Orthod 2000;70:3–10.

[8] Weintraub JA, Vig PS, Brown C, Kowalski CJ. The prevalence of orthodontic extractions. Am J Orthod Dentofacial Orthop 1989;96:462–466.

[9] Peck S, Peck H. Frequency of tooth extraction in orthodontic treatment. Am J Orthod 1979;76:491–496.

[10] Baumrind S, Korn EL, Boyd RL, Maxwell R. The decision to extract: part II. Analysis of clinicians' stated reasons for extraction. Am J Orthod Dentofacial Orthop 1996;109:393–402.

[11] Xu TM, Liu Y, Yang MZ, Huang W. Comparison of extraction versus nonextraction orthodontic treatment outcomes for borderline Chinese patients. Am J Orthod Dentofacial Orthop 2006;129:672–677.

[12] Stephens CK, Boley JC, Behrents RG, et al. Long-term profile changes in extraction and nonextraction patients. Am J Orthod Dentofacial Orthop 2005;128:450–457.

[13] Kim E, Gianelly AA. Extraction vs nonextraction: arch widths

and smile esthetics. Angle Orthod 2003;73:354–358.

[14] Freitas KM, de Freitas MR, Henriques JF, Pinzan A, Janson G. Postretention relapse of mandibular anterior crowding in patients treated without mandibular premolar extraction. Am J Orthod Dentofacial Orthop 2004;125:480–487.

[15] Zafarmand AH, Qamari A, Zafarmand MM. Mandibular incisor re-crowding: is it different in extraction and non-extraction cases? Oral Health Dent Manag 2014;13:669–674.

[16] Little RM, Riedel RA, Engst ED. Serial extraction of first premolars--postretention evaluation of stability and relapse. Angle Orthod 1990;60:255–262.

[17] Ileri Z, Basciftci FA, Malkoc S, Ramoglu SI. Comparison of the outcomes of the lower incisor extraction, premolar extraction and non-extraction treatments. Eur J Orthod 2012;34:681–685.

[18] Arimoto H, Kaku J, Sinohara N, eds. Hibasshi Kyouseichiryou – Molar oriented Orthodontics – No Jissai. Tokyo, Japan: Ishiyaku Publishers, 2011.

[19] Stoppenbrink D, Daratsianos N, Kutschera E, et al. Dimensional changes of the alveolar ridge contour of the premolar extraction site in adolescents. J Orofac Orthop 2019;80:205–215.

[20] Soh J, Sandham A, Chan YH. Occlusal status in Asian male adults: prevalence and ethnic variation. Angle Orthod 2005;75:814–820.

[21] Chu YM, Bergeron L, Chen YR. Bimaxillary protrusion: an overview of the surgical-orthodontic treatment. Semin Plast Surg 2009;23:32–39.

[22] Tanne K. Current status of orthodontic professionals in the Asian Pacific region. APOS Trends Orthod 2016;6:58–77.

[23] Bills DA, Handelman CS, BeGole EA. Bimaxillary dentoalveolar protrusion: traits and orthodontic correction. Angle Orthod 2005;75:333–339.

[24] Kim TK, Kim JT, Mah J, Yang WS, Baek SH. First or second premolar extraction effects on facial vertical dimension. Angle Orthod 2005;75:177–182.

[25] Rajcich MM, Sadowsky C. Efficacy of intraarch mechanics using differential moments for achieving anchorage control in extraction cases. Am J Orthod Dentofacial Orthop 1997;112:441–448.

[26] Hatasaka HH. A radiographic study of roots in extraction sites. Angle Orthod 1976;46:64–68.

[27] Oshagh M, Danaei SM, Sardarian A, Alipour A, Roeinpeykar M, Khaksar Y. Root parallelism of canine and second premolar in pre-adjusted and standard edgewise systems: a comparative study. GMJ 2014;3:176–181.

[28] Mukaida K, Mayahara K, Sanuki-Suzuki R, Tamura T, Shimizu N. Treatment of bimaxillary protrusion with temporary anchorage devices. J Oral Sci 2018;60:316–319.

[29] Khosravi R, Cohanim B, Hujoel P, et al. Management of overbite with the Invisalign appliance. Am J Orthod Dentofacial Orthop 2017;151:691–699.e2.

[30] Womack WR. Four-premolar extraction treatment with Invisalign. J Clin Orthod 2006;40:493–500.

[31] Boyd RL. Esthetic orthodontic treatment using the Invisalign appliance for moderate to complex malocclusions. J Dent Educ 2008;72:948–967.

[32] Align Technology. Invisalign G6. 2018. Available at: http://www.invisalign-g6.com/en-XA.

[33] Lie Ken Jie R. Treating bimaxillary protrusion and crowding with the Invisalign G6 first premolar extraction solution and Invisalign aligners. APOS Trends Orthod 2018;8:219–224.

牙列间隙

牙列间隙（不包括缺牙情况）是最容易采用隐形矫治器治疗的错殆畸形之一。与拥挤情况不同，在牙列间隙时矫治器可以包裹住整个牙冠，从而可以将力矩完美地传递到牙齿上。在使用隐形矫治器治疗开殆、Ⅲ类错殆以及间隙之前，应纠正舌的位置和吞咽模式等功能因素。通过隐形矫治器关闭间隙是可行并且高度可预测的[1]。

在一项流行病学研究中，Steigman和Weissberg研究了12～18岁学生牙列间隙的发生率。牙列间隙的发生率很高，男性为51.8%，女性为45.5%。在高年龄组中发生率较低，并且在14～16岁组中存在显著的性别差异性，而在16～18岁组中则没有。每名受试者的平均间隙数男性为（6±4.3）个，女性为（5±3.7）个，再次显示发生率随着年龄的增长而减少，且在最高年龄组中不存在性别差异性。49.5%的牙列间隙发生于双颌牙弓，34.3%的牙列间隙仅发生于上颌牙弓，16.2%

的牙列间隙仅发生于下颌牙弓。在大多数受试者中，间隙在每个牙弓的左右侧均匀分布。间隙最常见和最宽的部位分别出现在尖牙和第一前磨牙之间以及尖牙和侧切牙之间[2]。Yu等研究了中国上海早期混合牙列中错殆畸形和咬合特征的发生率。9.5%的儿童存在前牙区间隙（＞4mm），而女孩的牙列间隙出现频率低于男孩[3]。同时，Asiry和AlShah-rani检查了沙特阿拉伯南部学龄儿童的错殆畸形患病率。最常见的错殆畸形是拥挤（26.6%），其次是间隙（20.6%）[4]。

间隙——间隙关闭和管理

对于前牙区间隙较大的患者，通常无法通过制作贴面或充填复合材料来关闭间隙，因为这会导致修复体的尺寸过大（图5-7-1a，b）。

在牙齿尺寸正常的情况下，可以选择关闭间隙（图5-7-1c），从而产生协调的美感。如果Bolton比不调和侧切牙较小，则要正畸治疗管理间隙。剩余间隙的划分可以在治疗之前进行规划，因此可以多学科与全科医生共同协商。

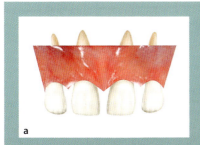
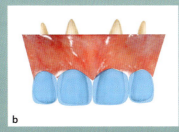
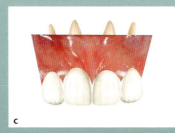

图5-7-1　（a）治疗前前牙区间隙。（b）修复治疗将导致牙冠过大而不美观。（c）正畸间隙关闭后的情况。

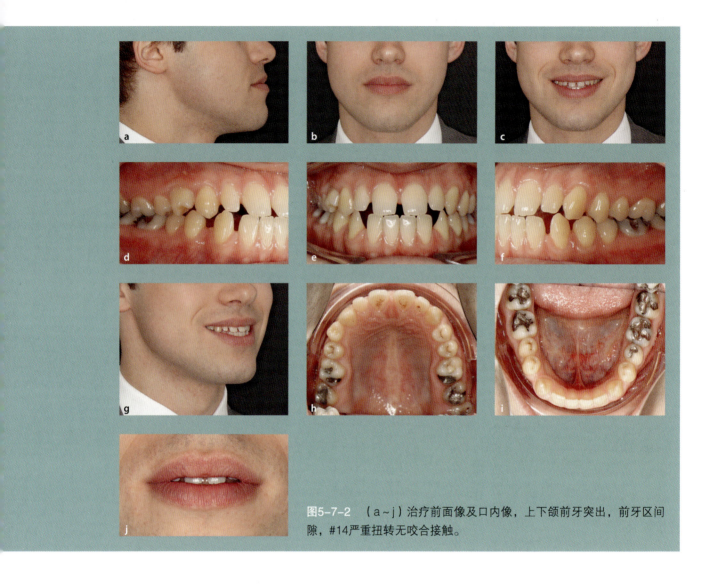

图5-7-2 （a~j）治疗前面像及口内像，上下颌前牙突出，前牙区间隙，#14严重扭转无咬合接触。

病例1：双颌牙弓间隙关闭和修复治疗

患者25岁，主要关注的是间隙的美观问题。本病例患者Ⅰ类磨牙关系，#14颊侧无咬合，并且旋转90°。上颌#13近中至#23远中存在间隙，下颌#34近中至#44存在最大3mm的间隙。上颌前牙唇倾（图5-7-2）。由于患者表现出肌功能紊乱，首先建议患者接受肌功能治疗。在#14颊侧和#13、#23、#33、#43唇侧粘接垂直矩形附件。为了获得双力系统以实现#14最佳去扭转，在#14粘接了腭侧附件（图5-7-3）。图5-7-4a显示上传至ClinCheck软件后的治疗前口内情况。图5-7-4b显示计划的虚拟治疗效果。图5-7-4c显示计划治疗的重叠情况，上下颌前牙的内收量及间隙关闭。第一阶段治疗包括38副上颌矫治器和24副下颌矫治器，用于关闭间隙和纠正#14扭转。由于Bolton比不调和#14扭转，我们计划在#12远中、#22远中以及#13远中保留间隙（图5-7-4c）。在第一阶段治疗后，去除了#14颊侧和腭侧附件，并在#14、#24、#34、

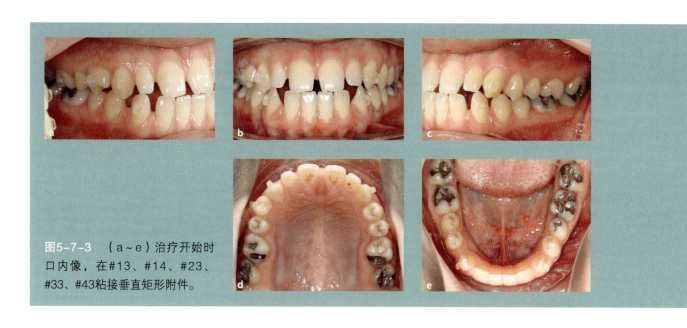

图5-7-3 （a~e）治疗开始时口内像，在#13、#14、#23、#33、#43粘接垂直矩形附件。

#35、#44、#45颊侧添加了新的矩形附件。附加矫治器佩戴之前的口内像显示口内间隙根据治疗计划已关闭，#14已排齐并去扭转（图5-7-5）。

诊断

· 牙列间隙
· 前牙开殆
· 切牙对刃殆
· #14颊侧无咬合和扭转

治疗计划

· 无托槽隐形矫治（隐适美）
· 修复治疗

治疗过程

第二阶段的附加矫治器包括9副上颌矫治器和14副下颌矫治器。最终的治疗效果在#12远中、#22远中（0.6mm）和#13远中（1.2mm）保留了间隙。为了内收更多的下颌前牙，从而内收上颌间隙，计划对下颌#35、#45近远中（0.4mm）以及所有下颌前牙（0.2mm）进行IPR。图5-7-6a显示ClinCheck软件中计划的目标位，9副上颌附加矫治器，14副下颌附加矫治器。通过下颌前牙的内收和压低进一步关闭剩余间隙。图5-7-6b显示计划牙齿移动的重叠情况。图5-7-7显示治疗后面像及口内像，全景片显示未见病理性异常。

主动矫治器治疗后，将舌侧固定式保持器粘接在#12-#22上，附加一个夜间可摘式保持器，并在下颌#34-#44粘接舌侧固定式保持器（图5-7-8）。建议患者立即进行修复，并在夜间使用舌侧保持器和额外的上颌保持器进行保持。然而，保持器没有按要求佩戴，导致#14扭转复发。图5-7-9显示#14及所有上颌前牙复合材料修复后的最终情况。在进行修复之前，所有前牙均接受了漂白治疗。修复完成后，制作上颌可摘式保持器。图5-7-10显示8年后的稳定结果。

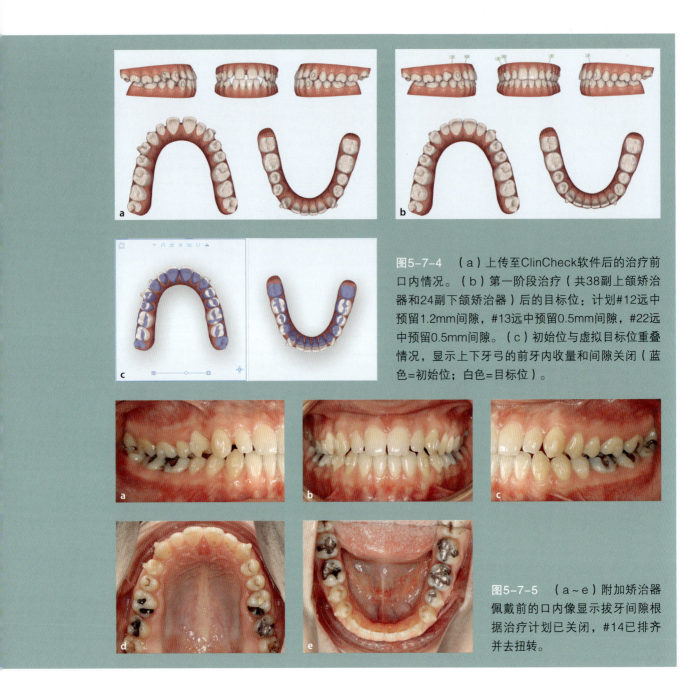

图5-7-4 （a）上传至ClinCheck软件后的治疗前口内情况。（b）第一阶段治疗（共38副上颌矫治器和24副下颌矫治器）后的目标位：计划#12远中预留1.2mm间隙，#13远中预留0.5mm间隙，#22远中预留0.5mm间隙。（c）初始位与虚拟目标位重叠情况，显示上下牙弓的前牙内收量和间隙关闭（蓝色=初始位；白色=目标位）。

图5-7-5 （a~e）附加矫治器佩戴前的口内像显示拔牙间隙根据治疗计划已关闭，#14已排齐并去扭转。

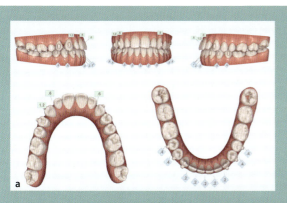
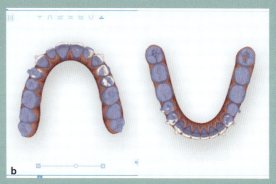

图5-7-6 （a）在ClinCheck软件中精细调整阶段设计的目标位，9副上颌附加矫治器，14副下颌附加矫治器，通过下颌前牙内收和压低进一步关闭剩余间隙。（b）精细调整阶段初始位与虚拟目标位重叠（蓝色＝初始位；白色＝目标位）。

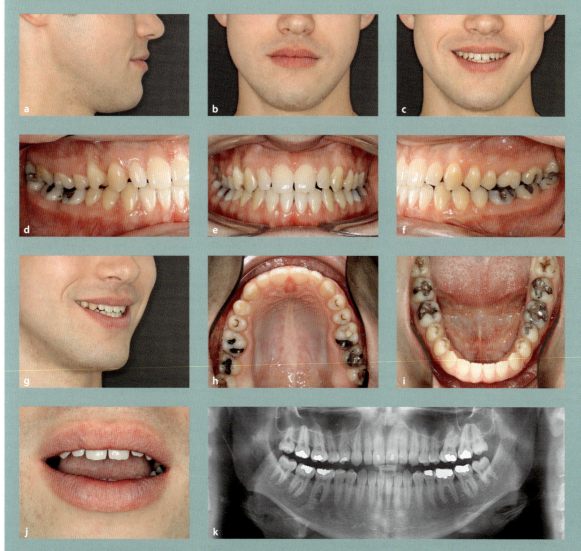

图5-7-7 （a~j）治疗后面像及口内像。（k）全景片显示未见病理性异常。

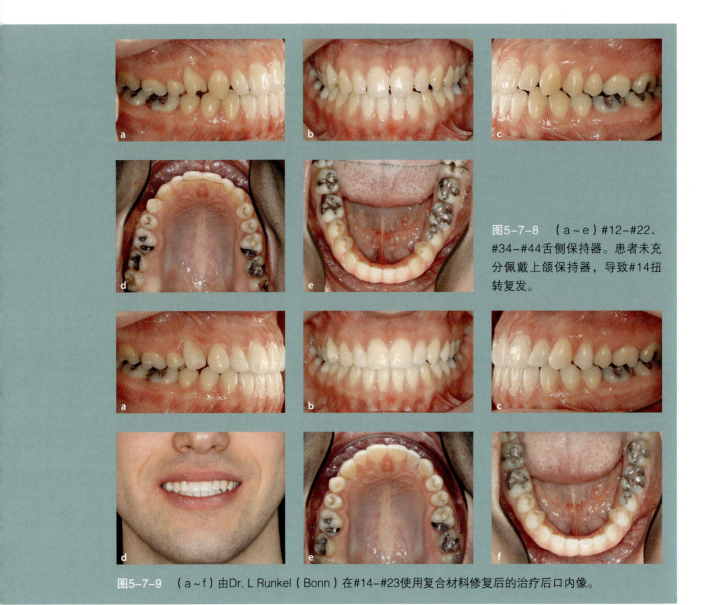

图5-7-8 （a~e）#12-#22、#34-#44舌侧保持器。患者未充分佩戴上颌保持器，导致#14扭转复发。

图5-7-9 （a~f）由Dr. L Runkel（Bonn）在#14-#23使用复合材料修复后的治疗后口内像。

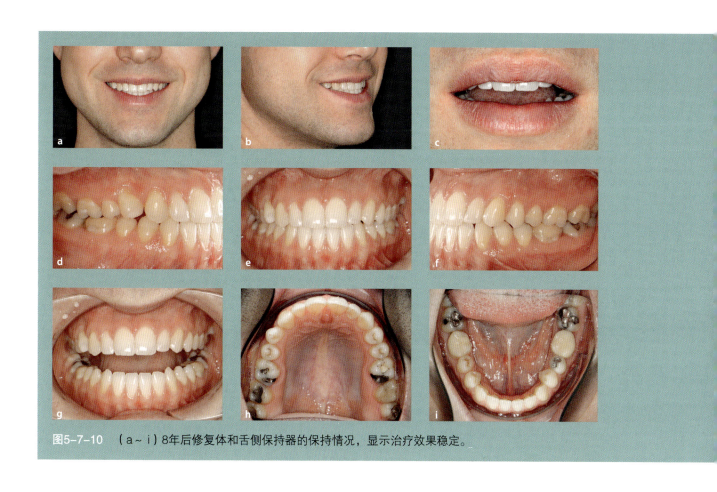

图5-7-10 （a~i）8年后修复体和舌侧保持器的保持情况，显示治疗效果稳定。

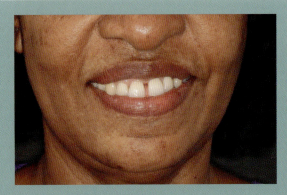

图5-7-11　治疗前面像。

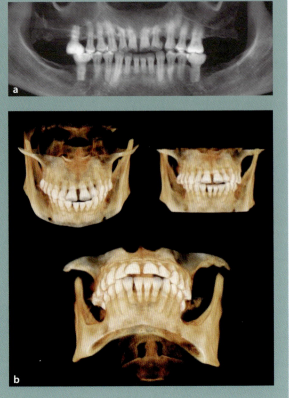

图5-7-12　严重的牙槽骨吸收。（a）全景片。（b）CBCT（Picasso，Orange Dental），上传至Invivo软件（Anatomage）中。

病例2：牙周炎和牙槽骨吸收导致的牙列间隙

　　最佳正畸力为0.2～0.3N/cm²。尤其对于牙周病、牙槽骨吸收的患者，矫治力要轻柔且有良好的控制。隐形矫治器可以减少每次牙齿移动的力量，也可以减少单颗牙槽骨吸收牙齿的矫治力。矫治力的减少可以通过增加矫治器的数量、减慢牙齿移动速度来实现。每名患者在正畸治疗开始之前都要成功完成牙周治疗。在正畸治疗期间，应密切监测患者的牙周情况。

　　本病例患者须关闭间隙，但上下牙列均有严重的牙槽骨吸收（图5-7-11）。治疗前全景片和锥形束计算机断层扫描（CBCT）显示牙槽骨的吸收程度（图5-7-12）。

诊断

· 上下牙列严重的牙槽骨吸收
· 上下牙列间隙
· 牙性开𬌗

治疗计划

· 无托槽隐形矫治（隐适美）
· 缓慢、分步的整体移动
· 肌功能治疗
· 牙周治疗和定期复查

治疗过程

　　主要治疗目标是牙周系统治疗、肌功能训练调整舌肌功能紊乱以及以轻力关闭间隙。

　　本病例患者经牙周专科医生治疗，以确

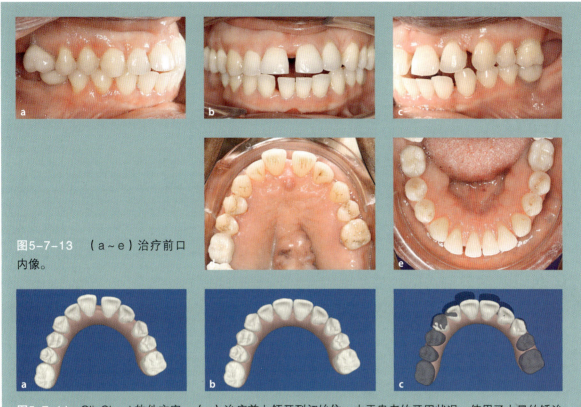

图5-7-13 （a~e）治疗前口内像。

图5-7-14 ClinCheck软件方案。（a）治疗前上颌牙列初始位。由于患者的牙周状况，使用了大量的矫治器（30副）来减缓牙齿移动速度。（b）设计的目标位，可见上颌前牙内收，所有间隙关闭。（c）重叠显示计划的前牙内收和间隙关闭的量（蓝色=初始位；白色=目标位）。

保隐形矫治是在健康的牙周状况下进行的（图5-7-13）。同时，建议患者进行肌功能训练以改善她的舌肌功能紊乱。

治疗设计了30副矫治器，矫治器数量是正常使用数量的2倍。在虚拟治疗方案中，这被称为"双倍治疗步骤"。在隐形矫治期间，患者进食和清洁牙齿时要摘下矫治器，这会导致所施加的矫治力的中断，从而使治疗成为间歇力系统。图5-7-14显示ClinCheck软件方案。

治疗结束时，患者牙列间隙关闭，牙周状况稳定、健康（图5-7-15）。牙周复查较为容易，因为使用无托槽隐形矫治器治疗，无须在专业牙周治疗前后取出和重新固定弓丝或结扎丝（例如固定式矫治器治疗所需）。

治疗后全景片显示牙槽骨水平稳定（图5-7-16）。

治疗前与治疗后面像对比显示微笑时上切缘弧度与下唇弧度协调。露龈笑有所改善，上颌牙列由于上颌切牙牙轴平行排列而显得较为美观（图5-7-17）。

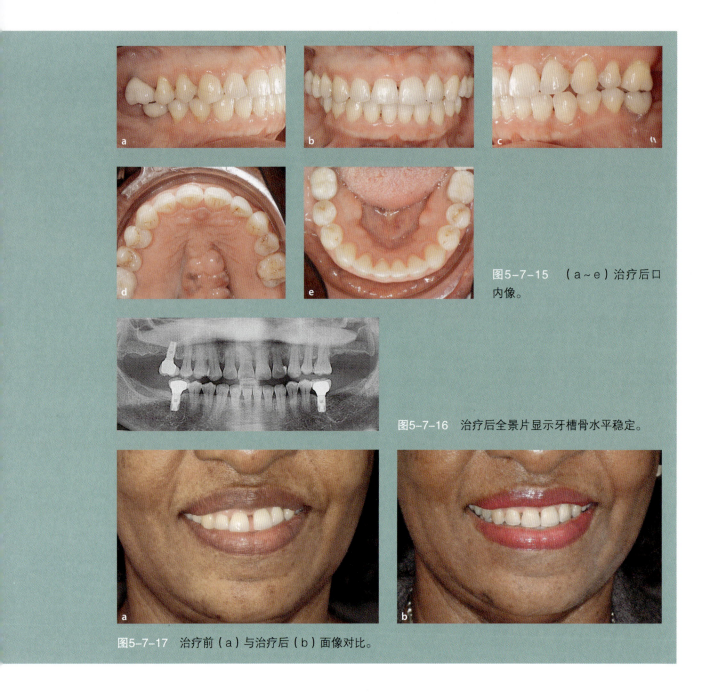

图5-7-15 （a~e）治疗后口内像。

图5-7-16 治疗后全景片显示牙槽骨水平稳定。

图5-7-17 治疗前（a）与治疗后（b）面像对比。

参考文献

[1] Mendoza BS, Martín GH, Jiménez CC. Finishing with clear aligner appliances: a systematic review. JAO 2018;2:171–182.

[2] Steigman S, Weissberg Y. Spaced dentition. An epidemiologic study. Angle Orthod 1985;55:167–176.

[3] Yu X, Zhang H, Sun L, Pan J, Liu Y, Chen L. Prevalence of malocclusion and occlusal traits in the early mixed dentition in Shanghai, China. Peer J 2019;7:e6630.

[4] Asiry MA, AlShahrani I. Prevalence of malocclusion among school children of Southern Saudi Arabia. J Orthod Sci 2019;8:2.

横向宽度

生长发育过程中，不良因素会影响牙弓横向宽度，为避免其产生的负面影响，早期预防至关重要。预防措施包括消除不良习惯、矫正咬合功能紊乱以及尽早纠正口呼吸。早期识别异常发育过程并恢复至正常口腔生长发育环境可以被称为预防性矫治和阻断性矫治。当不良因素引起的畸形非常明显时，阻断性矫治尤为重要[1]。Fränkel认为牙列在横向和矢状向的拥挤与口周骨膜在横向和矢状向发育滞后存在一定关系。在牙槽骨宽度发育被抑制时，功能矫治认为要先扩宽外部软组织（肌肉），刺激骨膜下骨改建，从而增加牙弓宽度[2]。各种研究表明可以使用隐形矫治器扩宽牙弓，磨牙区扩宽2mm，尖牙区扩宽0.7mm是可预测的牙齿移动[3]。使用隐形矫治器扩宽上颌牙弓的平均实现率为72.8%，扩宽下颌牙弓的平均实现率为87.7%[4]。椅旁隐形矫治可以更灵活地选择材料，高弹性模量或者更厚的材料适用于纠正宽度不调。

Keski-Nisula等调查了早期替牙列儿童的错𬌗畸形发病率和正畸治疗的需求比例，7.5%的儿童存在后牙反𬌗，其中6.4%为单侧，1.1%为双侧。1.1%的儿童存在正锁𬌗，2.2%的儿童存在前牙反𬌗[5]。Asiry和AlShahrani调查发现沙特阿拉伯南部学龄儿童后牙反𬌗的患病率为8.5%[6]。与此同时，Kasparaviciene等调查了5~7岁儿童错𬌗畸形的发病率和口腔不良习惯。结果表明，存在不良吮指习惯的儿童后牙反𬌗的发生率较高[7]。

病例1：颊廊过宽

颊廊是指微笑时后牙与口角之间的间隙，颊廊宽度影响口腔美观。最佳美学效果是可以显露第一恒磨牙[8]。然而，不同民族在美学偏好方面存在差异，一项对韩国和日本口腔专业学生进行的美学评分研究表明，无论是韩国人还是日本人都倾向于较宽的笑容，而不是中等或狭窄的笑容[9]。

本病例患者上下牙弓狭窄，下颌前牙区拥挤。微笑时，颊廊比较明显（图5-8-1和图5-8-2）。

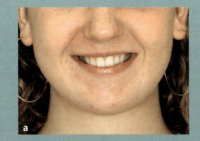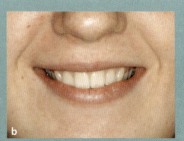

图5-8-1　（a，b）治疗前面像。

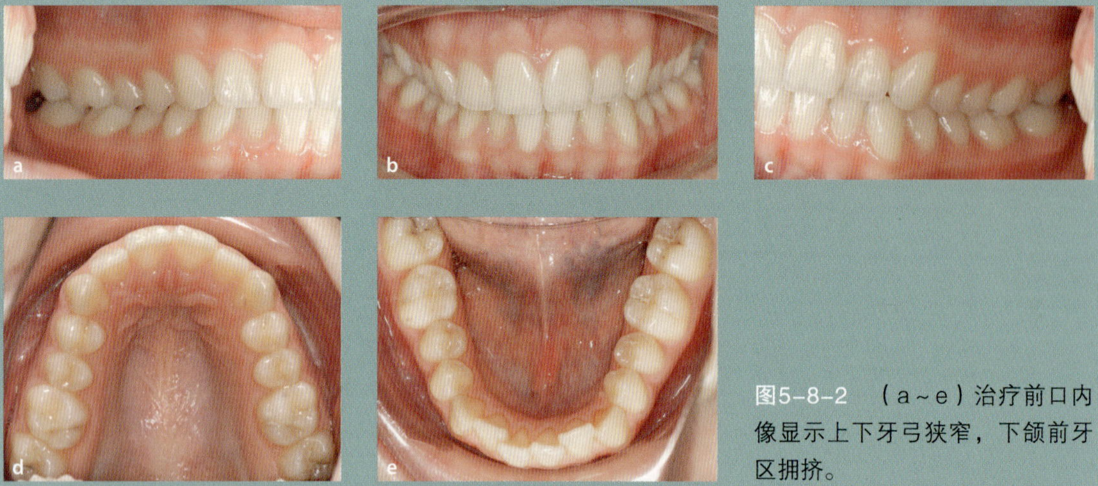

图5-8-2 （a~e）治疗前口内像显示上下牙弓狭窄，下颌前牙区拥挤。

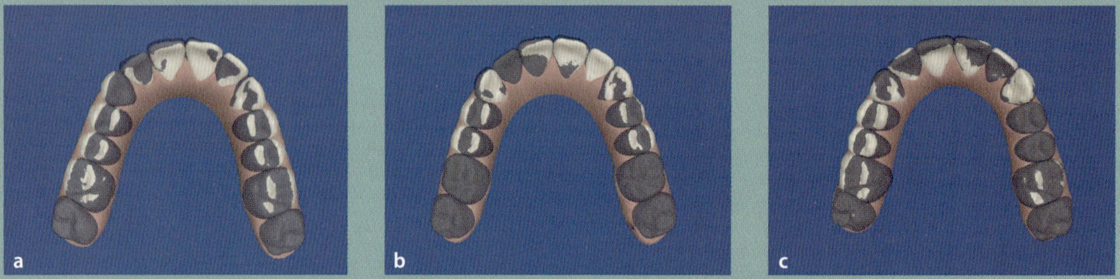

图5-8-3 ClinCheck软件虚拟治疗效果。（a）第一阶段治疗初始位与虚拟目标位的上颌重叠图。治疗目标是扩宽所有前磨牙和磨牙，以减少颊廊宽度，改善美学效果（11副上颌矫治器）。（b）第一次精细调整的上颌重叠图，由于第一阶段扩弓不充分，精细调整增加10副矫治器，前磨牙区可以实现更多的扩弓量。（c）第二次精细调整时的上颌重叠图，为了获得最佳效果，继续设计了扩弓。

诊断

- 安氏Ⅰ类
- 上下牙列拥挤，牙齿扭转
- 颊廊过宽，可见#13-#23，但前磨牙和第一磨牙未显露

治疗计划

- 无托槽隐形矫治（隐适美）
- 上下颌扩弓，纠正颊廊过宽
- 纠正上下颌牙齿扭转和拥挤

治疗过程

治疗目标是获得更丰满的微笑，微笑时可以显露#16-#26。治疗计划是颊倾、直立下颌尖牙、前磨牙和第一磨牙。上颌扩弓量取决于下颌牙弓的扩宽程度。有必要对牙弓的扩宽进行过矫治设计，并且要从一开始就设计过矫治（图5-8-3），利用软件评估每个阶段治疗的有效性。本病例患者在15年前接受过治疗，第一阶段使用了11副上颌矫治器，但扩宽效果不理想，精细调整时继续设计扩宽前磨牙区，附

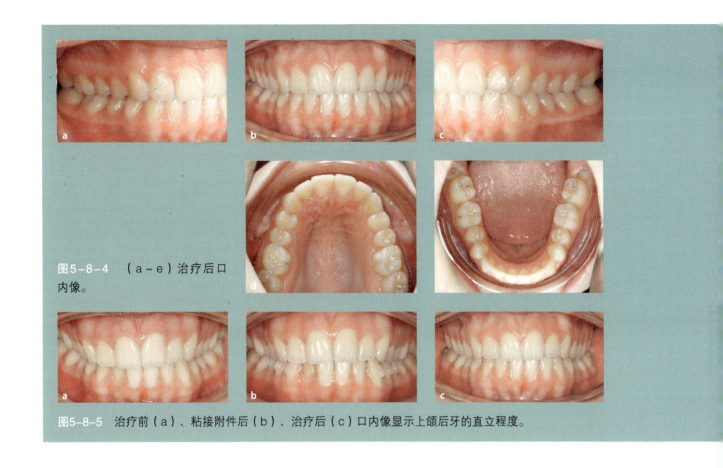

图5-8-4　（a～e）治疗后口内像。

图5-8-5　治疗前（a）、粘接附件后（b）、治疗后（c）口内像显示上颌后牙的直立程度。

加了10副矫治器（图5-8-3b）。第一次精细调整结束后，上颌宽度仍显不足，为了达到理想治疗效果继续第二次精细调整。

　　这个较早病例的治疗过程提示我们，在一开始设计足够的扩弓量非常重要，要避免像本病例患者这样在第一阶段治疗结束后，进行第一次甚至第二次精细调整。图5-8-4显示治疗后口内像。

　　本病例如果现在来做，我们会从一开始就设计更多的横向扩弓量，同时在后牙使用附件，以获得根颊向转矩，因为经验表明，我们通常无法实现ClinCheck软件中计划的全部扩弓量。图5-8-5显示治疗过程。

　　图5-8-6显示上颌牙弓的变化，前磨牙和磨牙区有明显的直立及扩宽。上颌前牙排齐，侧切牙的扭转进行了过矫治。患者治疗前与治疗后微笑像对比显示颊廊宽度减少，上颌前磨牙和磨牙的颊面显露增加（图5-8-7）。

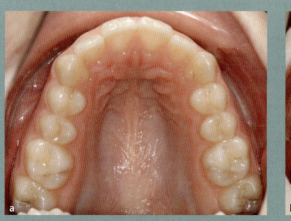 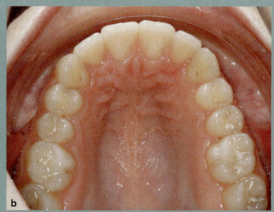

图5-8-6　治疗前（a）与治疗后（b）上颌𬌗面像对比显示上颌前磨牙和磨牙区的扩宽程度。

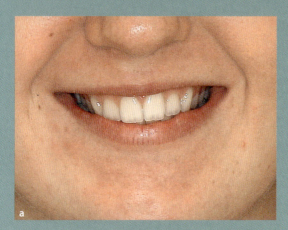 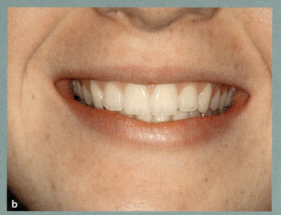

图5-8-7　治疗前（a）与治疗后（b）微笑像对比显示由于后牙的直立和扩宽，颊廊减少，上颌前磨牙和磨牙的颊面显露增加。

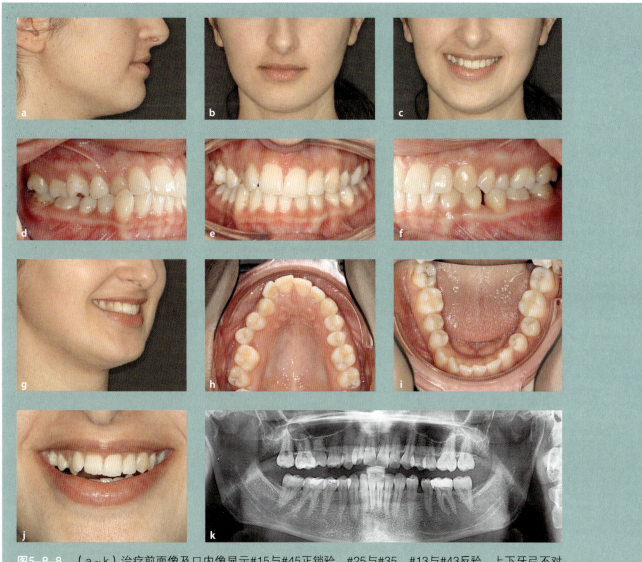

图5-8-8　（a~k）治疗前面像及口内像显示#15与#45正锁殆，#25与#35、#13与#43反殆，上下牙弓不对称狭窄，面像显示左侧面部更丰满，颏点偏右。

病例2：后牙锁殆及反殆

本病例患者的要求是希望可以改善微笑美学。口内像显示#15与#45正锁殆，颊尖没有咬合，#25与#35、#13与#43反殆。#35颊向移位，近中有间隙。上下牙弓不对称狭窄，上下牙列拥挤，牙齿扭转。正面像显示患者左侧面部更丰满，颏点偏右，由于后牙的锁殆和反殆，导致微笑时面型不对称（图5-8-8）。

全景片显示未见病理性异常（图5-8-8k）。

诊断

· 安氏Ⅰ类

· 上下牙列拥挤，牙齿扭转

· #15与#45正锁殆，#25与#35、#13与#43反殆

· 左侧面部更丰满，颏点偏右

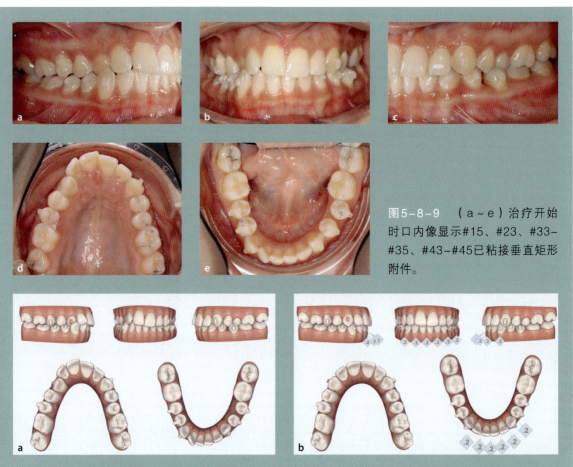

图5-8-9 （a~e）治疗开始时口内像显示#15、#23、#33-#35、#43-#45已粘接垂直矩形附件。

图5-8-10 （a）ClinCheck软件中的初始情况，在#15、#23、#33-#35、#43-#45上已粘接附件，在#13上增加常规的垂直矩形附件。（b）ClinCheck软件中设计的目标位，设计在#33远中至#43近中各进行0.2mm邻面去釉，共24副矫治器。

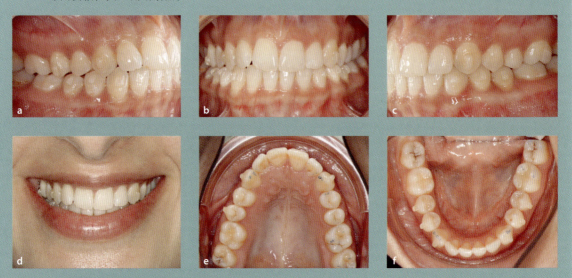

图5-8-11 （a~f）佩戴24副矫治器后的口内像显示上下颌前牙仍然存在轻微的扭转。开始精细调整，11副上颌矫治器，15副下颌矫治器。

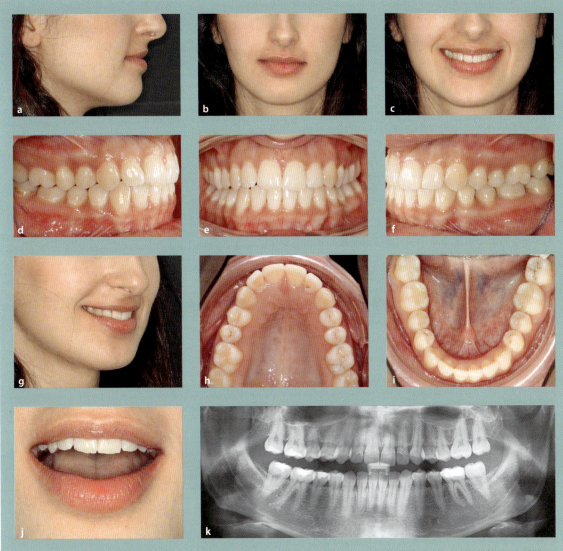

图5-8-12　（a~k）佩戴35副上颌和39副下颌矫治器后的口内像显示磨牙关系Ⅰ类，上下颌扩弓后对称、协调，放松状态下唇齿关系良好。全景片显示无病理性异常。

治疗计划

- 无托槽隐形矫治（隐适美）
- 上下颌扩弓，纠正不对称牙弓形态
- 排齐上下牙列
- 纠正锁𬌗和反𬌗

治疗过程

　　在#15、#23、#33-#35、#43-#45

上粘接垂直矩形附件后，口内扫描，使用ClinCheck软件设计方案（图5-8-9）。图5-8-10a显示ClinCheck软件中的初始情况。锁𬌗通常要交互牵引才可以达到治疗目标。但是，本病例还设计了扩弓，而#15颊侧位对于牙齿的排列有很大的帮助，因此我们并没有使用额外的交互牵引。

　　图5-8-10b显示第一阶段ClinCheck软件

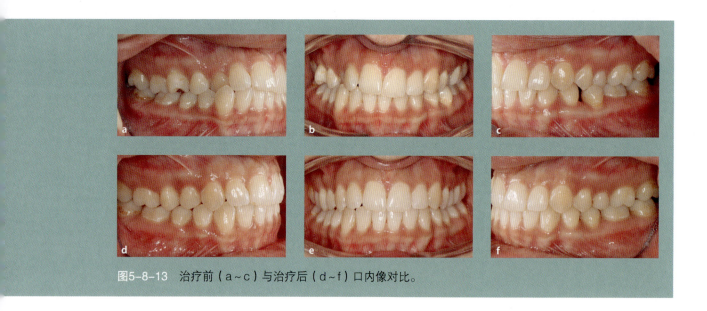

图5-8-13　治疗前（a~c）与治疗后（d~f）口内像对比。

中设计的目标位。共设计24副矫治器：上颌右侧扩弓，#15腭向移动，#35舌向移动，纠正锁𬌗和反𬌗。实际佩戴24副矫治器后的口内像，上下牙弓仍存在拥挤和轻微的牙齿扭转。为了改善咬合和进一步排齐，再次设计了11副上颌矫治器，15副下颌矫治器（图5-8-11）。图5-8-12显示最终的治疗效果，上下牙列排齐，磨牙关系Ⅰ类，功能性覆𬌗覆盖。面像显示颊廊间隙、微笑美学得到改善。治疗结束后上颌采用可摘式保持器，下颌采用#34-#44舌侧固定式保持器保持。全景片显示未见明显病理性异常。图5-8-13显示治疗前与治疗后口内像对比。

参考文献

[1] Janson I, ed. Bionator- Modifikationen in der kieferorthopädischen Therapie. Munich, Germany: Carl Hanser, 1987.

[2] Fränkel C, Fränkel R, eds. Der Funktionsregler in der orofazialen Orthopädie. Heidelberg, Germany: Hüthig, 1992.

[3] Rossini G, Parrini S, Castroflorio T, Deregibus A, Debernardi CL. Controlling orthodontic tooth movement with clear aligners. An updated systematic review regarding efficacy and efficiency. JAO 2017;1:7–20.

[4] Houle JP, Piedade L, Todescan R Jr, Pinheiro FH. The predictability of transverse changes with Invisalign. Angle Orthod 2017;87:19–24.

[5] Keski-Nisula K, Lehto R, Lusa V, Keski-Nisula L, Varrela J. Occurrence of malocclusion and need of orthodontic treatment in early mixed dentition. Am J Orthod Dentofacial Orthop 2003;124:631–638.

[6] Asiry MA, AlShahrani I. Prevalence of malocclusion among school children of Southern Saudi Arabia. J Orthod Sci 2019;8:2.

[7] Kasparaviciene K, Sidlauskas A, Zasciurinskiene E, Vasiliauskas A, Juodzbalys G, Sidlauskas M, Marmaite U. The prevalence of malocclusion and oral habits among 5–7-year-old children. Med Sci Monit 2014;20:2036–2042.

[8] Sabri R. The eight components of a balanced smile. J Clin Orthod, 2005;39:155–167; quiz 154.

[9] Ioi H, Nakata S, Counts AL. Effects of buccal corridors on smile esthetics in Japanese. Angle Orthod 2009;79:628–633.

专题9

前牙开𬌗

前牙开𬌗可能是：

· 牙性

· 骨性

· 骨性伴牙性

Ricketts分析法提供了更多关于骨性因素的测量指标，包括面轴角和下面高度角[1]。

面轴角由全颅底平面（Ba-N）与面轴（Pt-Gn）的后下交角，用于评价下颌骨的生长方向。该角度小于正常值时，生长模式为垂直生长型。如果患者正常生长，随着年龄的增加，该角度很少发生改变。如果该角度发生了比较显著的变化，原因可能是正畸治疗、功能因素或者环境因素引起的改变。临床上的正常值为90°±3°[1]，该角度小于正常值时，可以认为是骨性开𬌗（图5-9-1）。

下面高度角是前鼻棘点（ANS）到下颌升支中心点（Xi点）的连线与下颌体轴（下颌升支中心点到颏隆突点的连线，Xi-Pm）的夹角。该角度大于正常值时，提示骨性开𬌗（上下颌分离）。与面轴角类似，下面高度角通常也不会随着年龄的增长而发生显著变化，除非通过治疗打开或关闭咬合。正常值为47°±4°[1]，开𬌗患者的下面高度角较大（图5-9-2）。

2010年，我们发表了第一篇使用隐形矫治器治疗前牙开𬌗的文章，介绍了在开𬌗病例

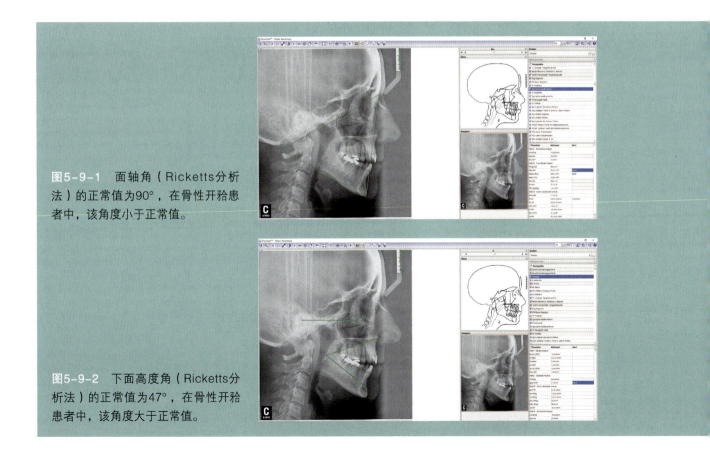

图5-9-1　面轴角（Ricketts分析法）的正常值为90°，在骨性开𬌗患者中，该角度小于正常值。

图5-9-2　下面高度角（Ricketts分析法）的正常值为47°，在骨性开𬌗患者中，该角度大于正常值。

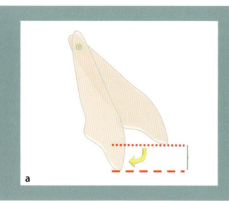
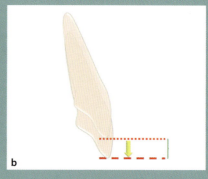

图5-9-3 切牙伸长。（a）相对伸长。（b）绝对伸长。

中压低后牙的必要性[2]。Moshiri等也报道了前牙开𬌗病例治疗过程，包括下颌平面逆时针旋转、下颌磨牙压低、下颌前牙伸长[3]。有学者等报道了一例使用隐形矫治器压低后牙治疗开𬌗的病例[4]。使用隐形矫治器治疗开𬌗一大优势在于无须垂直牵引前牙，因此能够最大限度减少垂直牵引力不可控引起的牙根吸收风险。Yu等研究了中国上海早期替牙列儿童的错𬌗畸形患病率，发现7～9岁儿童开𬌗患病率为4.3%[5]。Asiry和AlShahrani调查了沙特阿拉伯南部学龄儿童的错𬌗畸形患病率，发现平均年龄为14岁的儿童中，前牙开𬌗的患病率为6.1%[6]。Kasparaviciene等研究结果显示，71.4%的儿童表现出一种或多种错𬌗特征，16.9%的儿童有口腔不良习惯。研究表明，习惯性吸吮手指的儿童患前牙开𬌗和后牙反𬌗的比例较高。婴儿式吞咽类型与前牙开𬌗存在密切关联[7]。

牙性开𬌗可能由遗传、吞咽功能紊乱、语言障碍、口腔不良习惯、因淋巴组织肿大或过敏而导致的口呼吸引起。除了遗传倾向外，在吞咽、言语和休息时，舌位置对开𬌗的发展起着重要作用。在这些患者治疗前和治疗过程中，正畸医生、耳鼻喉医生和肌功能治疗师之间的会诊非常有必要。曾有一段时间，人们认为隐形矫治无法实现牙齿伸长，但遵循一些规则后，伸长牙齿可以实现高度可预测的移动。

通过倾斜移动相对伸长切牙是容易实现的，但是绝对伸长切牙需要更长的时间（图5-9-3）。这两种移动方式都可以通过矫治器和附件来完成，如以下病例所示。

病例1：梭形开𬌗——隐形矫治，未使用TAD

患者初诊时表现为上下牙列拥挤，中线不齐，前牙开𬌗，安氏Ⅰ类。部分牙齿出现严重牙龈萎缩，已经接受完善的牙周治疗。正畸治疗后计划进行牙龈翻瓣手术以覆盖牙龈退缩部位。患者存在颞下颌关节紊乱病（TMD）症状，建议进行肌功能矫治，夜间佩戴可摘𬌗板。

诊断

· 梭形开𬌗

· 拥挤

· 部分牙齿牙龈萎缩

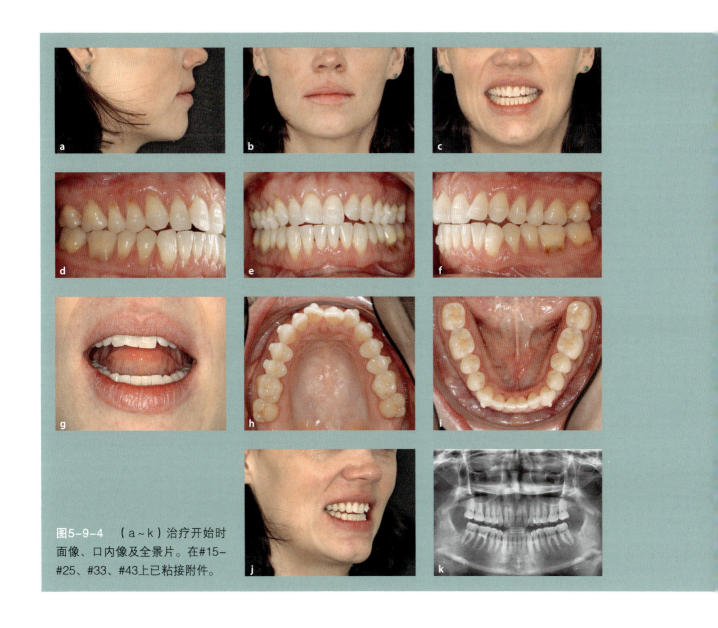

图5-9-4　（a~k）治疗开始时面像、口内像及全景片。在#15-#25、#33、#43上已粘接附件。

治疗计划

· 椅旁隐形矫治（OnyxCeph）
· 肌功能矫治

治疗过程

　　治疗开始时面像、口内像及全景片如图5-9-4所示。口内像显示开𬌗。全景片显示无病理性异常（图5-9-4k）。进行口内扫描

（3Shape，Trios）并将数据上传至OnyxCeph软件中（图5-9-5a）。图5-9-5b显示软件设计的虚拟目标位，设计13步上颌牙齿移动和12步下颌牙齿移动，每步牙齿移动设计的最大移动量为伸长0.2mm和旋转2°。为此，每个步骤均使用0.5mm和0.75mm厚的Biolon（Dreve）制作矫治器。佩戴矫治器时的口内像显示除了#11外，所有牙齿上的矫治器

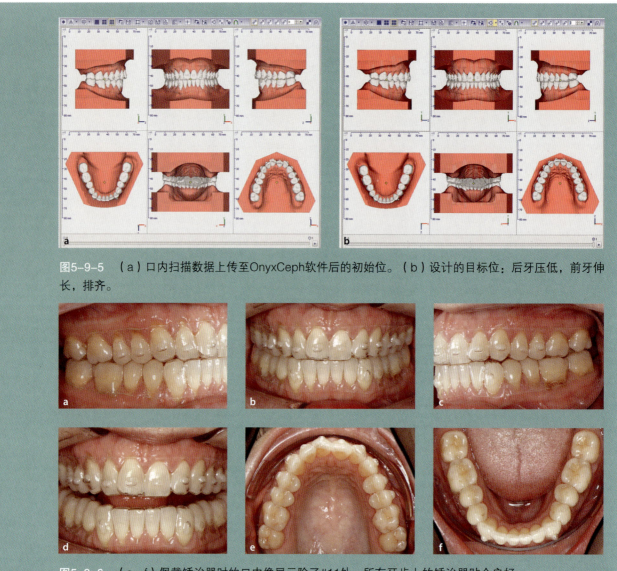

图5-9-5　（a）口内扫描数据上传至OnyxCeph软件后的初始位。（b）设计的目标位：后牙压低，前牙伸长，排齐。

图5-9-6　（a~f）佩戴矫治器时的口内像显示除了#11外，所有牙齿上的矫治器贴合良好。

贴合良好（图5-9-6）。治疗中口内像显示牙列进一步排齐，前牙开殆有改善，但是#11未完全按照设计的治疗方案移动（图5-9-7），可见切牙边缘与矫治器之间存在空隙（图5-9-8）。第一阶段治疗后口内像，共使用26副上颌矫治器，24副下颌矫治器（图5-9-9）。由于#11仍然存在扭转，计划进行精细调整。扫描后使用OnyxCeph软件设计最终位置（图5-9-10），制作上下颌各4副新的矫治器（Biolon，0.625mm）。尽管患者

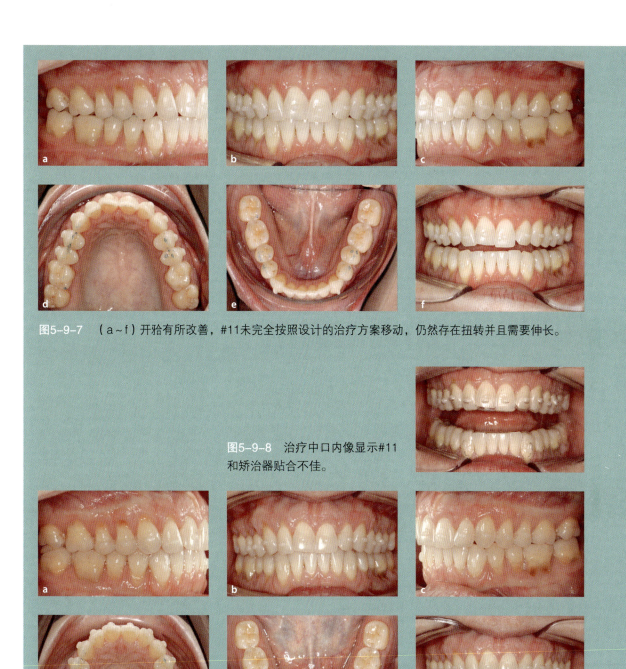

图5-9-7　（a~f）开𬌗有所改善，#11未完全按照设计的治疗方案移动，仍然存在扭转并且需要伸长。

图5-9-8　治疗中口内像显示#11和矫治器贴合不佳。

图5-9-9　（a~f）第一阶段治疗后口内像。由于#11仍存在扭转，计划进行精细调整。

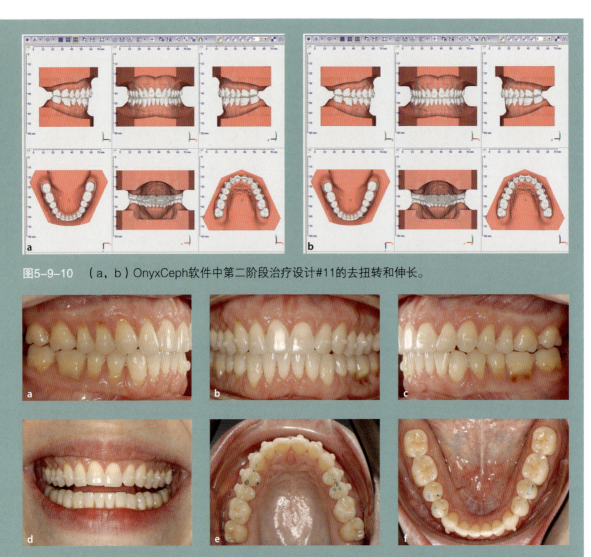

图5-9-10　（a，b）OnyxCeph软件中第二阶段治疗设计#11的去扭转和伸长。

图5-9-11　（a~f）去除#11附件后的口内像显示第二阶段使用了4副矫治器后，#11伸长表达量不足，去除#11附件，扫描设计最终方案。

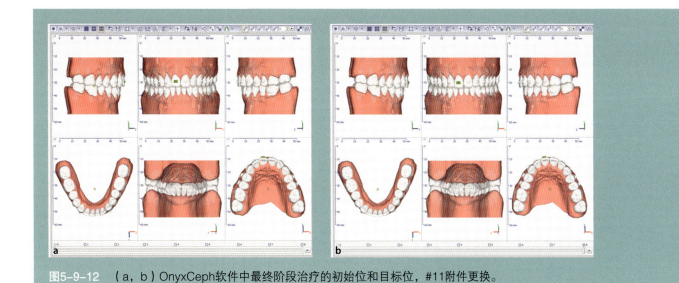

图5-9-12　（a，b）OnyxCeph软件中最终阶段治疗的初始位和目标位，#11附件更换。

依从性很好，但#11再次没有完全按照计划移动。口内像显示#11伸长表达量不足（图5-9-11）。此时除#11附件，进行最终阶段治疗的扫描，在OnyxCeph软件中，设计在#11上粘接斜面型水平附件以获得最佳的伸长效果（图5-9-12）。再次使用了8副矫治器（Biolon，0.625mm）后，最终结果如图5-9-13所示，牙列排齐，获得功能性覆殆覆盖。疗程为12个月，采用#14-#24、#34-#44舌侧固定式保持器进行保持。图5-9-14显示治疗过程。

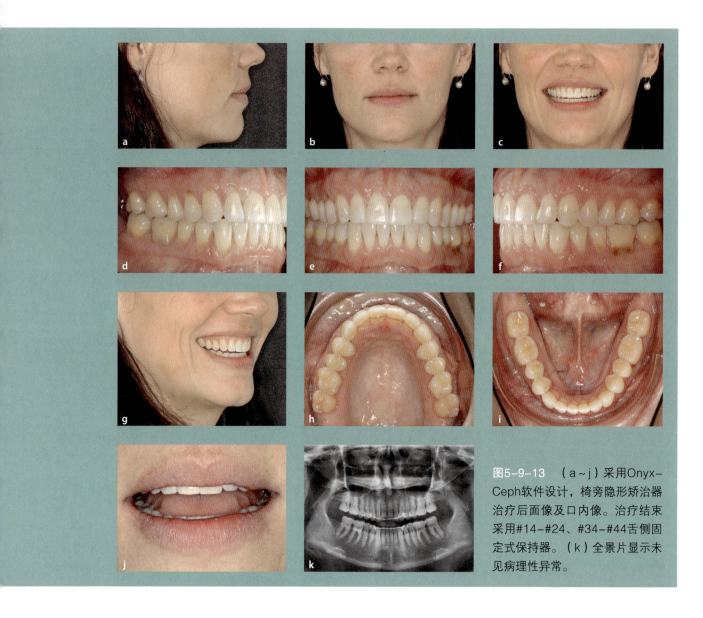

图5-9-13 （a~j）采用Onyx-Ceph软件设计，椅旁隐形矫治器治疗后面像及口内像。治疗结束采用#14-#24、#34-#44舌侧固定式保持器。（k）全景片显示未见病理性异常。

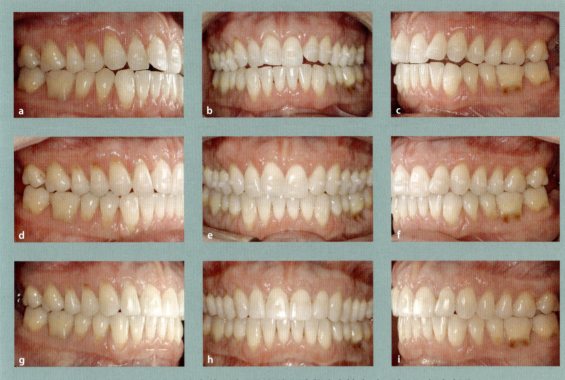

图5-9-14　治疗过程。（a~c）治疗前。（d~f）第一阶段治疗结束时。（g~i）治疗后。

病例2：梭形开𬌗，不良伸舌习惯——隐形矫治，未使用TAD

患者17岁，初诊时口内#15-#25梭形开𬌗，上颌牙弓狭窄，前牙区轻度拥挤。

患者存在不良吞咽习惯，吞咽时舌前伸，建议患者进行肌功能矫治。初诊时基本资料如图5-9-15所示。头颅侧位片显示下面高度角为53.2°（Ricketts标准值为47°），面轴角为80.8°（Ricketts标准值为90°），全景片可见#28、#38、#48牙胚，建议拔除（图5-9-15j，k）。

诊断

· 安氏Ⅰ类
· 15-25开𬌗

· 轻度拥挤
· 牙弓狭窄，上颌磨牙腭向倾斜
· 吞咽功能紊乱

治疗计划

· 无托槽隐形矫治（隐适美）
· 肌功能矫治
· 排齐上下牙列
· 伸长上下颌前磨牙、尖牙、切牙，同时压低磨牙，纠正开𬌗
· 未使用TAD

治疗过程

粘接附件后口内像显示在#16-#26上粘接垂直矩形附件，在#34-#36、#44-#46上粘接

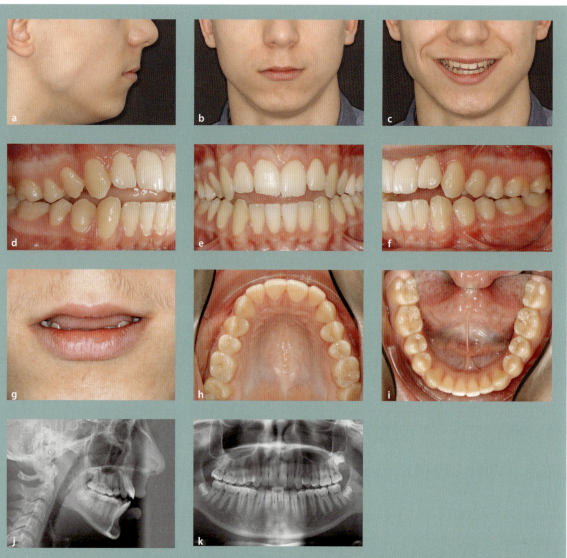

图5-9-15 （a~k）初诊时基本资料。前牙开𬌗，全景片可见#28、#38、#48牙胚，建议拔除。休息位时，上颌前牙暴露量不足。头颅侧位片显示较大的下面高度角为53.2°（Ricketts标准值为47°），较小的面轴角为80.8°（Ricketts标准值为90°）。

水平附件（图5-9-16）。扫描口内数据上传至ClinCheck软件（图5-9-17a~c），方案设计23副矫治器，包括伸长上颌前牙和压低上下颌磨牙。软件设计的目标位显示佩戴23副矫治器后虚拟治疗效果，治疗结束时后牙为设计开𬌗（图5-9-17d~f）。

第一阶段治疗包括23副矫治器，每7天更换1副矫治器。经过第一阶段治疗，前牙开𬌗已有改善，重新扫描生产矫治器开始精细调整（图5-9-18）。第二阶段治疗佩戴14副矫治器后的口内像显示后牙进一步压低，前牙伸长（图5-9-19）。

ClinCheck软件中最后一次精细调整时的情况，设计了10副矫治器（图5-9-20a~

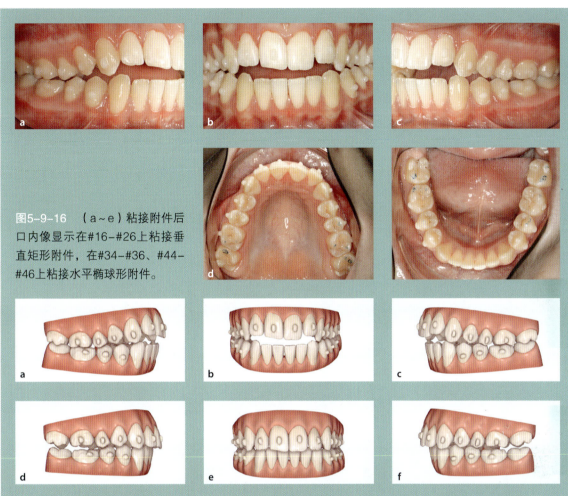

图5-9-16 （a~e）粘接附件后口内像显示在#16-#26上粘接垂直矩形附件，在#34-#36、#44-#46上粘接水平椭球形附件。

图5-9-17 （a~c）扫描口内数据上传至ClinCheck软件。（d~f）ClinCheck设计的目标位：伸长上颌前牙，压低上下颌后牙，治疗结束时后牙设计为开殆。

c）。在最终的ClinCheck方案中，所有上颌前牙实施邻面去釉（IPR），以内收上颌前牙减少覆盖（图5-9-20d~f）。经过18个月的矫治，获得功能性覆殆覆盖，具有尖牙保护殆。治疗结束后面像、口内像及影像显示面部美学和微笑得到改善（图5-9-21）。上颌#13-#23、下颌#34-#44舌侧固定式保持器保持。建议每6个月进行一次保持器复查。头颅侧位片显示治疗结束下面高度角为50.9°（Ricketts标准值为47°），面轴角为83.3°

（Ricketts标准值为90°），全景片未发现病理性异常。

下面高度角

治疗前53.2°　正常值47°　治疗后50.9°

舌侧保持器保持3个月后的口内像显示所有磨牙和前磨牙咬合接触点分布均匀（图5-9-22）。图5-9-23显示治疗前、第一阶段治疗结束时、治疗后口内像对比。

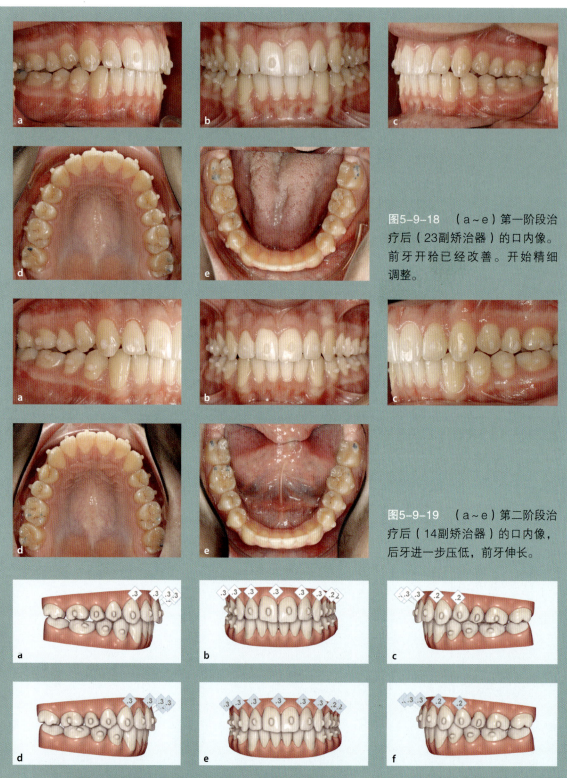

图5-9-18　（a～e）第一阶段治疗后（23副矫治器）的口内像。前牙开𬌗已经改善。开始精细调整。

图5-9-19　（a～e）第二阶段治疗后（14副矫治器）的口内像，后牙进一步压低，前牙伸长。

图5-9-20　第三阶段ClinCheck软件中的初始位（a～c）及目标位（d～f），上颌#13-#23片切，减少覆盖，治疗结束获得功能性覆𬌗覆盖。

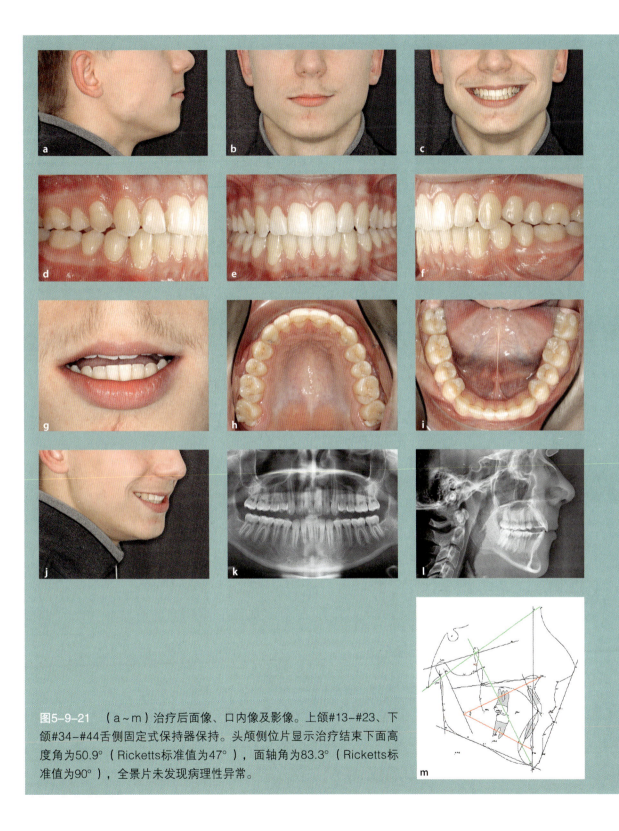

图5-9-21 （a~m）治疗后面像、口内像及影像。上颌#13-#23、下颌#34-#44舌侧固定式保持器保持。头颅侧位片显示治疗结束下面高度角为50.9°（Ricketts标准值为47°），面轴角为83.3°（Ricketts标准值为90°），全景片未发现病理性异常。

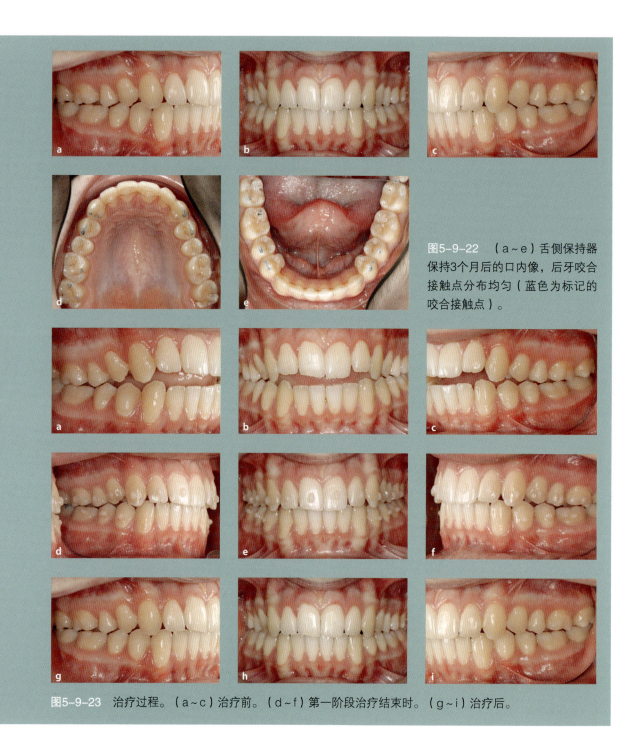

图5-9-22　（a~e）舌侧保持器保持3个月后的口内像，后牙咬合接触点分布均匀（蓝色为标记的咬合接触点）。

图5-9-23　治疗过程。（a~c）治疗前。（d~f）第一阶段治疗结束时。（g~i）治疗后。

病例3：梭形开殆，隐形矫治结合临时支抗装置

患者47岁，要求改善面型并且关闭前牙开殆。初诊时基本资料显示#16-#26梭形开殆；正中关系位时，仅#17、#18与#47、#48咬合接触，导致前牙和左侧后牙开殆，左侧缺乏垂直向支撑。头颅侧位片显示下面高度角为56.8°。全景片可见4颗第三磨牙，患者在十几岁时曾行正畸治疗，已拔除4颗第一前磨牙，该处拔牙间隙已正畸关闭，但下颌前牙区有间隙（图5-9-24）。

诊断

- 安氏Ⅱ类
- 16-26开殆，正中关系（CR）位时，最先接触点分布于#17、#18与#47、#48之间（左侧后牙和前牙开殆）
- 上颌牙列轻度拥挤，下颌牙列间隙
- 静态咬合时，仅第二、第三磨牙有接触点
- 吞咽功能紊乱

治疗计划

- 无托槽隐形矫治（隐适美）
- 肌功能矫治
- 排齐上下牙列
- 伸长上下颌前磨牙、尖牙、切牙，同时压低第二、第三磨牙纠正开殆

临时支抗装置（微种植钉）

治疗过程

对本病例患者而言，正颌外科手术并不是一个很好的选择，因而决定采用隐形矫治结合微种植钉压低上颌后牙进行治疗，同时建议患者进行肌功能矫治。

粘接附件后的口内像显示#16-#26、#33、#35、#36、#43、#45、#46粘接附件（图5-9-25）。扫描口内数据上传至ClinCheck软件（图5-9-26a～e），第一阶段治疗包括上下颌各30副矫治器。设计后牙压低3mm，以降低后牙高度，同时伸长前牙，减少前牙开殆，软件显示治疗结束所有牙齿没有咬合接触（图5-9-26f～h）。图5-9-26i～m显示模拟咬合跳跃后的咬合情况，前牙开殆的关闭。软件的模拟设计可以预测大致的咬合接触情况，但由于缺少虚拟铰链轴并且无法预测压低和伸长的结果，咬合跳跃只是一种预测，并不可靠。

佩戴第1副矫治器后，转诊至外科医生，在#17、#27颊侧和腭侧植入微种植钉（Dr. O Giers，Cologne）。每9天更换1副矫治器，利用微种植钉进行垂直牵引，压低上颌磨牙（图5-9-27）。

第一阶段治疗包括30副矫治器，第一阶段治疗后口内像如图5-9-28所示。第二阶段治疗包括19副矫治器，第二阶段治疗后口内像如图5-9-29所示。在该阶段，增加上颌右侧颌内牵引，从#13唇侧龈方粘接的牵引钩牵引至右侧临时支抗装置（TOMAS pin）。第三阶段治疗包括19副矫治器，第三阶段治疗后口内像如图5-9-30所示，该阶段继续佩戴右侧颌内牵引。由于咬合仍然需要改善，开始第四阶段治疗，包括16副矫治器（图5-9-31），在#16、#46粘接透明牵引钩用于垂直牵引。最终阶段治疗时ClinCheck软件中的初始位（图5-9-32）显示#16、#46附件更改为

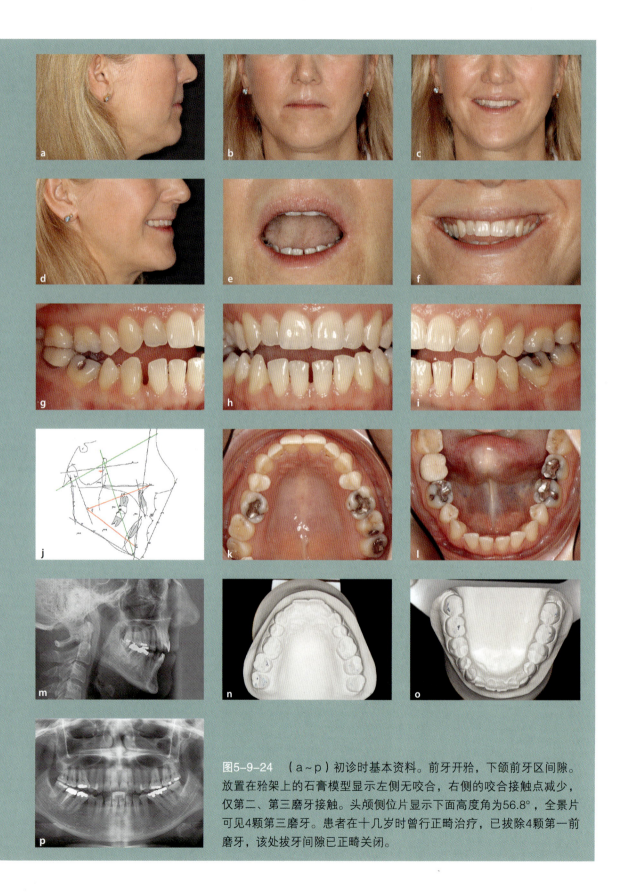

图5-9-24 （a~p）初诊时基本资料。前牙开𬌗，下颌前牙区间隙。放置在𬌗架上的石膏模型显示左侧无咬合，右侧的咬合接触点减少，仅第二、第三磨牙接触。头颅侧位片显示下面高度角为56.8°，全景片可见4颗第三磨牙。患者在十几岁时曾行正畸治疗，已拔除4颗第一前磨牙，该处拔牙间隙已正畸关闭。

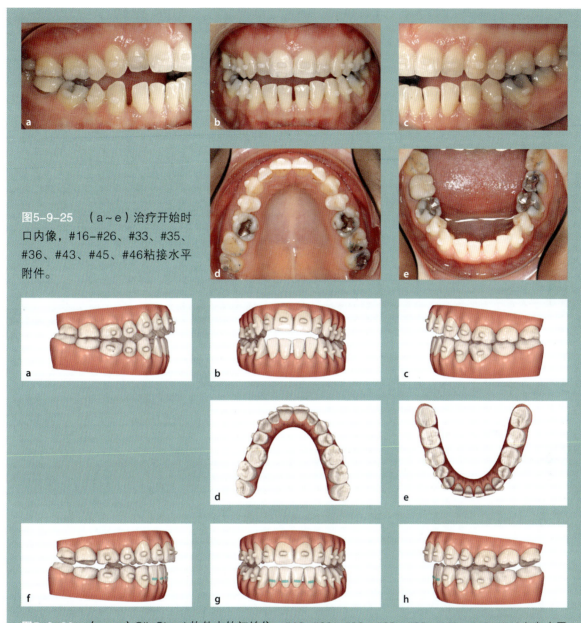

图5-9-25 （a~e）治疗开始时口内像，#16-#26、#33、#35、#36、#43、#45、#46粘接水平附件。

图5-9-26 （a~e）ClinCheck软件中的初始位，#16-#26、#33、#35、#36、#43、#45、#46上有水平椭球形附件。（f~h）ClinCheck软件中未显示咬合跳跃的目标位：30副矫治器，所有下颌前牙设计压力嵴，后牙压低，前牙伸长。

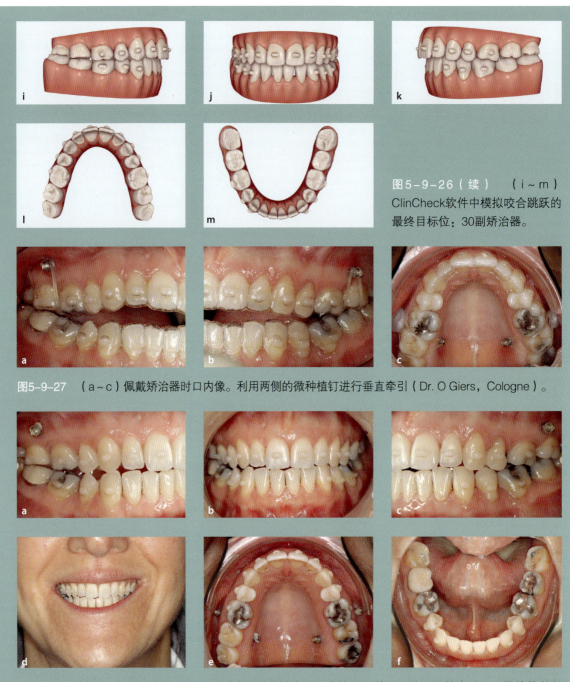

图5-9-26（续）　（i~m）ClinCheck软件中模拟咬合跳跃的最终目标位：30副矫治器。

图5-9-27　（a~c）佩戴矫治器时口内像。利用两侧的微种植钉进行垂直牵引（Dr. O Giers, Cologne）。

图5-9-28　（a~f）第一阶段治疗30副矫治器佩戴结束后口内像显示前牙开𬌗已经基本关闭，微笑美学得到改善。

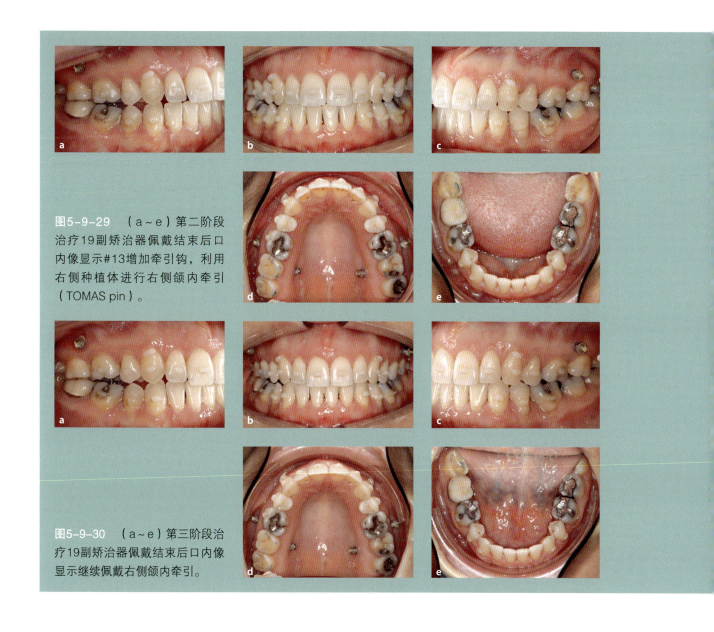

图5-9-29　（a~e）第二阶段治疗19副矫治器佩戴结束后口内像显示#13增加牵引钩，利用右侧种植体进行右侧颌内牵引（TOMAS pin）。

图5-9-30　（a~e）第三阶段治疗19副矫治器佩戴结束后口内像显示继续佩戴右侧颌内牵引。

水平矩形附件，附件放置于近中，去除远中龈方矫治器，远中粘接牵引钩，为了获得理想的后牙咬合接触，#13、#15、#16、#33、#43设计邻面去釉。图5-9-32f～j显示最终阶段治疗时ClinCheck软件中设计的目标位。疗程共24个月，治疗结束时微种植钉并未取出（图5-9-33）。治疗结束下面高度角为52.3°，比治疗前减少4.5°，提示开殆改善（图5-9-33i，l）。患者微笑美学得到改善，上切缘弧

度与下唇弧度协调（图5-9-34）。治疗前、治疗过程中以及治疗后口内像对比显示治疗结束前牙开殆关闭（图5-9-35）。图5-9-36显示修复治疗结束后的上下颌殆面像（Dr. W Boisserée，Cologne）。

下面高度角

治疗前56.8°　正常值47°　治疗后52.3°

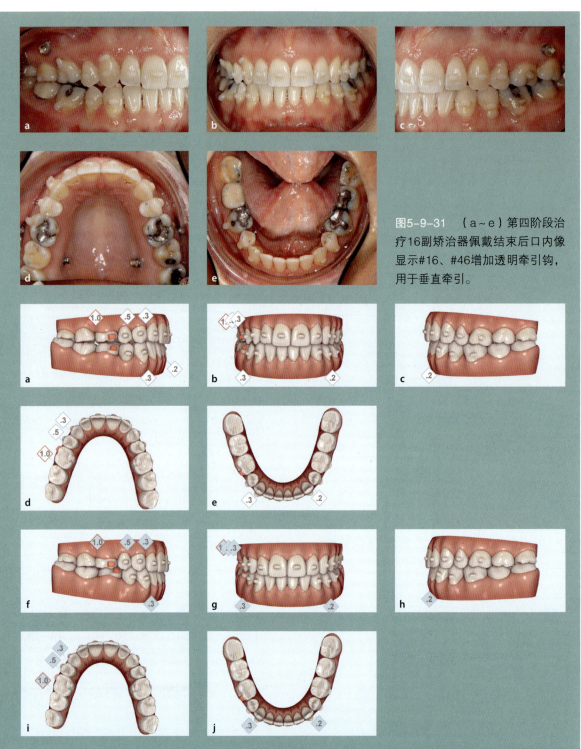

图5-9-31 （a~e）第四阶段治疗16副矫治器佩戴结束后口内像显示#16、#46增加透明牵引钩，用于垂直牵引。

图5-9-32 （a~e）ClinCheck软件中最终阶段治疗的初始位，#16、#46增加水平矩形附件，去除龈方矫治器，粘接牵引钩，为了获得理想的后牙咬合接触，#13、#15、#16、#33、#43设计邻面去釉。（f~j）ClinCheck软件中最终阶段治疗设计的目标位。

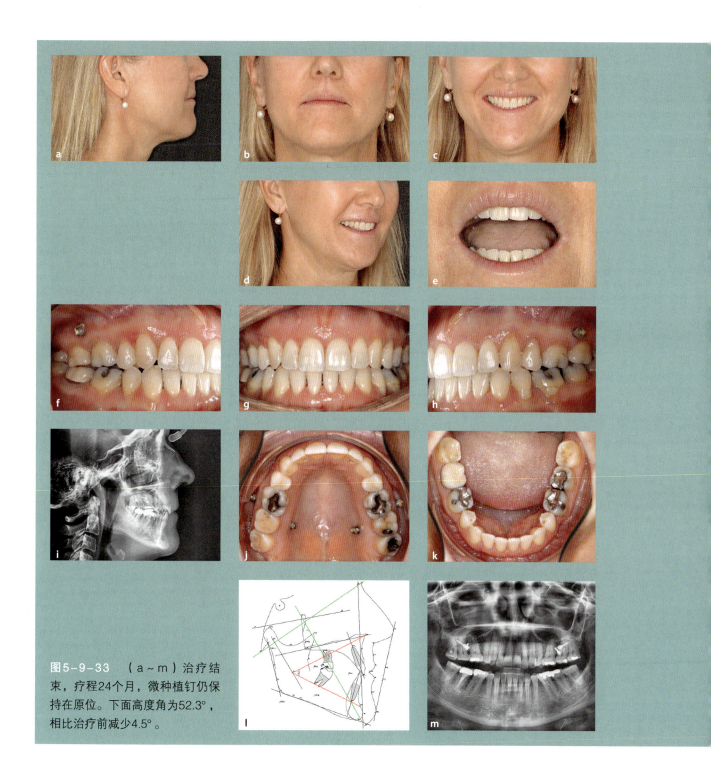

图5-9-33 （a～m）治疗结束，疗程24个月，微种植钉仍保持在原位。下面高度角为52.3°，相比治疗前减少4.5°。

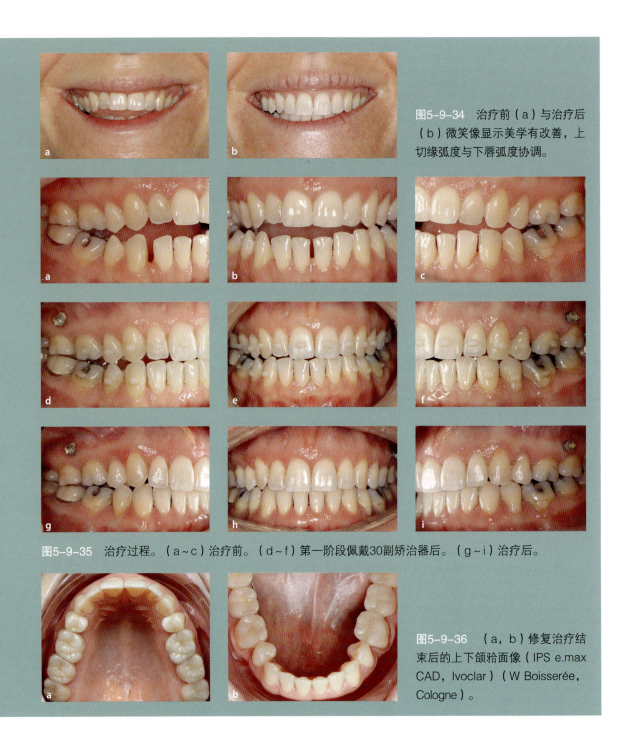

图5-9-34 治疗前（a）与治疗后（b）微笑像显示美学有改善，上切缘弧度与下唇弧度协调。

图5-9-35 治疗过程。（a~c）治疗前。（d~f）第一阶段佩戴30副矫治器后。（g~i）治疗后。

图5-9-36 （a，b）修复治疗结束后的上下颌殆面像（IPS e.max CAD，Ivoclar）（W Boisserée，Cologne）。

病例4：梭形开殆，隐形矫治结合临时支抗装置

患者49岁，初诊表现为16-26开殆，前牙开殆4mm（图5-9-37）。头颅侧位片分析，根据Ricketts分析得出下面高度角为51.2°。小时候曾行正畸治疗，已拔除4颗第一前磨牙，该处拔牙间隙已关闭，#36为种植修复体。

由于存在吞咽功能紊乱，患者已经接受肌功能矫治，并且建议患者持续治疗。锥形束计算机断层扫描（CBCT）显示双侧髁突位置不对称，右侧髁突位置更偏后（图5-9-38）。

诊断

- 安氏Ⅱ类
- 16-26开殆，仅第二、第三磨牙有咬合接触
- 轻度拥挤
- 静态咬合时，仅第二磨牙和#28与#38有接触点
- 吞咽功能紊乱

治疗计划

- 无托槽隐形矫治（隐适美）
- 肌功能矫治
- 排齐上下牙列
- 伸长上下颌前磨牙、尖牙、切牙，同时压低第二、第三磨牙纠正开殆
- 压低磨牙时采用微种植钉（Dr. O Giers, Cologne）

治疗过程

治疗计划包括隐形矫治结合微种植钉间弹力牵引压低后牙。#16-#26、#33、#35、#43、#45粘接水平椭球形附件（图5-9-37）。这些附件与矫治器完全接触，可以辅助伸长前磨牙、尖牙、切牙，获得生理性覆殆和尖牙保护殆。第一阶段ClinCheck方案共19副矫治器，压低第二磨牙1.5mm，伸长第一前磨牙、尖牙，伸长上颌切牙3mm（图5-9-39a～c）。图5-9-39d～f显示上颌后牙计划的压低量及后牙咬合打开的效果。图5-9-39g～i显示咬合跳跃后的虚拟治疗效果。#17、#27颊侧和腭侧分别植入微种植钉，微种植钉间垂直牵引压低#17、#27（Dr. O Giers, Cologne）。建议患者拔除#18、#28、#38，但患者坚持保留，因此治疗方案包括压低所有第二、第三磨牙。治疗一开始就选择隐形矫治结合微种植钉治疗（图5-9-40）。但是，数周后微种植钉松动，取出后更换植入位置，在双侧颧骨区域重新植入骨性支抗，#17、#18、#27、#28粘接固定片段弓，片段弓和骨性支抗进行弹力牵引压低后牙（图5-9-41）。

为了获得最佳的压低力，每14天更换1次弹力牵引。根据ClinCheck软件设计，下颌前牙#33近中至#43近中行0.2mm邻面去釉（IPR）。第一阶段治疗后口内像如图5-9-42所示，该阶段使用了19副矫治器。开殆有改善，但是仍要进一步的治疗。第二阶段治疗包括24副矫治器，进一步压低后牙和伸长前牙。#17、#18、#27、#28固定片段弓已经去除，#17和#28粘接牵引扣，颧部微种植钉和牵引扣弹力牵引（图5-9-43）。第三阶段治疗后口内像如图5-9-44所示，后牙进一步压低，前牙开殆进一步关闭。第三阶段治疗共14副矫治器，后续进行第四阶段治疗，共16副矫治器。最终阶段治疗ClinCheck设计如图5-9-

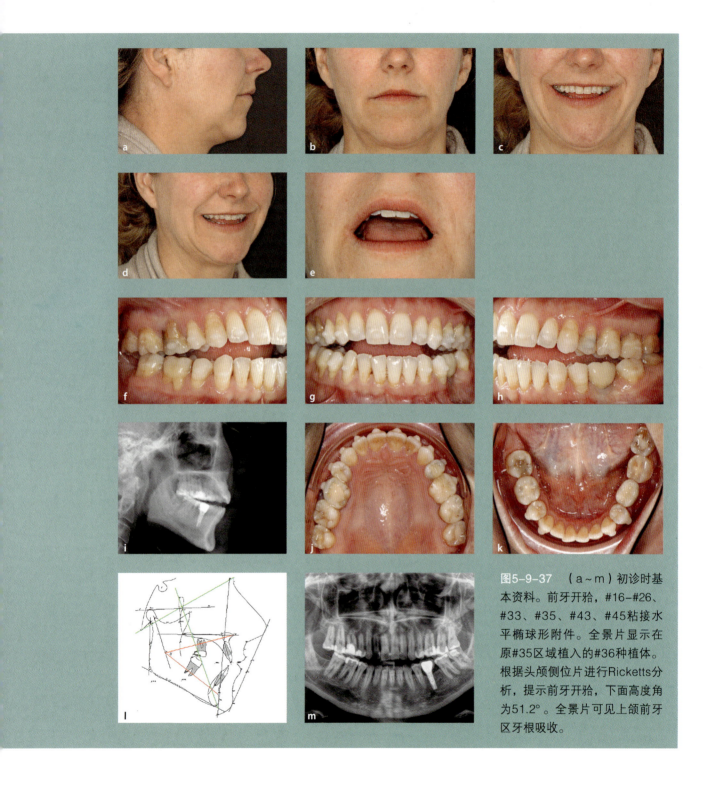

图5-9-37　（a~m）初诊时基本资料。前牙开殆，#16-#26、#33、#35、#43、#45粘接水平椭球形附件。全景片显示在原#35区域植入的#36种植体。根据头颅侧位片进行Ricketts分析，提示前牙开殆，下面高度角为51.2°。全景片可见上颌前牙区牙根吸收。

45所示，上颌#23、#24近中增加邻面去釉，调整上牙列中线向右，治疗结束上下牙列中线基本对齐。

治疗结束后面像、口内像及影像（图5-9-46）显示微笑美学和侧貌均得到改善，覆殆为2mm。头颅侧位片显示下面高度角为

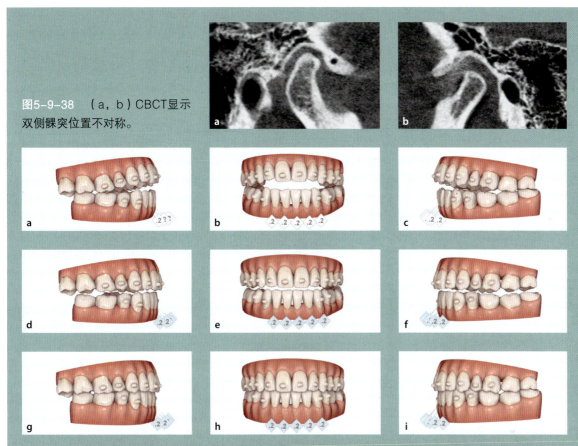

图5-9-38　（a，b）CBCT显示双侧髁突位置不对称。

图5-9-39　（a~c）ClinCheck软件中的初始位：#16-#26、#33、#35、#43、#45可见水平椭球形附件，#33近中至#43近中设计0.2mm邻面去釉。（d~f）ClinCheck软件中的目标位：首先进行后牙压低、前牙伸长，尚未模拟下颌咬合跳跃。（g~i）最终ClinCheck结果，后牙压低后进行下颌咬合跳跃，具有功能性覆𬌗覆盖和尖牙保护𬌗。

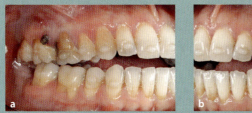
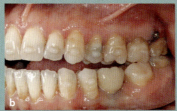
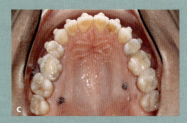

图5-9-40　（a~c）隐形矫治结合微种植钉治疗：数周后微种植钉松动取出。

图5-9-41　（a，b）双侧颧骨区域，#18、#28近中植入骨性支抗（Dr. O Giers, Cologne），#17、#18、#27、#28粘接固定片段弓，片段弓和骨性支抗进行弹力牵引，每14天更换1次弹力牵引。

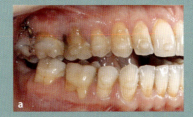
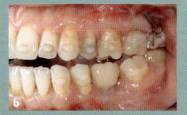

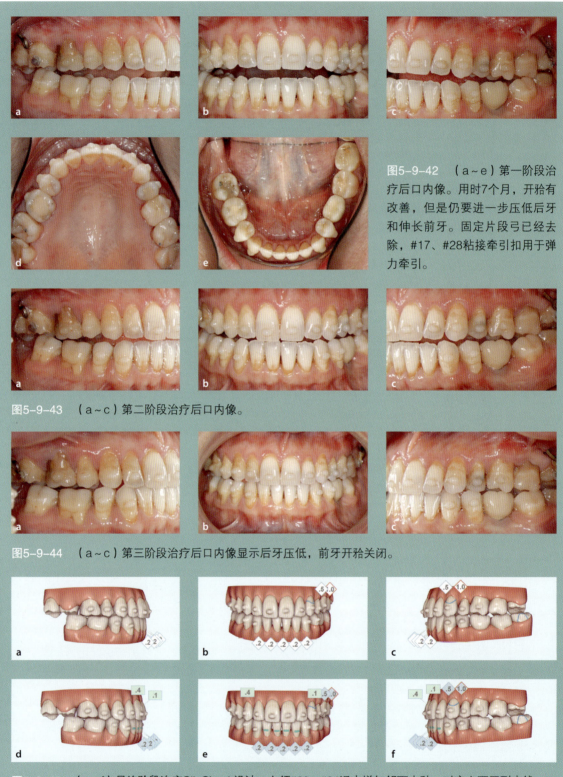

图5-9-42　（a~e）第一阶段治疗后口内像。用时7个月，开𬌗有改善，但是仍要进一步压低后牙和伸长前牙。固定片段弓已经去除，#17、#28粘接牵引扣用于弹力牵引。

图5-9-43　（a~c）第二阶段治疗后口内像。

图5-9-44　（a~c）第三阶段治疗后口内像显示后牙压低，前牙开𬌗关闭。

图5-9-45　（a~f）最终阶段治疗ClinCheck设计：上颌#23、#24近中增加邻面去釉，对齐上下牙列中线。

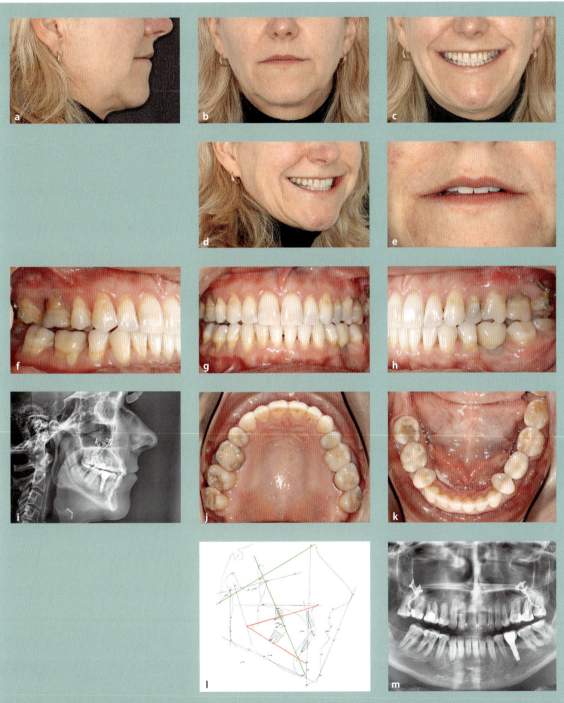

图5-9-46　（a～m）治疗结束后面像、口内像及影像。微笑美学和侧貌均得到改善，覆𬌗为2mm。下面高度角为47.5°，全景片可见#36种植修复体和骨性支抗，上颌前牙现有根尖吸收情况稳定，但下颌前牙根部吸收增加。患者被转诊至修复医生处进行计划的修复治疗。

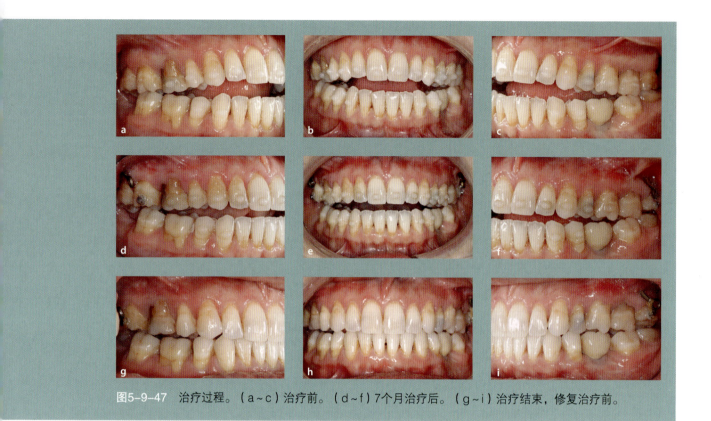

图5-9-47 治疗过程。（a~c）治疗前。（d~f）7个月治疗后。（g~i）治疗结束，修复治疗前。

47.5°，全景片可见#36种植体和上颌微种植钉。尽管上颌后牙和前牙进行了大量移动，全景片显示无进一步牙根吸收。下颌前牙进行了排齐和转矩调整，没有压低或伸长，但是出现牙根吸收。治疗结束后转至其他牙医处进行修复治疗。

图5-9-47显示治疗过程。疗程24个月，经历了多个治疗阶段。保持器根据患者意愿选择下颌#35-#45舌侧固定式保持器，上颌可摘式保持器。建议密切监督，认真佩戴保持器，避免开𬌗复发。

下面高度角

治疗前51.2° 正常值47° 治疗后47.5°

参考文献

[1] Ricketts RM, ed. Orthodontic Diagnosis and Planning... their roles in preventive and rehabilitative dentistry. Detroit, MI: University of Michigan/Rocky Mountain Orthodontics, 1982.

[2] Schupp W, Haubrich J, Neumann I. Treatment of anterior open bite with the Invisalign system. J Clin Orthod 2010;44:501–507.

[3] Moshiri S, Araújo EA, McCray JF, Thiesen G, Kim KB. Cephalometric evaluation of adult anterior open bite non-extraction treatment with Invisalign. Dental Press J Orthod 2017;22:30–38.

[4] W, Aliaga-Del Castillo A, Janson G. Open-bite treatment with aligners and selective posterior intrusion. J Clin Orthod 2019;53:53–54.

[5] Yu X, Zhang H, Sun L, Pan J, Liu Y, Chen L. Prevalence of malocclusion and occlusal traits in the early mixed dentition in Shanghai, China. PeerJ 2019;7:e6630.

[6] Asiry MA, AlShahrani I. Prevalence of malocclusion among school children of Southern Saudi Arabia. J Orthod Sci 2019;8:2.

[7] Kasparaviciene K, et al. The prevalence of malocclusion and oral habits among 5–7-year-old children. Med Sci Monit 2014;20:2036–2042.

深覆殆

前牙深覆殆根据形成机制可以分为以下几种：

- 牙性深覆殆
- 骨性深覆殆
- 牙–骨混合性深覆殆

Ricketts分析法提出了骨性深覆殆的诊断依据——面轴角和下面高度角（图5-10-1）[1]。

面轴角是全颅底平面（Ba–N）与面轴（Pt–Gn）的后下交角。用于评价下颌骨的生长方向。该角度大于正常值时，表示下颌骨生长的方向更偏水平生长型，而非垂直生长型[1]。

下面高度角是前鼻棘点（ANS）到下颌升支中心点（Xi点）的连线与下颌体轴（下颌升支中心点到颏隆突点的连线，Xi-Pm）的夹角。该角度小于正常值时，表示骨性深覆殆[1]。

Keski-Nisula等研究了早期替牙列儿童错殆畸形的发生率和正畸治疗的必要性。在他们的研究中，研究对象的覆殆在–5～8mm范围，平均为2.8mm[2]。Yu等研究了中国上海早期替牙列儿童的错殆畸形的患病率和咬合特征，发现6.2%的儿童为深覆殆Ⅱ～Ⅲ度[3]。Asiry和Alshahrani研究了沙特阿拉伯南部学龄儿童中错殆畸形的患病率，发现74.6%（1490例）的样本为正常覆殆，19.4%的样本有深覆殆[4]。对处于生长发育期的儿童，我们可以使用功能矫治器改善骨骼发育。对成年患者，则只能通过手术解决骨性深覆殆。

除了骨性问题外，前牙深覆殆的形成机制需要从咬合角度分析。引起的病因有[5]：

- 上颌切牙/尖牙垂直向萌出过度
- 下颌切牙/尖牙垂直向萌出过度
- 缺乏后牙垂直向支撑

这3种病因都可以通过无托槽隐形矫治技术治疗：压低垂直向过度萌出的上颌和下颌切牙/尖牙，以及伸长萌出不足的下颌前磨牙和磨牙（见专题23）。在压低上颌切牙的治疗中应注意，在上唇静息状态下上颌切牙应暴露至少2mm（见第3章）。

治疗方法的选择受多种因素的影响。例如，切牙的暴露量和垂直距离等[6]。微种植钉和片段弓技术可以提供接近阻抗中心的压入力，因此适用于压低前牙[7]。隐形矫治器在压低下颌前牙方面具有优势，因为虚拟治疗计划可以精确规划压低需要的间隙，通过使用邻面去釉或拔牙获得间隙以及考虑到牙齿移动前边界的限制，实现压低过程中切牙不唇倾[8]。此外，隐形矫治器作为一种包绕全牙列的覆盖式矫治器，可为治疗计划的实施提供最佳控制。尽管在最初数天，隐形矫治器可能会对牙列施加相对较大的矫治力，但据报道，牙根吸收与传统正畸矫治器观察到的情况并无不同[9-10]。可控的牙齿移动是在持续的正畸力作用下，根周牙槽骨结构改建的结果，因此最佳的外力系统是正畸治疗成功的关键[11]。Saxena等[12]在临床上观察到，尖牙压低比切牙压低更困难，因为尖牙的牙根更长，牙周膜面积更大。到目前为止，对于不同牙齿的最佳矫治力的大小还没有达成共识[13-14]，并且由于不同的生长型、性别或年龄，牙齿的最佳矫治力也可能存在个

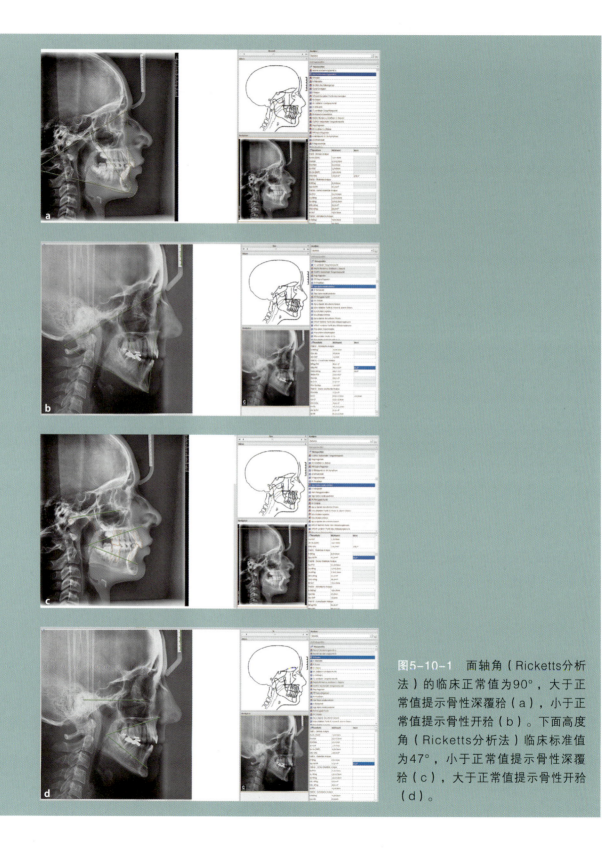

图5-10-1　面轴角（Ricketts分析法）的临床正常值为90°，大于正常值提示骨性深覆𬌗（a），小于正常值提示骨性开𬌗（b）。下面高度角（Ricketts分析法）临床标准值为47°，小于正常值提示骨性深覆𬌗（c），大于正常值提示骨性开𬌗（d）。

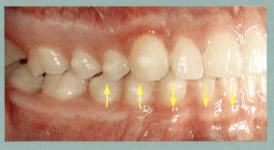

图5-10-2　下颌牙列所需的移动：压低下颌前牙，伸长下颌前磨牙从而整平Spee曲线。

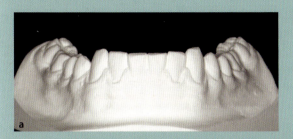

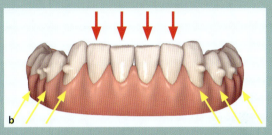

图5-10-3　（a）治疗前下颌切牙和尖牙伸长，Spee曲线曲度深。牙列情况扫描上传至ClinCheck软件中，扫描前已经在#33-#35、#43-#45上粘接附件用于支抗。治疗计划：首先压低下颌切牙，然后压低下颌尖牙。在整个治疗过程中，设计少量的下颌前磨牙的伸长。（b）初始位显示伸长的下颌切牙和尖牙。初始的几副矫治器仅设计切牙压低（红色箭头），口内扫描前在所有作为支抗的下颌前磨牙及尖牙上粘接水平附件（黄色箭头）。

体间差异[8]。在某些情况下（例如牙根较长、骨密度较高的成年男性，或者严重深覆𬌗的病例），进行尖牙、切牙分步压低可能更好[8]。这是因为切牙或尖牙的压低力更集中，第一前磨牙可以承受伸长力，提供稳定的支抗[8]。治疗方案要个体化定制，是考虑到材料、方案、加力、附件和患者依从性的最佳组合[8]。

如果上颌切牙和尖牙都必须压低，建议按照下颌的牙齿移动步骤进行设计。

成年患者牙齿压低的治疗计划

为了整平成年患者的Spee曲线，可以压低下颌切牙和尖牙。对于成年患者，同时压低尖牙和切牙非常困难，因此在治疗过程中可以首先压低切牙，然后压低下颌尖牙，与此同时保持前磨牙的垂直向位置。在Spee曲线曲度过深的病例中，根据治疗需求，可酌情在治疗方案中同时设计下颌前磨牙伸长0.3～0.5mm。分步压低可保证牙齿在压低过程中具备足够的支抗。Ricketts技术（用于压低的多用途弓，Rickets 1976）[15]就是按照上述牙齿移动步骤设计的，现在这种移动步骤也应用到了隐形矫治技术中。附件放置在下颌尖牙和前磨牙上作为主要支抗，如果第一磨牙也需要伸长，则附件也要放置在第一磨牙上（图5-10-2～图5-10-7）。

图5-10-3a显示一名下颌切牙和尖牙过度萌出、Spee曲线曲度过深的患者。图5-10-3b显示ClinCheck软件中的口内情况，其中已经在#33-#35、#43-#45上粘接附件用于支抗。治疗计划：首先压低下颌切牙，然后压低下颌尖牙。在整个治疗过程中，本病例同时设

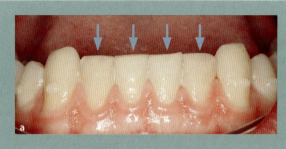

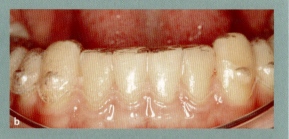

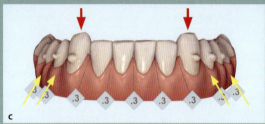

图5-10-4 （a）佩戴第17副矫治器时的口内像显示下颌前牙压低（蓝色箭头）。（b）第17副矫治器非常贴合。（c）虚拟治疗方案中第17步的牙齿位置。注意尖牙和切牙切缘之间的高度差异，显示出已经实现的压低量。下一阶段将压低尖牙（红色箭头），由下颌前磨牙上的水平矩形附件提供支抗（黄色箭头）。

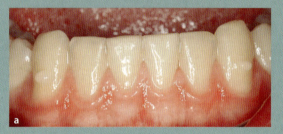

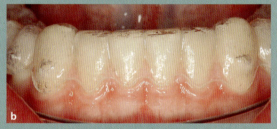

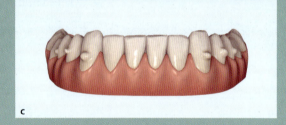

图5-10-5 （a，b）佩戴第24副矫治器时的口内像显示矫治器非常贴合。尖牙也开始压低。（c）ClinCheck软件中的牙齿虚拟位置。

计了少量的下颌前磨牙伸长（黄色箭头）。佩戴第17副矫治器时的口内像显示下颌前牙压低的实际效果（图5-10-4a）。矫治器非常贴合（图5-10-4b），口内情况与ClinCheck软件所设计的虚拟位置（图5-10-4c）基本一致，图中蓝色箭头显示佩戴17副矫治器后切牙压低的情况，注意尖牙和切牙切缘之间的高度差异，显示出已经实现的压低量。下一阶段将压低尖牙（红色箭头），由下颌前磨牙上的

水平矩形附件提供支抗（黄色箭头）。佩戴第24副矫治器时的口内像显示矫治器非常贴合（图5-10-5a，b）。尖牙也开始压低。口内情况与ClinCheck软件中的牙齿虚拟位置（图5-10-5c）基本一致。图5-10-6a显示佩戴第34副矫治器后的最终口内像。图5-10-6b显示去除下颌尖牙和前磨牙附件后的牙列。此时Spee曲线已整平，尖牙和下颌切牙已压低。图5-10-6c显示口内牙齿排列与虚拟目标

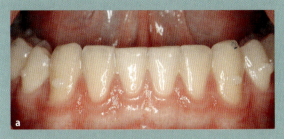
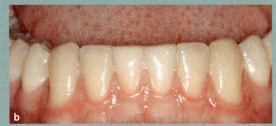

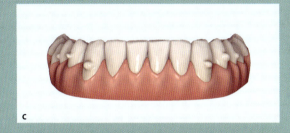

图5-10-6　（a）佩戴第34副矫治器后的最终口内像。（b）去除附件后的牙列显示此时Spee曲线已整平，尖牙和下颌切牙已压低。（c）口内牙齿排列与虚拟目标位相符。

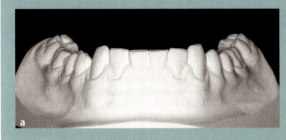
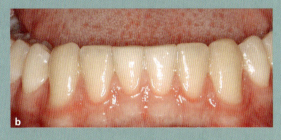

图5-10-7　下颌切牙治疗前（a）与治疗后（b）位置的对比。

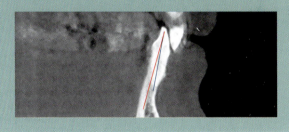

图5-10-8　下颌切牙#31的牙根位置接触皮质骨。在本病例患者的治疗过程中，关键不仅需要压低牙齿（直接压低会导致牙根与皮质骨的进一步接触），还需要牙根舌向转矩移动到牙槽骨中。

位相符。图5-10-7显示下颌切牙治疗前与治疗后位置的对比。

在特别需要前牙压低的病例中，所谓的"蛙跳分步"设计有助于提高方案设计效果的可预测性。"蛙跳分步"模式为先设计尖牙的部分压低，后设计切牙的部分压低，然后尖牙、切牙再交替压低。该方法将压低移动分为几部分，以避免尖牙和切牙之间切缘的高度差异增加。与成人相比，由于儿童的牙槽骨密度

低且更容易重塑，能以每副很小的压低量最终实现尖牙和切牙较大的整体压低。

下颌切牙压低过程中另一个要重点考虑的因素是牙槽骨。CBCT显示下颌切牙的位置和周围牙槽骨的情况（图5-10-8）。我们可以清楚地看到下颌切牙的根尖接近皮质骨，牙根唇侧基本没有牙槽骨覆盖。如果在本病例患者的治疗中只进行单纯压低移动，则根尖将被移动到皮质骨中。皮质骨更能抵抗骨吸收；因此

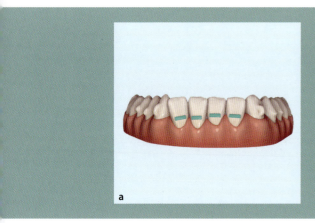
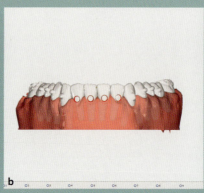

图5-10-9 （a）Clin-Check软件中下颌前牙的压力嵴（Power ridges）。（b）OnyxCeph软件中的压力点。

只要与皮质骨接触，牙齿移动就会减慢[16]。当牙齿（或牙根）抵在皮质骨板（例如唇侧骨板、舌侧骨板）上时，牙齿移动会明显减慢，牙根吸收更容易发生。例如，在纠正切牙的转矩时就可能发生这种情况[16]。为了获得更好的牙根移动，可以采用ClinCheck软件中的压力嵴[17]（图5-10-9a），或相应地在OnyxCeph软件中的设计压力点（由Dr. A Benattia提供）（图5-10-9b）。

参考文献

[1] Ricketts RM, ed. Orthodontic Diagnosis and Planning... their roles in preventive and rehabilitative dentistry. Detroit, MI: University of Michigan/Rocky Mountain Orthodontics, 1982.

[2] Keski-Nisula K, Lehto R, Lusa V, Keski-Nisula L, Varrela J. Occurrence of malocclusion and need of orthodontic treatment in early mixed dentition. Am J Orthod Dentofacial Orthop 2003;124:631–638.

[3] Yu X, Zhang H, Sun L, Pan J, Liu Y, Chen L. Prevalence of malocclusion and occlusal traits in the early mixed dentition in Shanghai, China. PeerJ 2019;7:e6630.

[4] Asiry MA, AlShahrani I. Prevalence of malocclusion among school children of Southern Saudi Arabia. J Orthod Sci 2019;8:2.

[5] Burstone CJ. Rationale of the segmented arch. Am J Orthod 1962;48:805–822.

[6] Nanda R. The differential diagnosis and treatment of excessive overbite. Dent Clin North Am 1981;25:69–84.

[7] Polat-Ozsoy O, Arman-Ozcirpici A, Veziroglu F. Miniscrews for upper incisor intrusion. Eur J Orthod 2009;31:412–416.

[8] Liu Y, Hu W. Force changes associated with different intrusion strategies for deep-bite correction by clear aligners. Angle Orthod 2018;88:771–778.

[9] Iglesias-Linares A, Sonnenberg B, Solano B, et al. Orthodontically induced external apical root resorption in patients treated with fixed appliances vs removable aligners. Angle Orthod 2017;87:3–10.

[10] Gay G, Ravera S, Castroflorio T, et al. Root resorption during orthodontic treatment with Invisalign(R): a radiometric study. Prog Orthod 2017;18:12.

[11] Thote AM, Uddanwadiker RV, Sharma K, Shrivastava S. Optimum force system for intrusion and extrusion of maxillary central incisor in labial and lingual orthodontics. Comput Biol Med 2016;69:112–119.

[12] Saxena R, Kumar PS, Upadhyay M, Naik V. A clinical evaluation of orthodontic mini-implants as intraoral anchorage for the intrusion of maxillary anterior teeth. World J Orthod 2010;11:346–351.

[13] Ren Y, Maltha JC, Kuijpers-Jagtman AM. Optimum force magnitude for orthodontic tooth movement: a systematic literature review. Angle Orthod 2003;73:86–92.

[14] Ren Y, Maltha JC, Van 't Hof MA, Kuijpers-Jagtman AM. Optimum force magnitude for orthodontic tooth movement: a mathematic model. Am J Orthod Dentofacial Orthop 2004;125:71–77.

[15] Ricketts RM, Bench R, Gugino C, eds. Bioprogressive Therapy. Denver, CO: Rocky Mountain Orthodontics, 1977.

[16] Posnick JC. Orthodontic considerations in the evaluation and treatment of dentofacial deformities. In: Posnick JC, ed. Orthognathic Surgery. St. Louis, MO: Elsevier Saunders, 2014.

[17] Castroflorio T, Garino F, Lazzaro A, Debernardi C. Upper-incisor root control with Invisalign appliances. J Clin Orthod 2013;47:346–351; quiz 387.

Ⅱ类成年患者的非拔牙正畸治疗

Lin和Melsen指出，从颊侧评估为中度Ⅱ类关系的患者，当从舌侧进行评估时，55%的磨牙关系是Ⅰ类关系。在Ⅱ类关系的病例中，74%发生了磨牙扭转，围绕近中舌尖。这表明，在Ⅱ类患者的治疗中要对上颌第一磨牙进行去扭转[1]。如图5-11-1所示病例，治疗前右侧为轻度Ⅱ类磨牙关系。通过将#16围绕远中腭根向远中扭转，无须进一步远移磨牙即可实现Ⅰ类磨牙关系（图5-11-2）。图5-11-3显示初始位和OnyxCeph软件设计的虚拟目标位重叠后牙齿的移动量。在治疗Ⅱ类患者时要考虑这一点，因为这可能有助于缩短疗程并改善咬合效果。

Ⅱ类非拔牙患者使用无托槽隐形矫治可以取得良好的治疗效果。这种治疗方法适用于处于生长发育期的骨性Ⅱ类青少年患者、须远移磨牙的患者以及须结合手术治疗的Ⅱ类成年患者[2-5]。

当我们想要通过远移上颌磨牙将Ⅱ类关系转变为Ⅰ类关系时，要详细考虑和理解生物力学。图5-11-4显示牙齿移动时产生的力效应。当一个物体对另一个物体施加力时，会产生大小相等、方向相反的反作用力，因此只要加力移动牙齿，就需要支抗。特别是当使用隐

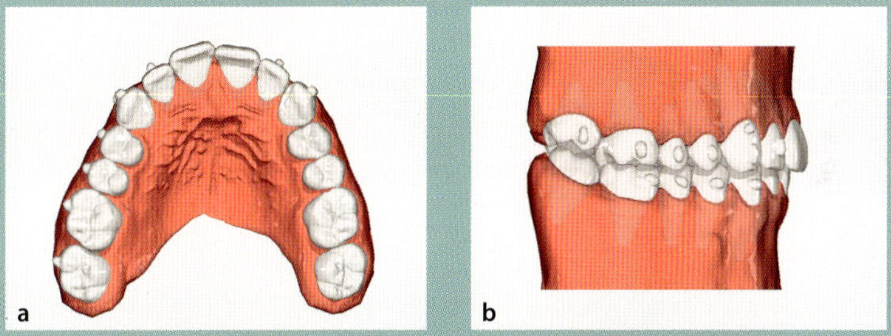

图5-11-1 （a，b）将治疗前口内扫描上传OnyxCeph软件中。本病例右侧为轻度Ⅱ类磨牙关系，#16可见近中舌向扭转。

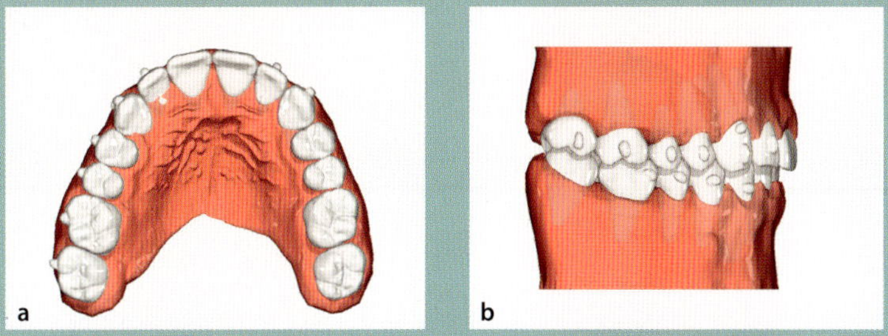

图5-11-2 （a，b）OnyxCeph软件中设计的目标位：#16近中颊尖向远中扭转后，实现了Ⅰ类磨牙关系。

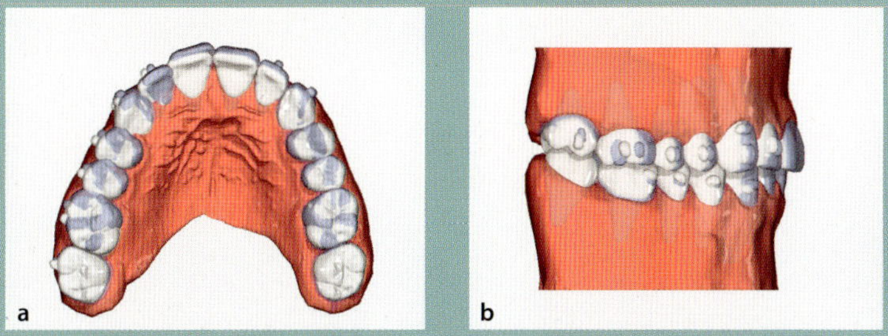

图5-11-3 （a，b）初始位（紫色）和虚拟目标位（白色）的重叠显示#16围绕远中腭根的扭转量。

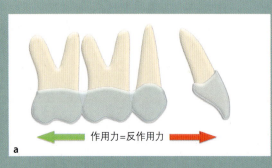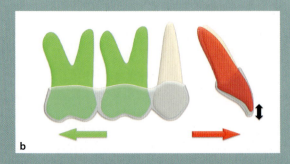

图5-11-4　作用力下的牙齿移动。（a）当一个物体向另一个物体施加作用力时，会产生一个大小相等、方向相反的力（牛顿第三运动定律）。（b）支抗丧失导致前牙唇倾和相对压低。

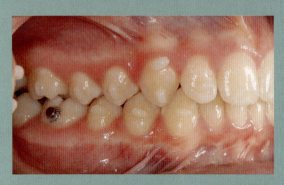

图5-11-5　隐形矫治中的Ⅱ类牵引是通过尖牙上的透明牵引钩和第一磨牙上的舌侧扣。为了在远移牙列过程中更好地控制支抗，还要在#13-#16上添加垂直附件。

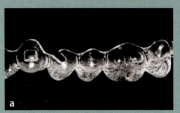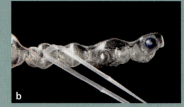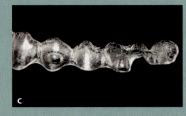

图5-11-6　（a，b）隐形矫治器上的精密切割（牵引钩）用于弹性牵引。（c）对颌牙弓的隐形矫治器也设计舌侧扣开窗（Align Technology）。或者可以使用"打孔钳"（Dr. Schwarze，Hammacher Dental）等器械在椅旁进行切割操作。

形矫治系统远移牙列时，需要使用Ⅱ类弹性牵引提供支抗，避免不利于治疗的近中反作用力。

支抗丧失可能表现为前牙唇倾，进一步导致上颌切牙的相对压低；这将妨碍矫治器在该区域的就位。开始远移上颌尖牙时，在上颌切牙粘接附件有助于增强支抗。

在几乎所有Ⅱ类磨牙关系和计划远移上颌牙弓的患者中，我们使用弹性橡皮圈从上颌尖牙上的透明牵引钩挂到下颌第一磨牙的舌侧扣上进行Ⅱ类牵引（图5-11-5）。为了避免尖牙在牵引力的作用下扭转，可以在尖牙上放置附件。

另一种方法是在矫治器上设计用于弹性牵引的精密切割（牵引钩）。此外，对颌牙弓也需要设计开窗以便于粘接舌侧扣（图5-11-6）。

根据我们的经验，最好根据以下步骤来治疗Ⅱ类关系：

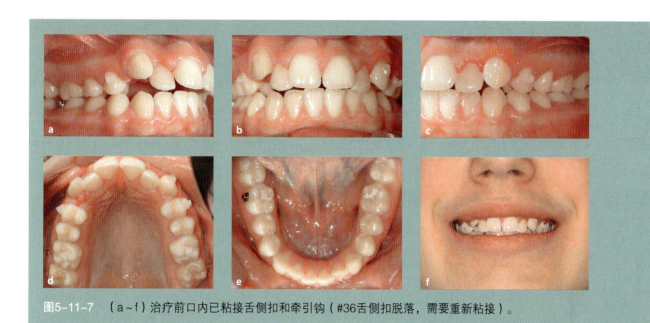

图5-11-7　（a~f）治疗前口内已粘接舌侧扣和牵引钩（#36舌侧扣脱落，需要重新粘接）。

1. 首先远移第二磨牙
2. 当第二磨牙远移50%时，开始远移第一磨牙
3. 当第二磨牙移动到位后，开始远移前磨牙
4. 当第一磨牙移动到位后，开始远移尖牙。当尖牙开始远移时，#12-#22上粘接附件有助于增强支抗

　　移动第二磨牙时，患者需在夜间佩戴弹性牵引。在移动第一磨牙时，要求患者每天白天多佩戴3小时。在主动矫治结束后，建议患者继续夜间佩戴弹性牵引至少3个月。

　　我们认为用于加强支抗的Ⅱ类牵引的最大力值为100g，Ⅲ类牵引的最大力值为80g。

病例1：Ⅱ类伴上颌尖牙低位萌出

　　本病例患者为Ⅱ类关系，拥挤，上下牙弓牙齿扭转及上颌尖牙低位萌出（图5-11-7）。他是我们首批接受上颌牙列远移和隐形矫治器治疗的患者之一。

诊断

- 安氏Ⅱ类
- 上下牙列拥挤，个别牙扭转
- 前牙开𬌗
- #13、#23低位萌出，#13更偏龈方

治疗计划

- 无托槽隐形矫治（隐适美）
- 肌功能训练
- 结合Ⅱ类牵引远移上颌牙列
- 排齐上下牙列
- 伸长低位萌出的#13、#23

治疗过程

　　治疗初期，在上颌尖牙粘接垂直矩形附件以伸长牙齿。在#14和#24上粘接牵引钩，在#36和#46上粘接舌侧扣来进行Ⅱ类牵引。使用ClinCheck软件进行方案设计，第一阶段治疗包括51副矫治器（图5-11-8）。由于矫

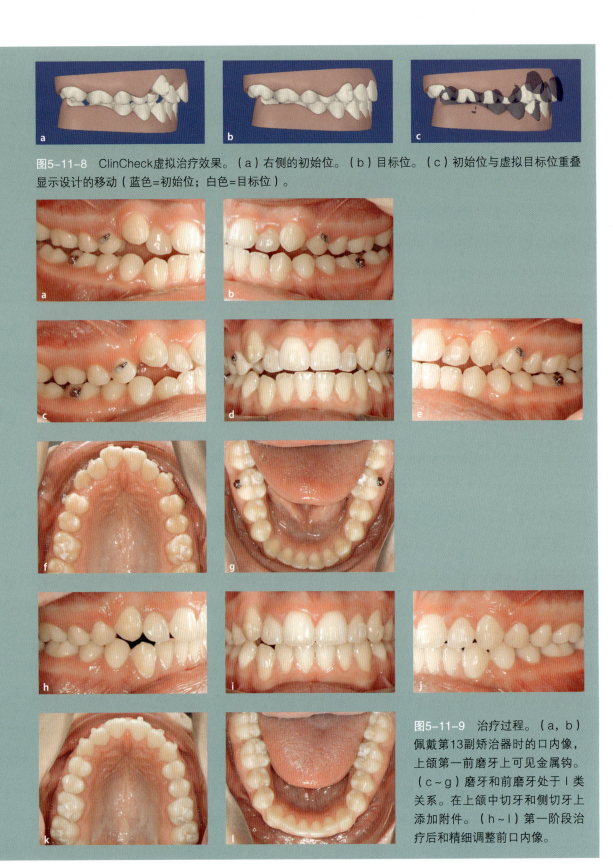

图5-11-8　ClinCheck虚拟治疗效果。（a）右侧的初始位。（b）目标位。（c）初始位与虚拟目标位重叠显示设计的移动（蓝色=初始位；白色=目标位）。

图5-11-9　治疗过程。（a，b）佩戴第13副矫治器时的口内像，上颌第一前磨牙上可见金属钩。（c~g）磨牙和前磨牙处于Ⅰ类关系。在上颌中切牙和侧切牙上添加附件。（h~l）第一阶段治疗后和精细调整前口内像。

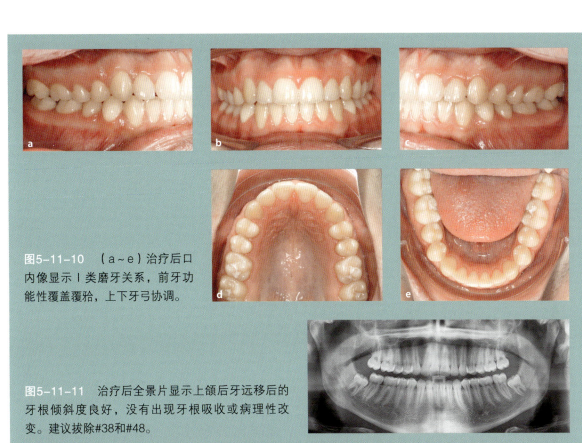

图5-11-10 （a~e）治疗后口内像显示I类磨牙关系，前牙功能性覆盖覆𬌗，上下牙弓协调。

图5-11-11 治疗后全景片显示上颌后牙远移后的牙根倾斜度良好，没有出现牙根吸收或病理性改变。建议拔除#38和#48。

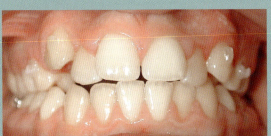

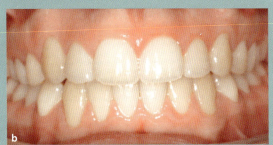

图5-11-12 治疗前（a）与治疗后（b）口内正面像对比。

治器数量较多，建议患者每10天更换1副矫治器，而不是在早期隐形矫治中常选择的14天。图5-11-9显示治疗过程。在治疗过程中，上颌第一前磨牙上粘接的是金属钩。一旦磨牙和前磨牙处于完全I类关系，就要在上颌中切牙和侧切牙上添加附件以便为后续的远移加强支抗。在第一阶段治疗结束后，由于#13仍需要一定量的伸长以建立足够的尖牙引导，并且下颌前牙

仍然存在扭转须纠正，因此进行了精细调整。

患者在正畸治疗后未出现牙釉质脱矿或牙根吸收（图5-11-10）。治疗后全景片显示未见病理性异常（图5-11-11）。建议患者拔除#38和#48。治疗前与治疗后口内像和微笑像对比显示正畸治疗成功实现了#13和#23的伸长、磨牙的远移，并达到了生理性前牙关系。上切缘弧度与下唇弧度协调，因此微笑美学得

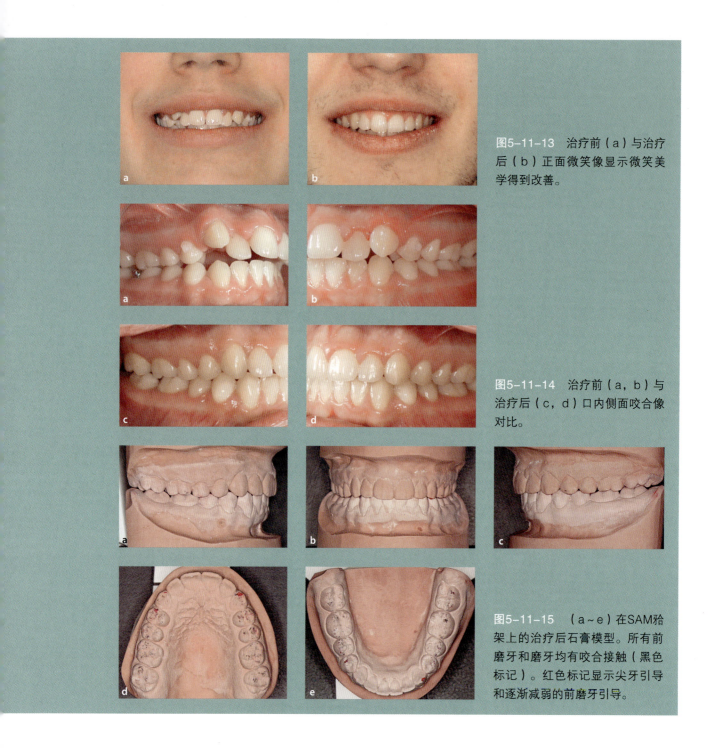

图5-11-13 治疗前（a）与治疗后（b）正面微笑像显示微笑美学得到改善。

图5-11-14 治疗前（a，b）与治疗后（c，d）口内侧面咬合像对比。

图5-11-15 （a～e）在SAM𬌗架上的治疗后石膏模型。所有前磨牙和磨牙均有咬合接触（黑色标记）。红色标记显示尖牙引导和逐渐减弱的前磨牙引导。

到改善（图5-11-12～图5-11-14）。

在SAM𬌗架上的治疗后石膏模型显示所有

前磨牙和磨牙均有咬合接触，并具有尖牙引导和逐渐减弱的前磨牙引导（图5-11-15）。

病例2：Ⅱ类2分类治疗

Castroflorio等[6]证明，在隐适美系统中使用压力嵴来控制转矩是有效的（图5-11-16）。他们认为：

隐适美可以控制上颌切牙的根转矩。隐形矫治器是个性化定制的，不存在与托槽设计及定位相关或与牙齿形态相关的缺点。虽然之前的研究已经证明与固定式矫治器相比，热塑性矫治器控制牙根倾斜移动效果有限，对牙根控制程度较弱。但关于压力嵴，我们的初步研究证明，当需要纠正10°转矩时，转矩的丢失可以忽略不计。所以，至少在某些病例中，相对于直丝弓系统，隐形矫治器结合压力嵴可能会更好地控制上颌切牙转矩[6]。

本病例患者为双侧Ⅱ类关系，#11和#21内倾，#21比#11稍伸长，轻度拥挤，牙性深覆拾（图5-11-17）。他的侧貌美观，上颌牙弓宽度与唇宽度协调（横向）。全景片显示#36和#46有旧的复合树脂充填体，旧充填体可见部分缺损和颊尖缺失（图5-11-17h）。

诊断

- 不良充填体
- 安氏Ⅱ类
- #11和#21内倾，#21比#11稍伸长
- 轻度拥挤
- 牙性深覆拾

治疗计划

- 无托槽隐形矫治（隐适美）
- 远移上颌牙列，Ⅱ类弹性牵引加强支抗，上颌中切牙放置压力嵴
- 拔除智齿
- 更换不良充填体

治疗过程

我们计划在正畸治疗后更换缺损的旧充填体，并将患者转诊至颌面外科拔除所有智齿。

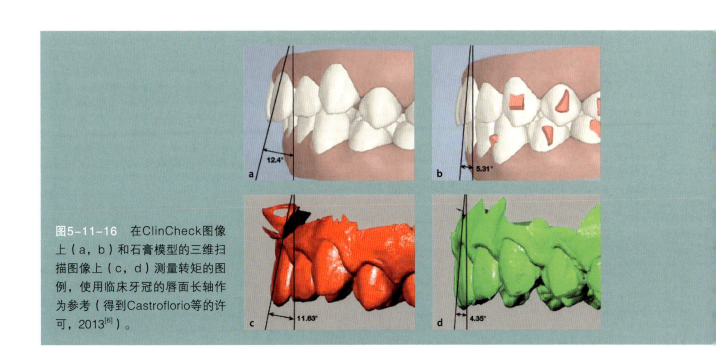

图5-11-16 在ClinCheck图像上（a，b）和石膏模型的三维扫描图像上（c，d）测量转矩的图例，使用临床牙冠的唇面长轴作为参考（得到Castroflorio等的许可，2013[6]）。

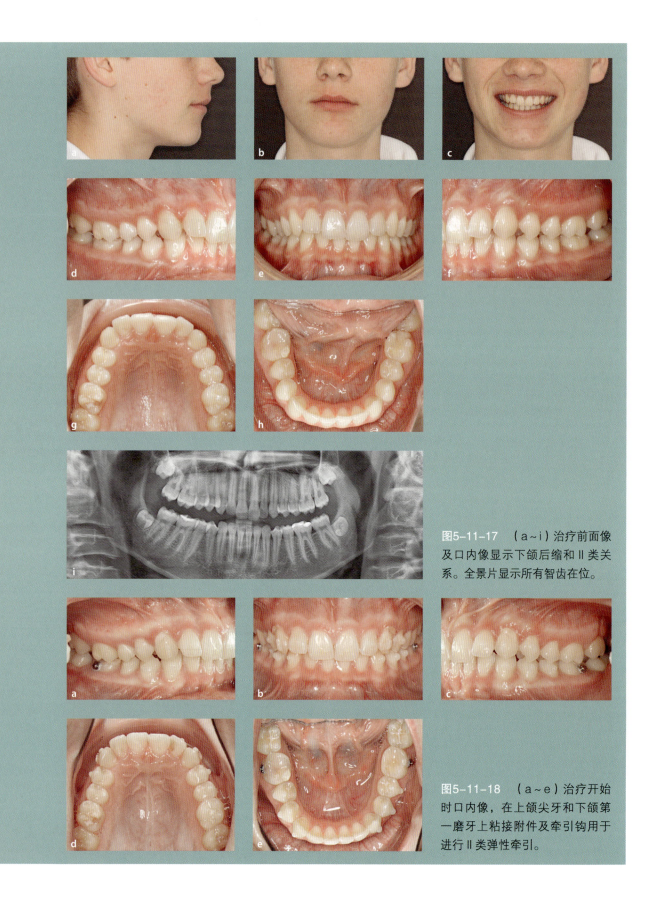

图5-11-17　（a~i）治疗前面像及口内像显示下颌后缩和Ⅱ类关系。全景片显示所有智齿在位。

图5-11-18　（a~e）治疗开始时口内像，在上颌尖牙和下颌第一磨牙上粘接附件及牵引钩用于进行Ⅱ类弹性牵引。

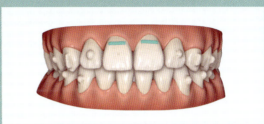

图5-11-19　ClinCheck软件中的虚拟治疗效果，#11和#21唇侧显示用于转矩控制的压力嵴（虚拟模型上的蓝色直线）。

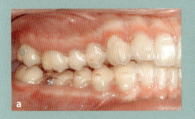
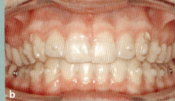
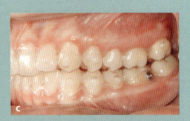

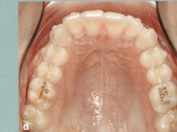
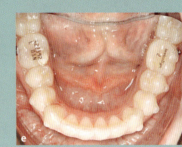

图5-11-20　（a～e）佩戴第5副矫治器时的口内像，在#11和#21上添加压力嵴。设计了压力嵴的隐形矫治器的贴合度非常理想。

为了让上颌中切牙获得最大转矩，整个治疗过程#11和#21都添加了压力嵴。为了实现最佳的加力效果，在上颌尖牙和下颌第一磨牙上粘接附件及牵引钩用于进行Ⅱ类弹性牵引（图5-11-18）。

第一阶段治疗设计了48副隐形矫治器。为了缩短整体治疗时间，我们建议患者每10天更换1副隐形矫治器，而不是14天。目前，患者一般每7天更换1副矫治器。#11和#21设计了用于控制上颌中切牙转矩的压力嵴（图5-11-19和图5-11-20）。在上颌侧切牙和尖牙上粘接附件为施加转矩过程加强支抗。

佩戴48副矫治器后（图5-11-21），为了改善后牙的咬合关系及解决前牙的早接触，

我们给患者做了口内扫描进行精细调整（图5-11-22）。由于#36、#46会重新充填，我们不打算伸长这两颗牙齿，尤其是#46。佩戴第一阶段治疗最后一副矫治器时的口内像显示经过17个月的治疗，隐形矫治器非常贴合（图5-11-23），牙龈没有退缩或炎症，而且附件完全被隐形矫治器包裹。精细调整阶段包括9副隐形矫治器及3副过矫治矫治器。在#11和#21上设计了压力嵴（图5-11-24）。

经过隐形矫治，患者获得了Ⅰ类磨牙关系、前牙功能性关系和尖牙引导殆。#36和#46依照治疗方案将重新充填（图5-11-25）。如图5-11-25c所示，舌倾的上颌前牙通过控根移动改善，下唇弧度与上切缘弧度协调。

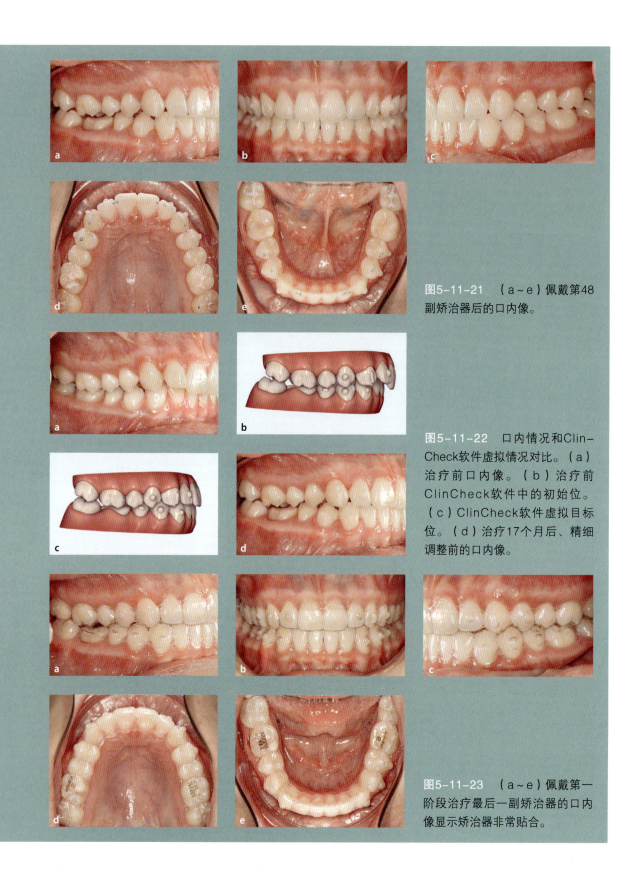

图5-11-21　（a~e）佩戴第48副矫治器后的口内像。

图5-11-22　口内情况和Clin-Check软件虚拟情况对比。（a）治疗前口内像。（b）治疗前ClinCheck软件中的初始位。（c）ClinCheck软件虚拟目标位。（d）治疗17个月后、精细调整前的口内像。

图5-11-23　（a~e）佩戴第一阶段治疗最后一副矫治器的口内像显示矫治器非常贴合。

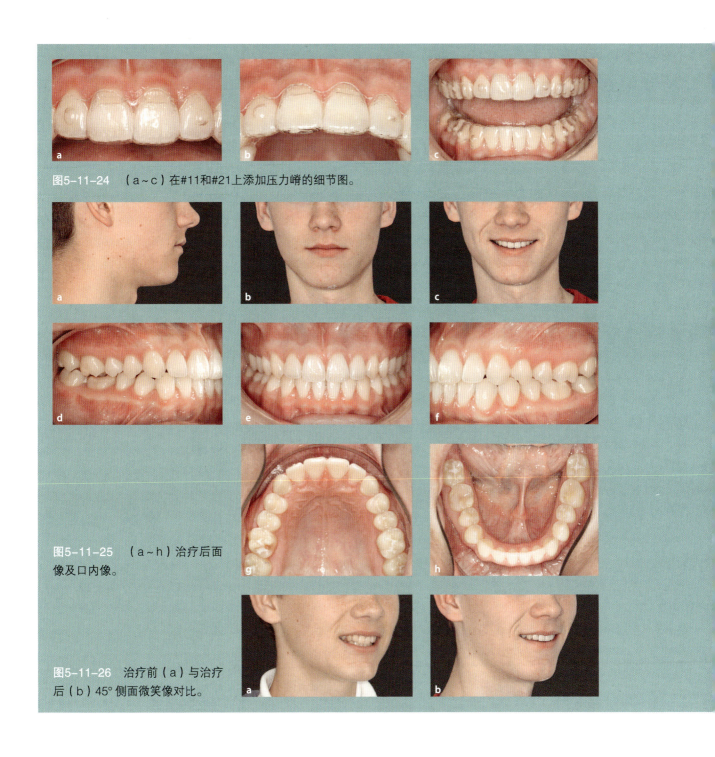

图5-11-24　（a~c）在#11和#21上添加压力嵴的细节图。

图5-11-25　（a~h）治疗后面像及口内像。

图5-11-26　治疗前（a）与治疗后（b）45°侧面微笑像对比。

　　图5-11-26显示治疗前与治疗后45°侧面微笑像对比。图5-11-27显示获得Ⅰ类关系和前牙功能性关系的治疗过程。这时患者转诊进行#36和#46的二次修复治疗。

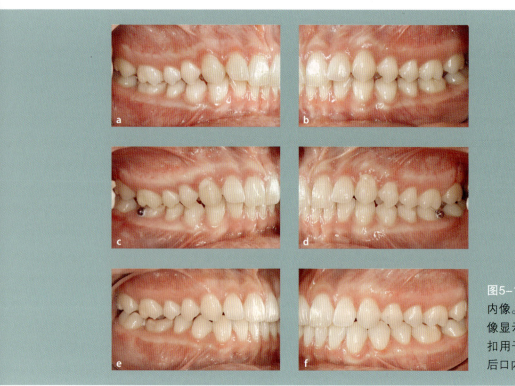

图5-11-27　（a，b）治疗前口内像。（c，d）治疗开始时口内像显示粘接附件、牵引钩和舌侧扣用于Ⅱ类牵引。（e，f）治疗后口内像。

病例3：Ⅱ类伴开殆

在Ⅱ类开殆患者的治疗过程中，隐形矫治器可与Ⅱ类弹性牵引结合使用，以实现磨牙远移和前牙伸长。

本病例患者为安氏Ⅱ类关系，拥挤，前牙开殆（图5-11-28）。由于之前使用固定式矫治器治疗，多颗牙齿牙釉质脱矿。

诊断

- 安氏Ⅱ类
- 前牙开殆
- 拥挤
- 固定式矫治器造成的牙釉质脱矿

治疗计划

- 无托槽隐形矫治（隐适美）
- Ⅱ类弹性牵引

- 肌功能训练

治疗过程

正畸治疗的第1个月患者进行了肌功能训练，而后开始隐形矫治。

殆架上的石膏模型显示在正中静态咬合时，只有前磨牙和左侧尖牙有接触点（图5-11-29）。将咬合情况扫描后上传至Clin-Check软件（图5-11-30）。第一阶段治疗包括30副隐形矫治器，要远移上颌牙列以获得Ⅰ类关系，并通过伸长上颌切牙来解除开殆（图5-11-31）。特别是对于需要伸长牙齿解除开殆的病例，最好使用较慢的分步移动，每副矫治器的变化不要太大，这样治疗效果可能更接近模拟的效果。

第二阶段治疗包括6副精细调整矫治器。从#33近中至#43近中，每个牙间隙进行

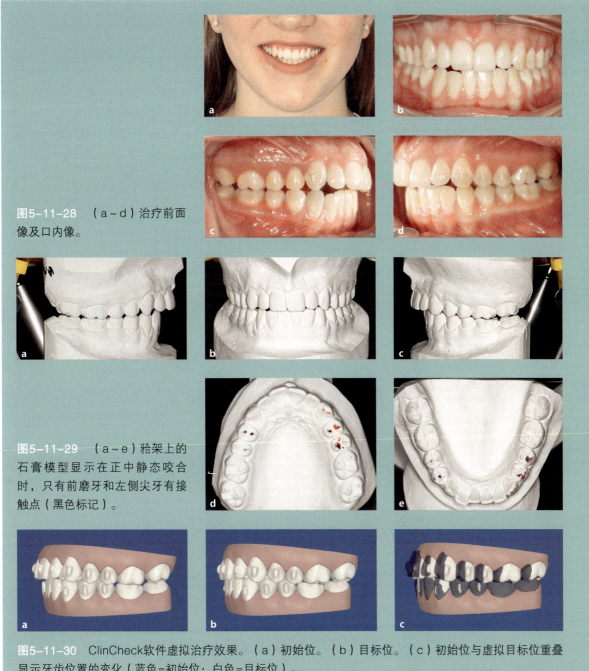

图5-11-28　（a~d）治疗前面像及口内像。

图5-11-29　（a~e）殆架上的石膏模型显示在正中静态咬合时，只有前磨牙和左侧尖牙有接触点（黑色标记）。

图5-11-30　ClinCheck软件虚拟治疗效果。（a）初始位。（b）目标位。（c）初始位与虚拟目标位重叠显示牙齿位置的变化（蓝色=初始位；白色=目标位）。

0.2mm的邻面去釉，所得间隙用于内收下颌切牙，伸长尖牙和前磨牙以达到更紧密的咬合接触（重咬合）。

治疗后结果显示，患者获得了稳定的Ⅰ类关系，生理性覆殆覆盖，上下牙列排列整齐

（图5-11-32）。

将上下颌石膏模型以正中关系重新安装到SAM殆架上，显示了静态正中殆时的接触点及动态殆的尖牙引导。

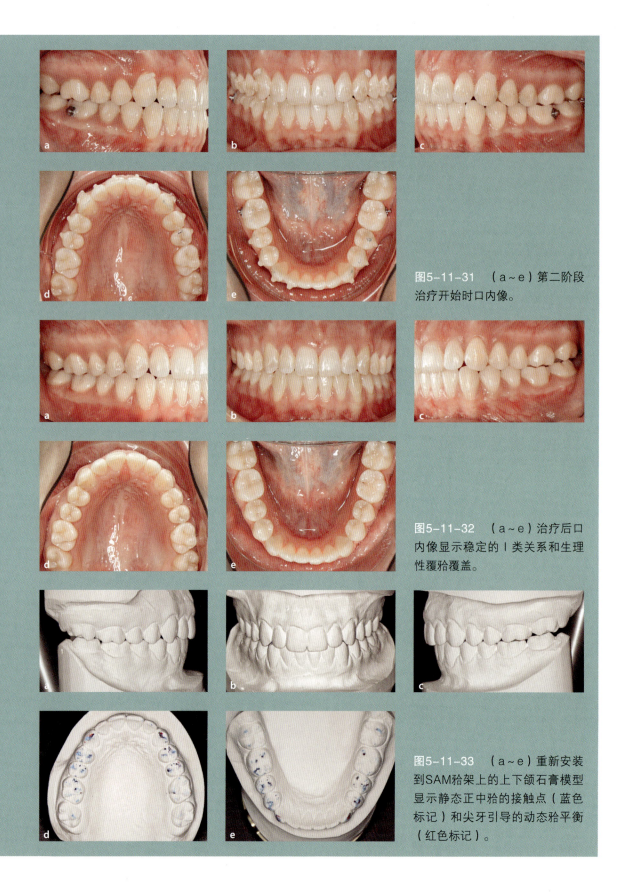

图5-11-31 （a~e）第二阶段治疗开始时口内像。

图5-11-32 （a~e）治疗后口内像显示稳定的Ⅰ类关系和生理性覆殆覆盖。

图5-11-33 （a~e）重新安装到SAM殆架上的上下颌石膏模型显示静态正中殆的接触点（蓝色标记）和尖牙引导的动态殆平衡（红色标记）。

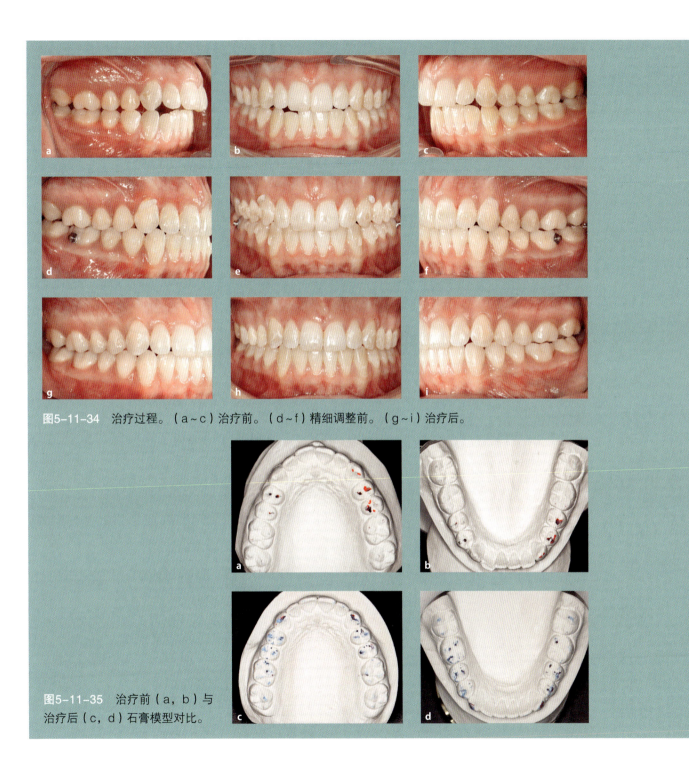

图5-11-34 治疗过程。（a~c）治疗前。（d~f）精细调整前。（g~i）治疗后。

图5-11-35 治疗前（a，b）与治疗后（c，d）石膏模型对比。

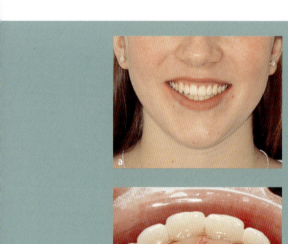

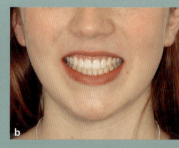

图5-11-36　治疗前（a）与治疗后（b）正面微笑像对比。

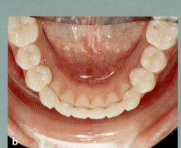

图5-11-37　上颌#13-#23（a）和下颌#34-#44（b）固定式保持器。

治疗结束进行模拟𬌗架检查，确定是否需要精细调整或调𬌗。在口内使用咬合纸（Bausch Artifol，8μm；Bausch，Cologne）也可评估静态和动态咬合关系。

如果需要调𬌗，建议最好先在石膏模型上初步排除早接触点，而不是直接调磨天然牙。图5-11-33～图5-11-36显示治疗过程。治疗后上颌牙弓对称，上切缘弧度与下唇弧度协调。

为了加强保持效果，为患者粘接了上颌#13-#23和下颌#34-#44固定式保持器（图5-11-37）。下颌固定式保持器可以长期使用，但上颌固定式保持器可能会产生咬合干扰阻碍下颌运动，从而导致关节症状。因此，上颌固定式保持器只能在短期内使用。

病例4：Ⅱ类成年患者使用Motion矫治器做预治疗

为了减少拔牙，也为了将复杂的Ⅱ类关系变成简单的Ⅰ类关系，我们通常使用Motion矫治器（Henry Schein Orthodontics）将咬合关系矫治到Ⅰ类后才开始无托槽隐形矫治。

Motion矫治器是一种直接粘接式矫治器，以上颌尖牙和第一磨牙为支抗。它上面的金属牵引扣可以佩戴Ⅱ类牵引，由下颌牙列的压膜保持器提供保持作用、为Ⅱ类牵引提供支抗（图5-11-38）。如今，在上颌使用Motion矫治器的同时，我们已经开始在下颌使用主动矫治器进行治疗。

该矫治器可以远移上颌后牙段，同时直立并去除上颌第一磨牙扭转，达到理想咬合关系。在口内没有其他作用力的情况下，治疗开始时使用这种矫治器，磨牙和前磨牙平均可以远移3~6mm（见专题13.5）。

如果患者有良好的依从性，也可以在年轻成人中使用Motion矫治器进行初期治疗，之后再使用隐形矫治器进行正畸治疗或与Motion矫治器结合使用。然而，成人（5~7个月）比青少年（3~4个月）需要的初期治疗时间更久。

本病例成年患者为Ⅱ类磨牙关系，上下牙列拥挤，上颌切牙舌倾（图5-11-39）。

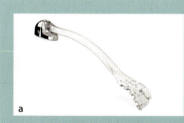
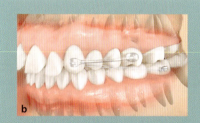
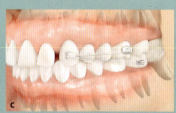

图5-11-38 （a）Motion矫治器（Dr. Carrière，透明版，可在ODS购买）粘接在上颌尖牙和第一磨牙上，#36、#46上粘接舌侧扣，下颌牙列佩戴压膜保持器用于增加支抗和Ⅱ类牵引。（b）初始情况。（c）最终情况为上颌前牙区获得间隙，磨牙达到Ⅰ类关系。

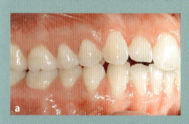
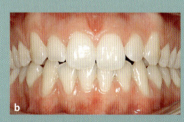
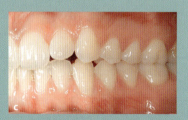

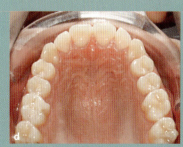
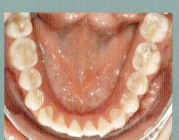

图5-11-39 （a~e）治疗前口内像。

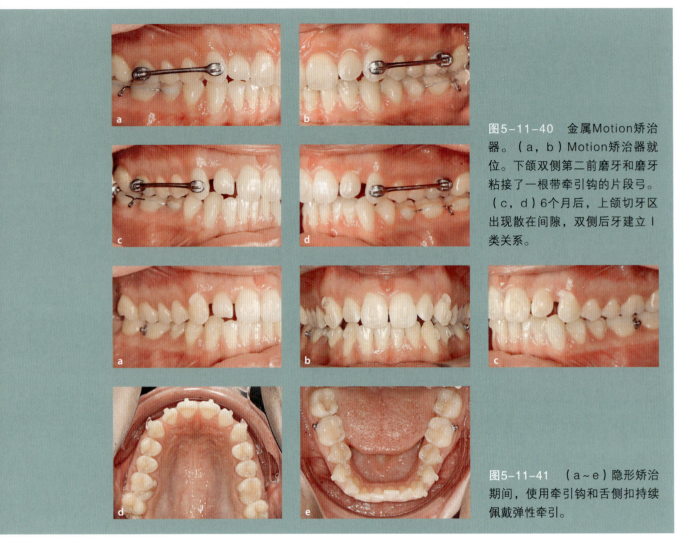

图5-11-40　金属Motion矫治器。（a，b）Motion矫治器就位。下颌双侧第二前磨牙和磨牙粘接了一根带牵引钩的片段弓。（c，d）6个月后，上颌切牙区出现散在间隙，双侧后牙建立Ⅰ类关系。

图5-11-41　（a～e）隐形矫治期间，使用牵引钩和舌侧扣持续佩戴弹性牵引。

诊断

- 安氏Ⅱ类
- 上颌切牙舌倾
- 上下牙列拥挤
- 开𬌗倾向

治疗计划

- Motion矫治器
- 无托槽隐形矫治（隐形美）

治疗过程

　　如专题13.5病例4描述的过程粘接Motion矫治器（金属版）。此外，在下颌双侧第二前磨牙和磨牙粘接了一根带牵引钩的片段弓（图5-11-40）。患者下颌佩戴压膜保持器（Lamitec，Hinz Dental），以防止弹性牵引造成不利的下颌前牙倾斜。上述程序是我们过去治疗患者的方法。如今，我们直接将Motion矫治器与下颌主动矫治器结合使用，节省了治疗时间（见专题13.5，病例4）。持续弹性牵引6个月后，上颌切牙区出现散在间隙，双侧后牙建立Ⅰ类关系（图5-11-40c，d）。

　　远移治疗6个月后，去除Motion矫治器和弓丝，开始进行隐形矫治。为了保持，在第1

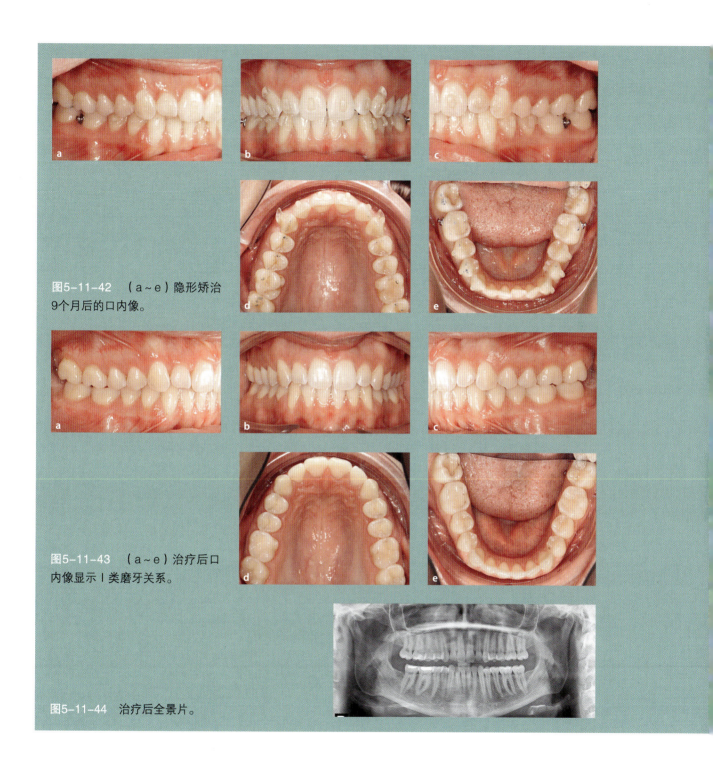

图5-11-42　（a~e）隐形矫治9个月后的口内像。

图5-11-43　（a~e）治疗后口内像显示Ⅰ类磨牙关系。

图5-11-44　治疗后全景片。

副无托槽隐形矫治器佩戴前，患者上下颌都佩戴了可摘式保持器（真空成型的𬌗板）。为了在隐形矫治期间佩戴弹性牵引，可以在上颌尖牙和下颌磨牙上粘接舌侧扣及牵引钩，或在隐形矫治器上设计精密切割（图5-11-41）。

隐形矫治9个月后（图5-11-42），采集印模/口内扫描进行精细调整，以纠正下颌前牙区剩余的拥挤问题。

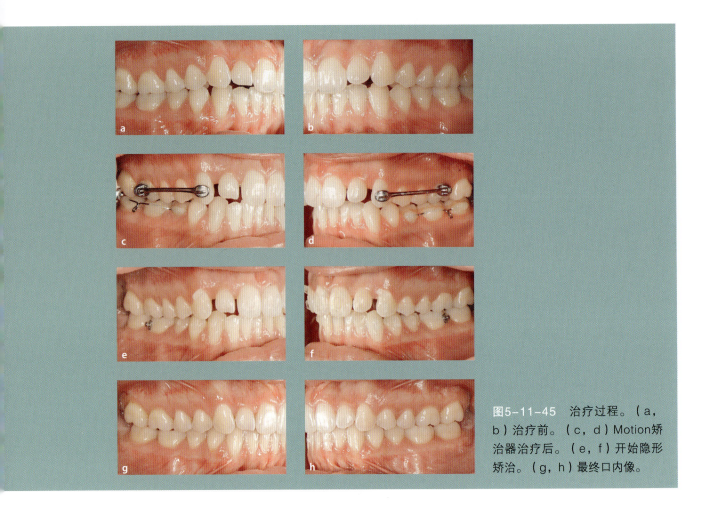

图5-11-45 治疗过程。（a，b）治疗前。（c，d）Motion矫治器治疗后。（e，f）开始隐形矫治。（g，h）最终口内像。

在治疗2年后（Motion矫治器治疗6个月，隐形矫治器治疗1.5年），磨牙达到Ⅰ类关系，前磨牙和磨牙咬合紧密，尖牙引导殆建立（图5-11-43）。前牙具有生理性覆殆覆盖。全景片显示上颌远移的牙齿牙根平行度良好（图5-11-44）。图5-11-45显示治疗过程。我们成功纠正了治疗前不稳定的Ⅱ类关系。

有关使用Motion矫治器治疗的更多信息，见专题13.5。

参考文献

[1] D L, B M. Reappraisal of Class II molar relationships diagnosed from the lingual side. Clin Orthod Res 2001;4:97–104.

[2] Rossini G, Parrini S, Castroflorio T, Deregibus A, Debernardi CL. Efficacy of clear aligners in controlling orthodontic tooth movement: a systematic review. Angle Orthod 2015;85:881–899.

[3] Schupp W, Haubrich J, Neumann I. Class II correction with the Invisalign system. J Clin Orthod 2010;44:28–35.

[4] Ojima K, Dan C, Watanabe H, Kumagai Y. Upper molar distalization with Invisalign treatment accelerated by photobiomodulation. J Clin Orthod 2018;52:675–683.

[5] Lombardo L, Colonna A, Carlucci A, Oliverio T, Siciliani G. Class II subdivision correction with clear aligners using intermaxilary elastics. Prog Orthod 2018;19:32.

[6] Castroflorio T, Garino F, Lazzaro A, Debernardi C. Upper-incisor root control with Invisalign appliances. J Clin Orthod 2013;47:346–351; quiz 387.

Ⅲ类成年患者的正畸治疗

对于安氏Ⅲ类错殆的儿童患者，无论是牙性或骨性的反殆，通常从下颌切牙萌出时就开始治疗。在这一阶段，主要使用Fränkel-3（FR-Ⅲ型）矫治器进行矫治（见专题13.6）。

相较于从青少年或成年后开始治疗的患者，从儿童期开始治疗往往效果更佳。对于存在严重骨性Ⅲ类错殆的成年患者，正畸-正颌联合治疗是首选的矫治方法。然而，由于手术接受度因人而异，如果患者拒绝手术，非手术治疗方案可以作为替代选择。在这种情况下，对于前牙区拥挤伴前牙反殆的患者，常规的治疗方法是拔除下颌前磨牙，内收下颌切牙并舌倾代偿[1]。此外，上颌扩弓也是一种有效的治疗方法。在数年前，与固定矫治相比，无托槽隐形矫治的疗程通常较长，对牙齿移动的轴向控制稍差，因此有学者建议在筛选使用无托槽隐形矫治的病例时应谨慎考虑[2]。

自2010年首次报道使用隐适美矫治器进行非拔牙远移磨牙矫治安氏Ⅱ类错殆的病例以来[3]，越来越多的医生采用该方法来治疗之前被认为需要拔牙的患者[4-6]。

在为下面介绍的这名26岁成年患者制订治疗计划时，我们综合考虑了多种治疗方案，并在遵循循证医学和口腔医学标准的基础上，结合医生的经验和患者的意愿进行了选择。在探讨治疗方案时，我们与患者讨论了正畸-正颌联合治疗的可能性。尽管某些骨性Ⅲ类错殆畸形患者确实需要通过正颌手术治疗，但是对于本病例患者而言，非手术治疗也是可行的，

特别是考虑到本病例患者不希望改变面型的情况。

在制订治疗方案时，我们首先考虑的问题是治疗目标是什么，以及如何尽可能舒适（Non-invansively）地实现这一目标。由于患者是一名专业歌手，固定式矫治器并不适合，无论是唇侧还是舌侧的托槽都可能影响发音。因此，无托槽隐形矫治成为唯一选择，其不适感也显著低于固定矫治，而且患者佩戴隐形矫治器对于唱歌几乎没有影响。对于本病例患者，下颌减数治疗也是一种可行的治疗方法，然而患者拒绝了下颌拔牙矫治。根据经验，使用Ⅲ类弹性牵引远移下颌磨牙在隐形矫治过程中具有高度可预测性，因此下颌拔牙矫治也并不是理想的方案。此外，拔牙矫治有创，不舒适性显著高于非拔牙矫治，但肯定低于正颌手术。

在所有需要使用Ⅱ类弹性牵引（上颌牙列远移）或Ⅲ类弹性牵引（下颌牙列远移）的病例中，我们都会在对应的尖牙和磨牙上粘接牵引钩，以便进行颌间牵引，并避免对隐形矫治器产生垂直向拉力。对于存在颞下颌关节紊乱病的患者，应该将Ⅲ类弹性牵引悬挂于下颌微种植钉上，以防止因颌间牵引导致下颌后退。另一个优势是，弹力橡皮圈或者拉簧可以直接固定在微种植钉上，因此相对而言不要求患者有良好的依从性。因此，在治疗前和治疗中对双侧颞下颌关节进行临床检查，特别是使用小指在内耳触诊检查颞下颌关节是非常必要的[7]。尤其对于需要使用Ⅲ类弹性牵引的患者，为了排除是否患有颞下颌关节紊乱病，可能还需要进行磁共振成像（MRI）和/或锥形束计算机断层扫描（CBCT）。在下

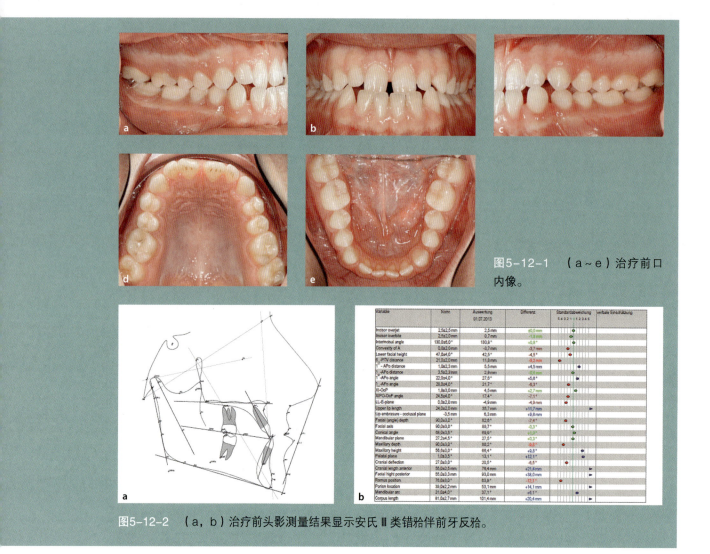

图5-12-1 （a～e）治疗前口
内像。

图5-12-2 （a，b）治疗前头影测量结果显示安氏Ⅲ类错𬌗伴前牙反𬌗。

颌后牙区植入微种植钉进行Ⅲ类弹性牵引，有助于避免弹性牵引力对下颌关节产生潜在负荷[8-10]。很多Ⅲ类错𬌗畸形患者常伴不良舌习惯，可能需要在正畸治疗之前进行肌功能训练。

病例1：Ⅲ类成年患者

本病例患者为Ⅲ类磨牙关系，前牙反𬌗，存在不良舌习惯（图5-12-1和图5-12-2）。头影测量Ricketts分析法的测量值如下：

	治疗前	治疗后
面角	82.6°	84°
面轴角	89.7°	93.5°
后面高	93mm	144mm
下颌体长	101.4mm	153.2mm

患者原本计划进行手术治疗，但来到我们诊所咨询是否有其他治疗方案。

诊断

- 安氏Ⅲ类，左侧比右侧更严重
- 前牙反𬌗
- 上下牙列间隙
- 不良舌习惯

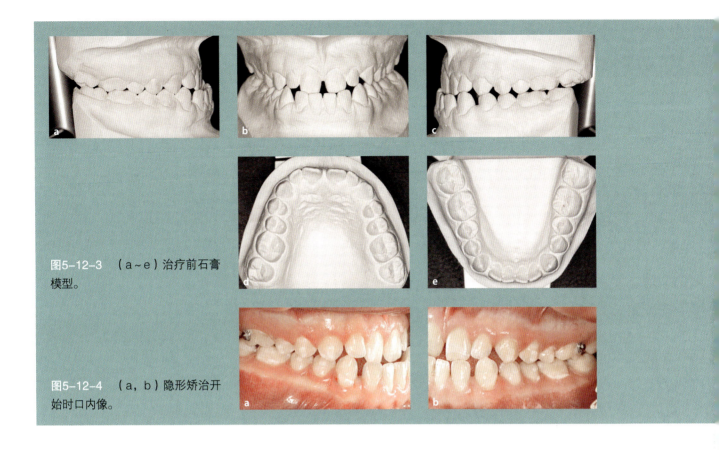

图5-12-3　（a~e）治疗前石膏模型。

图5-12-4　（a，b）隐形矫治开始时口内像。

治疗计划

- 无托槽隐形矫治（隐适美）
- 肌功能训练
- 使用Ⅲ类牵引在下颌远移过程中增加支抗

治疗过程

在正畸治疗开始前，患者拔除了智齿。从治疗前石膏模型上可以看出磨牙关系为Ⅲ类，前牙反殆，上下颌前牙散在间隙、牙齿扭转（图5-12-3）。

在矫治过程中所用附件为矩形附件。此外，在#33和#43上粘接透明牵引钩，在#16和#26上粘接舌侧扣，用于Ⅲ类弹性牵引（最大力量80g；图5-12-4）。在尖牙上直接粘接牵引钩时，通常应在尖牙上同时设计附件，以避免在弹性牵引力的作用下产生牙齿扭转。

治疗方案为远移下颌牙列2mm，使磨牙达到安氏Ⅰ类关系。下颌前牙内收5mm。如果下颌磨牙远移超过2~3mm，则需要使用微种植钉增强支抗，以获得高度可预测的矫治效果。

第一阶段治疗共使用了8副上颌矫治器和34副下颌矫治器。在第一阶段治疗结束时，上下颌第一磨牙达到完全Ⅰ类关系，上颌第一磨牙位置理想，远颊尖咬合于下颌第一、第二磨牙之间，并且在边缘嵴上有咬合接触（图5-12-5）。这一点对于获得稳定的尖窝锁结关系至关重要，进而影响正畸治疗的效果[11]。

ClinCheck软件显示第二阶段精细调整治疗开始时的情况（图5-12-6），第二阶段共包括19副矫治器。从#34近中至#44近中，每

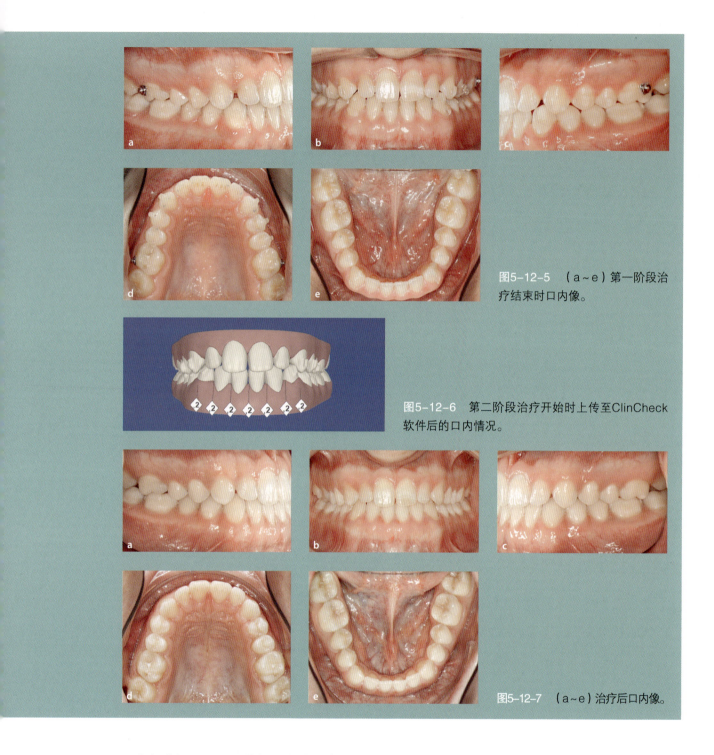

图5-12-5 （a~e）第一阶段治疗结束时口内像。

图5-12-6 第二阶段治疗开始时上传至ClinCheck软件后的口内情况。

图5-12-7 （a~e）治疗后口内像。

颗牙齿都进行了0.2mm的邻面去釉，并在上下颌切牙设计压力嵴，以增加前牙转矩并改善前牙关系。治疗结束时，下颌前牙内收，前牙反𬌗解除，前牙覆𬌗覆盖关系良好。双侧磨牙都达到了Ⅰ类关系（图5-12-7）。侧面像显示侧貌改善（图5-12-8）。全景片显示未见病理性改变（图5-12-9）。

治疗后头颅侧位片Ricketts头影测量分析结果显示，测量值有改善（图5-12-10），而且石膏模型也证实了这一点（图5-12-11）。

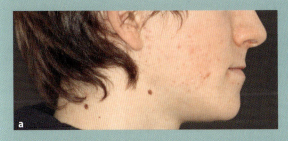 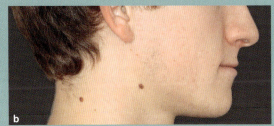

图5-12-8　治疗前（a）与治疗后（b）侧貌对比。

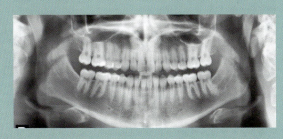

图5-12-9　治疗后全景片。

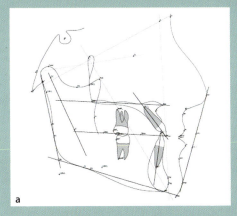

图5-12-10　（a，b）治疗后头颅侧位片的Ricketts分析值。

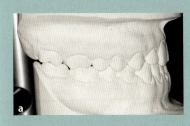 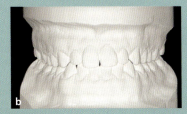 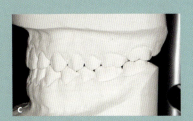

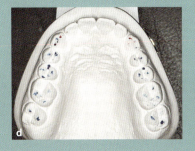 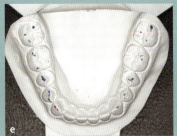

图5-12-11　（a～e）治疗后石膏模型显示双侧安氏Ⅰ类磨牙关系，生理性前牙关系，上下牙列排列整齐协调，咬合关系良好，后牙咬合接触（蓝色标记）时前牙不接触。红色标记显示动态咬合中的尖牙引导。

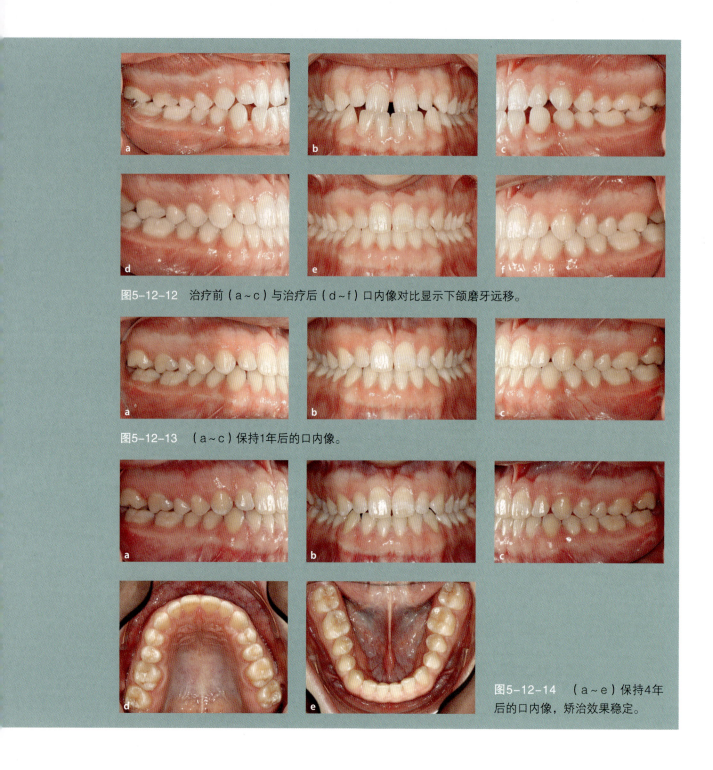

图5-12-12　治疗前（a~c）与治疗后（d~f）口内像对比显示下颌磨牙远移。

图5-12-13　（a~c）保持1年后的口内像。

图5-12-14　（a~e）保持4年后的口内像，矫治效果稳定。

图5-12-12显示治疗前与治疗后口内像对比。

为了取得更好的保持效果，建议患者上颌佩戴压膜保持器。下颌#33~#43粘接舌侧保持器进行保持。图5-12-13显示保持1年后的口内像，咬合稳定。图5-12-14显示保持4年后的口内像。

病例2：Ⅲ类成年患者

如果需要通过远移下颌磨牙和前磨牙来纠正Ⅲ类错𬌗关系及前牙反𬌗，在进行无托槽隐形矫治时还需佩戴Ⅲ类弹性牵引。对于存在颞下颌功能紊乱的患者，特别是当髁突处于后退位时，Ⅲ类牵引的支抗设计尤为关键。在某些情况下，隐形矫治结合使用微种植钉来佩戴Ⅲ类牵引是一种有效的方法[12-14]。

患者26岁，女性，治疗前正面像显示患者面部左右对称，颏点居中。治疗前口内像显示患者为骨性Ⅲ类错𬌗，上下牙列拥挤，上颌牙弓狭窄，上颌前牙直立，下颌前牙舌倾，下牙列中线偏右。上下颌中切牙和侧切牙存在重咬合接触。治疗前全景片未发现病理性改变（图5-12-15）。患者开口度为48mm，开口型正常。双侧颞下颌关节触诊检查无弹响、捻发音或疼痛。侧面像显示患者为凹面型、颏部前突。本病例患者是一名职业歌手，要求非手术治疗。

诊断

· 安氏Ⅲ类
· #13与#43反𬌗
· 下颌切牙舌倾
· 上下牙列拥挤

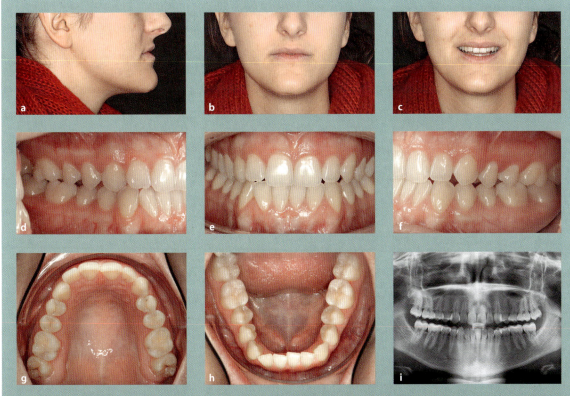

图5-12-15　（a~i）治疗前面像及口内像显示可见双侧磨牙安氏Ⅲ类关系，上下牙列中线不齐，上下牙列拥挤。全景片显示未见明显异常。

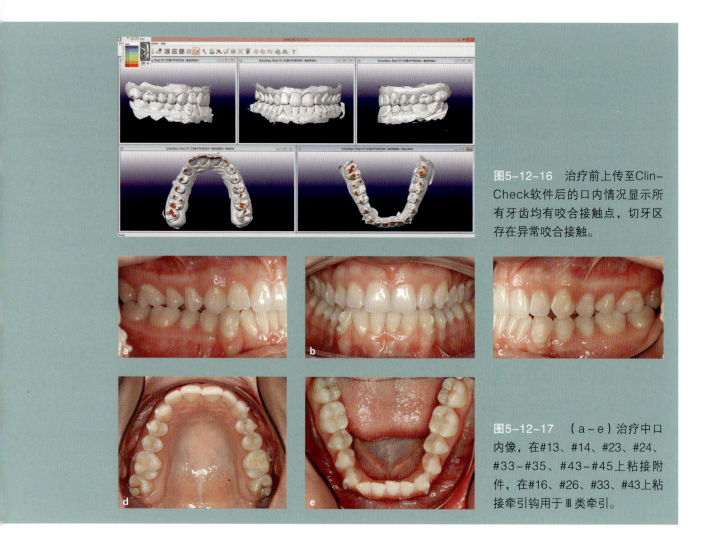

图5-12-16 治疗前上传至Clin-Check软件后的口内情况显示所有牙齿均有咬合接触点，切牙区存在异常咬合接触。

图5-12-17 （a～e）治疗中口内像，在#13、#14、#23、#24、#33-#35、#43-#45上粘接附件，在#16、#26、#33、#43上粘接牵引钩用于Ⅲ类牵引。

治疗计划

- 无托槽隐形矫治（隐适美）
- 使用Ⅲ类牵引在下颌远移过程中增加支抗

治疗过程

　　治疗目的为排齐上下牙列，远移下颌牙列以达到安氏Ⅰ类关系，同时为下颌前牙排齐提供间隙从而获得生理性覆𬌗覆盖，并纠正上下牙列中线。此外，还包括上颌扩弓和上颌切牙转矩调整。

　　治疗前上传至ClinCheck软件后的口内情况显示所有牙齿均有咬合接触点，切牙区存在异常咬合接触（图5-12-16）。在#13、#14、#23、#24、#33-#35、#43-#45上粘接附件，在#16、#26、#33、#43上粘接牵引钩用于Ⅲ类牵引（图5-12-17）。治疗中所使用的透明牵引钩和附件是使用OptiBond FL（Kerr Dental，Biberach，Germany）粘接系统和Enamel Plus HFO（Micerium，Italy）复合树脂制作的。

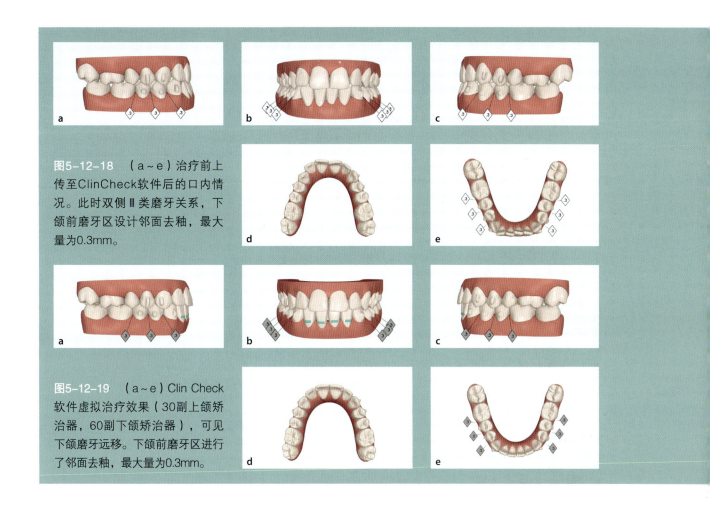

图5-12-18　（a~e）治疗前上传至ClinCheck软件后的口内情况。此时双侧Ⅲ类磨牙关系，下颌前磨牙区设计邻面去釉，最大量为0.3mm。

图5-12-19　（a~e）Clin Check软件虚拟治疗效果（30副上颌矫治器，60副下颌矫治器），可见下颌磨牙远移。下颌前磨牙区进行了邻面去釉，最大量为0.3mm。

治疗前上传至ClinCheck软件后的口内情况如图5-12-18所示。图5-12-19显示ClinCheck软件虚拟治疗效果。此时通过远移下颌牙列，双侧磨牙已达到Ⅰ类关系，上下牙列已排齐。如果患者在治疗前选择拔牙矫治（拔除#34和#44），ClinCheck软件虚拟治疗效果如图5-12-20所示。此方法将使用48副矫治器关闭下颌拔牙间隙，在治疗完成时达到Ⅰ类尖牙关系。该方案需要大量近移下颌磨牙，正如ClinCheck软件虚拟治疗效果所示，这种牙齿移动方式可预测性较低，并且可能需要结合种植支抗。ClinCheck软件虚拟治疗效果显示由

于下颌磨牙的近移，上颌第二磨牙与对颌牙没有咬合接触，因此并不是一个很理想的治疗方案。此外，拔除下颌第二前磨牙或拔除下颌切牙等其他替代治疗方案均不能获得满意的治疗效果。基于以上原因，图5-12-20中ClinCheck软件所设计的备选方案未被采纳。

图5-12-21显示第一阶段治疗后口内像，患者每7天更换1副矫治器，已佩戴60周。此时患者前牙区仍然存在咬合接触，后牙开𬌗。因此，在上下颌分别增加了8副精细调整矫治器。精细调整阶段，在下颌前牙区进行了邻面去釉，利用所得间隙内收下颌前

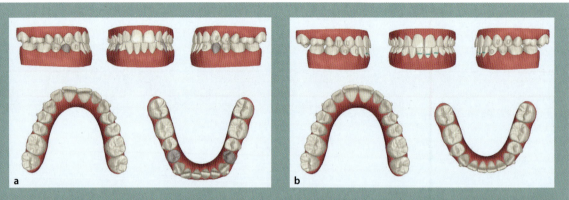

图5-12-20　（a，b）ClinCheck软件中未被采纳的治疗方案的虚拟治疗效果，该方案计划拔除#34和#44，使用48副矫治器关闭拔牙间隙，在治疗完成时达到Ⅰ类尖牙关系。该方案需要下颌磨牙大量近移，且上颌第二磨牙与对颌牙没有咬合接触。如ClinCheck软件中所示，这种牙齿移动方式可预测性较低，并且可能需要结合种植支抗。因此，拔除下颌第一前磨牙的方案未被采纳，因其结果不够理想。

牙。此外，伸长前磨牙和磨牙以增加后牙区的咬合接触（ClinCheck Pro软件中的红色/绿色接触点）。图5-12-22显示第二阶段治疗后ClinCheck软件虚拟治疗效果。

治疗后面像及口内像显示此时双侧磨牙已达到安氏Ⅰ类关系、切牙区存在生理性覆𬌗覆盖。治疗后全景片显示未见牙根吸收、牙根平行度良好（图5-12-23）。考虑到患者未接受手术治疗，因此未拍摄治疗后的头颅侧位片，以减少X线辐射。

治疗后口内扫描模型可见后牙区存在咬合接触点，前牙区不存在咬合接触点，与ClinCheck软件虚拟治疗效果（图5-12-24）中的接触点一致。图5-12-25显示下颌磨牙远移前后的口内像对比。嘱患者于夜间佩戴可摘式压膜保持器（Vivera保持器，Align Technology）进行保持。

对于本病例患者，正颌手术本是一个可行的治疗方案，通过进行双颌手术能够将患者调整至标准面型。如果患者愿意接受正颌手术治疗，可选择由Sugawara[15]提出的"手术优先"治疗，或选择传统的正畸-正颌联合治疗。另一个治疗方案是下颌拔牙正畸治疗。然而，考虑到患者职业的特殊性，唇侧或舌侧固定矫治均不适宜。由于患者不希望改变面型，因此无托槽隐形矫治是唯一可行的治疗方法。

在隐形矫治的过程中，在下颌尖牙至上颌第一磨牙之间使用Ⅲ类弹性牵引来提供支抗。

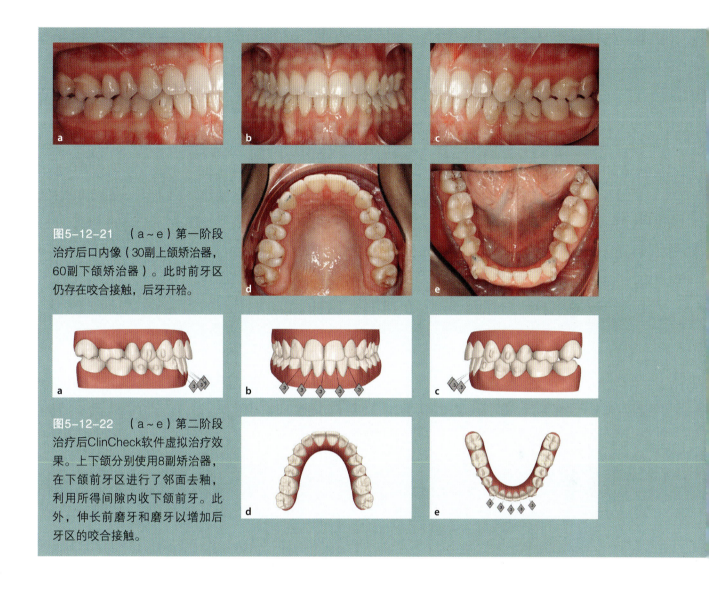

图5-12-21　（a~e）第一阶段治疗后口内像（30副上颌矫治器，60副下颌矫治器）。此时前牙区仍存在咬合接触，后牙开𬌗。

图5-12-22　（a~e）第二阶段治疗后ClinCheck软件虚拟治疗效果。上下颌分别使用8副矫治器，在下颌前牙区进行了邻面去釉，利用所得间隙内收下颌前牙。此外，伸长前磨牙和磨牙以增加后牙区的咬合接触。

第一阶段治疗共包括30副上颌矫治器和60副下颌矫治器，第二阶段治疗共使用了8副矫治器。由于下颌牙列的远移较为复杂，因此矫治器数量较多。患者未使用微种植钉增加支抗，而是使用Ⅲ类牵引。Ⅲ类牵引需在夜间整晚佩戴，同时白天佩戴3小时。为了降低颞下颌关节的负荷，使用了最小力量（0.8N）的橡皮圈进行弹性牵引。然而，对于存在颞下颌关节紊乱病的Ⅲ类错𬌗畸形患者，强烈推荐使用微种植钉支抗，以减少对颞下颌关节的影响。

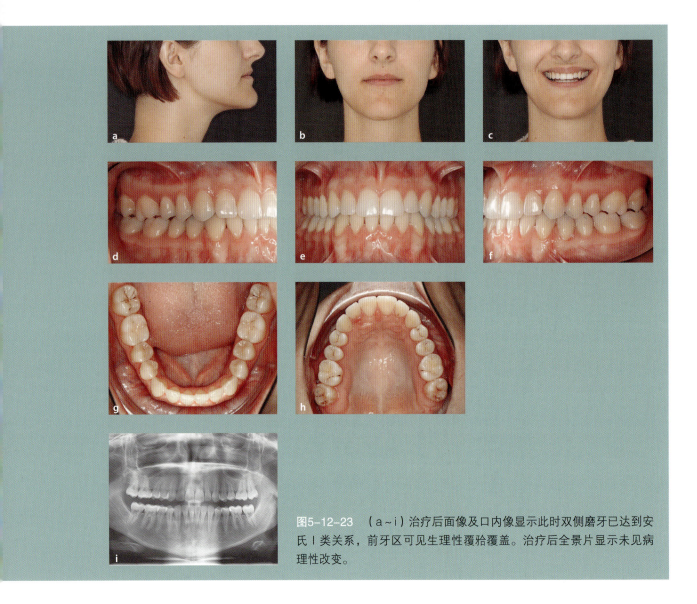

图5-12-23 （a~i）治疗后面像及口内像显示此时双侧磨牙已达到安氏Ⅰ类关系，前牙区可见生理性覆𬌗覆盖。治疗后全景片显示未见病理性改变。

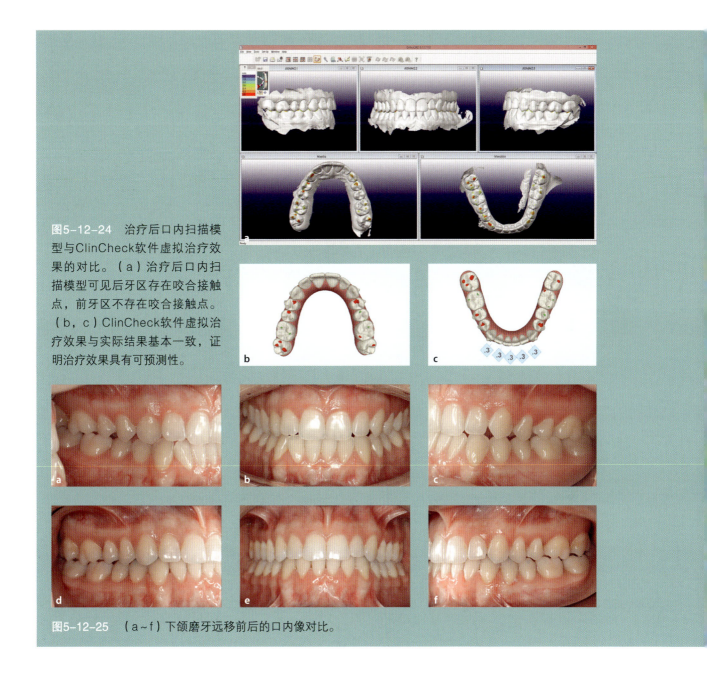

图5-12-24　治疗后口内扫描模型与ClinCheck软件虚拟治疗效果的对比。（a）治疗后口内扫描模型可见后牙区存在咬合接触点，前牙区不存在咬合接触点。（b，c）ClinCheck软件虚拟治疗效果与实际结果基本一致，证明治疗效果具有可预测性。

图5-12-25　（a~f）下颌磨牙远移前后的口内像对比。

病例3：Ⅲ类成年患者

患者33岁，男性，存在严重的颞下颌关节紊乱和肌肉骨骼功能紊乱。治疗前面像显示患者下颌前突，面下部发育过度。治疗前面像及口内像显示磨牙为Ⅲ类关系，前牙早接触，上下牙列轻度拥挤，下颌前牙内倾，可见牙齿扭转。#25、#26与36、37反𬌗，#22与#33反𬌗，#21与#31对刃𬌗。所有智齿在位且有咬合接触。治疗前全景片显示#16、#26可见根充影像，上下牙列可见修复体（图5-12-26）。

诊断

- 安氏Ⅲ类
- #22与#33反𬌗
- 下颌切牙代偿性舌倾
- 上下牙弓狭窄
- 上下牙列拥挤

治疗计划

- 无托槽隐形矫治
- 远移下颌牙列，治疗中使用Ⅲ类牵引增强支抗

治疗过程

在经过详细的问诊后，我们与患者讨论了几种治疗方案，包括固定矫治、无托槽隐形矫治和正畸-正颌联合治疗。患者拒绝接受手术治疗，选择了无托槽隐形矫治方案。治疗前，患者拔除了所有智齿。为了解决前牙反𬌗和对刃𬌗，治疗计划选择远移下颌磨牙，同时结合Ⅲ类牵引增加支抗。将口内扫描结果上传至OnyxCeph软件中（图5-12-27a）。图5-12-27b显示OnyxCeph软件虚拟治疗效果。在#37、#47上设计了垂直矩形附件，以在远移下颌牙列过程中提供支抗。随着下颌磨牙的远移，在第15步时，下颌第二磨牙的近中、下颌第一磨牙和第二前磨牙的近远中均存在间隙（图5-12-27c）。由于牙冠高度足够，在磨牙远移期间第一磨牙和前磨牙上不必设计额外的附件。图5-12-28显示治疗11个月时的面像及口内像。此时上下牙列已经排齐，根据虚拟治疗计划进行的下颌牙列远移也已实现，磨牙关系较前改善。为了进一步排齐下颌前牙并伸长后牙，再次对患者进行了口内扫描，图5-12-29显示上传至OnyxCeph软件后的口内情况。

第二阶段的精细调整共包括11副矫治器。精细调整阶段，在#12、#22、#24、#25、#27以及下颌前磨牙和第一磨牙上设计水平矩形附件，计划伸长后牙，排齐下颌前牙。图5-12-30显示第二阶段治疗后口内像。此时#16远中仍存在间隙。因此，再次对患者进行口内扫描，并上传至OnyxCeph软件中，以进行最终的精细调整。图5-12-31显示上传至OnyxCeph软件后的口内情况。最终阶段设计了3步牙齿移动，通过伸长后牙和排齐下颌前牙改善咬合关系。通过近移#17关闭#16远中的间隙。图5-12-31c显示治疗后口内扫描模型的咬合情况，磨牙和前磨牙上均有咬合接触点，而前牙上没有咬合接触，前牙区获得功能性覆𬌗覆盖。治疗后面像显示侧貌改善，口内像显示磨牙为Ⅰ类关系，上下牙列排列整齐。治疗后全景片显示未见异常，头颅侧位片显示侧貌改善。为了取得更好的保持效果，建议患者于夜间佩戴上颌压膜保持器（Lamitec，1.5mm）保持

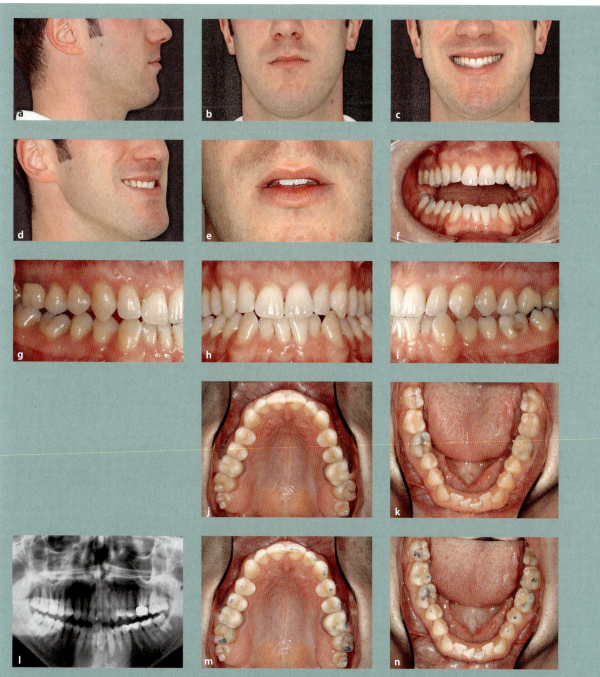

图5-12-26　（a~n）治疗前面像及口内像显示磨牙为Ⅲ类关系，前牙早接触，上下牙列轻度拥挤，下颌前牙内倾，可见牙齿扭转。#25、#26与#36、#37反𬌗，#22与#33反𬌗，#21与#31对刃𬌗。所有智齿都在并且有咬合（见图m、图n中的蓝色咬合接触点）。治疗前全景片显示#16、#26可见根充影像，上下牙列可见修复体。在治疗开始前，建议患者拔除所有智齿。

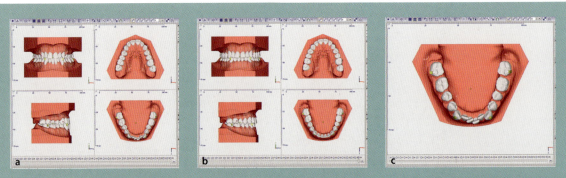

图5-12-27 （a~c）将扫描结果上传至OnyxCeph软件中，第一阶段治疗共设计36步牙齿移动。（a）治疗前上传至OnyxCeph软件后的口内情况。（b）OnyxCeph软件虚拟治疗效果。计划远移下颌牙列以达到安氏Ⅰ类关系。在#13、#16、#23、#26粘接水平附件，在#33、#37、#43、#47粘接垂直矩形附件。在#33、#43上粘接牵引钩，在#16、#26粘接舌侧扣，用于Ⅲ类牵引以增加支抗。（c）随着下颌磨牙的远移，在第15步时，下颌第二磨牙的近中、下颌第一磨牙和第二前磨牙的近远中均存在间隙。

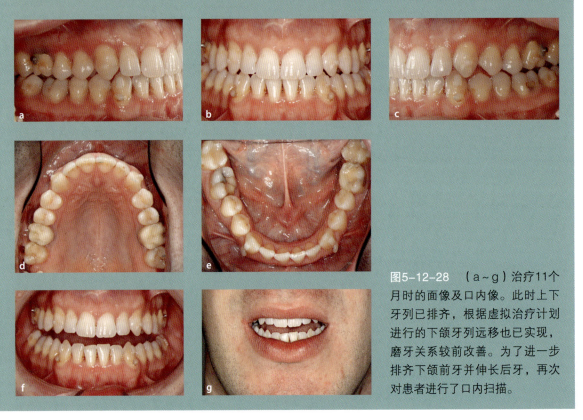

图5-12-28 （a~g）治疗11个月时的面像及口内像。此时上下牙列已排齐，根据虚拟治疗计划进行的下颌牙列远移也已实现，磨牙关系较前改善。为了进一步排齐下颌前牙并伸长后牙，再次对患者进行了口内扫描。

（图5-12-32），下颌#34-#44粘接舌侧保持器进行保持。图5-12-33显示治疗前、治疗中（第一阶段治疗佩戴36副矫治器后）、治疗后（总疗程17个月）口内像对比。

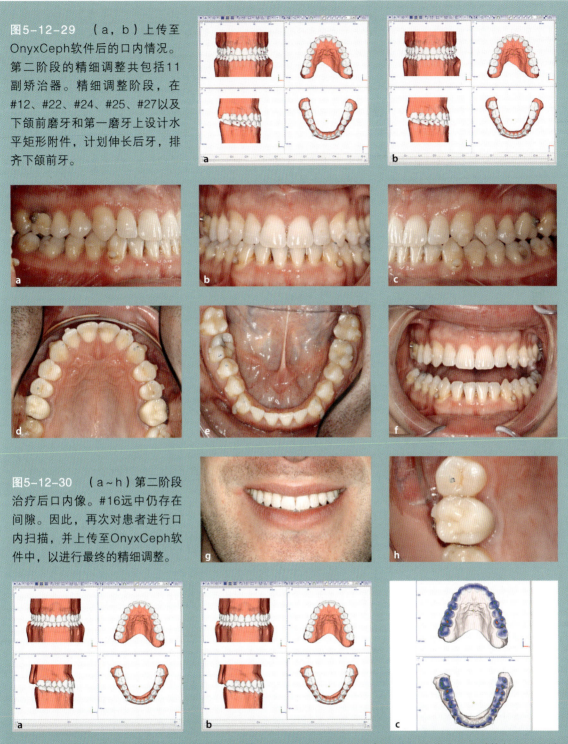

图5-12-29　（a，b）上传至OnyxCeph软件后的口内情况。第二阶段的精细调整共包括11副矫治器。精细调整阶段，在#12、#22、#24、#25、#27以及下颌前磨牙和第一磨牙上设计水平矩形附件，计划伸长后牙，排齐下颌前牙。

图5-12-30　（a~h）第二阶段治疗后口内像。#16远中仍存在间隙。因此，再次对患者进行口内扫描，并上传至OnyxCeph软件中，以进行最终的精细调整。

图5-12-31　上传至OnyxCeph软件后的口内情况。（a）最终阶段设计了3步牙齿移动，通过伸长后牙和排齐下颌前牙改善最终的咬合关系。（b）通过近移#17关闭#16远中的间隙。（c）治疗后口内扫描模型的咬合情况，磨牙和前磨牙上均有咬合接触点，而前牙上没有咬合接触，前牙区获得功能性覆殆覆盖。

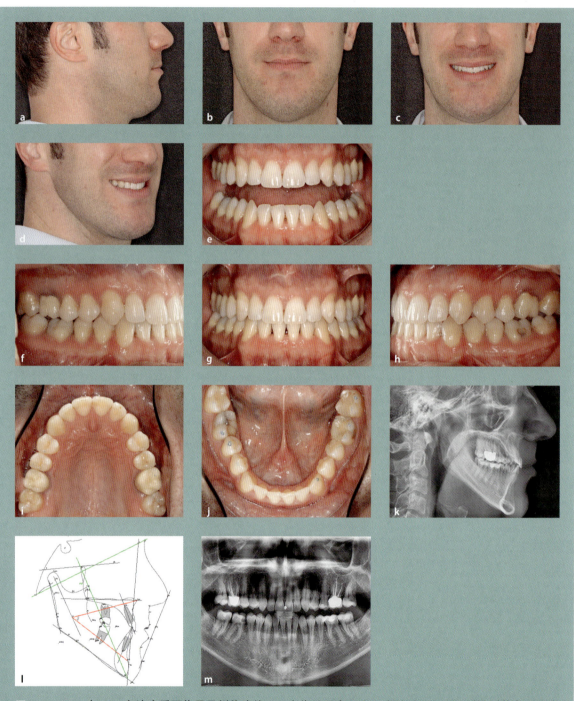

图5-12-32　（a~m）治疗后面像显示侧貌改善，口内像显示磨牙为Ⅰ类关系，上下牙列排列整齐。治疗后全景片显示未见异常，头颅侧位片显示侧貌改善。为了取得更好的保持效果，建议患者于夜间佩戴上颌压膜保持器（Lamitec，1.5mm）保持，下颌#34~#44粘接舌侧保持器进行保持。

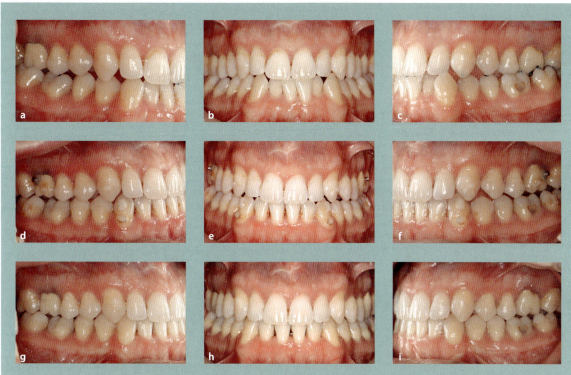

图5-12-33　治疗过程。（a~c）治疗前。（d~f）治疗中（第一阶段治疗佩戴36副矫治器后）。（g~i）治疗后（总疗程17个月）。

病例4：安氏Ⅲ类错𬌗伴#22缺失、#23 阻生

患者38岁，女性，主诉为希望改善微笑美学。治疗前面像显示患者为Ⅲ类侧貌，上唇位置偏后。口内像显示双侧Ⅲ类磨牙关系，前牙区#13与#44反𬌗，左侧后牙区#26与#36反𬌗。#62、#63、#73滞留。下牙列中线偏右4mm。由于前牙咬合关系欠佳，下颌前牙存在严重的牙釉质缺损（图5-12-34）。图5-12-35显示前牙切对切的咬合位置。

诊断

- 安氏Ⅲ类
- #22缺失
- #23阻生

治疗计划

- 无托槽隐形矫治（隐适美）
- 微种植钉（改良Benefit系统）
- 颌间牵引

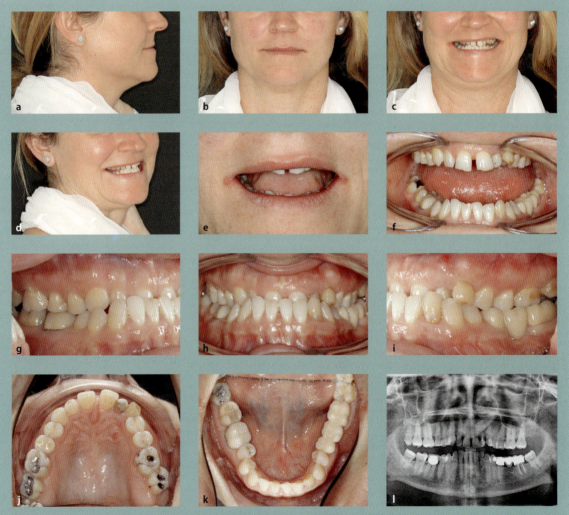

图5-12-34　（a~l）治疗前面像及口内像显示双侧Ⅲ类磨牙关系。全景片显示#62、#63、#73滞留，#23阻生。

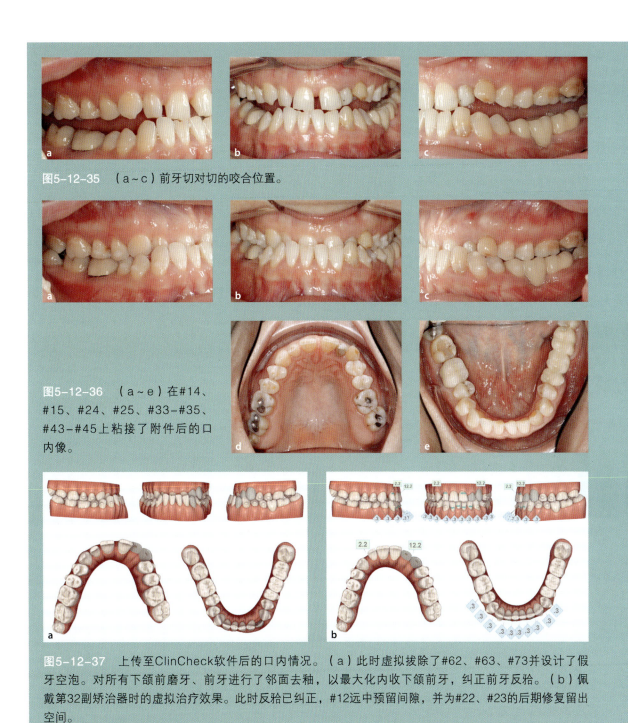

图5-12-35　（a~c）前牙切对切的咬合位置。

图5-12-36　（a~e）在#14、#15、#24、#25、#33-#35、#43-#45上粘接了附件后的口内像。

图5-12-37　上传至ClinCheck软件后的口内情况。（a）此时虚拟拔除了#62、#63、#73并设计了假牙空泡。对所有下颌前磨牙、前牙进行了邻面去釉，以最大化内收下颌前牙，纠正前牙反𬌗。（b）佩戴第32副矫治器时的虚拟治疗效果。此时反𬌗已纠正，#12远中预留间隙，并为#22、#23的后期修复留出空间。

治疗过程

　　治疗方案是使用隐形矫治，并结合微种植钉为阻生的尖牙提供支抗。由于患者拒绝接受手术，治疗方案为非手术治疗。在#14、#15、#24、#25、#33-#35、#43-#45上粘接了附件，并进行了口内扫描（图5-12-36）。图5-12-37a显示上传至ClinCheck软件后的口内情况。此时虚拟拔除了#62、#63、#73并设计假牙空泡。对所有下颌前磨牙、前牙进行了邻面去釉，以最大

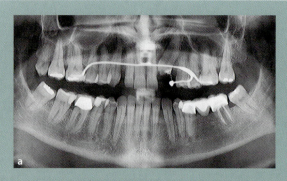
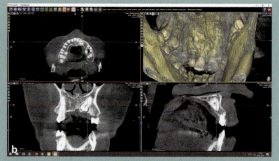

图5-12-38 （a）全景片显示微种植钉（Benefit系统）已植入。（b）CBCT显示阻生牙#23的位置。

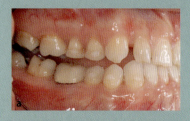
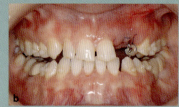
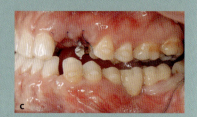

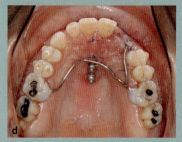
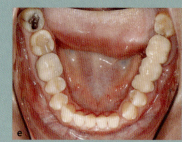

图5-12-39 （a~e）#23外科开窗后，将牵引力施加到Benefit系统时的口内像。Benefit系统通过2颗微种植钉固定在腭中缝上，并通过复合树脂与#16、#26腭侧固定。Benefit系统存在伸向#23部位的金属臂，每14天更换1次连接在#23与金属臂上的橡皮圈从而牵引#23萌出。

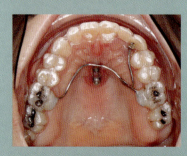

图5-12-40 使用无托槽隐形矫治器结合改良Benefit系统的口内情况。在#22、#23处设计假牙空泡，同时为了结合Benefit系统牵引#23萌出，将隐形矫治器的腭侧边缘降低。

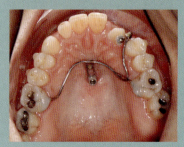

图5-12-41 在使用骨性支抗治疗10个月后，#23成功牵引入牙列。

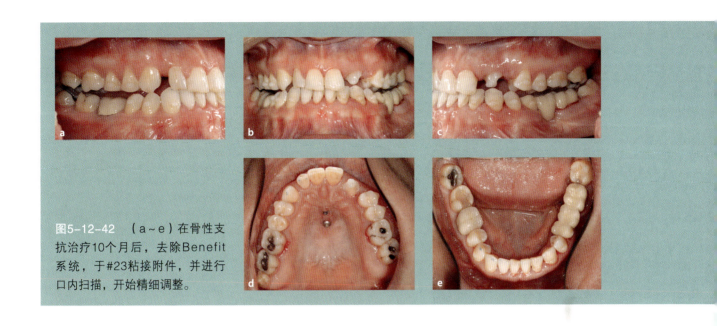

图5-12-42 （a~e）在骨性支抗治疗10个月后，去除Benefit系统，于#23粘接附件，并进行口内扫描，开始精细调整。

化内收下颌前牙，纠正前牙反殆。图5-12-37b显示佩戴第32副矫治器时的虚拟治疗效果。此时反殆已纠正，#12远中预留间隙，并为#22、#23的后期修复留出空间。

在经过持续6个月的第一阶段治疗后，患者被转诊至口腔外科医生（Dr. J Schuppan, Cologne）处，并在腭部植入了改良Benefit系统种植体。全景片显示微种植钉已植入，CBCT显示阻生牙#23的位置（图5-12-38）。图5-12-39显示#23外科开窗后，将牵引力施加到Benefit系统时的口内像。Benefit系统通过2颗微种植钉固定在腭中缝上，并通过复合树脂与#16、#26腭侧固定。Benefit系统存在伸向#23部位的金属臂，每14天更换1次连接在#23与金属臂上的橡皮圈从而牵引#23萌出。为了保持牙列美观，在牵引#23萌出期间，患者继续佩戴无托槽隐形矫治器。在#22、#23处设计假牙空泡，同时为了结合Benefit系统牵引#23萌出，将隐形矫治器的腭

侧边缘降低（图5-12-40）。经过10个月的治疗，#23成功牵引入牙列（图5-12-41）。此时去除Benefit系统，于#23粘接附件，并进行口内扫描，开始精细调整（图5-12-42）。

图5-12-43显示上传至ClinCheck软件后的口内情况，#23腭侧可见椭球形附件，#46、#47添加了水平矩形附件。下颌前牙区设计0.2mm的邻面去釉，并在#23-#25近远中设计邻面去釉。图5-12-44显示第二阶段治疗后口内像。计划进一步伸长#23并去扭转。此外，患者的前牙区仍然存在早接触，后牙开殆。为了获得更好的咬合关系，进行口内扫描，并上传至ClinCheck软件再次进行精细调整。图5-12-45显示ClinCheck软件中的初始位与虚拟目标位的对比，在#14-#17、#24-#27、#34-#37、#45-#47设计开窗以便粘接牵引扣，用于颌间牵引，在#33、#43设计精密切割以进行Ⅲ类牵引。在缺失牙#22处设计假牙空泡，并在#12、#22远中预留间隙，计划伸

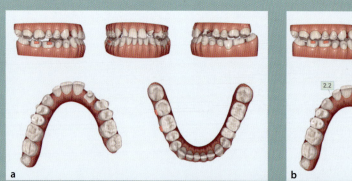
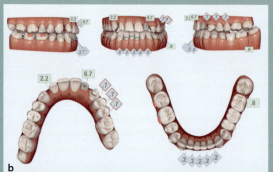

图5-12-43　（a）上传至ClinCheck软件后的口内情况，#23腭侧可见椭球形附件。（b）佩戴28副矫治器后的虚拟治疗效果：在#46、#47添加了水平矩形附件。在下颌前牙区设计0.2mm的邻面去釉，并在#23-#25近远中设计邻面去釉。

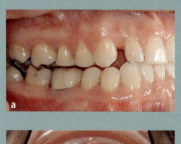
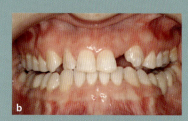
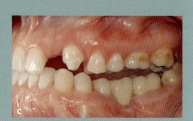

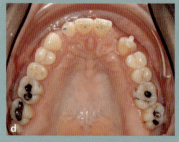
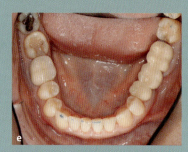

图5-12-44　（a～e）第二阶段治疗后口内像。计划进一步伸长#23并去扭转。此外，患者的前牙区仍然存在早接触，后牙开𬌗。

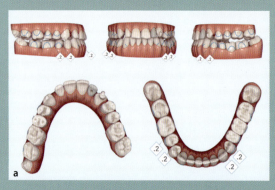
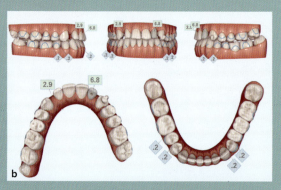

图5-12-45　ClinCheck软件中的初始位与虚拟目标位的对比。（a）在#14-#17、#24-#27、#34-#37、#45-#47设计开窗以便粘接牵引扣，用于颌间牵引，在#33、#43设计精密切割以进行Ⅲ类牵引。在缺失牙#22处设计假牙空泡。（b）计划使用20副矫治器，在#12、#22远中预留间隙，计划伸长所有后牙。由于#35-#37为固定桥，因此不进行伸长，仅用于增加支抗。

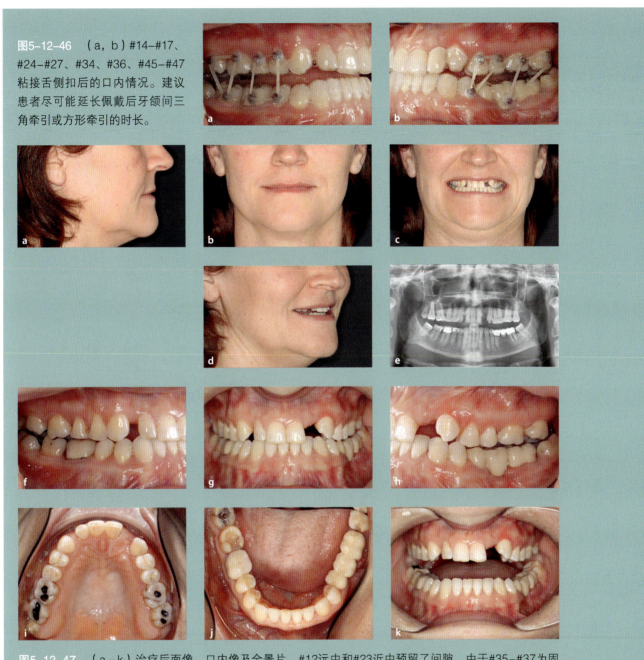

图5-12-46　（a，b）#14-#17、#24-#27、#34、#36、#45-#47粘接舌侧扣后的口内情况。建议患者尽可能延长佩戴后牙颌间三角牵引或方形牵引的时长。

图5-12-47　（a~k）治疗后面像、口内像及全景片。#12远中和#23近中预留了间隙。由于#35-#37为固定桥，治疗后该区域存在轻微的后牙开殆，因此计划重新进行固定修复，以纠正开殆。治疗后全景片显示未见牙根吸收。

长所有后牙。由于#35-#37为固定桥，因此不进行伸长，仅用于增加支抗。图5-12-46显示#14-#17、#24-#27、#34、#36、#45-#47

粘接舌侧扣后的口内情况。建议患者尽可能延长佩戴后牙颌间三角牵引或方形牵引的时长。在进行了4个月的牵引后，去除舌侧扣，并使

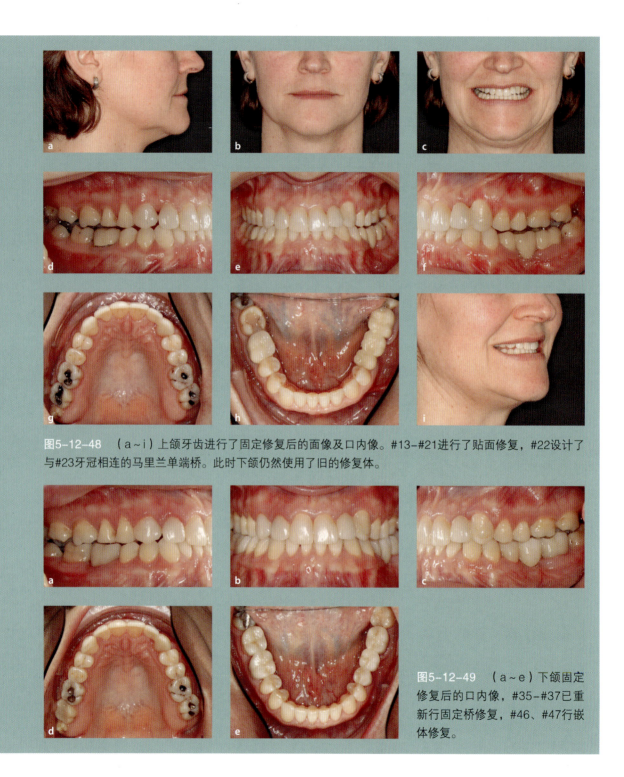

图5-12-48 （a~i）上颌牙齿进行了固定修复后的面像及口内像。#13-#21进行了贴面修复，#22设计了与#23牙冠相连的马里兰单端桥。此时下颌仍然使用了旧的修复体。

图5-12-49 （a~e）下颌固定修复后的口内像，#35-#37已重新行固定桥修复，#46、#47行嵌体修复。

用最后一副矫治器进行保持。图5-12-47显示治疗后面像、口内像及全景片，整个治疗过程总共持续了2年7个月。#12远中和#23近中预留了间隙。由于#35-#37为固定桥，治疗后

该区域存在轻微的后牙开𬌗，因此计划重新进行固定修复，以纠正开𬌗。治疗后全景片显示未见牙根吸收。6个月后，上颌牙齿进行了固定修复治疗（图5-12-48）：#13-#21进行了

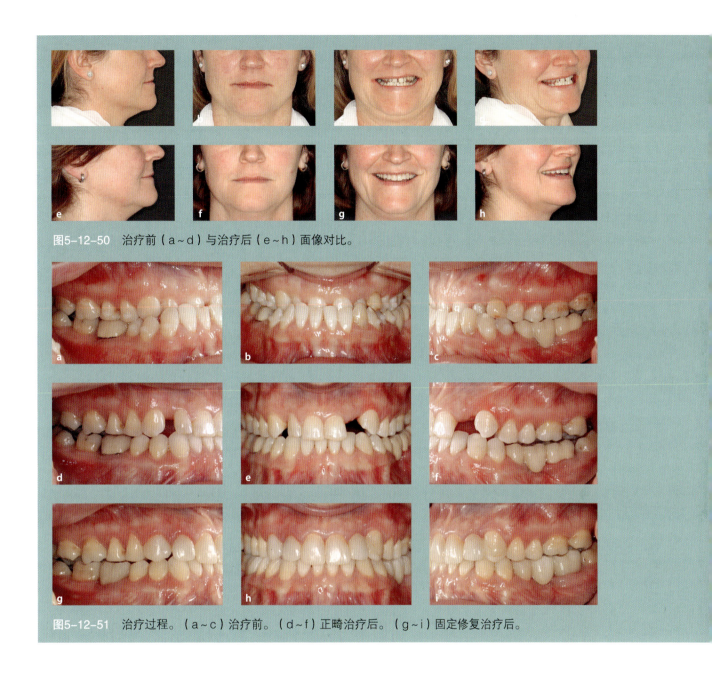

图5-12-50　治疗前（a~d）与治疗后（e~h）面像对比。

图5-12-51　治疗过程。（a~c）治疗前。（d~f）正畸治疗后。（g~i）固定修复治疗后。

贴面修复，#22设计了与#23牙冠相连的马里兰单端桥。此时下颌仍然使用了旧的修复体。图5-12-49显示下颌固定修复后的口内像，#35-#37已重新行固定桥修复，#46、#47行

嵌体修复。图5-12-50显示治疗前与治疗后面像对比。图5-12-51显示治疗前与治疗后口内像对比。

参考文献

[1]　Yezdani AA. Transparent aligners: an invisible approach to correct mild skeletal Class III malocclusion. J Pharm Bioallied Sci 2015;7(Suppl 1):S301–306.

[2]　Schupp W, Haubrich J, Hermens E. Möglichkeiten und Grenzen der Schienentherapie in der Kieferorthopädie. Zahnmedizin up2date, 2013. 2/2013.

[3]　Schupp W, Haubrich J, Neumann I. Class II correction with the Invisalign system. J Clin Orthod 2010;44:28–35.

[4]　Bowman SJ, Celenza F, Sparaga J, Papadopoulos MA, Ojima K, Lin JC. Creative adjuncts for clear aligners, part 1: class II treatment. J Clin Orthod 2015;49:83–94.

[5]　Bowman SJ, Celenza F, Sparaga J, Papadopoulos MA, Ojima K, Lin JC. Creative adjuncts for clear aligners, part 3: extraction and interdisciplinary treatment. J Clin Orthod 2015;49:249–262.

[6]　Bowman SJ, Celenza F, Sparaga J, Papadopoulos MA, Ojima K, Lin JC. Creative adjuncts for clear aligners, part 2: intrusion, rotation, and extrusion. J Clin Orthod 2015;49:162–172.

[7]　Schupp W, Haubrich J, eds. Aligner Orthodontics. Berlin, Germany: Quintessenz, 2015.

[8]　Lin JC, Liou EJ, Bowman SJ. Simultaneous reduction in vertical dimension and gummy smile using miniscrew anchorage. J Clin Orthod 2010;44:157–170.

[9]　Jing Y, Han X, Guo Y, Li J, Bai D. Nonsurgical correction of a Class III malocclusion in an adult by miniscrew-assisted mandibular dentition distalization. Am J Orthod Dentofacial Orthop 2013;143:877–887.

[10]　Melsen B, Verna C, Luzi C, eds. Mini-implants and Their Clinical Applications: the Aarhus Experience. Bologne, Italy: Edizione Martina, 2014.

[11]　Ricketts RM, Bench R, Gugino C, eds. Bioprogressive Therapy. Denver, CO: Rocky Mountain Orthodontics, 1977.

[12]　Yamaguchi M, Inami T, Ito K, Kasai K, Tanimoto Y. Mini-implants in the anchorage armamentarium: new paradigms in the orthodontics. Int J Biomater 2012;2012:394121.

[13]　Schupp W, Haubrich J, Ojima K, Dan C, Kumagai Y, Otsuka S. Accelerated Invisalign treatment of patients with a skeletal Class III. JAO 2017;1:37–57.

[14]　Proceedings of the 5th International Symposium on Mechanobiology of Cartilage and Chondrocyte. May 2007. Athens, Greece. Biorheology 2008;45:189–546.

[15]　Nagasaka H, Sugawara J, Kawamura H, Nanda R. "Surgery first" skeletal Class III correction using the Skeletal Anchorage System. J Clin Orthod 2009;43:97–105.

专题13.1

青少年患者的正畸治疗——单颗牙齿移动

病例1：#12与#42反殆

患者8岁，由于#12与#42存在个别牙反殆，因此有进行早期矫治的指征。此外患者上颌牙弓狭窄，#16和#26存在近中扭转（图5-13-1-1），因此治疗计划是唇倾#12以纠正#12与#42的反殆，排齐前牙，#16和#26去扭转并扩展上颌牙弓。

诊断

· 替牙期#12与#42反殆

治疗计划

· 椅旁隐形矫治
· 纠正#12与#42的反殆
· 扩展上颌牙弓

治疗过程

本病例，我们采用直接粘接法预先在#16、#26上粘接垂直矩形附件（见第5章，专题1.3）。为了使矫治器能发挥最佳矫治力，我们在#12腭侧粘接了水平附件。由于隐形矫治器有一定的厚度，可以打开上下牙齿咬合时的尖窝锁结，因此在用隐形矫治器纠正反殆时无须再额外佩戴殆板等装置，这与固定式矫治器相比，是一个优势。然后，进行口内扫描（iTero）（图5-13-1-2）。扫描数据在OnyxCeph软件（Image Instruments，Chemnitz）中进行匹配、虚拟套接和分段。使用软件模块V.T.O 3D[1]创建虚拟目标设置（图5-13-1-3）（见第5章，专题1.1）。

然后，我们分析上颌计划的牙齿移动范围。#12设计了4.4mm的唇向移动，是移动量最大的牙齿。根据这个总移动量，我们将牙齿移动分成了8步的等距移动（每个步距为0.55mm）。3D打印机（D 30，Rapid Shape）打印上述8个预设模型，并利用这些模型制作热成型矫治器（图5-13-1-4）。

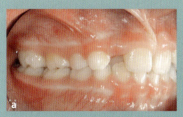
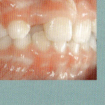
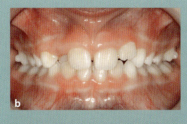
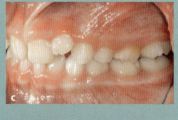
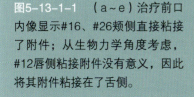
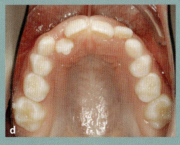
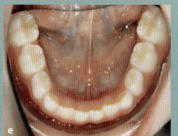

图5-13-1-1　（a~e）治疗前口内像显示#16、#26颊侧直接粘接了附件；从生物力学角度考虑，#12唇侧粘接附件没有意义，因此将其附件粘接在了舌侧。

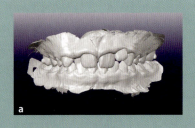
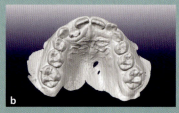

图5-13-1-2　（a，b）治疗前的口内扫描（iTero）。

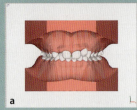
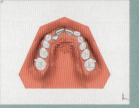
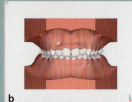
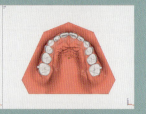

图5-13-1-3　OnyxCeph软件虚拟治疗效果。初始位（a）和目标位（b），治疗后前牙个别牙反𬌗及#16、#26去扭转，扩弓。

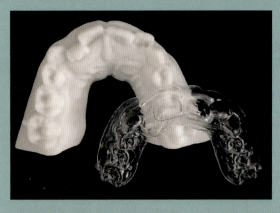

图5-13-1-4　椅旁隐形矫治热成型打印的模型（Biolon，Dreve）。矫治器边缘包裹龈缘2～3mm，有利于发挥最佳矫治力。

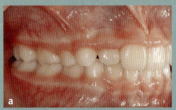
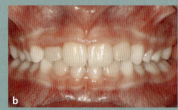
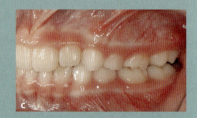

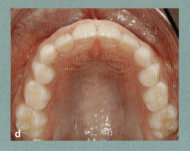
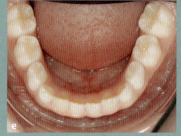

图5-13-1-5　（a～e）治疗22周后的口内像显示#12与#42的反𬌗及上颌磨牙的扭转纠正、上颌牙弓扩宽，建立了正常覆盖关系。

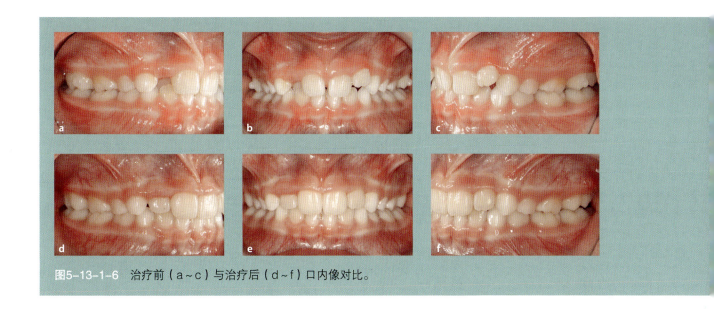

图5-13-1-6 治疗前（a~c）与治疗后（d~f）口内像对比。

本病例患者使用的是0.5mm和0.75mm厚的PET-G热塑膜[1]（Biolon，Dreve）。每个模型需热成型2副矫治器。制作完的矫治器边缘包裹龈缘2~3mm，这样既有利于矫治器的固位和矫治力的传导，又不影响患者的舒适度[2]和矫治器的贴合度。我们要求患者每天佩戴22小时，每7天自行更换1副矫治器。将第一阶段治疗的16副矫治器佩戴完之后，又增加了6副精细调整矫治器（3个预设模型，每个模型热成型2副矫治器）（图5-13-1-5）。本病例患者总的疗程为22周。图5-13-1-6显示治疗前与治疗后口内像对比。

病例2：上颌磨牙阻生导致乳牙牙根吸收

患者8岁，口内检查可见#16萌出导致#55牙根吸收，#16阻生，无法顺利萌出至殆平面（图5-13-1-7）。

诊断

· #16近中阻生，#55牙根吸收

治疗计划

· 椅旁隐形矫治
· 上颌磨牙远移

治疗过程

在#16上预先粘接了一个垂直矩形附件，然后再进行口内扫描（Trios）（图5-13-1-8）。扫描数据与OnyxCeph3软件（Image Instruments，Chemnitz）匹配、虚拟套接和分段，最后用V.T.O 3D软件模块创建虚拟目标设置（图5-13-1-9）[1]。

#16设计了0.89mm的远移量。根据这个总移动量，我们将牙齿移动分成了3步的等距移动（每个步距为0.3mm）。3D打印机（D30，Rapid Shape）打印上述3个预设模型，

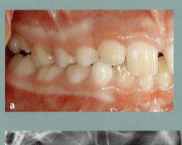
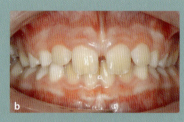
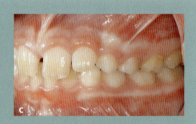
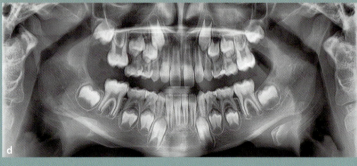

图5-13-1-7 （a~d）治疗前口内像显示#16阻生，全景片显示#55牙根远中部分吸收。

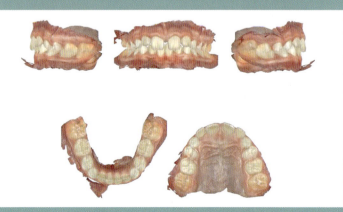

图5-13-1-8 Trios软件显示的牙齿初始状态。

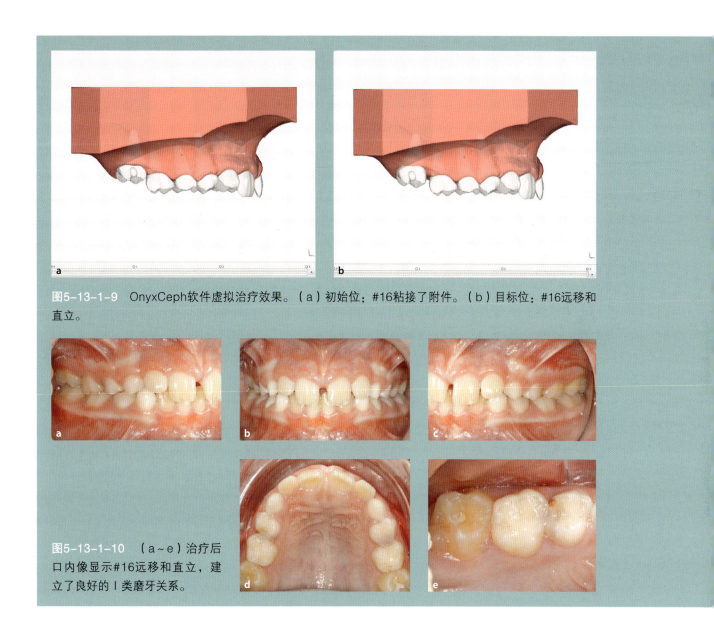

图5-13-1-9 OnyxCeph软件虚拟治疗效果。（a）初始位：#16粘接了附件。（b）目标位：#16远移和直立。

图5-13-1-10 （a~e）治疗后口内像显示#16远移和直立，建立了良好的Ⅰ类磨牙关系。

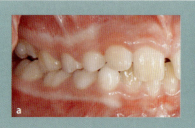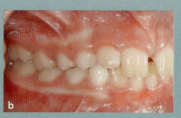

图5-13-1-11　治疗前（a）与治疗后（b）口内像对比。

并利用这些模型制作热成型矫治器。本病例患者使用的是层厚为0.5mm的PET-G热塑膜（Biolon，Dreve）。每个模型需热成型2副矫治器。患者每7天更换1副矫治器。图5-13-1-10显示#16远移后口内像，磨牙建立了良好的Ⅰ类关系。图5-13-1-11显示患者治疗前与治疗后口内像对比。

参考文献

[1] Krey K, Hartmann M, Schicker P, et al. Complete digital in office workflow for aligner treatment with a fused filament fabrication (FFF) 3D printer: technical considerations and report of cases. JAO 2019;3:195–204.

[2] Gao L, Wichelhaus A. Forces and moments delivered by the PET-G aligner to a maxillary central incisor for palatal tipping and intrusion. Angle Orthod 2017;87:534–541.

专题13.2

青少年患者的正畸治疗——扩弓

附件支持式上颌扩弓器

上颌扩弓首次在文献中报道是在1860年[1]。尽管当时这种方法受到了很大抨击，但现在是治疗青少年上颌骨横向发育不全的首选治疗方法。

目前常用的上颌扩弓器主要是通过粘接剂粘接在牙面上或者使用TAD辅助进行固位的。由于佩戴粘接式扩弓器很难维持较好的口腔卫生，而且并非所有的患者都能耐受种植体的植入，因此我们下面将介绍一种可摘式殆板改良型扩弓器。这种扩弓器采用层压技术制造，并通过附件固定在牙齿上。

自1860年Angell提出腭中缝扩展这种正畸治疗方法以来[1]，有关扩弓的装置进行了很多的改良，主要分为牙支持式扩弓器、牙列和软组织混合支持式扩弓器以及种植支抗支持式扩弓器[2-5]。这些扩弓装置的原理基本一致：扩大腭中缝、增加骨量、为上颌牙列的排齐提供间隙以及改善双侧后牙区的反殆，而且随着上颌横向扩弓，牙弓长度也会有所增加[6]。在青春期前，腭中缝通常从后部开始向前逐渐闭合。因此，扩弓的最佳时期是乳牙期或混合牙列早期[7]。上颌扩弓不仅可以促进口颌系统的发育而且可以减少颞下颌功能紊乱的发生率[8-10]。如果生长发育结束后要进行上颌横向扩弓，则需要在手术辅助下进行[11]。

适应证

上颌扩弓的适应证包括双侧和单侧后牙反殆[7,12]，上颌骨性狭窄，以及拥挤度＞4mm的尖圆形牙弓[2]。

后牙反殆是青少年最常见的错殆畸形之一，患病率为4%～23%，单侧反殆比双侧反殆更常见[7]。青少年无论是否建立正常的咬合引导，都可能会出现后牙反殆。对于存在功能性反殆的儿童，下颌被迫从休息位旋转到习惯性牙尖交错位（HIKP）[13]，可能会导致颞下颌功能紊乱（Temporomandibular dysfunction，TMD）[14-15]，甚至引起颞下颌疾病。这又反过来对肌肉骨骼系统产生负面的影响，可能引起双侧颌骨的不对称及脊柱侧弯[12,16]，引起头痛的报告也不在少数[17]（见第5章，专题13.5和专题13.6）。

对于安氏Ⅱ类错殆的患者，上颌腭中缝的扩宽有利于下颌的自行前移。扩宽的上颌牙弓为下颌提供了更多的活动空间，下颌在神经肌肉的引导下可以自由地从后退位前移（Körbitz Slipper进行了相关研究）[11,18]。

对于上颌骨发育不全的安氏Ⅲ类错殆，也会进行上颌横向扩弓，因为所有颅面部骨缝的移动都可以促进矢状向发育[19]。在这类病例中，通常将GNE装置与面罩结合使用，来促进上颌骨矢状向发育[20]。

鼻通气受限可以作为进行上颌扩弓的辅助指征，因为在上颌扩弓过程中鼻腔也会同时扩宽，因此更有利于建立鼻呼吸[1,13,21-22]。

治疗过程

最常用的上颌扩弓器是用带环或丙烯酸类殆板固定在牙齿上（图5-13-2-1a和图

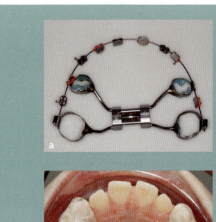
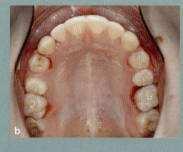

图5-13-2-1　（a）Hyrax扩弓器与固定式矫治器结合使用。（b）去除矫治器后可见多个部位有牙龈炎症和损伤。

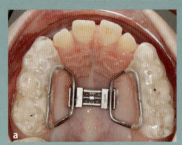
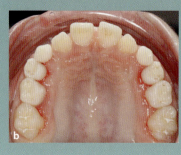

图5-13-2-2　（a）粘接式丙烯酸𬌗板扩弓器扩弓后情况。（b）去除扩弓器后可发现腭部牙龈有明显的炎症。

5-13-2-2a）。丙烯酸𬌗板式扩弓器可以打开咬合，更有利于纠正前牙的反𬌗。由于𬌗板的存在，其对垂直向的控制比带环式的Hyrax螺旋扩弓器更好。但这两种扩弓器均会导致后牙的颊倾[23]。

粘接式丙烯酸𬌗板扩弓器不依赖于患者的依从性，即便依从性差的患者也能达到较好的治疗效果。但这也不尽然，尤其对于那些口腔卫生差的患者，也需要患者配合，才能维持较好的口腔卫生状况。特别是在龈缘，经常在去除扩弓器之后发现牙龈有明显的炎症（图5-13-2-1b和图5-13-2-2b）。

多项牙周方面研究表明，开始治疗4周后，牙菌斑和牙龈出血指数会有所增加[24-25]。佩戴固定式扩弓器的患者，其牙体健康也会受到威胁，因为一旦牙齿发生脱矿，1个月后就会出现龋损[26]。而可摘式扩弓装置，则有利于口腔清洁。佩戴可摘式扩弓装置的患者，其口腔卫生依从性明显有所改善[24]。在下文中，我们将介绍一种用于腭部扩展的可摘层压式扩弓

器（LAMItec，以Prof. Hinz的名字命名）。受到隐适美矫治器的启发，我们设计了附件用来增加支抗（图5-13-2-4f）。

与隐形矫治类似，我们要求患者持续佩戴扩弓器，仅可在进食和刷牙时取下。患者沿箭头方向每天将螺旋旋转1/4圈（0.25mm）加力，可直接在口内或将扩弓器取下后加力。

附件的粘接

可摘式上颌扩弓器要达到矫治目的既需要患者良好的依从性，也需要扩弓器良好的固位。在混合牙列早期，乳牙缺少倒凹，固位力显著降低，因此有必要利用附件来增大固位力。

在隐形矫治中，小的矩形附件能提供足够的固位力将矫治器与牙齿紧密贴合。同样，我们在扩弓器上也使用了矩形附件来增加固位力[27]。将牙面酸蚀后，在上颌第一磨牙和乳尖牙或第一前磨牙颊侧中央粘接附件（图5-13-2-3）。需要注意的是，附件设计为扁

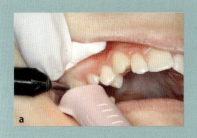
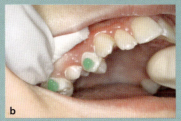
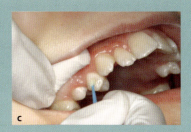
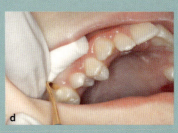

图5-13-2-3 （a）清洁牙齿颊面后，用氧化铝粉剂处理牙齿约2秒。（b）用33%磷酸凝胶酸蚀牙面约10秒。（c）用水枪冲洗10秒去除酸蚀剂，并用气枪吹干牙齿表面。将牙釉质粘接剂涂在牙齿表面上（Kerr Optibond FL粘接剂）。（d）复合树脂（Enamelplus HFO NG Generic Enamel）放置在牙面上成型附件后光固化。通过附件形成些许倒凹是很重要的，这有利于扩弓器的固位，但在扩弓器的就位方向上，附件设计为扁平形状，以利于就位。

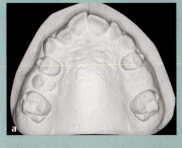
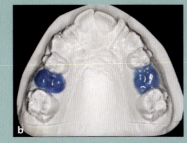
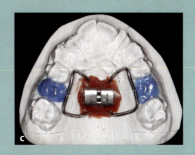

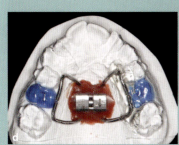
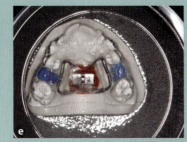
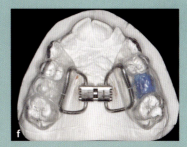

图5-13-2-4 （a）石膏模型：#14、#16、#24、#26上已粘接上了附件。（b）萌出中的牙齿用蜡封闭（本病例中为#15、#25），并进行第一层热塑性压膜（LAMIone，0.75mm×125mm）。在距离龈缘3mm处切割矫治器。（c）将

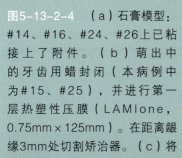
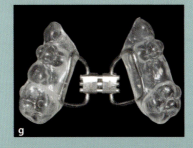
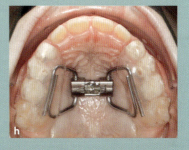

螺旋扩弓器（Forestadent Snap Lock Expander）的金属丝弯曲至牙齿腭侧，并将螺旋扩弓器用蜡固定在石膏模型中间。（d）将少量双重固化塑料（Orthocryl，Dentaurum）放在金属丝周围，这样能更好地固定金属丝。（e）紧接着进行第二层压膜（LAMItwo，1.2mm×125mm）。（f）经过打磨和抛光后，扩弓器即制作完成。（g）扩弓器成品。（h）扩弓器戴入口内。

平形状，利于矫治器就位。附件粘接后，取上颌的藻酸盐印模，并灌注石膏模型（图5-13-2-4a）。使用附件来增加扩弓器的固位力并不是一个新提出的方法。在本病例中，没有使用聚合物来制作，而是采用了简单的热成型技术。LAMItec方法具体来讲是：矫治器由两层固体聚碳酸酯和一层柔软的中间层组成，这有利于正畸钢丝压入其中，最后用热成型技术压制而成（图5-13-2-4b~h）[27]。

病例1：应用附件支持式上颌扩弓器纠正单侧后牙反殆

　　患者11岁，口内检查发现上颌骨横向发育不全，右侧后牙反殆，左侧为Ⅰ类磨牙关系，右侧为远中尖对尖关系（图5-13-2-5）。

诊断

· 右侧尖牙区及后牙反殆

治疗计划

· 附件支持式上颌扩弓器
· 上颌横向扩弓

治疗过程

　　患者刚刚佩戴可摘式扩弓器的口内像显示在#14、#16、#24、#26上粘接了附件（图5-13-2-6）。加力6周后，可见螺旋打开明显，螺旋打开的量就是上颌扩弓的量（图5-13-2-7）。扩弓结束后患者继续夜间佩戴扩弓器2~3个月来维持扩弓效果。图5-13-2-8显示治疗前与治疗后口内像对比，治疗后

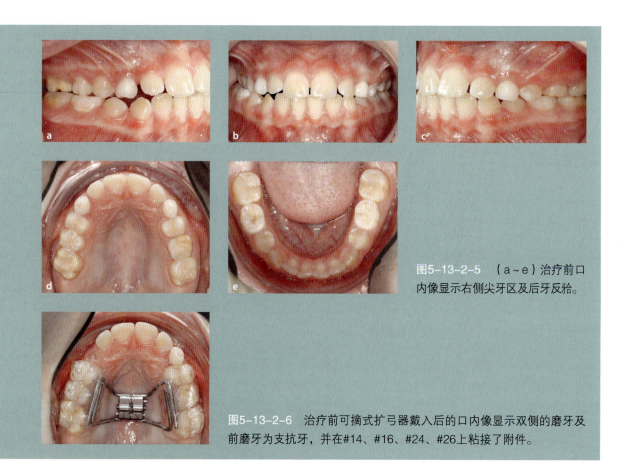

图5-13-2-5　（a~e）治疗前口内像显示右侧尖牙区及后牙反殆。

图5-13-2-6　治疗前可摘式扩弓器戴入后的口内像显示双侧的磨牙及前磨牙为支抗牙，并在#14、#16、#24、#26上粘接了附件。

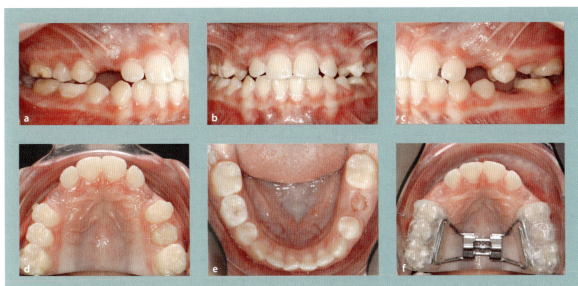

图5-13-2-7 6周后治疗结束时口内像。（a～e）上颌牙弓已扩宽，右侧后牙反殆已纠正，牙龈健康，无炎症迹象。患者夜间继续佩戴矫治器维持扩弓效果。（f）佩戴扩弓器的口内像，可见腭部螺旋打开的量，显示出上颌骨的横向扩弓量。

图5-13-2-8 治疗前（a）与治疗后（b）口内像对比显示上颌牙弓扩宽，右侧后牙反殆已纠正。

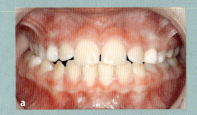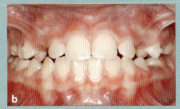

上颌牙弓有所扩宽，右侧后牙反殆纠正。

扩弓治疗中很重要的一点就是扩弓效果的保持。固定式扩弓器在扩弓结束后需要固定住螺旋[7]，继续在口内佩戴扩弓器数个月来维持扩弓效果。那么同样的，对于可摘式扩弓器也需要患者在夜间继续佩戴2～3个月来保持扩弓效果。对于青少年来讲，上颌骨宽度扩展之后，还需要继续进行传统的正畸治疗来达到更好的治疗效果（例如Bionator功能矫治器、Fränkel矫治器、肌激动器）。

综上所述，微创、可摘式扩弓器对患者来讲有很多的好处，其中最突出的优势就是治疗结束后，患者的龈缘很少出现炎症，这为口腔卫生较差的患者提供了一个除了固定式扩弓器以外的选择。

参考文献

[1] Angell EH. Treatment of Irregularity of the permanent or adult teeth. Dental Cosmos 1860;1:540–544, 599–600.

[2] Agarwal A, Mathur R. Maxillary expansion. Int J Clin Pediatr Dent 2010;3:139–146.

[3] Winsauer H, Vlachojannis J, Winsauer C, Ludwig B, Walter A. A bone-borne appliance for rapid maxillary expansion. J Clin Orthod 2013;47:375–381; quiz 388.

[4] Wilmes B, Nienkemper M, Drescher D. Application and effectiveness of a mini-implant- and tooth-borne rapid palatal expansion device: the hybrid hyrax. World J Orthod 2010;11:323–330.

[5] Di Leonardo B, Ludwig B, Glasl B, Hourfar J, Mura R. BRÖLEX - Eine rein knochengetragene Expansionsapparatur. Kieferorthopädie 2016;30:149–152.

[6] D'Souza IM, Kumar HC, Shetty KS. Dental arch changes associated with rapid maxillary expansion: a retrospective model analysis study. Contemp Clin Dent 2015;6:51–57.

[7] Astl E. Der posteriore Kreuzbiss. Inf Orthod Kieferorthop 2018;50:63–65.

[8] Iodice G, Danzi G, Cimino R, Paduano S, Michelotti A. Association between posterior crossbite, masticatory muscle pain, and disc displacement: a systematic review. Eur J Orthod 2013;35:737–744.

[9] Egermark-Eriksson I, Carlsson GE, Magnusson T, Thilander B. A longitudinal study on malocclusion in relation to signs and symptoms of cranio-mandibular disorders in children and adolescents. Eur J Orthod 1990;12:399–407.

[10] Motegi E, Miyazaki H, Ogura I, Konishi H, Sebata M. An orthodontic study of temporomandibular joint disorders. Part 1: epidemiological research in Japanese 6–18 year olds. Angle Orthod 1992;62:249–256.

[11] Diedrich P. Kieferorthopädie II. Vol. 4. Munich, Germany: Urban und Fischer, Elsevier, 2000.

[12] Iodice G, et al. Association between posterior crossbite, skeletal, and muscle asymmetry: a systematic review. Eur J Orthod 2016;38:638–651.

[13] McNamara JA, Jr., et al. The role of rapid maxillary expansion in the promotion of oral and general health. Prog Orthod 2015;16:33.

[14] Thilander B, Lennartsson B. A study of children with unilateral posterior crossbite, treated and untreated, in the deciduous dentition – occlusal and skeletal characteristics of significance in predicting the long-term outcome. J Orofac Orthop 2002;63: 371–383.

[15] Solow B, Sonnesen L. Head posture and malocclusions. Eur J Orthod 1998;20:685–693.

[16] Veli I, Uysal T, Ozer T, Ucar FI, Eruz M. Mandibular asymmetry in unilateral and bilateral posterior crossbite patients using cone-beam computed tomography. Angle Orthod 2011;81:966–974.

[17] Sonnesen L, Bakke M, Solow B, Malocclusion traits and symptoms and signs of temporomandibular disorders in children with severe malocclusion. Eur J Orthod 1998;20:543–559.

[18] Guest SS, McNamara JA Jr, Baccetti T, Franchi L. Improving Class II malocclusion as a side-effect of rapid maxillary expansion: a prospective clinical study. Am J Orthod Dentofacial Orthop 2010;138:582–591.

[19] Leonardi R, Sicurezza E, Cutrera A, Barbato E. Early post-treatment changes of circumaxillary sutures in young patients treated with rapid maxillary expansion. Angle Orthod 2011;81:36–41.

[20] Dahiya A, Maheshwari S, Gupta ND, Goyal S. Maxillary expansion – an interceptive modality in mixed dentition. J Indian Soc Pedod Prev Dent 2000;18:24–28.

[21] Haas AJ. Rapid expansion of the maxillary dental arch and nasal cavity by opening the midpalatal suture. Angle Orthodontist 1961;31:73–90.

[22] Wertz RA. Skeletal and dental changes accompanying rapid midpalatal suture opening. Am J Orthod 1970;58:41–66.

[23] Asanza S, Cisneros GJ, Nieberg LG. Comparison of Hyrax and bonded expansion appliances. Angle Orthod 1997;67:15–22.

[24] Miethke RR, Brauner K. A comparison of the periodontal health of patients during treatment with the Invisalign system and with fixed lingual appliances. J Orofac Orthop 2007;68:223–231.

[25] Abbate GM, Caria MP, Montanari P, Mannu C, Orrù G, Caprioglio A, Levrini L. Periodontal health in teenagers treated with removable aligners and fixed orthodontic appliances. J Orofac Orthop 2015;76:240–250.

[26] O'Reilly MM, Featherstone JD. Demineralization and remineralization around orthodontic appliances: an in vivo study. Am J Orthod Dentofacial Orthop 1987;92:33–40.

[27] Funke J, Schupp W. Die attachmentverankerte Apparatur zur Gaumennahterweiterung. Kieferorthop 2019;33:345–346.

青少年患者的正畸治疗——减少拔牙矫治可能

对于乳牙早失且间隙保持不足的患者，由于邻牙倾斜、间隙减少，导致继替恒牙萌出间隙不足。我们可以使用各种正畸方法来重新开展间隙并尽量避免恒牙列正畸治疗过程中采取拔牙矫治。隐形矫治是其中一种治疗手段，与传统的固定式矫治器相比，隐形矫治器美观、舒适、潜在的副作用可能更少。

结果显示，与使用固定式矫治器的同龄人相比，使用隐形矫治器的青少年口腔卫生的依从性更好、牙菌斑更少、牙龈炎症反应更轻[1]。此外，在治疗初期[2]，佩戴隐形矫治器比固定式矫治器的患者疼痛感更轻。

Turpin在发表于Angle Orthodontist的文章中提出双期矫治和早期开展正畸治疗可以减少患者拔牙矫治的可能[3]。拔牙病例减少的原因主要是审美标准的变化、对长期稳定性和颞下颌功能的考量以及矫治技术的变化[4]。如果可能的话，Gianelly倾向于在替牙列晚期开始治疗[5]。如果下颌的剩余间隙能够充分利用的话，人群中3/4的人都能有足够的空间来排齐下颌牙列，绝大多数患者可以简单地通过维持牙弓长度来进行非拔牙正畸治疗。根据Soejima等的研究，与从恒牙列开始正畸治疗的患者相比，从混合牙列开始治疗的患者中有更高比例的患者采取了非拔牙正畸治疗[6]。在口颌面矫形治疗过程中，将神经肌肉功能视为造成牙列拥挤的原因是至关重要的。牙弓发育不足与神经肌肉基质的发育受限有关[7]。早期干预有助于避免后期拔牙，同时建立对称的牙弓，特别是对于因乳牙早失而导致单侧牙弓长度缩短的青少年患者，更需要早期就开展正畸治疗。

近年来，我们在治疗恒牙列的青少年患者方面获得了很多的经验。因此，在获得Align公司和美国食品药品监督管理局（FDA）的特别许可后，我们从2003年开始，对混合牙列期的患者开展正畸治疗[8]。尽管患者年龄很小，但获得了与传统可摘式矫治器相似的治疗效果，而且患者的舒适度更高。

病例1：乳牙早失

早期的隐适美只用来治疗所有牙齿萌出完毕的成年患者。2003年，我们获得了FDA许可证后，我们首次成功地为一名7岁10个月的孩子开展了隐形矫治。本病例表明使用隐形矫治器进行磨牙远移在每个年龄段都是可以实现的，并且具有高度可预测性，是在不产生任何副作用的情况下远移磨牙的最佳方法之一。

患者8岁，双侧上颌第二乳磨牙已早期拔除，因未佩戴间隙保持器导致上颌磨牙近移，造成缺牙间隙减小（图5-13-3-1）。

诊断

· #55、#65早失，#16、#26近中倾斜

治疗计划

· 无托槽隐形矫治（隐适美）
· 远移上颌磨牙
· 为#15和#25的萌出开展间隙

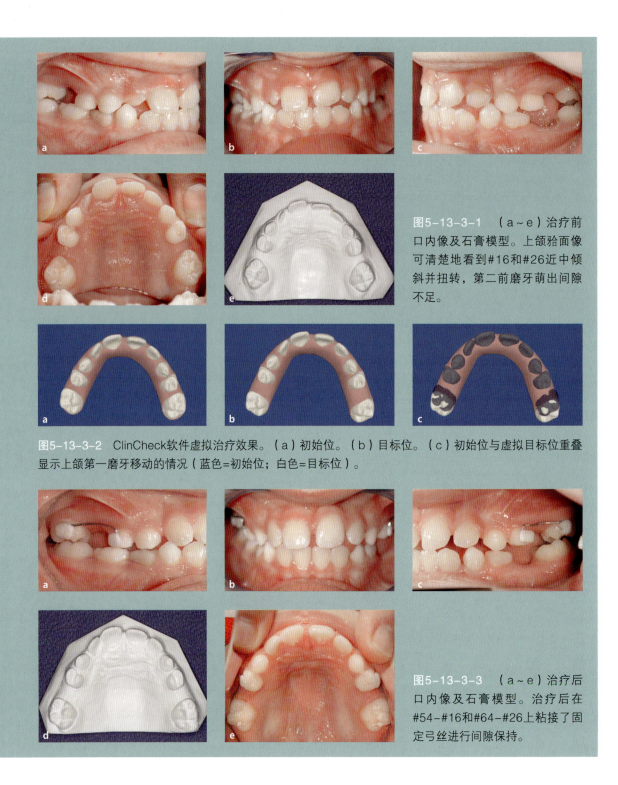

图5-13-3-1 （a～e）治疗前口内像及石膏模型。上颌𬌗面像可清楚地看到#16和#26近中倾斜并扭转，第二前磨牙萌出间隙不足。

图5-13-3-2 ClinCheck软件虚拟治疗效果。（a）初始位。（b）目标位。（c）初始位与虚拟目标位重叠显示上颌第一磨牙移动的情况（蓝色=初始位；白色=目标位）。

图5-13-3-3 （a～e）治疗后口内像及石膏模型。治疗后在#54-#16和#64-#26上粘接了固定弓丝进行间隙保持。

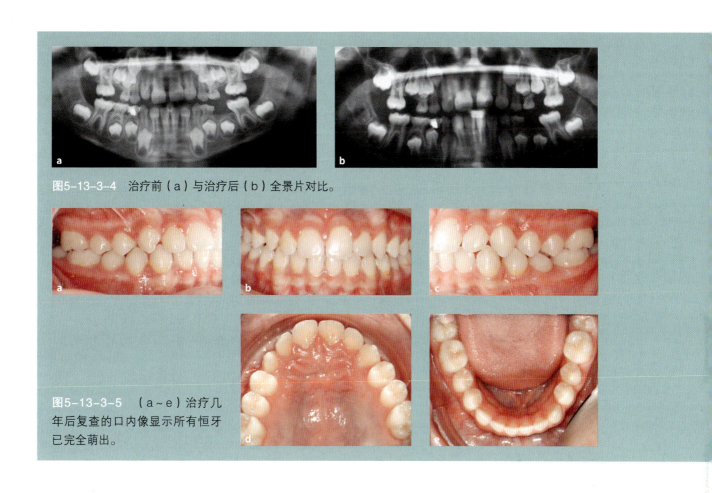

图5-13-3-4　治疗前（a）与治疗后（b）全景片对比。

图5-13-3-5　（a~e）治疗几年后复查的口内像显示所有恒牙已完全萌出。

治疗过程

患者就诊前已经拔除了#55和#65，但未在口内佩戴间隙保持器，因此#16、#26近中倾斜，导致#15、#25萌出间隙不足。

根据ClinCheck软件排牙结果（图5-13-3-2），整个治疗设计了14副矫治器，为了更快地达到治疗预期，每副矫治器的佩戴时间由之前的14天减少到了9天。缩短佩戴时间是可行的，但必须建立在严密监测牙齿移动情况以及丰富的隐形矫治经验的基础之上。对于儿童和青少年患者来说，如果隐形矫治器设计数量过多时，可根据情况适当缩短每副矫治器的佩戴时间。如果患者因为矫治器更换出现牙齿持续性受力而引起不适时，可将佩戴时间再延长到14天。

隐形矫治后，磨牙实现了远移，扭转得到了纠正，并为#15、#25创造了足够的萌出间隙（图5-13-3-3）。治疗后#16、#26轴倾度恢复正常（图5-13-3-4）。在#54-#16和#64-#26间粘接了不锈钢弓丝进行间隙的保持。

数年后患者复查时口内像显示#15、#25顺利萌出，上下牙弓协调，双侧磨牙建立Ⅰ类关系（图5-13-3-5）。因此，没有进一步进行后期的正畸治疗。如果没有使用隐适美进行磨牙远移，最终的拔牙矫治可能是无法避免的。

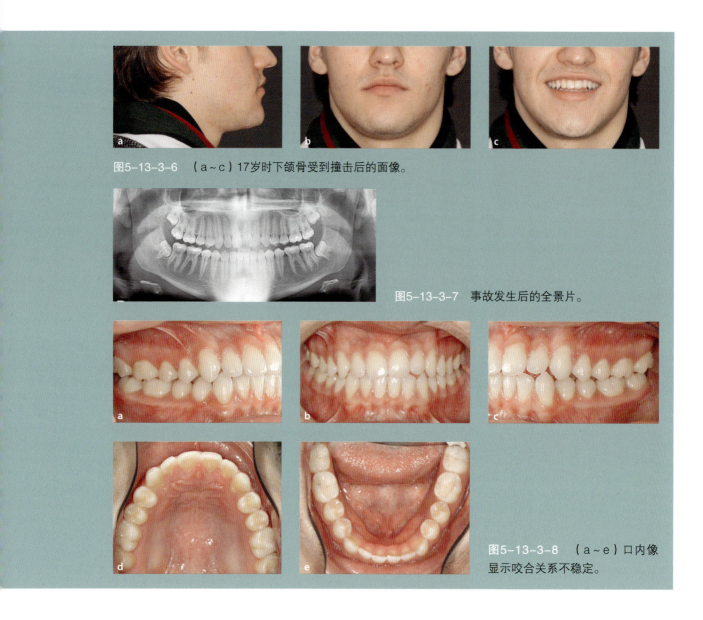

图5-13-3-6　（a~c）17岁时下颌骨受到撞击后的面像。

图5-13-3-7　事故发生后的全景片。

图5-13-3-8　（a~e）口内像显示咬合关系不稳定。

后期治疗情况

　　本病例患者在17岁时下颌体左侧受到撞击后，前来复诊。面像显示撞击部位肿胀（图5-13-3-6）。患者本次就诊的主诉是右侧颞下颌关节疼痛（图5-13-3-10）。患者表示在此次事故之后他的咬合发生了明显的变化。

　　全景片显示下颌骨上部可见轻微裂隙（图5-13-3-7），口内像及模型可见咬合关系不稳定，部分牙齿无咬合关系（图5-13-3-8和图5-13-3-9）。

　　由于全景片不适合进行髁突的诊断，因此我们拍摄了磁共振断层扫描（MRT）和CBCT。CBCT用来评估关节后间隙宽度[9]（图5-13-3-11），并建议患者康复后拔除智齿。首先我们在下颌牙列制作了可摘式𬌗板［颅颌矫形定位矫治器（COPA）］来增加患者后牙区的高度，从而减轻髁突的疼痛（图5-13-3-12）。另外，建议患者接受理疗师的松解疗法。每次复诊时根据咬合情况的变化来调整可摘式𬌗板。

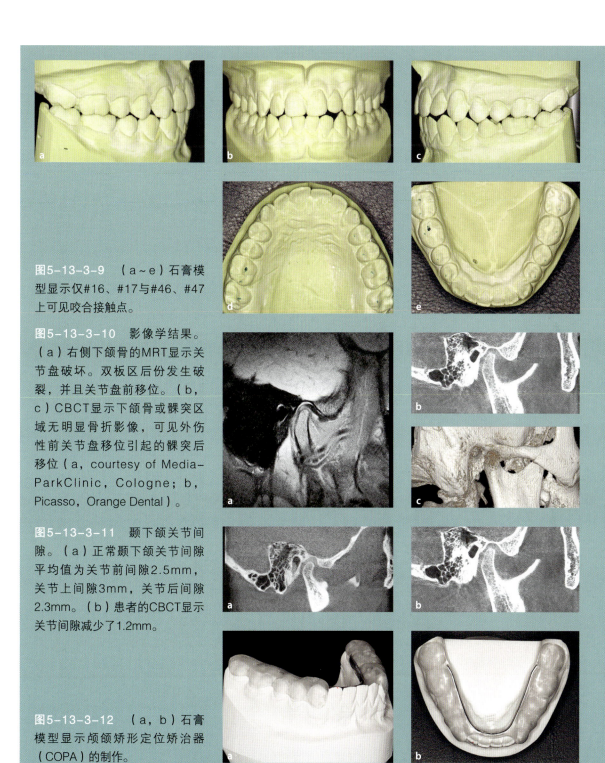

图5-13-3-9 （a~e）石膏模型显示仅#16、#17与#46、#47上可见咬合接触点。

图5-13-3-10 影像学结果。（a）右侧下颌骨的MRT显示关节盘破坏。双板区后份发生破裂，并且关节盘前移位。（b，c）CBCT显示下颌骨或髁突区域无明显骨折影像，可见外伤性前关节盘移位引起的髁突后移位（a，courtesy of Media-ParkClinic，Cologne；b，Picasso，Orange Dental）。

图5-13-3-11 颞下颌关节间隙。（a）正常颞下颌关节间隙平均值为关节前间隙2.5mm，关节上间隙3mm，关节后间隙2.3mm。（b）患者的CBCT显示关节间隙减少了1.2mm。

图5-13-3-12 （a，b）石膏模型显示颅颌矫形定位矫治器（COPA）的制作。

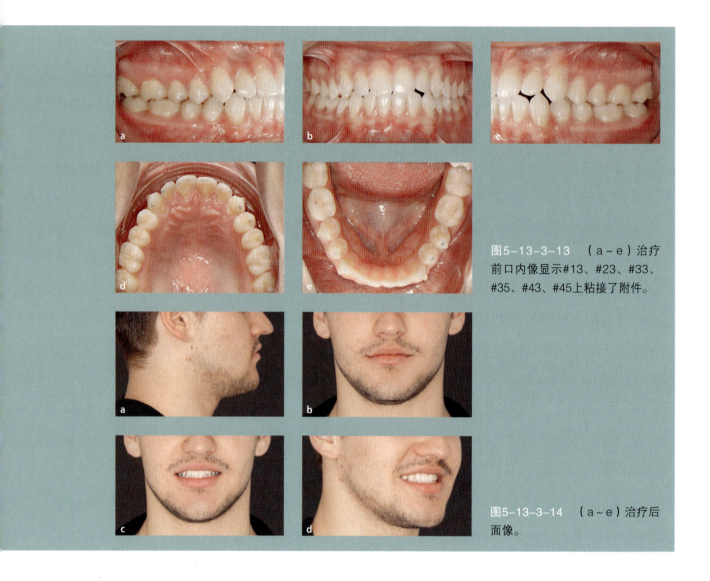

图5-13-3-13 （a~e）治疗前口内像显示#13、#23、#33、#35、#43、#45上粘接了附件。

图5-13-3-14 （a~e）治疗后面像。

根据学者Yang的研究[10]，一种替代治疗可能是应用关节镜对关节盘重新定位。虽然患者的疼痛感消失，但因关节创伤造成的不稳定的咬合关系依然存在，因此我们计划使用隐形矫治来改善患者的咬合状态（图5-13-3-13）。

隐形矫治后，患者获得了协调的面部对称性（图5-13-3-14），上下牙列排齐、咬合稳定（图5-13-3-15），石膏模型显示尖牙引导下的后牙区均匀分布的咬合接触点（图5-13-3-16）。

患者已无关节疼痛，但是右侧颞下颌关节仍有发展成颞下颌关节病的潜在风险。这将在后期的随访中拍摄CBCT进行评估（图5-13-3-17）。

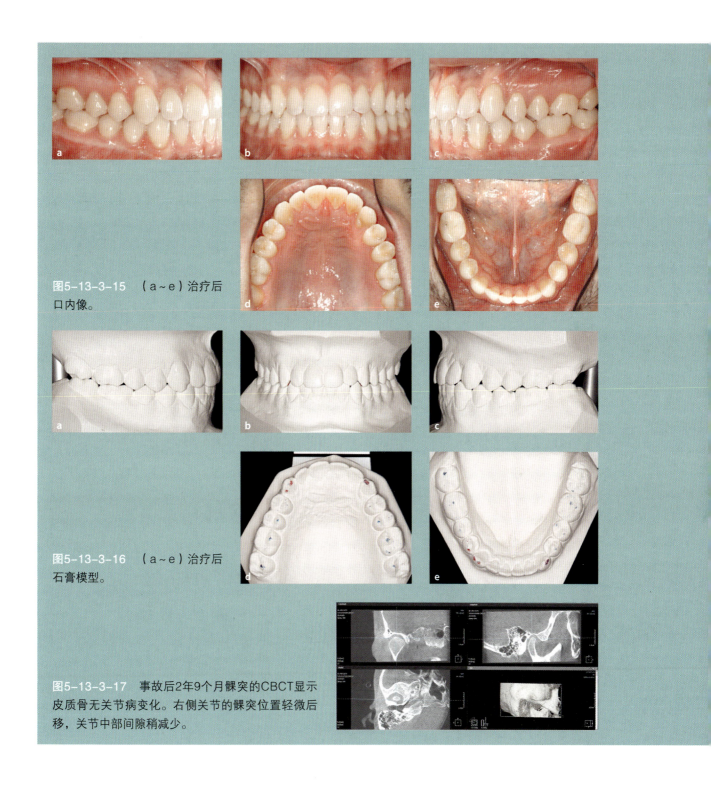

图5-13-3-15　（a～e）治疗后口内像。

图5-13-3-16　（a～e）治疗后石膏模型。

图5-13-3-17　事故后2年9个月髁突的CBCT显示皮质骨无关节病变化。右侧关节的髁突位置轻微后移，关节中部间隙稍减少。

病例2：直立近中倾斜的上颌第一磨牙

患者8岁，女性，初诊时发现#16近中倾斜，#14远中倾斜，#15萌出间隙不足（图5-13-3-18）。全景片显示#16的倾斜量以及#55滞留和移位（图5-13-3-18j）。

诊断

· #16近中倾斜，#14远中倾斜
· #15萌出间隙不足

治疗计划

· 无托槽隐形矫治（隐适美）
· 直立并远移#16
· 开展间隙

治疗过程

由于#16近中倾斜，因此#16牙冠的近中面大部分被牙龈覆盖，这就导致隐形矫治器无法包裹住#16牙冠的近中面（图5-13-3-18i）。为了获得足够的固位来直立磨牙，并

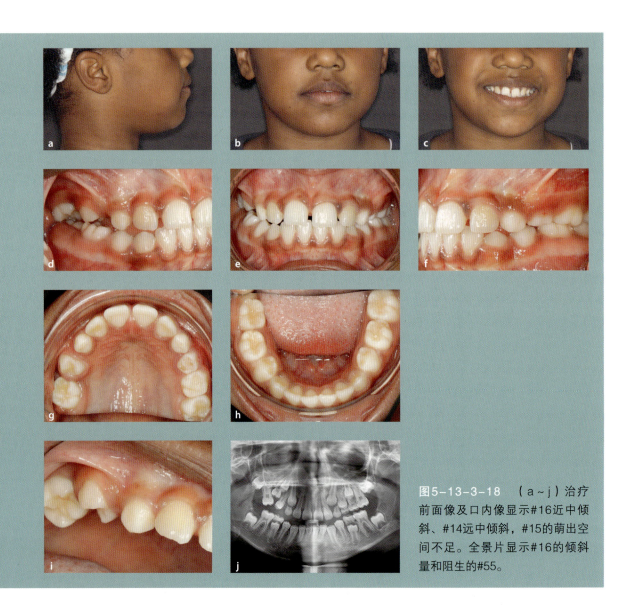

图5-13-3-18　（a～j）治疗前面像及口内像显示#16近中倾斜、#14远中倾斜，#15的萌出空间不足。全景片显示#16的倾斜量和阻生的#55。

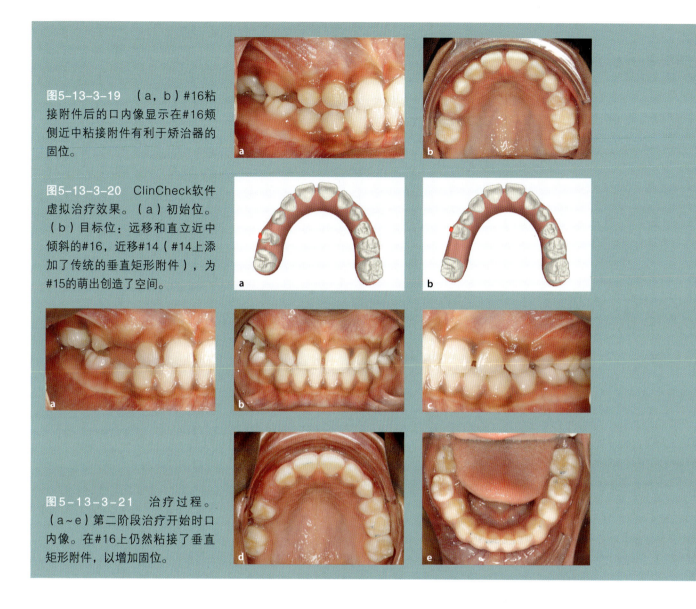

图5-13-3-19 （a，b）#16粘接附件后的口内像显示在#16颊侧近中粘接附件有利于矫治器的固位。

图5-13-3-20 ClinCheck软件虚拟治疗效果。（a）初始位。（b）目标位：远移和直立近中倾斜的#16，近移#14（#14上添加了传统的垂直矩形附件），为#15的萌出创造了空间。

图5-13-3-21 治疗过程。（a~e）第二阶段治疗开始时口内像。在#16上仍然粘接了垂直矩形附件，以增加固位。

增加隐形矫治器的抓握力，我们决定在#16颊侧近中粘接附件（图5-13-3-19），来增加牙冠近中的面积，从而为直立磨牙提供更大的固位力[11]。为了增加固位，我们在#14上也粘接了垂直矩形附件（图5-13-3-20）。第一阶段治疗共设计了17副上颌矫治器，来实现#16远移以及#14近移，患者每10天更换1副（图5-13-3-20a和b）。

该阶段矫治器佩戴结束后，我们进行了第二阶段的精细调整（图5-13-3-21），为了获得更好的固位力，我们仍在#16上粘接了垂直矩形附件，附加矫治器一共16副。图5-13-3-22显示在第一阶段治疗后实际的情况和精细调整的ClinCheck软件目标位。精细调整后的口内像显示#16颊侧近中粘接了附件（图5-13-3-23a和b）。在治疗的整个过程中，

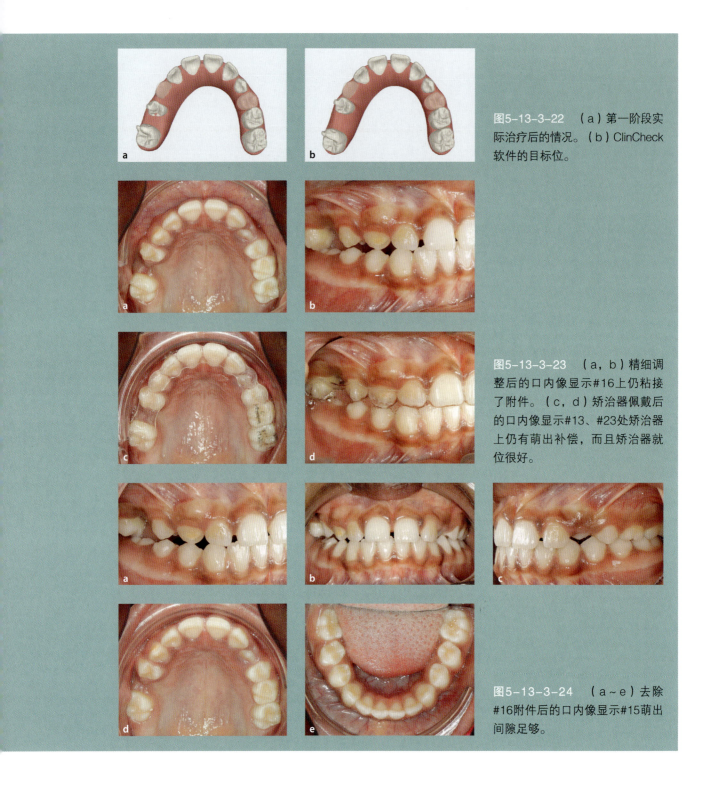

图5-13-3-22　（a）第一阶段实际治疗后的情况。（b）ClinCheck软件的目标位。

图5-13-3-23　（a，b）精细调整后的口内像显示#16上仍粘接了附件。（c，d）矫治器佩戴后的口内像显示#13、#23处矫治器上仍有萌出补偿，而且矫治器就位很好。

图5-13-3-24　（a～e）去除#16附件后的口内像显示#15萌出间隙足够。

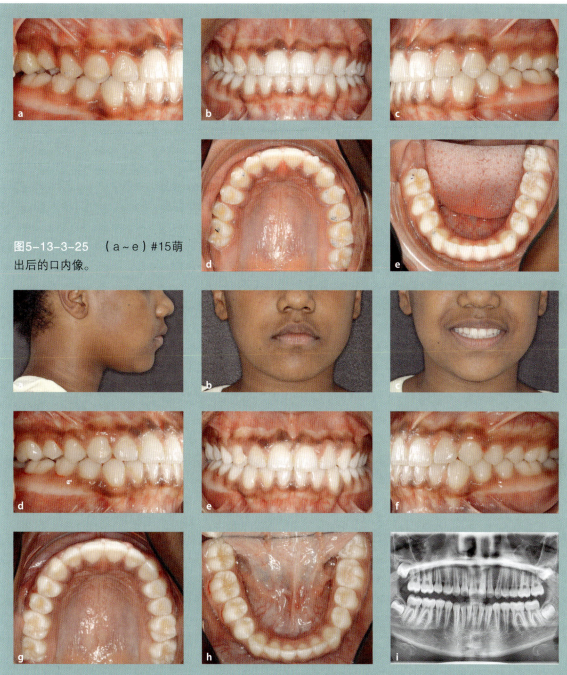

图5-13-3-25 （a~e）#15萌出后的口内像。

图5-13-3-26 （a~i）治疗后面像及口内像显示上下牙列排齐、Ⅰ类磨牙关系。全景片显示未见明显病理性异常，所有智齿在位。

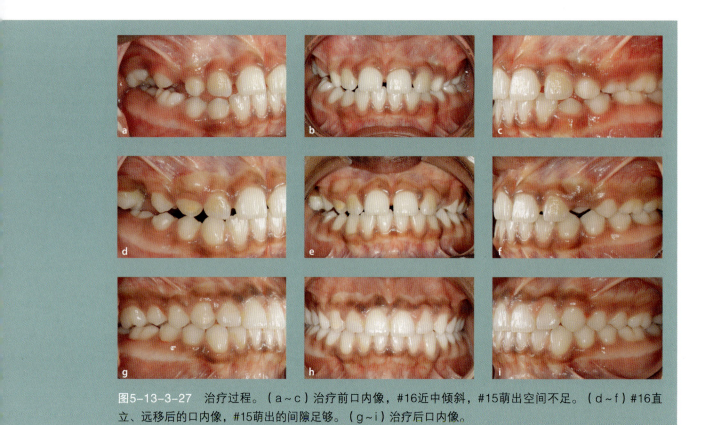

图5-13-3-27　治疗过程。（a~c）治疗前口内像，#16近中倾斜，#15萌出空间不足。（d~f）#16直立、远移后的口内像，#15萌出的间隙足够。（g~i）治疗后口内像。

矫治器的贴合度都很好。患者的依从性也很好，图5-13-3-23c和d显示矫治器佩戴后的口内像。图5-13-3-24显示去除#16附件后的口内像，可见#16已经远移并且直立，#14近移到位，并为#15的萌出创造了足够的间隙。我们建议患者夜间佩戴矫治器来维持治疗的效果。将患者转诊至口腔外科拔除#55。口内像显示#15自然萌出到开展的间隙处（图5-13-

3-25）。数个月后待#15萌出到位，又进行了一次精细调整。治疗后患者建立了Ⅰ类关系、生理性平衡𬌗关系以及较好的侧貌和笑线（图5-13-3-26）。图5-13-3-27显示整个治疗过程。治疗后患者下颌#34-#44粘接了舌侧保持器，上颌夜间佩戴可摘式透明保持器来保持。

病例3：下颌尖牙萌出间隙的开展

本病例展示了使用非拔牙方式为年轻患者下颌尖牙创造萌出空间。使用隐形矫治器为青少年患者开展牙列间隙具有高度可预测性。

本病例患者由于乳磨牙向近中漂移和下颌切牙向右侧扭转，导致#43的萌出间隙不足（图5-13-3-28）。本病例患者8.5岁开始接受隐形矫治。

诊断

· #43萌出间隙不足
· 向近中漂移的#84几乎与#42远中邻面接触

治疗计划

· 无托槽隐形矫治（隐适美）
· 远移#46并左侧移动下颌切牙
· 为#43的萌出开展间隙

治疗过程

ClinCheck软件用于制订治疗计划（图5-13-3-29）。#46设计了2mm的远移，#42设计了2.5mm的近移。为了获得更多的间隙，所有下颌切牙均设计了唇向倾斜移动。本次治疗设计了21副矫治器，患者每10天更换1副。

治疗后口内像显示#46近中与#42远中的间隙已开展（图5-13-3-30）。通过远移#46和唇倾下颌切牙，为#43的萌出创造了足够的间隙，因此不需要再拔牙。切牙及尖牙区的牙龈健康稳定。治疗开始3年后的全景片显示所有恒牙均完全萌出，#43扭转（图5-13-3-31）。

患者11.5岁时所有恒牙均完全萌出。此时开始第二阶段治疗，这次治疗主要是对咬合关系进行精细调整。针对#43的扭转，治疗时要纠正并对近中舌向进行过矫治。为了获得排齐所需的间隙，#32-#43远中均进行了0.2mm的邻面去釉（IPR），下颌设计了30副矫治器，上颌设计了20副矫治器（图5-13-3-32）。

在该阶段治疗结束时，下颌牙列均已排齐，#43扭转完全纠正。

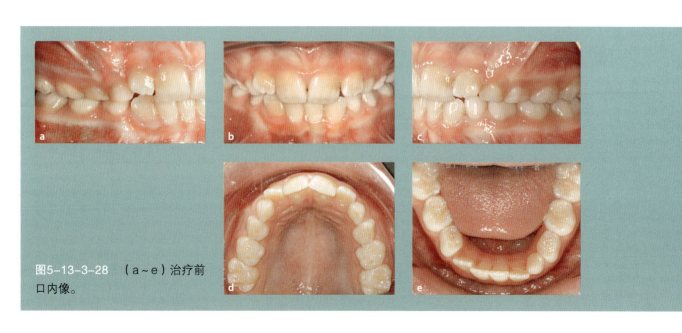

图5-13-3-28　（a~e）治疗前口内像。

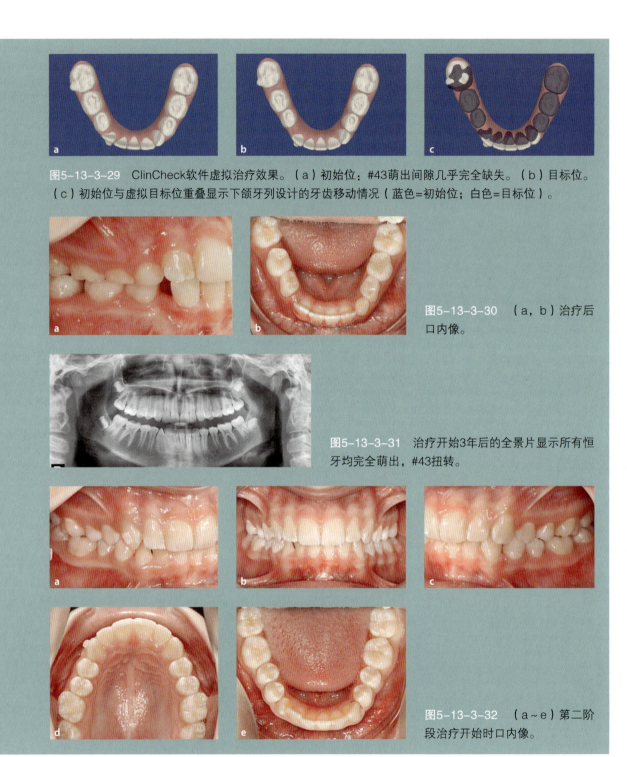

图5-13-3-29　ClinCheck软件虚拟治疗效果。（a）初始位：#43萌出间隙几乎完全缺失。（b）目标位。（c）初始位与虚拟目标位重叠显示下颌牙列设计的牙齿移动情况（蓝色=初始位；白色=目标位）。

图5-13-3-30　（a，b）治疗后口内像。

图5-13-3-31　治疗开始3年后的全景片显示所有恒牙均完全萌出，#43扭转。

图5-13-3-32　（a~e）第二阶段治疗开始时口内像。

侧方咬合口内像（图5-13-3-33）可见第一、第二磨牙区有轻微的开𬌗，但前磨牙区咬合紧密。患者拒绝进一步精细调整伸长后牙达到紧密的咬合接触。因此，为了调整到稳定的咬合关系，我们在下颌#34-#44粘接了舌侧保持器进行保持。全景片显示未见明显异常（图5-13-3-34）。建议患者拔除#18、#28、#38、#48阻生牙。

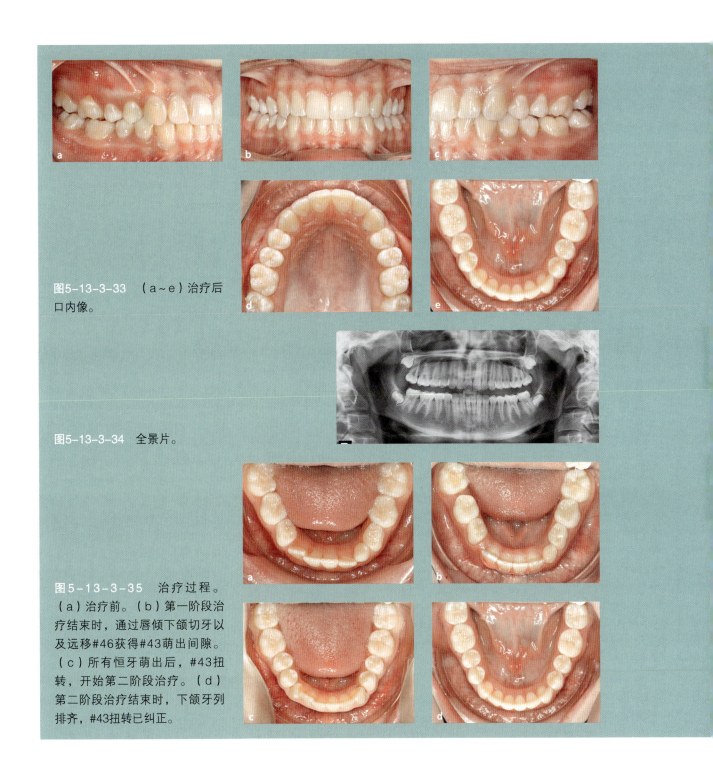

图5-13-3-33　（a~e）治疗后口内像。

图5-13-3-34　全景片。

图5-13-3-35　治疗过程。（a）治疗前。（b）第一阶段治疗结束时，通过唇倾下颌切牙以及远移#46获得#43萌出间隙。（c）所有恒牙萌出后，#43扭转，开始第二阶段治疗。（d）第二阶段治疗结束时，下颌牙列排齐，#43扭转已纠正。

图5-13-3-35显示整个治疗过程。图5-13-3-36显示正畸治疗结束2年后的口内像。患者上颌夜间佩戴可摘式保持器（Lamitec，Hinz Dental）。上下颌在尖牙区及后牙区均实现了很好的咬合接触。

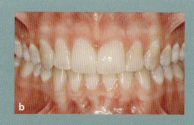
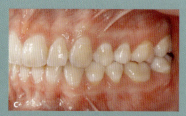
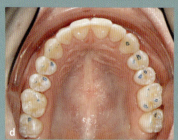
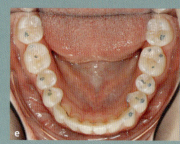

图5-13-3-36 （a～e）正畸治疗结束2年后的口内像，并标记了咬合接触点，#34-#44粘接了舌侧保持器。

参考文献

[1] Abbate GM, Caria MP, Montanari P, et al. Periodontal health in teenagers treated with removable aligners and fixed orthodontic appliances. J Orofac Orthop 2015;76:240–250.

[2] Fujiyama K, Honjo T, Suzuki M, Matsuoka S, Deguchi T. Analysis of pain level in cases treated with Invisalign aligner: comparison with fixed edgewise appliance therapy. Prog Orthod 2014;15:64.

[3] Turpin DL. Percentage swings in extraction frequencies. Angle Orthod 1994;64:403.

[4] Proffit WR. Forty-year review of extraction frequencies at a university orthodontic clinic. Angle Orthod 1994;64:407–414.

[5] Gianelly AA. Crowding: timing of treatment. Angle Orthod 1994;64:415–418.

[6] Soejima U, Motegi E, Nomura M, Yamazaki M, Sueishi K. Change in proportion of extraction and non-extraction in orthodontic patients. Bull Tokyo Dent Coll 2014;55:225–231.

[7] Fränkel C, Fränkel R, eds. Der Funktionsregler in der orofazialen Orthopädie. Heidelberg, Germany: Hüthig, 1992.

[8] Neumann I, Schupp W, Heine G. Distalbewegung oberer 1. Molaren mit dem Invisalign-System- ein Patientenbericht. Kieferorthopädie 2004;2:133–137.

[9] Dizidienda G. Vermessung und vergleichende Untersuchung der Gelenkspaltbreite von physiologischen und pathologischen Kiefergelenken mittels digitaler Volumentomographie. Clinic of Innsbruck, 2011.

[10] Yang C, Cai XY, Chen MJ, Zhang SY. New arthroscopic disc repositioning and suturing technique for treating an anteriorly displaced disc of the temporomandibular joint: part I – technique introduction. Int J Oral Maxillofac Surg 2012;41:1058–1063.

[11] Haubrich J, Schupp W. Invisalign treatment in early years to avoid potential extraction treatments – case reports. JAO 2018;2:39–52.

专题13.4

青少年患者的正畸治疗——缺牙处理

乳牙列和恒牙列缺乏牙胚细胞层，被称为发育不全。少数几个牙胚缺失，被称为缺牙症（Hypodontia，见病例1～病例3）。6颗或6颗以上（不包括第三磨牙）的牙齿缺失，被称为少牙症（Oligodontia）。所有牙齿完全缺失，被称为无牙症（Anodontia）。

乳牙先天缺失发病率为0.1%～0.7%，恒牙先天缺失发病率为2%～9%，男女比例为1：1.4[1]。欧洲先天缺牙发病率为5.5%[2]。高加索人群少牙症发病率为0.14%，女性发病率高于男性[2]。

先天缺牙可被视为一种独立的特征，或者伴发于非牙齿异常的综合征中。它是由（表观）遗传和环境因素引起的[3-4]。

迄今为止，已发现300多个基因与牙齿发育有关。大多数非综合征性牙齿发育不全是由7个基因的突变引起的：AXIN2、EDA、M9X1、PAX9、WNT10A、WNT10B、LRP6[5-7]。

先天缺牙是50多种综合征的主要临床特征。其中包括：

- 外胚层发育不良
- 牙槽突裂
- 21-三体综合征
- 软骨外胚层发育不良
- Rieger综合征
- 色素失禁症
- 口-面-指综合征
- William综合征
- 颅缝早闭症

先天缺牙早期病例可追溯至一名12～14岁的尼安德特人，其下颌中切牙缺失[8]。

关于先天缺牙治疗的几点思考

在缺牙症（个别牙胚缺失）和少牙症的患者中，首先要保留口腔功能。通常，乳牙垂直向生长以保持或形成垂直距离。在牙胚缺失的情况下，始终需要考虑的问题是：通过正畸关闭间隙，还是为将来的修复或种植手术保留间隙。

在Angus C. Cameron和Richard P. Widmer的《儿童牙科手册》[1]一书中描述了牙胚缺失的问题：

"许多因素影响着保留或拔除第二乳磨牙的决定，包括牙列拥挤的程度、面型和骨型、磨牙关系、错𬌗的垂直向问题、切牙矢状向位置和替牙列的阶段。"

当继替的前磨牙缺失时，一般共识是要保留乳磨牙，除非保留的乳磨牙表现出明显的根骨粘连。当不存在明显的垂直向不调时，对粘连的乳磨牙进行冠部修复（即树脂牙冠、不锈钢牙冠）有助于保持咬合关系和谐稳定。然而，在大多数情况下，早期拔除粘连的乳磨牙可以避免由于乳磨牙根骨粘连继而引起的垂直高度不足和牙槽嵴高度丧失，从而改善咬合关系。在第二乳磨牙粘连，继替前磨牙缺失的情况中，即使未来计划进行缺牙修复，通常也建议早期拔除乳磨牙。如果保留严重异位且根骨粘连的乳磨牙，由于其没有萌出的前磨牙来维持牙槽嵴高度完整性，会导致邻牙垂直向牙槽嵴高度不足。基于这些原因，当第二前磨牙先天缺失时，早期拔除粘连的第二乳磨牙应该是早期矫治中可取的治疗决策。如果早

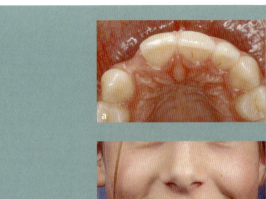
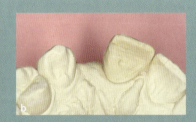
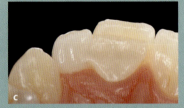
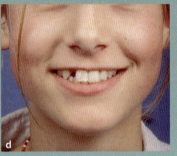
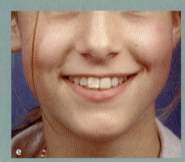

图5-13-4-1 （a）口内殆面像显示#12缺失。（b）#11基牙预备体的模型视图，包括最小的舌侧贴面预备体、中央舌侧钉道和平坦的邻面盒型固位体。（c）舌面像显示固位翼。咬合接触位于固位翼上方的健康牙釉质上。（d）治疗前正面像。（e）治疗后正面像（由Prof. M Kern提供[10]）。

期拔除这些牙齿，继发于拔牙后的牙槽嵴吸收主要发生在拔牙后的第一年，牙槽嵴将出现约1/3的宽度损失，且不是渐进性的。邻牙移动通常可保持足够的牙槽嵴宽度，以便后期植入种植体，并更好地调整牙弓长度，重建良好的咬合。正畸治疗计划还必须考虑是否为未来的修复治疗保留空间，或让邻牙进行"牙齿漂移（Driftodontics）"关闭缺失的前磨牙间隙。如果未来需要拔除前磨牙矫治，且存在多颗前磨牙对称缺失，则建议早期拔除乳磨牙。考虑到长期因素、可选择的治疗方案以及可能涉及的多个学科，正畸医生必须在协调多学科治疗和运用各专业知识中发挥主导作用。

种植体适用于10岁以上患者的上下颌骨的前部区域，并建议将上颌种植体放置在更偏冠方的位置。在一篇系统综述中，Bohner等[9]报道了对处于生长发育期的患者进行种植手术的可能性。他们指出："主要并发症是种植体在上颌牙列中的低位咬合以及在下颌牙列中的旋转[9]。"粘接桥修复提供了一种侵入性较小的治疗选择（见专题13.4，病例3）[10]（图5-13-4-1）。

关于上颌侧切牙缺失治疗的几点思考

与其他牙胚缺失一样，上颌侧切牙缺失也应考虑选择关闭间隙还是开展间隙后期修复。如果通过正畸治疗关闭间隙使尖牙位于侧切牙的位置，出于美学考虑，有必要对尖牙进行牙冠改形。在大多数情况下，出于功能考虑，第一前磨牙替代尖牙的位置后，也应对其腭尖进行调磨。

当不近移尖牙关闭间隙时，上颌侧切牙（#12、#22）的间隙可以暂时用粘接桥修复，或者用临时种植体替代。在大多数情况下，种植手术及永久修复通常在18岁以后进行。因此，使用粘接桥进行长期临时修复可以

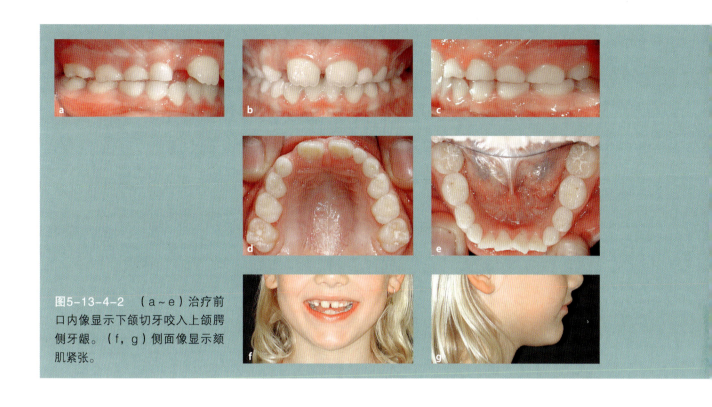

图5-13-4-2　（a~e）治疗前口内像显示下颌切牙咬入上颌腭侧牙龈。（f，g）侧面像显示颏肌紧张。

作为一种替代解决方案[11]。

对于侧切牙先天缺失的患者，是否通过正畸关闭间隙或为修复/种植开展间隙取决于以下几个因素：

· 错𬌗畸形的类型，特别是间隙不足的情况
· 牙冠大小的关系，在大多数情况下，尖牙牙冠比侧切牙大
· 尖牙自然萌出的路径

通常，全景片显示上颌尖牙有向缺失侧切牙区萌出的趋势。

无论计划采取哪种解决方案，都应始终与口腔全科医生、正畸医生以及最终修复缺牙的种植外科医生进行会诊合作[12-13]。

在任何可能的情况下，正畸间隙关闭都比开展间隙修复缺牙更有优势[14-15]。

病例1：双侧上颌侧切牙缺失

对处于生长发育期的骨性Ⅱ类患者，通常使用功能矫治器；大多数情况下，我们使用Fränkel矫治器。然而，大部分患者需要进行Ⅱ期全口矫治，大多使用传统的固定式矫治器。而问题是青少年患者通常不喜欢固定式矫治器，而且他们的口腔卫生不佳，往往不适合使用固定式矫治器，存在牙釉质白斑病损和脱矿的风险。隐形矫治提供了最小侵害性的治疗选择，利于保持良好的口腔卫生。出于这个原因，我们现在更倾向使用无托槽隐形矫治器来治疗这些患者，而不是多托槽的固定式矫治器。

本病例患者磨牙远中关系伴前牙深覆𬌗，下颌切牙咬入上颌腭侧牙龈（图5-13-4-2）。

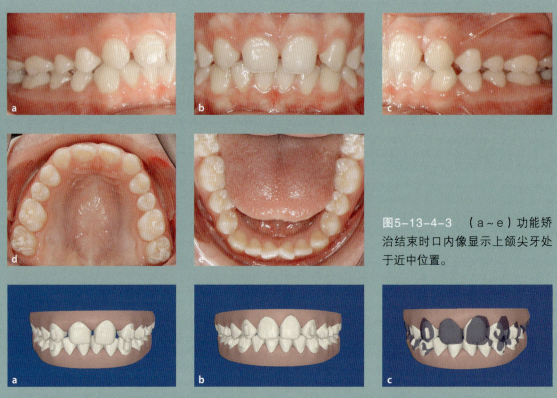

图5-13-4-3 （a~e）功能矫治结束时口内像显示上颌尖牙处于近中位置。

图5-13-4-4 ClinCheck软件虚拟治疗效果。（a）初始位：上颌侧切牙缺失以及上颌前牙区散在间隙。（b）ClinCheck设计目标位：完成间隙关闭并将#13、#23移动到理想位置，用于后期修复。（c）重叠显示上颌前牙的内收量和近移量（蓝色=初始位；白色=目标位）。

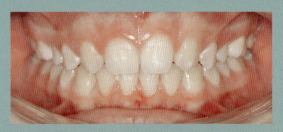

图5-13-4-5 上下牙列排齐及上颌间隙关闭后的口内像。尖牙处于牙冠改形修复的最佳位置，以替代缺失的#12和#22。

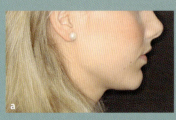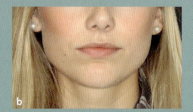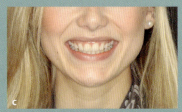

图5-13-4-6 （a~c）#13和#23牙冠改形后的面像显示牙齿美观得到改善（#11、#13、#14、#21、#23、#24牙冠改形由德国科隆的Dr. W Boisserée使用Enamel Plus完成）。

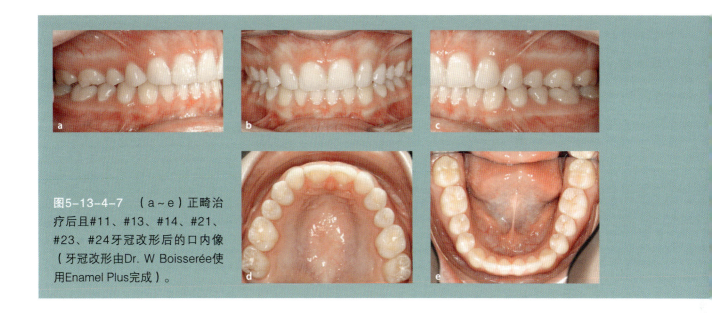

图5-13-4-7 （a~e）正畸治疗后且#11、#13、#14、#21、#23、#24牙冠改形后的口内像（牙冠改形由Dr. W Boisserée使用Enamel Plus完成）。

诊断

- 安氏Ⅱ类
- 深覆𬌗
- #12和#22先天缺失

治疗计划

- Fränkel矫治器
- 无托槽隐形矫治（隐适美）
- #13和#23复合树脂改形

治疗过程

在Fränkel矫治器功能矫治结束时，深覆𬌗得到改善，上颌尖牙位置较好但不完美（图5-13-4-3）。与全科医生共同讨论后，决定将上颌尖牙近移到缺失的上颌侧切牙位置，并在正畸治疗后进行牙冠改形，以获得更好的美学效果。下颌牙列轻度拥挤。

此治疗计划需要在所有计划近移的上颌牙齿上粘接矩形附件。在下颌#33、#34、#43、#44上粘接矩形附件，开始去扭转（图5-13-4-4）。治疗一共包括21副上颌矫治器、12副下颌矫治器。

治疗后口内像显示上下牙列已排齐，上颌牙列间隙已关闭（图5-13-4-5）。尖牙已处于后期牙冠改形和冠部修复的最佳位置。

#13和#23牙冠改形后的面像及口内像（Dr. W Boisserèe，Cologen）显示牙齿美学得到改善（图5-13-4-6和图5-13-4-7）。牙冠的改形和修复建立在功能考虑和匹配下唇弧度的牙齿美学解剖结构基础上。牙冠改形后的大小应使中切牙与侧切牙宽度符合黄金分割比例关系。口内像显示所有间隙关闭，下颌牙弓协调。Ⅱ类关系保持不变，呈现稳定的牙尖交错关系。图5-13-4-8显示治疗过程。

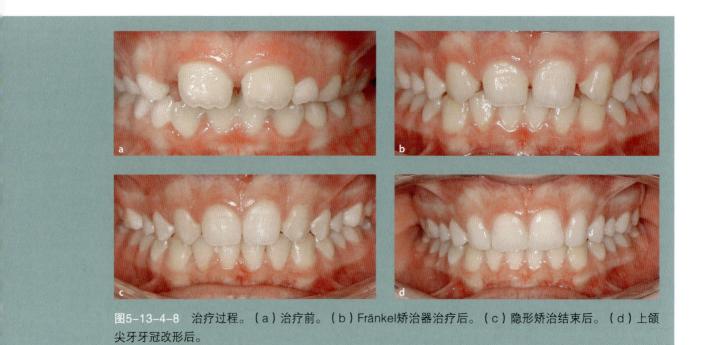

图5-13-4-8　治疗过程。（a）治疗前。（b）Fränkel矫治器治疗后。（c）隐形矫治结束后。（d）上颌尖牙牙冠改形后。

病例2：青少年牙列间隙伴2颗牙齿先天缺失

在先天缺牙的患者中，有必要讨论不同的治疗选择，即为以后的种植修复开展间隙还是完全关闭间隙。无论选择哪种治疗计划，最终决定都应基于功能和美学效果的潜在优势和局限性。对于关闭间隙，需要指出的是，最终可能需要使用其他临时支抗装置解决牙弓不对称的问题。在骨量充足的缺牙区植入种植体是一个不错的选择，但最终必须由患者以及其父母/监护人做出决定。

本病例患者的颏部相对于人中线居中，面部及颌骨对称协调（图5-13-4-9）。全景片显示#35、#45先天缺失，#75、#85乳牙滞留（图5-13-4-10）。

诊断

· 右侧安氏Ⅰ类

· 左侧安氏Ⅱ类

· 下牙列中线偏左

· #36、#46轻度牙釉质磨损

· #35、#45先天缺失，#75、#85乳牙滞留

治疗计划

· 无托槽隐形矫治（隐适美）

· 种植修复缺牙

治疗过程

隐形矫治开始时咬合显示右侧为Ⅰ类关系，左侧为Ⅱ类关系，下牙列中线偏左3mm。#36、#46轻度牙釉质磨损，在#12、#13、#22、#23、#31-#34、#41-#44粘接垂直矩形附件（图5-13-4-11）。

ClinCheck软件的虚拟排牙图像显示治疗计划（图5-13-4-12）。由于治疗前存在下牙列中线偏左，需要将下牙列中线向右调整。

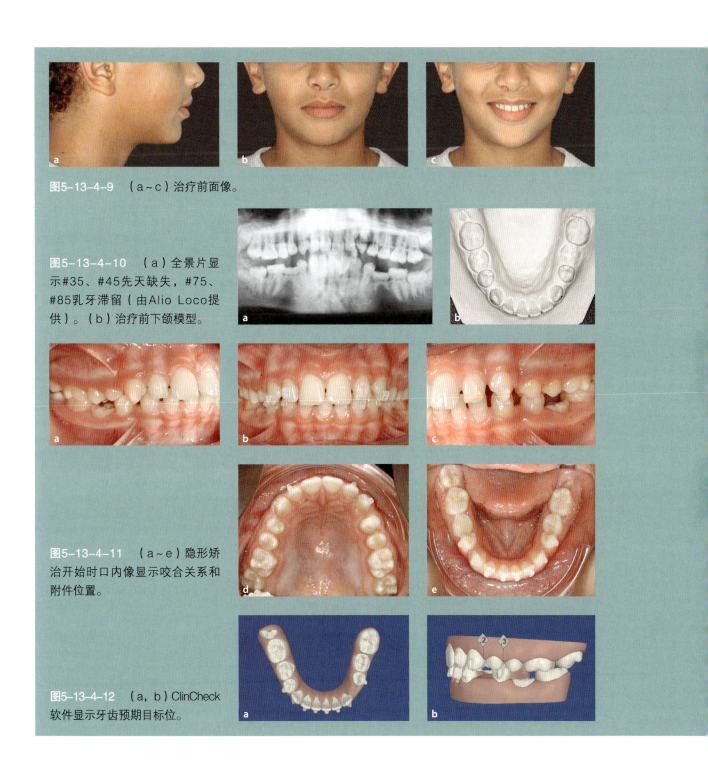

图5-13-4-9　（a~c）治疗前面像。

图5-13-4-10　（a）全景片显示#35、#45先天缺失，#75、#85乳牙滞留（由Alio Loco提供）。（b）治疗前下颌模型。

图5-13-4-11　（a~e）隐形矫治开始时口内像显示咬合关系和附件位置。

图5-13-4-12　（a，b）ClinCheck软件显示牙齿预期目标位。

在调整下牙列中线向右的同时近移下颌磨牙#36、#37减小缺牙间隙，这需要很强的支抗。我们决定改变治疗策略，即近移下颌左侧前牙，同时维持左侧磨牙完全远中关系。因此，治疗后需要在下颌左侧即#34近中以及拔除#75滞留乳牙后的#35区域共植入2颗种植体。第一阶段治疗使用了28副矫治器（图5-13-4-13～图5-13-4-17）。

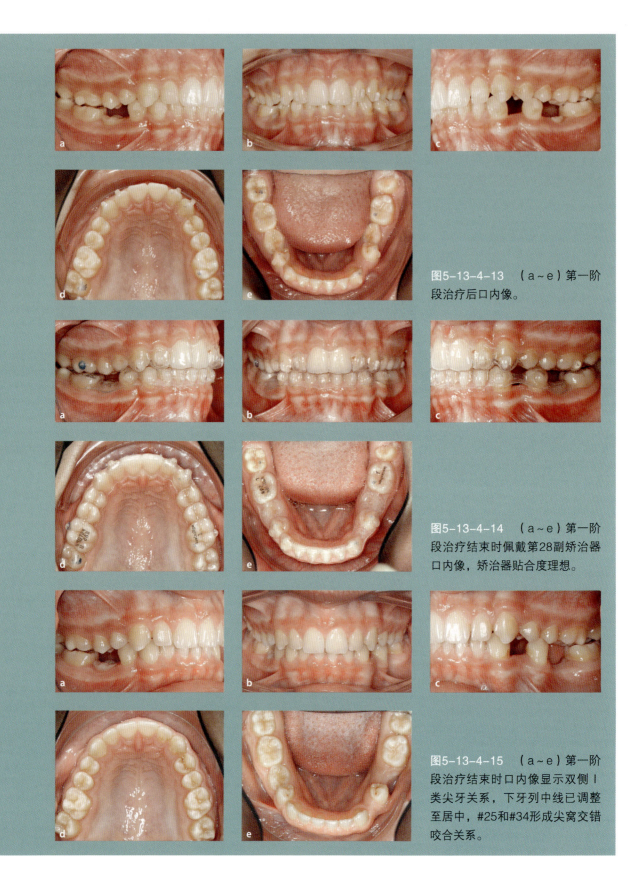

图5-13-4-13 （a～e）第一阶段治疗后口内像。

图5-13-4-14 （a～e）第一阶段治疗结束时佩戴第28副矫治器口内像，矫治器贴合度理想。

图5-13-4-15 （a～e）第一阶段治疗结束时口内像显示双侧Ⅰ类尖牙关系，下牙列中线已调整至居中，#25和#34形成尖窝交错咬合关系。

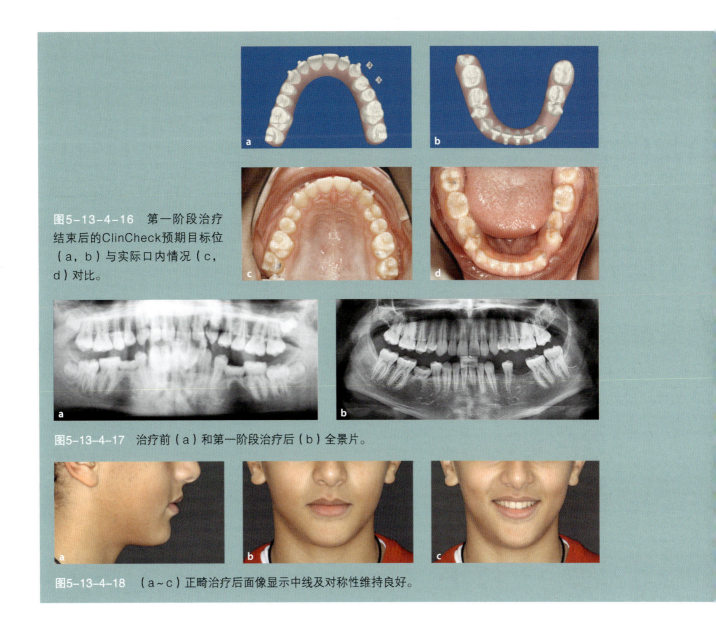

图5-13-4-16　第一阶段治疗结束后的ClinCheck预期目标位（a，b）与实际口内情况（c，d）对比。

图5-13-4-17　治疗前（a）和第一阶段治疗后（b）全景片。

图5-13-4-18　（a~c）正畸治疗后面像显示中线及对称性维持良好。

正畸治疗后的咬合处于最佳生理性位置（图5-13-4-18）。此时患者被转诊至德国科隆的牙周和种植医生（Dr. M Bäumer，MSD，USA）进行后期治疗。

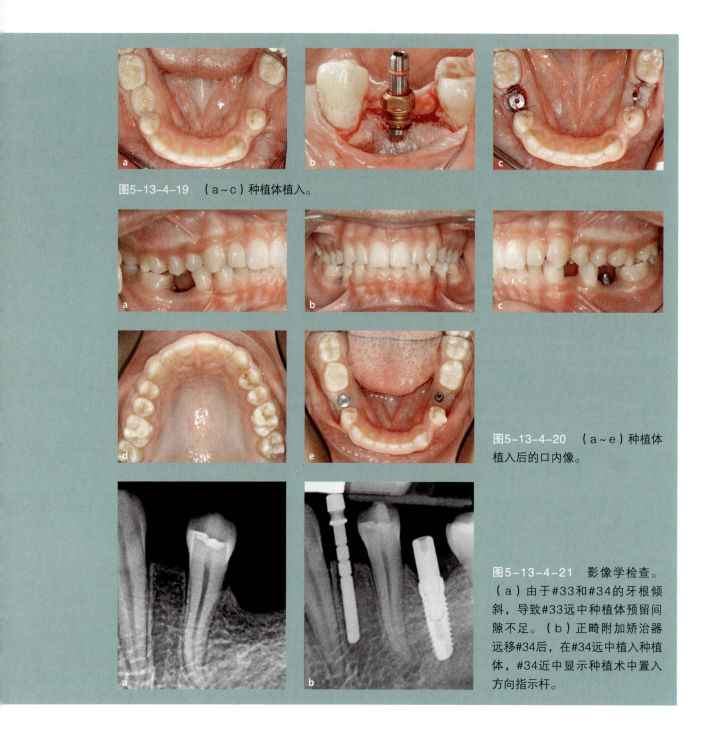

图5-13-4-19 （a~c）种植体植入。

图5-13-4-20 （a~e）种植体植入后的口内像。

图5-13-4-21 影像学检查。（a）由于#33和#34的牙根倾斜，导致#33远中种植体预留间隙不足。（b）正畸附加矫治器远移#34后，在#34远中植入种植体，#34近中显示种植术中置入方向指示杆。

拔除#85滞留乳牙并植入种植体（图5-13-4-19）。在#35和#45的位置分别植入种植体。#33和#34的牙根仍然倾斜，导致种植体植入预留间隙不足（图5-13-4-20和图5-13-4-21）。在#33和#34上粘接垂直矩形附件，并在附加矫治器上设计将#33牙根近移、#34牙根远移，以开展间隙（图5-13-4-22）。附加矫治器精细调整过程中在#33近中

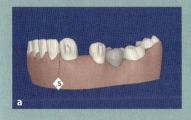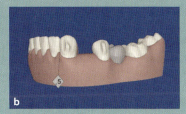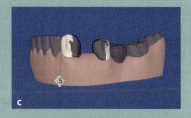

图5-13-4-22　ClinCheck软件虚拟治疗效果。（a）在附加矫治器调整#33和#34牙根倾斜以及邻面去釉之前。（b）ClinCheck预期目标位。（c）重叠显示牙齿计划移动情况（蓝色=初始位；白色=目标位）。

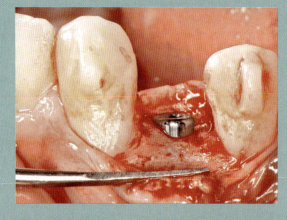

图5-13-4-23　在#33远中区域植入种植体。

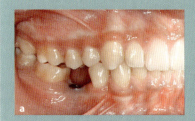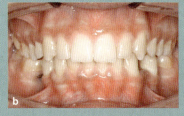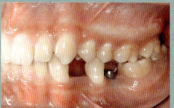

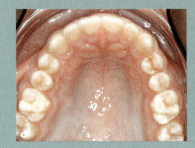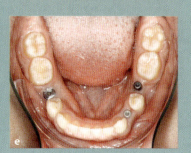

图5-13-4-24　（a~e）在#34、#35、#45区域植入种植体。

增加邻面去釉，共14副矫治器直立#33和#34牙根，为该区域植入种植体创造足够的空间和骨量。

在附加矫治器调整后，在#33远中区域植入种植体（图5-13-4-23）。图5-13-4-24显示#34、#35、#45区域的种植体。

种植体和修复体完成的最终结果如图5-13-4-25和图5-13-4-26所示。

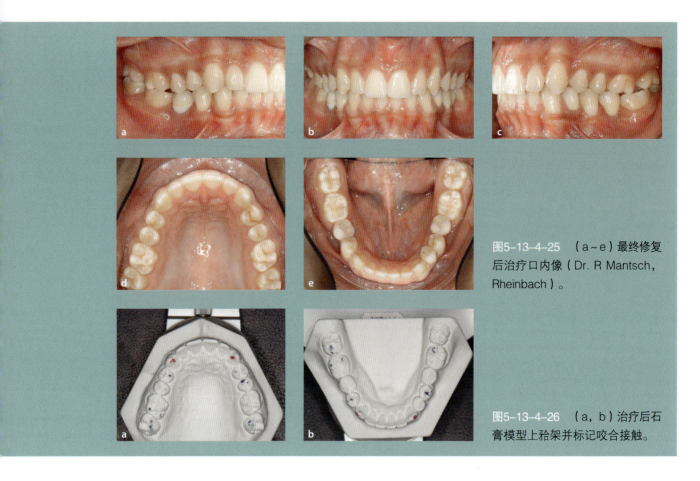

图5-13-4-25　（a~e）最终修复后治疗口内像（Dr. R Mantsch, Rheinbach）。

图5-13-4-26　（a, b）治疗后石膏模型上𬌗架并标记咬合接触。

病例3：青少年4颗牙齿先天缺失伴1颗阻生牙

恒牙先天缺失会增加正畸治疗的难度，因为需要决定是关闭缺牙间隙，还是保留间隙以后种植或修复缺失牙。尽管口腔种植技术日渐成熟，但在治疗恒牙缺失的青少年患者时仍应注意某些问题。一个重要的考虑因素是骨量，由于乳牙缺失的区域缺乏应力负荷可能导致骨量减少；另一个重要因素是青少年缺牙患者美学方面的考量，因为种植修复通常在18岁以后才进行。

本病例患者有多颗恒牙先天缺失，并伴一颗牙胚异位（图5-13-4-27）。患者口内#54、#55、#65、#75、#85乳牙未替换，#34和#44先天缺失（图5-13-4-28）。

诊断

· #15、#35、#44、#45先天缺失

· #25牙胚异位

· #18和#28未见牙胚

治疗计划

· 无托槽隐形矫治（隐适美）

· 外科拔除#25牙胚

· 除#44成年后种植修复外，磨牙近移关闭其他所有先天缺牙的间隙

治疗过程

由于#15、#35、#44、#45先天缺失以及#25牙胚异位，在患者12岁时开始治疗以获得第一、第二磨牙的最大近移量，从而关闭间

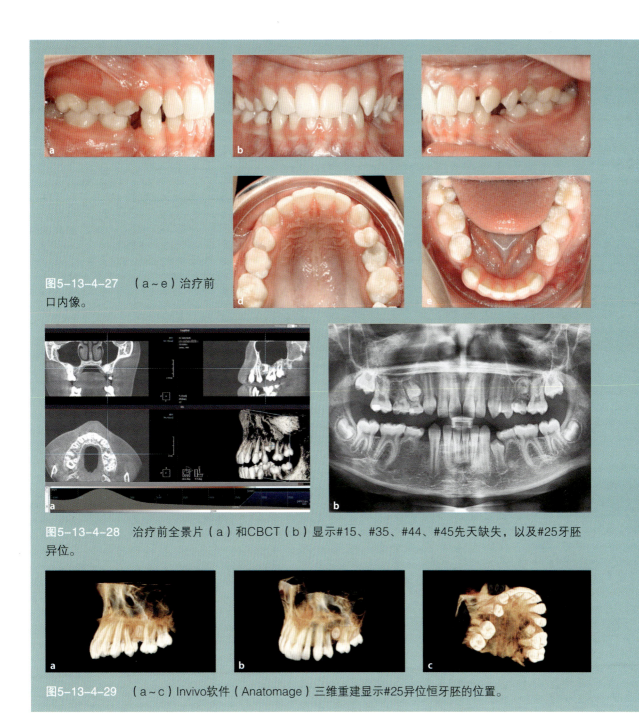

图5-13-4-27　（a~e）治疗前口内像。

图5-13-4-28　治疗前全景片（a）和CBCT（b）显示#15、#35、#44、#45先天缺失，以及#25牙胚异位。

图5-13-4-29　（a~c）Invivo软件（Anatomage）三维重建显示#25异位恒牙胚的位置。

隙，避免后期5颗牙的种植修复。

　　由于下颌右侧#44和#45均缺失，不可能完全关闭2颗缺牙间隙，故计划#44的缺牙间隙未来通过种植修复关闭。将CBCT图像通过三维软件（Invivo，Anatomage）进行重建，对#25异位恒牙胚的具体位置进行评估（图5-13-4-29）。由于其位置相当复杂，因此计划拔除，与牙弓另一侧的间隙同时对称关闭。使用ClinCheck软件制订治疗计划，上下颌均使用40副矫治器（图5-13-4-30和图

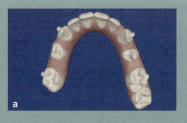 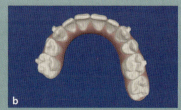 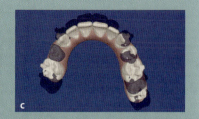

图5-13-4-30　上颌ClinCheck虚拟治疗效果。（a）初始位。（b）设计的目标位。（c）重叠显示计划的牙齿移动情况（蓝色=初始位；白色=目标位）。

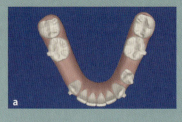 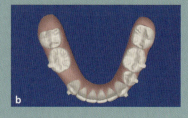 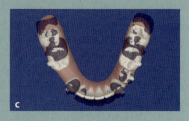

图5-13-4-31　下颌ClinCheck虚拟治疗效果。（a）初始位。（b）设计的目标位。（c）重叠显示计划的牙齿移动情况（蓝色=初始位；白色=目标位）。

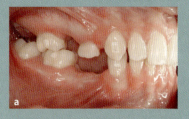 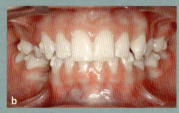 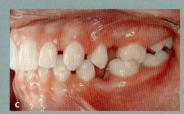

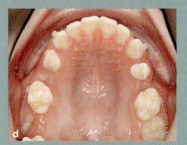 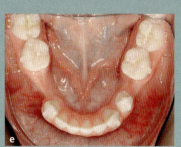

图5-13-4-32　（a~e）附件粘接后的口内像。

5-13-4-31）。#54因为是乳牙未设计移动。通过上颌切牙内收、上颌磨牙近移关闭所有间隙。磨牙至少需设计5mm近移，这在年轻患者中是可能实现的。上颌前牙内收的量很大程度上取决于患者的侧貌。在侧貌直面型的患者中，应避免上颌前牙大量内收，从而使侧貌过于平直。下颌设计了磨牙近移和下颌切牙内收，保留#44未来种植修复的间隙。

拔除除#54以外的乳牙后（#14尚未萌出），开始隐形矫治，粘接垂直矩形附件（图5-13-4-32）。

在佩戴第14副矫治器后，上下颌磨牙

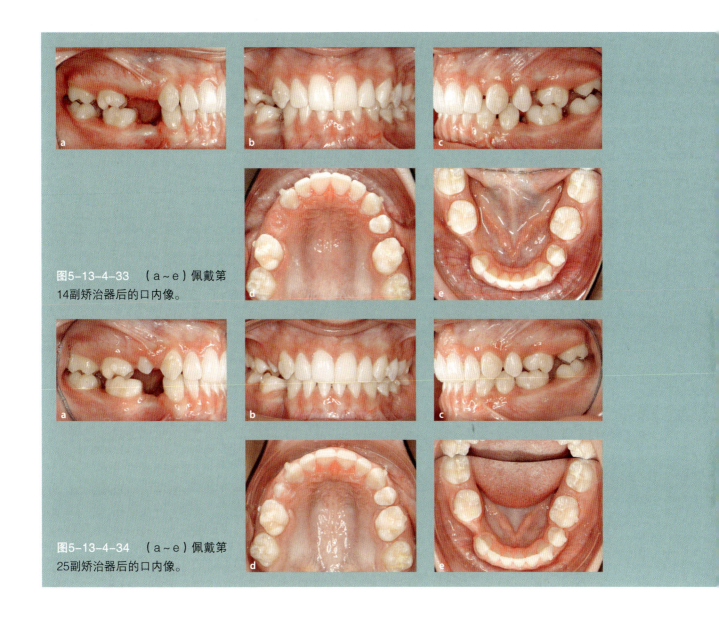

图5-13-4-33　（a～e）佩戴第14副矫治器后的口内像。

图5-13-4-34　（a～e）佩戴第25副矫治器后的口内像。

均按照治疗计划发生了近移（图5-13-4-33）。佩戴第25副矫治器时，#14正在萌出，第一磨牙处于设计移动的理想位置（图5-13-4-34）。佩戴第31副矫治器时显示上下颌矫治器就位仍非常贴合。通过萌出帽使#14萌出至#54乳牙脱落的位置（图5-13-4-35）。图5-13-4-36和图5-13-4-37显示第一阶段治疗结束时口内像。#14萌出至矫治器#54形状的萌出帽中。第一阶段治疗ClinCheck软件排牙设计中的所有移动已全部完成。

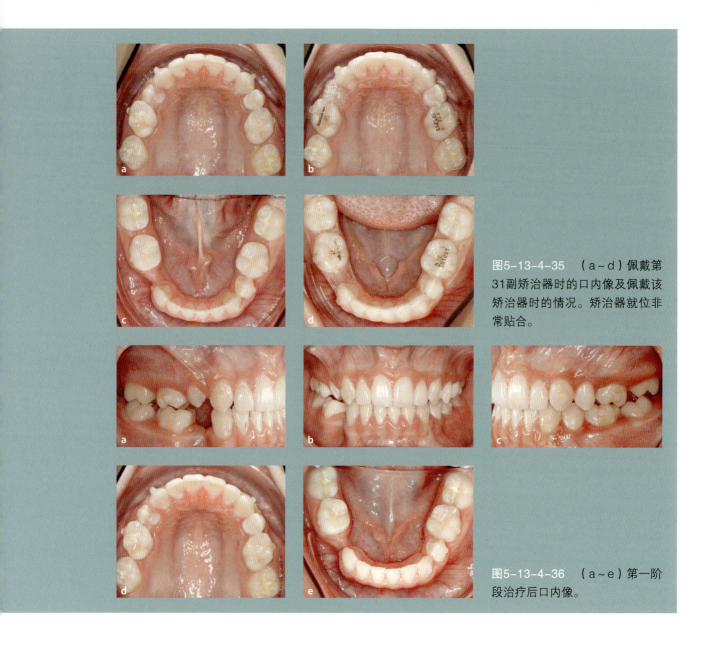

图5-13-4-35　（a~d）佩戴第31副矫治器时的口内像及佩戴该矫治器时的情况。矫治器就位非常贴合。

图5-13-4-36　（a~e）第一阶段治疗后口内像。

通过ClinCheck软件进一步进行精细调整（图5-13-4-38）。下一阶段治疗中计划在上颌#12-#14以及下颌#32-#42上进行邻面去釉，从而对齐上下颌中线，并在右侧获得更好的尖牙侧方保护殆。在#14上添加了一个斜面型附件以伸长牙齿。

附加矫治器设计了24副上颌矫治器和10副下颌矫治器。

在附加矫治器精细调整结束后，#14、#24、#34、#44的间隙完全关闭；在#45缺牙区维持间隙，用于后期种植修复缺失牙（图5-13-4-39和图5-13-4-40）。

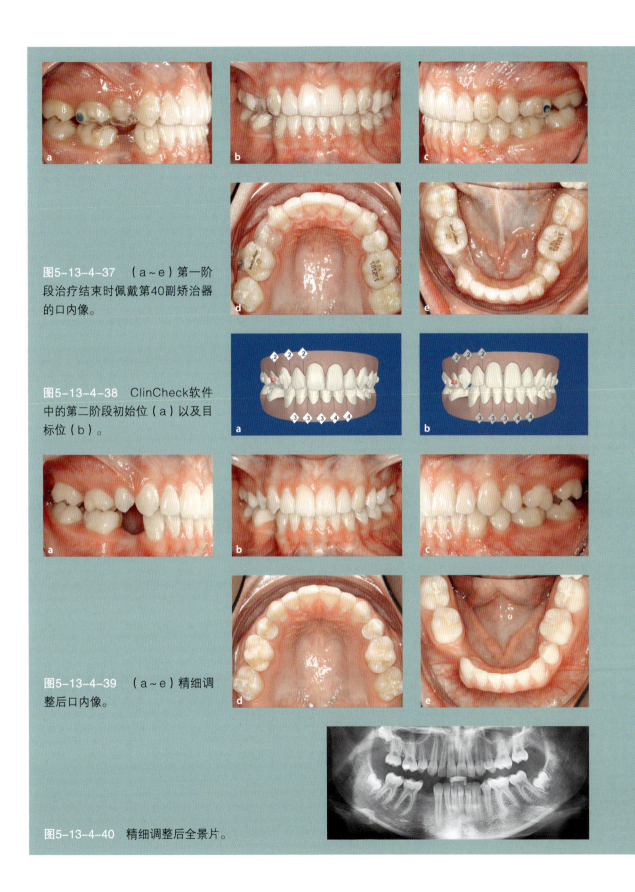

图5-13-4-37 （a～e）第一阶段治疗结束时佩戴第40副矫治器的口内像。

图5-13-4-38 ClinCheck软件中的第二阶段初始位（a）以及目标位（b）。

图5-13-4-39 （a～e）精细调整后口内像。

图5-13-4-40 精细调整后全景片。

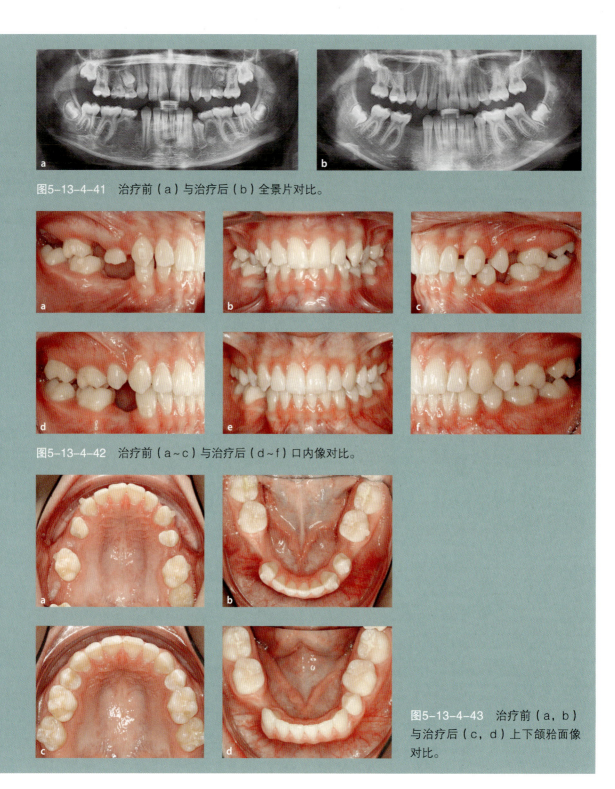

图5-13-4-41　治疗前（a）与治疗后（b）全景片对比。

图5-13-4-42　治疗前（a~c）与治疗后（d~f）口内像对比。

图5-13-4-43　治疗前（a，b）与治疗后（c，d）上下颌𬌗面像对比。

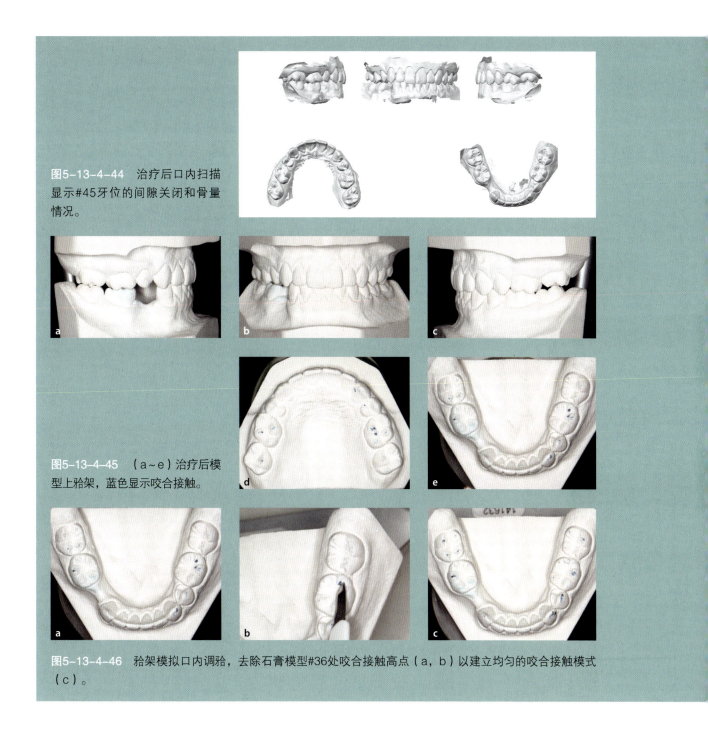

图5-13-4-44　治疗后口内扫描显示#45牙位的间隙关闭和骨量情况。

图5-13-4-45　（a～e）治疗后模型上殆架，蓝色显示咬合接触。

图5-13-4-46　殆架模拟口内调殆，去除石膏模型#36处咬合接触高点（a，b）以建立均匀的咬合接触模式（c）。

　　治疗后暂不拔除#18、#38、#48。图5-13-4-41～图5-13-4-45显示治疗前后的变化。

　　图5-13-4-46显示殆架模拟口内调殆，去除石膏模型#36处咬合接触高点，以建立均匀的咬合接触模式。之后，我们在患者口内进行了调殆，最终获得预期的咬合接触模式（见专题25）。

　　我们计划在患者年满19岁且生长发育基本完成后，即在#44处植入种植体修复缺牙。

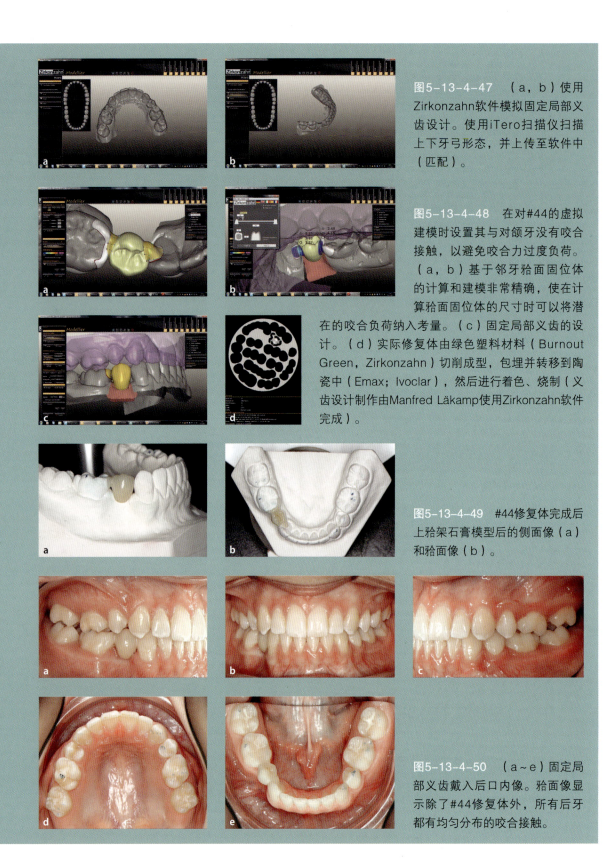

图5-13-4-47 （a，b）使用Zirkonzahn软件模拟固定局部义齿设计。使用iTero扫描仪扫描上下牙弓形态，并上传至软件中（匹配）。

图5-13-4-48 在对#44的虚拟建模时设置其与对颌牙没有咬合接触，以避免咬合力过度负荷。（a，b）基于邻牙殆面固位体的计算和建模非常精确，使在计算殆面固位体的尺寸时可以将潜在的咬合负荷纳入考量。（c）固定局部义齿的设计。（d）实际修复体由绿色塑料材料（Burnout Green，Zirkonzahn）切削成型，包埋并转移到陶瓷中（Emax；Ivoclar），然后进行着色、烧制（义齿设计制作由Manfred Läkamp使用Zirkonzahn软件完成）。

图5-13-4-49 #44修复体完成后上殆架石膏模型后的侧面像（a）和殆面像（b）。

图5-13-4-50 （a~e）固定局部义齿戴入后口内像。殆面像显示除了#44修复体外，所有后牙都有均匀分布的咬合接触。

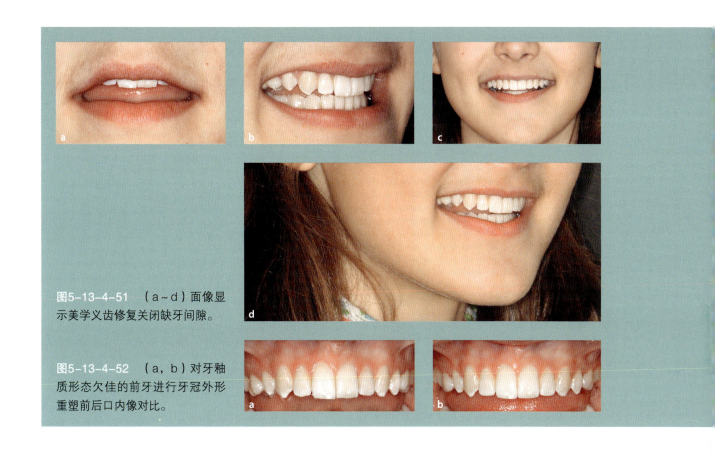

图5-13-4-51 （a~d）面像显示美学义齿修复关闭缺牙间隙。

图5-13-4-52 （a，b）对牙釉质形态欠佳的前牙进行牙冠外形重塑前后口内像对比。

在此之前，我们在#43和#46上戴入粘接式局部义齿，以维持后期种植修复的间隙（图5-13-4-47和图5-13-4-48）。

图5-13-4-49和图5-13-4-50显示制作完成的粘接式义齿。#44粘接式局部义齿修复后的面像照片以及细节显示缺牙间隙得到关闭并获得良好的美学效果（图5-13-4-51）。口内像显示在治疗后对上颌前牙#12-#22的牙釉质缺损进行轻微的美学重塑情况（图5-13-4-52）。

根据前牙牙冠美观协调的标准，我们维持了牙冠远中切端的形态，对近中切端进行少量调磨改形。保持5年后的口内像显示#43-#46的粘接桥修复体以及下颌#33-#43舌侧保持器，仍保持稳定（图5-13-4-53）。

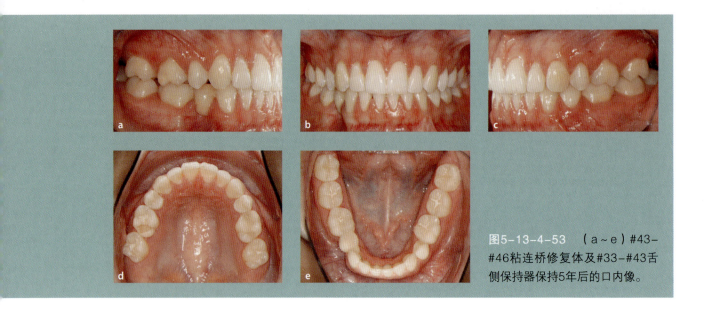

图5-13-4-53　（a～e）#43-#46粘连桥修复体及#33-#43舌侧保持器保持5年后的口内像。

参考文献

[1] Cameron AC, Widmer RP, eds. Handbook of Pediatric Dentristry. Edinburgh, London, New York, Oxford, Philadelphia, St. Louis, Sydney, Toronto: Mosby Elsevier: 2013.

[2] Polder BJ, Van't Hof MA, Van der Linden FP, Kuijpers-Jagtman AM. A meta-analysis of the prevalence of dental agenesis of permanent teeth. Community Dent Oral Epidemiol 2004;32: 217–226.

[3] Ross J, Fennis W, de Leeuw N, et al. Concurrent manifestation of oligodontia and thrombocytopenia caused by a contiguous gene deletion in 12p13.2: a three-generation clinical report. Mol Genet Genomic Med 2019;7:e679.

[4] Schalk van der Weide Y, Prahl-Andersen B, Bosman F. Tooth formation in patients with oligodontia. Angle Orthod 1993;63: 31–37.

[5] Yu M, Wong SW, Han D, Cai T. Genetic analysis: Wnt and other pathways in nonsyndromic tooth agenesis. Oral Dis 2019;25: 646–651.

[6] Qin H, Xu HZ, Xuan K. Clinical and genetic evaluation of a Chinese family with isolated oligodontia. Arch Oral Biol 2013;58: 1180–1186.

[7] Koskinen S, Keski-Filppula R, Alapulli H, Nieminen P, Anttonen V. Familial oligodontia and regional odontodysplasia associated with a PAX9 initiation codon mutation. Clin Oral Investig 2019; 23:4107–4111.

[8] Lewis M, ed. Paleopathology of Children: Identifciation of Pathological Conditions in the Human Skeletal Remains of Non-Adults. London, UK: Elsevier, 2017.

[9] Bohner L, Hanisch M, Kleinheinz J, Jung S. Dental implants in growing patients: a systematic review. Br J Oral Maxillofac Surg 2019;57:397–406.

[10] Kern M, ed. Resin-Bonded Fixed Dental Prostheses. Minimally invasive-esthetic-reliable. Berlin, Germany: Quintessence Publishing, 2017.

[11] Kern M, ed. Adhäsivbrücken. Berlin, Germany: Quintessence Publishing, 2018.

[12] Kokich VO, Jr., Kinzer GA, Janakievski J. Congenitally missing maxillary lateral incisors: restorative replacement. Counterpoint. Am J Orthod Dentofacial Orthop 2011;139:435, 437, 439 passim.

[13] Kokich VO, Jr, Kinzer GA. Managing congenitally missing lateral incisors. Part I: canine substitution. J Esthet Restor Dent 2005;17:5–10.

[14] Kiliaridis S, Sidira M, Kirmanidou Y, Michalakis K. Treatment options for congenitally missing lateral incisors. Eur J Oral Implantol 2016;9 Suppl 1:S5–24.

[15] Josefsson E, Lindsten R. Treatment of missing maxillary lateral incisors: a clinical and aesthetic evaluation. Eur J Orthod 2018;41:273–278.

专题13.5

Ⅱ类青少年患者的正畸治疗

国际上安氏Ⅰ类、安氏Ⅱ类、安氏Ⅲ类的发病率各不相同。Alhammadi[1]等在一篇纳入53项研究的系统综述中描述了全球范围内在恒牙列和混合牙列中错𬌗畸形的发病率。

恒牙列中错𬌗畸形的发病率为：
- 安氏Ⅰ类　　　　74.7%（31%～97%）
- 安氏Ⅱ类　　　　19.56%（2%～63%）
- 安氏Ⅲ类　　　　5.93%（1%～20%）

混合牙列中错𬌗畸形的发病率为：
- 安氏Ⅰ类　　　　73%（40%～96%）
- 安氏Ⅱ类　　　　23%（2%～58%）
- 安氏Ⅲ类　　　　4%（0.7%～13%）

研究还显示，高加索人群的安氏Ⅱ类错𬌗畸形发病率较高，分别是恒牙列23%和混合牙列26%。而蒙古人则在混合牙列中表现出较高的安氏Ⅲ类错𬌗畸形发病率[1]。

Keski-Nisula等[2]则发现早期混合牙列中普遍存在与尖牙关系相关的安氏分类：
- 安氏Ⅰ类　　　　46.1%
- 安氏Ⅱ类　　　　52.4%
- 安氏Ⅲ类　　　　1.5%

Fatani等[3]对沙特阿拉伯麦加学龄儿童（12～15岁）错𬌗畸形的患病率进行了调查，患病率如下：
- 安氏Ⅰ类　　　　52.3%
- 安氏Ⅱ类　　　　25%
- 安氏Ⅲ类　　　　20.5%

在中国，Yu等[4]调查了错𬌗畸形在早期混合牙列（7～9岁）的发病率，其中上海的发病率为：
- 安氏Ⅰ类　　　　42.3%
- 安氏Ⅱ类　　　　50.9%
- 安氏Ⅲ类　　　　5.9%

同时，研究显示安氏Ⅲ类的发病率从7岁时的5%增加到了9岁时的7.8%[4]。

Piao等[5]则在韩国观察到了错𬌗畸形在成年患者中的发病率为：
- 安氏Ⅰ类　　　　27.7%
- 安氏Ⅱ类1分类　　25.6%
- 安氏Ⅱ类2分类　　10.6%
- 安氏Ⅲ类　　　　36.1%

- 骨性Ⅰ类　　　　34.3%
- 骨性Ⅱ类　　　　34.3%
- 骨性Ⅲ类　　　　31.4%

功能矫治器治疗安氏Ⅱ类与安氏Ⅲ类

为了评估不同错𬌗畸形中的Spee曲线情况，Sayar和Oktay比较了安氏Ⅰ类、Ⅱ类、Ⅲ类错𬌗畸形的Spee曲线[6]。结果显示，Ⅱ类错𬌗畸形患者Spee曲线深度最深，而Ⅲ类错𬌗畸形患者Spee曲线则相对平坦。Spee曲线在安氏Ⅰ类与安氏Ⅲ类之间的表现无统计学差异。学者由此得出结论，矢状向上的错𬌗畸形对Spee曲线的深度表现有影响[6]。

Pavoni等[7]评估了使用Bionator功能矫治器和肌激动器等可摘式功能矫治器进行安氏Ⅱ

类错殆畸形治疗时，治疗时机对牙齿及骨骼改善效果的长期影响。如果在青春期前开始介入治疗，安氏Ⅱ类的矫治主要局限于牙槽骨变化，前牙覆盖及磨牙关系可得到明显改善。如果在青春期初期开始治疗，可见上下颌骨矢状向位置关系的长期显著改善，这主要是通过下颌的改变来维持的[7]。Faccioni等[8]据此观察到，肌激动器等功能矫治器矫治下颌后缩的最佳时机甚至可以提前在生长发育高峰期前（根据Andresen的说法）。肌激动器通过刺激下颌骨生长以矫治错殆畸形。治疗后ANB角明显减小，表明上下颌骨矢状向位置关系得到改善，治疗后前牙覆盖显著减小，磨牙关系得到了纠正。Landazuri等[9]研究了Bionator功能矫治器对替牙列儿童面部轮廓的变化，结果表明，Bionator功能矫治器可显著增加颏唇沟角度，改善替牙列儿童的面部轮廓[9]。Stamenkovic等[10]则进行了功能矫治器治疗骨性Ⅱ类错殆畸形时软组织轮廓的变化研究。对下颌后缩导致骨性远中咬合的患者使用Fränkel（FR-Ⅰ型）矫治器、Bionator功能矫治器或Hotz矫治器进行治疗后发现，上述所有功能矫治器的使用都可改善患者面部软组织侧貌，其中FR-Ⅰ型矫治器应用变化最明显，是实现患者整体面部和谐的最有效的矫治器。

在一项前瞻性对照研究中，Silvestrini-Biavati等[11]使用Fränkel（FR-Ⅱ型）矫治器治疗患有下颌后缩的儿童（平均年龄8～11岁）。与未经治疗的对照组相比，使用Fränkel矫治器的患者的覆殆覆盖关系均得到明显改善。尽管受试者的生长发育高峰期至少会在2年后才出现，FR-Ⅱ型矫治器依然表现出对牙齿、骨骼和面部软组织变化的显著影响。

Zhao等[12]检查Fränkel（FR-Ⅲ型）矫治器矫治的安氏Ⅲ类错殆畸形替牙列患者的软组织侧貌变化，研究结果显示，患者治疗后的鼻、上唇、下唇及颏部之间的关系趋于和谐。上颌及下颌软组织变化尤为明显，软组织侧貌从安氏Ⅲ类变为Ⅰ类，表明安氏Ⅲ类错殆畸形可通过FR-Ⅲ型矫治器予以矫治。

Battagel[13]对比了安氏Ⅱ类1分类患者分别使用拔除上颌第一前磨牙结合固定矫治技术和Fränkel矫治器治疗后的变化，Fränkel矫治器可维持上颌位置的同时，下颌有效前移，最终使患者获得了更为理想的唇齿关系与审美平面（EP），产生更令人满意且平衡的面部软组织轮廓。

安氏分类的治疗及作用关系

在Sakaguchi等[14]的研究中，研究了下颌位置变化对姿势的影响，以及相反的姿势对下颌位置产生的影响。结果表明，下颌位置的改变对姿势有显著影响，反之亦然（图5-13-5-1）。Gresham和Smithells[15]检查了61名有颈椎前突征象的儿童。与对照组相比，颈椎前突患者还表现出长面综合征和安氏Ⅱ类错殆畸形。Mertensmeier和Diedrich[16]比较了126例正畸治疗前后的侧位片后，发现患者颈椎前突过度，而远中咬合（下颌后缩）的患者能够通过正畸治疗获得显著的牙轴直立。Rocabado[17]在检查中发现安氏Ⅱ类的亚分类与头前伸位的相关性呈70%。

Vukicevic和Petrovic[19]发现，头部相对于颈椎的前伸增加可能是安氏Ⅱ类错殆畸形形成的一大促进因素。An等[20]研究了颞下颌关节盘移位对颅颈姿势和舌骨位置的影响发现，安氏Ⅱ类高角的受试者在颞下颌关节盘移位时更有可能造成颅颈姿势前伸。Pearson相关系数表明，颅颈姿势前伸与下颌后退、顺时针旋转存在显著相关性。这表明，颅颈姿势受颞下颌关节盘移位的显著影响，这可能与高角骨性伴下颌后缩有关。Nakashima等研究了下颌侧方移位与脊柱侧弯之间的关系[21]。他们发现，Cobb角（Cobb法常用于测量脊柱侧弯曲线）与下颌偏斜程度呈正相关[21]。Saccucci和Lippold等的研究结果证实，脊柱侧弯与单侧Ⅱ类错殆畸形、单侧反殆和左右面部不对称之间存在潜在相关性[22-24]。Hong等[25]研究了面部不对称、肩部失衡和青少年特发性脊柱侧弯之间的相关性。在相关性分析中，下颌升支高度（Co-Go）、前下面高比（ANS-Me/N-Me）可能与喙高差异、锁骨角、影像学检查肩高和锁骨肋骨交叉点差异存在相关性。

Segatto等[26]研究了儿童和青少年矢状脊柱姿势相关的颅颌面及颈部形态，以评估生长过程中颅颌面特征与颈椎和脊柱的某些形态及位置特征的关系。他们通过无辐射方法（光栅成像）测定了69名儿童和青少年的身体姿势指数。颅颌面区和颈椎的形态及位置分析主要基于头颅侧位片。身体姿势、第二颈椎形态和颅颌面参数之间存在中等到强的相关性。根据Ricketts分析法对头颅侧位片进行分析。测量的颅颌面参数包括颅骨倾斜角（BaN-FH）、面角（FH-NPog）、面轴角（NBa-PtGn）和前颅底长（N-cc）等。为分析上下颌骨复合体，确定了下面高度角（ANS-Xi-Pm）、殆平面倾斜角（Xi-Pm/Occ）、上颌中切牙突距（U1/A-Pog）、下颌中切牙突距（L1/A-Pog）、上下颌前牙轴倾角、覆殆覆盖。

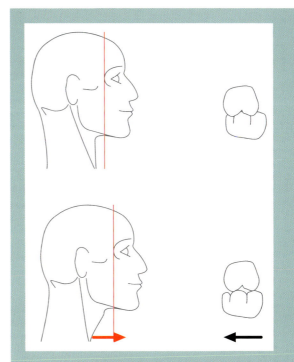

图5-13-5-1　在中立、垂直头部姿势下，下颌骨神经肌肉放松，处于正中位置。在头前伸时，下颌后缩寻求肌链平衡；反之亦然，咬合相关的下颌后缩导致头部前倾维持肌链平衡。

使用Landes角、上颌高度角（NCF-ACF）、上颌平面角（PP-FH）评估上颌。使用下颌升支位置（FH-CFXi）、下颌升支高度（Co-Go）、下颌弓角（Dc-Xi-Pm）评估下颌。使用下唇位置（Ls-EP）、上唇长（ANS-Em）、鼻唇角作为评价面部美观的指标。他们发现，第二颈椎齿突与上颌区头影测量值之间及第二颈椎齿突轴倾斜度与下颌区头影测量值之间有显著相关性。同样，第二颈椎齿突轴倾度与颈椎屈曲指数之间也有显著相关性。

Kamal和Fida[27]比较了使用及不使用功能矫治器治疗患者的颈椎姿势，发现患者治疗前后SNB角和ANB角有显著差异。治疗组与未治疗组在前颅底平面-齿状切线（SN-OPT）角度上有显著差异。SN-OPT角度预测结果显示，使用Twin-Block功能矫治器发生颈椎姿势改变的概率是不使用时的2.08倍。功能矫治器使颅颈姿势更加直立。垂直向减小的受试者颈椎姿势变化更大。Shen等[28]研究了颞下颌关节盘在功能矫治中的变化。研究纳入了8例单侧出现可复性关节盘前移位（ADDWR）的患者。佩戴下颌再定位殆板后仅ADDWR侧关节可恢复至正常位置。下颌再定位殆板治疗6个月后评估受试者髁突形态、髁突高度和关节盘长度。MRI显示，7名ADDWR患者的关节出现新骨形成，ADDWR组髁突高度增厚1.4mm。Shen等因此得出结论，尽快重新定位颞下颌关节盘至关重要。在中国上海交通大学第九人民医院，Ma等[29]对下颌再定位殆板是否能有效治疗骨性Ⅱ类青少年患者的可复性关节盘前移位进行研究。收录72名青少年患者（包括91例颞下颌关节），在治疗前、咬合记录时、治疗结束及功能矫治器治疗12个月后分别对受试者进行MRI检查。治疗结束时，患者的颞下颌关节疼痛、日常生活障碍、颞下颌关节弹响治愈成功率为92.31%，与治疗前比较，差异具有统计学意义。不成功的关节盘复位主要发生在青春期晚期患者，尤其是18岁以上。综上所述，下颌再定位殆板对处于青春期早期的患者颞下颌关节盘复位较为有效[29]。

Faltin等研究了Bionator功能矫治器治疗的长期有效性和介入时机[30]。使用Bionator功能矫治器治疗的Ⅱ类患者在治疗开始时、Bionator功能矫治器治疗结束时和生长发育完成后分别进行头颅侧位片检查。研究共分为3组：早期治疗组在下颌骨处于生长发育高峰期开始前介入Bionator功能矫治器治疗，晚期治疗组在处于生长发育高峰期时给予Bionator功能矫

治器治疗，未治疗的Ⅱ类患者作为对照组。本研究结果表明，Bionator功能矫治器的最佳介入治疗时机为第二颈椎和第三颈椎下缘出现凹陷时（CVMSⅡ）。长期来看，在处于生长发育高峰期接受治疗的受试者下颌骨明显比对照组多增长5.1mm，下颌升支高度也有显著增加[30]。

Pangrazio-Kulbersh等[31]对3种不同错殆畸形的早期治疗效果进行研究，分别在早期矫治前、Ⅰ期治疗结束后及固定矫治结束后进行同行评估等级指数（PAR）评分。在Ⅰ期治疗时：

- 针对Ⅰ类错殆畸形使用Hyrax扩弓矫治器
- 针对Ⅱ类错殆畸形使用Twin-Block功能矫治器
- 针对Ⅲ类错殆畸形使用上颌前方牵引辅助扩弓矫治器

结果显示，早期治疗有效降低了Ⅰ类、Ⅱ类和Ⅲ类错殆畸形的复杂性。Ⅰ期治疗结束后，加权PAR评分总体下降，分别占总矫治量的57%、64%和76%。其中Ⅲ类错殆畸形治疗组早期治疗效果最好，其次是Ⅱ类组。Angelieri等[32]在他们的研究中发现，与对照组相比，FR-Ⅱ型矫治器增加了下颌长度，显著改善了上下颌位置关系。Ⅱ类错殆畸形治疗也由于获得了稳定的骨骼变化，治疗效果在治疗后7年仍保持稳定[32]。

在接下来的章节中，我们将展示我们对处于生长发育期的Ⅱ类及Ⅲ类错殆畸形患者的治疗理念，依次为：

- 功能矫治Ⅰ期治疗后进行隐形矫治（见专题13.5，病例1）

- 功能矫治结合隐形矫治（见专题13.5，病例2）
- Motion矫治器Ⅰ期治疗后进行隐形矫治（见专题13.5，病例4）
- Motion矫治器结合椅旁隐形矫治（见专题13.5，病例5）
- 拔除前磨牙的正畸治疗（见专题13.5，病例7）
- 安氏Ⅲ类错殆畸形——功能矫治Ⅰ期治疗后进行隐形矫治（见专题13.6，病例1）

功能调节器（Fränkel）治疗

　　根据笔者实践经验，对处于生长发育期的骨性Ⅱ类或Ⅲ类错殆畸形患者通常可使用功能矫治器开始治疗。针对没有上颌切牙严重舌倾的Ⅱ类错殆畸形患者，我们使用Bionator功能矫治器或Fränkel矫治器。Fränkel矫治器是我们的"金标准"方法，特别是对于存在上下牙弓横向受限的患者。Fränkel矫治器通过消除肌肉力量和对骨膜的牵拉来诱导骨生长。对于上颌前牙存在严重舌倾的患者，我们首先使用Ricketts技术对上颌切牙进行转矩控制或唇倾。前牙获得足够覆盖后使用功能矫治器。部分患者可以通过使用隐形矫治器结合压力区/压力嵴进行前牙控制。隐形矫治中在舌倾前牙使用压力区/压力嵴，并在邻牙上添加附件，可以提供改善前牙转矩控制所需的额外支抗。处于生长发育期的Ⅲ类错殆畸形患者可在下颌恒切牙萌出后佩戴FR-Ⅲ型矫治器。

使用Fränkel矫治器的依据和经验

　　大多数使用功能矫治器的患者，在恒牙萌出后，必须进行更为细致的牙弓和咬合治疗。

这可以通过固定矫治或隐形矫治实现。

　　Fränkel矫治器是在无压力的情况下利用口内、口外肌肉功能刺激最强的器械。其原理是对骨膜进行牵拉作用，并消除不正常的口周肌肉功能产生的异常作用。功能矫治最重要的任务是对功能模式的学习。神经肌肉行为的变化来自学习过程[33]。根据Fränkel说法，良好的口腔颌面矫形技术依赖于精准的临床判断和正确的技工制作程序。技师应遵循正确Fränkel矫治器制造的步骤来制作。正如我们在文献中多次看到，修改制作是没有意义的。FR-Ⅰ型和FR-Ⅱ型矫治器可通过改善覆盖关系来矫治下颌后缩。

FR-Ⅰ型矫治器适应证

　　Ⅰ类错殆畸形患者中，FR-Ⅰ型的适应证为拥挤或根尖发育尚不完全。也可用于下颌后缩伴正常到中度深覆殆的Ⅱ类1分类患者（见专题13.5，病例1）。如果前牙覆盖＞7mm，建议先使用隐形矫治器进行干预。

FR-Ⅱ型矫治器适应证

　　在Ⅰ类错殆畸形患者中出现前牙深覆殆，尤其是牙根发育尚不完全时为FR-Ⅱ型矫治器的适应证。

　　FR-Ⅱ型矫治器也用于安氏Ⅱ类2分类患者，即下颌后缩伴前牙内倾型深覆殆病例。由于舌倾的上颌前牙可导致下颌早接触而阻碍下颌前伸运动，因此应在使用FR矫治器前通过隐形矫治器进行干预（图5-13-5-2～图5-13-5-4）。下颌后缩的主要治疗原则如图5-13-5-5和图5-13-5-6所示（图片由Lux和Köbel等[34]提供）。

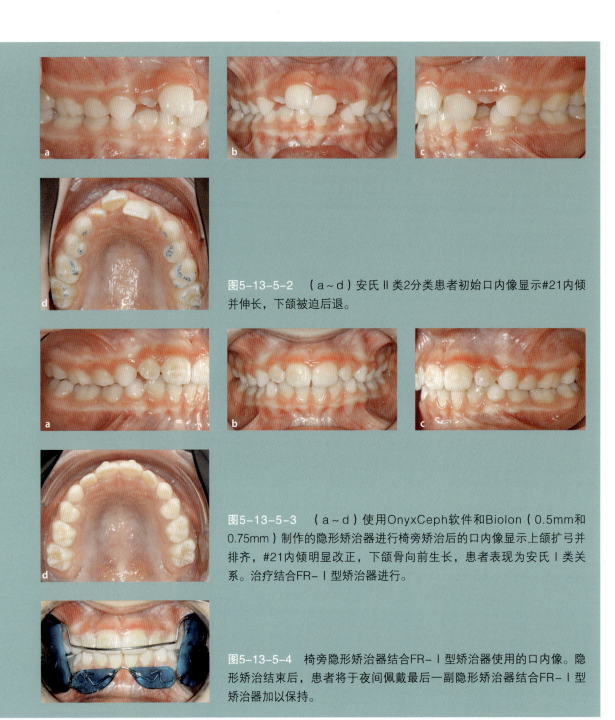

图5-13-5-2　（a~d）安氏Ⅱ类2分类患者初始口内像显示#21内倾并伸长，下颌被迫后退。

图5-13-5-3　（a~d）使用OnyxCeph软件和Biolon（0.5mm和0.75mm）制作的隐形矫治器进行椅旁矫治后的口内像显示上颌扩弓并排齐，#21内倾明显改正，下颌骨向前生长，患者表现为安氏Ⅰ类关系。治疗结合FR-Ⅰ型矫治器进行。

图5-13-5-4　椅旁隐形矫治器结合FR-Ⅰ型矫治器使用的口内像。隐形矫治结束后，患者将于夜间佩戴最后一副隐形矫治器结合FR-Ⅰ型矫治器加以保持。

FR-Ⅲ型矫治器适应证

　　FR-Ⅲ型矫治器用于治疗遗传性错𬌗畸形，特别是上颌骨矢状向发育不全。其主要治疗原理如图5-13-5-7和图5-13-5-8所示（图片由Lux和Köbel等[34]提供）。

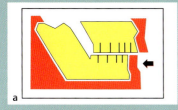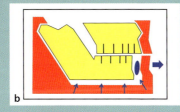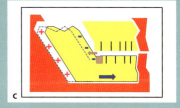

图5-13-5-5　（a）肌肉和软组织阻碍了下颌骨的充分生长，肌肉向后方施加力量（箭头所示）。（b）在消除压力和对骨膜施加拉力的情况下，逐步进行下颌骨前定位。建立正常的口颌功能间隙（见蓝色唇挡），最终促进下颌骨再发育。（c）由于牵张作用，肌肉前部位置发生改变，下颌升支后移，最终下颌体延长（图片由Lux和Köbel提供）。

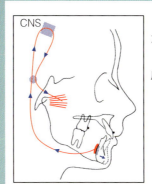

图5-13-5-6　FR矫治器以舌托与下颌黏膜接触，激活黏膜本体感受器使下颌保持在前伸位。Fränkel将这一过程称为"感觉-运动-反馈"（图片由Lux和Köbel提供）。

舌托工作步骤

放置FR-Ⅱ型矫治器后，舌托与下颌骨内侧黏膜接触

压力通过舌托传递至牙龈黏膜

感觉传入脉冲

中枢神经系统（CNS）

运动传出脉冲

刺激产生牵张力

（消除脉冲干扰）

图5-13-5-7　（a）Fränkel等认为[35]，由于口周囊性组织异常的结构和功能异常导致其空间上发育不足。（b）患者佩戴FR-Ⅲ型矫治器后，唇挡消除不平衡肌肉力量，上颌区软组织得到伸展（图片由Lux和Köbel等提供[34]）。

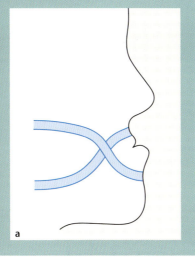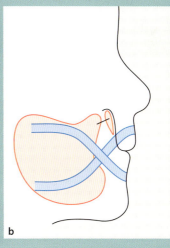

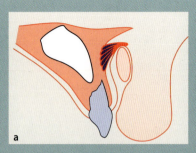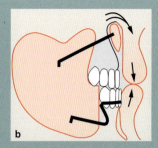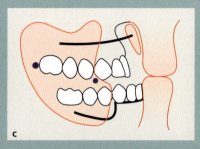

图5-13-5-8　（a）FR-Ⅲ型矫治器中伸展至前庭沟底的唇挡。（b）闭唇后对上颌牙槽突骨膜产生强烈牵张拉力。（c）这种动态的相互作用促进了上颌骨矢状向发育，同时抑制了下颌骨过度发育。为了不阻碍FR-Ⅲ型矫治器向后移动下颌位置，调整下颌位置的转移装置不应存在相互干扰，否则可能会产生不希望的"头帽效应"（图片由Lux和Köbel等[34]提供）。

无论我们使用的是FR-Ⅰ型、FR-Ⅱ型还是FR-Ⅲ型矫治器，每个Fränkel矫治器都是基于Roux功能性矫形理念的功能矫治装置。功能性矫形的原理是改变目前导致咬合问题的姿势位缺陷和非生理性神经肌肉模式。除了遗传因素外，功能影响形态的改变，功能异常可导致颌面异常。患者可以通过Fränkel矫治器学习新的功能模式，软组织通过物理方式被拉伸延展，上颌骨和下颌骨的扩展不是通过间质生长，而是通过位置的改变（移位）和骨在外表面的附着（重塑）[36]。口周软组织区域的畸形对移位过程有负面影响。由于软组织主要由肌肉和筋膜组成，它们的张力影响着颌骨和牙齿的位置。缩小后的软组织可产生限制作用。通过矫治器加宽的颊屏、唇挡等前庭屏障装置消除结构和功能限制，实现重新定位后可促进牙颌正常发育[33-34]。FR-Ⅲ型矫治器的治疗效果一方面来自上颌区域口内功能空间的扩大以及上颌骨根尖基部发生横向和矢状向的移位与发育，另一方面则是由于下颌平移或更确切地说是向后生长受到抑制[34]。

Fränkel矫治器疗效的证据

由于本小节无法展现Fränkel治疗的全部文献，因此我们将集中探讨如下研究。

在2003年的一项研究中，Miethke[37]证明FR-Ⅲ型矫治器可以刺激上颌骨的发育，引导颌骨生理性生长。然而，Ⅲ类患者治疗后，下颌前突依然明显。因此，可以刺激上颌骨的生长，却无法抑制下颌骨的生长。在一项回顾性对照研究中，Levin、McNamara等[38]验证FR-Ⅲ治疗的受试者在上颌大小和位置方面均有显著改善。下颌总长的增加没有显著减少，但下颌角和下颌平面角均呈减小趋势。颅面骨骼中产生的颌间和齿间变化在生长发育高峰期得以成功维持。学者因此认为在依从性好的患者中，FR-Ⅲ型矫治器治疗的长期结果包括显著的上颌骨改变和诱导下颌骨形态的改变。同时，在考量治疗效果时强调长期佩戴矫治器（5年以上）[38]。

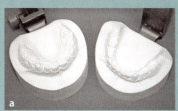
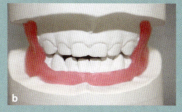
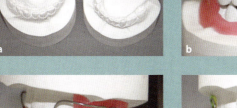
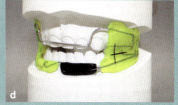

图5-13-5-9　Fränkel矫治器的生产。（a）模型应有完整的唇颊舌系带、前庭沟和前庭黏膜皱襞等，从而放置延伸的颊屏唇挡。（b）铺设隔离蜡以使颊屏离开上颌而隔绝肌肉的力量。（c）金属丝弯制后相互之间使用蜡固定。（d）FR-Ⅲ型矫治器制作抛光。

Falck和Zimmermann-Menzel[39]在回顾性研究中对比了使用FR-Ⅲ型矫治器治疗Ⅲ类错殆畸形时的头影测量变化，以评估治疗后的骨骼变化。研究结果显示，FR-Ⅲ型矫治器明显促进上颌骨发育，并在一定程度上影响下颌骨的形态和位置[39]。

Schulz等[40]发表了关于FR-Ⅱ型矫治器对安氏Ⅱ类1分类患者的骨骼影响。他们采用头影测量分析以探究安氏Ⅱ类1分类错殆畸形患者在使用FR-Ⅱ型矫治器进行功能矫治期间的骨骼变化。结果显示，FR-Ⅱ型矫治器可有效治疗安氏Ⅱ类1分类错殆畸形，对患者的骨骼发育有良好促进作用[40]。

Perillo等[41]对现有文献进行Meta分析以探讨FR-Ⅱ型矫治器治疗生长期Ⅱ类错殆畸形患者与未治疗的Ⅱ类错殆畸形患者之间的下颌变化。使用搜索引擎对1966年1月至2009年1月时间段的文献进行整理并进行质量分析。Meta分析结果发现FR-Ⅱ型矫治器与下颌体长、下颌总长、下颌升支高度的增加有关。所有线性测量的研究间存在一致的异质性。

FR-Ⅱ型矫治器对下颌骨生长发育有显著影响。不过，FR-Ⅱ型矫治器疗效的异质性、患者年龄、骨龄、治疗时间的差异以及不一致的初始诊断或可夸大FR-Ⅱ型矫治器的益处[41]。

Freeman、McNamara、Baccetti、Franchi和Fränkel[42]对比了使用FR-Ⅱ型矫治器治疗Ⅱ类错殆畸形组与未使用矫治器治疗的Ⅱ类错殆畸形对照组之间的长期疗效。FR-Ⅱ型矫治器治疗组在评估期间具有对Ⅱ类错殆畸形的稳定矫治疗效。治疗组患者的下颌骨、牙颌等均有明显变化，下颌长度较未治疗的对照组增加3mm。FR-Ⅱ型矫治器治疗安氏Ⅱ类错殆畸形患者对于骨骼和牙槽骨改变方面具有较好的保持效果[42]。

Fränkel矫治器的制作

图5-13-5-9显示Fränkel矫治器的制作过程。佩戴时需注意矫治器尤其是颊屏等贴合度。如果颊屏过度延伸或导致不舒服的扎嘴反应时，需要对矫治器进行重塑和再抛光。

正畸诊所Werner Schupp/Julia Haubrich

Hauptstrasse 50–D50996 Köln–德国

www.schupp-ortho.de

儿童Epworth睡眠程序评价表

日期 _____ 姓名 _____

年龄（岁）_____ 性别 （ ）男 （ ）女

在下面描述的情况下，你打瞌睡或睡着的可能性有多大，而不是感到疲倦？这指的是你最近的日常生活方式。即使你最近没有做其中的一些事情，试着弄清楚它们会对你产生怎样的影响。

使用以下标度为每种情况选择最合适的数字：

| 0，从不打瞌睡 |
| 1，轻微打瞌睡 |
| 2，中等打瞌睡 |
| 3，高概率打瞌睡 |

情况	打瞌睡的概率
坐着和阅读	
看电视	
在公共场所（电影院、剧院）坐着	
作为一名乘客在车里1小时不休息	
在情况允许的情况下，下午躺下休息	
坐着和别人聊天	
午饭后静静地坐着	
在学校上课的时候	
总计	_____

分数：

0～10 正常范围

10～12 边界线

12～24 异常

图5-13-5-10 儿童Epworth嗜睡程度评价表。

儿童阻塞性睡眠呼吸暂停综合征（OSAS）

阻塞性睡眠呼吸暂停综合征（OSAS）被定义为睡眠期间的呼吸障碍，其特征是上气道长期部分阻塞（低通气）和/或间歇性完全阻塞（阻塞性呼吸暂停），扰乱睡眠期间的正常通气和正常睡眠模式。OSAS在儿童中普遍存在，但存在诊断不足的情况[43]。OSAS在儿童中的患病率为4%[44]。可对儿童中枢神经系统、心血管和代谢产生有害后果，包括无法集中注意力在学校、学习成绩差、行为问题、心血管影响和生长发育不良等。儿童OSAS是由上气道负荷和神经肌肉张力之间的不平衡引起的。整夜多导睡眠监测是明确诊断的"金标准"。睡眠中断、睡眠期间重复性低氧血症（通常血氧饱和度＜90%）、白天过度嗜睡、注意力不集中、记忆力丧失和抑郁均是OSAS的特征，可影响患者生活质量[45]。

Epworth嗜睡程度评价表（ESS）是一种测量白天嗜睡的量表，采用简短的问卷形式进行测量，有助于诊断睡眠障碍。1991年由澳大利亚墨尔本爱普沃斯医院的Dr. Murray Johns所提出。

儿童ESS检查（图5-13-5-10）是儿童睡眠医学中可靠的检查工具，在正畸临床工作中简便易行[46]。

Galeotti等[47]发现，颅颌面生长变化与儿童OSAS相关。研究表明上下颌骨差异与OSAS的严重程度存在密切联系。上鼻咽宽度与上下颌骨垂直向差异有显著相关性。基于上述证据，学者提出儿童治疗OSAS在正畸评估中的重要性。

Yanyan等[48]通过系统回顾和Meta分析评估了导下颌向前矫治器对儿童OSAS的治疗效果。Meta分析结果显示，导下颌向前矫治器对儿童OSAS具有较好的临床疗效。研究发现，每天佩戴矫治器时间越长，下颌骨前移速度越快，肌肉功能越稳定，抗气道塌陷能力越强。对患有牙性和/或骨性Ⅱ类错殆畸形的OSAS儿童，长期使用导下颌向前矫治器尤为合适，因为它可以增加下颌长度，前移下颌骨和舌骨位置，增加气道空间。然而对于牙性和骨性Ⅰ类错殆畸形的患者，长时间佩戴导下颌向前矫治器可能会导致牙齿和面部的不利变化，因此建议仅在睡眠时使用，并由正畸医生密切监测。

在一份临床报告中，Schessl等[49]描述了一名3.5岁男孩，他患有慢性日间疲劳、累积打鼾和睡眠期间严重呼吸暂停。心肺氧图显示呼吸模式与重复性阻塞性呼吸暂停相似，血氧饱和度周期性下降至80%。在潮式呼吸期间，纤维支气管镜检查显示在吸气期间吸入了主动脉瓣褶皱和会厌，腺扁桃体肥大被排除在外。睡眠期间佩戴FR-Ⅱ型矫治器后，临床评估结果显示，主要呼吸系统症状得到缓解，心肺氧图显示周期性阻塞性呼吸暂停和血氧饱和度基本降低。

病例1：功能矫治Ⅰ期治疗后进行隐形矫治

患者9岁，因唇闭合不全进行咨询。口内像显示上颌牙列间隙、下颌牙列拥挤、双侧Ⅱ类磨牙关系及前牙深覆𬌗、深覆盖。患者闭唇时表现出明显的口周肌肉群紧张状态（图5-13-5-11和图5-13-5-12）。

诊断

- 安氏Ⅱ类
- 牙列拥挤
- 前牙深覆𬌗、深覆盖
- 口周肌肉群紧张

治疗计划

- 使用Fränkel矫治器矫形治疗
- 唇肌功能训练（闭唇）
- 无托槽隐形矫治（隐适美）

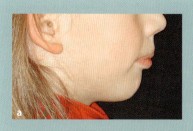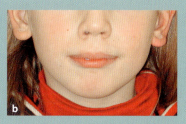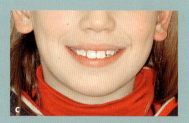

图5-13-5-11 （a~c）治疗前面像显示口周面部肌肉紧张，尤其是颏肌。

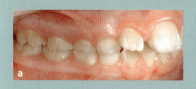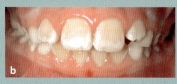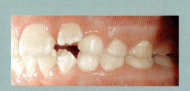

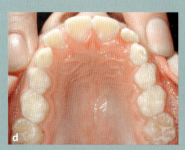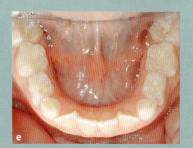

图5-13-5-12 （a~e）治疗前口内像显示双侧磨牙呈完全远中关系、牙列拥挤、上下牙弓狭窄和前牙深覆盖。

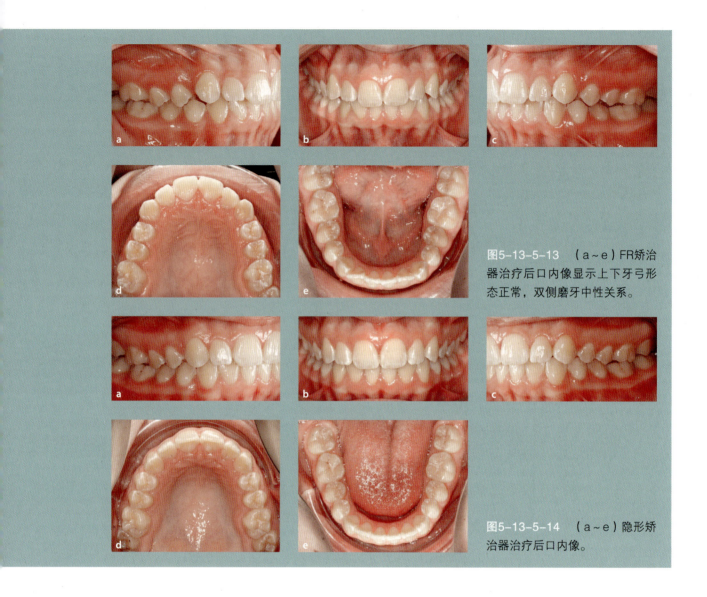

图5-13-5-13　（a~e）FR矫治器治疗后口内像显示上下牙弓形态正常，双侧磨牙中性关系。

图5-13-5-14　（a~e）隐形矫治器治疗后口内像。

治疗过程

　　口周肌群（口轮匝肌、颊肌、降口角肌、降下唇肌、颏肌、提口角肌、笑肌、颧大肌、颧小肌、提上唇肌）对上颌骨和下颌骨的生长有重要作用。本病例患者闭唇时表现出口周肌肉紧张。紧张的肌肉导致生长受阻，表现出下颌后缩。在矫治开始时，需每天佩戴16小时FR矫治器。一旦患者达到骨性Ⅰ类且牙弓形态得到改善后，可仅在夜间佩戴保持。恒牙完全萌出后，如果仍要进行Ⅱ期治疗，治疗应该主要考虑功能和美观因素。

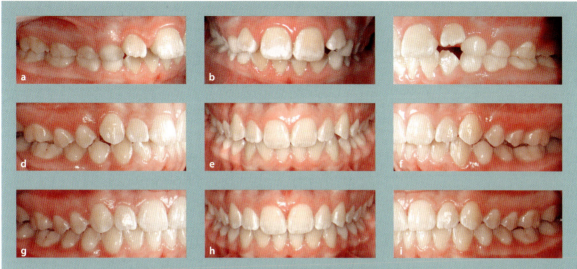

图5-13-5-15　治疗过程中的口内像。（a~c）FR矫治器治疗前，患者9.5岁。（d~f）FR矫治器治疗后、隐形矫治器治疗前，患者13.5岁。（g~i）治疗结束后。

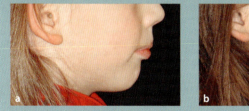 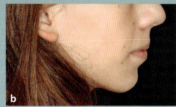 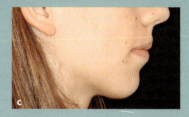

图5-13-5-16　治疗过程中的侧面像。（a）FR矫治器治疗前，口周肌肉群严重紧张。（b）FR矫治器治疗后、隐形矫治器治疗前。（c）治疗后，口周肌肉得到放松。唇肌闭合良好，口面部美观得到改善。

FR矫治器治疗后，患者上下牙弓形态正常，但仍存在轻度拥挤，双侧Ⅰ类磨牙关系（图5-13-5-13）。使用隐适美系统解决了美观和咬合的细节问题，患者共佩戴21副矫治器，治疗时间超过10.5个月（图5-13-5-14）。图5-13-5-15和图5-13-5-16显示具体治疗过程变化。

病例2：功能矫治结合隐形矫治

在病例1中，我们讨论了处于生长发育期的骨性Ⅱ类患者中序列使用FR矫治器和隐形矫治器。也可以同时进行这两种方式治疗并取得成功[50]。可以在隐形矫治器在位的基础上制作FR矫治器（图5-13-5-18和图5-13-5-19）。

患者11岁，女性，双侧Ⅱ类磨牙关系，上下牙列轻度拥挤，下牙列中线向偏右，前牙深覆𬌗。上颌尖牙和第二前磨牙仍处于萌出阶段（图5-13-5-17）。

诊断

- 安氏Ⅱ类
- 轻度牙列拥挤
- 下牙列中线偏右
- 前牙深覆𬌗

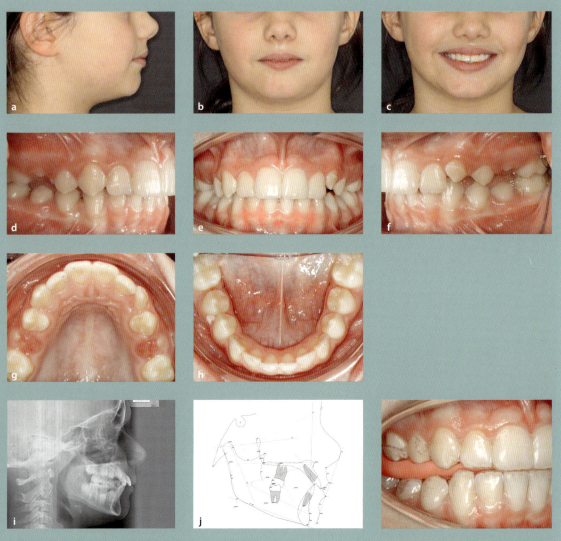

图5-13-5-17　（a~j）治疗前面像及口内像显示开唇露齿。头颅侧位片显示下面高度角偏小，为41.8°（Ricketts分析法正常值为45°）；面轴角为94.9°（Ricketts分析法正常值为90°）。

图5-13-5-18　佩戴隐形矫治器时咬住治疗性构建咬合蜡片。

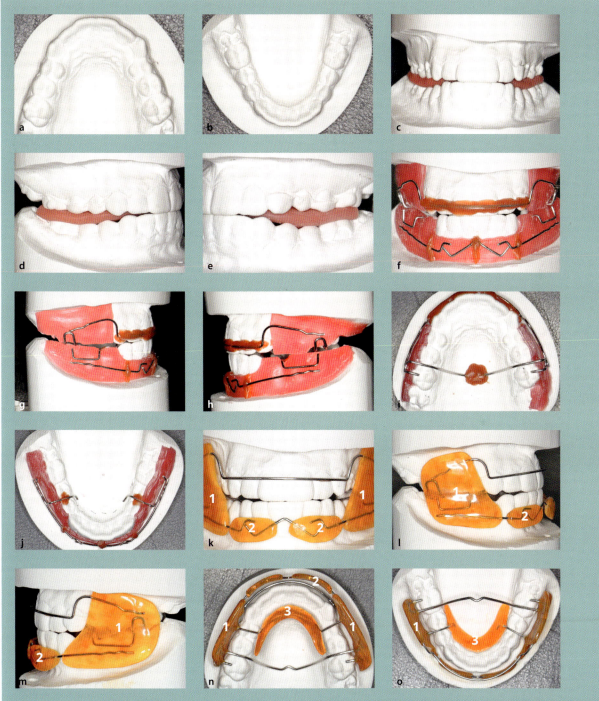

图5-13-5-19 制作FR矫治器。（a，b）佩戴隐形矫治器取模制取石膏模型，磨除颊侧及舌侧石膏以制作颊屏、唇挡等。（c~e）结合治疗性构建咬合蜡片定位石膏模型。（f~j）在需要颊屏消除肌肉压力区域进行铺蜡隔离，金属丝沿模型弯制并用蜡固定。（k~o）石膏模型上的成品矫治器。1.颊屏；2.唇挡；3.舌盾。

治疗计划

· 使用Fränkel矫治器功能矫治

· 同时使用隐适美青少年系统矫治器排齐牙列

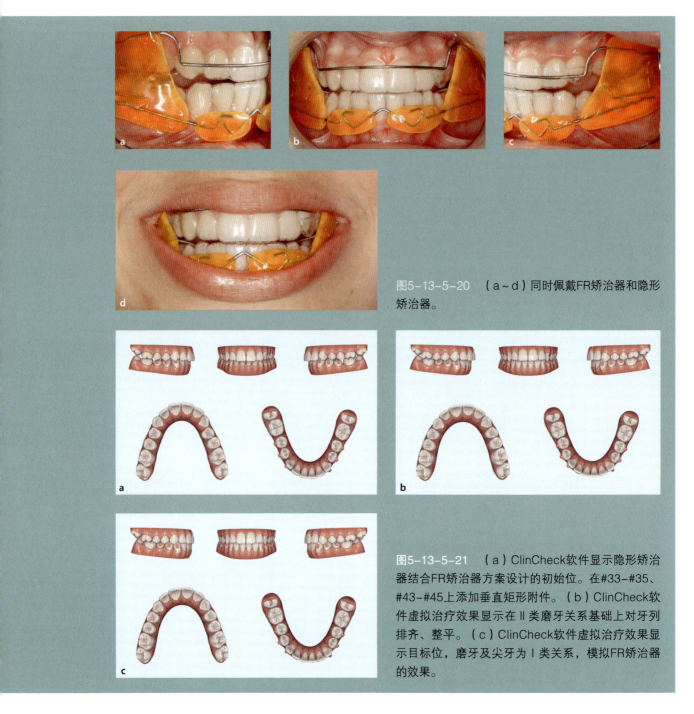

图5-13-5-20 （a~d）同时佩戴FR矫治器和隐形矫治器。

图5-13-5-21 （a）ClinCheck软件显示隐形矫治器结合FR矫治器方案设计的初始位。在#33-#35、#43-#45上添加垂直矩形附件。（b）ClinCheck软件虚拟治疗效果显示在Ⅱ类磨牙关系基础上对牙列排齐、整平。（c）ClinCheck软件虚拟治疗效果显示目标位，磨牙及尖牙为Ⅰ类关系，模拟FR矫治器的效果。

治疗过程

隐形矫治器将与FR矫治器同时佩戴（图5-13-5-20），隐形矫治器的佩戴不影响FR矫治器颊屏、唇挡和舌盾的工作。舌盾在矫治器下方，使下颌保持在一个更靠前的位置，生长为Ⅰ类关系。唇挡则使口周肌肉的力量远离下颌骨，有助于下颌骨的生长。FR矫治器制作步骤同前所述，其中治疗性构建咬合是通过佩戴隐形矫治器时引导下颌前移至Ⅰ类关系确定的（图5-13-5-18和图5-13-5-19）。

ClinCheck软件虚拟治疗效果包括初始位

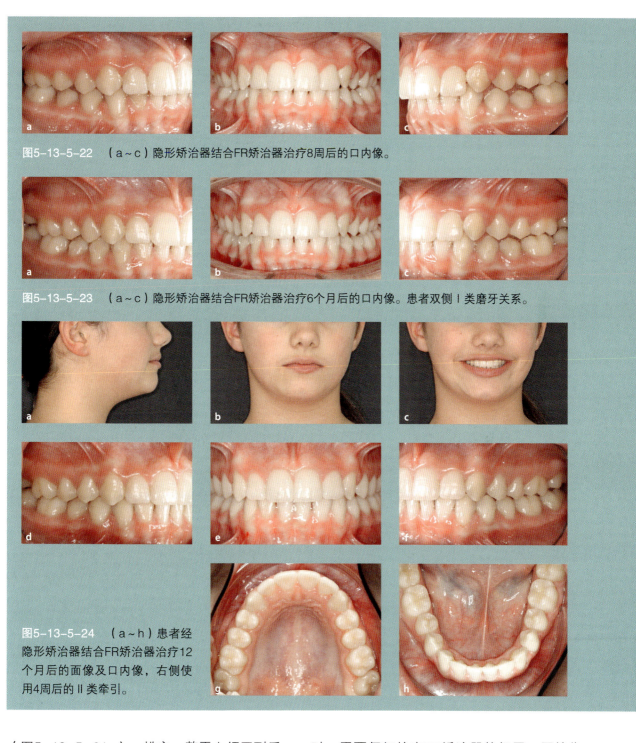

图5-13-5-22 （a～c）隐形矫治器结合FR矫治器治疗8周后的口内像。

图5-13-5-23 （a～c）隐形矫治器结合FR矫治器治疗6个月后的口内像。患者双侧Ⅰ类磨牙关系。

图5-13-5-24 （a～h）患者经隐形矫治器结合FR矫治器治疗12个月后的面像及口内像，右侧使用4周后的Ⅱ类牵引。

（图5-13-5-21a），排齐、整平上颌牙列后磨牙仍为Ⅱ类关系（图5-13-5-21b），以及通过下颌虚拟咬合跳跃模拟FR矫治器可能作用形成的目标位（图5-13-5-21c）。

　　口内同时佩戴隐形矫治器和FR矫治器

时，需要仔细检查FR矫治器的颊屏、唇挡位置是否正确（图5-13-5-20）。当它们施加太多应力导致扎嘴等不舒服的情况时，需进行调磨与再抛光。

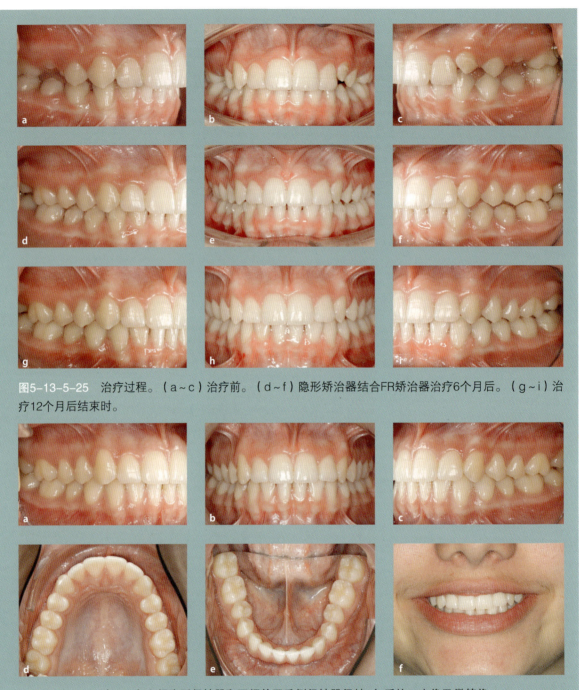

图5-13-5-25 治疗过程。（a~c）治疗前。（d~f）隐形矫治器结合FR矫治器治疗6个月后。（g~i）治疗12个月后结束时。

图5-13-5-26 （a~f）上颌隐形保持器和下颌前牙舌侧保持器保持3年后的口内像及微笑像。

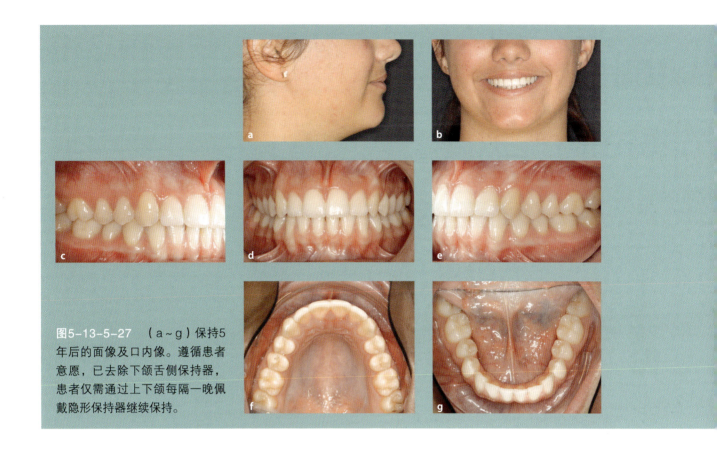

图5-13-5-27 （a~g）保持5年后的面像及口内像。遵循患者意愿，已去除下颌舌侧保持器，患者仅需通过上下颌每隔一晚佩戴隐形保持器继续保持。

　　经过8周的隐形矫治器结合FR矫治器治疗，患者下颌略有前移，Ⅱ类关系得到改善（图5-13-5-22）。6个月时，患者双侧磨牙为Ⅰ类关系（图5-13-5-23）。

　　图5-13-5-24显示隐形矫治器结合FR矫治器治疗12个月，右侧使用Ⅱ类牵引4周后的面像及口内像。在接下来的4个月里，患者白天佩戴3小时上颌最后一副隐形矫治器，晚上佩戴FR矫治器以保持，同时于#33-#43粘接舌侧保持器。治疗结束后上颌通过隐形保持器保持，下颌通过#33-#43舌侧保持器保持。图5-13-5-25显示患者治疗过程，图5-13-5-26显示患者保持3年后的口内像及微笑像，图5-13-5-27显示治疗5年后的稳定保持效果。遵循患者意愿，已去除下颌舌侧保持器，通过上下颌每隔一晚佩戴隐形保持器继续保持。

病例3：功能矫治Ⅰ期治疗后进行椅旁隐形矫治

患者6岁，男性，双侧Ⅱ类磨牙关系，双侧后牙反𬌗，#11、#21之间3mm间隙，#12、#22萌出不足。患者下颌出现顺时针旋转，前牙开𬌗7mm。全景片显示未见病理性改变（图5-13-5-28）。

诊断

· 安氏Ⅱ类

· 下颌牙列轻度拥挤

· #11、#21间存在间隙

· 双侧后牙反𬌗

· 前牙开𬌗

治疗计划

· 使用快速扩弓矫治器进行上颌横向扩弓

· Bionator功能矫治器矫治

· 椅旁隐形矫治结合Ⅱ类牵引

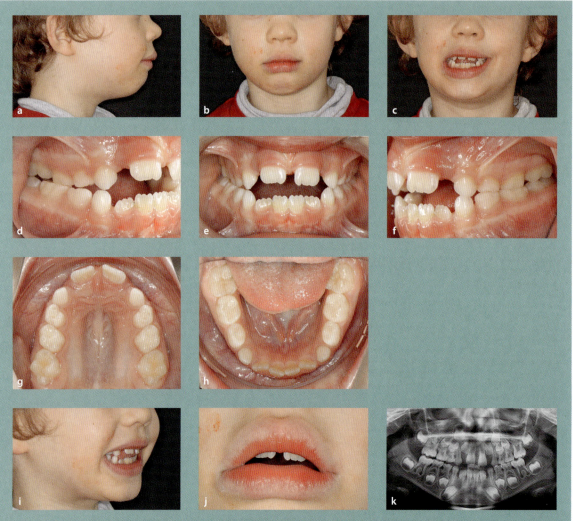

图5-13-5-28　（a~k）6岁男孩伴前牙开𬌗及双侧后牙反𬌗的面像及口内像显示#11、#21间存在3mm间隙，#12、#22萌出空间不足。全景片显示未见明显异常。

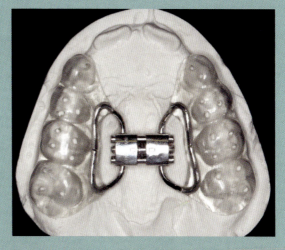

图5-13-5-29　放置于石膏模型上的上颌固定式快速扩弓矫治器（见专题13.2中的可摘式扩弓矫治器）。

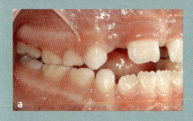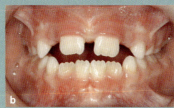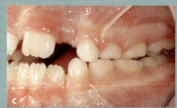

图5-13-5-30　（a～d）治疗8周后取出上颌固定式快速扩弓矫治器后口内像。由于固定式矫治器不利于维持口腔卫生，腭侧牙龈出现炎症迹象。后牙反𬌗已经得到解决，使用Bionator功能矫治器保持扩弓效果并进一步进行功能性口腔颌面的矫形治疗。

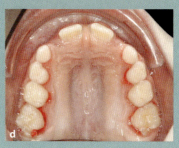

治疗过程

建议患者进行MYO肌功能训练。使用Haas上颌快速扩弓矫治器扩宽上颌牙弓，解决双侧后牙反𬌗（图5-13-5-29）。上颌#53-#16、#63-#26处安装扩弓矫治器。不过，现在我们更倾向使用附着在牙体上的可摘式扩弓矫治器（见专题13.2）或覆盖腭部的椅旁矫治器（Biolon，0.75mm）。上颌使用固定式扩器治疗8周后取出。图5-13-5-30

显示取出扩弓矫治器并解决后牙反𬌗后的口内像。由于口腔卫生维护难度增加，腭侧牙龈出现炎症迹象，矫治器去除后不久得到改善。为保持扩弓效果、进一步改善口腔颌面形态，我们使用了Bionator功能矫治器。

在完成第一阶段治疗（肌功能治疗、上颌扩弓和Bionator功能矫治器）后，在12岁重新进行了口腔临床检查（图5-13-5-31）。此时患者表现为上下牙列轻度拥挤，双侧磨牙

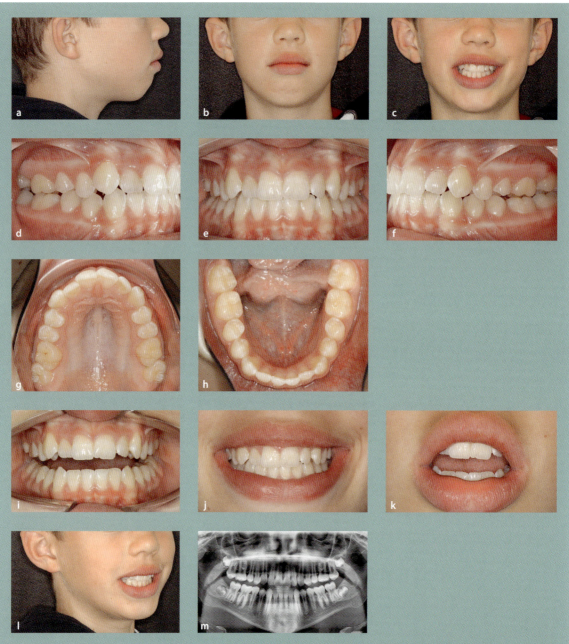

图5-13-5-31 （a~m）第一阶段治疗进行肌功能训练，上颌扩弓和功能矫治结束后，患者12岁时的面像及口内像。上下牙列轻度拥挤，双侧磨牙及尖牙咬合仍为Ⅱ类关系，但由于下颌前移，面型得到了改善。

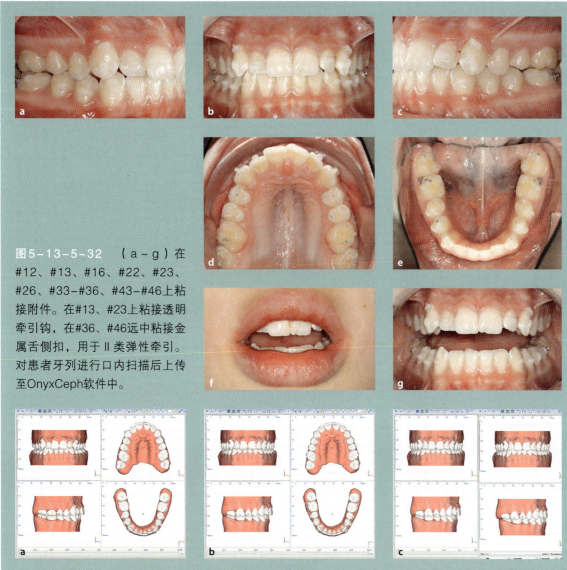

图5-13-5-32 （a~g）在#12、#13、#16、#22、#23、#26、#33-#36、#43-#46上粘接附件。在#13、#23上粘接透明牵引钩，在#36、#46远中粘接金属舌侧扣，用于Ⅱ类弹性牵引。对患者牙列进行口内扫描后上传至OnyxCeph软件中。

图5-13-5-33 （a）口内扫描上传至OnyxCeph软件中。（b）虚拟治疗模拟效果。每个模型分别采用Biolon 0.5mm和0.625mm两种不同型号的矫治器，10步牙齿移动后的结果。（c）建议患者早晚佩戴3/16、115g（cN）的Ⅱ类牵引橡皮圈，并于软件中模拟Ⅱ类牵引下颌前移至Ⅰ类关系的虚拟结果。

及尖牙咬合仍为Ⅱ类关系，但由于下颌前移，面型得到改善（图5-13-5-31a）。于#12、#13、#16、#22、#23、#26、#33-#36、#43-#46上放置附件，在#13、#23上粘接透明牵引钩，#36、#46远中粘接金属舌侧扣，用于Ⅱ类弹性牵引（图5-13-5-32）。对患者牙列进行口内扫描后上传至OnyxCeph软件中（图5-13-5-33a）。上下牙列排齐整平后的虚拟结果如图5-13-5-33b所示。为模拟Ⅱ类弹性牵引［使用3/16、115g（cN）的橡皮圈］，于软件中虚拟出下颌前移后目标位（图5-13-5-33c）。对处于生长发育期的患者，Ⅱ类弹性牵引模拟是一种可用来了解终末咬合状态的虚拟治疗工具。而对于成年患者，由于

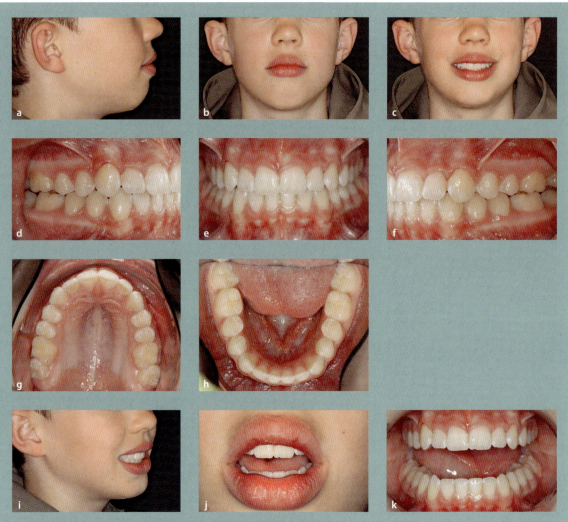

图5-13-5-34　（a~k）根据VTS模拟结果，最终获得排齐整平的上下牙列及Ⅰ类关系的面像及口内像。患者夜间佩戴上颌可摘式保持器，下颌#34-#44粘接舌侧固定式保持器。

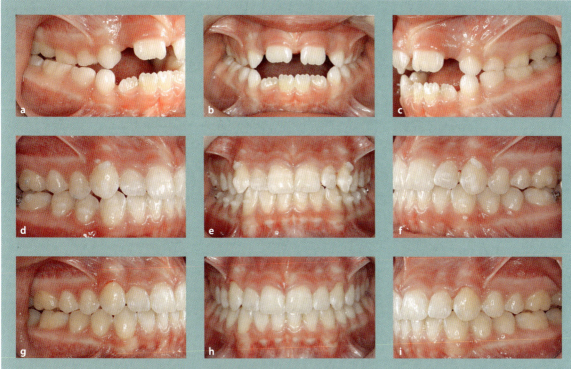

图5-13-5-35 治疗过程。（a~c）患者治疗前口内像，双侧后牙反殆，Ⅱ类关系和前牙开殆。（d~f）经肌功能训练、上颌快速扩弓矫治器和功能矫治器矫形治疗后口内像。（g~i）在使用椅旁隐形矫治结合Ⅱ类弹性牵引治疗后口内像。

骨骼发育定性，咬合模拟结果存在不确定性。骨骼关系改建要结合正颌外科手术。

图5-13-5-34表现了根据VTS模拟终末咬合位并进行5个月隐形矫治后口内像，双侧磨牙及尖牙呈Ⅰ类关系，前牙正常覆殆覆盖。治疗结束后患者于夜间佩戴上颌隐形保持器，下

颌#34-#44粘接舌侧保持器。图5-13-5-35显示患者整个治疗过程：初始位存在双侧后牙反殆，Ⅱ类关系和前牙开殆，经肌功能训练、上颌快速扩弓矫治器和功能矫治器矫形治疗后得到了明显改善。最终运用椅旁隐形矫治结合Ⅱ类弹性牵引治疗后获得终末位。

病例4：Motion矫治器Ⅰ期治疗后进行隐形矫治

患者13岁，男性，双侧后牙呈现完全远中关系（图5-13-5-36）。

诊断

- 安氏Ⅱ类
- 上颌切牙唇倾
- 下颌前牙区拥挤
- Spee曲线过深
- 前牙深覆𬌗
- 中线偏斜

治疗计划

- Motion矫治器矫治
- 无托槽隐形矫治（隐适美）

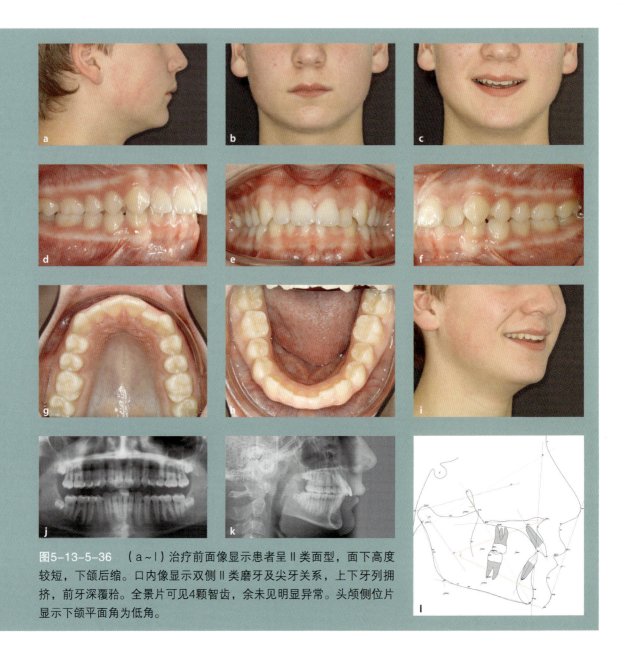

图5-13-5-36　（a~l）治疗前面像显示患者呈Ⅱ类面型，面下高度较短，下颌后缩。口内像显示双侧Ⅱ类磨牙及尖牙关系，上下牙列拥挤，前牙深覆𬌗。全景片可见4颗智齿，余未见明显异常。头颅侧位片显示下颌平面角为低角。

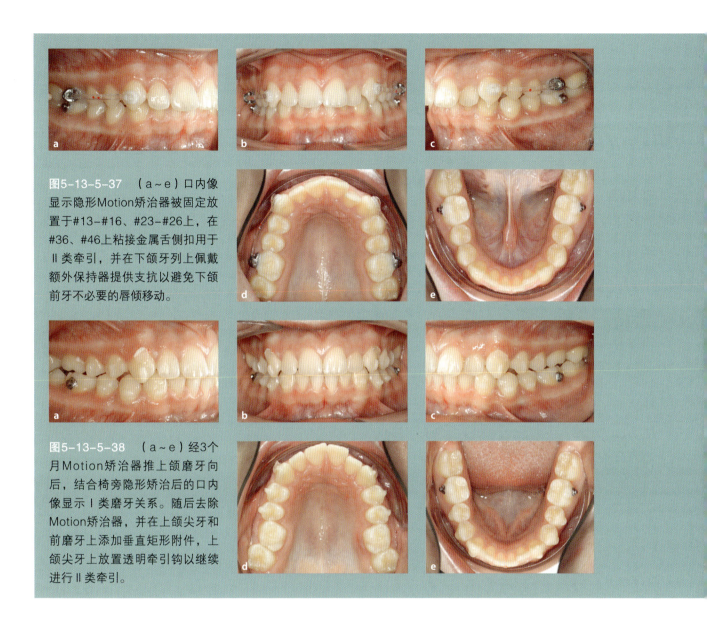

图5-13-5-37 （a~e）口内像显示隐形Motion矫治器被固定放置于#13-#16、#23-#26上，在#36、#46上粘接金属舌侧扣用于Ⅱ类牵引，并在下颌牙列上佩戴额外保持器提供支抗以避免下颌前牙不必要的唇倾移动。

图5-13-5-38 （a~e）经3个月Motion矫治器推上颌磨牙向后，结合椅旁隐形矫治后的口内像显示Ⅰ类磨牙关系。随后去除Motion矫治器，并在上颌尖牙和前磨牙上添加垂直矩形附件，上颌尖牙上放置透明牵引钩以继续进行Ⅱ类牵引。

治疗过程

如前描述，治疗开始时佩戴Motion矫治器（图5-13-5-37）。患者下颌佩戴隐形保持器（Lamitec，Hinz Dental）用于避免下颌前牙不必要的唇倾移动。上颌佩戴Motion矫治器的同时隐形矫治下颌牙列。结合椅旁隐形矫治技术，生产第一批隐形矫治器。患者被要求全天佩戴橡皮圈，并于晚上佩戴保持器进行支抗控制。Motion矫治器治疗12周后，磨牙达到Ⅰ类关系（图5-13-5-38），开始进行隐形矫治。夜间继续佩戴牵引直至第1副隐形矫治器就位。即使在隐形矫治期间也建议患者夜间佩戴牵引，防止复发。上颌尖牙的牵引钩或隐形矫治器上的精密切割，结合下颌后牙牵引钩使用，以进行Ⅱ类弹性牵引。第一阶段治疗包括27副矫治器（图5-13-5-39）。虽然我们建议患者仅在夜间佩戴Ⅱ类牵引，但实际上他在白天也维持佩戴，最终患者双侧磨牙为Ⅲ类关

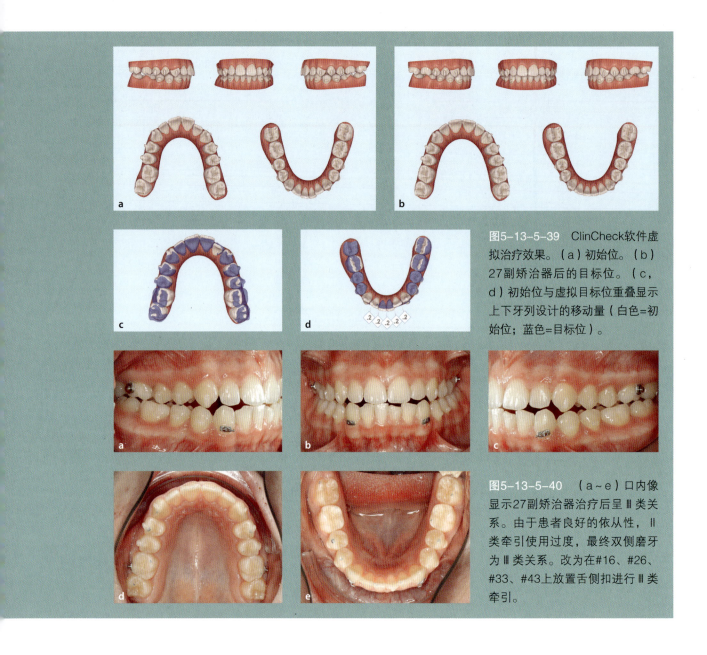

图5-13-5-39　ClinCheck软件虚拟治疗效果。（a）初始位。（b）27副矫治器后的目标位。（c，d）初始位与虚拟目标位重叠显示上下牙列设计的移动量（白色=初始位；蓝色=目标位）。

图5-13-5-40　（a~e）口内像显示27副矫治器治疗后呈Ⅲ类关系。由于患者良好的依从性，Ⅱ类牵引使用过度，最终双侧磨牙为Ⅲ类关系。改为在#16、#26、#33、#43上放置舌侧扣进行Ⅲ类牵引。

系（图5-13-5-40）。暂停Ⅱ类牵引，改在#16、#26、#33、#43上放置舌侧扣进行Ⅲ类牵引。精细调整后的口内像显示附加10副矫治器结合下颌前牙轻度邻面去釉及Ⅲ类弹性牵引后，口内呈现Ⅰ类关系。附件仍在原位（图5-13-5-41）。

治疗后，患者侧貌得到改善。如图5-13-5-42所示，获得前磨牙和磨牙的全咬合接触和尖牙引导下的Ⅰ类关系及生理性前牙正常覆𬌗覆盖关系。全景片显示上颌牙列远移后牙根平行度尚可。建议拔除所有智齿。

图5-13-5-43显示患者整个治疗过程。通过Ⅰ期Motion矫治器治疗与Ⅱ期隐形矫治器治疗，患者Ⅱ类错𬌗畸形和前牙深覆𬌗得到纠正。侧面像显示侧貌明显改善（图5-13-5-44）。

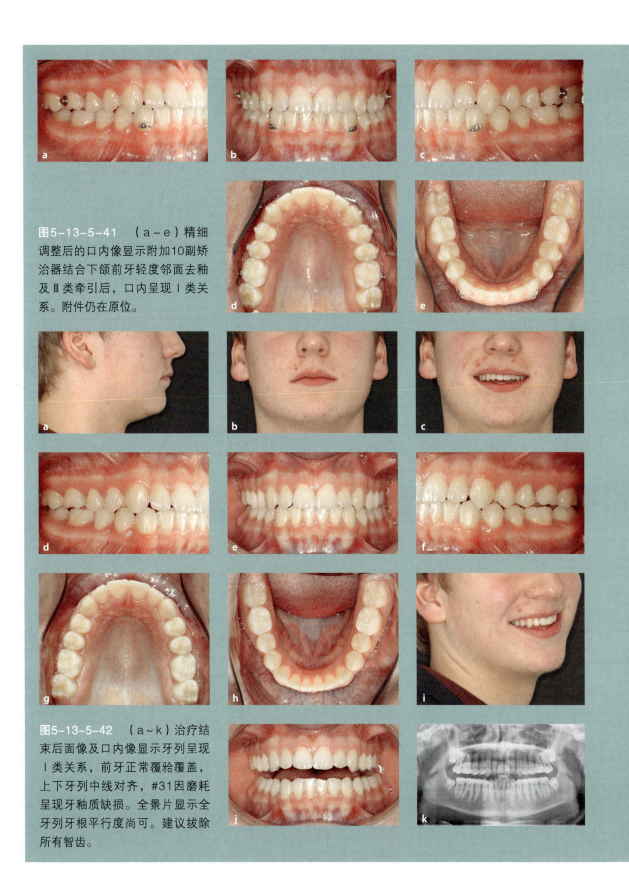

图5-13-5-41　（a～e）精细调整后的口内像显示附加10副矫治器结合下颌前牙轻度邻面去釉及Ⅲ类牵引后，口内呈现Ⅰ类关系。附件仍在原位。

图5-13-5-42　（a～k）治疗结束后面像及口内像显示牙列呈现Ⅰ类关系，前牙正常覆殆覆盖，上下牙列中线对齐，#31因磨耗呈现牙釉质缺损。全景片显示全牙列牙根平行度尚可。建议拔除所有智齿。

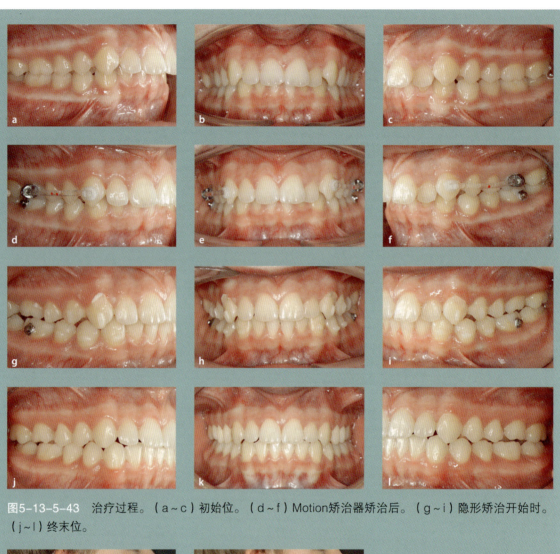

图5-13-5-43 治疗过程。（a~c）初始位。（d~f）Motion矫治器矫治后。（g~i）隐形矫治开始时。
（j~l）终末位。

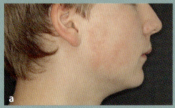
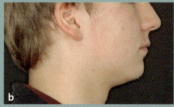

图5-13-5-44 治疗前（a）与
治疗后（b）侧面像对比显示患
者侧貌明显改善。

病例5：Motion矫治器结合椅旁隐形矫治

本病例具体描述同时使用Motion矫治器和椅旁隐形矫治的具体步骤。

患者14岁，左侧Ⅱ类磨牙关系，右侧Ⅰ类磨牙关系。上颌前牙舌倾伴早接触，下颌Spee曲线过深且下颌牙列存在间隙（图5-13-5-45）。

诊断

- 左侧Ⅱ类磨牙关系，下颌牙列间隙
- 前牙深覆𬌗伴Spee曲线过陡
- 中线偏斜

治疗计划

- 同时使用Motion矫治器及椅旁隐形矫治

治疗过程

扫描前分别在#33-#36、#43-#46上放置水平附件，在#36、#46上放置金属舌侧扣（图5-13-5-46）。随后对牙列口内扫描并上传至OnyxCeph软件中（图5-13-5-47），对下颌进行虚拟治疗模拟并进行精细调整。治疗目标包括压低下颌前牙整平Spee曲线，排齐下颌牙列。在第一阶段治疗过程，仅生产下颌牙列隐形矫治器，上颌左侧使用Motion矫治器推远移磨牙以获得Ⅰ类磨牙关系。VTS包括8步牙齿移动，使用隐形矫治器对下颌牙列进行矫治（Biolon，0.5mm和0.75mm）。佩戴下颌第1副矫治器的同时将Motion矫治器安装于#23-#26上。要求患者每天佩戴22小时的矫治器并结合Ⅱ类牵引，每7天更换1副矫治器。为了防止由于单侧牵引导致的不对称，在#46上放置金属舌侧扣以便在右侧进行Ⅱ类弹性牵引。图5-13-5-48显示患者治疗5个月后的口内像，可见Motion矫治器仍在原位，左侧磨牙为Ⅰ类关系，前牙区可见间隙。随后去除Motion矫治器，在#23上放置垂直矩形附件和透明牵引钩（图5-13-5-49）。患者夜间继续佩戴左侧Ⅱ类牵引加以保持。随后再次进行口内扫描生产上下颌隐形矫治器。图5-13-5-50显示去除Motion矫治器后口内扫描上传至OnyxCeph软件后的情况，上颌牙列被纳入椅旁隐形矫治。在#13-#22上放置垂直矩形附件（图5-13-5-50a）。由于Bolton比不调，目标位的#12、#22远中出现间隙（图5-13-5-50b）。精细调整阶段设计7步上颌牙齿移动，4步下颌牙齿移动（Biolon，0.625mm）。不再需要邻面去釉。图5-13-5-51显示经过8个月总体治疗后口内像。全景片显示牙根平行度尚可且无牙根吸收。上颌佩戴保持矫治器（Biolon，1.5mm），下颌#34-#44粘接舌侧保持器。图5-13-5-52显示患者治疗结束保持1年后的口内像，双侧磨牙及尖牙形成了稳定的Ⅰ类关系。治疗过程（图5-13-5-53）包括初始阶段患者存在单侧Ⅱ类磨牙关系；Motion矫治器矫治结束后，使用椅旁无托槽隐形矫治进行下颌牙列同步矫治；终末位显示双侧Ⅰ类磨牙及尖牙关系。治疗结束后上颌佩戴隐形保持器（Biolon，1.5mm），下颌#34-#44粘接舌侧保持器。

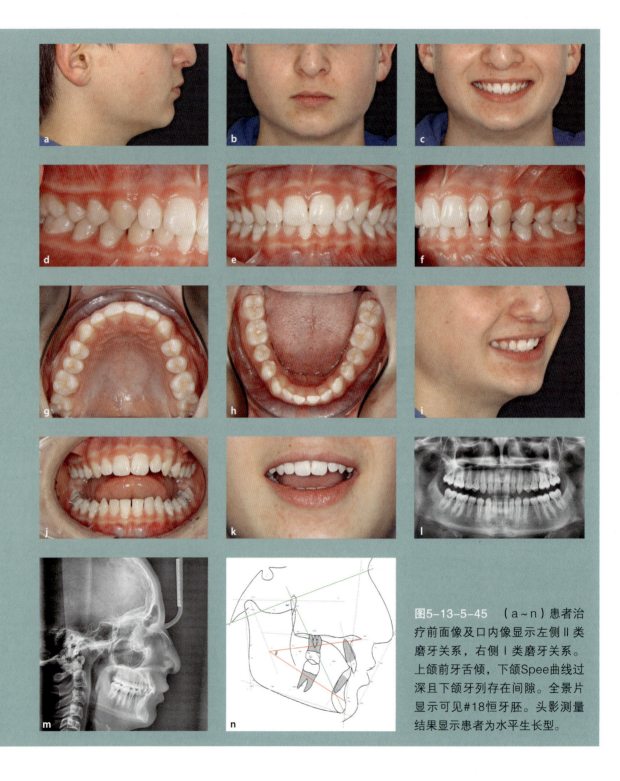

图5-13-5-45　（a～n）患者治疗前面像及口内像显示左侧Ⅱ类磨牙关系，右侧Ⅰ类磨牙关系。上颌前牙舌倾，下颌Spee曲线过深且下颌牙列存在间隙。全景片显示可见#18恒牙胚。头影测量结果显示患者为水平生长型。

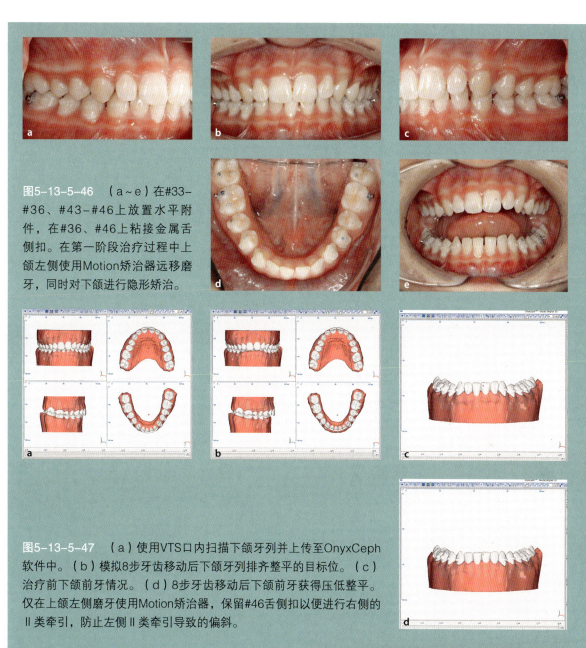

图5-13-5-46　（a~e）在#33-#36、#43-#46上放置水平附件，在#36、#46上粘接金属舌侧扣。在第一阶段治疗过程中上颌左侧使用Motion矫治器远移磨牙，同时对下颌进行隐形矫治。

图5-13-5-47　（a）使用VTS口内扫描下颌牙列并上传至OnyxCeph软件中。（b）模拟8步牙齿移动后下颌牙列排齐整平的目标位。（c）治疗前下颌前牙情况。（d）8步牙齿移动后下颌前牙获得压低整平。仅在上颌左侧磨牙使用Motion矫治器，保留#46舌侧扣以便进行右侧的Ⅱ类牵引，防止左侧Ⅱ类牵引导致的偏斜。

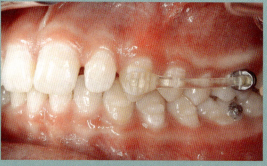

图5-13-5-48　6个月后第一阶段治疗结束，该阶段左侧使用Motion矫治器远移磨牙，下颌牙列使用隐形矫治器。治疗后双侧磨牙为Ⅰ类关系，#22近远中出现间隙。

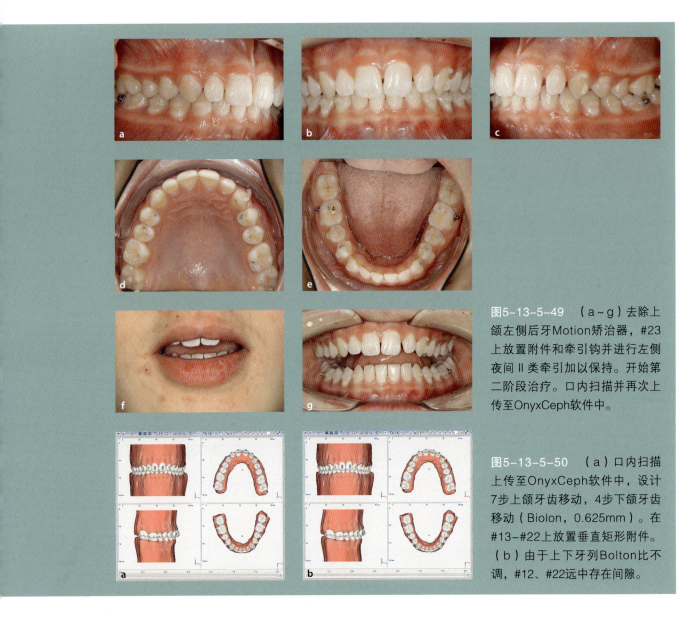

图5-13-5-49 （a~g）去除上颌左侧后牙Motion矫治器，#23上放置附件和牵引钩并进行左侧夜间Ⅱ类牵引加以保持。开始第二阶段治疗。口内扫描并再次上传至OnyxCeph软件中。

图5-13-5-50 （a）口内扫描上传至OnyxCeph软件中，设计7步上颌牙齿移动，4步下颌牙齿移动（Biolon，0.625mm）。在#13~#22上放置垂直矩形附件。（b）由于上下牙列Bolton比不调，#12、#22远中存在间隙。

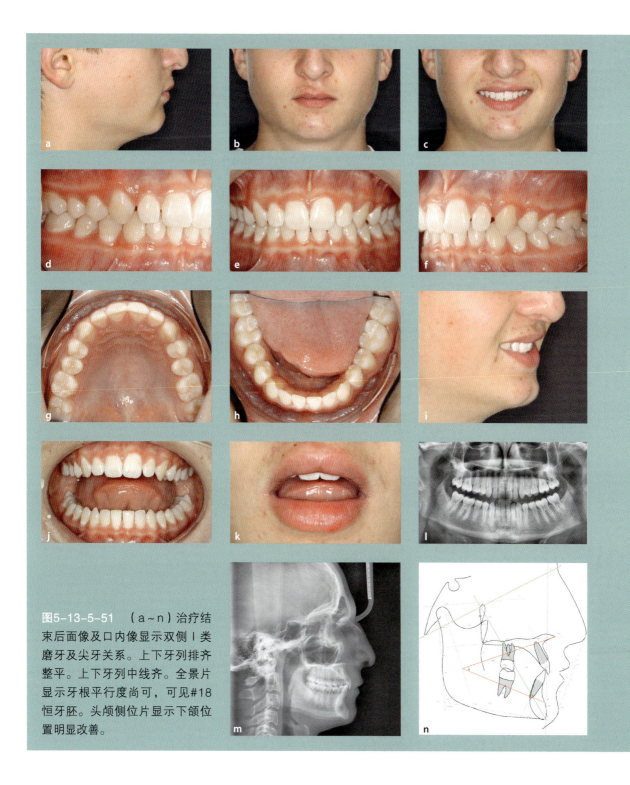

图5-13-5-51　（a~n）治疗结束后面像及口内像显示双侧Ⅰ类磨牙及尖牙关系。上下牙列排齐整平。上下牙列中线齐。全景片显示牙根平行度尚可，可见#18恒牙胚。头颅侧位片显示下颌位置明显改善。

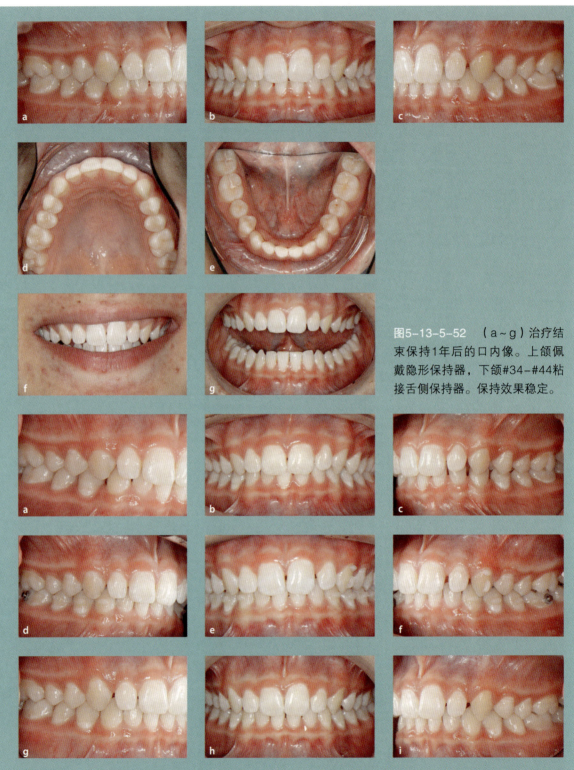

图5-13-5-52 （a~g）治疗结束保持1年后的口内像。上颌佩戴隐形保持器，下颌#34-#44粘接舌侧保持器。保持效果稳定。

图5-13-5-53 治疗过程。（a~c）治疗前。（d~f）上颌左侧磨牙使用Motion矫治器治疗6个月后。（g~i）治疗8个月后。

病例6：Motion矫治器结合椅旁隐形矫治

　　根据Motion矫治器的预处理，同时使用Motion矫治器和隐形矫治器可以更高效、快捷地进行患者正畸治疗。本病例描述了同时处理这两种矫治器的具体治疗过程。

　　患者就诊时双侧Ⅱ类磨牙关系，上颌前牙舌倾，下颌Spee曲线过深（图5-13-5-54）。

诊断

- 安氏Ⅱ类，上颌牙列拥挤伴下颌牙列间隙
- 前牙深覆殆伴Spee曲线过深

治疗计划

- 同时使用Motion矫治器和隐形矫治器（隐适美）

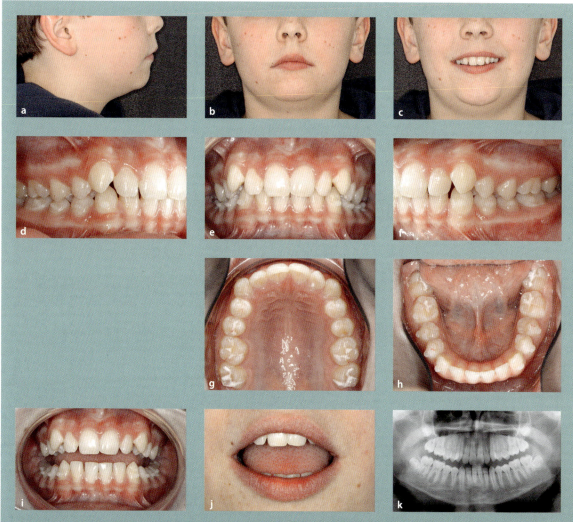

图5-13-5-54　（a～k）治疗前面像及口内像显示双侧Ⅱ类磨牙关系，上颌牙列拥挤，下颌牙列间隙。上颌前牙舌倾，下颌Spee曲线过深。在#33-#36、#43-#46上放置水平椭球形附件加强固位。全景片显示所有智齿在位。

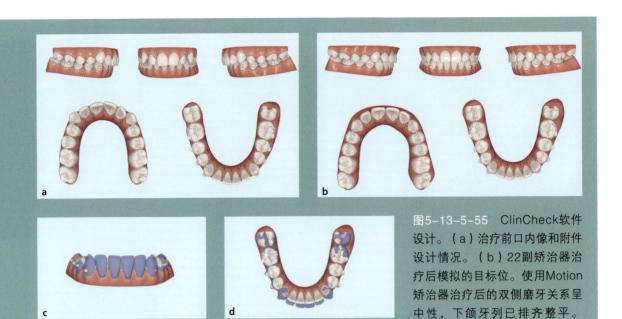

图5-13-5-55 ClinCheck软件设计。（a）治疗前口内像和附件设计情况。（b）22副矫治器治疗后模拟的目标位。使用Motion矫治器治疗后的双侧磨牙关系呈中性，下颌牙列已排齐整平。（c，d）初始位与虚拟目标位重叠显示整平Spee曲线后下颌前牙的内收和压低量，下颌牙列间隙关闭（蓝色=初始位；白色=目标位）。

治疗过程

图5-13-5-55a显示口内扫描上传至ClinCheck软件后的口内情况。#33-#36、#43-#46上放置水平附件，在#36、#46远中进行开窗用于放置舌侧扣。图5-13-5-55b显示22副矫治器后的虚拟治疗效果，包含第一阶段治疗模拟Motion矫治器治疗后上颌牙列及上下牙列之间矢状向的位置关系。初始位与虚拟目标位重叠显示整平Spee曲线后下颌前牙的内收和压低量，下颌牙列间隙关闭（图5-15-55c和d）。

当隐形矫治器生产并送至诊所后，患者佩戴Motion矫治器，同时于#36、#46矫治器开窗处放置金属舌侧扣用于牵引。患者将通过上颌双侧Motion矫治器与#36、#46进行Ⅱ类牵引，并同时佩戴下颌隐形矫治器。

使用Motion矫治器治疗3个月后，患者双侧磨牙已达到Ⅰ类关系（图5-13-5-56）。去除Motion矫治器，在#12-#17、#22-#27上添加附件，在#13、#23上粘接透明牵引钩，结合在#36、#46上粘接舌侧扣用于后续进行Ⅱ类牵引（图5-13-5-57）。随后进行口内扫描，生产上下颌矫治器。在新矫治器生产完成之前，为了避免复发，患者上颌佩戴椅旁隐形矫治器加以保持，夜间继续佩戴最后一副下颌隐形矫治器和Ⅱ类牵引。去除Motion矫治器后将口内扫描上传至ClinCheck软件中进行矫治设计。此时上颌牙列纳入隐形矫治系统（图5-13-5-58a）。上下牙列需要19副隐形矫治器以完成排齐整平。由于Bolton比不调，计划于下颌前牙区#33-#43进行邻面去釉，从而关闭上颌牙列散在间隙，建立正常尖窝咬合关系（图5-13-5-58b）。

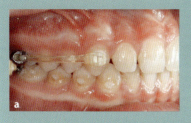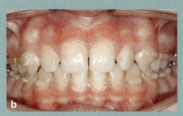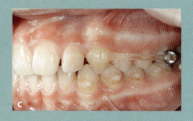

图5-13-5-56 （a~c）Motion矫治器结合下颌隐形矫治3个月后的口内像。患者双侧Ⅰ类磨牙及尖牙关系。上颌前牙区见间隙。

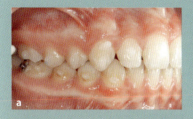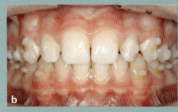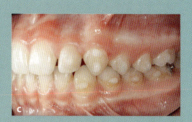

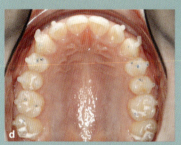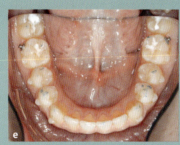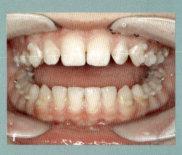

图5-13-5-57 （a~f）上颌去除Motion矫治器后的口内像。在#12-#17、#22-#27上添加附件，在#13、#23上粘接透明牵引钩，在#36、#46上粘接金属舌侧扣。随后进行口内扫描，生产上下颌隐形矫治器。患者上颌佩戴隐形保持器，并于夜间继续佩戴Ⅱ类橡皮圈保持。

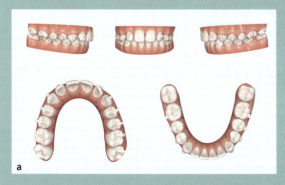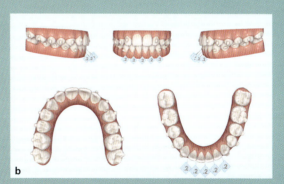

图5-13-5-58 （a）去除上颌Motion矫治器将口内扫描上传至ClinCheck软件中进行矫治设计，上颌牙列纳入隐形矫治系统。（b）由于上下牙列存在Bolton比不调，计划于下颌前牙区#33-#43邻面去釉。最终设计19副矫治器关闭上颌牙列散在间隙。

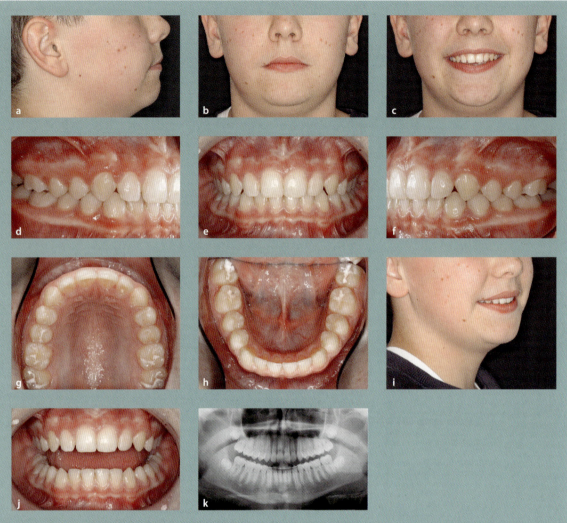

图5-13-5-59 （a~k）治疗结束后面像及口内像显示双侧Ⅰ类磨牙关系，上下牙列排齐，舌倾的上颌前牙被唇倾，下颌Spee曲线整平，最终获得前牙正常覆殆覆盖，下颌面部在美观上得到改善，笑容饱满。全景片显示全牙列根平行度尚可，4颗智齿恒牙胚存在。下颌#34-#44可见舌侧保持器。

图5-13-5-59显示19副矫治器完成Ⅱ期治疗后的终末位。至此，包括与Motion矫治器结合的Ⅰ期治疗，患者整体治疗共包括41副矫治器。治疗后全景片显示牙根平行度尚可，可见智齿存在，建议拔除。图5-13-5-60显示患者同时使用Motion矫治器和隐形矫治器治疗前与治疗后的侧貌对比。图5-13-5-61显示治疗过程。最终通过上颌矫治器（Biolon，1.5mm）结合下颌#34-#44舌侧保持器进行保持。

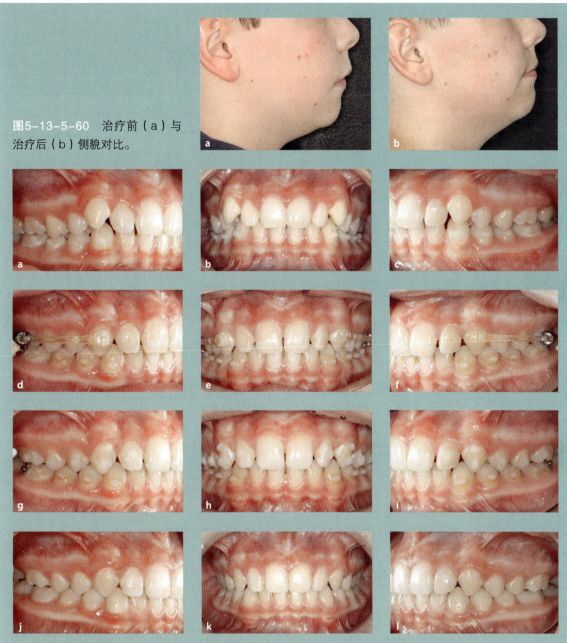

图5-13-5-60 治疗前（a）与治疗后（b）侧貌对比。

图5-13-5-61 治疗过程。（a~c）治疗前。（d~f）上颌Motion矫治器结合下颌隐形矫治器治疗3个月后。（g~i）去除上颌Motion矫治器，添加附件，开始上下颌隐形矫治。（j~l）治疗后。双侧Ⅰ类磨牙及尖牙关系，前牙覆殆覆盖正常。

病例7：拔除4颗第一前磨牙解决双颌前突及牙列拥挤

双颌前突常与牙列拥挤并存，是最常见的口腔错殆畸形之一。一项针对8～18岁患者的研究显示拥挤发病率可占47.3%[51]。在传统的正畸治疗过程中，解决突度问题通常需要拔牙、临时支抗装置（TAD）、头帽，或以上治疗方式的任意组合。根据拥挤严重程度等情况，正畸医生必须在拔牙和不拔牙之间做出选择，以获得间隙来解除拥挤。从统计学角度来看，目前正畸拔牙病例平均数量约占正畸病例的18%[52]，而前磨牙是最为常见的拔牙选择[53]。牙量骨量不调是造成牙列拥挤的主要原因，并对决定前磨牙拔除与否起着重要作用[54]。为此，McNamara确定了拔牙与否的边界为拥挤3～6mm[55]。

近10年来，随着隐形矫治器的出现，具有美观、舒适、微创、可视化治疗、减少就诊频率等优势，正畸医生也在不断尝试探索隐形矫治器的新功能。这其中，解决双颌前突矫治是隐形矫治的新方向[56-58]。

双颌前突的概念最初由Dr. Calvin C. Case所提出。然而，它在亚洲的发病率相对较高。在亚洲人群中，双颌前突是最常见的错殆畸形之一。双颌前突主要原因是上下颌前牙过度唇倾导致唇突度明显增加。治疗双颌前突的治疗方式除拔除4颗第一前磨牙外，还包括内收上下颌前牙。此外，骨骼问题应通过正颌手术予以调整[59]。

临床上，双颌前突的患者常由于上颌和/或下颌前牙呈喇叭状张开而出现唇闭合不全的情况，即唇部休息时不能闭合，或唇部可以闭合但口周肌肉明显紧张[60]。一般情况下，双颌前突又可分为骨性双颌前突和牙性双颌前突两类。对于双颌前突的鉴别诊断至关重要，因为骨性双颌前突通常需要正颌外科手术才能获得理想的治疗效果[61]。1983年，Dr. Creekmore介绍可以通过骨支抗进行矫治[62]。1997年，Dr. Kanomi报告使用市场上出售的正畸微种植钉作为支抗来实现某些类型的牙齿移动[63]。种植支抗已成为当代正畸治疗中常用的工具之一[64]。

拔除4颗前磨牙是矫治牙列拥挤和双颌前突的常用治疗方法。已被证实可以通过隐形矫治实现以上牙齿移动[65-66]。重要的是确保隐形矫治分步不要太快以达到治疗目标[67]。此外，必须在严格考虑生物力学的前提下，正确选择矫治材料及矫治强度[68-69]，附件设计[70-71]以及充分的隐形矫治计划[58,72-73]。本病例将展示使用隐适美矫治系统拔除4颗第一前磨牙的治疗方案。

患者12岁，亚裔高加索人男性，双颌前突和由于牙量骨量不调导致的严重牙列拥挤（图5-13-5-62）。

患者左侧磨牙呈Ⅰ类关系，右侧Ⅱ类关系。上牙列中线偏左1.5mm，#12、#22存在扭转，早接触严重，#22与#33存在反殆倾向。上下牙列Bolton比正常。

全景片显示所有恒牙在位，包括未萌出的第三磨牙，牙周状态良好（图5-13-5-63a）。治疗前面像、口内像及头影测量分析显示患者下面高度角增加，侧貌突（图5-13-5-63b，c）。头影测量显示骨性Ⅱ类，下颌前牙唇倾，骨性开殆倾向，下颌平面角增大。Ricketts分析侧位片显示A点突度（A-NPog）为5.6mm，提示骨性Ⅱ类。上下颌切牙的初始

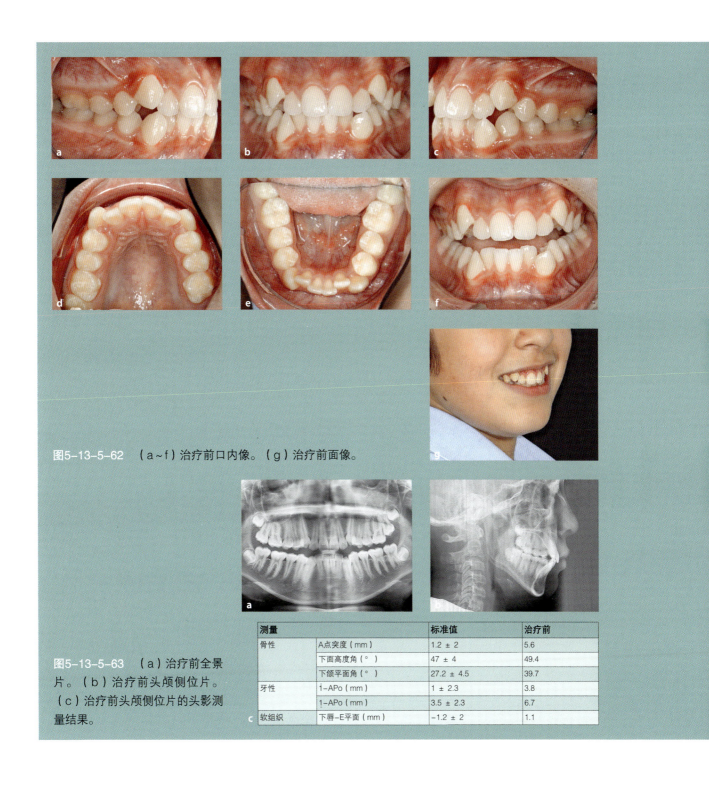

图5-13-5-62　（a~f）治疗前口内像。（g）治疗前面像。

图5-13-5-63　（a）治疗前全景片。（b）治疗前头颅侧位片。（c）治疗前头颅侧位片的头影测量结果。

测量		标准值	治疗前
骨性	A点突度（mm）	1.2 ± 2	5.6
	下面高度角（°）	47 ± 4	49.4
	下颌平面角（°）	27.2 ± 4.5	39.7
牙性	1̄-APo（mm）	1 ± 2.3	3.8
	1-APo（mm）	3.5 ± 2.3	6.7
软组织	下唇-E平面（mm）	-1.2 ± 2	1.1

位置偏离正常范围，反映出上下颌切牙唇倾。下唇距审美平面距离（下唇-E平面）为正

值，提示下唇位置前移，偏离标准范围2.4mm（图5-13-5-63c）。

375

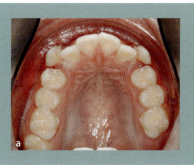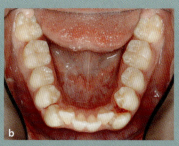

图5-13-5-64　（a，b）隐形矫治开始前，尖牙近中放置弹性材料及远中完成邻面去釉后的口内像。

诊断

· 双颌前突

· 牙列拥挤

治疗计划

· 无托槽隐形矫治（隐适美）

治疗过程

　　主要的治疗目标为解除拥挤，内收唇倾的上下颌前牙，使双侧磨牙及尖牙呈Ⅰ类关系，建立正常的前牙覆𬌗覆盖，改善侧貌突度。由于患者中度至重度牙列拥挤同时伴前牙骨壁薄，治疗选择于4个象限各拔除1颗第一前磨牙，并通过隐形矫治排齐整平牙列并关闭间隙[74]。按顺序更换隐形矫治器进行牙齿分步移动关闭间隙至关重要[75]。拔除前磨牙可以有效内收前牙，从而获得良好的侧貌和稳定的咬合关系。需注意应避免"过山车效应"，即在拔除4颗第一前磨牙后，由于矫治器应力中断而导致的前牙段及后牙段出现节段性倾斜[76]。

　　使用隐形矫治器治疗拔牙病例时，除了增加切牙及尖牙的牙冠包裹性外，通过3个矫治周期循环顺序内收切牙及尖牙可有效增加后牙段支抗控制。前牙段整体内收易导致支抗丧失，分步移动则可以更精准地控制每个阶段的牙齿移动及支抗。对于轻度至中度拥挤的患者，特别是需要更多间隙排齐的患者，更不易出现磨牙近中倾斜和前牙伸长，出现隐形矫治副作用（即前牙早接触与后牙开𬌗的可能性则减少）[77]。

准备阶段

　　在治疗开始前，于患者尖牙近中放置数天弹性材料，以创造足够的空间来确保矫治器的包裹和拥挤尖牙的有效移动（图5-13-5-64）。口内扫描前对上下颌尖牙远中实施邻面去釉。为确保佩戴隐形矫治前间隙仍存在，患者于夜间佩戴可摘式保持器（Duran，Scheu Dental）。

　　尖牙近中获得间隙后进行矫治的初期测量。单独在上下颌尖牙、第二前磨牙和第一磨牙唇颊侧放置附件（图5-13-5-65）。将口内扫描和治疗说明发送给隐适美技术人员，以创建第一版虚拟治疗方案。

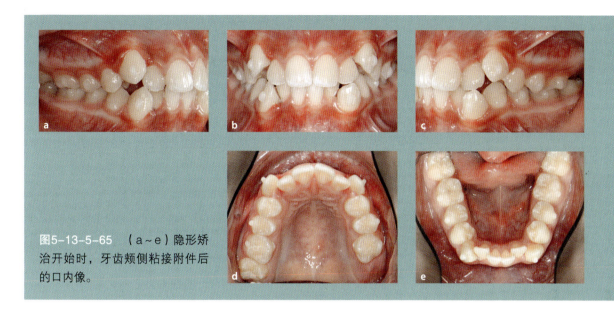

图5-13-5-65　（a～e）隐形矫治开始时，牙齿颊侧粘接附件后的口内像。

　　技术人员通过计算机模拟及医生提交的矫治说明进行了相应的方案设计（图5-13-5-66）。由于治疗计划为拔除所有第一前磨牙，因此方案设计中这些牙齿被相应去除。通过内收上下颌前牙来关闭拔牙间隙。为提供足够的支抗确保磨牙远移，Ⅱ类牵引必不可少。通过远移上颌右侧磨牙实现Ⅰ类磨牙关系。同时，下颌右侧磨牙及前磨牙存在少许近移。

　　上牙列中线向右移动以匹配下牙列中线。在整个治疗过程中，所有前磨牙和磨牙均存在小幅度旋转，最终前牙区拥挤得以解决，上下牙列排齐整平。去除#32的早接触，后牙均匀分配咬合接触点以保证咬合稳定。图5-13-5-66c所示为ClinCheck软件虚拟治疗效果：从初始位到虚拟目标位重叠。

　　矫治包括一个主要治疗阶段和3次后续精细调整阶段，共包括71副上颌矫治器和71副下颌矫治器。同虚拟治疗方案，在佩戴第1副隐形矫治器前拔除4颗第一前磨牙（图5-13-5-67）。具体治疗过程如图5-13-5-68所示，患者佩戴至第19副矫治器，矫治器贴合良好，患者依从性良好。

　　在本临床病例中，隐形矫治技术在治疗拔牙病例中表现出极高的效率。治疗后口内像显示所有牙齿按预期进行牙齿移动，上下牙列均排齐（图5-13-5-69）。拔牙间隙得到关闭，拥挤接触，双侧磨牙及尖牙呈Ⅰ类关系，前牙覆𬌗覆盖正常。此外，在后牙支撑和尖牙引导下实现了稳定的咬合接触（图5-13-5-70）。头影测量结果显示，治疗后患者为骨性Ⅰ类，骨性开𬌗倾向降低（图5-13-5-71和图5-13-5-72）。根据Ricketts分析，通过拔牙隐形矫治结束后，患者突度显著下降至0.8mm（图5-13-5-72a）。上颌切牙位置测量2.6mm，下颌切牙位置测量5.2mm，上下颌

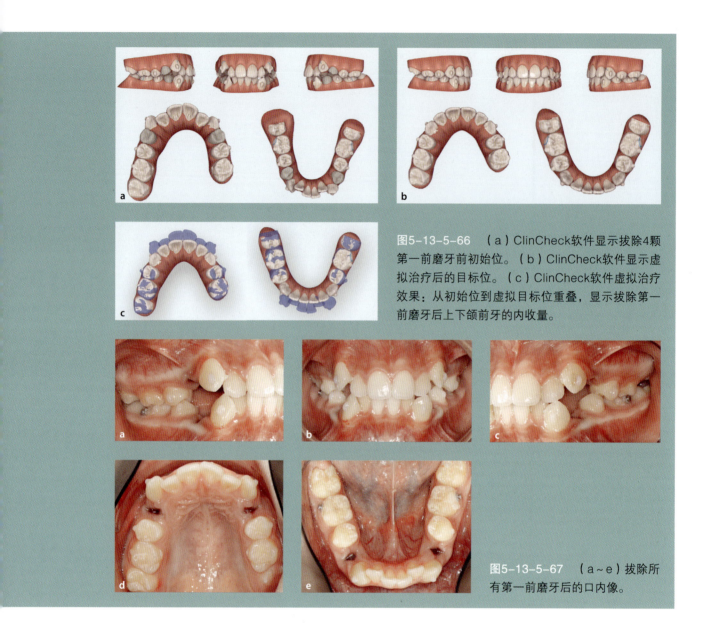

图5-13-5-66 （a）ClinCheck软件显示拔除4颗第一前磨牙前初始位。（b）ClinCheck软件显示虚拟治疗后的目标位。（c）ClinCheck软件虚拟治疗效果：从初始位到虚拟目标位重叠，显示拔除第一前磨牙后上下颌前牙的内收量。

图5-13-5-67 （a~e）拔除所有第一前磨牙后的口内像。

前牙相对位置及轴倾度回归正常。下唇位置距审美平面平均后退2mm。

　　全景片显示牙周状态良好，建议拔除所有智齿（图5-13-5-71b）。

　　鉴别诊断牙性还是骨性双颌前突是治疗成功的基本要素。骨性双颌前突的特点包括SNA角、SNB角均大于正常值，而U1-SN、IMPA

在正常值范围内[78]。根据Ricketts审美平面标准，A-Pog测量结果显示，上下唇突出[79]。部分双颌前突患者也因上颌骨垂直高度增高而出现露龈微笑。对于骨性双颌前突，正颌手术比单纯的正畸治疗可获得更好的美观和功能效果[59]。

　　治疗中增加对尖牙牙冠及牙根的角度控

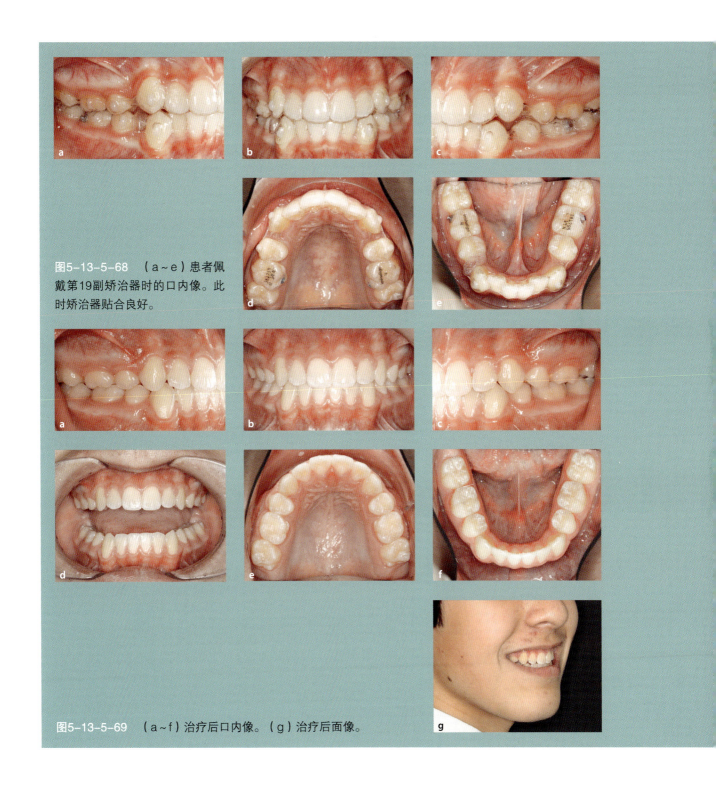

图5-13-5-68 （a~e）患者佩戴第19副矫治器时的口内像。此时矫治器贴合良好。

图5-13-5-69 （a~f）治疗后口内像。（g）治疗后面像。

制以改善尖牙位置。整体治疗以动态咬合为重点，特别是尖牙引导，包括几个阶段，以获得最佳咬合结果。动态和静态咬合的虚拟表达将有助于克服这一临床挑战。尽管如此，我们认为复杂拔牙病例通常需要多个阶段调整才能获得治疗计划的终末位。

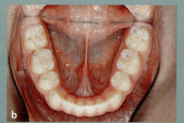

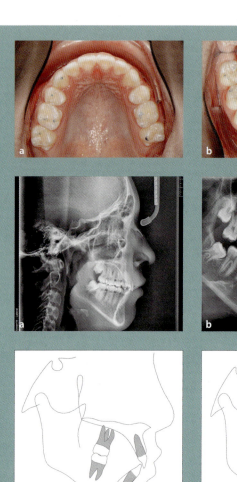

图5-13-5-70 （a，b）咬合接触点分布均匀后，标记咬合接触点的口内像。

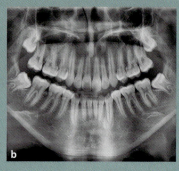

图5-13-5-71 （a，b）治疗后头颅侧位片及全景片。

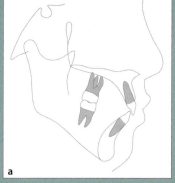
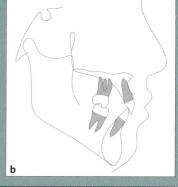

测量		标准值	治疗前	治疗后	变化
骨性	A点突度（mm）	1.2 ± 2	5.6	0.8	−4.8
	下面高度角（°）	47 ± 4	49.4	45.7	−3.7
	下颌平面角（°）	27.2 ± 4.5	39.7	40.3	+0.6
牙性	1̄−APo（mm）	1 ± 2.3	3.8	2.6	−1.2
	1̱−APo（mm）	3.5 ± 2.3	6.7	5.2	−1.5
软组织	下唇−E平面（mm）	−1.2 ± 2	1.1	1.4	+0.4

图5-13-5-72 （a，b）治疗前与治疗后头影测量图。（c）治疗前与治疗后头影测量结果。

参考文献

[1] Alhammadi MS, Halboub E, Salah Fayed M, Labib A, El-Saaidi C. Global distribution of malocclusion traits: a systematic review. Dental Press J Orthod 2018;23:40.e1–40.e10.

[2] Keski-Nisula K, Lehto R, Lusa V, Keski-Nisula K, Varrela J. Occurrence of malocclusion and need of orthodontic treatment in early mixed dentition. Am J Orthod Dentofacial Orthop 2003;124:631–638.

[3] Fatani NH, Hammam MB, Oraif H, Taher S, Taju W, Bukhari O. Prevalence of malocclusion among schoolchildren in Makkah, Saudi Arabia. Open Access Maced J Med Sci 2019;7:856–861.

[4] Yu X, Zhang H, Sun L, Pan J, Liu Y, Chen L. Prevalence of malocclusion and occlusal traits in the early mixed dentition in Shanghai, China. Peer J 20197:e6630.

[5] Piao Y, Kim SJ, Yu HS, Cha JY, Baik HS. Five-year investigation of a large orthodontic patient population at a dental hospital in South Korea. Korean J Orthod 2016;46:137–145.

[6] Sayar G, Oktay H. Assessment of curve of spee in different malocclusions. Eur Oral Res 2018;52:127–130.

[7] Pavoni C, Lombardo EC, Lione R, et al. Treatment timing for functional jaw orthopaedics followed by fixed appliances: a controlled long-term study. Eur J Orthod 2018;40:430–436.

[8] Faccioni P, De Santis D, Luciano U, et al. Efficacy of the Andresen activator before peak growth in Class II patients. J Biol Regul Homeost Agents, 2019;33(Suppl 1 [integer]):1–7.

[9] Landazuri DR, Raveli DB, dos Santos-Pinto A, Dib LP, Maia S. Changes on facial profile in the mixed dentition, from natural growth and induced by Balters' Bionator appliance. Dental Press J Orthod 2013;18:108–115.

[10] Stamenkovic Z, Raickovic V, Ristic V. Changes in soft tissue profile using functional appliances in the treatment of skeletal Class II malocclusion. Srp Arh Celok Lek 2015;143(1–2):12–15.

[11] Silvestrini-Biavati A, Alberti G, Silvestrini Biavati F, Signori A, Castaldo A, Migliorati M. Early functional treatment in Class II division 1 subjects with mandibular retrognathia using Fränkel II appliance. A prospective controlled study. Eur J Paediatr Dent 2012;13:301–306.

[12] Zhao G, Li S, Chang BB. [Soft tissue profile changes by Fränkel-III appliance on correcting Angle Class III malocclusion in mixed dentition]. Shanghai Kou Qiang Yi Xue 2011;20:201–203.

[13] Battagel JM. Profile changes in Class II, division 1 malocclusions: a comparison of the effects of Edgewise and Fränkel appliance therapy. Eur J Orthod 1989;11:243–253.

[14] Sakaguchi K, Mehta NR, Abdallah EF, et al. Examination of the relationship between mandibular position and body posture. Cranio 2007;25:237–249.

[15] Gresham H, Smithells PA. Cervical and mandibular posture. Dent Rec (London) 1954;74:261–264.

[16] Mertensmeier I, Diedrich P. Der Zusammenhang von Halswirbelsäulenstellung und Gebissanomalien. Fortschr Kieferorthop 1992;53:26–32.

[17] Rocabado M. Biomechanical relationship of the cranial, cervical, and hyoid regions. J Craniomandibular Pract 1983;1:61–66.

[18] Boisserée W, Schupp W, eds. Kraniomandibuläres und muskuloskelettales System. Berlin, Germany: Quintessenz, 2012.

[19] Vukicevic V, Petrovic D. Relationship between head posture and parameters of sagittal position and length of jaws. Med Pregl 2016;69:288–293.

[20] An JS, Jeon DM, Jung WS, Yang IH, Lim WH, Ahn SJ. Influence of temporomandibular joint disc displacement on craniocervical posture and hyoid bone position. Am J Orthod Dentofacial Orthop 2015;147:72–79.

[21] Nakashima A, Nakano H, Yamada T, et al. The relationship between lateral displacement of the mandible and scoliosis. Oral Maxillofac Surg 2017;21:59–63.

[22] Saccucci M, Tettamanti L, Mummolo S, Polimeni A, Festa F, Tecco S. Scoliosis and dental occlusion: a review of the literature. Scoliosis 2011;6:15.

[23] Lippold C, van den Bos L, Hohoff A, Danesh G, Ehmer U. Interdisciplinary study of orthopedic and orthodontic findings in pre-school infants. J Orofac Orthop 2003;64:330–340.

[24] Lippold C, Danesh G, Hoppe G, Drerup B, Hackenberg L. Trunk inclination, pelvic tilt and pelvic rotation in relation to the craniofacial morphology in adults. Angle Orthod 2007;77:29–35.

[25] Hong JY, Suh SW, Modi HN, et al. Correlation between facial asymmetry, shoulder imbalance, and adolescent idiopathic scoliosis. Orthopedics 2011;34:187.

[26] Segatto E, Segatto A, Braunitzer G, et al. Craniofacial and cervical morphology related to sagittal spinal posture in children and adolescents. Biomed Res Int 2014;2014:638238.

[27] Kamal AT, Fida M. Evaluation of cervical spine posture after functional therapy with twin-block appliances: a retrospective cohort study. Am J Orthod Dentofacial Orthop 2019;155:656–661.

[28] Shen P, Liu X, Xie Q, Zhang S, Yang C. The effect evaluation of functional appliance used for Class II patients with temporomandibular joint anterior disc displacement. J Craniofac Surg 2019;30:e15–e17.

[29] Ma Z, Xie Q, Yang C, et al. Can anterior repositioning splint effectively treat temporomandibular joint disc displacement? Sci Rep 2019;9:534.

[30] Faltin KJ, Faltin RM, Baccetti T, Franchi L, Ghiozzi B, McNamara JA Jr. Long-term effectiveness and treatment timing for Bionator therapy. Angle Orthod 2003;73:221–230.

[31] Pangrazio-Kulbersh V, Kang HK, Dhawan A, Al-Qawasmi R, Pacheco RR. Comparison of early treatment outcomes rendered in three different types of malocclusions. Angle Orthod 2018;88:253–258.

[32] Angelieri F, Franchi L, Cevidanes LHS, Scanavini MA, McNamara JA, Jr. Long-term treatment effects of the FR-2 appliance: a prospective evaluation 7 years post-treatment. Eur J Orthod 2014;36:192–199.

[33] Fränkel R, Fränkel C. Clinical implication of Roux's concept in orofacial orthopedics. J Orofac Orthop 2001;62:1–21.

[34] Köbel C, Fränkel C, Lux CJ. Der Funktionsregler nach Fränkel Typ FR-3. Teil I: Grundlagen und klinisches Management. Kieferorthop 2012;26:33–43.

[35] Fränkel C, Fränkel R, eds. Der Funktionsregler in der orofazialen Orthopädie. Heidelberg, Germany: Hüthig, 1992.

[36] Enlow DH, Hans MG, eds. Essentials in Facial Growth. Ann Arbor, MI: Needham Press, 2008.

[37] Miethke RR, Lindenau S, Dietrich K. The effect of Fränkel's function regulator type III on the apical base. Eur J Orthod 2003;25:311–318.

[38] Levin AS, McNamara JA Jr, Franchi L, Baccetti T, Fränkel C. Short-term and long-term treatment outcomes with the FR-3 appliance of Fränkel. Am J Orthod Dentofacial Orthop 2008;134: 513–524.

[39] Falck F, Zimmermann-Menzel K. Cephalometric changes in the treatment of Class III using the Fränkel appliance. J Orofac Orthop 2008;69:99–109.

[40] Schulz S, Koos B, Duske K, Stahl F. Skeletal effects in Angle Class II/1 patients treated with the functional regulator type II: cephalometric and tensor analysis. J Orofac Orthop 2016;77:420–431.

[41] Perillo L, Cannavale R, Ferro F, Franchi L, Masucci C, Chiodini P, Baccetti T. Meta-analysis of skeletal mandibular changes during Fränkel appliance treatment. Eur J Orthod 2011;33:84–92.

[42] Freeman DC, McNamara JA Jr, Baccetti T, Franchi L, Fränkel C. Long-term treatment effects of the FR-2 appliance of Fränkel. Am J Orthod Dentofacial Orthop 2009;135:570.e1–6; discussion 570–571.

[43] Perez C. Obstructive sleep apnea syndrome in children. Gen Dent 2018;66:46–50.

[44] Subramanyam R, Tapia IE, Zhang B, et al. Secondhand smoke exposure and risk of obstructive sleep apnea in children. Int J Pediatr Otorhinolaryngol 2020;130;109807.

[45] Yosunkaya S, Kutlu R, Cihan FG. Evaluation of depression and quality of life in patients with obstructive sleep apnea syndrome. Niger J Clin Pract 2016;19:573–579.

[46] Burger S. Test-Retest Reliabilität verschiedener Fragebögen aus der pädiatrischen Schlafmedizin, in Medizinische Fakultät der Eberhard Karls Universität. Tübingen, Germany: Universitätsklinik für Kinder- und Jugendmedizin Tübingen Abteilung Kinderheilkunde, 2018.

[47] Galeotti A, Festa P, Viarani V, et al. Correlation between cephalometric variables and obstructive sleep apnoea severity in children. Eur J Paediatr Dent 2019;20:43–47.

[48] Yanyan M, Min Y, Xuemei G. Mandibular advancement appliances for the treatment of obstructive sleep apnea in children: a systematic review and meta-analysis. Sleep Med 2019;60: 145–151.

[49] Schessl J, Rose E, Korinthenberg R, Henschen M. Severe obstructive sleep apnea alleviated by oral appliance in a three-year-old boy. Respiration 2008;76:112–116.

[50] Aquilio C. Combinations with the Invisalign System. Rome, Italy: Invisalign European Summit, 2013.

[51] Harzer W, ed. Lehrbuch der Kieferorthopädie. Munich, Germany: Hanser, 1999.

[52] Keim RG, Gottlieb EL, Nelson AH, Vogels DS 3rd. 2008 JCO study of orthodontic diagnosis and treatment procedures, part 1: results and trends. J Clin Orthod 2008;42:625–640.

[53] Proffit WR. Forty-year review of extraction frequencies at a university orthodontic clinic. Angle Orthod 1994;64:407–414.

[54] Proffit WR, Fields HW, eds. Contemporary Orthodontics. Saint Louis, MI: Mosby, 2000.

[55] McNamara JA, Jr. Early intervention in the transverse dimension: is it worth the effort? Am J Orthod Dentofacial Orthop 2002;121:572–574.

[56] Glaser B, ed. The Insider's Guide to Invisalign Treatment. 3L Publishing, 2017.

[57] Boyd RL. Esthetic orthodontic treatment using the invisalign appliance for moderate to complex malocclusions. J Dent Educ 2008;72:948–967.

[58] Chang S, Schupp W, Haubrich J, Yeh W-C, Tsai M-S, Tabancis M. Aligner therapy in treating bimaxillary dentoalveolar protrusion. JAO 2019;3:277–301.

[59] Chu YM, Bergeron L, Chen YR. Bimaxillary protrusion: an overview of the surgical-orthodontic treatment. Semin Plast Surg 2009;23:32–39.

[60] Schupp W, Haubrich J. Aligner-Behandlung unter dem speziellen Gesichtspunkt der Extraktionstherapie (Teil 1). Kieferorthopädie 2016;30:177–188.

[61] Lewis JL. Bimaxillary protrusion. Angle Orthod 1943;13:51–59.

[62] Creekmore TD, Eklund MK. The possibility of skeletal anchorage. J Clin Orthod 1983;17:266–269.

[63] Kanomi R. Mini-implant for orthodontic anchorage. J Clin Orthod 1997;31:763–767.

[64] Liou EJ, Pai BC, Lin JC. Do miniscrews remain stationary under orthodontic forces? Am J Orthod Dentofacial Orthop 2004;126:42–47.

[65] Rossini G, Parrini S, Deregibus A, Castroflorio T. Controlling orthodontic tooth movement with clear aligners. An updated systematic review regarding efficacy and efficiency. JAO 2017;1:7–20.

[66] Mendoza BS, Martín GH, Jiménez CC. Finishing with clear aligner appliances: a systematic review. JAO 2018;2:171–182.

[67] Xie X, Yin H, Schupp W, Haubrich J, Gerwing H, Bai Y. Clinical evaluation of the tooth movement in aligner orthodontic treatment with and without acceleration devices: part 1. JAO 2018;2:171–182.

[68] Wheeler T, Patel N, McGorray S. Effect of aligner material on orthodontic tooth movement. JAO 2017;1:21–27.

[69] Elkholy F, Lapatki B. Recommendation of a novel film-thickness sequence, 0.4, 0.5 and 0.75 mm, for aligner systems. JAO 2018;2:295–304.

[70] Momtaz P, Mah J. The effect of attachment placement and location on rotational control of conical teeth using clear aligner therapy. JAO 2017;1:29–36.

[71] Arango JPG, Marcelo Peña F, Valencia E, Mesa CE. Effect of composite attachment on initial force system generated during canine rotation with plastic aligners: a three-dimensional finite elements analysis. JAO 2018;2:31–36.

[72] Elkholy F, Panchaphongsaphak T, Kilic F, Schmidt F, Lapatki BG. Forces and moments delivered by PET-G aligners to an upper central incisor for labial and palatal translation. J Orofac Orthop 2015;76:460–475.

[73] Schupp W, Haubrich J, eds. Aligner Orthodontics, ed 1. Berlin, Germany: Quintessenz, 2015.

[74] Baek SH, Kim BH. Determinants of successful treatment of bimaxillary protrusion: orthodontic treatment versus anterior segmental osteotomy. J Craniofac Surg 2005;16:234–246.

[75] Samoto H, Vlaskalic V. A customized staging procedure to improve the predictability of space closure with sequential aligners. J Clin Orthod 2014;48:359–367.

[76] Freeman DC. Root surface area related to anchorage in the Begg technique. AJODO 1967;53:139–140.

[77] Xu TM, Zhang X, Oh HS, Boyd RL, Korn EL, Baumrind S. Randomized clinical trial comparing control of maxillary anchorage with 2 retraction techniques. Am J Orthod Dentofacial Orthop 2010;138:544.e1–9; discussion 544–545.

[78] Bills DA, Handelman CS, BeGole EA. Bimaxillary dentoalveolar protrusion: traits and orthodontic correction. Angle Orthod 2005;75:333–339.

[79] Ghom AG, ed. Textbook of Oral Radiology. Chennai, India: Elsevier, 2008.

Ⅲ类青少年患者的正畸治疗

如专题13.5所述，FR-Ⅲ型（Fränkel）矫治器用于治疗有遗传因素的发育异常，尤其是上颌骨矢状向发育不全。下面的几个病例将展示功能矫治器结合隐形矫治器的治疗。

病例1：Ⅲ类青少年患者

患者8岁，就诊时，处于早期混合牙列。其口内像显示#53与#83、#84、#63与#73、#74反殆。正在萌出的#11、#21也将形成反殆。前牙区可见轻度牙齿扭转和散在间隙，侧貌为Ⅲ类面型伴上颌发育不足。头颅侧位片测量结果显示，患者为水平生长型，下唇在E线前方，上颌前牙舌倾，下颌前牙唇倾（图5-13-6-1）。

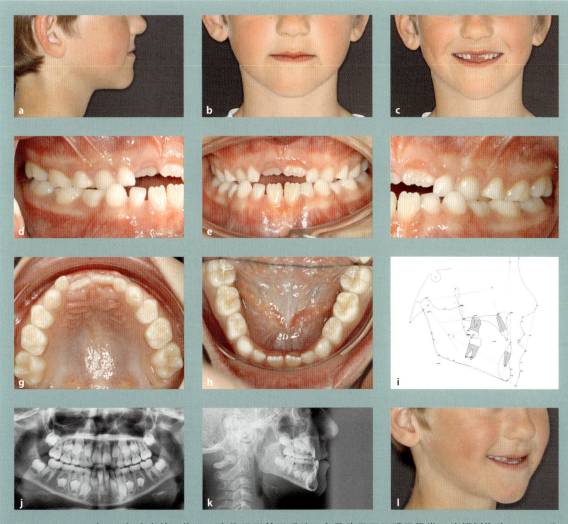

图5-13-6-1　（a～l）治疗前面像及口内像显示前牙反殆。全景片显示无明显异常。头颅侧位片Ricketts分析如图i所示。

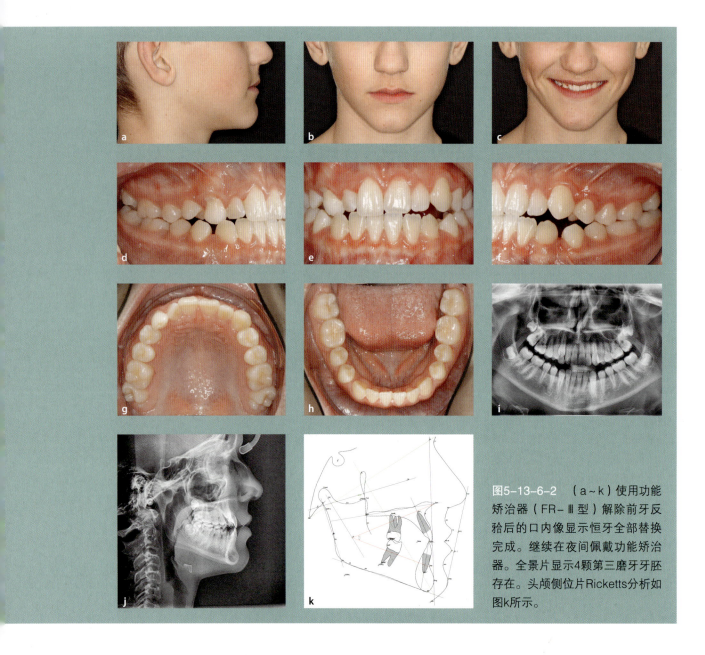

图5-13-6-2 （a~k）使用功能矫治器（FR-Ⅲ型）解除前牙反殆后的口内像显示恒牙全部替换完成。继续在夜间佩戴功能矫治器。全景片显示4颗第三磨牙牙胚存在。头颅侧位片Ricketts分析如图k所示。

诊断

· 安氏Ⅲ类

治疗计划

· FR-Ⅲ型矫治器
· 无托槽隐形矫治（隐适美）

治疗过程

在治疗的第一阶段，我们建议进行肌功能治疗，让患者佩戴FR-Ⅲ型（Fränkel）矫治器，白天和夜间均佩戴，每天至少佩戴16小时。图5-13-6-2显示在患者14岁时，全部牙齿已替换，反殆情况得到纠正。

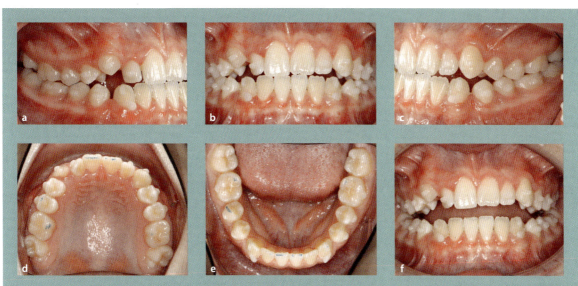

图5-13-6-3　（a~f）所有恒牙萌出后和隐形矫治开始时的口内像，#13-#16、#23-#26、#33-#36、#43-#46上有预先粘接的附件。#11、#21与#31、#41存在的咬合接触并显示Ⅲ类倾向。在#33、#43上粘接透明牵引钩用于Ⅲ类弹性牵引。

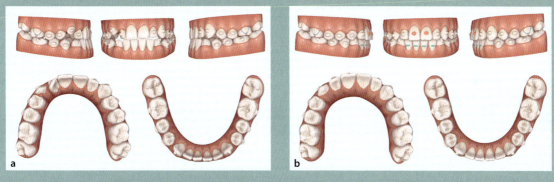

图5-13-6-4　（a）ClinCheck软件显示在治疗前#13-#16、#23-#26、#33-#36、#43-#46上预先粘接附件，在矫治器上#16、#26处开窗用于粘接舌侧扣进行Ⅲ类牵引。（b）ClinCheck软件中设计的目标位，其中#32-#42上的压力嵴用于下颌切牙和尖牙的进一步牙根移动，并在#11、#21上添加水平附件用于伸长移动，治疗计划设计上下颌共30副矫治器。

　　在所有恒牙完全萌出后，继续使用隐形矫治器进行治疗。在#13-#16、#23-#26、#33-#36、#43-#46上预先粘接附件，#33、#43上粘接透明牵引钩用于Ⅲ类弹性牵引（图5-13-6-3）。图5-13-6-4a显示附件粘接后口内扫描上传至ClinCheck软件后的初始位，图5-13-6-4b显示ClinCheck软件设计的目标位，并在#11、#21上添加水平附件用于伸长移动，治疗计划设计上下颌共30副矫治器。

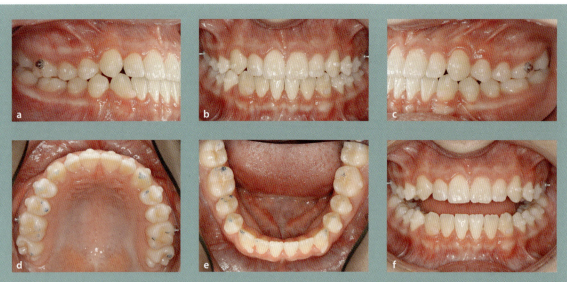

图5-13-6-5　（a~f）佩戴完30副矫治器后的口内像显示前牙轻微接触。附加矫治器重启精细调整（13副附加矫治器）。

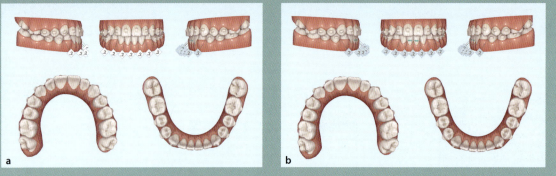

图5-13-6-6　（a，b）ClinCheck软件显示增加13副附加矫治器的最终目标位，在下颌前牙区从#33远中至#43远中增加0.2mm邻面去釉，以进一步内收下颌前牙，增加前牙覆盖。

由于前牙区仍有咬合接触（图5-13-6-5），需要增加13副附加矫治器。口内扫描并再次上传至ClinCheck软件（图5-13-6-6a），设计在#33远中至#34远中增加0.2mm邻面去釉，以进一步内收下颌前牙，建立功能性前牙覆盖（图5-13-6-6b）。图5-13-6-7显示经过12个月隐形矫治器治疗后的最终结果。

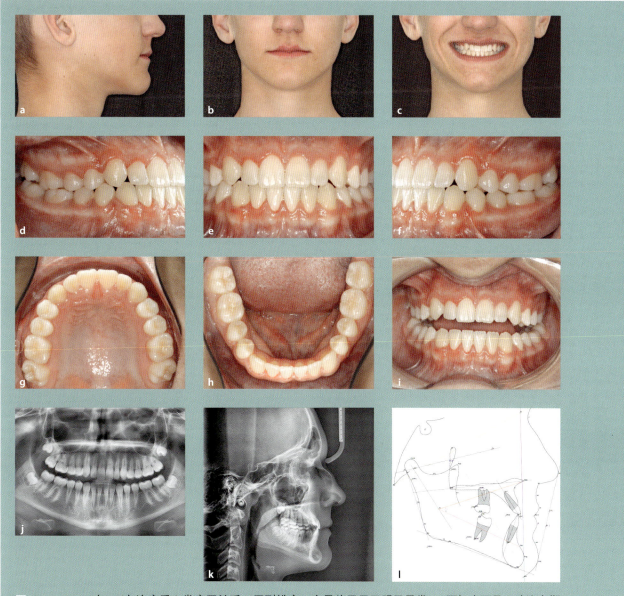

图5-13-6-7　（a~l）治疗后Ⅰ类磨牙关系，牙列排齐。全景片显示无明显异常，4颗智齿可见，建议定期随访。头颅侧位片Ricketts分析如图l所示。

患者治疗后为稳定的Ⅰ类关系，建立功能性前牙覆殆覆盖。头颅侧位片及测量结果、全景片显示无明显异常，建议智齿进一步定期随访（图5-13-6-7）。在下颌#34-#44粘接舌侧保持器，在上颌佩戴透明压膜保持器。除了佩戴保持器外，患者在夜间继续佩戴FR-Ⅲ型矫治器。图5-13-6-8显示整个治疗过程。

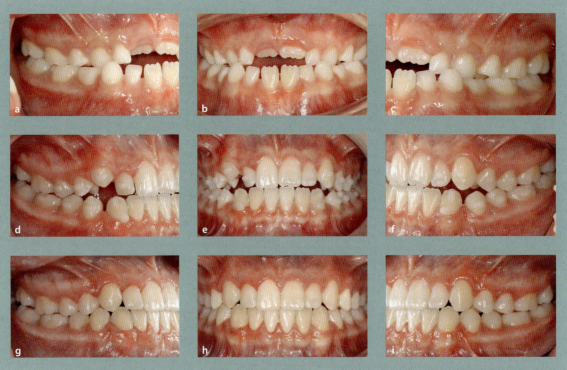

图5-13-6-8　治疗过程。（a～c）功能矫治器治疗前。（d～f）隐形矫治开始时，结合使用Ⅲ类牵引。（g～i）治疗后。

病例2：Ⅲ类青少年患者

患者6岁，男性，在父母陪同下就诊。口内检查：处于混合牙列早期，#51与#41、#61与#31形成反𬌗。治疗前头颅侧位片测量值显示水平生长型，上颌前牙舌倾（图5-13-6-9）。

诊断

- 安氏Ⅲ类
- 前牙反𬌗

治疗计划

- FR-Ⅲ型矫治器
- 椅旁隐形矫治

治疗过程

在第一阶段治疗过程，建议进行肌功能治疗，并制作FR-Ⅲ型矫治器，白天和夜间均佩戴，每天至少佩戴16小时。在前牙反𬌗得到纠正后，佩戴时间减少至仅在夜间佩戴。图5-13-6-10显示患者12岁时，#17、#27未萌出，#25未替换乳牙#65，其余恒牙均已萌出。患者14岁时，全部牙齿已替换完毕，形成功能性前牙覆盖。矫治前，在#12-#15、#22-#25、#33-#36、#43-#46上粘接附件，在#16和#26上粘接金属舌侧扣，在#33、#43上粘接透明牵引钩，用于Ⅲ类牵引［1/4中号，115g（cN）］（图5-13-6-11）。图5-13-6-12a显示治疗前口内扫描上传至OnyxCeph软件后的口内情况。虚拟排牙设计包括13步牙齿移动，每步使用1副矫治器

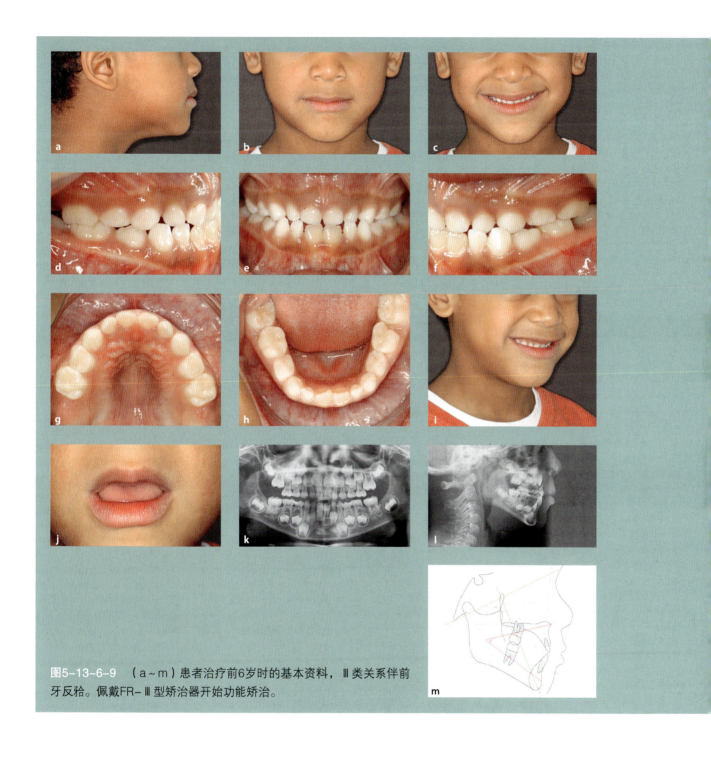

图5-13-6-9　（a~m）患者治疗前6岁时的基本资料，Ⅲ类关系伴前牙反𬌗。佩戴FR-Ⅲ型矫治器开始功能矫治。

（Biolon，0.625mm，Dreve），在#13近中设计最大量为0.22mm的邻面去釉（图5-13-6-12c）。在ClinCheck软件（图5-13-6-12b）中，#11、#21上额外添加斜面型水平附件。

治疗5个月后，由于仍存在前牙开𬌗（图5-13-6-13），需要附加矫治器进行精细调整，设计了5步牙齿移动。口内扫描数据再次上传至OnyxCeph软件中（图5-13-6-14a）。图5-13-6-14b显示虚拟排牙结果。

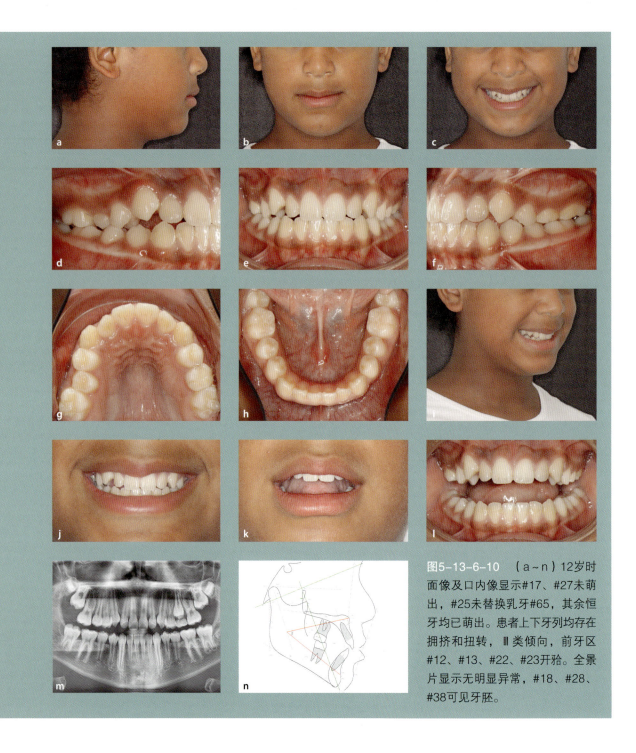

图5-13-6-10　（a~n）12岁时面像及口内像显示#17、#27未萌出，#25未替换乳牙#65，其余恒牙均已萌出。患者上下牙列均存在拥挤和扭转，Ⅲ类倾向，前牙区#12、#13、#22、#23开𬌗。全景片显示无明显异常，#18、#28、#38可见牙胚。

在下颌前牙设计了最小量的邻面去釉，以内收下颌前牙，并建立前牙功能性覆盖结束治疗（图5-13-6-14c）。图5-13-6-15显示在治疗7个月后最终的治疗效果。#17、#27仍在萌出中。患者治疗后咬合关系为稳定的Ⅰ类关系，前牙建立生理性覆𬌗覆盖。治疗后头颅侧位片测量数据较治疗前改善。全景片显示无明显异常，#18、#28、#38建议进一步定期随

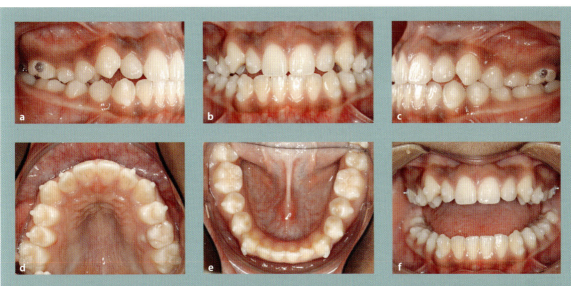

图5-13-6-11　（a~f）口内扫描前口内像显示在#12-#15、#22-#24、#33-#36、#43-#46上预先粘接垂直矩形附件。此外，在#16、#26上粘接金属舌侧扣，在#33、#43上粘接透明牵引钩，用于Ⅲ类牵引。

图5-13-6-12　（a~c）口内扫描数据上传至OnyxCeph软件中。虚拟排牙设计包括13步牙齿移动，每步使用1副矫治器（Biolon，0.625mm，Dreve）。在#13近中设计最大为0.22mm的邻面去釉。在口内扫描前，#12-#15、#22-#25、#33-#36、#43-#46上已预先粘接附件，在软件中在#11、#21添加斜面型水平附件。此外，在#16、#26上粘接舌侧扣，在#33、#43上粘接透明牵引钩，用于Ⅲ类牵引［1/4中号，115g（cN）］。

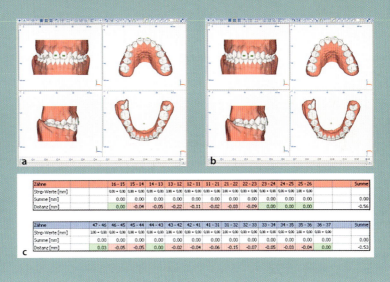

Zähne	16·15	15·14	14·13	13·12	12·11	11·21	21·22	22·23	23·24	24·25	25·26		Summe
Strip-Werte [mm]	0.00	0.00	0.00	0.00	0.00	0.00	0.00	0.00	0.00	0.00	0.00		0.00
Summe [mm]	0.00		0.00		0.00		0.00		0.00		0.00		0.00
Distanz [mm]	0.00	-0.04	-0.05	-0.22	-0.11	-0.02	-0.03	-0.09	0.00	0.00	0.00		-0.56

Zähne	47·46	46·45	45·44	44·43	43·42	42·41	41·31	31·32	32·33	33·34	34·35	35·36	36·37	Summe
Strip-Werte [mm]	0.00	0.00	0.00	0.00	0.00	0.00	0.00	0.00	0.00	0.00	0.00	0.00	0.00	0.00
Summe [mm]	0.00		0.00		0.00		0.00		0.00		0.00		0.00	0.00
Distanz [mm]	0.03	-0.05	-0.05	0.00	-0.02	-0.04	-0.06	-0.15	-0.07	-0.05	-0.03	-0.04	0.00	-0.53

访，以及观察#17、#27萌出。下颌#34-#44粘接舌侧保持器，上颌佩戴透明压膜保持器。治疗后的口内扫描显示后牙存在良好咬合接触

点，前牙建立功能性覆𬌗覆盖（图5-13-6-16）。图5-13-6-17显示整个治疗过程。

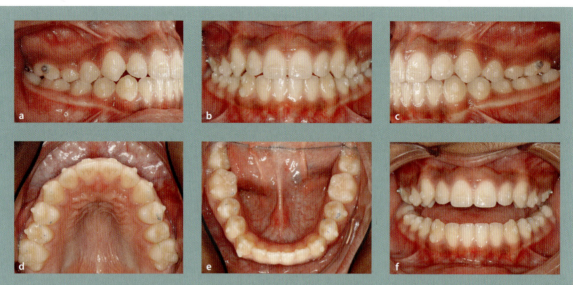

图5-13-6-13　（a~f）隐形矫治5个月时的口内像显示前牙仍存在轻微开殆，因此再次口内扫描进行精细调整，设计第二阶段附加矫治器。

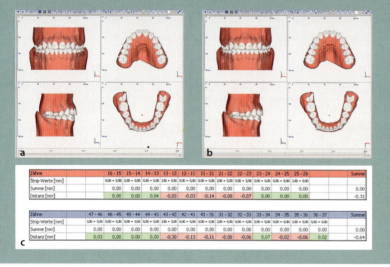

Zähne	16·15	15·14	14·13	13·12	12·11	11·21	21·22	22·23	23·24	24·25	25·26	Summe
Strip-Werte [mm]	0.00	0.00	0.00	0.00	0.00	0.00	0.00	0.00	0.00	0.00	0.00	0.00
Summe [mm]	0.00	0.00	0.00	0.00	0.00	0.00	0.00	0.00	0.00	0.00	0.00	0.00
Distanz [mm]	0.00	0.00	0.04	-0.03	-0.03	-0.14	-0.08	-0.07	0.00	0.00	0.00	-0.31

Zähne	47·46	46·45	45·44	44·43	43·42	42·41	41·31	31·32	32·33	33·34	34·35	35·36	36·37	Summe
Strip-Werte [mm]	0.00	0.00	0.00	0.00	0.00	0.00	0.00	0.00	0.00	0.00	0.00	0.00	0.00	0.00
Summe [mm]	0.00	0.00	0.00	0.00	0.00	0.00	0.00	0.00	0.00	0.00	0.00	0.00	0.00	0.00
Distanz [mm]	0.03	0.00	0.00	0.00	-0.30	-0.13	-0.11	-0.08	-0.06	0.07	-0.02	-0.06	0.02	-0.64

图5-13-6-14　（a~c）口内扫描数据上传至OnyxCeph软件中。设计了5步牙齿移动，进行前牙伸长纠正前牙开殆，并以前牙建立功能性覆殆覆盖结束。附加矫治器每步使用了两种压膜材料（Biolon，0.5mm和0.625mm，Dreve）。

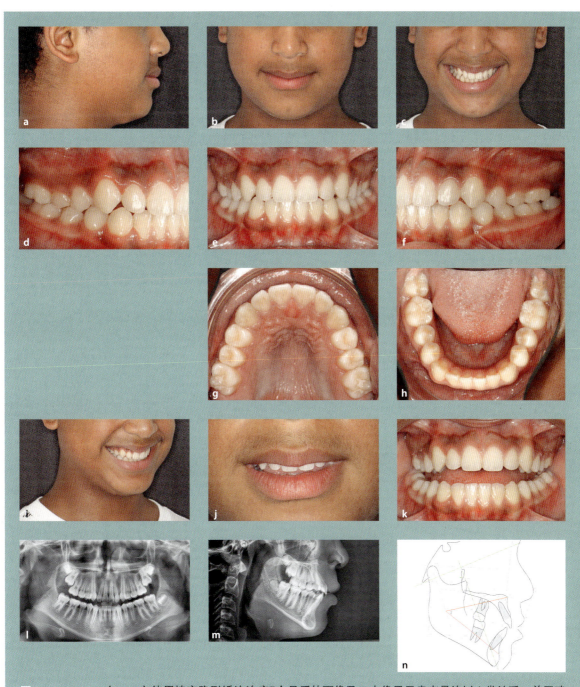

图5-13-6-15　（a～n）使用椅旁隐形矫治治疗7个月后的面像及口内像显示患者最终以Ⅰ类关系、前牙建立生理性覆𬌗覆盖结束。全景片显示无明显异常。侧貌突度几乎无明显变化，表明没有骨性垂直向变化。

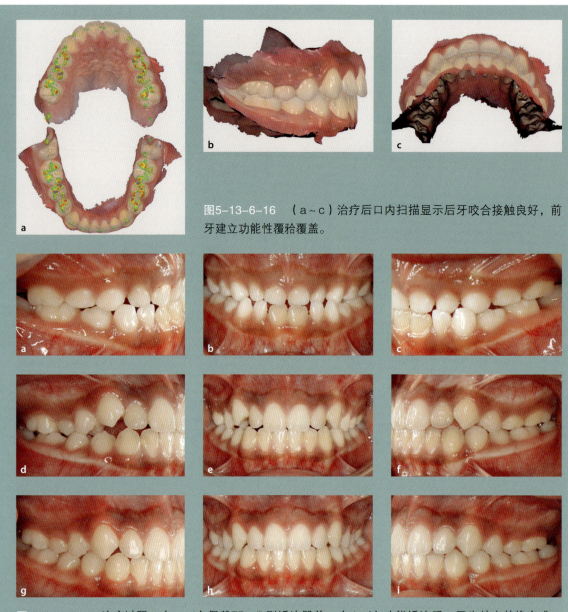

图5-13-6-16　（a~c）治疗后口内扫描显示后牙咬合接触良好，前牙建立功能性覆殆覆盖。

图5-13-6-17　治疗过程。（a~c）佩戴FR-Ⅲ型矫治器前。（d~f）功能矫治后，牙齿基本替换完成，Ⅲ类倾向。（g~i）椅旁隐形矫治后，Ⅰ类关系及前牙建立功能性覆殆覆盖。

专题14

无托槽隐形矫治与正颌外科手术

如果不接受正颌外科手术，成人的颅面部骨骼是无法改变的。绝大多数患者是出于美观考量接受正颌手术，而非功能性原因。

到目前为止，正颌外科手术在治疗颞下颌关节紊乱病（TMD）中的作用还存在很大争议。TMD的治疗应独立于正颌外科手术治疗。正颌手术可能会加重或诱发TMD[1-5]。Al-Moraissi等在一项系统回顾和Meta分析中指出，正颌手术可减轻术前已出现的TMD症状。这项研究通过检查患者的张口状况、颞下颌关节紊乱的症状与体征，并参照问卷调查结果及Helkimo指数来进行评估[2]。但是Dolwick等认为仍然缺乏足够的临床试验来支持正颌外科手术可以作为治疗颞下颌功能紊乱的主要方法，并且反对将正颌手术这类不可逆的治疗方法作为预防颞下颌关节功能紊乱的首选方案[3]。包括下颌截骨术在内的任何外科手术均会对颞下颌关节产生影响。因此，在制订正畸治疗方案及实施正颌术前，医生应首先评估已经存在的颞下颌关节症状并做出诊断[4]。

Kim Young-Kynn（2017）[5]总结了正颌手术后并发症，他认为大部分患者选择正颌手术是出于美观需求，但是很多时候容貌的改善往往伴随术后功能性并发症的发生。

学者们描述了以下并发症：

1. 术中并发症

- 严重出血
- 女性患者月经周期不规律
- 下颌升支矢状劈开术中出现严重的劈裂/分段骨折

2. 术后并发症

- 复发
  - 分段骨的近心端与远心端之间出现间隙
  - 髁突错位
  - 翼状肌紧张
  - 分段骨的近心端顺时针旋转
  - 神经损伤
  - 影响下牙槽神经、颏神经、切牙神经、眶下神经和面神经

- 神经性疼痛
  - 正颌术后21.4%的患者会出现持续性疼痛
  - 7.1%的患者出现神经源性疼痛
  - 14.3%的患者出现肌肉骨骼疼痛

- 鼻形态改变
  - 鼻翼增宽
  - 鼻偏斜
  - 颞下颌关节紊乱病
  - 骨段坏死
  - 截骨部位延迟愈合或不愈合
  - 感染
  - 呼吸功能不全
  - 三叉神经心脏反射
  - 假性动脉瘤
  - 蝶鞍脱节
  - 眼干
  - 牙齿损伤
  - 良性阵发性位置性眩晕
  - 静脉血栓栓塞
  - 中耳炎
  - 心理变化

- 恶心和呕吐

- 打鼾和阻塞性睡眠呼吸暂停

- 听力问题

- 死亡（2000—2016年报告14例）

外科医生必须充分了解并发症的类型、原因和治疗方法，并向出现并发症的患者传达这些信息[5]。

作为正畸医生，我们应该了解并能辨别这些并发症，同时也应该明白，患者经过这种具有高度侵入性的治疗方式，通常是为了获得美观上的改善。

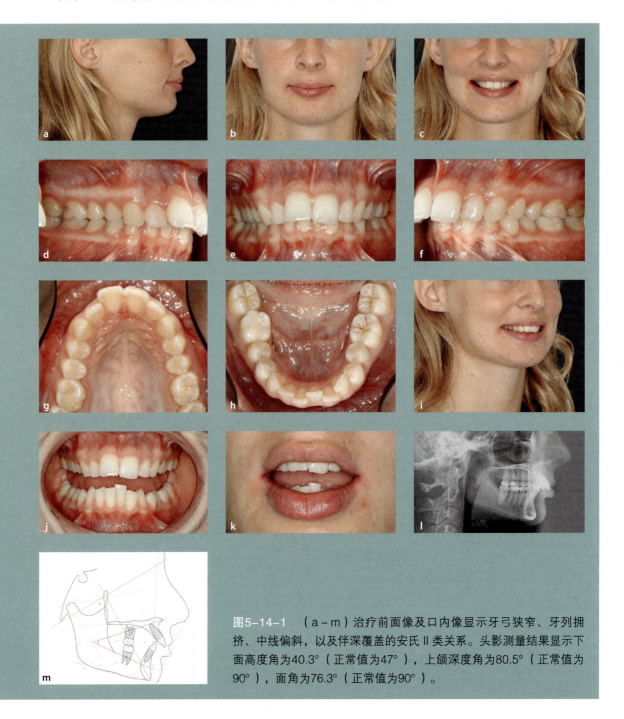

图5-14-1　（a~m）治疗前面像及口内像显示牙弓狭窄、牙列拥挤、中线偏斜，以及伴深覆盖的安氏Ⅱ类关系。头影测量结果显示下面高度角为40.3°（正常值为47°），上颌深度角为80.5°（正常值为90°），面角为76.3°（正常值为90°）。

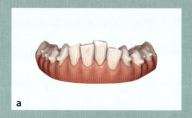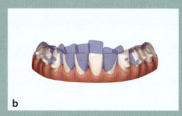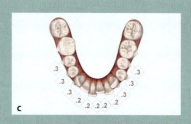

图5-14-2　（a）上传至ClinCheck软件后的初始位：下颌前牙伸长。（b）初始位与目标位重叠（蓝色=初始位；白色=目标位）。（c）下颌初始位，从#36近中至#46近中需要一定量的邻面去釉，每个邻间隙最多0.3mm。

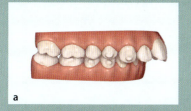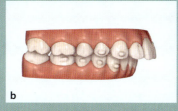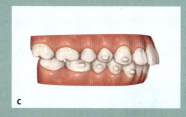

图5-14-3　ClinCheck软件侧视图。（a）初始位。（b）目标位：为了给下颌手术创造空间，下颌前牙需要压低3～4mm，覆盖增大至8mm。（c）最终目标位：使用咬合跳跃和模拟下颌前移。

病例1：隐形矫治及正颌手术治疗安氏Ⅱ类错𬌗

　　使用隐形矫治器进行正颌手术的牙弓预备，并使用计算机模拟治疗软件来设计牙齿排列和术前准备。当今很多软件系统（例如ClinCheck软件）均可以通过计算机模拟术后牙弓矢状向咬合关系的改变。一般术后仍需要正畸的精细调整来完成。

　　患者表现为上颌牙弓狭窄，双侧不对称的Ⅱ类关系，下牙列中线偏左，深覆𬌗，上下牙列拥挤（图5-14-1）。

诊断

· 骨性Ⅱ类
· 上下牙弓狭窄伴拥挤
· 深覆𬌗

治疗计划

· 无托槽隐形矫治（隐适美）
· 正颌外科手术（Prof. Dr. Dr. U Meyer, Münster）

治疗过程

　　出于美观考虑，患者希望改善下颌后缩的问题。

　　ClinCheck软件显示患者为安氏Ⅱ类，深覆𬌗，深覆盖，并伴拥挤（图5-14-3a）。治疗设计了25副隐形矫治器，将前牙覆盖（#36近中至#46近中进行0.2～0.3mm邻面去釉）增加到8mm，以获得最佳的手术条件和足够的下颌骨前移空间（图5-14-2和图5-14-3）。使用下颌前移的"咬合模拟"也可以对该阶段进行虚拟规划（图5-14-3c）。口内像显示术前隐形矫治的最终结果（图5-14-4）。经过

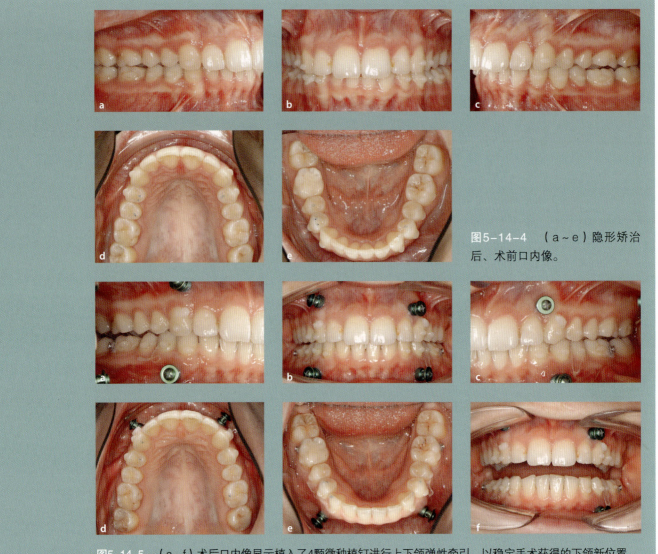

图5-14-4　（a~e）隐形矫治后、术前口内像。

图5-14-5　（a~f）术后口内像显示植入了4颗微种植钉进行上下颌弹性牵引，以稳定手术获得的下颌新位置。

25周的隐形矫治，前牙覆盖增加，牙齿排列整齐。患者可以转诊至正颌外科医生。

手术阶段由Prof. Dr. Dr. U Meyer（Münster）负责。通过手术调整后的骨骼关系需要在新的咬合位置上进行固定。对于传统托槽矫治，这种固定可以通过钢丝、托槽或带环间的弹性牵引来实现。但对于无托槽隐形矫治来说，这些方式无法实现。因此，本病例患者通过上下颌植入的4颗微种植钉进行弹性牵引来固定和维持手术调整的颌关系（图5-14-5）。

图5-14-6a显示的是上传至ClinCheck软件的术后口内情况。患者的咬合关系基本达到Ⅰ类，但中线仍有轻微偏斜，后牙开𬌗。为了达到预期效果，我们设计了20副精细调整矫治器，并结合Ⅱ类牵引（图5-14-6b）。图5-14-7显示经过隐形矫治和正颌手术后的最终面像及口内像。

术后口内像显示患者为后牙有咬合接触

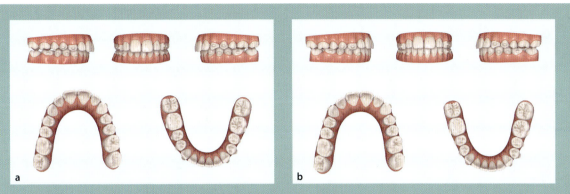

图5-14-6 （a）上传至ClinCheck软件的术后口内情况。患者的咬合关系基本达到Ⅰ类，但中线仍有轻微偏斜，后牙开𬌗。（b）精细调整的最终目标位（包括计算机模拟的Ⅱ类牵引后的下颌前移）。为了达到预期效果，改善后牙开𬌗与中线偏斜，术后设计了20副附加矫治器。

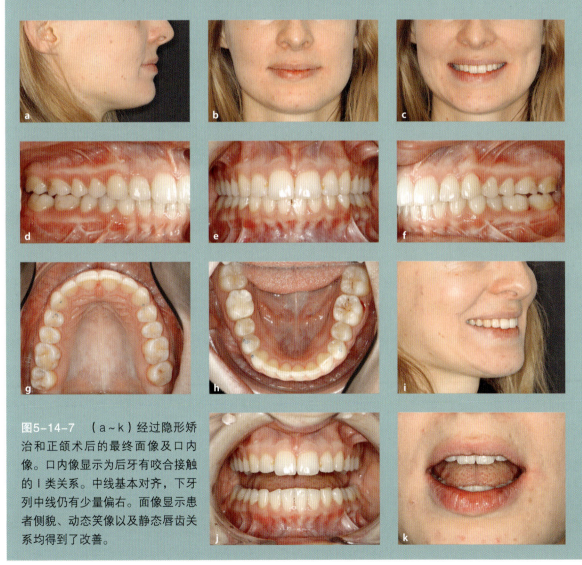

图5-14-7 （a~k）经过隐形矫治和正颌术后的最终面像及口内像。口内像显示为后牙有咬合接触的Ⅰ类关系。中线基本对齐，下牙列中线仍有少量偏右。面像显示患者侧貌、动态笑像以及静态唇齿关系均得到了改善。

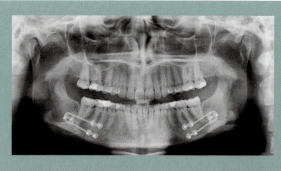

图5-14-8　术后全景片。可见坚强内固定钛板（颅面正颌下颌固定板，Medartis）。

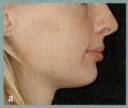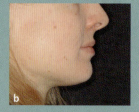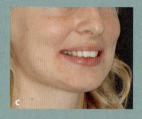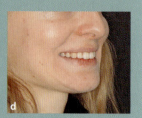

图5-14-9　治疗前（a，c）与治疗后（b，d）面像显示颌面部美观得到了改善。

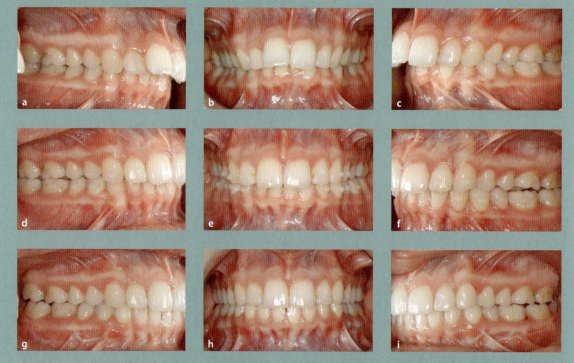

图5-14-10　治疗过程。（a～c）正畸治疗前。（d～f）术前。（g～i）隐形矫治及正颌术后的最终结果。

的Ⅰ类关系。中线基本对齐，下牙列中线仍有少量偏右。面像显示患者侧貌、动态笑像以及静态唇齿关系均得到了改善（图5-14-7）。

术后全景片可见坚强内固定钛板（图5-14-8）。图5-14-9和图5-14-10显示治疗前后面像对比和整个治疗过程。

病例2：隐形矫治及正颌手术治疗安氏Ⅲ类错殆

与Ⅱ类错殆相比，骨性Ⅲ类错殆畸形更需要正颌手术治疗。对于这两类病例，都必须先检查髁突的位置。在确定下颌骨的生理性位置之前，不建议进行手术介入治疗。

本病例患者为安氏Ⅲ类，#18-#28全牙列反殆，中线偏斜，上下牙列拥挤。上颌切牙的接触点是习惯性咬合位的唯一接触点（图5-14-11）。患者侧貌显示下颌前突，并伴长面综合征。头颅侧位片如图5-14-12所示。

诊断

- 骨性Ⅲ类，中线偏斜，颏点偏左，长面综合征
- 全牙列反殆，下颌前牙舌倾；#11与#41对刃殆，#21与#31、#32对刃殆
- 上下牙列重度拥挤

治疗计划

- 无托槽隐形矫治（隐适美）
- 正颌外科手术（Dr. Dr. W Kater, Bad Homburg）

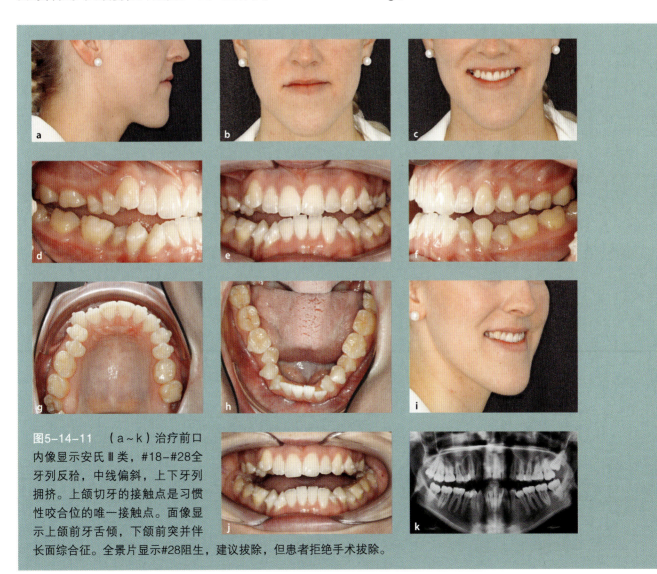

图5-14-11　（a~k）治疗前口内像显示安氏Ⅲ类，#18-#28全牙列反殆，中线偏斜，上下牙列拥挤。上颌切牙的接触点是习惯性咬合位的唯一接触点。面像显示上颌前牙舌倾，下颌前突并伴长面综合征。全景片显示#28阻生，建议拔除，但患者拒绝手术拔除。

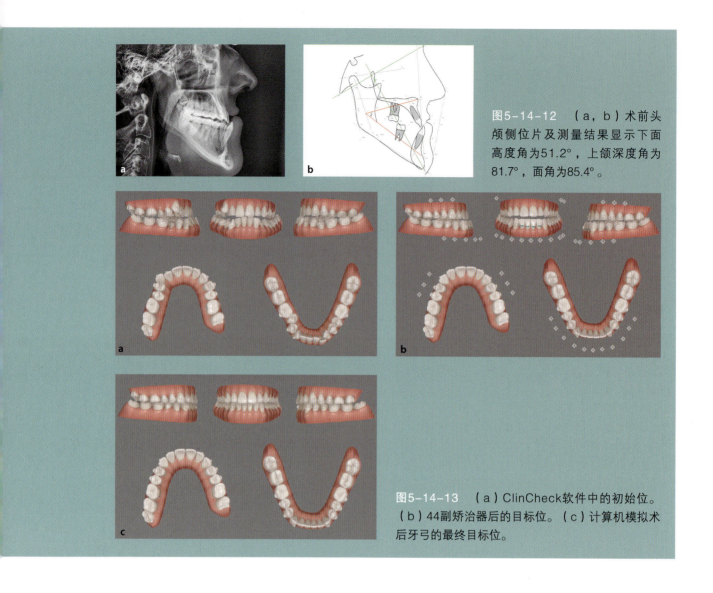

图5-14-12 （a，b）术前头颅侧位片及测量结果显示下面高度角为51.2°，上颌深度角为81.7°，面角为85.4°。

图5-14-13 （a）ClinCheck软件中的初始位。（b）44副矫治器后的目标位。（c）计算机模拟术后牙弓的最终目标位。

治疗过程

第一阶段治疗使用了44副矫治器排齐上下牙列，为手术做准备（图5-14-13）。在第一阶段治疗结束时的ClinCheck软件可见，上下牙列整齐，允许下颌按计划移动。利用软件的牙弓模拟设置，可以从一开始就对手术治疗后的目标位进行规划（图5-14-13c）。

手术采用的是Le Fort I 型截骨，上颌前移，单侧下颌后移，颏部后移（图5-14-14）。2个月后，再次进行口内扫描，制作附加矫治器进行精细调整（图5-14-15）。手术后（Dr. Dr. W Kater，Bad Homburg）新的下颌骨矢状位置由上下颌骨内的微种植钉颌间牵引数周来维持。第二阶段治疗目标是建立完美的咬合关系（图5-14-16），共设计了17副矫治器，随后的第三阶段治疗又设计了15副矫

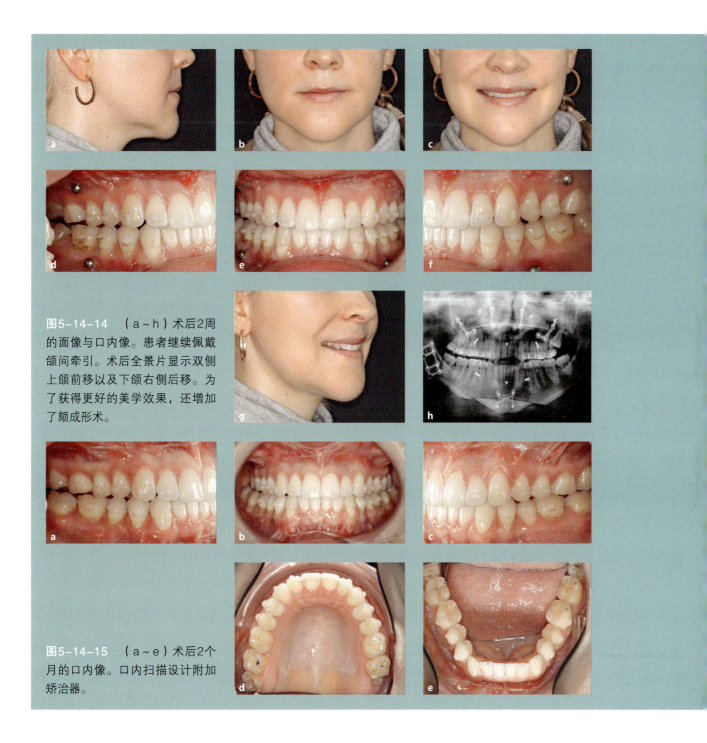

图5-14-14 （a~h）术后2周的面像与口内像。患者继续佩戴颌间牵引。术后全景片显示双侧上颌前移以及下颌右侧后移。为了获得更好的美学效果，还增加了颏成形术。

图5-14-15 （a~e）术后2个月的口内像。口内扫描设计附加矫治器。

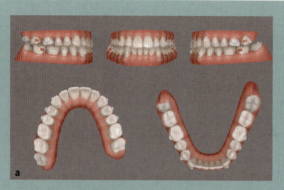 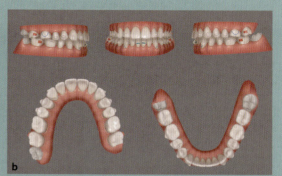

图5-14-16　（a，b）上传至ClinCheck软件的术后口内情况，开始第二阶段正畸治疗：在#16、#26上设计开窗粘接舌侧扣，在#33、#43上设计精密切割，进行双侧Ⅲ类牵引。此外，在#17、#27、#37、#47上设计水平矩形附件，用来伸长牙齿、增加咬合接触。

治器。在#16、#26上设计开窗粘接舌侧扣，在#33、#43上设计精密切割，进行双侧Ⅲ类牵引。此外，在#17、#27、#37、#47上设计水平矩形附件，用来伸长牙齿、增加咬合接触（图5-14-16）。图5-14-17显示经过正畸–正颌联合治疗后的最终效果。侧貌和微笑美学均得到改善。口内表现为Ⅰ类关系，并具有功能性覆𬌗覆盖。图5-14-18显示治疗前与治疗后口内像及面像对比。

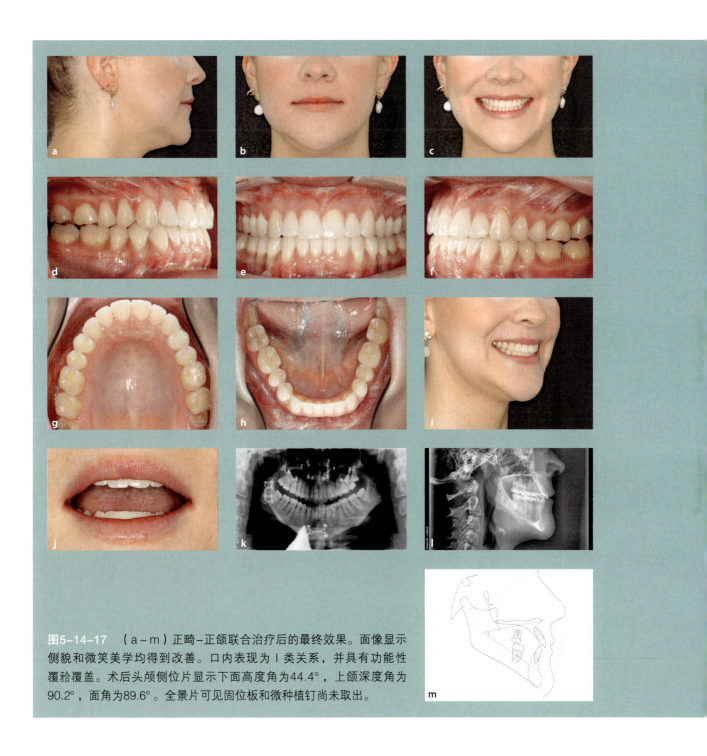

图5-14-17 （a~m）正畸-正颌联合治疗后的最终效果。面像显示侧貌和微笑美学均得到改善。口内表现为Ⅰ类关系，并具有功能性覆殆覆盖。术后头颅侧位片显示下面高度角为44.4°，上颌深度角为90.2°，面角为89.6°。全景片可见固位板和微种植钉尚未取出。

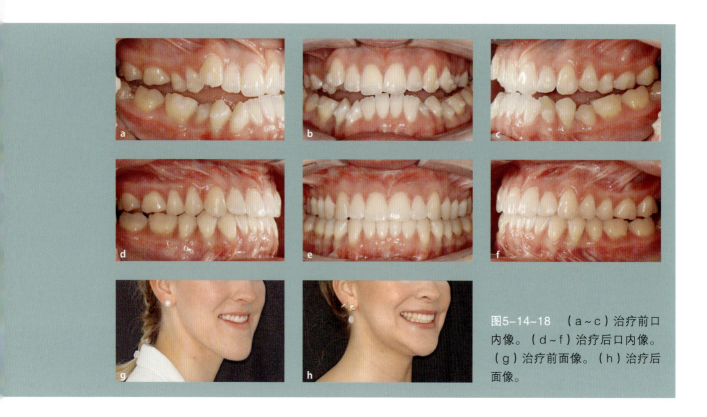

图5-14-18　（a~c）治疗前口内像。（d~f）治疗后口内像。（g）治疗前面像。（h）治疗后面像。

病例3：隐形矫治及正颌手术治疗开殆

患者24岁，女性，选择手术治疗来改善面型及关闭开殆。正颌外科医生要求进行术前正畸，我们计划使用隐形矫治技术。

诊断

· 开殆

· 唇闭合不全

· 露龈笑

治疗计划

· 无托槽隐形矫治（隐适美）

· 正颌外科手术（Prof. Dr. Dr. U Meyer, Münster）

治疗过程

治疗前面像显示Ⅱ类面型，口内像显示安氏Ⅱ类关系，梭形开殆。全景片显示未见异常（图5-14-19）。在#13-#23、#33-#35、

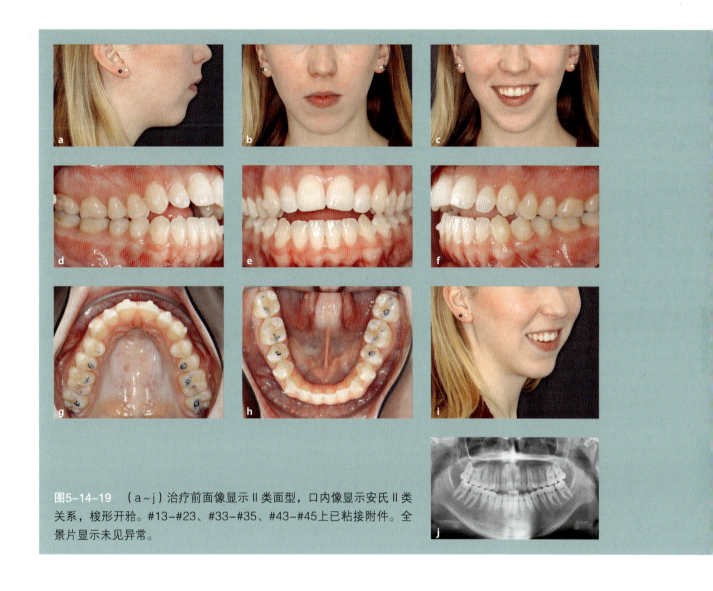

图5-14-19　（a~j）治疗前面像显示Ⅱ类面型，口内像显示安氏Ⅱ类关系，梭形开殆。#13-#23、#33-#35、#43-#45上已粘接附件。全景片显示未见异常。

#43-#45上已粘接附件。全景片显示未见异常。图5-14-20a显示上传至ClinCheck软件后的治疗前口内情况。图5-14-20b显示术前正畸目标位，排齐牙列，压低后牙，未设计咬合跳跃。图5-14-20c显示计算机模拟经过29副矫治器以及正颌手术后的最终效果。经过29周的术前正畸治疗，使用藻酸盐印模材采

印制作石膏模型（图5-14-21）进行模型的手术模拟。模拟的模型显示Ⅰ类磨牙关系时咬合良好，因此术前无须设计附加矫治器。患者进行了正颌手术（Prof. U Meyer，Münster），包括下颌Le FortⅠ型截骨术和上颌截骨术，使用坚强内固定板稳定。图5-14-22显示术后8周的面像与口内像，可见微种植钉。为了

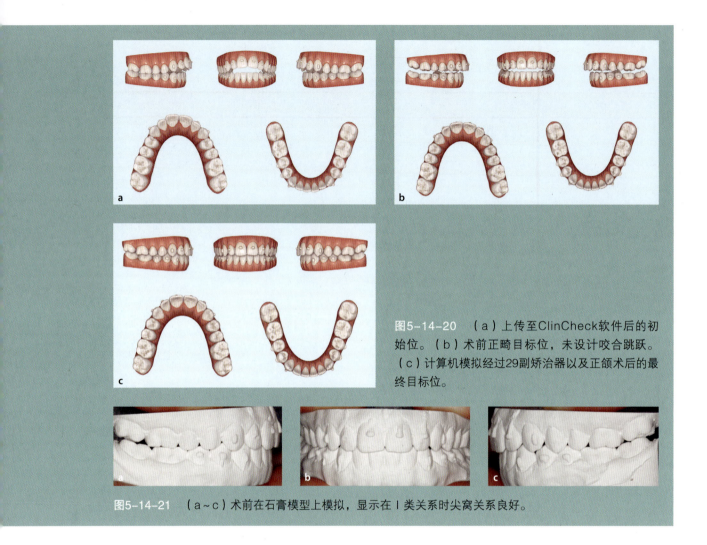

图5-14-20 （a）上传至ClinCheck软件后的初始位。（b）术前正畸目标位，未设计咬合跳跃。（c）计算机模拟经过29副矫治器以及正颌术后的最终目标位。

图5-14-21 （a~c）术前在石膏模型上模拟，显示在Ⅰ类关系时尖窝关系良好。

保持效果，嘱患者继续佩戴隐形矫治器并结合颌间弹性牵引8周。此时中线仍然存在少量偏斜。重新扫描进行最终阶段的设计，包括了7副附加矫治器和少量片切（#11、#21、#33上各0.2mm）。图5-14-23a显示术后重启时的初始位，右侧偏Ⅱ类关系，中线少量偏斜。图5-14-23b显示第二阶段治疗的目标位。图5-14-24显示正畸-正颌联合治疗后的最终口内像及面像，可见完美的安氏Ⅰ类关系、上下牙列中线对齐、功能性覆殆覆盖。全景片显示未见病理性异常，固位板在位。由于患者拒绝使用固定式保持器，因此使用Vivera保持器来维持正畸效果。图5-14-25显示治疗前与治疗后微笑像对比。图5-14-26显示整个治疗过程。

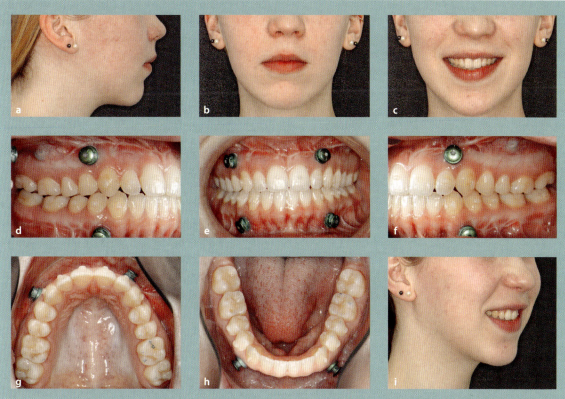

图5-14-22　（a~i）术后面像及口内像，可见微种植钉。为了保持效果，嘱患者继续佩戴隐形矫治器并结合颌间弹性牵引8周。此时中线仍然存在少量偏斜。

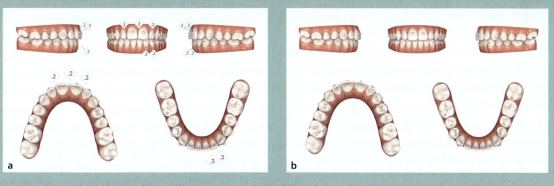

图5-14-23　（a）术后重启时上传至ClinCheck软件后的初始位，右侧偏Ⅱ类关系，中线少量偏斜。（b）设计了7副附加矫治器和少量片切（#11、#21为0.2mm，#33为0.3mm）后的目标位。

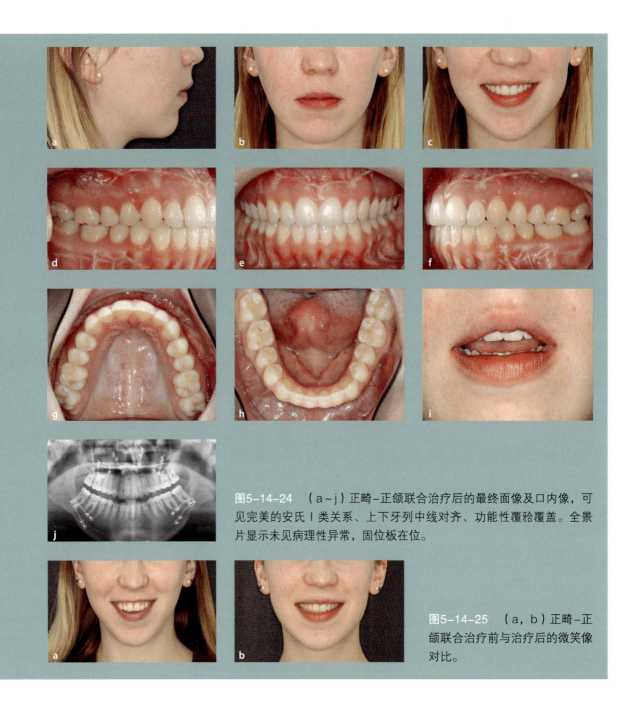

图5-14-24 （a~j）正畸-正颌联合治疗后的最终面像及口内像，可见完美的安氏Ⅰ类关系、上下牙列中线对齐、功能性覆骀覆盖。全景片显示未见病理性异常，固位板在位。

图5-14-25 （a，b）正畸-正颌联合治疗前与治疗后的微笑像对比。

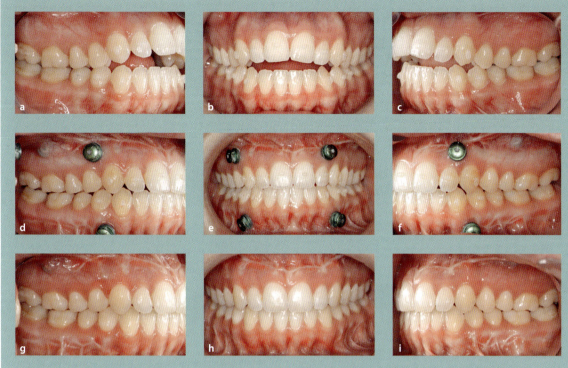

图5-14-26　治疗过程。（a~c）隐形矫治前。（d~f）正颌术后。（g~i）正畸-正颌联合治疗后。

参考文献

[1] Nale JC. Orthognathic surgery and the temporomandibular joint patient. Oral Maxillofac Surg Clin North Am 2014;26:551–564.

[2] Al-Moraissi EA, Wolford LM, Perez D, Laskin DM, Ellis E 3rd. Does orthognathic surgery cause or cure temporomandibular disorders? A systematic review and meta-analysis. J Oral Maxillofac Surg 2017;75:1835–1847.

[3] Dolwick MF, Widmer CG. Orthognathic surgery as a treatment for temporomandibular disorders. Oral Maxillofac Surg Clin North Am 2018;30:303–323.

[4] Jung HD, Kim SY, Park H-S, Jung Y-S. Orthognathic surgery and temporomandibular joint symptoms. Maxillofac Plast Reconstr Surg 2015;37:14.

[5] Kim YK. Complications associated with orthognathic surgery. J Korean Assoc Oral Maxillofac Surg 2017;43:3–15.

专题15

牙龈高度的管理

对于中位或高位笑线的患者，不规则牙龈高度可能会成为影响美观的因素（图5-15-1a）。

上颌尖牙和中切牙的牙龈水平应该比上颌侧切牙的牙龈水平略偏向根尖方向[1]（图5-15-1b）。

病例1：上颌尖牙和切牙龈缘反曲线伴严重拥挤

上颌切牙和尖牙龈缘的关系对于牙颌面美观很重要，应该从治疗一开始就进行精确的规划。中切牙龈缘的最佳位置应和尖牙的龈缘高度等高，但比侧切牙的更靠近根方。

本病例患者无肌肉、关节疼痛，或是颞下颌关节（TMJ）症状。她要求通过非拔牙矫治方式改善美观。微笑像显示上颌侧切牙为过小牙（图5-15-2）。

诊断

- 安氏Ⅱ类
- 上下牙严重扭转和拥挤
- 上下牙弓狭窄
- 上颌中切牙和尖牙牙龈高度不一致

治疗计划

- 无托槽隐形矫治（隐适美）
- 通过邻面去釉和扩弓排齐上下牙列
- 非拔牙解决牙齿拥挤
- 协调龈缘高度，后期修复#12和#22

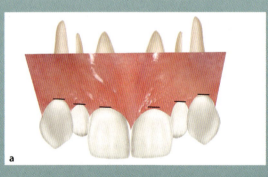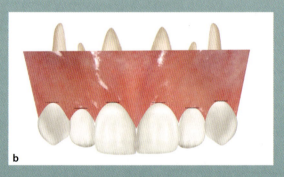

图5-15-1　（a）上颌前牙区龈缘表现为不美观的反曲线。（b）上颌前牙区理想龈缘水平（感谢Stephen Chang提供图片）。

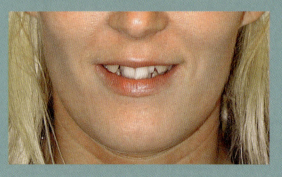

图5-15-2　治疗前微笑像。

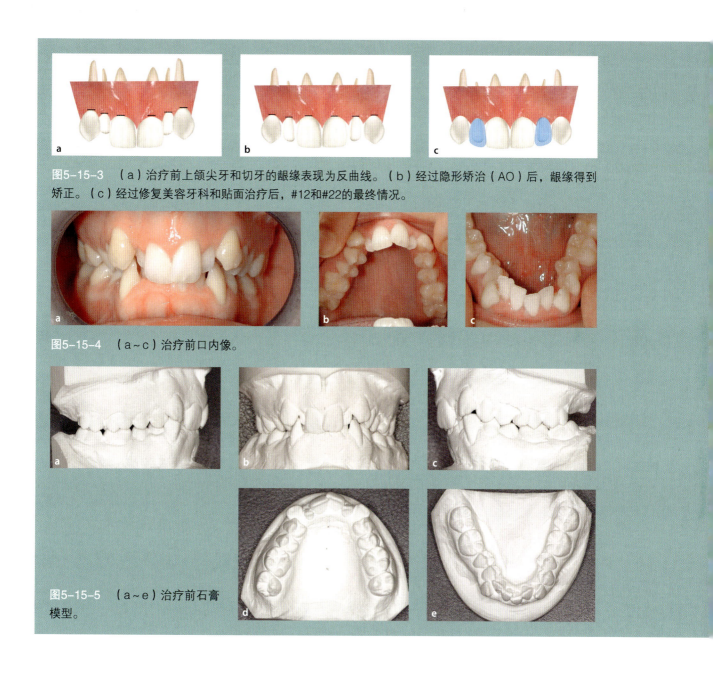

图5-15-3　（a）治疗前上颌尖牙和切牙的龈缘表现为反曲线。（b）经过隐形矫治（AO）后，龈缘得到矫正。（c）经过修复美容牙科和贴面治疗后，#12和#22的最终情况。

图5-15-4　（a~c）治疗前口内像。

图5-15-5　（a~e）治疗前石膏模型。

治疗过程

治疗首先要解决上下牙列严重拥挤问题（图5-15-3和图5-15-4）。#42几乎与#44接触，而#43在完全唇侧位，患者仍坚持非拔牙矫治方案。上下颌切牙伸长造成前牙深覆殆。上颌切牙的龈缘水平明显低于尖牙的龈缘

水平。上下牙弓极度狭窄。牙龈显示为稳定的形态类型。石膏模型显示上下牙列严重拥挤以及Ⅱ类错殆关系（图5-15-5）。

牙龈高度管理旨在协调不一致的牙龈高度（图5-15-6）。在治疗计划中应详细描述所需的牙齿伸长和压低的情况，并考虑到过矫治

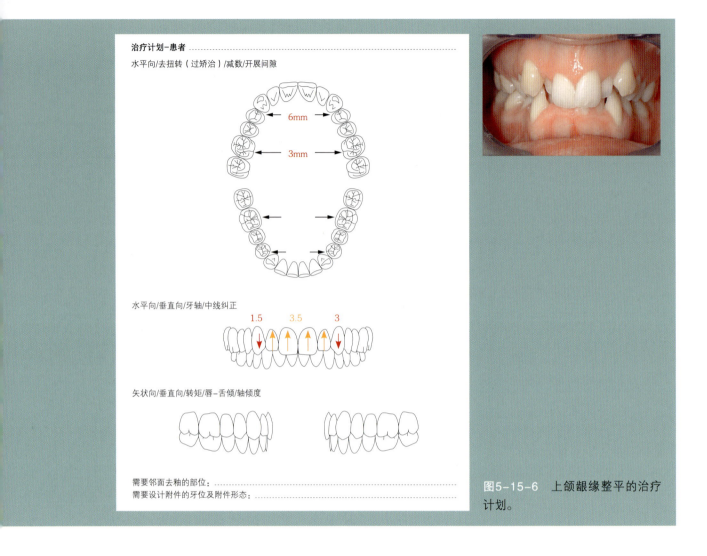

治疗计划-患者

水平向/去扭转（过矫治）/减数/开展间隙

6mm

3mm

水平向/垂直向/牙轴/中线纠正

1.5　3.5　3

矢状向/垂直向/转矩/唇–舌倾/轴倾度

需要邻面去釉的部位：
需要设计附件的牙位及附件形态：

图5-15-6　上颌龈缘整平的治疗计划。

的量。在本病例患者中，具体如下：

- #13伸长1.5mm+过矫治0.5mm
- #23伸长3mm+过矫治1mm
- 上颌切牙压低3.5mm+过矫治1mm

　　第一阶段设计了40步上颌牙齿移动和35步下颌牙齿移动。需要在上颌尖牙、前磨牙以及下颌#41远中至#46近中进行IPR（图5-15-7）。在本病例患者中，使用了椭球形附件，因为它是我们早期的隐形矫治病例，

当时没有其他类型的附件可用；如果使用其他类型的附件和更精确的矫治器材料，可能可以实现更精确的牙齿移动。

　　ClinCheck软件重叠结果显示，治疗开始时#42与#44邻接，而非#43（图5-15-8）。#43处于唇侧位，与#42没有邻接关系。为了解决拥挤问题，需要进行扩弓和唇倾，并进行额外的IPR。患者拒绝拔牙方案以及固定式矫治器。

　　为了进一步调整#12和#22，以便进行后

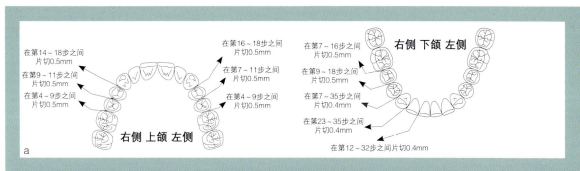

在第14~18步之间
片切0.5mm

在第16~18步之间
片切0.5mm

在第7~16步之间
片切0.5mm

右侧 下颌 左侧

在第9~11步之间
片切0.5mm

在第7~11步之间
片切0.5mm

在第9~18步之间
片切0.5mm

在第4~9步之间
片切0.5mm

在第4~9步之间
片切0.5mm

在第7~35步之间
片切0.4mm

右侧 上颌 左侧

在第23~35步之间
片切0.4mm

在第12~32步之间片切0.4mm

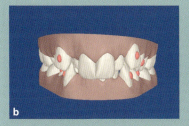
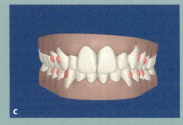
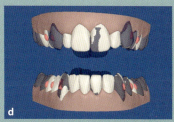

图5-15-7 第一阶段ClinCheck治疗方案。（a）邻面去釉示意图。（b）初始位：上下颌尖牙和前磨牙设计附件。（c）目标位：牙齿排列整齐。（d）初始位与虚拟目标位重叠显示上下颌牙齿计划的压低量（蓝色=初始位；白色=目标位）。

图5-15-8 （a，b）初始位与虚拟目标位重叠显示初始位#42与#44有邻接接触，而不是与#43接触。

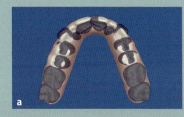
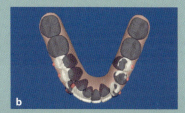

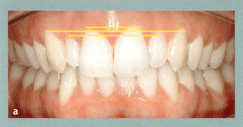
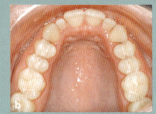
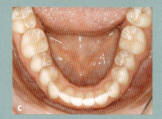

图5-15-9 （a~c）治疗后口内像显示上下牙列排列整齐，牵引龈缘形态良好，高度协调。

期的修复（贴面）治疗，在上颌牙列的精细调整过程中设计了9副附加矫治器。治疗结束后患者需要终身保持，在治疗开始前已经明确地向患者告知。

治疗后口内像显示上下牙列排列整齐，前牙区龈缘高度协调、美观（图5-15-9）。

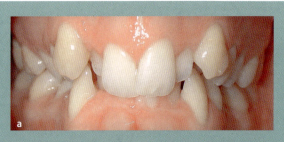
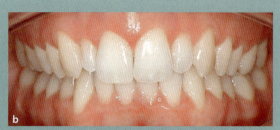

图5-15-10　（a，b）治疗前与治疗后口内像对比。

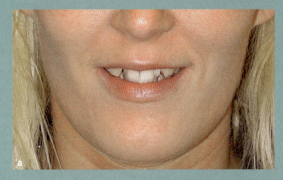
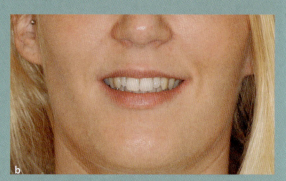

图5-15-11　（a，b）治疗前与治疗后正面微笑像对比。

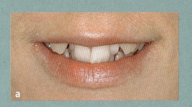
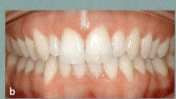
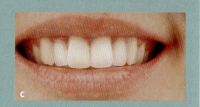

图5-15-12　治疗过程。（a）正畸治疗前的微笑像。（b）正畸治疗后及修复前的正面口内像。（c）#12和#22贴面修复后最终效果。

治疗前与治疗后面像对比显示正面微笑像美观明显改善，上颌笑线与下唇弧度协调。深覆𬌗得到了改善，下颌切牙应该再进一步压低（图5-15-10和图5-15-11）。在正畸治疗前，我们就同修复医生（Dr. M Wendels, Cologne）在ClinCheck软件中确定了#12和#22后期贴面修复（图5-15-12）。覆𬌗的减小为#12和#22的修复治疗提供了良好的基础。

病例2：上颌前牙区牙龈不美观，前磨牙舌倾伴拥挤和深覆𬌗

患者#11、#21、#33-#43过长，表现出牙性深覆𬌗（图5-15-13）。正畸排齐上颌前牙，并在#12和#22近远中预留间隙，以便治疗后使用贴面进行过小牙的修复。患者未表现出任何颞下颌关节紊乱病（TMD）的症状。

诊断

- 龈缘不美观
- 安氏Ⅰ类
- 上颌牙列间隙
- 下颌牙列拥挤和牙齿扭转，#35舌倾
- 深覆𬌗

治疗计划

- 无托槽隐形矫治（隐适美）
- 排齐上下牙列，并在#12和#22近远中向预留间隙，协调牙龈高度以实现后期修复（贴面）的最佳定位

- 直立#35
- 纠正深覆𬌗

治疗过程

主要目标是直立#35，矫正下颌前牙的严重扭转，排齐上颌前牙并预留间隙以便进行后期修复。

#35严重舌倾，使矫治器的就位困难。然而，舌倾前磨牙的直立依然可以通过隐形矫治技术实现且不需要额外的固定矫治装置（图5-15-14）。下颌扩弓3mm，下颌切牙唇向开展。#33和#43去扭转并设计近中舌向0.3mm的过矫治，使下颌尖牙的近中侧位于侧切牙远中的偏舌侧，从而获得更好的保持效果。

考虑到最终的矫治效果，在Invisalign设计初就将精细调整阶段和过矫治考虑在内。在解决拥挤问题时，应避免首先使切牙和尖牙唇倾再内收，这也是ClinCheck软件常采取的方式，便于邻面去釉操作（图5-15-15）。这

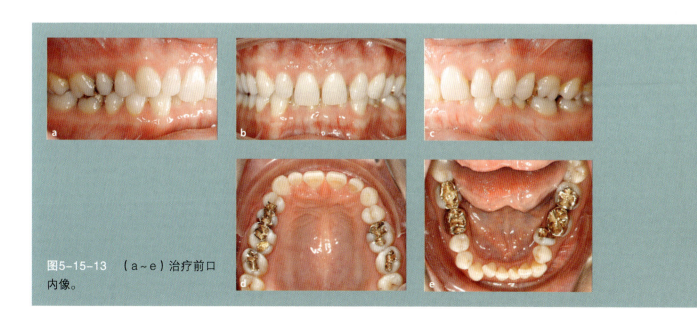

图5-15-13 （a~e）治疗前口内像。

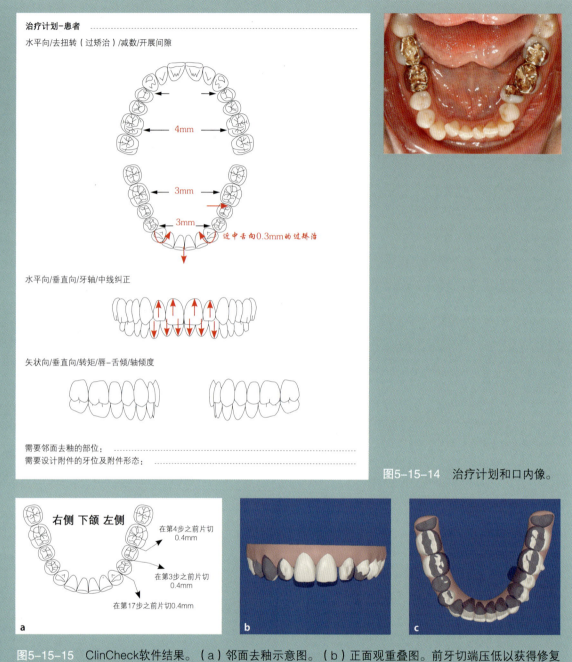

图5-15-14　治疗计划和口内像。

图5-15-15　ClinCheck软件结果。（a）邻面去釉示意图。（b）正面观重叠图。前牙切端压低以获得修复体所需的最佳牙龈高度。（c）下颌重叠图。#34和#35直立，下颌前牙唇倾和排齐，下颌第一、第二磨牙的横向扩弓（蓝色=初始位；白色=目标位）。

种牙齿前后往复移动是应避免发生的，尤其对于存在骨吸收和牙龈退缩的患者。计划对#34-#36进行0.4mm的IPR以提供足够间隙进行下颌左侧后牙的直立和排齐。第一阶段治疗包括23副上颌矫治器和35副下颌矫治器，精细调整阶段包括8副上颌矫治器和11副下颌矫治器。

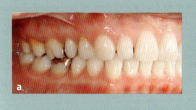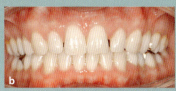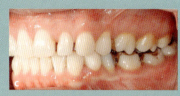

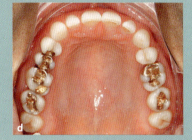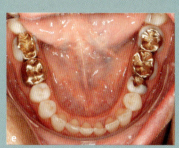

图5-15-16 （a~e）治疗后口内像。

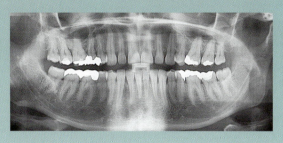

图5-15-17 全景片显示无牙根吸收，牙槽骨水平正常，上颌窦内可见黏液囊肿，已转诊给口腔外科医生进行进一步明确诊断。

最终结果显示，#35直立，上下牙列排齐，牙弓形态良好（图5-15-16）。上下牙列通过扩弓和IPR得以排齐，治疗过程中避免了前牙过度的唇倾，因此没有出现前牙牙龈退缩的情况。依照美学原则，对上颌切牙的龈缘进行了矫正，治疗后#11和#21的龈缘略高于上颌侧切牙的龈缘（图5-15-1和图5-15-16）。

治疗结束后的正畸全景片显示无牙根吸收，牙槽骨水平正常，上颌窦内可见黏液囊肿（图5-15-17）。

图5-15-18显示隐形矫治的治疗过程。完整的治疗计划包括：

- 直立#35
- 切牙、尖牙（轻微过矫治）和前磨牙去扭转
- 对下颌左侧前磨牙及在精细调整阶段#33-#43的每个邻面进行IPR
- 压低#11和#21以及下颌前牙来纠正牙性深覆殆（先压低切牙，再压低尖牙）
- 协调上颌前牙区的牙龈高度水平，中切牙压低1.5mm
- 调整#12和#22的位置，以便为后期修复（贴面）提供空间（在治疗开始时，与牙医和技师进行多学科会诊并使用ClinCheck软件进行牙齿目标位规划）

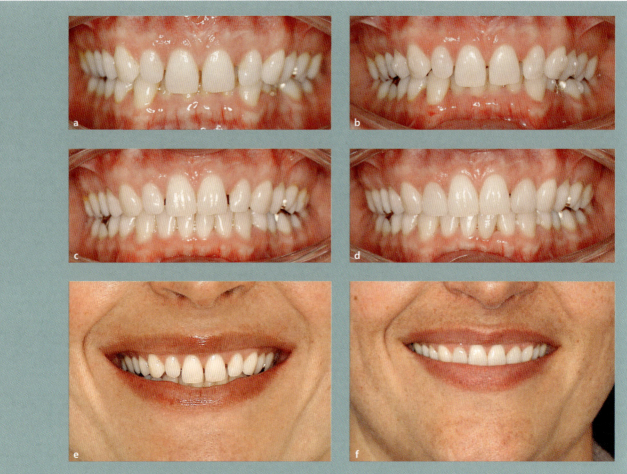

图5-15-18　治疗过程。（a）治疗前。（b）粘接附件开始治疗。（c）隐形矫治治疗结束。（d）#12和#22上贴面修复后的最终结果。（e）治疗前微笑像。（f）贴面修复后微笑像。

正畸治疗后，患者被转诊至口腔外科医生进行黏液囊肿的治疗（图5-15-17）。

如图5-15-19所示，通过下颌舌侧固定式保持器以及额外的上下颌可摘式透明保持器，在保持4年后显示出稳定的保持效果。

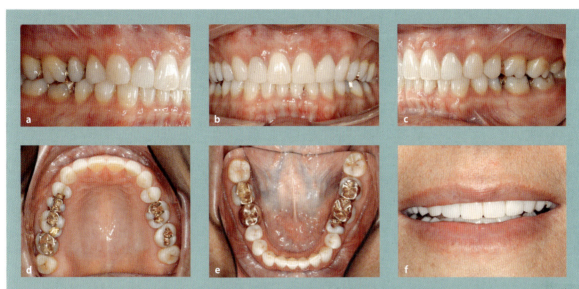

图5-15-19　（a~f）下颌#33-#43舌侧固定式保持器以及上下颌额外夜间佩戴可摘式透明保持器4年后的口内像及面像病例。

病例3：年轻患者露龈笑

对于前牙深覆𬌗，有几种正畸选择可以打开咬合：

· 压低上颌切牙（和尖牙）
· 压低下颌切牙（和尖牙）
· 伸长下颌后牙
· 以上所有方法的组合

Spee曲线可以通过以下方法整平：

· 压低下颌切牙和尖牙
· 伸长下颌前磨牙和磨牙
· 伸长和压低的组合

在矫治深覆𬌗或整平Spee曲线时，应决定哪种牙齿移动的组合是治疗必需的。本病例患者口内情况为牙性深覆𬌗伴上颌切牙伸长（图5-15-20和图5-15-21）。上颌切牙的临床牙冠较短，并且她有明显的露龈笑。

诊断

· 安氏Ⅰ类
· 上下牙列间隙
· 上颌切牙伸长
· 露龈笑

治疗计划

· 无托槽隐形矫治（隐适美）
· 压低上颌切牙

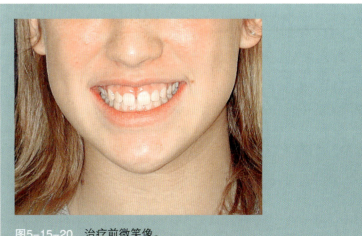

图5-15-20　治疗前微笑像。

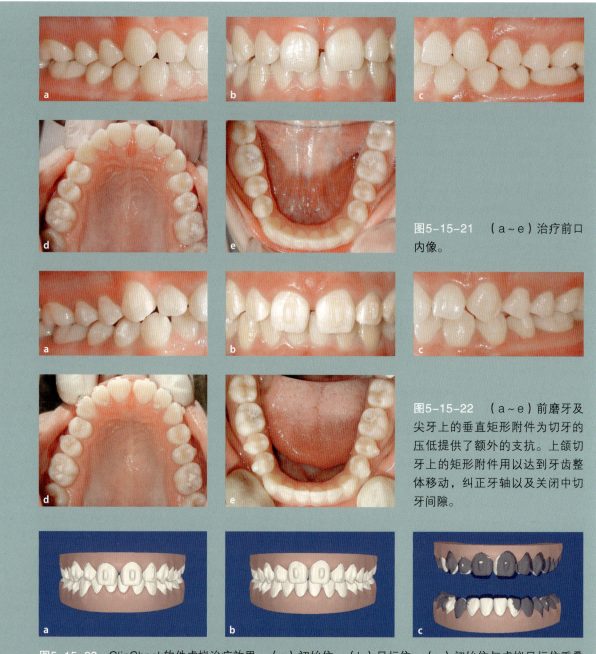

图5-15-21 （a~e）治疗前口内像。

图5-15-22 （a~e）前磨牙及尖牙上的垂直矩形附件为切牙的压低提供了额外的支抗。上颌切牙上的矩形附件用以达到牙齿整体移动，纠正牙轴以及关闭中切牙间隙。

图5-15-23 ClinCheck软件虚拟治疗效果。（a）初始位。（b）目标位。（c）初始位与虚拟目标位重叠（蓝色=初始位；白色=目标位）。

治疗过程

露龈笑可以通过正畸、外科、牙周手术或这些方法的组合来治疗。对于本病例患者，我们决定对上颌切牙进行正畸压低，隐形矫治后可能需要进行牙周成形手术。

上颌切牙的压低是可行的，但应谨慎适度，上唇休息位时应可见2~3mm切牙（图5-15-20）。如果过分压入，上颌切牙在说话

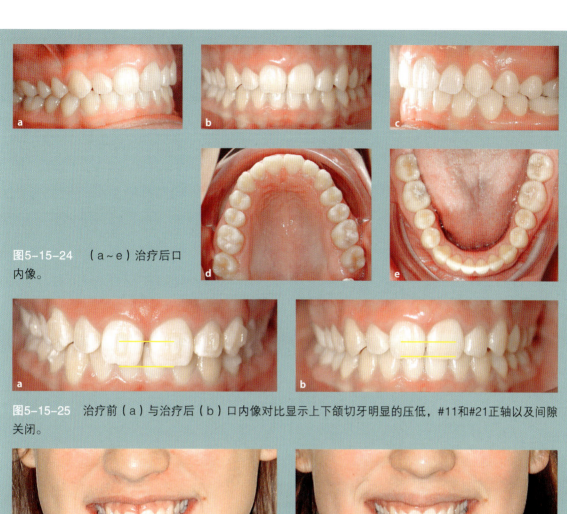

图5-15-24 （a~e）治疗后口内像。

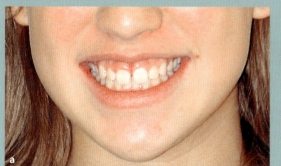
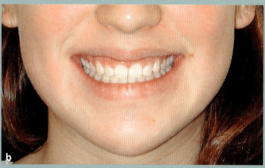

图5-15-25 治疗前（a）与治疗后（b）口内像对比显示上下颌切牙明显的压低，#11和#21正轴以及间隙关闭。

图5-15-26 治疗前（a）与治疗后（b）微笑像对比显示尽管仍然存在一定程度的露龈笑，但美学笑线得以改善。

时不能显露，那么最终的美学效果将远远不能令人满意。

口内像（图5-15-22）显示隐形矫治治疗开始时的状态。前磨牙及尖牙上的垂直矩形附件有助于为切牙的压低提供额外的支抗。上颌切牙上的矩形附件则用于实现牙齿整体移动，纠正牙轴，并关闭间隙。共设计了8副上颌矫治器，14副下颌矫治器（图5-15-23）。

这名年轻患者的治疗计划需要同时进行下颌切牙和尖牙的压低，以及下颌前磨牙的轻微伸长。在成年患者中，同时进行尖牙和切牙的压低通常比较困难，因此通常是分步进行（见本专题末尾的单独治疗计划）。

　　图5-15-24显示在治疗结束时整平的Spee曲线。在习惯性牙尖交错位时，所有前磨牙和磨牙都显示出良好的咬合接触。切牙区几乎不显示接触，咬合纸（8μm）可以顺利通过切牙接触区，达到我们认为的理想的前牙关系。侧方𬌗为尖牙保护𬌗，前伸𬌗具有切牙引导。

　　图5-15-25显示上下颌切牙在隐形矫治过程中的明显压低，#11和#21正轴，中切牙间隙关闭。这是通过ClinCheck软件方案中设计牙齿近中向移动的过矫治来实现的，从而确保间隙完全关闭。尽管由于上颌切牙牙冠短小，

露龈笑问题依旧存在，但她的笑线已经得到了改善（图5-15-26）。为了获得理想的微笑美学效果，可能需要对本病例患者进行牙周冠延长术作为辅助治疗。

　　本病例患者使用最后一副矫治器进行保持治疗，在主动治疗结束前3个月，需每天佩戴3~4小时。夜间，则建议患者佩戴压膜保持器进行颌间保持（见专题26）。

参考文献

[1] Fradeani M, ed. Ästhetische Sanierungen mit festsitzender Prothetik. Band 1: Ästhetische Analyse. London, UK: Quintessence Publishing, 2004.

专题16

牙周病学和正畸治疗

"在患有牙周病的成年患者的正畸治疗过程中，关键因素是消除或减少牙菌斑的积聚和牙龈炎症。这意味着要高度重视口腔卫生指导、矫治器的设计和整个治疗过程中的牙周检查。"这句话引自Lindhe出版于1998年的《临床牙周病学和口腔种植学》[2]第3版一书Zachrisson所言。这种说法在当时是正确的，现在也是如此。牙菌斑控制是任何正畸治疗成功与否的最重要条件和重要因素。即使是侵袭性牙周炎的病例，在严格控制牙菌斑的情况下也可以进行正畸治疗[2]。在1998年，当时还是固定式矫治器的时代，隐形矫治技术的革新尚未到来。使用隐形矫治器显然更易进行牙菌斑控制，因为隐形矫治期间的口腔卫生维护不会改变，与未进行治疗时的情况相同。患者无论在家还是在专业牙科诊所进行卫生护理都不会因为矫治而受到影响，因为矫治器可以随时取出，这也是隐形矫治技术的一大优势。在隐形矫治过程中不会出现由于托槽、钢丝、链圈、橡皮圈、结扎丝等引起的牙菌斑积聚。因此，尤其是对于那些已经出现牙槽骨吸收以及无法进行良好口腔卫生护理（例如有特殊需求）的患者，应该采用隐形矫治（AO）治疗。

另一项可能导致牙周炎附着丧失进一步发展（至少会加剧骨吸收）的因素是往复移动（Zachrisson在Lindhe[1]中提到）。在隐形矫治过程中，往复移动很少或几乎不会发生，这也是对一些患有牙周病的患者采用AO治疗的重要因素。

一项关于波美拉尼亚地区口腔健康的研究表明治疗错𬌗畸形可以减少牙周疾病[3]。该研究表明，尖牙远中关系、尖牙的异位萌出、前牙区间隙、前牙深覆𬌗和过深的覆盖均与附着丧失有关。前牙深覆𬌗（咬伤龈肉）与前牙反𬌗和牙周探诊深度具有相关性，只有严重的前牙区拥挤与牙周探诊深度有较大的关联[3]。

病例1：#43舌倾伴牙龈退缩

有时需要对严重骨缺损的患者进行正畸治疗。我们认为，轻力和间歇力对这些患者来说是最好的治疗方法，这就是隐形矫治非常适合的原因。我们可以通过增加矫治器数量和减慢牙齿移动速度来减小矫治力。由于患者需要在进食和清洁牙齿时摘下矫治器，因此隐形矫治始终是一个间歇性力量矫治系统。未佩戴矫治器时，由于牙周膜未受挤压，其内的血流可继续无限制流动，因此降低了骨质吸收和流失的风险。

隐形矫治的另一大优势是，无须去除弓丝或橡皮圈，患者就可以在牙科诊所进行口腔卫生护理，这样既不费时间又不会增加患者额外的不适感。患者可以随时前往牙周医生处接受治疗，无须额外预约正畸医生重新放置弓丝。

患者60岁，女性，患有牙周炎，牙槽骨吸收，下颌前牙伸长、拥挤，上下颌存在间隙（图5-16-1）。上颌前牙区牙槽骨水平向严重吸收。患者多年前曾在外院接受过正畸治疗，并用舌侧固定式保持器（#13-#23和#33-#43）来维持治疗效果。#43严重向舌倾，而下颌舌侧保持器已经变形。

诊断

- 严重骨吸收的牙周炎
- 拥挤和间隙
- #43严重舌倾

治疗计划

- 椅旁隐形矫治
- 牙周治疗和正畸过程中的牙周维护

治疗过程

在正畸治疗开始前先进行牙周系统治疗。之后，正畸治疗过程中每3个月进行1次牙周复诊维护。正畸治疗包括下颌切牙压低排齐以及间隙关闭。计划直立#43并根向舌向移动，面像及口内像显示上颌前牙区牙周附着丧失严重，上下颌同时存在拥挤，扭转以及间隙问题（图5-16-1）。口内上颌#13-#23腭侧保持器在位，下颌#33-#43舌侧保持器变形。全景

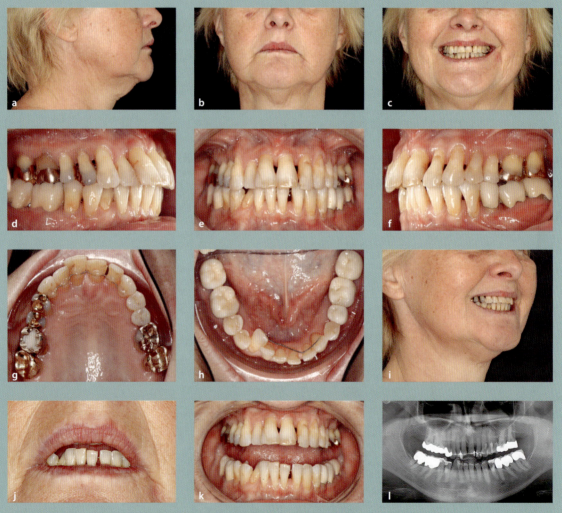

图5-16-1　（a~l）面像及口内像显示全口严重牙龈退缩，上颌前牙区尤甚，上下牙列同时存在拥挤、间隙以及扭转。上颌#13-#23腭侧保持器在位，下颌#33-#43舌侧保持器变形。全景片显示舌侧保持器在位。上颌前牙区尤其表现出严重的水平向和垂直向骨吸收（全景片为外院拍摄）。

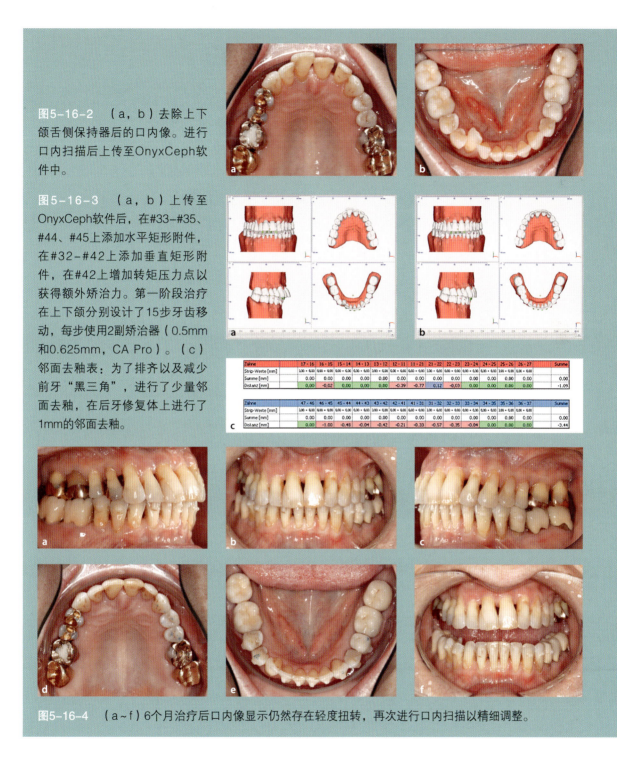

图5-16-2 （a，b）去除上下颌舌侧保持器后的口内像。进行口内扫描后上传至OnyxCeph软件中。

图5-16-3 （a，b）上传至OnyxCeph软件后，在#33-#35、#44、#45上添加水平矩形附件，在#32-#42上添加垂直矩形附件，在#42上增加转矩压力点以获得额外矫治力。第一阶段治疗在上下颌分别设计了15步牙齿移动，每步使用2副矫治器（0.5mm和0.625mm，CA Pro）。（c）邻面去釉表：为了排齐以及减少前牙"黑三角"，进行了少量邻面去釉，在后牙修复体上进行了1mm的邻面去釉。

Zähne	17-16	16-15	15-14	14-13	13-12	12-11	11-21	21-22	22-23	23-24	24-25	25-26	26-27	Summe
Strip-Werte [mm]	1.00 + 0.00	0.00 + 0.00	0.00 + 0.00	0.00 + 0.00	0.00 + 0.00	0.00 + 0.00	0.00 + 0.00	0.00 + 0.00	0.00 + 0.00	0.00 + 0.00	0.00 + 0.00	0.00 + 0.00	0.00 + 0.00	
Summe [mm]	0.00	0.00	0.00	0.00	0.00	0.00	0.00	0.00	0.00	0.00	0.00	0.00	0.00	0.00
Distanz [mm]	0.00	-0.02	0.00	0.00	-0.39	-0.77	0.12	-0.03	0.00	0.00	0.00	0.00	0.00	-1.09

Zähne	47-46	46-45	45-44	44-43	43-42	42-41	41-31	31-32	32-33	33-34	34-35	35-36	36-37	Summe
Strip-Werte [mm]	0.00 + 0.00	0.00 + 0.00	0.00 + 0.00	0.00 + 0.00	0.00 + 0.00	0.00 + 0.00	0.00 + 0.00	0.00 + 0.00	0.00 + 0.00	0.00 + 0.00	0.00 + 0.00	0.00 + 0.00	0.00 + 0.00	
Summe [mm]	0.00	0.00	0.00	0.00	0.00	0.00	0.00	0.00	0.00	0.00	0.00	0.00	0.00	0.00
Distanz [mm]	0.00	-1.00	-0.48	-0.04	-0.42	-0.21	-0.33	-0.57	-0.35	-0.04	0.00	0.00	0.00	-3.44

图5-16-4 （a~f）6个月治疗后口内像显示仍然存在轻度扭转，再次进行口内扫描以精细调整。

片显示舌侧保持器在位（图5-16-1l），上颌前牙区严重的水平向和垂直向骨吸收。

在去除舌侧保持器后（图5-16-2）进行口内扫描，并上传至OnyxCeph软件（图5-16-3a）。在#33-#35、#44、#45上添加水平矩形附件，在#32-#42上添加垂直矩形附件。在#42上增加转矩压力点（TPP）以获得额外矫治力（图5-16-3b）。第一阶段治疗

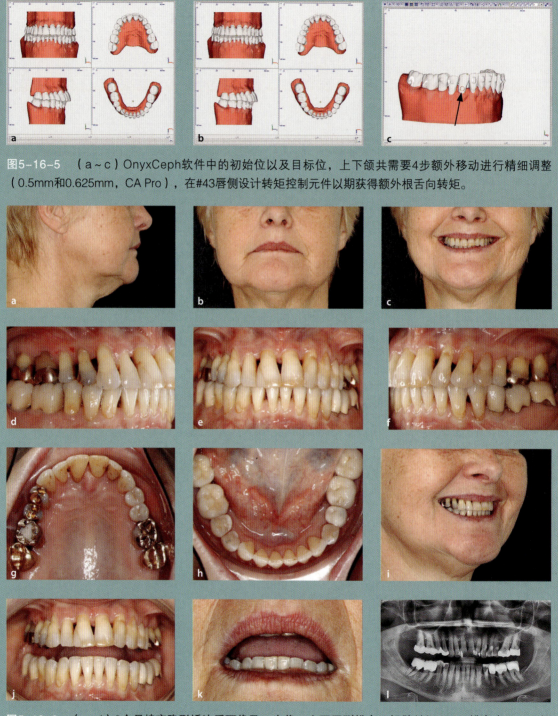

图5-16-5　（a~c）OnyxCeph软件中的初始位以及目标位，上下颌共需要4步额外移动进行精细调整（0.5mm和0.625mm，CA Pro），在#43唇侧设计转矩控制元件以期获得额外根舌向转矩。

图5-16-6　（a~l）8个月椅旁隐形矫治后面像及口内像。上下牙列排齐，间隙关闭，#43排齐直立，下颌前牙压低。全景片显示骨量稳定，正畸治疗中维持持续的牙周复诊和治疗。#13-#23、#34-#44舌侧保持器保持，夜间额外佩戴可摘式透明保持器（Biolon，1mm）。

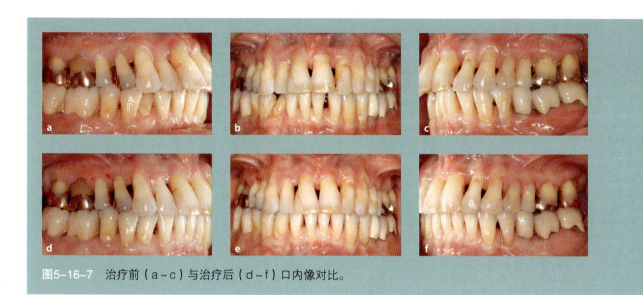

图5-16-7　治疗前（a~c）与治疗后（d~f）口内像对比。

在上下颌分别设计了15步牙齿移动，每步使用2副矫治器（0.5mm和0.625mm，CA Pro）。为了排齐以及减少前牙"黑三角"，进行了少量邻面去釉，在后牙修复体上进行了1mm的邻面去釉（图5-16-3c）。

图5-16-4显示第一阶段治疗后口内像。为了获得更多#43牙根舌向移动，进一步精细调整，设计了更多矫治器。为了达到上述效果，在#43上增加转矩控制元件以获得额外的舌向根转矩（图5-16-5）。图5-16-6显示

经过8个月治疗后面像及口内像，上下牙列进一步排齐，间隙关闭。#43排齐并通过牙根舌向转矩获得直立，下颌前牙压低。治疗后全景片显示牙槽骨水平基本保持稳定（图5-16-6l）；在正畸过程中保持规律的牙周复查和治疗。通过#13-#23、#34-#44舌侧保持器以及夜间佩戴额外的可摘透明矫治器进行保持（Biolon，1mm）。图5-16-7显示治疗前与治疗后口内像对比。

病例2：双颌前突、间隙和严重骨吸收

图5-16-8显示患者治疗前面像及口内像，上下牙弓存在#22与#32、#33反𬌗以及牙列间隙，同时上下颌切牙严重的唇倾，下颌右侧后牙缺失导致缺少咬合支撑。全景片显示#46种植体修复，全口严重的牙槽骨吸收。#28在位，建议拔除。

诊断

- 牙周炎
- 双颌前突
- 上下颌前牙区间隙，伴严重唇倾切牙
- #22与#32、#33反𬌗
- 扭转

治疗计划

- 无托槽隐形矫治（隐适美）

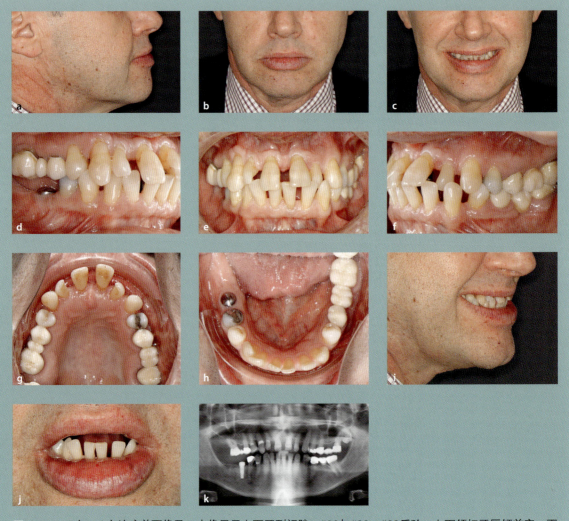

图5-16-8　（a~k）治疗前面像及口内像显示上下牙列间隙，#22与#32、#33反𬌗，上下颌切牙唇倾前突，下颌右侧后牙缺少咬合支撑。全景片显示#46种植修复以及一定程度的牙槽骨吸收，#28在位并建议拔除。

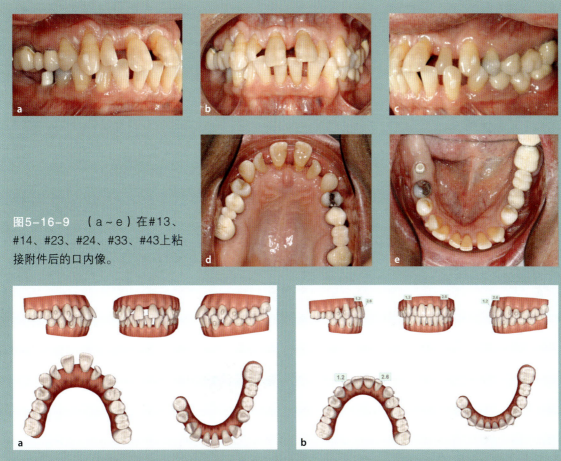

图5-16-9　（a~e）在#13、#14、#23、#24、#33、#43上粘接附件后的口内像。

图5-16-10　（a）ClinCheck软件中的初始位：上下牙列存在间隙和扭转，#22与#32、#33存在反𬌗。（b）目标位：上下牙列排齐，下颌间隙关闭，#12远中预留1.2mm间隙以及#22远中预留2.6mm间隙，共43副矫治器。#34并没有设计去扭转，由于存在旧牙冠和桥体，并没有设计改变后牙咬合，正畸结束后重新修复。

· 正畸前牙周系统治疗和治疗中牙周维护（Dr. M Bäumer，Cologen）

· 种植治疗

· 修复治疗

治疗过程

在牙周医生（M Bäumer，Cologen）完成牙周治疗后，正式开始隐形矫治。在#13、#14、#23、#24、#33、#43上粘接附件（图5-16-9）。患者在正畸治疗全程都保持牙周定期维护复查。

口内扫描之前，在#13、#14、#23、#24、#33、#43上粘接附件，ClinCheck软件图像显示第一阶段治疗设计，共43副矫治器（图5-16-10）。由于患者存在严重的骨吸收，使用了更慢的牙齿移动步骤以及更多的矫治器数量来完成本病例患者的治疗。鉴于Bolton比不调，计划在#12远中预留1.2mm间隙以及#22远中预留2.6mm间隙。在第一阶段治疗并没有设计邻面去釉。#34存在大量的扭

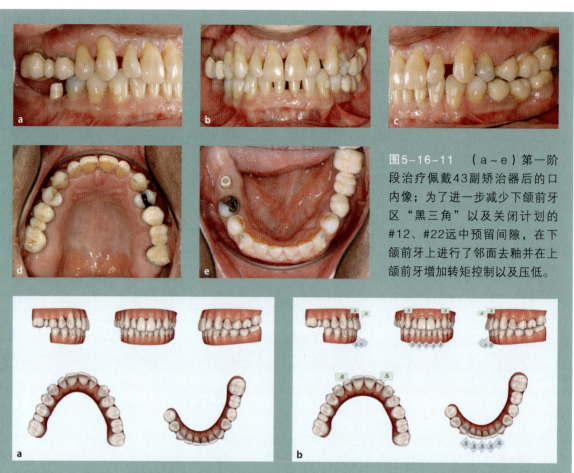

图5-16-11　（a~e）第一阶段治疗佩戴43副矫治器后的口内像；为了进一步减少下颌前牙区"黑三角"以及关闭计划的#12、#22远中预留间隙，在下颌前牙上进行了邻面去釉并在上颌前牙增加转矩控制以及压低。

图5-16-12　（a）ClinCheck软件中第二阶段治疗的初始位。（b）目标位：增加17副附加矫治器，所有下颌前牙进行0.5mm的邻面去釉内收下颌前牙，减少"黑三角"，继续内收上颌切牙，最终#12远中预留0.6mm间隙和#22远中预留0.5mm间隙。

转，但是并没有在该阶段设计该牙齿的移动，目的在于我们希望在后牙区提供最大量的支抗，因此任何磨牙和前磨牙都没有设计移动（图5-16-10b）。图5-16-11显示在第一阶段治疗佩戴43副矫治器后的口内像；间隙有所减少，但是为了进一步改善下颌前牙区的"黑三角"导致的美学问题以及进一步关闭#12和#22远中的剩余间隙，在下颌前牙上进行了邻面去釉，并在上颌切牙增加了转矩控制以及压

低。图5-16-12a显示上传至ClinCheck软件后进行精细调整，设计了17副附加矫治器，对所有下颌前牙进行0.5mm的邻面去釉进一步内收下颌前牙，减少"黑三角"，以计划的#12远中预留0.6mm间隙和#22远中预留0.5mm间隙为目标位来进一步内收上颌切牙（图5-16-12b）。在第二阶段治疗后，患者出现了前牙的早接触，因此需要第三阶段精细调整来最终完成治疗（图5-16-13）。图5-16-14a显示

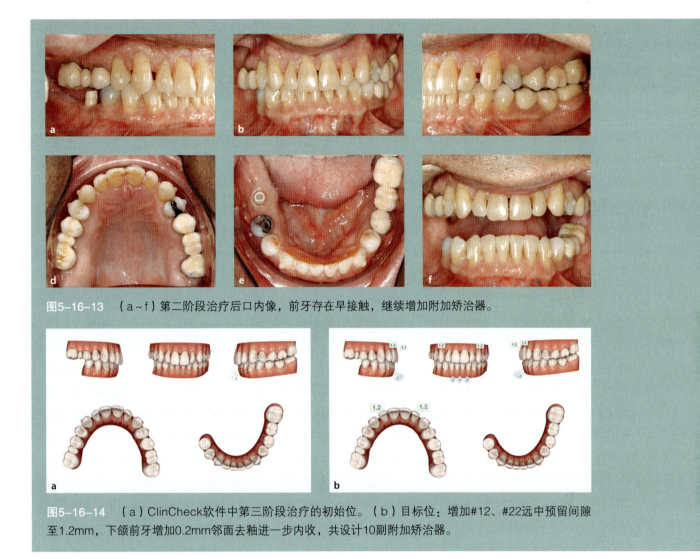

图5-16-13　（a~f）第二阶段治疗后口内像，前牙存在早接触，继续增加附加矫治器。

图5-16-14　（a）ClinCheck软件中第三阶段治疗的初始位。（b）目标位：增加#12、#22远中预留间隙至1.2mm，下颌前牙增加0.2mm邻面去釉进一步内收，共设计10副附加矫治器。

ClinCheck软件中第三阶段的初始位，上颌前牙早接触。图15-16-14b显示设计了10副矫治器后的目标位，进一步增加#12、#22远中预留间隙至1.2mm，并在下颌前牙额外增加0.2mm邻面去釉进一步内收。

图5-16-15显示所有治疗完成后的治疗效果，历时26个月，由于患者治疗前牙槽骨吸收因此放慢牙齿移动步骤，总共70副矫治器。下

颌牙列间隙全部关闭，#22反𬌗解除，#12、#22远中预留间隙，前牙获得功能性覆𬌗覆盖关系。计划双侧后牙进行修复，#12、#22进行树脂修复关闭间隙。本病例患者使用#33-#43下颌舌侧固定式保持器保持，并在夜间上颌继续佩戴可摘式保持器。图5-16-16a~f显示治疗前与治疗后口内像对比。

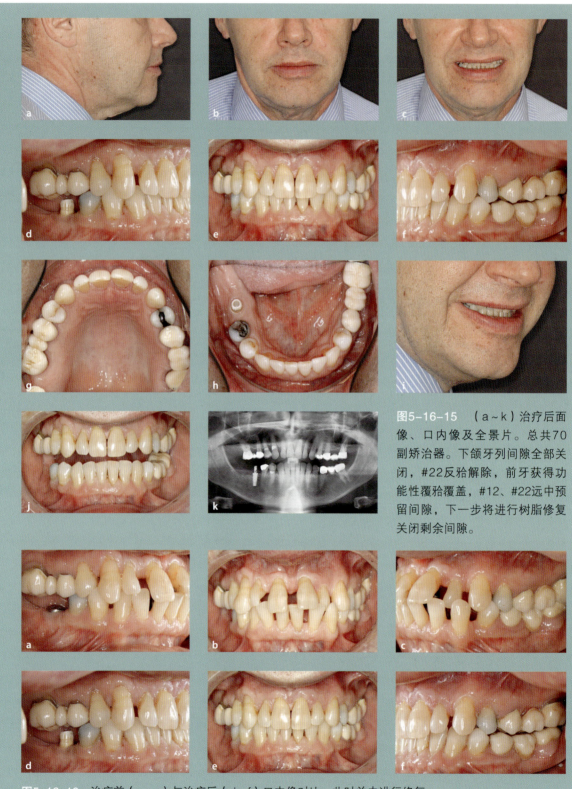

图5-16-15　（a~k）治疗后面像、口内像及全景片。总共70副矫治器。下颌牙列间隙全部关闭，#22反殆解除，前牙获得功能性覆殆覆盖，#12、#22远中预留间隙，下一步将进行树脂修复关闭剩余间隙。

图5-16-16　治疗前（a~c）与治疗后（d~f）口内像对比。此时并未进行修复。

病例3：下颌切牙严重牙龈退缩

患者22岁，在外院正畸治疗后保持多年，再次就诊。本病例患者#22缺失，通过一个与腭侧保持器腭侧粘接的树脂牙修复，同时下颌#33-#43舌侧固定式保持器保持。下颌前牙表现出严重的轴倾和转矩不佳。#42唇侧和#32舌侧存在严重的牙龈退缩。他提供了在外院正畸治疗后口内像，表现为中性关系，上颌腭侧保持器保持包括一个#22的桥体修复，下颌#33-#43舌侧保持器保持（图15-16-17）。图15-16-18显示患者于本院初诊时情况，上颌腭侧固定式保持器在位、#22固定修复以及#33-#43舌侧固定式保持器在位，但所有下颌前牙都表现为错误的转矩。#32舌侧牙龈退缩，#42唇侧牙龈退缩严重。CBCT显示#42牙根位置不良，牙根唇侧骨板缺失，但是根尖孔仍在皮质骨内。

诊断

· #42唇侧和#32舌侧严重龈退缩
· #32、#33、#42、#43错位殆
· #22缺失

治疗计划

· 无托槽隐形矫治（隐适美）
· 正畸前牙周治疗和复查（Dr. M Bäumer, Cologne）
· #42牙龈移植手术及#22种植（Dr. M Bäumer, Cologne）
· 修复治疗（Dr. A Rademacher, Cologen）

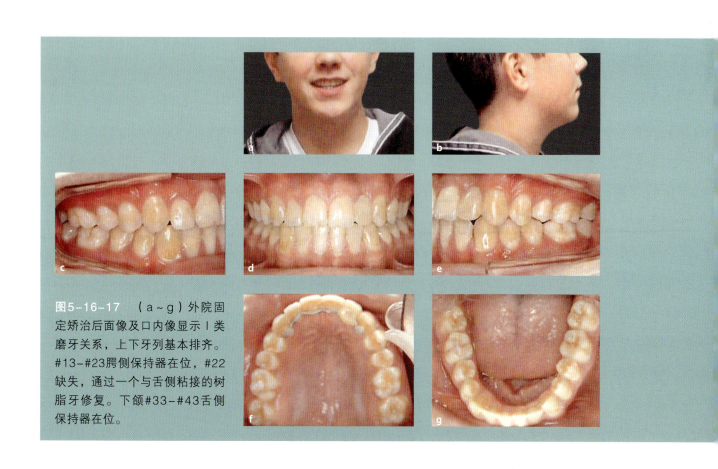

图5-16-17 （a～g）外院固定矫治后面像及口内像显示 I 类磨牙关系，上下牙列基本排齐。#13-#23腭侧保持器在位，#22缺失，通过一个与舌侧粘接的树脂牙修复。下颌#33-#43舌侧保持器在位。

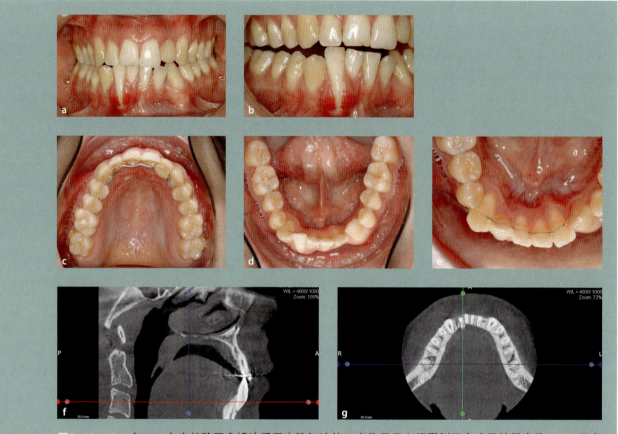

图5-16-18　（a~g）在外院固定矫治后于本院初诊的口内像显示上颌腭侧固定式保持器在位，#22固定修复，#33-#43舌侧固定式保持器在位，#32舌侧牙龈退缩，#42唇侧牙龈退缩严重。CBCT显示#42牙根错位，牙根唇侧骨板缺失，根尖孔位于皮质骨内。

治疗过程

图15-16-19显示去除上下颌舌侧保持器后的口内像。在#12、#14、#15、#23-#25、#32-#35、#41、#43-#45上粘接附件，之后进行口内扫描，并上传至ClinCheck软件（图5-16-20a），虚拟目标位如图15-16-20b所示。治疗计划包括排齐上下牙列，纠正下颌前牙转矩，共55副矫治器。所有下颌牙列从#36近中至#46近中均需要0.2mm邻面去釉来排齐并纠正牙根位置。

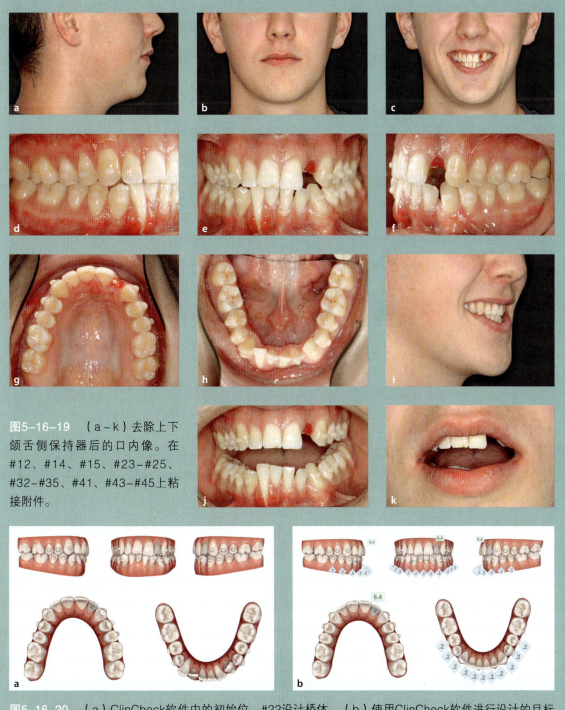

图5-16-19　（a~k）去除上下颌舌侧保持器后的口内像。在#12、#14、#15、#23-#25、#32-#35、#41、#43-#45上粘接附件。

图5-16-20　（a）ClinCheck软件中的初始位，#22设计桥体。（b）使用ClinCheck软件进行设计的目标位，上下牙列排齐，下颌切牙正确转矩表达，共55副矫治器。所有下颌牙列#36近中至#46近中邻面去釉来排齐并纠正牙根位置。

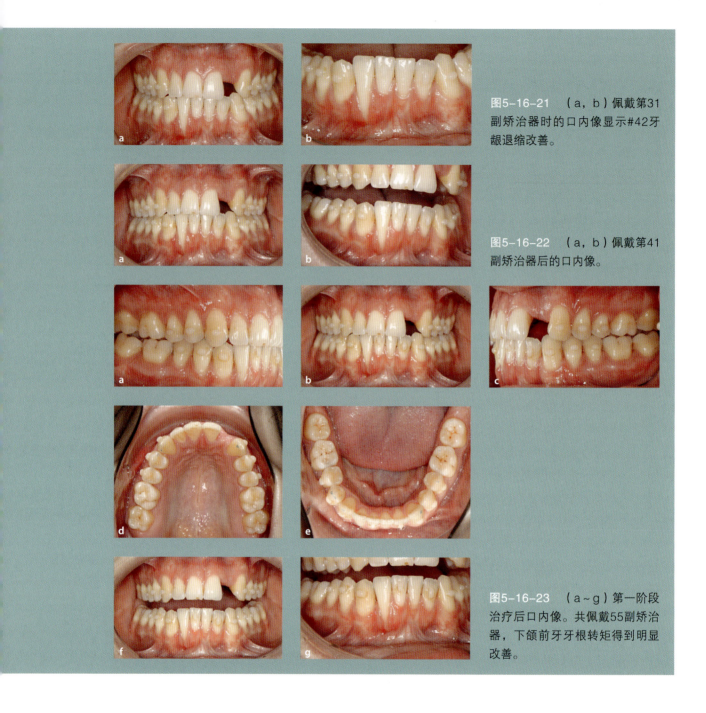

图5-16-21　（a，b）佩戴第31副矫治器时的口内像显示#42牙龈退缩改善。

图5-16-22　（a，b）佩戴第41副矫治器后的口内像。

图5-16-23　（a~g）第一阶段治疗后口内像。共佩戴55副矫治器，下颌前牙牙根转矩得到明显改善。

图5-16-21显示佩戴第31副矫治器时的口内像，可见#42牙龈退缩得到明显改善。图5-16-22显示第41副矫治器后的口内像，可见下颌切牙进一步的控根移动。

图5-16-23显示第一阶段治疗55副矫治器佩戴完成后上下牙弓的口内像，可见下颌前牙区的牙根倾斜度得到明显改善，再次进行口内扫描，上传至ClinCheck软件中（图5-16-24），最终设计10副附加矫治器完成最终的治疗。所有的磨牙都添加了水平矩形附件以获

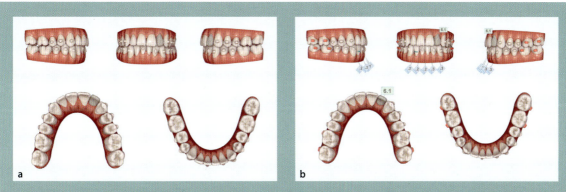

图5-16-24　（a）精细调整阶段初始位。（b）设计精细调整10副矫治器后的目标位：所有磨牙上设计水平矩形附件以增加压低所需的支抗，下颌前牙增加0.2～0.3mm邻面去釉以压低内收前牙，从而获得功能性覆盖关系。

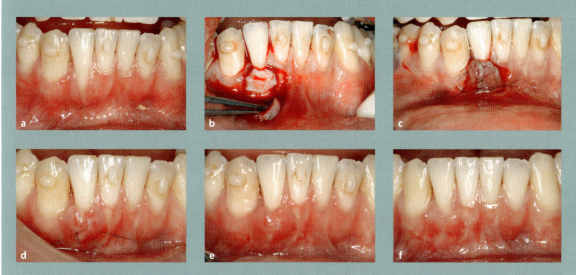

图5-16-25　牙龈移植术手术过程。（a）术前口内像。（b）术中牙龈退缩区域的牙龈复位瓣。（c）外科缝合固定牙龈复位瓣。（d）2周愈合期后口内像。（e）外科拆线后口内像。（f）3个月后愈合情况［Dr. M Bäumer（MSD，USA），Cologen］。

得压低的支抗。下颌前牙增加了0.2mm邻面去釉来完成压低以及内收，从而获得功能性覆盖关系。图5-16-25显示#42进行牙龈移植术（Dr. M Bäumer，Cologne）时的口内像以及术中像。治疗后面像及口内像，下颌前牙排列整齐，微笑美学改善，牙根以及下颌切牙的转

矩都得到了改善（图5-16-26）。CBCT显示#42牙根舌向过矫治，骨水平也得到改善（图15-16-27），再次证明隐形矫治可以达到高度可预测性的转矩控制。图15-16-28显示#22种植修复后口内像。图15-16-29和图15-16-30显示最终治疗效果。

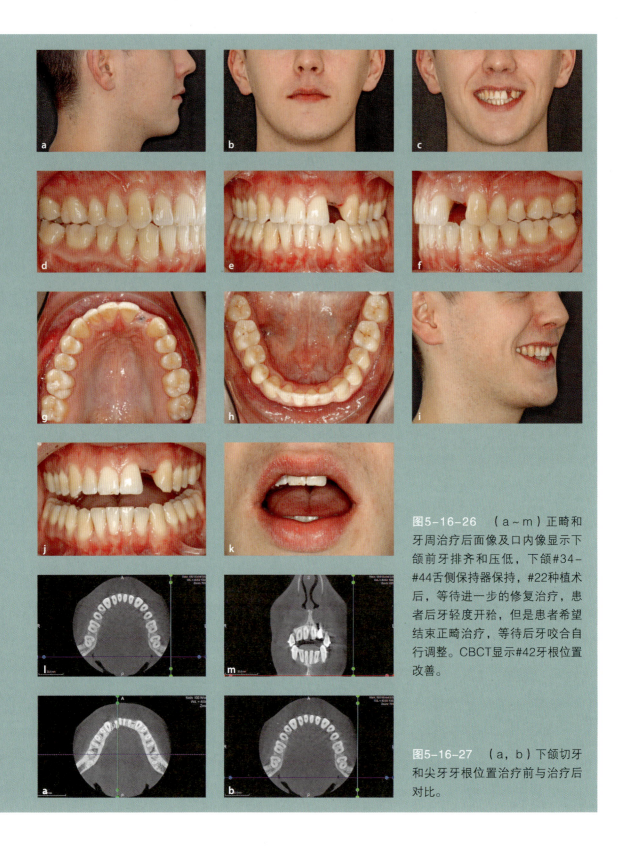

图5-16-26 （a~m）正畸和牙周治疗后面像及口内像显示下颌前牙排齐和压低，下颌#34-#44舌侧保持器保持，#22种植术后，等待进一步的修复治疗，患者后牙轻度开殆，但是患者希望结束正畸治疗，等待后牙咬合自行调整。CBCT显示#42牙根位置改善。

图5-16-27 （a，b）下颌切牙和尖牙牙根位置治疗前与治疗后对比。

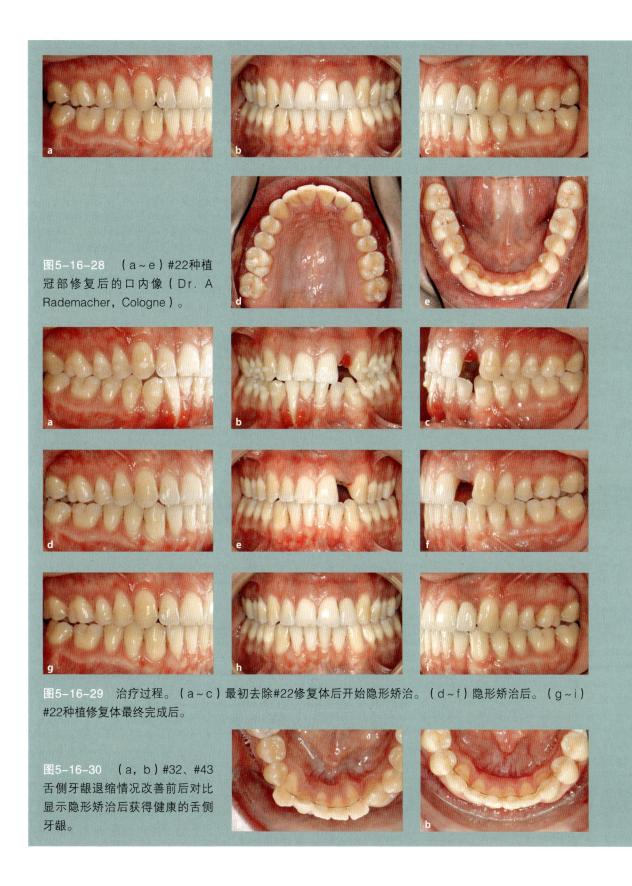

图5-16-28　（a~e）#22种植冠部修复后的口内像（Dr. A Rademacher, Cologne）。

图5-16-29　治疗过程。（a~c）最初去除#22修复体后开始隐形矫治。（d~f）隐形矫治后。（g~i）#22种植修复体最终完成后。

图5-16-30　（a，b）#32、#43舌侧牙龈退缩情况改善前后对比显示隐形矫治后获得健康的舌侧牙龈。

病例4：下颌切牙舌侧牙龈严重退缩

患者24岁，在外院正畸治疗，固定保持多年后来我诊所就诊。患者口内#13-#23腭侧保持器在位，下颌原本的舌侧保持器已经被取下，全科医生建议他通过正畸直立倾斜的#42。#42表现出严重的转矩和轴倾度异常，并且舌侧存在严重的牙龈退缩。图15-16-31显示患者初诊时的情况。CBCT显示#42牙根位置不佳，舌侧牙根表面无皮质骨覆盖（图

5-16-32）。

诊断

· #42错位，伴严重的舌侧牙龈退缩

治疗计划

· 椅旁隐形矫治
· 牙周治疗——行#42牙龈移植术［Dr. M Bäumer（MSD，USA），Cologen］

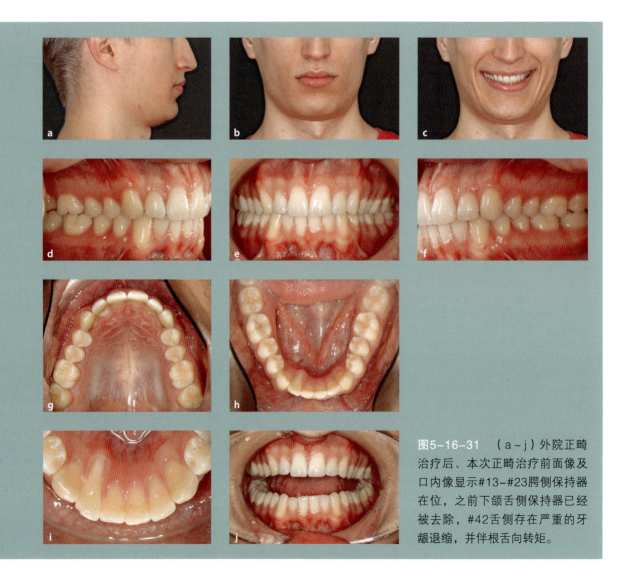

图5-16-31　（a~j）外院正畸治疗后、本次正畸治疗前面像及口内像显示#13-#23腭侧保持器在位，之前下颌舌侧保持器已经被去除，#42舌侧存在严重的牙龈退缩，并伴根舌向转矩。

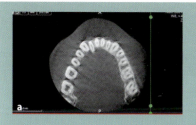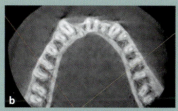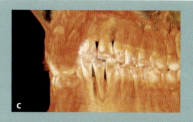

图5-16-32　CBCT显示#42牙根舌侧位，治疗前牙根位于皮质骨以外。（a）#42牙根根方1/3层面𬌗面观。（b）#42牙根尖位于皮质骨外的𬌗面观。（c）舌面观显示#42舌侧骨质吸收。

图5-16-33　（a）上传至OnyxCeph软件后的最初情况。在舌侧龈缘位置以及唇侧靠切端位置添加转矩控制元件以获得额外力量。（b）经过10步牙齿移动的目标位，每步使用2副矫治器（0.5mm和0.625mm，CA Pro）。（c，d）舌侧和唇侧转矩控制元件细节。

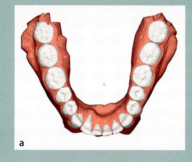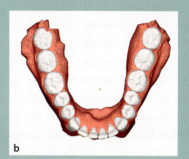

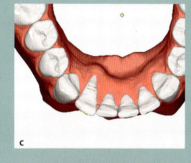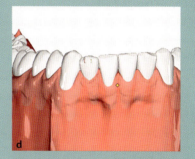

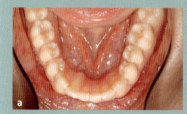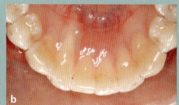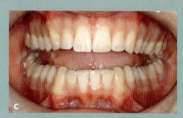

图5-16-34　（a~c）口内戴入椅旁隐形矫治器的口内像显示矫治器的美观以及贴合度。加长的矫治器边缘便于最适力的施加。

治疗过程

口内扫描完成后，上传至OnyxCeph软件中（图5-16-33）。本病例患者并没有设计附件，但是由于椅旁矫治器可做到边缘（并非扇贝状边缘）加长，因此对转矩的控制更容易实现，生物力学也得以更恰当的表达传递（图5-16-34）。

VTS中显示的情况如图5-16-33a所示，预计虚拟目标位如图5-16-33b所示。具体治疗方案包括针对下颌纠正#42转矩，设计10步牙齿移动，每步使用2副矫治器（0.5mm和0.625mm，CA Pro），每7天更换。在#42舌

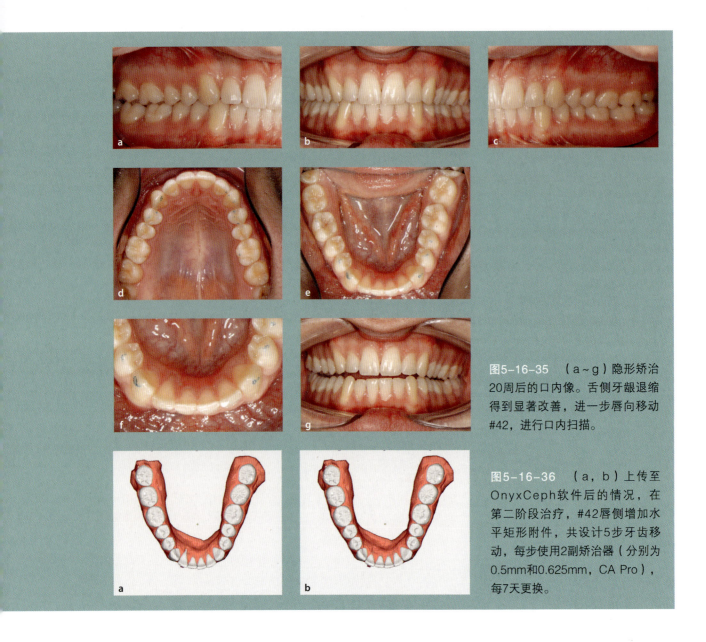

图5-16-35 （a~g）隐形矫治20周后的口内像。舌侧牙龈退缩得到显著改善，进一步唇向移动#42，进行口内扫描。

图5-16-36 （a，b）上传至OnyxCeph软件后的情况，在第二阶段治疗，#42唇侧增加水平矩形附件，共设计5步牙齿移动，每步使用2副矫治器（分别为0.5mm和0.625mm，CA Pro），每7天更换。

侧靠龈缘位置以及唇侧靠切端位置设计转矩控制元件以获得额外力量（图5-16-33c，d）。图5-16-34显示长边缘矫治器完全贴合牙齿的牙冠和部分牙根。图5-16-35显示在矫治20周后的口内像，可见舌侧牙龈退缩得到显著改善。口内扫描后上传至OnyxCeph软件中以进行进一步精细调整来改善牙根位置（图5-16-36a）。在第二阶段治疗过程中，于#42唇侧设计水平矩形附件以获得更好的控根移动力量。精细调整阶段设计了5步牙齿移动，每步使用2副矫治器（0.5mm和0.625mm，CA Pro）（图5-16-36b）。

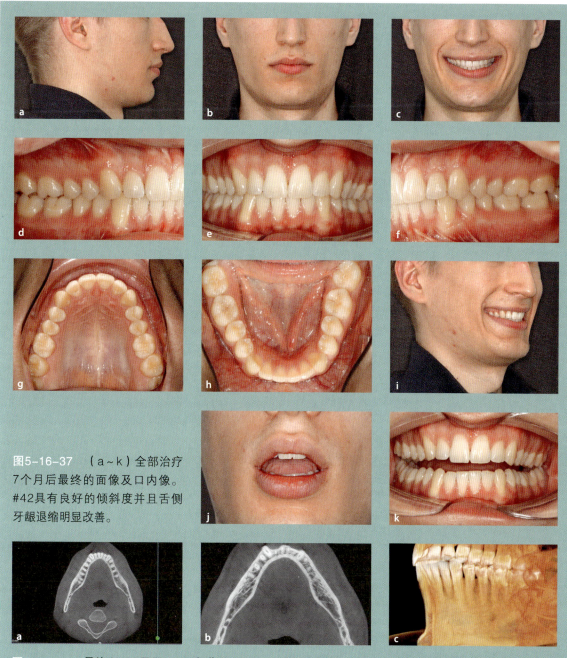

图5-16-37　（a~k）全部治疗7个月后最终的面像及口内像。#42具有良好的倾斜度并且舌侧牙龈退缩明显改善。

图5-16-38　最终CBCT显示#42牙根位置，显示为舌侧骨板覆盖的最佳位置。（a）#42牙根1/3层面殆面观。（b）#42根尖位于皮质骨内的殆面观。（c）舌面观表明#42舌侧牙根有骨质覆盖。

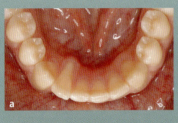
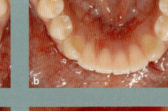

图5-16-39 （a，b）治疗前与治疗后口内像对比显示#42舌侧牙龈退缩，以及治疗后牙龈退缩改善，准备进行牙龈移植手术。

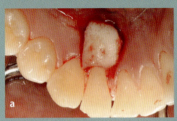
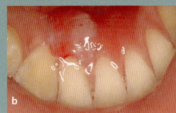

图5-16-40 （a）牙周术中，牙龈移植软组织厚度为1.5～2mm。（b）手术后：2周愈合期，软组织覆盖全部牙龈退缩区域［Dr. M Bäumer（MSD，USA），Cologen］。

图5-16-37显示最终治疗后面像及口内像，总治疗时长7个月，显示#42获得良好的轴倾度并且舌侧牙龈退缩得到明显改善。最终CBCT结果显示，#42牙根处于理想位置，舌侧牙槽骨覆盖根面（图5-16-38）。治疗前与治疗后口内像对比显示#42舌侧牙龈退缩得到明显改善（图5-16-39）。使用可摘式舌侧保持器保持（Lamitec，1，2），仅夜间佩戴。

图5-16-40a显示牙龈移植术后的情况。图5-16-40b显示术后愈合2周的情况。

病例5：下颌切牙唇侧牙龈退缩

患者29岁，由牙周医生转诊，希望寻求多学科治疗，以改善#31、#41的严重唇侧牙龈退缩。患者在孩童时期于外院进行过正畸治疗，并且下颌#33-#43佩戴舌侧保持器保持。尽管舌侧固定式保持器在位，但是#31、#41、#42均唇倾，#12与#42开殆并且伴

#31、#41严重唇侧牙龈退缩。

图5-16-41显示治疗前面像、口内像及全景片。#33-#43舌侧保持器已被去除，口内像显示安氏Ⅰ类关系，#31、#41、#42唇倾，#12与#42开殆。正面像显示下颌前牙#31、#41牙龈退缩情况（图5-16-41j）。全景片显示治疗前舌侧保持器在位（图5-16-41k）。

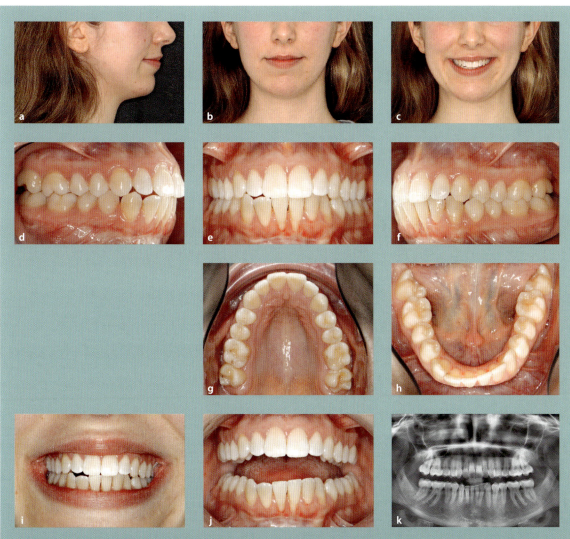

图5-16-41　（a~k）治疗前面像及口内像显示#33-#43舌侧保持器已被去除，安氏Ⅰ类关系，#31、#41、#42唇倾，下颌牙弓形态不对称，#31、#41严重牙龈退缩，#12与#42表现为开殆。全景片显示治疗前舌侧保持器在位。

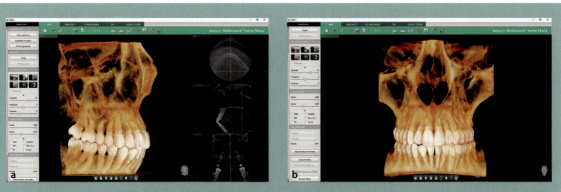

图5-16-42　（a，b）CBCT显示正畸治疗前下颌前牙缺少唇侧皮质骨覆盖，正面观下颌前牙区骨质菲薄，仅允许少量的牙根舌向移动。

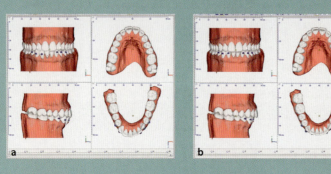

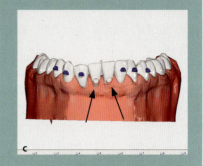

Zahn	48	47	46	45	44	43	42	41	31	32	33	34	35	36	37	38
Strip Mesial [mm]																
Strip Distal [mm]																
Inklination [°]		-52.3	-37.0	-26.8	-12.0	-2.9	10.9	12.1	13.0	10.7	-10.0	-17.8	-30.6	-41.7	-43.4	
Inklination +/- [°]						-11.7	-9.2	-4.7	3.1	7.3	3.2					
Angulation [°]		-3.2	14.7	2.9	11.0	8.3	5.4	-0.8	-2.9	5.1	11.4	5.7	1.9	15.6	2.4	
Angulation +/- [°]						-7.2	1.2	3.3	-9.8	-1.8	-0.3					
Rotation +/- [°]						2.7	2.5	5.2	-7.2	-2.4	-2.6					
Mesial +/- [mm]						-0.71	-0.27	0.27	-0.55	-0.24	-0.07					
Vestibulär +/- [mm]						-0.87	-2.39	-2.08	-0.93	-0.14	0.73					
Okklusal +/- [mm]						-0.39	-0.34	-0.42	-0.28	-0.30	-0.34					

图5-16-43　（a，b）上传至OnyxCeph软件后的最初情况。在#32-#34、#42-#44上水平设计水平半月形附件以增加支抗。（c）#31、#41唇侧添加转矩控制元件。（d）为了下颌前牙的内收和直立，需要增加邻间去釉量（至多0.42mm）以获得间隙。设计包括下颌10步移动（Biolon，0.625mm），上颌未进行任何正畸治疗。

诊断

- #31、#41唇侧牙龈退缩
- #31、#41、#42唇倾
- #12与#42开殆

治疗计划

- 正畸前牙周治疗以及牙周复诊（Dr. F Broseler, Aachen）
- 椅旁隐形矫治
- 牙龈复位瓣手术（Dr. F Broseler, Aachen）

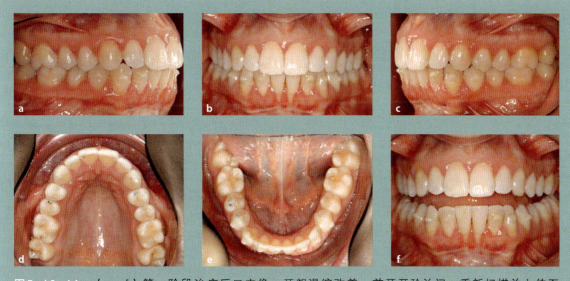

图5-16-44　（a~f）第一阶段治疗后口内像，牙龈退缩改善，前牙开𬌗关闭，重新扫描并上传至OnyxCeph软件中进行#31、#41牙根转矩的精细调整。

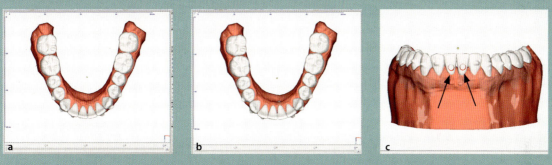

图5-16-45　VTS。（a）初始位。（b）设计额外4步（Biolon，0.625mm）矫治——进行#31、#41牙根舌向转矩过矫治的目标位。（c）在#31、#41唇侧设计转矩控制元件（圆形版本）。

治疗过程

治疗过程包括牙周系统治疗后进行正畸椅旁隐形矫治，舌向移动#31、#41牙根，直立#42促进下颌骨骨水平恢复并且关闭前牙开𬌗。最终进行下颌切牙的牙龈复位瓣手术来覆盖牙龈缺失以期获得稳定效果。

口内扫描（3Shape）后上传至OnyxCeph软件中（图5-16-43a）。治疗前CBCT显示正畸治疗前下颌前牙缺少唇侧皮质骨覆盖（图5-16-42）。正面观下颌前牙区显示牙根表面只有极薄皮质骨，仅允许少量

较为精准的牙根舌向移动。在VTS系统中，#32-#34、#42-#44牙面上设计水平半月形附件来增加支抗（图5-16-43a，b）。在#31、#41唇侧表面添加转矩控制元件来达到舌向牙根转矩控制（图5-16-43c）。下颌前牙最大需要0.42mm的邻面去釉量来获取足够间隙直立内收下颌切牙（图5-16-43d）。根据计划的目标位（图5-16-43b）由于控根移动需要放慢牙齿移动步骤，一共设计了10步。第一阶段治疗每步使用1副矫治器（Biolon，0.625mm），患者每9天更换。上颌牙列不涉

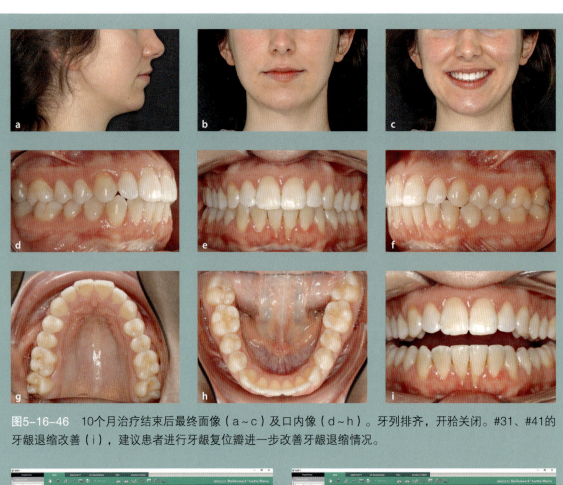

图5-16-46　10个月治疗结束后最终面像（a~c）及口内像（d~h）。牙列排齐，开𬌗关闭。#31、#41的牙龈退缩改善（i），建议患者进行牙龈复位瓣进一步改善牙龈退缩情况。

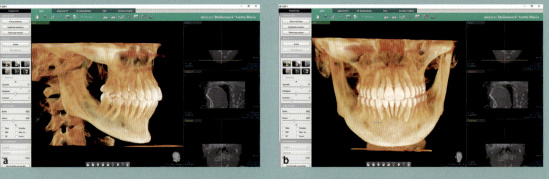

图5-16-47　（a，b）CBCT显示下颌前牙最终位置，下颌前牙区骨质菲薄，使牙根舌向移动极为困难。

及任何治疗。图5-16-44显示在第一阶段治疗5个月后的口内像。前牙开𬌗关闭，并且牙龈退缩情况有所改善。在第二阶段治疗过程中，再次进行口内扫描并上传至OnyxCeph软件中（图5-16-45），进一步进行#31、#41控根移动。第二阶段治疗VTS（图5-16-45）显示初始位以及#31、#41进行控根移动过矫治的目标位，共4步（0.625mm，Biolon）（图5-16-45）。在#31、#41唇侧再一次使用转矩控制元件。图5-16-46显示10个月治疗结

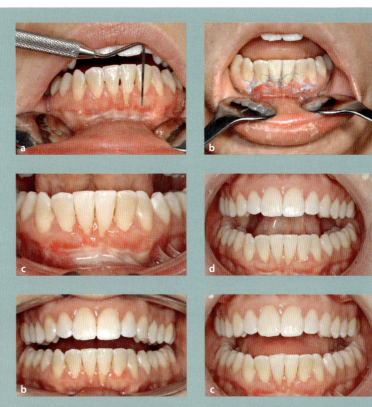

图5-16-48　（a）牙龈翻瓣术前口内像显示牙龈退缩量。（b）牙龈退缩翻瓣术后即刻口内像（Dr. F Broselor，Aachen）。（c）下颌前牙区4周愈合后的口内像。（d）3个月愈合期后口内像。

图5-16-49　治疗过程。（a）正畸治疗前。（b）椅旁隐形矫治后。（c）#31、#41牙龈退缩区域牙龈手术后4周愈合情况。

束后的最终面像及口内像。在本次治疗过程中，我们认为本着"欲速则不达"的治疗理念，减少每步牙齿移动量，因此会使矫治器的数量有所增加，但是我们可以获得更好的治疗效果。上下牙列排齐，开𬌗关闭。#31、#41的牙龈退缩情况得到改善。CBCT显示下颌前牙最终位置（图5-16-47），下颌前牙区矢状向骨量菲薄，使牙根舌向移动极为困难。建议患者进行牙周牙龈移植手术来覆盖唇侧的牙龈退缩。下颌#34-#44佩戴舌侧固定式保持器进行保持，图5-16-48显示牙龈退缩翻瓣手术后4周仍在愈合期的口内像（Dr. F Broseler，Aachen）。图5-16-48d显示3个月后的口内像。图5-16-49显示使用椅旁隐形矫治和牙周多学科治疗的治疗过程。

参考文献

[1] Lindhe J, Karring T, Lang NP, eds. Clinical Periodontology and Implant Dentistry, ed 3. Copenhagen, Germany: Munksgaard, 1998.

[2] Carvalho CV, Saraiva L, Bauer FPF, et al. Orthodontic treatment in patients with aggressive periodontitis. Am J Orthod Dentofacial Orthop 2018;153:550–557.

[3] Bernhardt O, Krey KF, Daboul A, et al. New insights in the link between malocclusion and periodontal disease. J Clin Periodontol 2019;46:144–159.

阻生尖牙的治疗

阻生牙最常见于上颌尖牙和第三磨牙[1]。据统计，上颌尖牙的阻生率约2%[2]，在日本人群中为0.27%[3]，在意大利人群中为2.4%[4]。女性上颌阻生尖牙的发生率是男性的2～3倍[4-7]。此外，上颌尖牙的阻生率是下颌的2倍多，有8%的患者是双侧阻生的[2,8]。约1/3的上颌尖牙为唇侧埋伏阻生，约2/3为腭侧阻生[2,9-10]。

阻生尖牙的可能病因：

· 局部硬组织阻挡
· 局部病变
· 切牙发育异常
· 遗传/基因的直接影响[11]

阻生尖牙的可能临床表现：

· 如果侧切牙缺失或发育较晚，呈锥形或较小，牙根发育程度很低，那么尖牙将无法找到使其沿着正常萌出路径萌出的引导[11]
· 14～15岁后仍发现恒尖牙迟萌或乳尖牙长期滞留
· 唇侧没有正常的尖牙隆起
· 腭侧存在隆起
· 侧切牙迟萌、远中倾斜或移位[2,8]

为获得准确的诊断，临床检查应辅以影像学评估[2]。根尖的位置是鉴别诊断的关键，这需要复杂的成像技术，最好辅以CBCT检查[11]。阻生尖牙应在9～11岁进行诊断[12]。如果存在尖牙位置异常的早期迹象，在8岁或9岁时选择性拔除乳尖牙是安氏Ⅰ类非拥挤病例的一种阻断性矫治方法[2]。Ericson和Kurol提出，如果尖牙牙冠位于侧切牙中线的远中，那么通过在11岁之前拔除乳尖牙使恒尖牙位置恢复正常的成功率为91%。而如果尖牙牙冠位于侧切牙中线的近中，那么成功率仅为64%[2,13]。对于阻生尖牙，最常见的治疗方法是手术暴露，使其在混合牙列的早期或晚期自然萌出，以及通过手术暴露尖牙粘接附件，并使用正畸力牵引尖牙至牙列[2,14]。可以使用隐形矫治器为阻生尖牙的萌出预留间隙[15-16]（见专题12，病例3）。

病例1：牙列拥挤，阻生尖牙萌出间隙不足

患者女性，因牙列拥挤导致#13完全萌出的间隙不足（图5-17-1）。

诊断

· 牙列拥挤
· #13萌出间隙不足
· #12与#43反拾，#24、#25与#35反拾
· 中线不齐
· 前牙开拾

治疗计划

· 无托槽隐形矫治（隐适美）
· 为#13排入牙列提供间隙
· 改善美观

治疗过程

治疗目标是为#13完全萌出提供间隙，牵引#13至牙列，并保持和谐的面型。全景片显示#13迟萌。建议拔除#18、#28、#38、#48。此外，进一步拍摄头颅侧位片以评估面型（图5-17-2）。

在佩戴第1副矫治器之前，在上颌切牙之间进行邻面去釉以产生间隙（图5-17-3）。如果在制取印模或进行数字化扫描之前进行邻面去釉，患者需要佩戴保持器，以确保在第1副矫治器就位前保持间隙。

在#14、#15、#24、#25、#33-#35、#43-45上粘接附件。第一阶段治疗计划是远移上颌右侧前磨牙和唇展上颌切牙，为牵引#13入牙列提供足够的间隙。在第一阶段治疗过程中，矫治器没有覆盖#13，而是被假牙空泡取代。

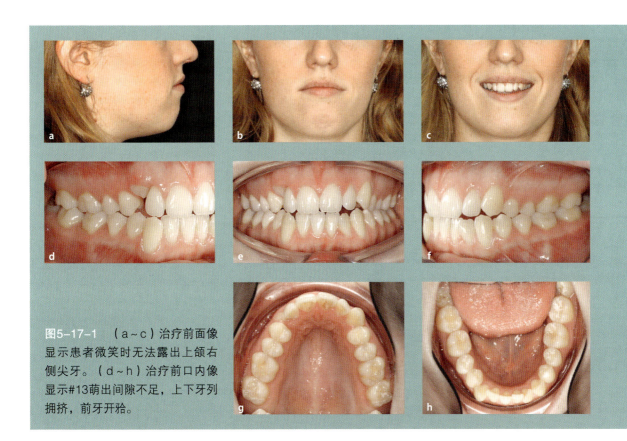

图5-17-1 （a~c）治疗前面像显示患者微笑时无法露出上颌右侧尖牙。（d~h）治疗前口内像显示#13萌出间隙不足，上下牙列拥挤，前牙开拾。

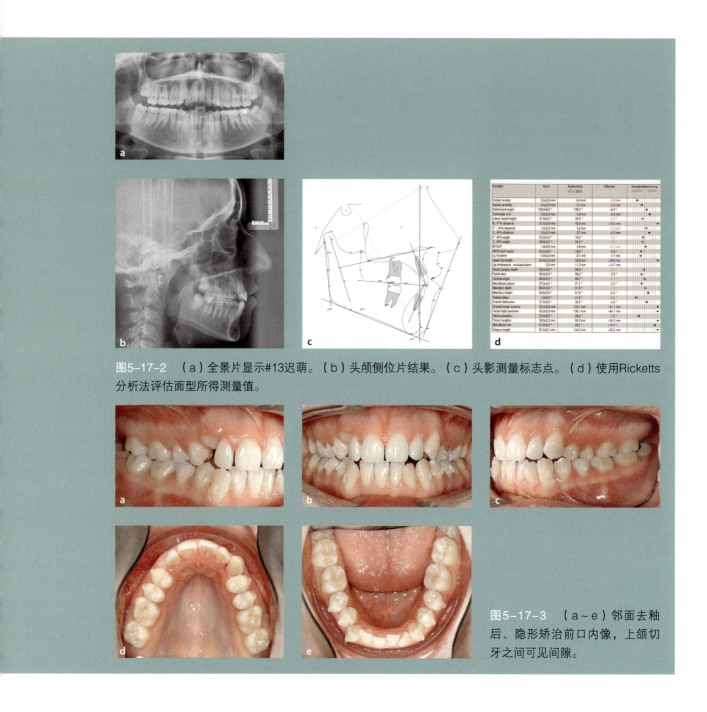

图5-17-2 （a）全景片显示#13迟萌。（b）头颅侧位片结果。（c）头影测量标志点。（d）使用Ricketts分析法评估面型所得测量值。

图5-17-3 （a~e）邻面去釉后、隐形矫治前口内像，上颌切牙之间可见间隙。

经过15个月的隐形矫治后，上颌右侧后牙远移，达到了安氏Ⅰ类磨牙关系，且#13远中有足够的间隙可用于其萌出及去扭转（图5-17-4和图5-17-5）。重新扫描后开始精细调整。在精细调整阶段，佩戴至第19副矫治器时，#13未能依照ClinCheck软件的计划萌出。为了使#13获得额外的伸长力，在#13唇侧和腭侧分别粘接牵引钩，并嘱咐患者在佩戴矫治器后，从矫治器的腭侧至颊侧进行弹性牵引（图5-17-6）。

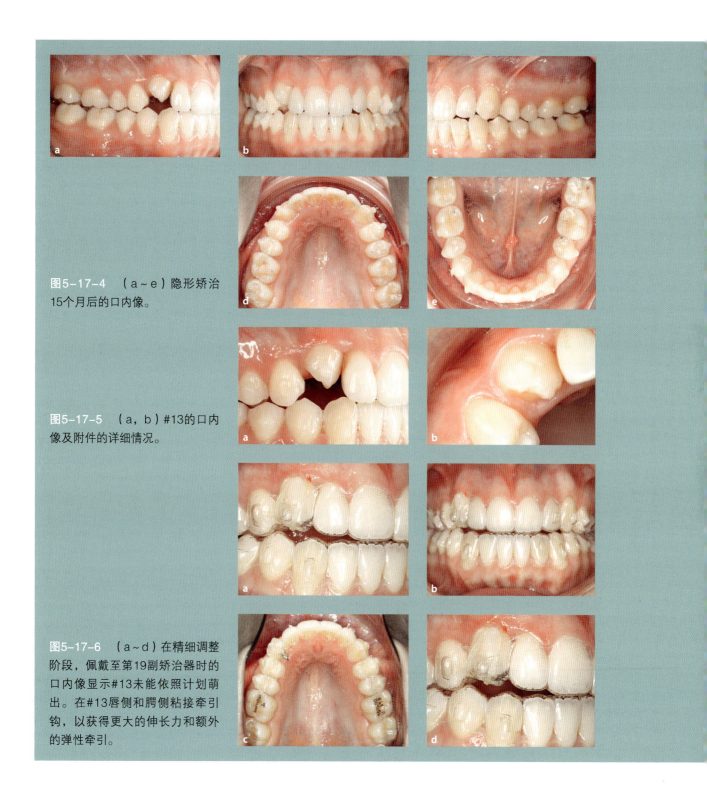

图5-17-4　（a～e）隐形矫治
15个月后的口内像。

图5-17-5　（a，b）#13的口内
像及附件的详细情况。

图5-17-6　（a～d）在精细调整
阶段，佩戴至第19副矫治器时的
口内像显示#13未能依照计划萌
出。在#13唇侧和腭侧粘接牵引
钩，以获得更大的伸长力和额外
的弹性牵引。

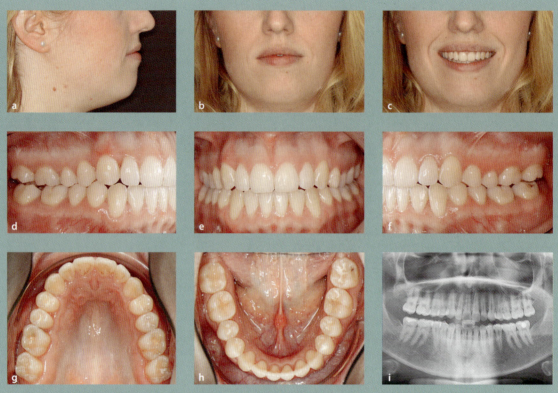

图5-17-7 （a~c）治疗后面像显示和谐的侧貌和美观的笑容。（d~h）治疗后口内像。（i）治疗后全景片显示#13位置正确；所有智齿均已拔除。

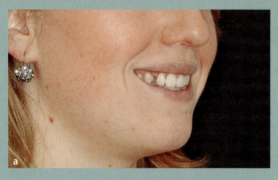
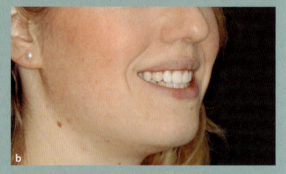

图5-17-8 治疗前（a）与治疗后（b）面像对比。

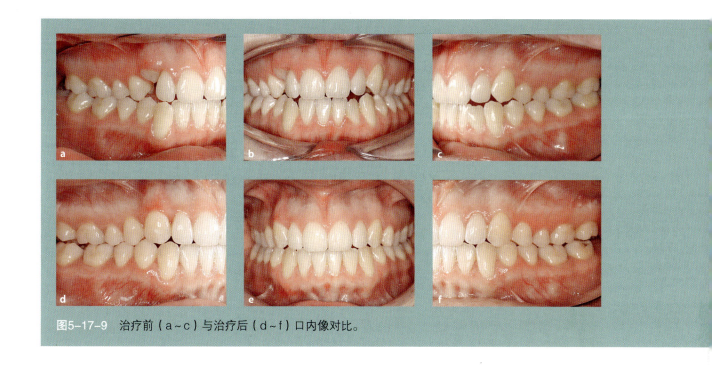

图5-17-9　治疗前（a~c）与治疗后（d~f）口内像对比。

在治疗结束时，牙列排齐，实现了功能性覆𬌗覆盖，获得了和谐的侧貌和美观的笑容（图5-17-7和图5-17-8）。在第一阶段治疗过程中，使用30副矫治器。在第二阶段治疗过程中，使用33副上颌矫治器、15副下颌矫治器。图5-17-9显示治疗前后口内像对比。

病例2：#13阻生

　　患者19岁，前来就诊，#53滞留，前牙区拥挤，中线不齐，深覆𬌗，#11、#21间可见"黑三角"。全景片显示#13阻生，近中腭向倾斜（图5-17-10）。

诊断

· #13阻生，#53滞留

· 安氏Ⅱ类关系，牙列拥挤

· #13萌出间隙不足

· 中线不齐

· #11、#21间"黑三角"

· 深覆𬌗

治疗计划

· 无托槽隐形矫治（隐适美）

· 拔除#53，手术暴露阻生的#13

· 在#14-#17上粘接片段弓，其上有伸向近

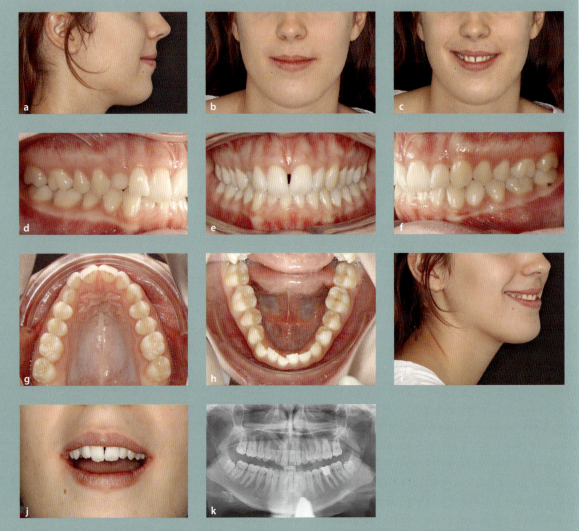

图5-17-10　（a~k）治疗前面像及口内像显示#53滞留，前牙区拥挤，中线不齐，深覆𬌗，#11、#21间可见"黑三角"。全景片显示#13近中腭侧阻生，#53滞留。#36可见根充影像。#18、#28缺失，#38、#48建议拔除。

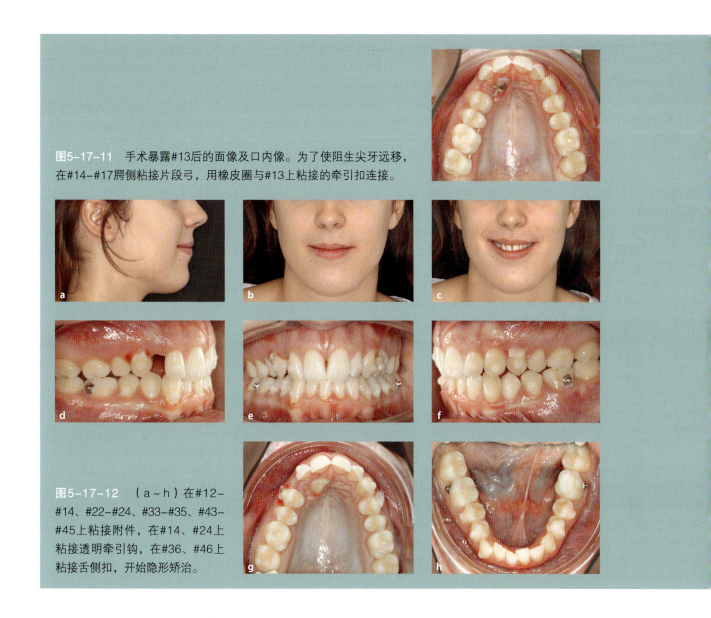

图5-17-11 手术暴露#13后的面像及口内像。为了使阻生尖牙远移，在#14-#17腭侧粘接片段弓，用橡皮圈与#13上粘接的牵引扣连接。

图5-17-12 （a~h）在#12-#14、#22-#24、#33-#35、#43-#45上粘接附件，在#14、#24上粘接透明牵引钩，在#36、#46上粘接舌侧扣，开始隐形矫治。

中的曲，可将暴露的#13拉向颊侧

· 使用隐形矫治器，结合种植支抗远移上颌右侧后牙为阻生的#13提供间隙

· 将#13纳入矫治并排齐牙列

· 压低下颌切牙，打开咬合

治疗过程

首先拔除滞留的#53并手术暴露#13。为了直立近中腭向倾斜的#13，在#14-#17腭侧粘接片段弓，使用橡皮圈通过伸向近中的

牵引钩与粘接牵引扣的#13进行弹性牵引，从而施加矫治力（图5-17-11）。在治疗2个月后，进行口内扫描并开始隐形矫治。此时去除片段弓，在#12-#14、#22-#24、#33-#35、#43-#45上粘接附件，在#14、#24上粘接透明牵引钩，在#36、#46上粘接舌侧扣（图5-17-12）。图5-17-13a显示上传至ClinCheck软件后的口内情况。图5-17-13b显示ClinCheck软件虚拟治疗效果，上颌右侧后牙的远移及#13假牙空泡的设计为#13排

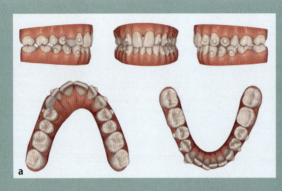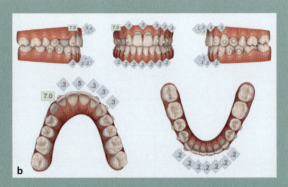

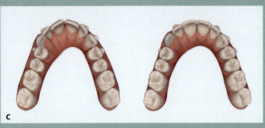

图5-17-13　（a）上传至ClinCheck软件后的口内情况。（b）第一阶段治疗时ClinCheck软件虚拟治疗效果。可见#13假牙空泡。对上颌前牙（特别是#11、#21近中）进行邻面去釉以纠正中线，同时改善"黑三角"。在#11、#21上设计压力嵴以改善上颌前牙唇倾度。第一阶段治疗包括41副上颌矫治器和30副下颌矫治器。（c）第一阶段治疗上颌牙弓初始位与虚拟目标位的对比，显示上颌前牙区的宽度和牙齿转矩变化。在#13区域开展了7mm的间隙。到目前为止，隐形矫治器并未包裹位置异常的#13。

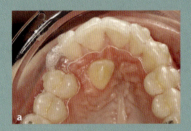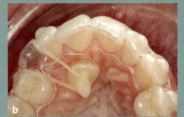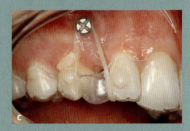

图5-17-14　（a~c）#13未被矫治器包裹，且腭侧附件被换成腭侧牵引扣。于#13唇侧植入微种植钉。

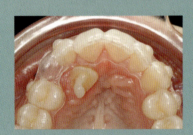

图5-17-15　治疗5个月后的口内像。

入牙列提供了足够的间隙。对上颌前牙（特别是#11、#21近中）进行邻面去釉以纠正中线，并改善"黑三角"。在#11、#21上设计压力嵴以改善上颌前牙唇倾度。第一阶段治疗包括41副上颌矫治器和30副下颌矫治器。图5-17-13c显示初始位与虚拟目标位对比。

在第一阶段治疗过程中，于#13唇侧植入微种植钉，在佩戴矫治器后，使用橡皮圈将#13腭侧透明牵引扣与微种植钉相连，唇向牵引#13入牙列（图5-17-14）。

5个月后，为调整受力方向，将#13上的牵引扣转移到唇侧（图5-17-15）。之后的6

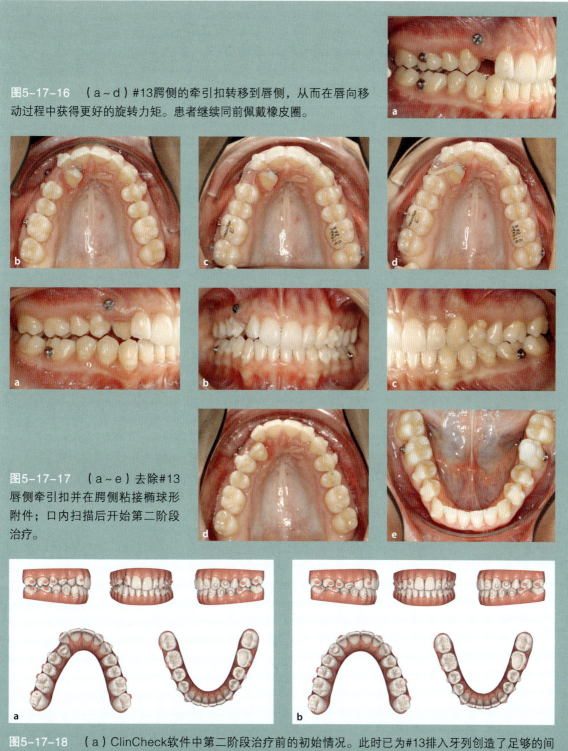

图5-17-16　（a～d）#13腭侧的牵引扣转移到唇侧，从而在唇向移动过程中获得更好的旋转力矩。患者继续同前佩戴橡皮圈。

图5-17-17　（a～e）去除#13唇侧牵引扣并在腭侧粘接椭球形附件；口内扫描后开始第二阶段治疗。

图5-17-18　（a）ClinCheck软件中第二阶段治疗前的初始情况。此时已为#13排入牙列创造了足够的间隙。在软件中设计了#13腭侧椭球形附件，在#15-#17、#26、#27、#36、#46、#47颊侧粘接椭球形传统附件，增加支抗从而达到最佳的咬合关系。（b）ClinCheck软件虚拟治疗效果。第二阶段治疗设计了28副上颌矫治器、15副下颌矫治器。

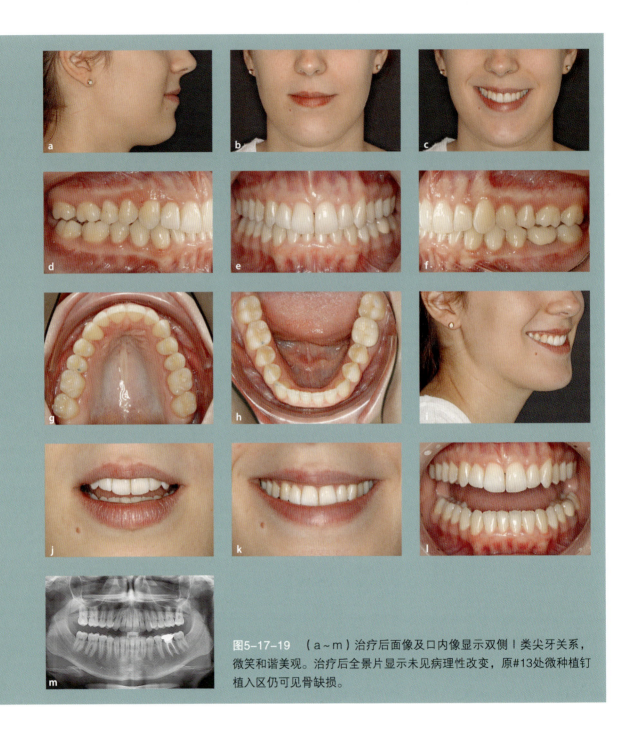

图5-17-19　（a~m）治疗后面像及口内像显示双侧Ⅰ类尖牙关系，微笑和谐美观。治疗后全景片显示未见病理性改变，原#13处微种植钉植入区仍可见骨缺损。

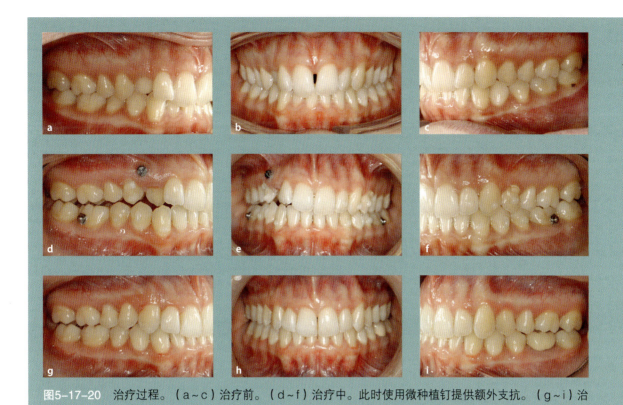

图5-17-20　治疗过程。（a~c）治疗前。（d~f）治疗中。此时使用微种植钉提供额外支抗。（g~i）治疗后。

个月患者继续同前佩戴橡皮圈。图5-17-16显示将#13牵引扣更换到唇侧后的口内像。此时#13在唇向移动过程中可获得更好的旋转力矩。患者继续同前佩戴橡皮圈。

14个月后，#13已充分暴露并颊向移动，可纳入隐形矫治器中进行治疗。图5-17-17显示去除#13唇侧牵引扣并在腭侧上粘接椭球形附件后的情况；此时进行口内扫描，开始第二阶段治疗。

图5-17-18a显示ClinCheck软件中第二阶段治疗前的初始情况。此时已有足够的间隙可用于#13的排齐。在ClinCheck软件中设计了#13腭侧的椭球形附件，#15-#17、#26、#27、#36、#46、#47颊侧设计了椭球形传统

附件，增加支抗从而达到最佳的咬合关系。第二阶段治疗设计了28副上颌矫治器，15副下颌矫治器（图5-17-18b）。

在第二阶段治疗完成后，患者再次进行了2次精细调整（分别佩戴了16副及15副矫治器），最终获得了最佳尖牙根冠位置，实现了满意的美学效果。这2次精细调整是不可避免的，在此期间，#13继续通过弹性牵引向微种植钉方向移动。此外，在腭侧附件辅助固位下，#13在上颌牙列中逐步排齐。治疗后面像及口内像显示此时患者上下牙列中线对齐，微笑时可以暴露尖牙，双侧尖牙均为Ⅰ类关系。治疗后全景片显示#13排入牙列，牙根位置良好（图5-17-19）。图5-17-20显示治疗过程。

病例3：#13、#23阻生

患者14岁，前来就诊时可见#53、#63滞留，#75、#85仍未替换。治疗前全景片显示#13、#23近中腭侧阻生，#35、#45即将萌出，#18、#28、#38、#48牙胚在（图5-17-21）。

诊断

· #13、#23阻生
· 上颌牙弓狭窄
· Spee曲线深

治疗计划

· 无托槽隐形矫治（隐适美）
· 矢状向远移磨牙，横向扩弓，为阻生的#13、#23提供间隙

· 手术暴露阻生牙#13、#23，并在腭侧植入微种植钉（Dr. J Schuppann，Cologne）
· 使用腭部的固定式矫治器提供骨支抗，微种植钉与#16、#26腭侧相连
· 使用隐形矫治器继续治疗，将#13、#23排入牙列
· 压低下颌前牙，伸长下颌后牙，整平Spee曲线

治疗过程

由于#13、#23未替换，上颌前牙远移占据部分间隙，上颌尖牙萌出间隙不足，因此第一阶段治疗使用隐形矫治。在#33、#34、#43、#44上粘接附件。此时#35、#45萌出中（图5-17-22）。图5-17-23显示ClinCheck软件的虚拟治疗效果。上下颌各使用24副矫

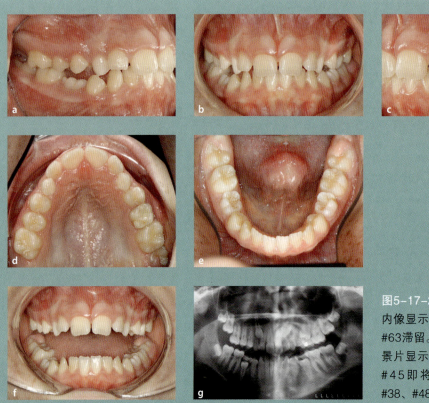

图5-17-21 （a~g）治疗前口内像显示#13、#23阻生，#53、#63滞留。#75、#85未替换，全景片显示#13、#23阻生，#35、#45即将萌出，#18、#28、#38、#48牙胚在。

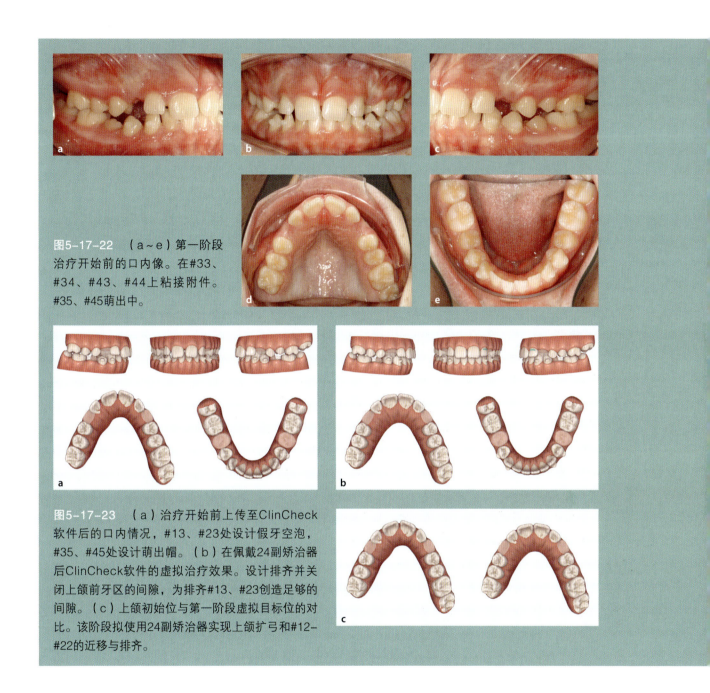

图5-17-22　（a～e）第一阶段治疗开始前的口内像。在#33、#34、#43、#44上粘接附件。#35、#45萌出中。

图5-17-23　（a）治疗开始前上传至ClinCheck软件后的口内情况，#13、#23处设计假牙空泡，#35、#45处设计萌出帽。（b）在佩戴24副矫治器后ClinCheck软件的虚拟治疗效果。设计排齐并关闭上颌前牙区的间隙，为排齐#13、#23创造足够的间隙。（c）上颌初始位与第一阶段虚拟目标位的对比。该阶段拟使用24副矫治器实现上颌扩弓和#12-#22的近移与排齐。

治器，设计排齐并关闭了上颌前牙区的散在间隙，为排齐#13、#23提供足够的间隙。图5-17-23c显示上颌初始位与第一阶段虚拟目标位的对比。该阶段拟使用24副矫治器实现上颌扩弓和#12-#22的近移与排齐。

　　在第一阶段治疗佩戴24副矫治器后，上颌尖牙的萌出间隙已足够。此时开始第二阶段治疗。患者转诊至口腔外科，并通过手术暴露#13、#23。术后全景片显示#13、#23牙面上粘接了带有链圈的牵引扣（图5-17-24）。将微种植钉植入上颌硬腭中部，与Mondeal系统结合提供支抗。图5-17-25显示Mondeal系统就位后的口内情况。该系统粘接在#16和#26腭侧，通过2颗腭中缝微种植钉固定。此外还

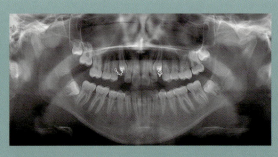

图5-17-24　术后全景片显示#13、#23牙面上粘接了带有链圈的牵引扣。

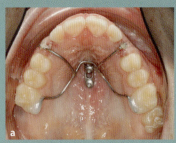
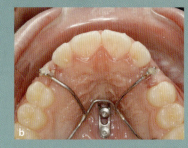
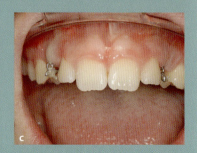

图5-17-25　（a~c）Mondeal系统就位后的口内情况。该系统粘接在#16和26腭侧，并通过2颗腭中缝微种植钉固定。此外还有两臂向#13、#23区域伸出。在手术暴露的过程中，于上颌尖牙上粘接带有链圈的牵引扣。将尖牙上的链圈连接到Mondeal系统#13、#23区域的臂上，每14天更换1次链圈以施加新的牵引力。

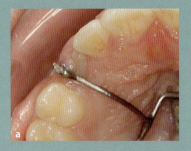
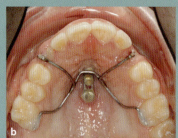
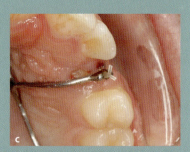

图5-17-26　（a~c）Mondeal系统治疗5个月后的口内像。#13、#23已萌出，但均位于Mondeal系统#13、#23区域两臂的龈方，与金属接触，阻碍了其进一步的萌出。

有两臂伸向#13、#23区域。在手术暴露的过程中，于上颌尖牙粘接带有链圈的牵引扣。将尖牙上的链圈连接到Mondeal系统#13、#23区域的臂上，每14天更换1次链圈以施加新的牵引力。

经过5个月的治疗，#13、#23已萌出，但均位于Mondeal系统#13、#23区域两臂的

龈方，与金属接触，阻碍了其进一步的萌出（图5-17-26）。因此，切断#13、#23区域两臂以改进Mondeal系统。与此同时，保留骨支抗系统，为尖牙移动提供最佳的骨支抗。在#16、#26颊侧分别粘接颊管，并插入带有伸长曲的片段弓。图5-17-27显示使用片段弓（从第一磨牙至尖牙）治疗2个月后的口内

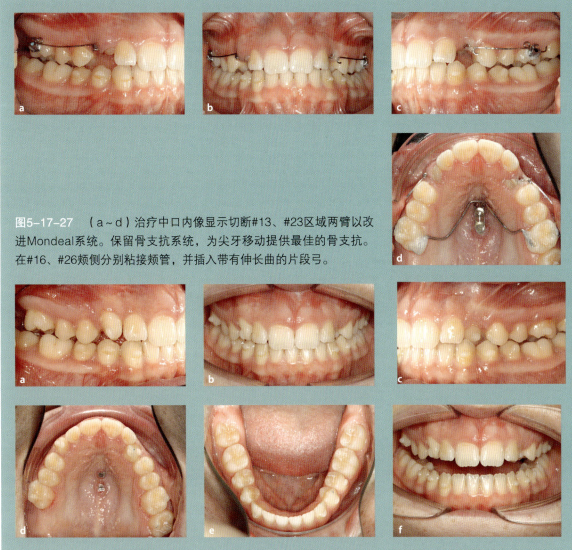

图5-17-27　（a～d）治疗中口内像显示切断#13、#23区域两臂以改进Mondeal系统。保留骨支抗系统，为尖牙移动提供最佳的骨支抗。在#16、#26颊侧分别粘接颊管，并插入带有伸长曲的片段弓。

图5-17-28　（a～f）使用片段弓（第一磨牙至尖牙）治疗2个月后的口内像。此时去除片段弓、颊管和Mondeal矫治器，开始了最终阶段的隐形矫治。在#13、#16、#23、#26上粘接附件。#23仍是反𬌗状态，#13需要进一步去扭转和伸长。此时已进行了口内扫描。

像。此时去除片段弓、颊管和Mondeal矫治器，开始了最终阶段的隐形矫治。在#13、#16、#23、#26上粘接附件。此时#23仍是反𬌗状态，#13需要进一步去扭转和伸长（图5-17-28）。

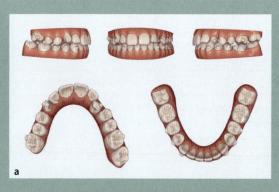
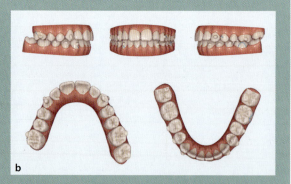

图5-17-29　（a）上传至ClinCheck软件后的口内情况显示#23与#33反𬌗，#13（唇腭侧）、#16、#23、#26可见附件，#33-#35、#43-#45可见第一阶段治疗粘接的附件。（b）ClinCheck软件虚拟治疗效果。增加了右侧Ⅲ类弹性牵引和左侧Ⅱ类弹性牵引的精密切割，实现非对称性弹性牵引，以解决中线不齐并获得最佳咬合关系。

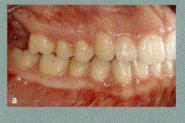
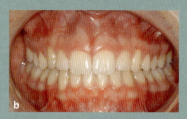
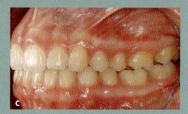
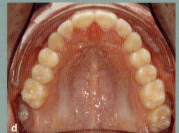
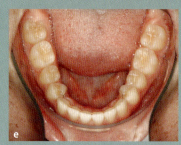

图5-17-30　（a~f）治疗后口内像。由于弹性牵引佩戴不足，仍有轻微的中线不齐，但患者不愿再进行弹性牵引。下颌#34-#44粘接舌侧保持器，夜间同时佩戴上颌压膜保持器。（g）治疗后全景片显示牙根排齐，无病理性改变。#17已经部分萌出，建议进一步观察其萌出情况。

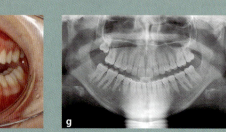

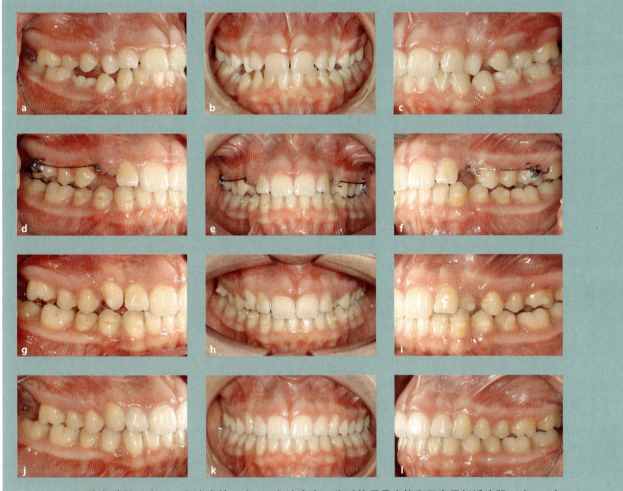

图5-17-31　治疗过程。（a~c）治疗前。（d~f）治疗中。此时使用骨支抗和固定局部矫治器。（g~i）治疗中。此时去除微种植钉，开始进一步的隐形矫治。（j~l）治疗后。

图5-17-29显示再次上传至ClinCheck软件后的口内情况和最终计划的虚拟治疗效果。增加了右侧Ⅲ类弹性牵引和左侧Ⅱ类弹性牵引的精密切割，实现非对称性弹性牵引，以解决中线不齐并获得最佳咬合关系。图5-17-30a~f显示最终排齐后的口内像。由于弹性牵引佩戴不足，仍有轻微的中线不齐，但患者不愿再进行弹性牵引和正畸治疗。下颌#34-#44粘接舌侧保持器。夜间同时佩戴上颌压膜保持器。治疗后全景片显示牙根排齐，无病理性改变（图5-17-30g）。#17已经部分萌出，建议进一步观察其萌出情况。图5-17-31显示治疗过程。

参考文献

[1] Litsas G, Acar A. A review of early displaced maxillary canines: etiology, diagnosis and interceptive treatment. Open Dent J 2011;5:39–47.

[2] Manne R, Gandikota CS, Juvvadi SR, Rama HRM, Anche S. Impacted canines: etiology, diagnosis, and orthodontic management. J Pharm Bioallied Sci 2012;4(Suppl 2):S234–S238.

[3] Takahama Y, Aiyama Y. Maxillary canine impaction as a possible microform of cleft lip and palate. Eur J Orthod 1982;4:275–277.

[4] Sacerdoti R, Baccetti T. Dentoskeletal features associated with unilateral or bilateral palatal displacement of maxillary canines. Angle Orthod 2004;74:725–732.

[5] Oliver RG, Mannion JE, Robinson JM. Morphology of the maxillary lateral incisor in cases of unilateral impaction of the maxillary canine. Br J Orthod 1989;16:9–16.

[6] Becker A, Smith P, Behar R. The incidence of anomalous maxillary lateral incisors in relation to palatally-displaced cuspids. Angle Orthod 1981;51:24–29.

[7] Johnston WD. Treatment of palatally impacted canine teeth. Am J Orthod 1969;56:589–596.

[8] Bishara SE. Impacted maxillary canines: a review. Am J Orthod Dentofacial Orthop 1992;101:159–171.

[9] Ericson S, Kurol J. Early treatment of palatally erupting maxillary canines by extraction of the primary canines. Eur J Orthod 1988;10:283–295.

[10] Mitchell L, ed. An Introduction to Orthodontics. New York, NY: Oxford University Press, 2007: 147–156.

[11] Becker A, Chaushu S. Etiology of maxillary canine impaction: a review. Am J Orthod Dentofacial Orthop 2015;148:557–567.

[12] Brorsson Y, Naoumova J. Delayed diagnosis of displaced and impacted canines – a prospective longitudinal study. Acta Odontol Scand 2020;78:165–172.

[13] Ericson S, Kurol J. Longitudinal study and analysis of clinical supervision of maxillary canine eruption. Community Dent Oral Epidemiol 1986;14:172–176.

[14] Bedoya MM, Park JH. A review of the diagnosis and management of impacted maxillary canines. J Am Dent Assoc 2009;140:1485–1493.

[15] Couchat D. Traction of impacted teeth with the Invisalign system. JAO 2018;2:53–58.

[16] Couchat D. Prevention of tooth impaction with Invisalign: a case report. JAO 2017;1:59–64.

骨改建

骨和牙周组织：一般因素

矫治力的生化反应是一个极其复杂且尚待深入研究的过程[1]。牙周膜由沙比纤维和牙槽骨内的细胞组成，它将机械力转化为细胞活动，进而促发正畸牙齿移动[2]。如果连续18天以上施加0.15~0.2N/cm²的正畸力，将在牙周膜内引发炎症反应，产生骨吸收从而实现牙齿移动。因此，无菌性炎症是正畸牙齿移动的基础。最适宜的正畸力是0.2~0.3N/cm²的牙根表面受力，它必须始终小于毛细血管压，即0.2~0.26N/cm²。在此压力下，血管才能保持通畅，细胞可以持续从血液中得到供给，骨改建可以顺利进行。如果正畸力过大，牙齿移动将停滞，因为生理性吸收无法发生。在这种情况下，只会发生玻璃样变。玻璃样变包括结缔组织细胞和成骨细胞的消失，这将导致严重的牙齿松动和牙根吸收。与可摘式矫治器的间歇力相比，固定式矫治器产生的持续力有更多的副作用[3]。Nakao等[4]研究了间歇力和持续力作用于人牙周膜后的分子机制。从乳酸脱氢酶的释放量判断，间歇力导致的细胞损伤少于持续力。间歇力可以比持续力更有效地激活牙周膜中的核因子–κβ受体活化因子配体（RANKL）及其受体RANK的产生，此二者在牙周病破骨细胞的生成中发挥作用。

在口腔医学中，使用种植牙替代缺失牙是一种行之有效的方法。拔牙后，牙槽骨的高度和宽度会发生系统性减少。因此，在种植前、中、后进行组织管理，对于确保修复后的美观、功能以及长期的稳定很有必要。

正畸"拔牙前牵引"是一种非侵入、非手术的种植前骨组织和牙龈组织的管理方法。当一颗牙齿确定需要拔除并要进行种植修复，可以优先考虑采用正畸进行拔牙前牵引[5-6]。

正畸拔牙前牵引可以引导牙槽骨生长及软组织改建，从而为种植体植入创造理想环境[5]。最常用的正畸牵引装置是托槽系统，其他方法还有使用牙弓夹板加力。下文中，我们将展示使用隐形矫治器进行拔牙前牵引（见专题18，病例1）。

Bauer等回顾文献发现，拔牙前牵引的矫治力一般在0.15~0.7N。到目前为止，还没有研究显示在正畸牵引过程中使用或不使用转矩对皮质骨改建是否存在差异[5]。

合理的牙齿移动可以促进新骨形成。动物研究表明，使用轻力可以将牙齿整体移动到骨高度减少的区域。在牙齿移动方向会形成薄层骨板[7]。关键在于避免发生玻璃样变[8]。

正畸牙齿移动引导组织改建是种植术前骨移植的可选方案。当牙齿在牙槽骨内近远中向移动时，新骨形成的生物重塑得以实现。如果使用合适的矫治力将牙齿"连带着牙槽骨"移动到缺损的骨组织中，可以实现牙齿的整体移动，并伴骨吸收而非玻璃样变[9]。Sona Novackova等[10]在他们的研究中发现，通过正畸牙齿移动引导生成的骨组织在水平向和垂直向上都是稳定的。将上颌尖牙远移到侧切牙缺牙区2年和5年后，牙槽宽度变化相对较小，且并未导致缺牙区牙槽嵴的吸收。

病例1：拔牙前牵引

通过正畸牵引因牙周问题而无法保留的前牙，可以促进新骨形成，为种植体植入区创造条件。Amato等研究发现，正畸改善种植位点（OISD）是一种对无法保留牙齿进行软硬组织再生的切实可行的治疗方法。其骨再生和牙龈增量的有效性约70%和60%。附着丧失水平并不是限制因素。他们得出结论，对于传统正畸治疗患者，OISD可能是种植位点组织再生的有效治疗选择[11]。其他的相关研究也描述了临床中牙槽骨和牙龈组织获得的显著增益，从而使种植体植入位点从质和量上均得到了显著改善[12-13]。基于现有文献，与传统手术增加骨量相比，对无法保留的牙齿在种植前进行正畸牵引是一种可行的替代方法[14]。虽然正畸牵引是一种高效的种植前软组织重建方法，但是仍然需要深入研究，以建立完整的临床共识并规范临床操作[5]。

患者56岁，女性，#22因严重的水平向和垂直向骨缺损而无法保留。鉴于牙周组织丧失和骨缺损情况，即刻种植并不是一个好的选择。为了改善牙周状况，计划通过正畸牵引#22，以增加植入部位的骨量。治疗前全景片显示#22大量牙周组织丧失（图5-18-1）。

诊断

- #22无保留价值
- 需要种植修复
- 存在骨量缺失

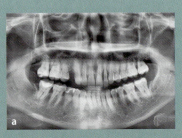
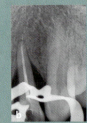

图5-18-1 （a）治疗前全景片显示#22大量牙周组织丧失。（b）#22根管治疗中的根尖片（Dr. R Mantsch，Rheinbach）。

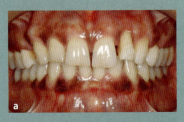
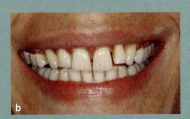
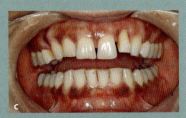

图5-18-2 （a～c）治疗前口内像显示#22因为牙周组织丧失，牙龈已经萎缩至釉牙骨质界上3mm。切端磨短后的#22，唇侧粘接水平附件用于伸长期间的牙齿固位。

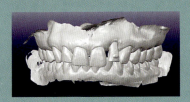

图5-18-3 口内扫描数据（iTero，Align Technology）。

图5-18-4 （a）将口内扫描数据上传至OnyxCeph3软件（Image Instruments, Chemnitz）中的初始位。（b）软件模块V.T.O 3D模拟的#22伸长3.6mm后的目标位。

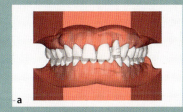
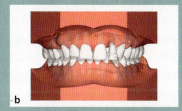

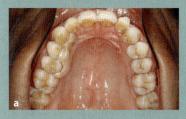
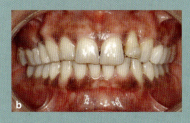
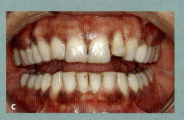

图5-18-5 （a~c）矫治器（PET-G矫治器，Biolon, Fa. Dreve）就位时的口内像显示其良好地包裹住#22及唇侧附件。矫治器边缘覆盖2~3mm牙龈，以便更好地固位和传递矫治力。

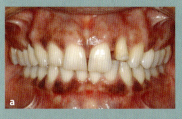
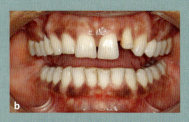
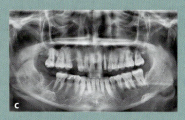

图5-18-6 （a~c）治疗中口内像显示计划伸长的#22已经完成了1mm的移动。全景片可见#22的根管治疗影像，以便后期磨短牙冠来为牙齿伸长提供空间。

治疗计划

· 椅旁隐形矫治
· 种植术前骨改建
· 种植修复（正畸牵引#22后拔除）

治疗过程

全科医生对#22进行了根管治疗，从而允许牙齿伸长以及大量的切端调磨。图5-18-2显示治疗前口内像，#22因为牙周丧失，牙龈萎缩至釉牙骨质界上3mm。图5-18-2c显示切端磨短后的#22，唇侧粘接水平附件用于伸长期间的牙齿固位。口内扫描（图5-18-3），将数据上传至OnyxCeph3软件（Image Instruments, Chemnitz）中。图5-18-4a显示初始位，图5-18-4b显示#22伸长3.6mm后

的虚拟目标位。

基于计划的治疗效果，#22需要伸长3.6mm，共设计了18副矫治器，每副伸长0.2mm来达到治疗目标。在诊所内打印出模型（D 30, Rapid Shape），每个模型制作2副矫治器［PET-G矫治器（Biolon, Fa. Dreve）］，厚度为0.5mm和0.75mm。如图5-18-5所示，矫治器良好地包裹住#22及唇侧附件。矫治器边缘覆盖2~3mm牙龈，以便更好地固位和传递矫治力。图5-18-6显示治疗中口内像，计划伸长的#22已经完成了1mm的移动。全景片可见#22的根管治疗影像，以便后期磨短牙冠来为牙齿伸长提供空间。考虑治疗期间的美观问题，患者要求改善她的笑容，因此在#22上做了树脂贴

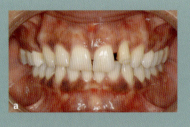
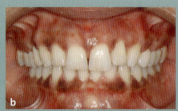

图5-18-7　（a）治疗中口内像显示需要进一步磨短伸长的#22。（b）为了改善已磨短的#22的牙齿美观问题，对其进行树脂贴面修复，并重新进行了扫描。

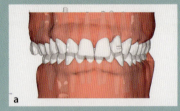
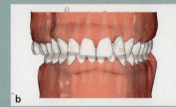

图5-18-8　口内扫描数据上传至OnyxCeph软件中。（a）树脂修复后的初始位。（b）目标位：#22还需要伸长1.9mm。

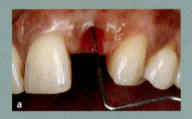
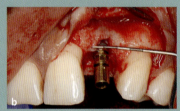
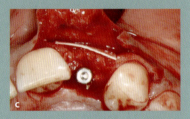

图5-18-9　微创拔牙后的口内像。（a）拔牙部位，牙周探针显示唇侧牙槽骨位于牙龈轮廓下3mm。（b）Camlog 3.8mm×11mm种植体植入。（c）使用自体骨和胶原膜进行增量［Dr. M Bäumer（MSD, USA），Cologen］。

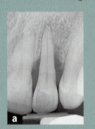
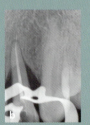
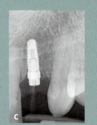

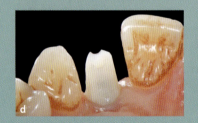
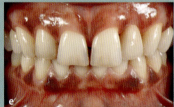

图5-18-10　治疗过程。（a）治疗前根尖片显示#22的牙槽骨吸收。（b）根管治疗后。（c）经过#22的牵引伸长，种植体植入区骨量充足。（d）#22戴入陶瓷基台的口内像。（e）最终氧化锆冠修复体（Da Vinci Dentallabor, Meckenheim，牙科技师M Trombin；牙医Dr. R Mantsch, Rheinbach）。

面（图5-18-7）。由于口内情况发生了变化，我们重新进行了口内扫描，并再次上传至OnyxCeph软件中（图5-18-8a）。图5-18-8b显示新的虚拟目标位，#22还需要伸长1.9mm。图5-18-9显示微创拔牙及种植体植入后的口内像［Dr. M Bäumer（MSD, USA），Cologen］。图5-18-10a～c显示治疗过程中的根尖片。图5-18-10d显示#22戴入陶瓷基台的口内像。图5-18-10e显示最终氧化锆冠修复体［Da Vinci Dentallabor, Meckenheim，牙科技师M Trombin；牙医Dr. R Mantsch（Rheinbach）］。

病例2：横向骨改建

随着牙齿移动，新骨将形成[15]。

本病例患者在缺失#15、#25、#35、#45后，邻牙倾斜至缺牙间隙（图5-18-12和图5-18-13）。

诊断

· 种植空间不足

· 缺牙区牙槽骨宽度葫芦状缩窄

治疗计划

· 无托槽隐形矫治（隐适美）

· 横向骨改建

· 龈乳头重建

治疗过程

最终通过正畸治疗开展间隙，为后期种植提供空间（图5-18-11~图5-18-13）。

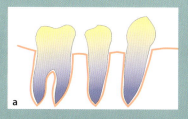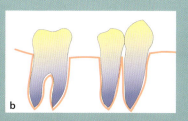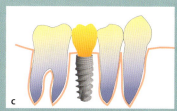

图5-18-11　（a）在第二前磨牙缺失，第一前磨牙远中倾斜的情况下，种植或修复难以进行。（b）经过正畸近移第一前磨牙为第二前磨牙开展种植空间。（c）种植体植入。

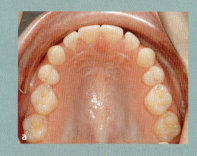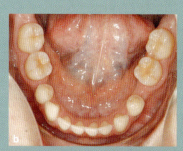

图5-18-12　患者#15、#25、#35、#45缺失，邻牙倾斜至缺牙间隙。（a，b）治疗前。（c，d）隐形矫治为#15、#25、#35、#45缺牙区开展种植空间。

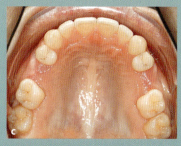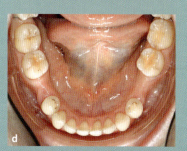

图5-18-13　全景片。（a）治疗前可见第二前磨牙缺失后，第一前磨牙和磨牙向缺牙间隙侧倾斜。（b）通过直立和近移邻牙，缺牙区有足够的间隙和牙槽骨量用于种植体植入。

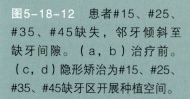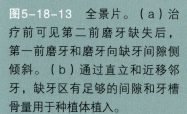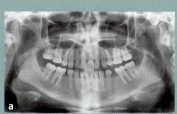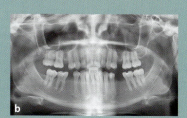

病例3：牙槽骨和龈乳头重建

对于牙周支持组织丧失的患者，需要进行多学科治疗。图5-18-14a显示患者有严重的牙周组织丧失，#22伸长。牙周医生建议患者进行正畸治疗。

诊断

- #22伸长
- 牙间隙
- 龈乳头丧失

治疗计划

- 无托槽隐形矫治（隐适美）
- 压低#22
- 关闭间隙
- 牙槽骨和龈乳头重建

治疗过程

正畸关闭#21、#22间隙，压低和内收上颌切牙来获得更好的牙槽骨和牙龈支持（图5-18-14b）。

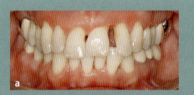 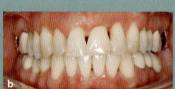

图5-18-14 严重的牙周组织丧失和#22伸长。（a）治疗前口内像显示正畸关闭#21、#22间隙，压低和内收上颌切牙。（b）隐形矫治后口内像显示#21、#22处美观改善，牙槽骨和龈乳头得到改建。

参考文献

[1] Yasuda H. [Bone and bone related biochemical examinations. Bone and collagen related metabolites. Receptor activator of NF-kappaB ligand (RANKL)]. Clin Calcium 2006;16:964–670.

[2] Masella RS, Meister M. Current concepts in the biology of orthodontic tooth movement. Am J Orthod Dentofacial Orthop 2006;129:458–468.

[3] Knak S, ed. Praxisleitfaden Kieferorthopädie. Munich, Germany: Urban und Fischer, 2004.

[4] Nakao K, Goto T, Gunjigake KK, Konoo T, Kobayashi S, Yamaguchi K. Intermittent force induces high RANKL expression in human periodontal ligament cells. J Dent Res 2007;86:623–628.

[5] Bauer C, Boileau MJ, Bazert C. Implementation of orthodontic extraction for pre-implant soft tissue management: a systematic review. Int Orthod 2019;17:20–37.

[6] Salama H, Salama M. The role of orthodontic extrusive remodeling in the enhancement of soft and hard tissue profiles prior to implant placement: a systematic approach to the management of extraction site defects. Int J Periodontics Restorative Dent 1993;13:312–333.

[7] Lindskog-Stokland B, Wennström JL, Nyman S, Thilander B. Orthodontic tooth movement into edentulous areas with reduced bone height. An experimental study in the dog. Eur J Orthod 1993;15:89–96.

[8] Lindhe J, Karring T, Lang NP, eds. Clinical Periodontology and Implant Dentistry, ed 3. Copenhagen, Denmark: Munksgaard, 1998.

[9] Cabbar F, Nur RB, Dikici B, Canpolat C, Capar GD. New bone formation by orthodontic tooth movement for implant placement. Ann Maxillofac Surg 2016;6:316–318.

[10] Novackova S, Marek I, Kaminek M. Orthodontic tooth movement: bone formation and its stability over time. Am J Orthod Dentofacial Orthop 2011;139:37–43.

[11] Amato F, Mirabella AD, Macca U, Tarnow DP. Implant site development by orthodontic forced extraction: a preliminary study. Int J Oral Maxillofac Implants 2012;27:411–420.

[12] Brindis MA, Block MS. Orthodontic tooth extrusion to enhance soft tissue implant esthetics. J Oral Maxillofac Surg 2009;67 (11 Suppl):49–59.

[13] Maiorana C, Speroni S, Herford AS, Cicciù M. Slow orthodontic teeth extrusion to enhance hard and soft periodontal tissue quality before implant positioning in aesthetic area. Open Dent J 2012;6:137–142.

[14] Korayem M, Flores-Mir C, Nassar U, Olfert K. Implant site development by orthodontic extrusion. A systematic review. Angle Orthod 2008;78:752–760.

[15] Zachrisson BU. Tooth movements in the periodontally compromised patient. In: Lindhe J, Lang NP, Karring T (eds). Clinical Periodontology and Implant Dentistry. Oxford, UK: Wiley-Blackwell, 2008: 1241–1279.

专题19

成年患者牙列缺损

对于无法避免拔牙的牙列缺损或缺失病例，存在多种治疗方法可供选择。从功能和美观两个方面来看，替代缺失牙很有必要。对单颗牙齿缺失的治疗选择，需要考虑包括临床经验结果预测、患者个体情况、技术条件、医生和口腔技术人员的经验以及患者的经济水平等多个因素[1]。替代单颗缺失牙齿的方法包括：

- 种植体
- 固定局部义齿
- 粘接式固定局部义齿
- 正畸关闭间隙

上颌侧切牙缺失情况下，Rosa和Zach-risson[2]倾向于通过美学修复来关闭间隙。例如，使用尖牙贴面或复合修复体[2]。粘接固定局部义齿是正畸关闭间隙或种植修复的替代方法。目前，粘接桥基本只固定于一侧，以减少由于力的作用方向不同而产生的剪切力[3]。特别是对处于生长发育期的儿童，由于无法行种植修复，单侧粘接桥在该阶段提供了完美的替代方案（图5-13-4-1）。

尽管目前氧化锆陶瓷制作的单翼全瓷粘接桥在前牙区已被广泛使用，但全瓷粘接桥（尤其是用于尖牙和前磨牙的单翼粘接桥）在尖牙和后牙区的应用仍处于临床检验阶段[3]。后牙区应用粘接桥的有效病例见专题13.4，病例3。

病例1：6颗牙齿缺失伴上颌尖牙向缺牙间隙侧倾斜

对成年患者而言，涉及口腔内科、口腔外科医生的多学科口腔诊疗通常是必不可少的。使用治疗计划软件可以轻松执行倒推式计划，以便让参与特定患者诊疗过程的所有专家进行讨论。通过桌面共享软件，专家们可以很方便地远程讨论治疗计划与结果。

本病例患者初诊检查时发现#12、#22、#15、#25、#35、#45缺失。治疗前口内像显示两侧上颌尖牙均为Ⅱ类关系。上颌尖牙与第一前磨牙之间、中切牙与尖牙之间存在间隙。此外，#11、#21之间也存在间隙（图5-19-1）。

诊断

- #12、#22、#15、#25、#35、#45缺失
- #55、#65、#75、#85滞留
- 上颌牙列散在间隙，下颌牙列拥挤
- 种植修复间隙不足

治疗计划

- 无托槽隐形矫治（隐适美）
- 上下牙列排齐
- 为#12、#22种植修复提供间隙
- 缺牙区进行种植和修复治疗

治疗过程

主要的治疗目标是通过集中间隙并进行种植修复治疗来解决拥挤、缺牙和间隙问题。初诊检查发现上颌间隙过大，无法单纯用尖牙和中切牙修复的方式关闭所有间隙。为找到最佳治疗方案，与口腔外科医生讨论了种植体的潜

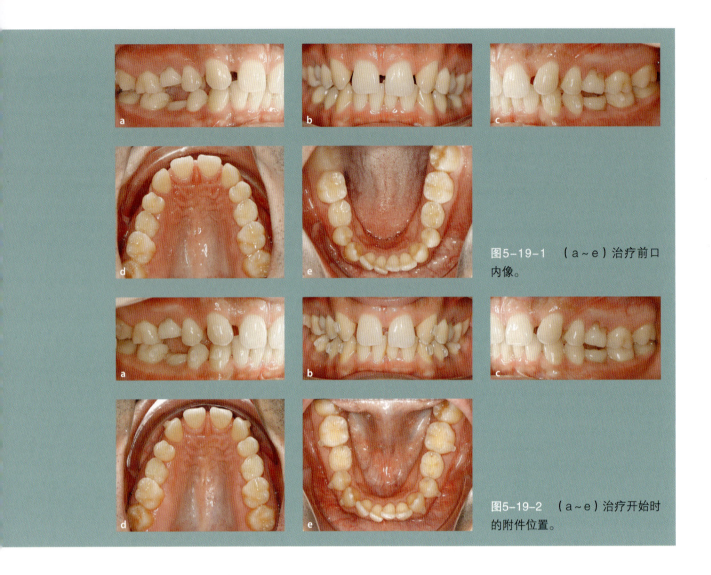

图5-19-1　（a~e）治疗前口内像。

图5-19-2　（a~e）治疗开始时的附件位置。

在位置：是应该通过植入种植体来取代缺失的侧切牙，还是应该将尖牙近移，留出间隙以在尖牙区植入种植体。后者需要在尖牙上制作贴面以模拟侧切牙的形态。减小#55、#65近远中径，为#14、#24远移留出空间，之后进一步远移#13、#23，从而为#12、#22区域的种植修复提供间隙。下颌拥挤问题将通过邻面去釉解决。

由于中切牙近远中的间隙可以使牙冠获得最佳的矫治器包绕，因此我们未在#11、#21上设计附件，而只在#13、#23上设计了附件以实现尖牙牙根的远中和倾斜移动（图5-19-2）。通过分步压低下颌切牙与尖牙的方式整平Spee曲线。为了在压低下颌前牙的过程中获得最大的支抗，在下颌尖牙、第一前磨牙和第一磨牙上粘接了矩形附件。

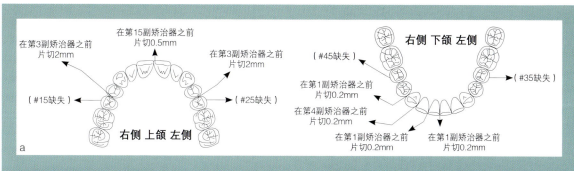

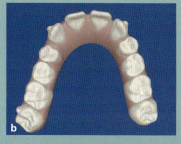
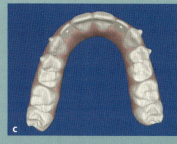
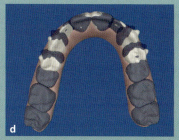

图5-19-3 ClinCheck软件结果。（a）邻面去釉示意图。#11、#21近中邻面去釉，#55、#65近中均设计2mm邻面去釉，为#12和#22后期的种植修复提供间隙。（b）上传至ClinCheck软件后的口内情况。间隙不足以支持后期种植修复，且#11、#21间存在间隙。（c）ClinCheck软件第一阶段虚拟治疗效果，即关闭#11、#21间的间隙，并集中种植修复间隙。由于邻面去釉量较大（2mm），虚拟治疗效果图中#14、#55、#24、#65可见部分位置重叠。#12、#22用假牙空泡替代。（d）上颌初始位与虚拟目标位的对比（蓝色=初始位；白色=虚拟目标位）。

图5-19-4 ClinCheck软件中第一阶段治疗结束时的虚拟治疗效果。（a）#12、#22假牙空泡的位置如图所示，可知需要在#55、#65近中进一步增加邻面去釉的量。（b）第二阶段虚拟治疗效果，为#12、#22的种植修复提供更多间隙。

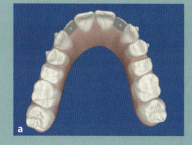
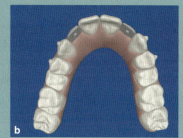

在前牙压低过程中，第一前磨牙和磨牙也设计了0.4mm的伸长量。一些牙齿需要在近中设计邻面去釉，从而为后续的种植修复提供间隙。ClinCheck软件显示虚拟的治疗效果（图5-19-3），上颌共使用25副矫治器。

第一阶段治疗结束后，使用ClinCheck软件评估下一阶段的治疗需要（图5-19-4）。

患者转诊至口腔内科调磨#55、#65近中面，为第一前磨牙及尖牙的远移提供间隙，以便后续种植修复。第二阶段治疗上颌共使用18副矫治器，为#12、#22的种植修复提供更多间隙。在完成邻面去釉和上颌第一前磨牙与尖牙的远移后，#12、#22已有足够的间隙可用于种植体植入（图5-19-5～图5-19-7）。

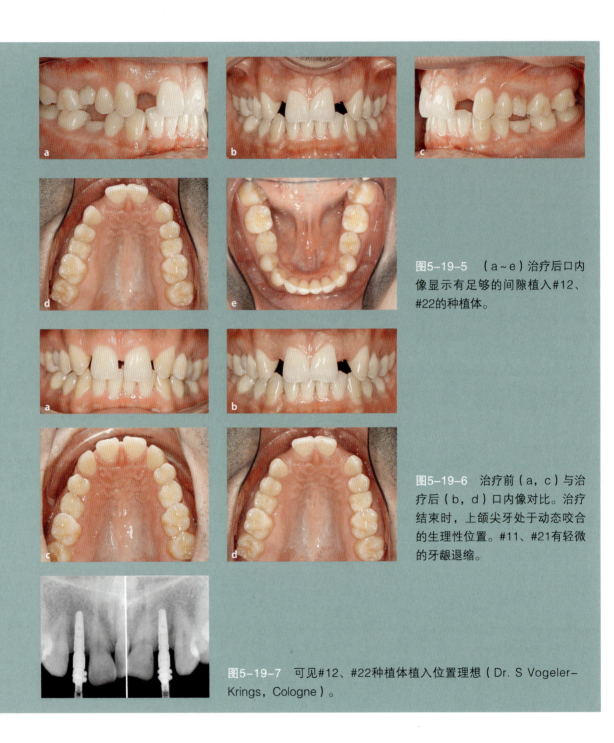

图5-19-5 （a~e）治疗后口内像显示有足够的间隙植入#12、#22的种植体。

图5-19-6 治疗前（a，c）与治疗后（b，d）口内像对比。治疗结束时，上颌尖牙处于动态咬合的生理性位置。#11、#21有轻微的牙龈退缩。

图5-19-7 可见#12、#22种植体植入位置理想（Dr. S Vogeler-Krings，Cologne）。

图5-19-8　（a）治疗前中切牙可见近远中间隙。（b）进行隐形矫治-种植-修复联合治疗后，患者微笑美学得到改善。

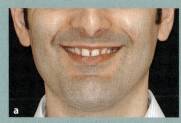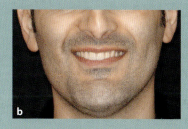

图5-19-9　（a，b）治疗结束时，上颌尖牙和切牙的牙龈是健康的。#22种植体处牙龈改建愈合中。#21切端的牙釉质缺损未修复。

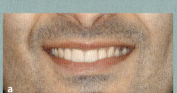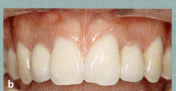

在治疗后，患者仍然存在生理性覆殆覆盖。图5-19-6显示隐形矫治前后口内像对比。治疗结束时，上颌尖牙处于动态咬合的生理性位置。#11、#21可见轻微的牙龈退缩，但是在接下来的修复治疗阶段，牙龈退缩似乎有所改善（图5-19-8和图5-19-9）。之后，在#12、#22区植入种植体（图5-19-6）。图5-19-8和图5-19-9显示治疗效果对比。

病例2：外伤造成牙列缺损后产生间隙，邻牙倾斜，伴前牙对刃殆及反殆

通常，临床医生和患者需要共同决定间隙应完全关闭还是予以保留。如果需要保留间隙，则应进一步考虑如何修复间隙。例如，选择固定局部义齿或种植体等。本专题将探讨前牙外伤性缺失和磨损后，为后续的修复体保留间隙这一治疗选择。

由于临床牙冠的长度和形状不能通过正畸改变，因此建议进行多学科口腔治疗，并在正畸治疗开始前先行规划。而隐形矫治的主要优势之一是可以使用ClinCheck软件可视化并讨论正畸治疗的最终结果。

本病例患者在一次事故中导致了上下颌切牙的牙釉质层缺损以及#22缺失（图5-19-10）。此外，上唇和左侧眶下区也可见严重损伤。

诊断

- 创伤导致#22缺失、#23近中倾斜
- 磨耗及外伤所致的牙釉质层缺损
- 上唇部瘢痕

治疗计划

- 开展#22间隙
- 纠正前牙对刃殆及反殆
- 改善覆盖为后续的修复提供最佳条件
- 完成全冠、固定局部义齿和贴面修复

治疗过程

由于上颌尖牙及切牙牙釉质折断，牙冠较短，因此治疗方案选择为#21-#23的固定局部义齿修复和#12、#13的贴面修复创造间隙。隐形矫治期间所用附件为矩形附件（图5-19-11）。在隐形矫治及保持期间，在隐形矫治器及保持器中设计假牙空泡，直至能够进行修复治疗。图5-19-12显示ClinCheck软件中的虚拟治疗效果。

第一阶段治疗使用20副上颌矫治器、15副下颌矫治器。正畸治疗前需要多学科诊治，各学科相关专家共同制订出了一套治疗计划。决定打开间隙以修复缺失的#22，纠正#12反殆，增大覆盖，并将虚拟目标位设置为前牙轻度开殆，以获得足够的垂直向间隙用于戴入计划中的固定局部义齿和贴面（图5-19-13）。

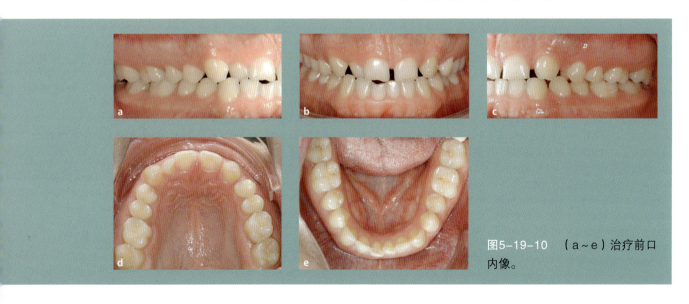

图5-19-10　（a~e）治疗前口内像。

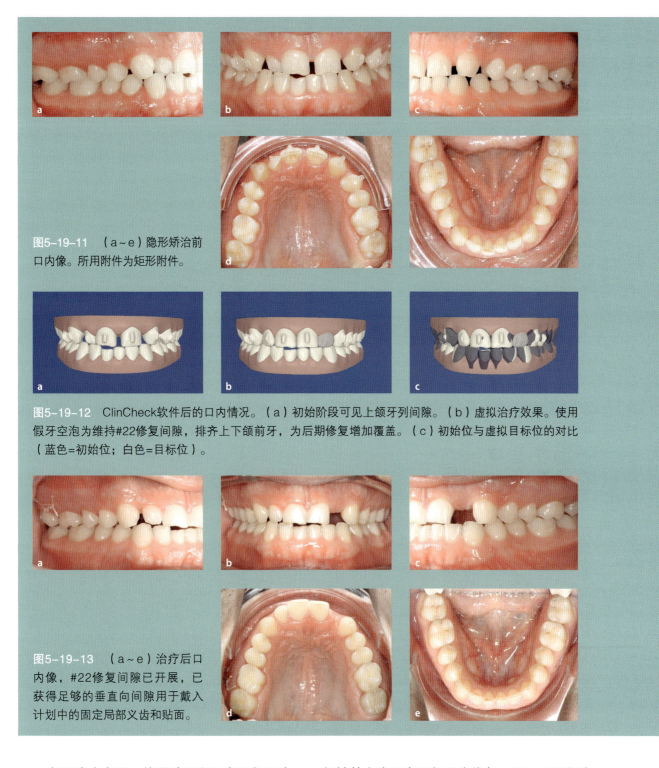

图5-19-11　（a~e）隐形矫治前口内像。所用附件为矩形附件。

图5-19-12　ClinCheck软件后的口内情况。（a）初始阶段可见上颌牙列间隙。（b）虚拟治疗效果。使用假牙空泡为维持#22修复间隙，排齐上下颌前牙，为后期修复增加覆盖。（c）初始位与虚拟目标位的对比（蓝色=初始位；白色=目标位）。

图5-19-13　（a~e）治疗后口内像，#22修复间隙已开展，已获得足够的垂直向间隙用于戴入计划中的固定局部义齿和贴面。

　　在正畸治疗后，使用贴面和固定局部义齿完成治疗。此外，为改善露龈笑行牙龈手术，具体为通过根向复位瓣术及结合骨成形术延长了临床牙冠。#11-#13行贴面修复，#21-#23

行锆基全瓷固定局部义齿修复，#31-#42行直接贴面修复（图5-19-14）。图5-19-15显示牙龈愈合数个月后的口内像。图5-19-16和图5-19-17显示治疗过程。

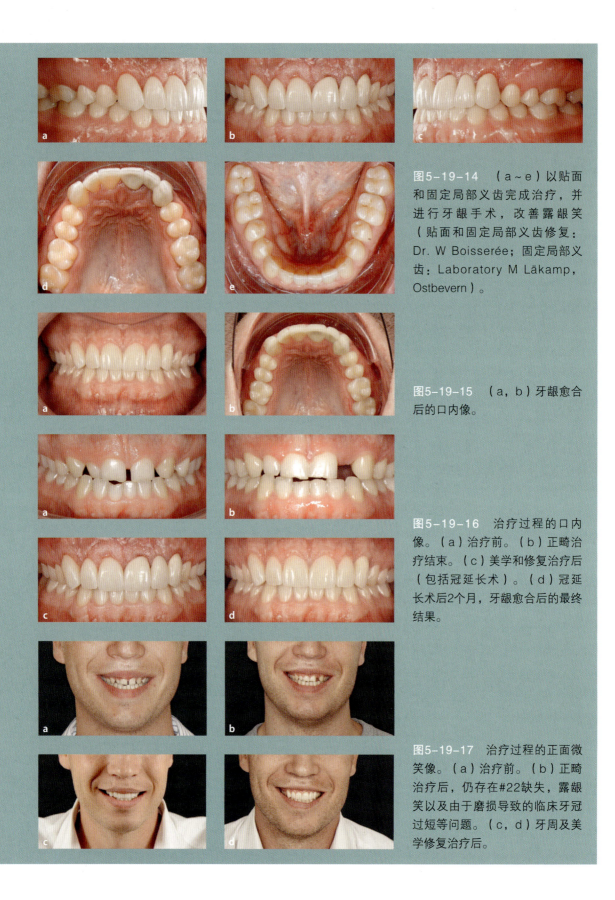

图5-19-14 （a~e）以贴面和固定局部义齿完成治疗，并进行牙龈手术，改善露龈笑（贴面和固定局部义齿修复：Dr. W Boisserée；固定局部义齿：Laboratory M Läkamp, Ostbevern）。

图5-19-15 （a，b）牙龈愈合后的口内像。

图5-19-16 治疗过程的口内像。（a）治疗前。（b）正畸治疗结束。（c）美学和修复治疗后（包括冠延长术）。（d）冠延长术后2个月，牙龈愈合后的最终结果。

图5-19-17 治疗过程的正面微笑像。（a）治疗前。（b）正畸治疗后，仍存在#22缺失，露龈笑以及由于磨损导致的临床牙冠过短等问题。（c，d）牙周及美学修复治疗后。

病例3：磨牙倾斜

　　向拔牙间隙侧倾斜的磨牙可以通过隐形矫治器进行直立和远移，为之后的种植或修复提供间隙。然而，仅用隐形矫治技术，很难通过近移倾斜的牙齿并对其进行控根的方式来关闭缺牙间隙。

直立（远移）近中倾斜的牙齿

　　在拔牙后，由于缺牙间隙长期缺乏支撑，邻牙易向间隙侧倾斜（如图5-19-18中磨牙所示）。如果倾斜磨牙没有通过正畸直立，则现有间隙无法支持种植修复。本病例患者缺失数颗牙齿，并选择了种植修复（图5-19-19）。

　　本病例患者治疗前全景片显示可用间隙（图5-19-20）。

诊断

- 安氏Ⅰ类关系
- 上下牙列间隙，#16、#26、#36缺失
- 磨牙倾斜
- 牙齿磨损

治疗计划

- 无托槽隐形矫治（隐适美）
- 排齐牙列
- #17、#27、#37直立和远移
- 为后续的种植修复开展间隙

治疗过程

　　患者拒绝了拔除#38的建议。因邻牙向缺隙侧倾斜，#16、#26、#36缺牙处没有足够的

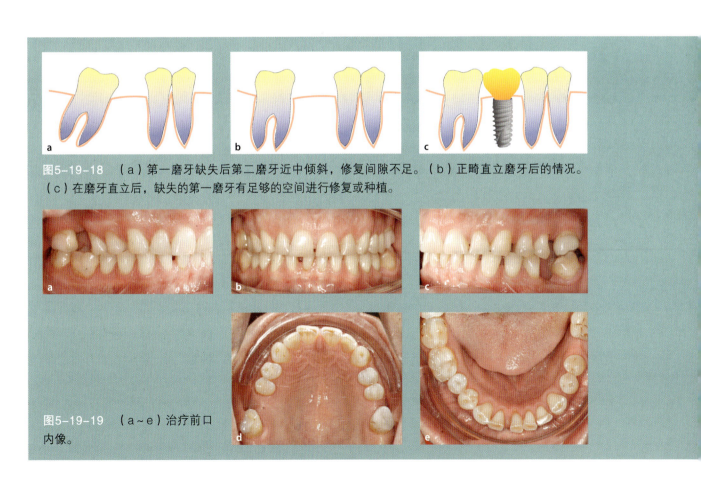

图5-19-18　（a）第一磨牙缺失后第二磨牙近中倾斜，修复间隙不足。（b）正畸直立磨牙后的情况。（c）在磨牙直立后，缺失的第一磨牙有足够的空间进行修复或种植。

图5-19-19　（a~e）治疗前口内像。

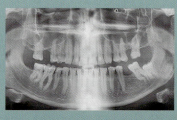

图5-19-20　治疗前全景片显示上下颌的可用间隙。

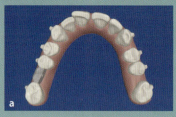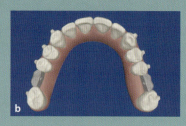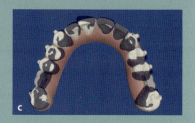

图5-19-21　ClinCheck软件显示的上颌口内情况。（a）初始情况，牙列存在间隙。（b）ClinCheck软件虚拟治疗效果，#16和#26修复间隙已开展，并设置假牙空泡。（c）上颌初始位与虚拟目标位的重叠图（蓝色=初始位；白色=目标位）。

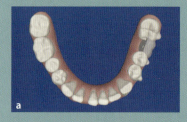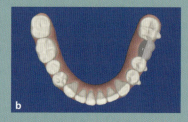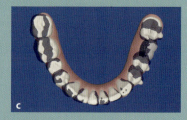

图5-19-22　ClinCheck软件显示的下颌口内情况。（a）初始情况，牙列存在间隙，#36设置假牙空泡。（b）ClinCheck软件虚拟治疗效果，#36修复间隙已开展。（c）下颌初始位与虚拟目标位的重叠图（蓝色=初始位；白色=目标位）。

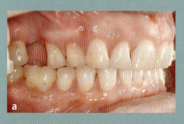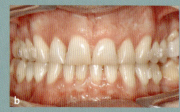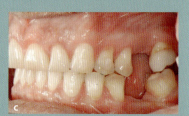

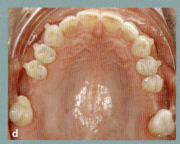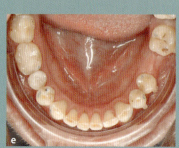

图5-19-23　（a~e）隐适美第一阶段治疗结束时口内像。

间隙植入种植体。上颌第一阶段治疗包括25副矫治器，计划近移前磨牙和远移/直立第二磨牙（图5-19-21）。下颌第一阶段治疗也包括

25副矫治器，计划设计前磨牙的近移和#37的远移/直立（图5-19-22）。

在隐适美第一阶段治疗结束时，种植所需

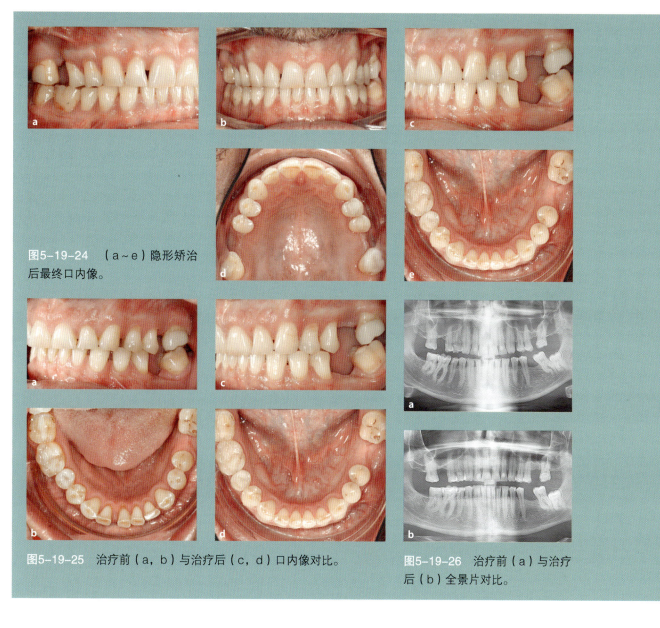

图5-19-24　（a～e）隐形矫治后最终口内像。

图5-19-25　治疗前（a，b）与治疗后（c，d）口内像对比。

图5-19-26　治疗前（a）与治疗后（b）全景片对比。

间隙已充分开展。此外，上下颌前磨牙和磨牙均匀接触，获得了稳定的后牙咬合以及尖牙引导𬌗（图5-19-23）。切牙处于轻微开𬌗的生理性位置，为后续使用Shimstock咬合纸留出空间。在第一阶段治疗结束后，根据患者意愿进行了精细调整以对齐上下牙列中线。精细调整共包括8副矫治器，除了对齐中线外，精细调整阶段进一步为#16、#26、#36的种植开展间隙（图5-19-24）。由于上颌侧切牙形态过

突且存在"黑三角"，故采用复合树脂进行形态修整。

治疗前与治疗后口内像比对显示隐形矫治所取得的变化。#16、#26、#36处种植所需间隙已经打开，前磨牙区的所有间隙已关闭，#37已直立（图5-19-25和图5-19-26）。患者由于担心损伤下牙槽神经，故没有拔除#38。拔除#38可能更有利于#37的直立。

病例4：#11缺失，前牙近中倾斜，间隙关闭——为种植修复开展间隙

患者36岁，主诉为希望通过隐形矫治改善笑容。初诊检查口内像显示安氏Ⅱ类关系，牙弓狭窄，#11缺失，#12近中倾斜占据#11间隙。#12已行贴面修复，美观性欠佳。上下牙弓狭窄，特别是下颌牙列，可见明显的牙齿扭转。下颌前牙伸长，Spee曲线过深（图5-19-27）。

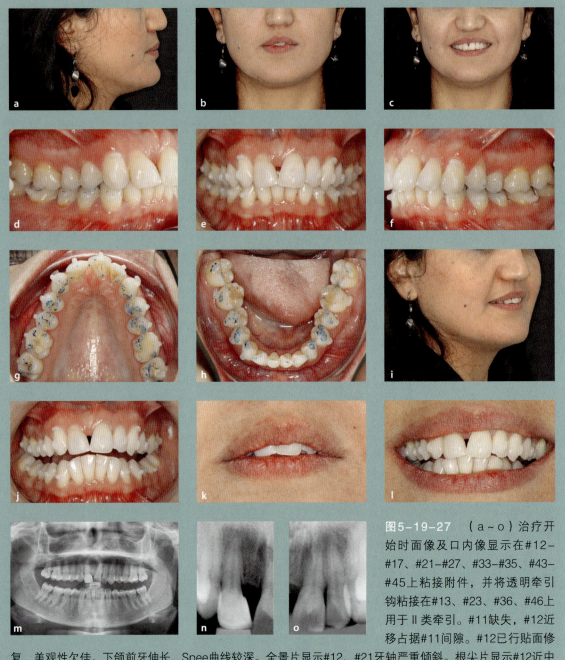

图5-19-27 （a~o）治疗开始时面像及口内像显示在#12-#17、#21-#27、#33-#35、#43-#45上粘接附件，并将透明牵引钩粘接在#13、#23、#36、#46上用于Ⅱ类牵引。#11缺失，#12近移占据#11间隙。#12已行贴面修复，美观性欠佳。下颌前牙伸长，Spee曲线较深。全景片显示#12、#21牙轴严重倾斜。根尖片显示#12近中的骨质情况。

诊断

- 安氏Ⅱ类关系
- #11缺失，#12近中倾斜且其贴面美观性欠佳
- #12、#21间"黑三角"
- 上牙列中线偏右
- 牙弓狭窄，牙列拥挤（特别是下颌牙列）

治疗计划

- 无托槽隐形矫治（隐适美）
- 上下牙列排齐，#12去扭转，为后续#11种植开展间隙
- 上下牙列中线对齐
- 扩弓
- 磨牙远移达到安氏Ⅰ类关系

治疗过程

　　治疗目的是使用隐适美隐形矫治，结合Ⅱ类牵引远移上颌磨牙以达到安氏Ⅰ类关系，远移#12并去除扭转，为#11预留种植修复间隙。为此，在#12-#17、#21-#27、#33-#35、#43-#45上粘接附件，并将透明牵引钩粘接在#13、#23、#36、#46上用于Ⅱ类牵引。图5-19-27m全景片显示#12的初始近中位置和贴面情况。第一阶段治疗计划包括58副矫治器，进行上颌牙列远移和扩弓，达到安氏Ⅰ类关系并使上颌前牙内收4mm。图5-19-28a显示上传至ClinCheck软件后的口内情况。图5-19-28b显示ClinCheck软件虚拟治疗效果。图5-19-28c显示初始位与虚拟目标位的对比。建议患者于日间佩戴3~4小时Ⅱ类牵引，于夜间全程佩戴Ⅱ类牵引。治疗初期患者佩戴矫治器的依从性良好，但弹性牵引佩戴时间不足。在进行了将近1年的治疗，佩戴完46副矫治器后，矫治器贴合度不佳，因此决定重新扫描开始第二阶段治疗。在治疗过程中，#21出现牙龈退缩，尽管尚未退缩到

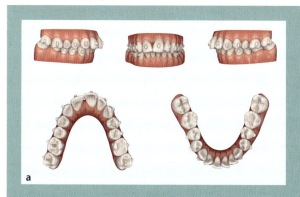

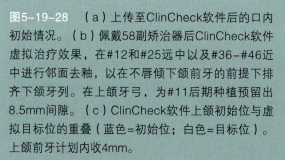

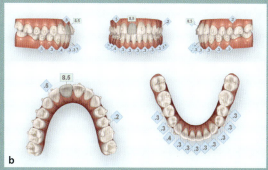

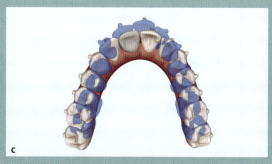

图5-19-28　（a）上传至ClinCheck软件后的口内初始情况。（b）佩戴58副矫治器后ClinCheck软件虚拟治疗效果，在#12和#25远中以及#36-#46近中进行邻面去釉，以在不唇倾下颌前牙的前提下排齐下颌牙列。在上颌牙弓，为#11后期种植预留出8.5mm间隙。（c）ClinCheck软件上颌初始位与虚拟目标位的重叠（蓝色=初始位；白色=目标位）。上颌前牙计划内收4mm。

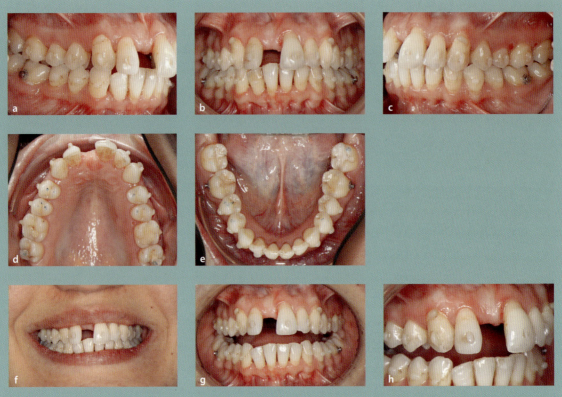

图5-19-29 （a~h）开启第二阶段治疗之前的口内像。此时磨牙和前磨牙已实现远移，#13、#23远中可见间隙。#12去扭转且已调磨瓷贴面。为维持美观，在矫治器中加入假牙空泡。在#21近中颊面可看到牙龈退缩。

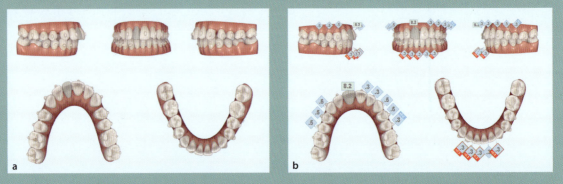

图5-19-30 （a）第二阶段治疗开始前ClinCheck软件显示的口内情况。此时前磨牙和磨牙远移，#13、#23远中存在间隙。（b）第二阶段治疗ClinCheck软件虚拟治疗效果。由于第一阶段治疗未执行完全部的邻面去釉，因此将其重新加入规划。

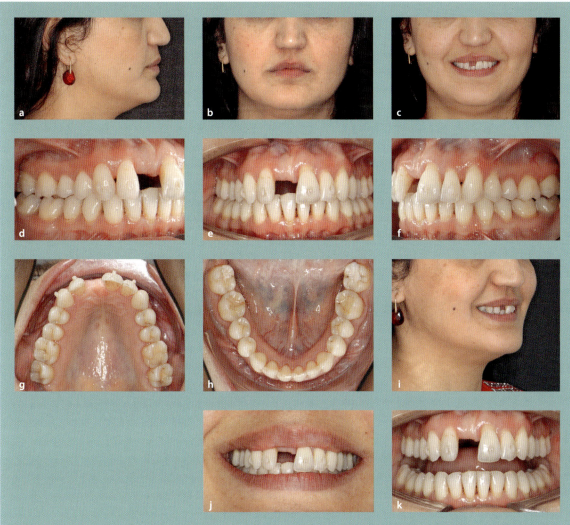

图5-19-31　（a~k）治疗后面像及口内像显示双侧磨牙安氏Ⅰ类关系，上下牙列排齐、中线对齐。在最终修复之前，#12、#13、#21、#22附件仍保留在原位以加强固位。#21的牙龈退缩未处理，计划后期行牙龈移植术。

前庭区，但已可见退缩。因此，与牙周医生会诊后决定在隐形矫治结束后，植入种植体的同时进行牙龈移植术以改善牙龈退缩。重新口内扫描后，开始第二阶段治疗。该阶段共包括35副矫治器。图5-19-29显示佩戴第35副矫治器后的情况，下颌牙弓保留了轻微的扭转。之后进一步精细调整，设计了17副矫治器以获得最终效果（图5-19-30）。该阶段保留了

#12、#13、#21、#22的附件，其余附件均去除，以获得更好的保持效果。图5-19-31显示治疗后面像及口内像，双侧安氏Ⅰ类关系、牙列排齐、中线对齐。在最终修复之前，#12、#13、#21、#22的附件仍保留在原位以加强固位。#21的牙龈退缩未处理，计划后续行牙龈移植术。

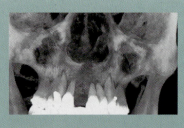

图5-19-32 治疗后CBCT显示在#12、#21牙根直立后，有足够间隙植入#11种植体。

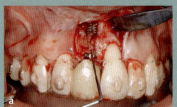
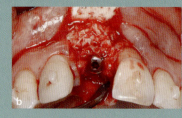
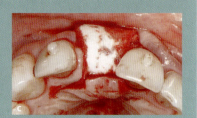

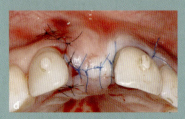
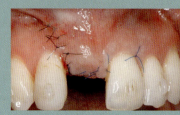
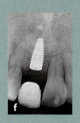

图5-19-33 种植体植入。（a）种植体显示良好初期稳定性，以修复为导向的种植体位于未来修复体边缘根方3mm处，存在7mm×5mm的颊侧开窗。（b）使用50/50同种异体骨（BioOss）和自体骨片（皮质骨）进行颊侧增量。（c）放入可吸收胶原膜，钛钉固定。（d）无张力缝合。（e）愈合10天后。（f）术后X线片确认覆盖螺丝位置和种植体位置［Dr. M Bäumer（MSD，USA），Cologne］。

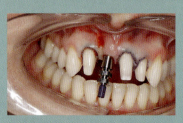

图5-19-34 #11种植体取印模及相关准备工作（Dr. W Boisserée，Cologne）。

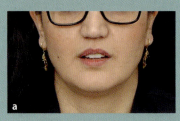
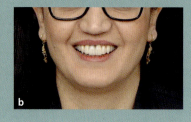

图5-19-35 （a，b）#12-#22佩戴临时冠后的面像，用以规划最终修复方案。

治疗后CBCT显示#11处有足够间隙可用于种植修复（图5-19-32）。患者转诊至牙周科，在#11处植入种植体并行颊侧骨增量治疗（图5-19-33）。图5-19-34显示#11种植体的植入过程。图5-19-35显示戴入临时种植牙冠以及行#21牙龈移植后的面像。植入种植体

图5-19-36　#11种植修复及其他牙位修复完成后的口内情况。（a）#12、#21、#22牙体预备情况。（b）植入#11种植体后的上颌𬌗面像。（c，d）修复体示意图。修复体压铸过程所用系统为IPS e.max全瓷系统，并对陶瓷材料分层切割，以获得更自然的外观。（e，f）#12、#22贴面及#21全冠固位后。为了避免由于牙齿近远中径较窄而在#11和#21之间形成"黑三角"，#21选择使用全冠修复。#12与#11之间的龈乳头形态尚未完全恢复。在该区域，计划进行牙龈移植，以获得最佳的美学效果。（g，h）由于患者笑线较高且#21牙颈部较窄长，为了使#11、#21在牙颈部区域尽量等长，将#11的种植体冠颈部延长，少量覆盖牙龈。整体上看，即使患者在大笑时笑容依然和谐美观。

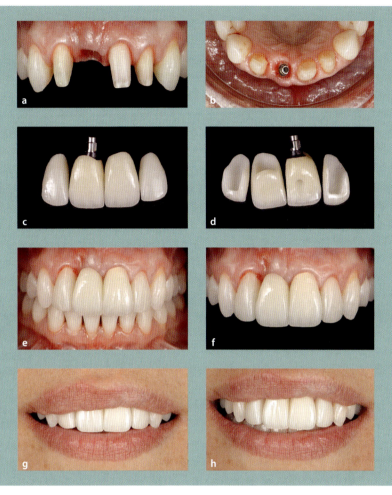

并最终完成修复的情况如图5-19-36所示。患者夜间佩戴可摘式透明保持器。图5-19-37和图5-19-38显示正畸治疗前后以及最终修复后的正面微笑像及口内像对比。

参考文献

[1] Edelmayer M, Woletz K, Ulm C, Zechner W, Tepper G. Patient information on treatment alternatives for missing single teeth – systematic review. Eur J Oral Implantol 2016;9 Suppl 1:S45–S57.

[2] Rosa M, Zachrisson BU. The space-closure alternative for missing maxillary lateral incisors: an update. J Clin Orthod 2010;44:540–549; quiz 561.

[3] Kern M, ed. Adhäsivbrücken. Berlin, Germany: Quintessence Publishing, 2018.

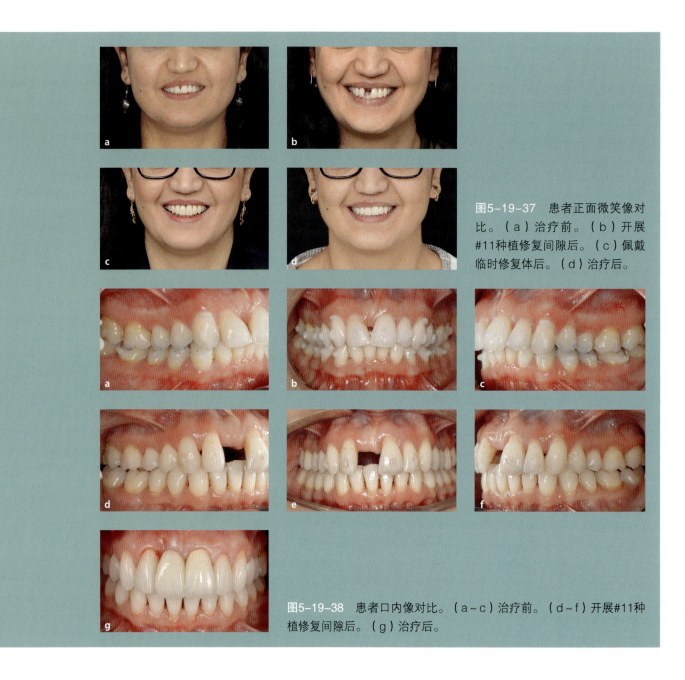

图5-19-37　患者正面微笑像对比。（a）治疗前。（b）开展#11种植修复间隙后。（c）佩戴临时修复体后。（d）治疗后。

图5-19-38　患者口内像对比。（a~c）治疗前。（d~f）开展#11种植修复间隙后。（g）治疗后。

单颗牙齿的压低

压低伸长的单颗牙齿是一种必要的正畸治疗方法（图5-20-1），这可使伸长的牙齿避免由于对颌牙佩戴了桥体或种植体而出现牙髓症状。Liu等在2018年报道了一例使用隐形矫治器成功压低下颌第一、第二磨牙的病例[1]。

在压低上颌前磨牙和磨牙至上颌窦时，上颌窦通常会限制牙齿的压低。这种类型的牙齿移动并没有基于循证医学的治疗方案。依照以往治疗经验，对成年患者使用持续的轻力或中等大小的力将牙齿缓慢地压入或穿过上颌窦是可行且安全的[2]。在主动压低伸长牙齿的过程中，保持良好的口腔卫生状况并定期进行龈下刮治十分重要，否则在牙齿压低的过程中，可能会将龈上牙菌斑转移至龈下，影响牙周组织健康（Zachrisson in Lindhe）[3]。

病例1：使用隐形矫治器结合微种植钉压低单颗上颌磨牙

微种植钉可以在牙齿移动过程中提供绝对支抗。Yamaguchi等[4]提出："自从将微种植钉用作支抗后，正畸治疗发生了改变"。Lin等[5]报道了使用隐形矫治器结合微种植钉矫治复杂的错𬌗畸形的病例[6]。

本病例患者的下颌第一磨牙缺失，上颌第一磨牙伸长（图5-20-2）。

诊断

- #36缺失，#26伸长
- 牙列拥挤
- #12反𬌗

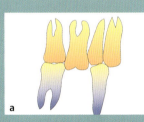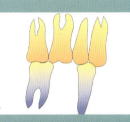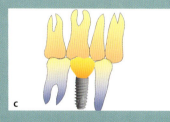

图5-20-1　（a）上颌第一磨牙因对颌牙缺失而伸长。（b）压低上颌第一磨牙，开展下颌第一磨牙修复间隙时的情况。（c）在下颌行种植修复后。

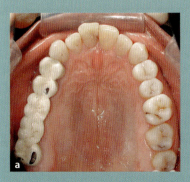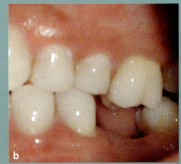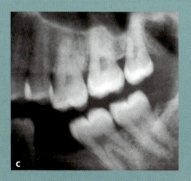

图5-20-2　（a~c）治疗前口内像及根尖片。

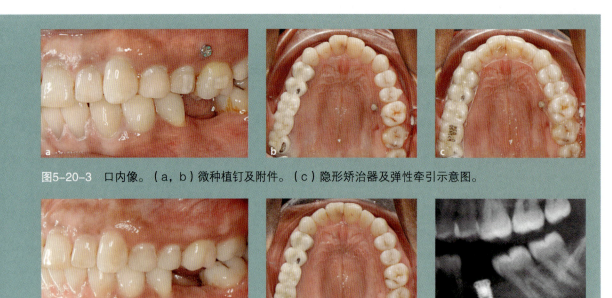

图5-20-3　口内像。（a，b）微种植钉及附件。（c）隐形矫治器及弹性牵引示意图。

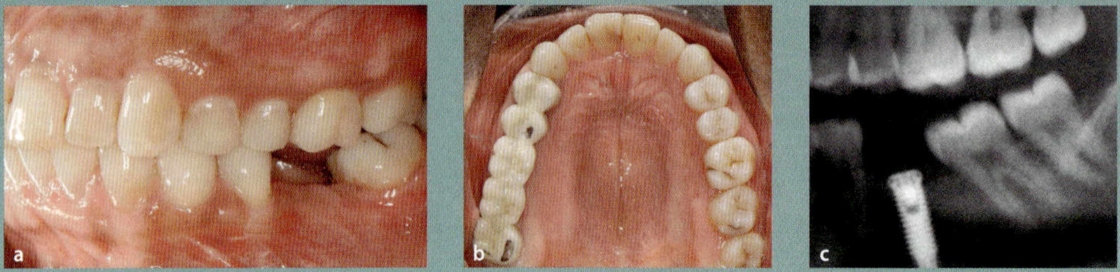

图5-20-4　（a，b）在治疗结束时，#26已完全压低。（c）根尖片显示#36已植入微种植钉。

治疗计划

· 无托槽隐形矫治（隐适美）

· 使用微种植钉增加支抗

治疗过程

　　在#26颊侧和舌侧分别植入微种植钉（图 5-20-3）。在#25-#27上粘接附件用于增加隐形矫治器的固位。患者在佩戴矫治器后，使用橡皮圈越过矫治器连接至微种植钉行弹性牵引。在治疗结束时，#26已完全压低。在修复治疗开始前，患者上下颌一直佩戴压膜保持器保持（图5-20-4）。

病例2：仅使用隐形矫治器压低单颗上颌磨牙

　　本专题中的病例1展示了使用隐形矫治器结合微种植钉压低单颗上颌磨牙。本章节讲述不使用微种植钉，仅使用隐形矫治器压低牙齿的方法。

　　本病例患者的单颗上颌磨牙伸长（图5-20-5）。#16和#35可见根管充填影像（图5-20-6）。

诊断

· #16伸长

治疗计划

· 无托槽隐形矫治（隐适美）

· 排齐上下牙列

· 压低#16

· 开展#26、#46修复间隙，用于后期种植修复

治疗过程

　　在使用17副隐形矫治器并进行了8个月的治疗后，已实现#16的压低（图5-20-7）。由于#16为经治牙，在隐形矫治期间出现了根尖炎症表现，因此建议牙体科检查#16。

　　图5-20-8比较了口内情况和ClinCheck软件的虚拟治疗效果。之后，进行了第二阶段的精细调整（共使用10副+3副上颌矫治器，使用10副下颌矫治器）以及多学科诊疗，最终#16压低至正确的位置，且牙周状况良好（图5-20-9）。

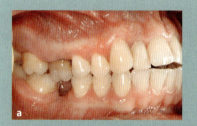
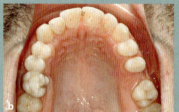
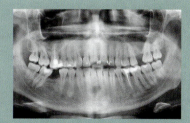

图5-20-5　（a，b）治疗前口内像。　　　　　　　图5-20-6　治疗前全景片。

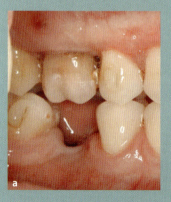
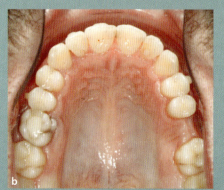
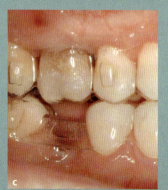

图5-20-7　第一阶段治疗后口内像。（a，b）#16已压低。（c）进行了8个月的治疗后，在佩戴至第17副矫治器时，矫治器仍与牙面贴合良好。

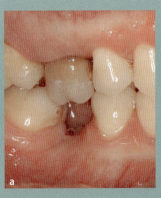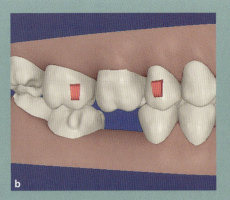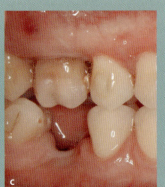

图5-20-8　（a）治疗前口内像。（b）治疗后虚拟目标位。（c）治疗后口内像。

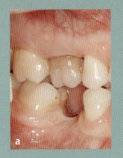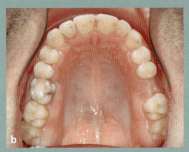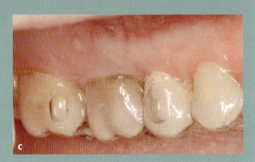

图5-20-9　（a，b）治疗后口内像。#16已行牙体治疗。（c）在佩戴最后一副矫治器时，矫治器仍与牙面贴合良好。

病例3：仅使用隐形矫治器压低上颌第二磨牙

　　由于隐形矫治器材料的弹性限制，仅使用隐形矫治器通常难以移动第二磨牙，尤其是对于颊向或舌向的移动而言。因此，对于大多数反𬌗或对刃𬌗的病例，在使用隐形矫治时需要结合交互牵引等额外的力。如图5-20-10所示病例在使用可摘式𬌗板（𬌗板未延伸至上颌第二磨牙）治疗颞下颌关节紊乱病多年后，出现了上颌第二磨牙伸长的情况。

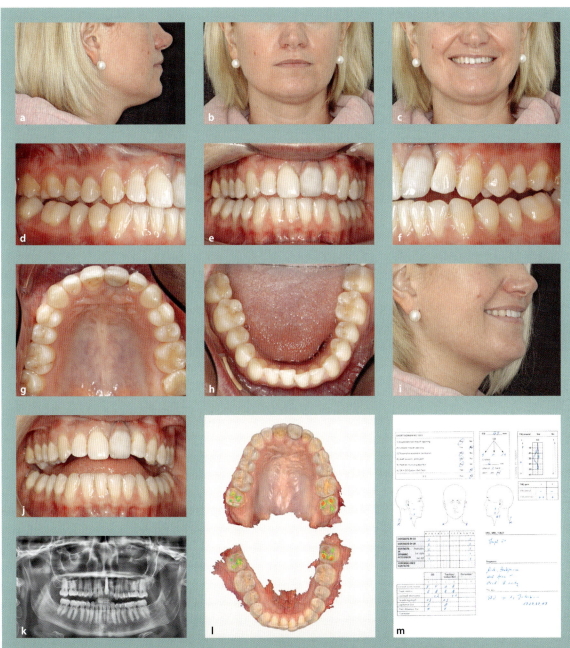

图5-20-10　（a~l）治疗前口内像显示仅伸长的#17与#47、#27与#37存在咬合接触。#21为种植修复体；下颌前牙区轻度拥挤。全景片显示#21种植体无病理性改变。（m）在筛查测试中证实患者确实存在颞下颌关节紊乱病。

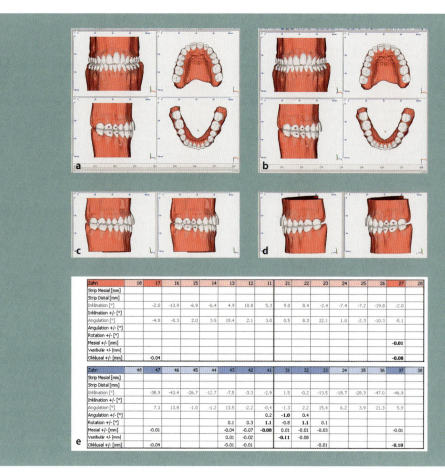

Zahn	18	17	16	15	14	13	12	11	21	22	23	24	25	26	27	28
Strip Mesial [mm]																
Strip Distal [mm]																
Inklination [°]		-2.0	-13.9	-6.9	-6.4	4.9	10.8	5.3	9.0	8.4	-2.4	-7.4	-7.2	-19.8	-2.0	
Inklination +/- [°]																
Angulation [°]		-4.0	-8.3	2.0	3.5	18.4	2.1	3.0	0.5	8.3	22.1	1.0	-2.3	-10.3	-5.1	
Angulation +/- [°]																
Rotation +/- [°]																
Mesial +/- [mm]															-0.01	
Vestibulär +/- [mm]															-0.08	
Okklusal +/- [mm]		-0.04														

Zahn	48	47	46	45	44	43	42	41	31	32	33	34	35	36	37	38
Strip Mesial [mm]																
Strip Distal [mm]																
Inklination [°]		-38.9	-43.4	-26.7	-12.7	-7.5	-3.3	-2.9	1.5	-0.2	-13.5	-18.7	-28.3	-47.0	-46.9	
Inklination +/- [°]																
Angulation [°]		7.3	13.8	-1.0	-1.2	13.5	-2.2	-0.4	-1.3	2.2	15.4	6.2	3.9	21.3	5.9	
Angulation +/- [°]								0.2	-1.0	0.4						
Rotation +/- [°]						0.1	0.3	1.1	-0.8	1.1	0.1					
Mesial +/- [mm]		-0.01				-0.04	-0.07	-0.08	0.01	-0.01	-0.03				-0.01	
Vestibulär +/- [mm]						0.01	-0.02		-0.11	-0.08						
Okklusal +/- [mm]		-0.04						-0.01			-0.01				-0.10	

图5-20-11　（a，b）上传至OnyxCeph软件后的口内情况；压低#17、#27、#37、#47，使用8步牙齿移动进行压低，且最大压低量为0.8mm。计划在第二前磨牙和第一磨牙上添加水平矩形附件以增加支抗。由于#21为种植修复体，因此在上颌前牙区未设计牙齿移动。（c，d）初始位与虚拟目标位的对比，可见第二磨牙均被压低。（e）压低量：#17为0.35mm，#27为0.6mm，#37为0.8mm，#47为0.35mm。

图5-20-10显示治疗开始前面像、口内像及全景片。随着时间的推移，由于第二磨牙的伸长，患者前牙区出现开殆，仅伸长的#17与#47、#27与#37存在咬合接触。下颌前牙区存在轻度拥挤，上下牙列中线不齐。治疗前全景片显示#21已行种植修复，未见病理性改变（图5-20-10k）。

患者的主诉为要求改善颈痛和背痛以及治疗颞下颌关节紊乱（图5-20-10m）。

诊断

· 颈痛和背痛

· 颞下颌关节紊乱病

· #17、#27、#37、#47伸长

· 前牙开殆

· 下颌前牙区轻度拥挤

· 上下牙列中线不齐

治疗计划

· 无托槽隐形矫治

· 压低#17、#27、#37、#47

· 排齐下颌牙列

· 改善静态和动态咬合接触

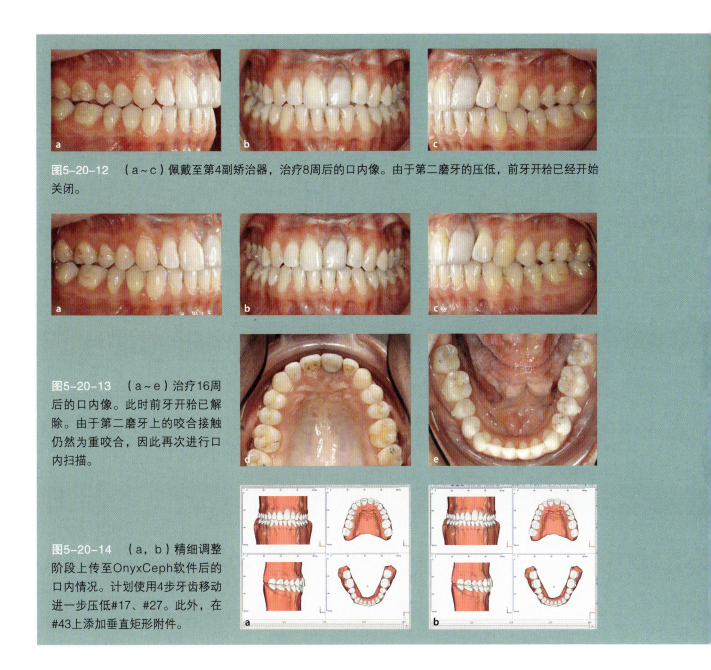

图5-20-12 （a~c）佩戴至第4副矫治器，治疗8周后的口内像。由于第二磨牙的压低，前牙开𬌗已经开始关闭。

图5-20-13 （a~e）治疗16周后的口内像。此时前牙开𬌗已解除。由于第二磨牙上的咬合接触仍然为重咬合，因此再次进行口内扫描。

图5-20-14 （a，b）精细调整阶段上传至OnyxCeph软件后的口内情况。计划使用4步牙齿移动进一步压低#17、#27。此外，在#43上添加垂直矩形附件。

治疗过程

进行口内扫描并上传至OnyxCeph软件中。OnyxCeph软件设计的虚拟治疗效果包括通过在下颌前牙区进行少量的邻面去釉排齐下颌前牙，压低#17、#27、#37、#47，使用8步牙齿移动进行压低，且最大压低量为0.8mm。计划在第二前磨牙和第一磨牙上添加水平矩形附件以增加支抗。由于#21为种植修复体，因此在上颌前牙区未设计牙齿移动（图5-20-11）。在佩戴至第4副矫治器时，由于第二磨牙的压低，前牙开𬌗已经开始关闭（图5-20-12）。在治疗16周后，前牙开𬌗已解除（图5-20-13）。由于第二磨牙上的咬合接触仍然为重咬合，因此再次进行口内扫描，

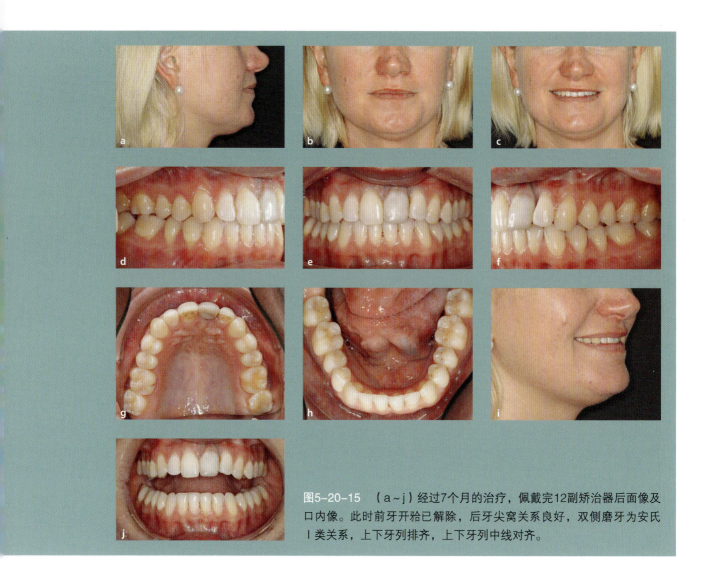

图5-20-15　（a～j）经过7个月的治疗，佩戴完12副矫治器后面像及口内像。此时前牙开𬌗已解除，后牙尖窝关系良好，双侧磨牙为安氏Ⅰ类关系，上下牙列排齐，上下牙列中线对齐。

并上传至OnyxCeph软件中，以进行精细调整（图5-20-14）。精细调整阶段共包括4步牙齿移动（图5-20-14b）。图5-20-15显示经过7个月的治疗，佩戴完12副矫治器后的面像及口内像。此时前牙开𬌗已解除，后牙尖窝关系良好，双侧磨牙为安氏Ⅰ类关系，上下牙列排齐，上下牙列中线对齐。此外，患者的疼痛已消失，为患者制作#34-#44舌侧保持器用于保持，同时上颌于夜间佩戴包绕上颌全部牙齿的压膜保持器。治疗前与治疗后口内像对比显示第二磨牙压低效果良好（图5-20-16）。

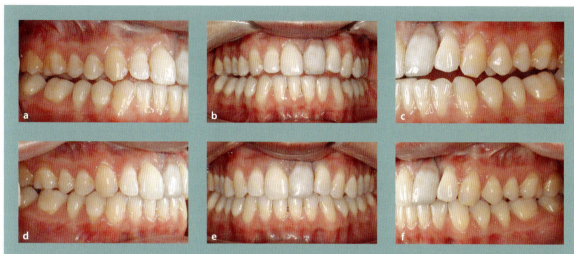

图5-20-16　治疗前（a~c）与治疗后（d~f）口内像对比显示第二磨牙压低效果良好，前牙建立生理性覆𬌗覆盖。

参考文献

[1]　Liu Q, Li RM, Tang GH. [Orthodontic intrusion of the first and second mandibular molars with a vacuum-formed removable appliance: a case report]. Hua Xi Kou Qiang Yi Xue Za Zhi 2018;36:226–228.

[2]　Sun W, Xia K, Huang X, Cen X, Liu Q, Liu J. Knowledge of orthodontic tooth movement through the maxillary sinus: a systematic review. BMC Oral Health 2018;18:91.

[3]　Lindhe J, Karring T, Lang NP, eds. Clinical Periodontology and Implant Dentistry, ed 3. Copenhagen, Denmark: Munksgaard, 1998.

[4]　Yamaguchi M, Inami T, Ito K, Kasai K, Tanimoto Y. Mini-implants in the anchorage armamentarium: new paradigms in the orthodontics. Int J Biomater 2012;2012:394121.

[5]　Lin JC, Tsai SJ, Liou EJ, Bowman SJ. Treatment of challenging malocclusions with Invisalign and miniscrew anchorage. J Clin Orthod 2014;48:23–36.

[6]　Schupp W, Haubrich J, Ojima K, Dan C, Kumagai Y, Otsuka S. Accelerated Invisalign treatment of patients with a skeletal Class III. JAO 2017;1:37–57.

多学科口腔治疗

　　功能和美学的修复往往只有在多学科治疗的背景下才可能实现。如果可能的话，治疗计划应始终是一种倒推式计划，这意味着最终结果在治疗开始之前尽可能地预测并呈现（图4-2，倒推式矫治计划制订）。通常情况下，患者的多学科修复往往只有在进行正畸预处理后才可能实现。这将减少侵入性治疗选择的可能性。以下是在与Dr. Boisserée和Dr. Chang合作中展示的多学科背景下最常见的问题及其解决方案（图5-21-1～图5-21-18）。

1. 近中倾斜的磨牙→竖直（远移）（见专题19，病例3）

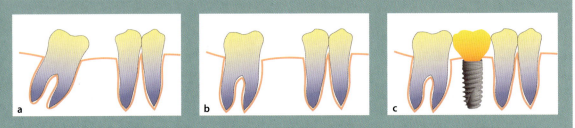

图5-21-1　（a）磨牙向近中倾斜的初始情况。（b）矫正后第二磨牙竖直状况。（c）足够的种植空间。

　　在拔牙后长期缺乏支撑的情况下，牙齿往往会倾斜进入缺失牙间隙（如此处第二磨牙所示）。除非通过正畸将倾斜的磨牙竖直，否则无法为种植体提供间隙。

2. 倾斜的前磨牙→集中间隙（见专题18，病例2）

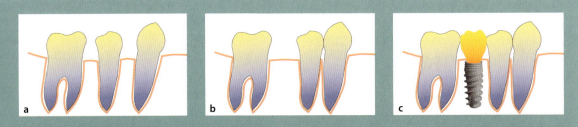

图5-21-2　（a）前磨牙向缺牙间隙侧倾斜的初始情况，修复所需间隙不足。（b）经过正畸近移牙齿，并创造足够的间隙后的情况。（c）足够的种植空间。

　　拔牙后长期缺乏支撑，前磨牙往往会倾斜至缺牙区。除非经过正畸预处理，否则无法通过种植体、种植修复体、传统冠桥（如果邻近牙齿不再健康）、粘接桥等来提供支撑。

3. 过近的牙根间距→牙根的竖直（见专题3，病例2）

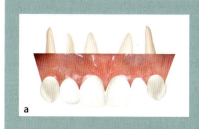 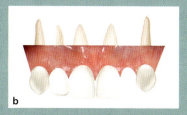 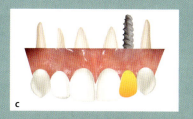

图5-21-3　（a）中切牙牙根向远中倾斜，尖牙牙根向近中倾斜的初始情况。（b）经过根部角度调整并创造足够的种植体植入间隙。（c）种植体植入后的情况。

在侧切牙先天缺失或长期缺乏间隙的情况下，中切牙和尖牙牙根往往会倾斜进入间隙。未经过正畸预处理，无法植入种植体。

4. 伸长的牙齿→压低（见专题20）

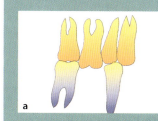 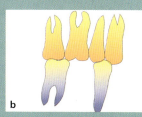 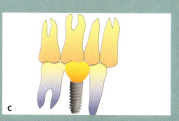

图5-21-4　（a）由于对颌牙缺失，第一磨牙伸长的初始情况。（b）经过正畸压低第一磨牙后的情况。（c）在对颌种植体植入后的情况。

牙齿缺失多年后，如此处所示，上颌第一磨牙伸长进入下颌牙缺失间隙。为避免上颌磨牙的根管治疗，上颌磨牙应行正畸治疗为下颌修复体提供间隙。

5. 间隙→间隙关闭和间隙管理（见专题7）

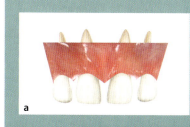 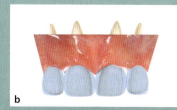 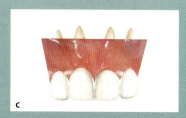

图5-21-5　（a）上颌前牙区存在散在间隙的初始情况。（b）由于大尺寸义齿导致的不美观。（c）正畸治疗间隙闭合后的情况。

在前牙区存在散在间隙的患者中，由于牙间隙过大，往往无法使用贴面或树脂复合体进行修复，这将导致修复牙冠的尺寸过大。

在牙齿尺寸正常的情况下，可以进行间隙关闭。在Bolton比不调和过小侧切牙的情况下，需要进行正畸治疗来管理间隙。在治疗之前可以虚拟规划剩余间隙的分配，从而给协作的多学科全科牙医提供支持。

6. 不美观的牙龈水平→压低和伸长（见专题15）

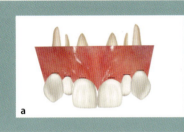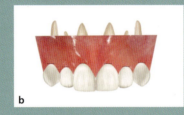

图5-21-6　（a）上颌前牙区不美观的牙龈水平初始情况。（b）牙龈水平优化调整后的美学。

牙龈水平对患者的前牙美学有很大影响，往往需要进行正畸治疗对牙齿进行压低和伸长才能获得满意的牙龈水平修正。在大多数情况下，仅通过牙周手术矫正和调整牙龈附着水平是不可能的。

7. 对刃𬌗→前伸和后退（见专题21，病例2）

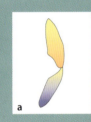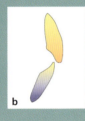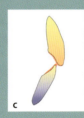

图5-21-7　（a）前牙咬合的初始情况。（b）正畸治疗后具有足够的覆𬌗覆盖。（c）前牙修复后的功能性覆𬌗覆盖。

在对刃𬌗的情况下，由于牙齿磨损导致切牙尺寸减小，如没有修复前正畸治疗，则无法进行修复。通过正畸治疗，上颌切牙可以前伸，下颌切牙可以内收，或者通过二者结合，可以解决对刃𬌗问题并产生正常覆盖。

8. 前牙反𬌗→在隐形矫治治疗中前伸和后退，或隐形矫治治疗与正颌外科手术相结合（见专题12和专题14）

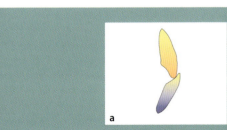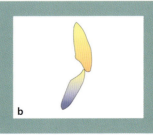

图5-21-8　（a）前牙反𬌗情况。（b）正畸治疗后的功能性覆𬌗覆盖。

前牙反𬌗可以仅通过正畸治疗或正畸治疗与正颌外科手术相结合来解决。在这些患者中进行任何前牙修复之前，应始终考虑这一点，并建议患者咨询正畸治疗。

9. 安氏Ⅱ类1分类，上颌前牙前突→远移和内收（见专题11）

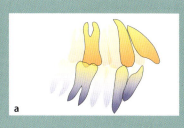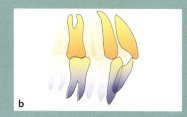

图5-21-9 （a）前突的上颌前牙和增大的覆盖。（b）正畸治疗后的功能性覆盖。

对于上颌前牙非常前突，特别是在安氏Ⅱ类或Ⅱ类1分类中，应进行正畸治疗。仅进行修复/美容治疗无法达到令人满意的结果，尤其是从功能方面来看。绝对不应该拔除值得保留的前牙。

10. 安氏Ⅱ类2分类，内倾的上颌前牙→深覆𬌗压低和转矩（见专题11）

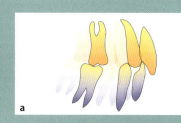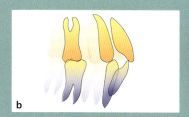

图5-21-10 （a）前牙内倾伴深覆𬌗。（b）正畸治疗后的功能性覆𬌗。

对于严重内倾的上颌前牙，通常伴深覆𬌗和安氏Ⅱ类2分类，应建议进行正畸治疗。单独进行修复/美容治疗无法达到令人满意的结果，尤其是从功能方面来看。应避免拔除值得保留的前牙。在某些情况下，可以通过𬌗面嵌体增加垂直咬合高度，但由于切牙的错𬌗，可能无法进行下颌的新的矢状调整，因此必要时也可能无法调整颞下颌关节（TMJ）的位置。

11. 横向问题，尖牙引导缺失→隐形矫治和/或修复牙科（见专题21）

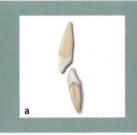 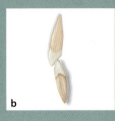 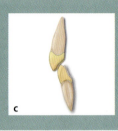

图5-21-11　（a）缺失尖牙引导的初始情况。（b）正畸治疗后的尖牙引导。（c）尖牙引导的修复。

在出现严重横向不调导致缺失尖牙引导或最终尖牙-前磨牙引导均缺失的情况下，几乎不可能通过结合修复治疗来恢复尖牙引导或尖牙-前磨牙引导。在这些情况下，正畸治疗似乎是有用的，并且是首选的治疗。

12. 尖牙反𬌗→用隐形矫治解决反𬌗问题（见专题8）

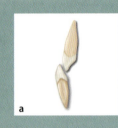 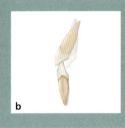 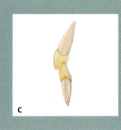

图5-21-12　（a）尖牙反𬌗的初始情况。（b）正畸治疗后解决反𬌗问题的情况。（c）尖牙引导的修复。

尖牙反𬌗时，尖牙引导是不可能的。解决反𬌗的正畸治疗是唯一可行的治疗选择。

13. 后牙反𬌗→上颌扩弓，用隐形矫治解决反𬌗问题（见专题8）

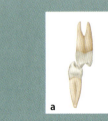 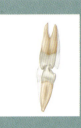 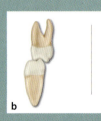 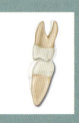

图5-21-13　（a）前磨牙（左）和磨牙（右）的后牙反𬌗。（b）正畸治疗后解决反𬌗问题的情况。

后牙反𬌗可能导致静态咬合问题，通常也会影响动态咬合。如果后牙反𬌗导致被迫咬合位置从休息位过渡到习惯性相互咬合位（HIKP），正畸治疗应该是必需的。在𬌗架上进行的调𬌗疗法往往是不可行的。

14. 颊侧正锁𬌗→用隐形矫治解决（见专题8）

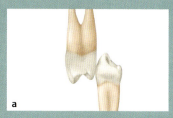
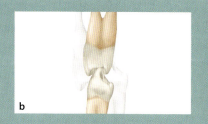

图5-21-14　（a）颊侧正锁𬌗。（b）正畸治疗后作解决颊侧无咬合问题的情况。

正锁𬌗可能导致静态咬合问题，但几乎总会影响动态咬合。治疗可以单纯通过正畸治疗进行。隐形矫治结合交互牵引是一种舒适的治疗选择；可能需要使用固定式𬌗板来打开垂直向咬合。

15. 开𬌗→隐形矫治技术，结合临时支抗装置（TAD）的隐形矫治，或者结合正颌外科手术的隐形矫治（见专题9）

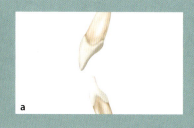

图5-21-15　（a）前牙开𬌗情况。（b）正畸治疗后关闭前牙开𬌗。

牙性开𬌗或骨性开𬌗的治疗可通过正畸或正畸-正颌联合治疗来实现。仅通过调𬌗疗法几乎不可能解决。如果需要修复治疗，应首先进行正畸咨询。

16. 深覆𬌗→隐形矫治技术，垂直高度的增加或正畸与修复治疗的结合（见专题10）

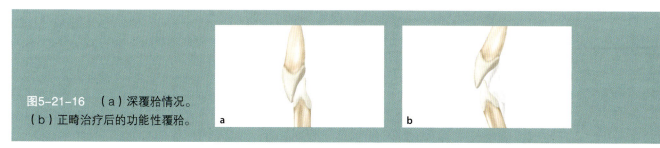

图5-21-16　（a）深覆𬌗情况。（b）正畸治疗后的功能性覆𬌗。

深覆𬌗的治疗最好采用正畸治疗。在此需要做出决定，是通过以下哪些方式解决深覆𬌗问题：

- 前牙压低
- 后牙升高（见专题23）
- 前牙压低和后牙升高结合

升高后牙对维持生理性垂直高度的保持和稳定有很好的作用[1-2]。在某些情况下，另一种选择可能是通过殆面瓷贴面（高嵌体）[3]增加垂直高度，或者结合隐形矫治技术和殆面高嵌体治疗。

17. 垂直向和矢状向颞下颌关节问题→殆板、隐形矫治技术、修复治疗（见专题23）

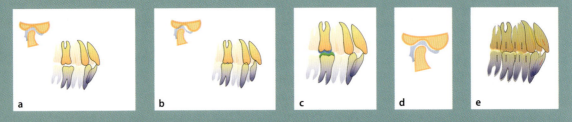

图5-21-17　（a）前牙接触而后牙不接触的同时关节髁突在CR位。（b）牙尖交错位接触时关节髁突在后退位。（c，d）磨牙高嵌体修复后使关节处于生理性位置。（e）计划压低上颌和下颌前牙并升高后牙。

颞下颌关节紊乱的常见原因之一是后牙支撑缺失。在CR位存在前牙接触，在上下牙列最大咬合接触时，缺乏后牙接触和支撑。在牙列紧咬时，髁突向颅骨后方移位，通常伴关节盘前移位。治疗首先使用颅颌矫形定位矫治器（COPA），随后进行正畸治疗、修复治疗或正畸-修复联合治疗。这里展示了双侧后牙支撑缺失。单侧后牙支撑持缺失的情况在专题23（TMD）中有详细描述。

治疗结束时，所有前磨牙和磨牙完全接触，切牙无咬合接触（可自由通过Shimstock咬合纸），髁突处于生理性位置且无任何压迫。这种治疗在专题23（TMD）中有详细描述。

18. 横向颞下颌关节问题→殆板、隐形矫治技术、修复治疗（见专题23）

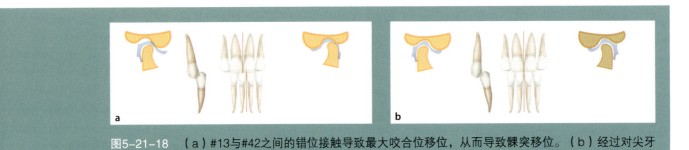

图5-21-18　（a）#13与#42之间的错位接触导致最大咬合位移位，从而导致髁突移位。（b）经过对尖牙施加转矩的正畸治疗后，错位接触得以解决，下颌的移位被消除。

髁突的移位可能由单个错位接触引发；这里的错位接触来自#13与#43。由于通常无法进行调殆疗法，需要进行正畸治疗来治疗颞下颌关节移位。

病例1：多学科口腔治疗中的数字化工作流程

本病例详细描述了当口腔修复体由氧化锆制成时使用隐适美系统结合Zirkonzahn系统的数字化工作流程。随着口腔医学数字化在当今变得越来越重要，未来使用装配在𬌗架中的石膏模型将会减少，数字化模型结果将被更多地使用。

从科学角度来看，仅咬合或咀嚼功能紊乱并不会导致长期持续肌肉活动的增加。颞下颌关节紊乱最具决定性的诱发或强化因素是情绪压力，导致口腔肌肉通过咬紧和磨牙增加功能。虽然这些可能是减少心理压力的方式，但它们确实增加了肌肉活动和颞下颌关节的负荷。

根据Meyer和Asselmeyer的说法[4]，这不是咬合功能紊乱，而是"过度活跃、按压痛感的咀嚼肌肉、面部和头部肌肉是神经肌肉失调的重要相关因素，因此是颅颌紊乱的标志"。

我们应该始终意识到，正如在第1章中详细描述的那样，关节功能紊乱可能是肌肉功能紊乱的触发因素。当然，在这里应该优先治疗关节功能紊乱。磨牙可能导致肌肉肌张力增高，肌肉中出现疼痛的扳机点。这些可以通过局部麻醉注射（现在已不再使用）、手法疗法[5]或肌反射疗法[6]进行治疗。

本病例患者由于磨牙症造成明显的牙釉质磨损，以及口腔美学不佳（图5-21-19和图5-21-20a～e）。由于充填边缘过深，#36远中区域有轻微的垂直骨丧失（图5-21-20f）。在#16、#26、#25、#35、#36、#46上可见充填不足和龋齿。

诊断

- 磨牙症
- 扳机点，颈痛，背痛
- 磨耗
- #18-#48和#28-#38颊倾且无咬合
- 前牙对刃𬌗

治疗计划

- 无托槽隐形矫治（隐适美）
- 龋齿暂时充填
- #18与#48、#28与#38交互牵引
- 修复牙科

初步治疗

在正畸治疗之前，对#36远中的骨缺损进行了治疗，并对龋齿病灶进行了暂时充填（Dr. W Boisserée，Cologne）。石膏模型转移至𬌗架证实了轻微的Ⅱ类关系，具有前牙对刃𬌗关系。#18和#28显示出颊倾且无咬合接触（图5-21-21）。上下颌石膏模型显示在正中关系时，仅有#17与#47和#11与#41对颌牙之间的接触点。后者导致下颌被迫后退（图5-21-22）。

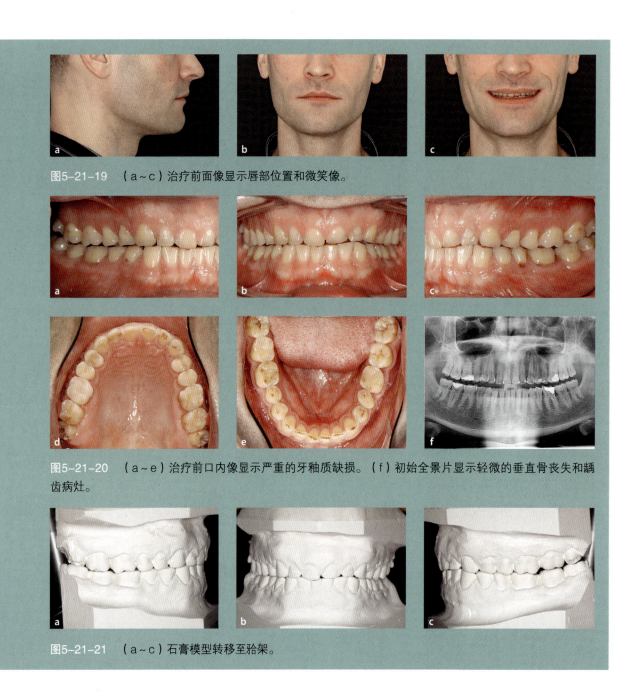

图5-21-19　（a~c）治疗前面像显示唇部位置和微笑像。

图5-21-20　（a~e）治疗前口内像显示严重的牙釉质缺损。（f）初始全景片显示轻微的垂直骨丧失和龋齿病灶。

图5-21-21　（a~c）石膏模型转移至𬌗架。

正畸治疗

治疗从功能分析开始（图5-21-23）。建议患者接受手动扳机点治疗。第一次预约包括美学分析，影像学检查和石膏模型的𬌗架转移。影像学检查显示需要充填治疗龋齿病灶，而结构分析显示需要进行正畸治疗，随后进行修复治疗。

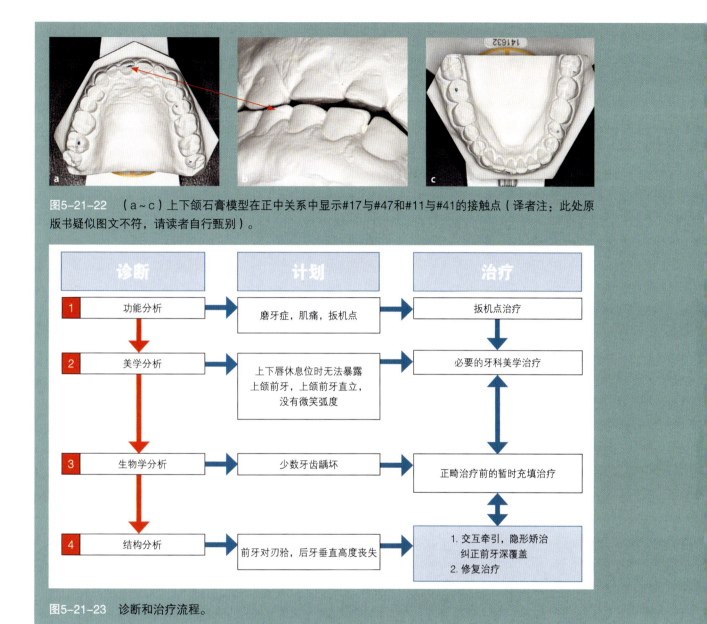

图5-21-22　（a~c）上下颌石膏模型在正中关系中显示#17与#47和#11与#41的接触点（译者注：此处原版书疑似图文不符，请读者自行甄别）。

图5-21-23　诊断和治疗流程。

治疗计划（图5-21-24）确定了第一阶段治疗的顺序：

· 在#18、#28颊侧使用交互牵引和粘接牵引扣，以及在#38、#48舌侧，解决所有智齿的颊侧不咬合问题

· 第一阶段治疗使用隐形矫治器来获得足够的覆盖，以允许下颌在中心关系中定位，并内收下颌前牙

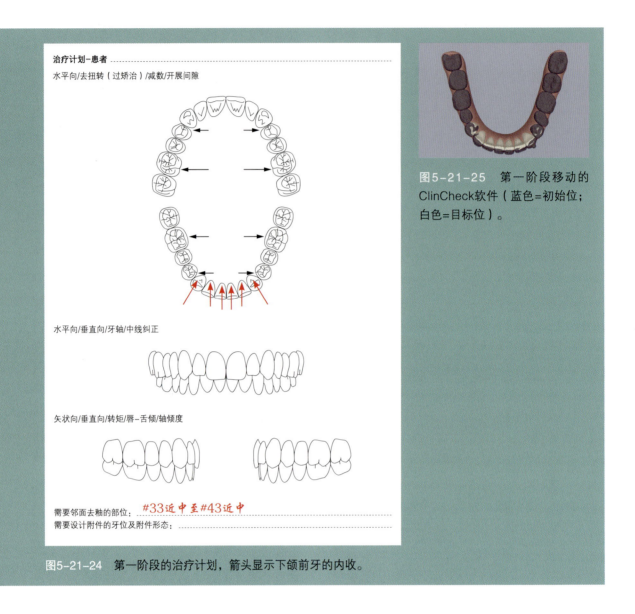

治疗计划-患者

水平向/去扭转（过矫治）/减数/开展间隙

图5-21-25　第一阶段移动的ClinCheck软件（蓝色=初始位；白色=目标位）。

水平向/垂直向/牙轴/中线纠正

矢状向/垂直向/转矩/唇-舌倾/轴倾度

需要邻面去釉的部位：#33近中至#43近中

需要设计附件的牙位及附件形态：

图5-21-24　第一阶段的治疗计划，箭头显示下颌前牙的内收。

ClinCheck软件显示下颌尖牙和前牙的第一阶段移动以创造更多的覆盖（图5-21-25）。

治疗计划（图5-21-26）设定了在中心位置确定后的第二阶段治疗的顺序：

· 上颌前牙的转矩纠正
· #13和#23的去扭转
· 通过邻面去釉（IPR）内收下颌前牙，为修复提供更多的覆盖（与Dr. W Boisserée和M Läkamp的多学科治疗）

第一阶段治疗后，正中关系被确定，并将正中关系转移到扫描中：用StoneBite（Dreve）固定正中关系。并且扫描正中关系，允许直接上传至ClinCheck软件中（图5-21-27）。第二阶段计划增加覆盖，并进一

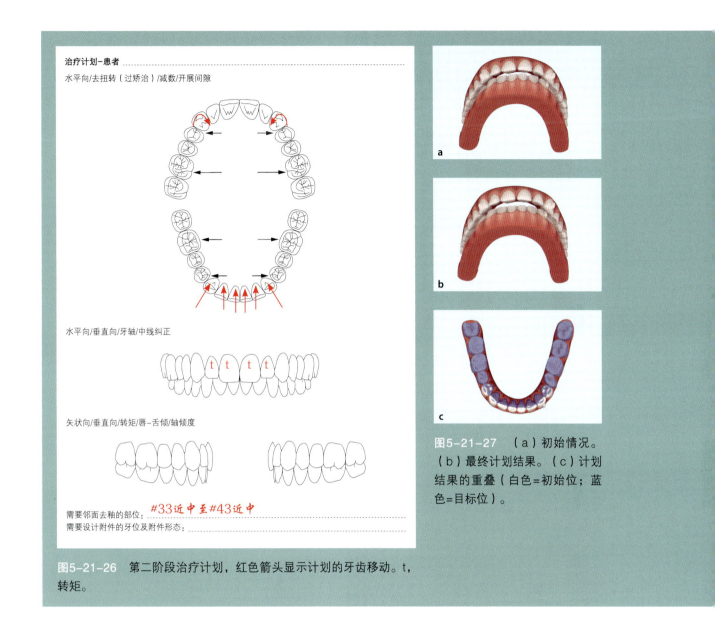

治疗计划-患者

水平向/去扭转（过矫治）/减数/开展间隙

水平向/垂直向/牙轴/中线纠正

t t t

矢状向/垂直向/转矩/唇-舌倾/轴倾度

#33近中至#43近中

需要邻面去釉的部位：
需要设计附件的牙位及附件形态：

图5-21-26　第二阶段治疗计划，红色箭头显示计划的牙齿移动。t，转矩。

图5-21-27　（a）初始情况。（b）最终计划结果。（c）计划结果的重叠（白色=初始位；蓝色=目标位）。

步内收下颌前牙，从#33近中至#43近中进行额外的IPR。该计划包括一个看起来非常不正常的深覆盖，但旨在为正畸治疗后上颌和下颌前牙的修复计划提供足够的空间（见下文）。

在隐形矫治结束时，美学方面几乎没有变化，因为没有发生垂直向变化（图5-21-28a~c）。这是计划在随后的修复治疗中发生的。隐形矫治后最终口内像显示牙弓形态对齐，上颌前牙之间有等宽的间隙，并且有足够

的覆盖用于计划的前牙修复。后牙有支撑，但垂直高度减少（图5-21-28d~h）。从Ⅱ类关系到Ⅰ类关系的改善并非是通过上颌牙列的远移得到，而是通过调整生理性覆盖量实现的，这使下颌能够前移到其生理性位置（图5-21-29）。#11与#41的咬合接触已被消除，后牙垂直向支撑从前磨牙调整至第三磨牙，后牙垂直关系可能会在修复治疗过程中进一步改变。

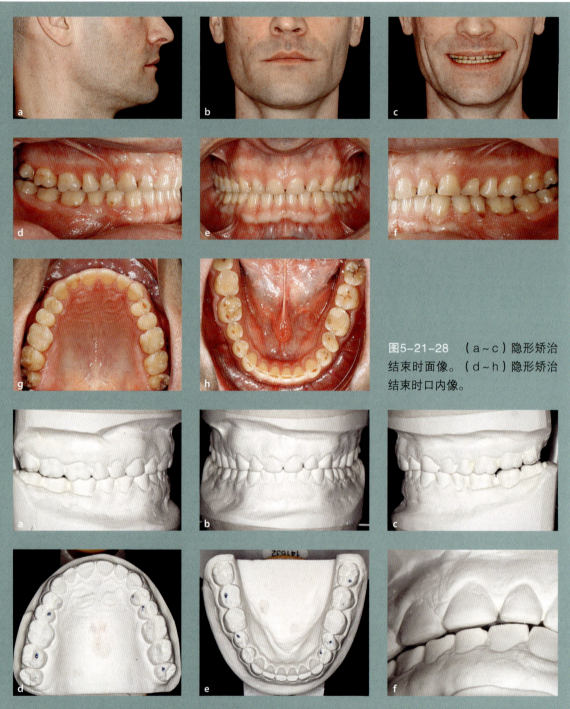

图5-21-28　（a~c）隐形矫治结束时面像。（d~h）隐形矫治结束时口内像。

图5-21-29　（a~c）石膏模型显示牙齿关系从Ⅱ类到Ⅰ类的改善。（d~f）带有标记接触点并获得覆盖增加的最终石膏模型。

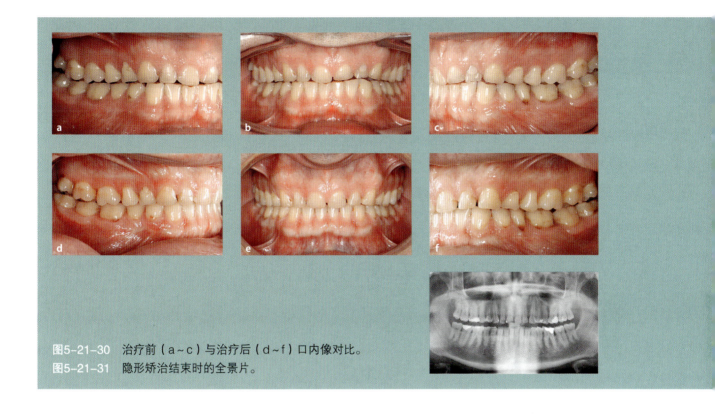

图5-21-30　治疗前（a~c）与治疗后（d~f）口内像对比。
图5-21-31　隐形矫治结束时的全景片。

图5-21-30显示治疗过程。全景片（图5-21-31）显示在#36远中经过牙周治疗后，骨质情况明显改善，骨状况稳定。

修复治疗

在整个修复治疗过程中，始终非常小心地保持精确的咬合关系。由于垂直向支撑不足，我们没有通过正畸治疗而是计划由修复治疗获得垂直向支撑，因为存在牙釉质缺损，因此再次进行了功能分析（图5-21-32）。

该阶段（由Dr. W Boisserée和技工室M Läkamp负责）分为多个步骤进行：

· 在整个治疗过程中使用固定式𬌗板（COPA高嵌体）维持治疗中的咬合关系
· 使用蜡型和数字化模拟来进行美学分析，制作临时冠
· 使用计算机辅助设计/计算机辅助制造（CAD/CAM）工艺进行最终的义齿修复，图5-21-32修复治疗流程，图5-21-33显示石膏模型以正中关系转移，然后使用可粘接的COPA高嵌体进行调整

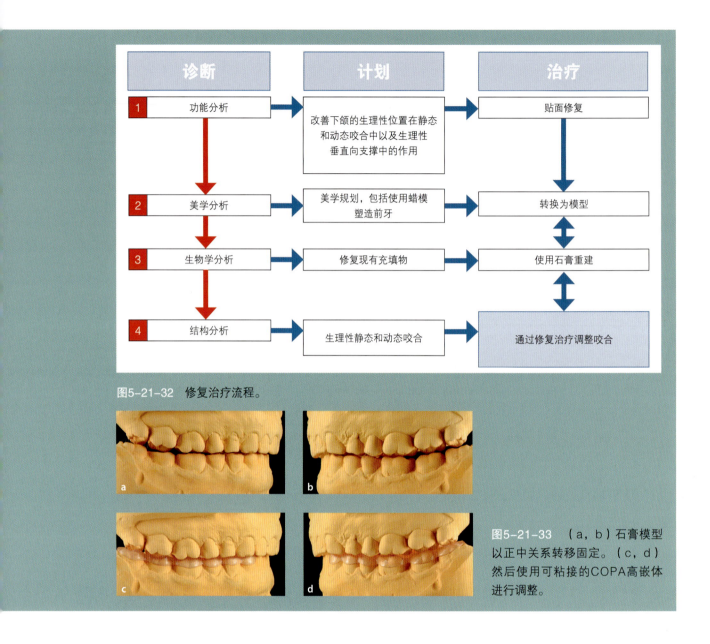

图5-21-32　修复治疗流程。

图5-21-33　（a，b）石膏模型以正中关系转移固定。（c，d）然后使用可粘接的COPA高嵌体进行调整。

修复治疗过程

　　这里描述了从蜡型到数字化模拟再到临时冠和最终修复的一般过程。为了以可逆方式建立生理性垂直高度，固定式殆板（COPA高嵌体）被粘接。这样可以制订与美学、生物学和结构参数调整相关的治疗计划并完成治疗。

　　为了对肌肉骨骼系统进行功能分析，新的、准确的石膏模型以正中关系为准被转移到

殆架上（图5-21-33）。然后可以使用可粘接的COPA高嵌体调整垂直高度，以配合预期的义齿修复。COPA高嵌体通过将夹板分别粘接到下颌牙齿的一个象限中，使用流动性好的正畸粘接剂（图5-21-34）进行粘接。为了避免由于磨损而产生的变化，高嵌体的佩戴时间应限制在4～8周。图5-21-35显示口内的高嵌体。

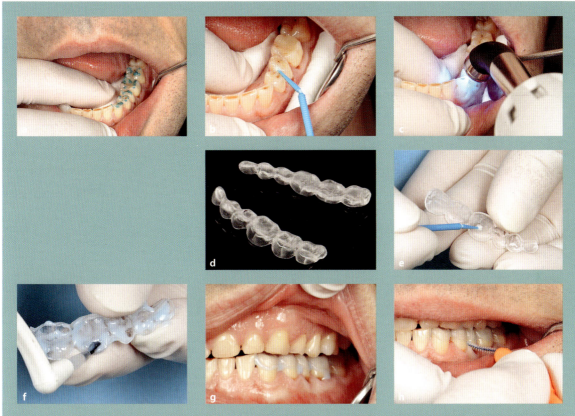

图5-21-34　COPA高嵌体的粘接。（a~c）在牙齿清洁后，使用50μm的氧化铝粉对殆面进行喷砂处理，预备牙齿的殆面使用35%磷酸酸蚀处理5秒，冲洗并吹干，然后准备粘接表面（Reliance Bonding Resin）。（d，e）高嵌体的下表面也用氧化铝粉喷砂处理，用生理盐水处理60秒后粘接（Monobond S，Ivoclar Vivadent），然后吹干。（f~h）根据制造商的说明粘接高嵌体（例如使用Excel Regular Blue、Reliance Ortho）。

随后可以在进一步的修复治疗开始之前测试这种治疗中的咬合状态，这种治疗形式为后续将治疗中的下颌位置关系——对应到最终的修复治疗中奠定了基础。

在牙齿清洁完成后，使用50μm氧化铝粉对殆面进行喷砂处理，预备牙齿的殆面使用35%磷酸酸蚀5秒，冲洗并吹干，然后准备粘接表面（Reliance Bonding Resin）。高嵌体的下表面也用氧化铝粉喷砂处理，用生理盐水处理60秒后粘接（Monobond S，Ivoclar Vivadent），然后吹干。根据制造商的说明粘接嵌体（例如使用Excel Regular Blue、Reliance Ortho）。过量的粘接剂可以用泡沫颗粒和牙间刷去除。

为了进行精确的修复，需要对修复体结构进行倒推式计划。除了治疗性颌位关系外，还必须考虑患者的美学作为最终修复目标，不仅要功能上完美，还要令人愉悦并适合个体。摄影记录使用患者略微张开唇部、上唇放松的正面像（即所谓的"Emma"像，根据B

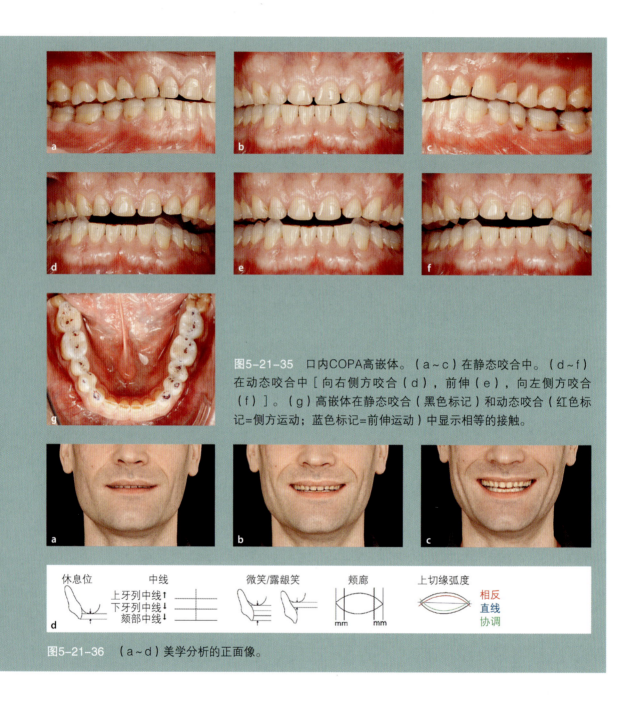

图5-21-35 口内COPA高嵌体。（a~c）在静态咬合中。（d~f）在动态咬合中［向右侧方咬合（d），前伸（e），向左侧方咬合（f）］。（g）高嵌体在静态咬合（黑色标记）和动态咬合（红色标记=侧方运动；蓝色标记=前伸运动）中显示相等的接触。

图5-21-36 （a~d）美学分析的正面像。

Zacchrisson）、微笑像和大笑像，以及侧面像（图5-21-36）。

为了进行美学分析，制作精确的三维蜡型，用于预测诊断结果。蜡型是在技工室制作的，放在新的一对模型上，这些模型在𬌗架中组装成当前的治疗性咬合状态（图5-21-37）。

在这名特定患者身上，出于保守治疗和功能性原因，需要对后牙进行修复。上颌和下颌前牙的大量磨损及牙体组织缺损已被纳入修复计划。仅用复合材料重建前牙是不可能的，因为需要修复的范围太大，而且选择对所有牙

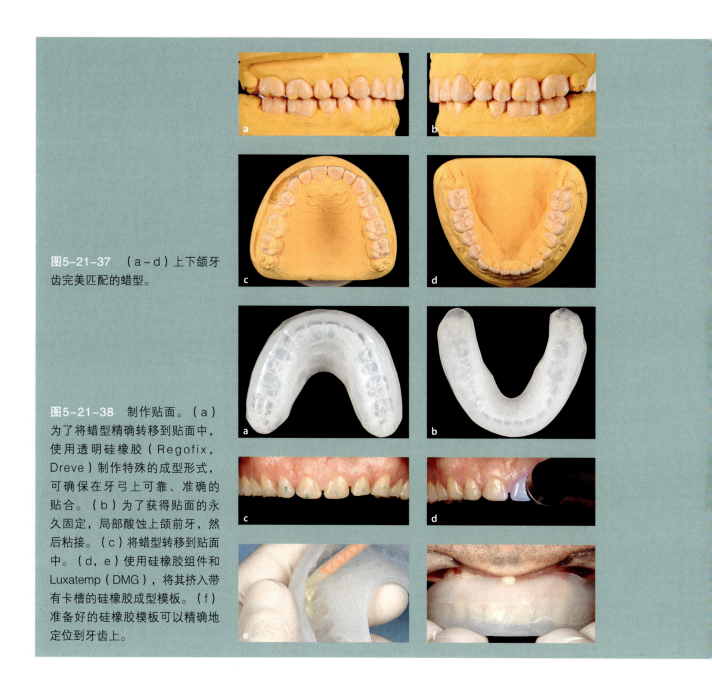

图5-21-37　（a~d）上下颌牙齿完美匹配的蜡型。

图5-21-38　制作贴面。（a）为了将蜡型精确转移到贴面中，使用透明硅橡胶（Regofix，Dreve）制作特殊的成型形式，可确保在牙弓上可靠、准确的贴合。（b）为了获得贴面的永久固定，局部酸蚀上颌前牙，然后粘接。（c）将蜡型转移到贴面中。（d，e）使用硅橡胶组件和Luxatemp（DMG），将其挤入带有卡槽的硅橡胶成型模板。（f）准备好的硅橡胶模板可以精确地定位到牙齿上。

齿进行冠修复，因为这样可以提高防蛀效果。事实上，#17和#27无法通过部分冠修复进行咬合重建，智齿被排除在义齿修复之外。为了避免在正中殆时（平衡殆时）修复体的接触点，蜡型制作时需注意保持Spee曲线尽可能平坦。蜡型被转移到贴面中（图5-21-38）。

图5-21-39显示上颌切牙被转移到贴面中，以验证规划的美学外观。由于治疗过程包括后牙的制备，前牙贴面应首先用于确保治疗中的咬合状态，而后牙区则粘接了COPA粘接式高嵌体，经过成型和贴合。由于粘接的高嵌体需要在制备后牙时取下，存在治疗性颌位关系的医

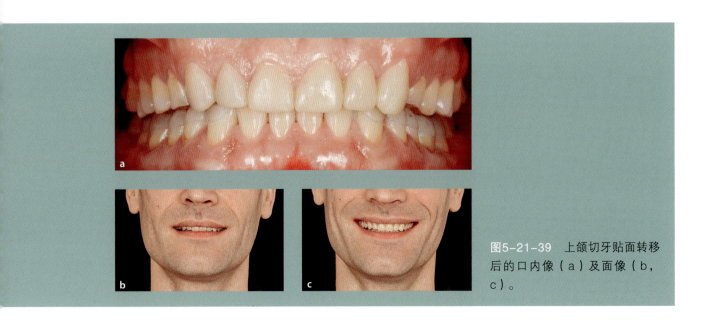

图5-21-39　上颌切牙贴面转移后的口内像（a）及面像（b，c）。

源性丧失风险。即使是最小的咬合不准确也可能导致周围紊乱的再次发生，并可能对整个治疗效果构成挑战。因此，应遵循以下规则以确保安全地转移到最终的义齿修复中：

· 首先不处理前牙，并通过治疗起始位置的前牙咬合记录来固定

· 后牙的治疗按象限进行，只有在制备的象限放置了稳定和精确贴合的临时高嵌体后，才开始下一个象限的处理

　　在义齿修复治疗的最开始，直接在患者口内制作可移动的前牙咬合记录，以确切匹配治疗性咬合关系（图5-21-40）。如果咬合记录制作精确，患者在治疗性咬合关系下（由高嵌体确定）咬合时，与上颌切牙在咬合印模中自然而准确地咬合一致。咬合记录可以在准备过程中用于定位，避免区域需要支持，并用于临

时修复和记录。在这种程度上，前牙咬合记录是在治疗过程中确保治疗性咬合关系的关键和简单工具。

　　贴面借助硅橡胶模型被转移到上颌后牙的一侧（图5-21-41）。咬合关系与前牙咬合记录协同检查。一旦治疗起始位置确认，硅橡胶咬合导板可以用于制作临时冠。下颌贴面也是通过前牙咬合记录完成的，以获得治疗计划中下颌位置的精确转移和预测的牙齿形态（图5-21-42）。COPA高嵌体必须事先去除。图5-21-43显示本病例患者下颌右侧的贴面。前牙咬合记录和左侧剩余的COPA高嵌体保持了确切的治疗初始情况，同时贴面被精确磨削以适应。一旦咬合记录被去除，就可以将印模托盘放入患者口内，用硅橡胶材料获取形状。硬化后，硅橡胶托盘显示出贴面的精确形状（图5-21-44）。

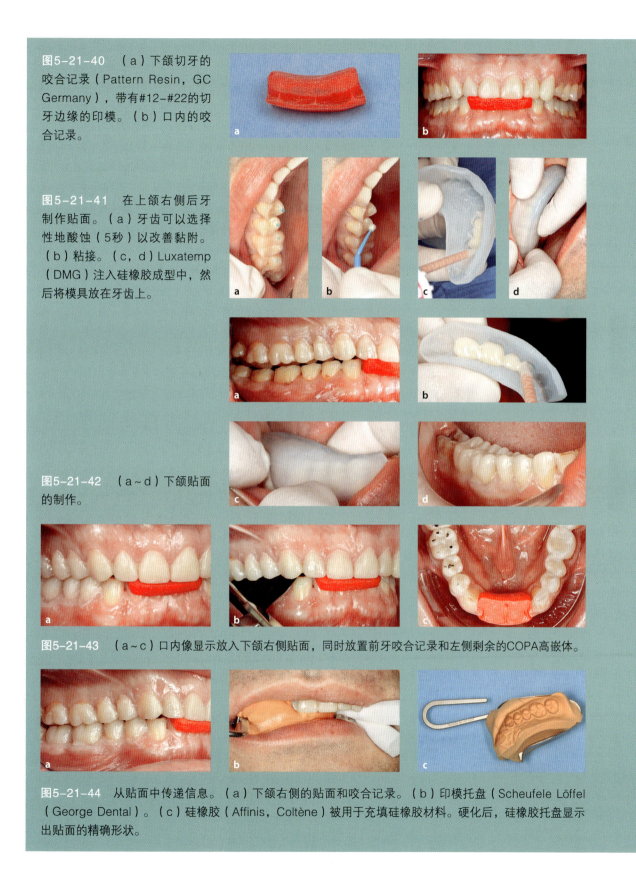

图5-21-40 （a）下颌切牙的咬合记录（Pattern Resin, GC Germany），带有#12-#22的切牙边缘的印模。（b）口内的咬合记录。

图5-21-41 在上颌右侧后牙制作贴面。（a）牙齿可以选择性地酸蚀（5秒）以改善黏附。（b）粘接。（c，d）Luxatemp（DMG）注入硅橡胶成型中，然后将模具放在牙齿上。

图5-21-42 （a~d）下颌贴面的制作。

图5-21-43 （a~c）口内像显示放入下颌右侧贴面，同时放置前牙咬合记录和左侧剩余的COPA高嵌体。

图5-21-44 从贴面中传递信息。（a）下颌右侧的贴面和咬合记录。（b）印模托盘（Scheufele Löffel（George Dental）。（c）硅橡胶（Affinis，Coltène）被用于充填硅橡胶材料。硬化后，硅橡胶托盘显示出贴面的精确形状。

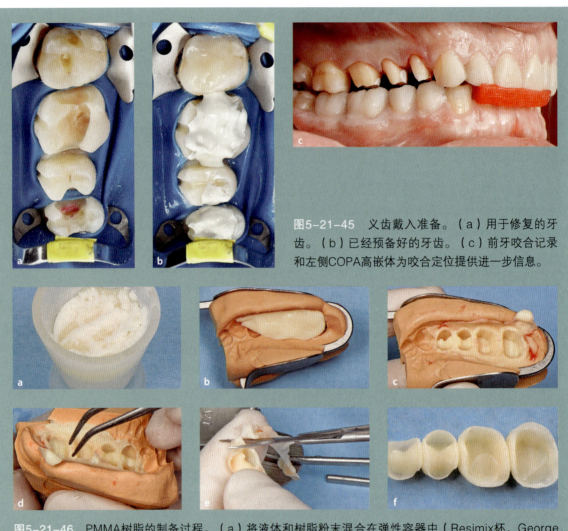

图5-21-45　义齿戴入准备。（a）用于修复的牙齿。（b）已经预备好的牙齿。（c）前牙咬合记录和左侧COPA高嵌体为咬合定位提供进一步信息。

图5-21-46　PMMA树脂的制备过程。（a）将液体和树脂粉末混合在弹性容器中（Resimix杯，George Dental），并加水直至达到一种黏塑性状态。（b）然后将材料填入硅橡胶模型中，并放置在预先准备的区域上。（c）要求患者咬合。约20秒后，模型可以被取出。（d）树脂仍处于黏塑性状态。为了避免损坏，可以从印模托盘中取出硅橡胶模型并弯曲，以便安全地取下临时塑料冠。（e）取下后，可以用剪刀削剪和切割，并在仍然柔软的状态下重新放入患者口内。在牙殆状态受控的情况下，保持在患者口内直至硬化，并确保前牙咬合记录位置正确。（f）最后，可以将其取出，在技工室中进行详细的加工和抛光处理。

　　一旦义齿已确定，根据橡皮障技术，口内将被分4个象限逐一准备（图5-21-45）。准备工作是根据模型和下颌左侧COPA进行的，以确保最终咬合重建的治疗目标得以保持。完成一个象限的准备后，使用硅橡胶托盘制作临时冠，与前牙咬合记录配合，确保垂直高度

的转移。PMMA树脂（Tempron，GC）是制作临时冠的理想材料（图5-21-46）。这种材料非常坚硬耐用，与其他甲基丙烯酸酯（例如Super-T，George Dental）结合良好。因此，它可以轻松组合或重新调整。如有必要，可以通过前牙咬合记录和对侧COPA高嵌体来

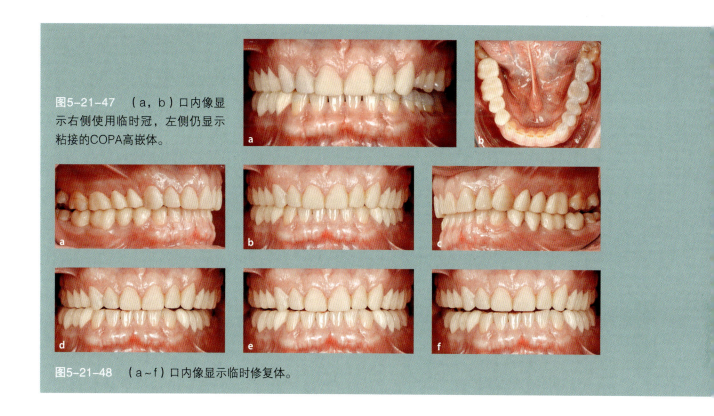

图5-21-47 （a，b）口内像显示右侧使用临时冠，左侧仍显示粘接的COPA高嵌体。

图5-21-48 （a~f）口内像显示临时修复体。

进行临时冠的咬合矫正，以确保正确的咬合。完成后，可以安装临时冠（图5-21-47）。

通过细致的1/4象限方法，所有后牙可以被精确地准备并安装临时冠，而不会失去治疗的起始位置。临时冠与蜡型和贴面中规划的治疗完全一致。治疗起始位置的定位仍由上颌前牙提供，由前牙咬合记录相关的贴面提供。

在该治疗阶段，蜡型治疗目标几乎完全转移到了后牙临时修复的形状和上颌前牙的贴面上。

这样一来，结构的分析和控制就可以进行了。结构分析涉及计划的修复是否能够在功能和美学上使患者的情况得到令人满意的重建。可以对临时冠的形状进行修正，这些修正需要在最终修复过程中进行考虑。应该在后续治疗中检查静态和动态咬合（图5-21-48）。

如果临时提供的贴面设计令人满意，下一步是治疗前牙。为了保持治疗时的上下颌关系，目前已通过前牙咬合记录固定的，需要在治疗前牙之前进行后牙咬合记录。咬合记录最好在不使用麻醉的情况下单独进行。咬合记录是同时制作的，与前牙咬合记录的协调一致并同时调整（图5-21-49）。出于稳定性因素考虑，PMMA特别适合作为这些咬合记录的材料。PMMA被涂覆了水泥水门汀或薄薄的液态塑料底液（Super-T，美国牙科系统），以便详细显示已经预备好的牙齿的印模。在通过稳定、完全贴合的临时冠和记录来确保治疗时的咬合关系之后，可以开始前牙的治疗。如果为了美观，仍然需要调整贴面，方便的做法是建立一个新的、直接制作的硅橡胶模型来制作临时冠。上颌前牙的预备工作在贴面的状态下进

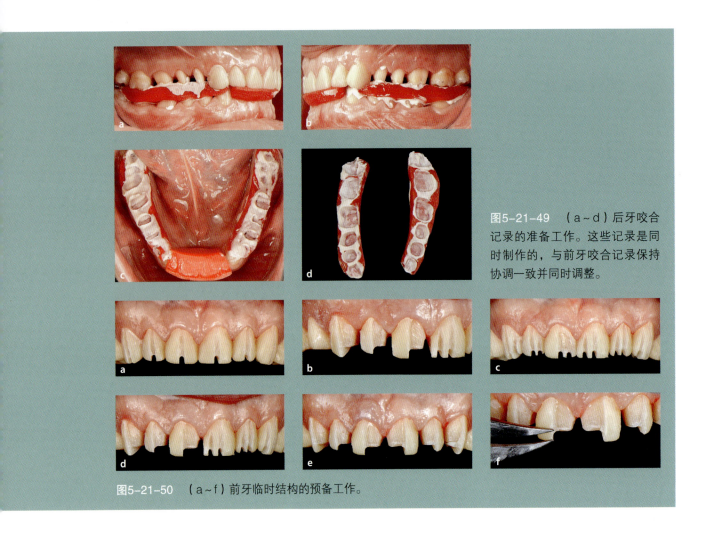

图5-21-49　（a~d）后牙咬合记录的准备工作。这些记录是同时制作的，与前牙咬合记录保持协调一致并同时调整。

图5-21-50　（a~f）前牙临时结构的预备工作。

行。为了确保最终预备的尺寸精确，在牙齿的预备过程中使用深度标记是有帮助的。每颗牙齿最初只在一半牙冠上进行预备，这有助于预备工作和减少牙齿结构的尺寸丧失，以确保所计划修复的准确性。预备工作可以通过透明硅橡胶模型进行尺寸控制完成。一旦下颌切牙的预备工作也完成，就可以制备2个牙弓的印模（图5-21-50）。

　　义齿修复计划采用CAD/CAM工艺（Zirkonzahn）制作。由于治疗范围和数字化工作流程中的技术不确定性，仍然需要制作传统的代型，这些模型将安装在关节模拟𬌗架上（图5-21-51）。先安装下颌模型，并用于定位上颌模型。由于治疗初期情况的垂直高度在治疗过程中得到准确维持，因此在𬌗架上模型的支撑高度上没有进行任何更改，该高度在治疗开始时被设置为"零"。在安装过程完成后，磁性𬌗板是必不可少的。即使出现很小的差异，都应重新组装模型，以确保治疗的起始位置不发生变化。

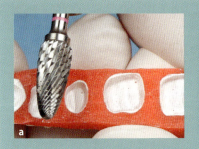
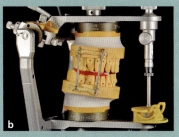
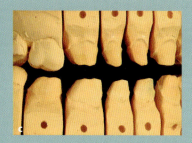

图5-21-51　安装用于制作修复体的模型。（a）正中关系位组装模型。（b）用热熔胶枪固定模型。（c）代型安装在治疗时需要保持的水平和垂直颌关系中，准备进行扫描。

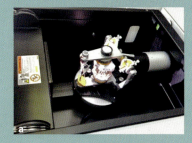
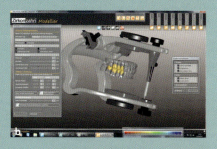

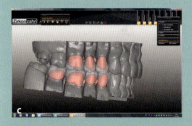
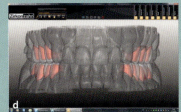
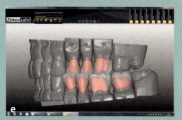

图5-21-52　CAD扫描。（a）𬌗架数字化扫描，以确保上颌和下颌模型的精确空间分配。（b）使用任意面弓扫描SAM系统的参考定位。根据面弓转移，扫描的模型被虚拟地定位在𬌗架的中心，并上传至屏幕上。使用控制器可以调节和更改平均值或个体值，允许对模拟运动进行个体测量。（c~e）蜡型被扫描、数字化，并虚拟地覆盖在已有的虚拟工作模型上，这个过程被称为"匹配"。

对于CAD，每个代型都被数字化并与预备好的牙齿状态一起扫描。还进行了𬌗架数字化扫描，以确保上颌和下颌模型的精确空间分配（图5-21-52）。使用任意面弓扫描SAM系统的参考定位。

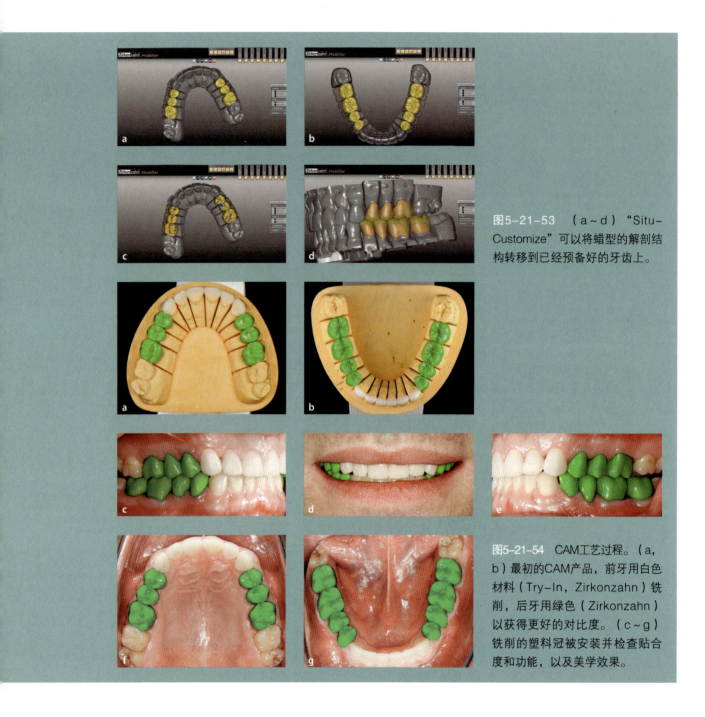

图5-21-53 （a～d）"Situ-Customize"可以将蜡型的解剖结构转移到已经预备好的牙齿上。

图5-21-54 CAM工艺过程。（a, b）最初的CAM产品，前牙用白色材料（Try-In, Zirkonzahn）铣削，后牙用绿色（Zirkonzahn）以获得更好的对比度。（c～g）铣削的塑料冠被安装并检查贴合度和功能，以及美学效果。

在软件中，"Situ-Customize"选项允许将解剖蜡型转移到已经预备好的牙齿上，从而直接将经过测试的临时修复体转移到未来的重建中（图5-21-53）。设计的复杂性可以在程序中手动调整，以优化咬合接触和引导关系。预备好的边缘会被程序自动识别，如有必要，也可以手动调整。CAM过程最初是以塑料进行的，可以在修复完成之前进行试戴，以确保安装、功能和美学细节得到详细检查（图5-21-54）。

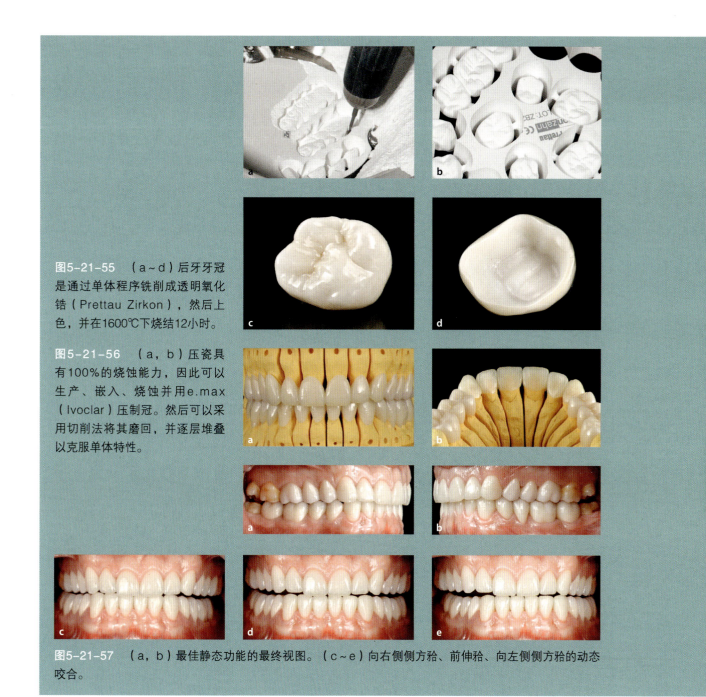

图5-21-55 （a~d）后牙牙冠是通过单体程序铣削成透明氧化锆（Prettau Zirkon），然后上色，并在1600℃下烧结12小时。

图5-21-56 （a，b）压瓷具有100%的烧蚀能力，因此可以生产、嵌入、烧蚀并用e.max（Ivoclar）压制冠。然后可以采用切削法将其磨回，并逐层堆叠以克服单体特性。

图5-21-57 （a，b）最佳静态功能的最终视图。（c~e）向右侧侧方𬌗、前伸𬌗、向左侧侧方𬌗的动态咬合。

如果在安装过程中对修复体有任何更改，有必要识别这些更改并将其纳入最终重建中。这就是为什么所有部件在最终牙冠制作之前都要重新扫描并通过匹配传输到现有的数字治疗计划中（图5-21-55）。成品冠可以安装在石膏模型上，并通过其他染色烧结进行重新调整和适应，以获得期望的最佳颜色。最后的釉层可以确保冠的长期使用寿命（图5-21-56）。经过4周的测试期后，修复体可以最终使用玻璃离子水门汀（Fuji banner，GC，日本）进行粘接（图5-21-57和图5-21-58）。

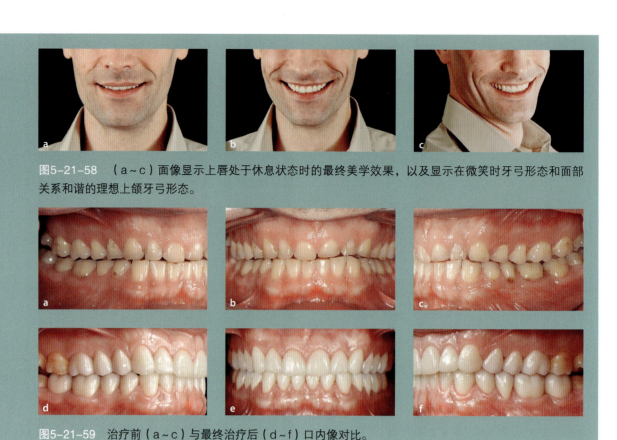

图5-21-58 （a~c）面像显示上唇处于休息状态时的最终美学效果，以及显示在微笑时牙弓形态和面部关系和谐的理想上颌牙弓形态。

图5-21-59 治疗前（a~c）与最终治疗后（d~f）口内像对比。

　　正畸治疗和修复治疗前后的比较（图5-21-59）显示除了#17、#27、#18、#28、#38、#48，两侧牙弓中大量的牙釉质缺损已经得到治疗，所有牙齿上都安装了陶瓷冠。为了确保正畸治疗后牙齿位置的保持，建议患者佩戴已经在两侧牙弓中咬合调整过的可摘式牙列矫治器。患者可以每晚轮换使用矫治器。可摘式固位器可以使用Biolon（Dreve）制作，如有必要，可以在口内直接用树脂进行加固。抛光可以在技工室或椅旁进行，与任何其他治疗用的矫治器一样。

病例2：对刃拾（图5-21-60）

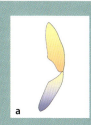 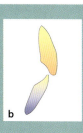 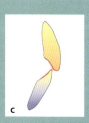

图5-21-60 （a）前牙对刃拾的初始情况。（b）正畸治疗后具有足够的覆拾覆盖。（c）前牙修复后的功能性覆拾覆盖。

患者28岁，来到我们的正畸诊所，目的是为了美观改善。简短的初诊检查显示没有颅颌功能紊乱症状。口内像显示患者Ⅲ类磨牙关系，上颌从第二磨牙开始存在牙列反拾，以及#11、#21之间的牙齿对刃拾情况，由于中切牙对刃拾接触导致大量牙釉质缺损。下牙列中线偏右。面部轮廓显示和谐，休息位时无开唇露齿。全景片显示#14和#25需要治疗龋齿（图5-21-61）。

诊断

- 磨牙症
- 磨损
- 除了#11与#21之间的对刃拾外，#17与#47和#27与#37之间全牙列反拾
- 上颌中切牙在唇休息位不可见

治疗计划

- 无托槽隐形矫治（隐适美）
- 交互牵引和Ⅲ类牵引
- 龋齿的临时充填
- 修复治疗

治疗过程

患者希望改善微笑；与修复牙医Dr. W Boisserée一起，制订了一个多学科治疗计划，包括在所有后牙上进行修复，在获得足够的覆盖后，对上颌前牙进行复合修复。为此，正畸治疗计划包括关闭#33、#43远中间隙，并通过下颌前牙内收来获得更多空间。此外，还计划在下颌#36近中至#46近中之间进行邻面去釉，以获得更多内收空间，并解决前牙对刃拾和反拾问题（图5-21-62）。在#15腭侧粘接透明牵引钩，以及在#45颊侧粘接金属牵引扣，用于右侧的交互牵引。在左侧，计划在ClinCheck软件中切割牵引扣，并在#33上粘接金属牵引扣，用于左侧的Ⅲ类牵引，以最终达到相应的中线对齐。ClinCheck软件中的重叠图显示下颌前牙计划内收的量，包括现有间隙的关闭和所有下颌牙齿从#36近中至#46近中进行邻面去釉。#36、#37没有计划移动（图5-21-63）。上颌前磨牙区扩弓以解决反拾情况，而上颌前牙略微前突。

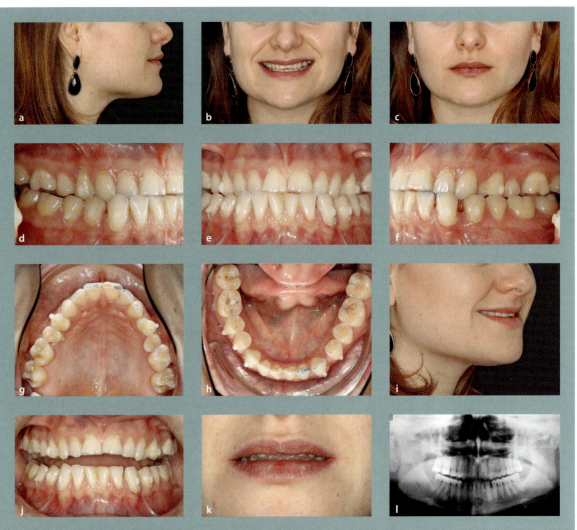

图5-21-61　（a~k）隐形矫治开始时面像及口内像显示在#14、#24、#33、#34、#43-#45上粘接了附件。此外，还在#15腭侧和#45颊侧添加了透明牵引钩，以佩戴额外的交互牵引。（l）全景片（在另一地点进行拍摄）显示#14和#25上有龋齿病变，建议在进行隐形矫治的扫描之前进行治疗。

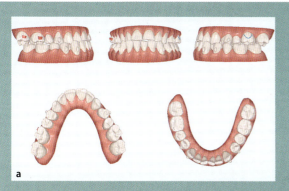
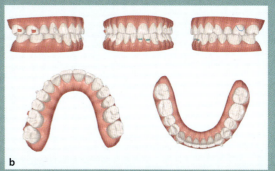

图5-21-62　（a）治疗开始时的口内情况显示反殆情况以及前牙对刃殆情况。计划在#16、#17上粘接水平矩形附件，#26上切割一个牵引扣。（b）经过36步矫治器佩戴和下颌牙弓上的间隙减少后，计划的最终治疗效果：在#31远中至#35远中上进行0.5mm的邻面去釉，在#41近中至#45远中上进行0.3mm的邻面去釉，#31、#32上放置压力嵴，#16、#17上添加水平附件，#26上切割牵引扣。龈缘在#15上向腭侧抬高，在#45上向颊侧抬高，因为这些牙齿已经粘接了交互牵引的牵引钩。

图5-21-63　（a，b）在ClinCheck软件中的重叠图显示下颌前牙计划内收的量，同时关闭现有间隙并在所有下颌牙齿的#36近中至#46近中进行邻面去釉。#36、#37没有计划移动。上颌前磨牙区扩弓以解决反殆情况，上颌前牙略微前突（白色=初始位；蓝色=目标位）。

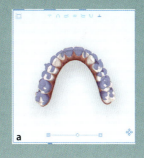
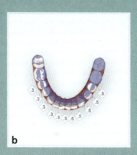

患者每7天更换1副矫治器。第一阶段治疗包括36副矫治器。之后，重新扫描，并设计新的ClinCheck模拟，使用19副附加矫治器来达到计划的治疗目标，以获得足够的覆盖，以便进行修复。图5-21-64a～f显示佩戴第22副矫治器后的口内像。图5-21-64g～k显示佩戴第22副矫治器时的口内像，可见矫治器贴合良好。在#26和#33额外添加了的Ⅲ类牵引。为了在#33上粘接舌侧扣和佩戴Ⅲ类牵引，将#33龈区的矫治器边缘开窗。在第二阶段治疗过程中，患者佩戴双侧Ⅲ类牵引，并计划在下颌切牙上进行邻面去釉，在上颌侧切牙远中预留1.3mm间隙，以获得足够的覆盖。

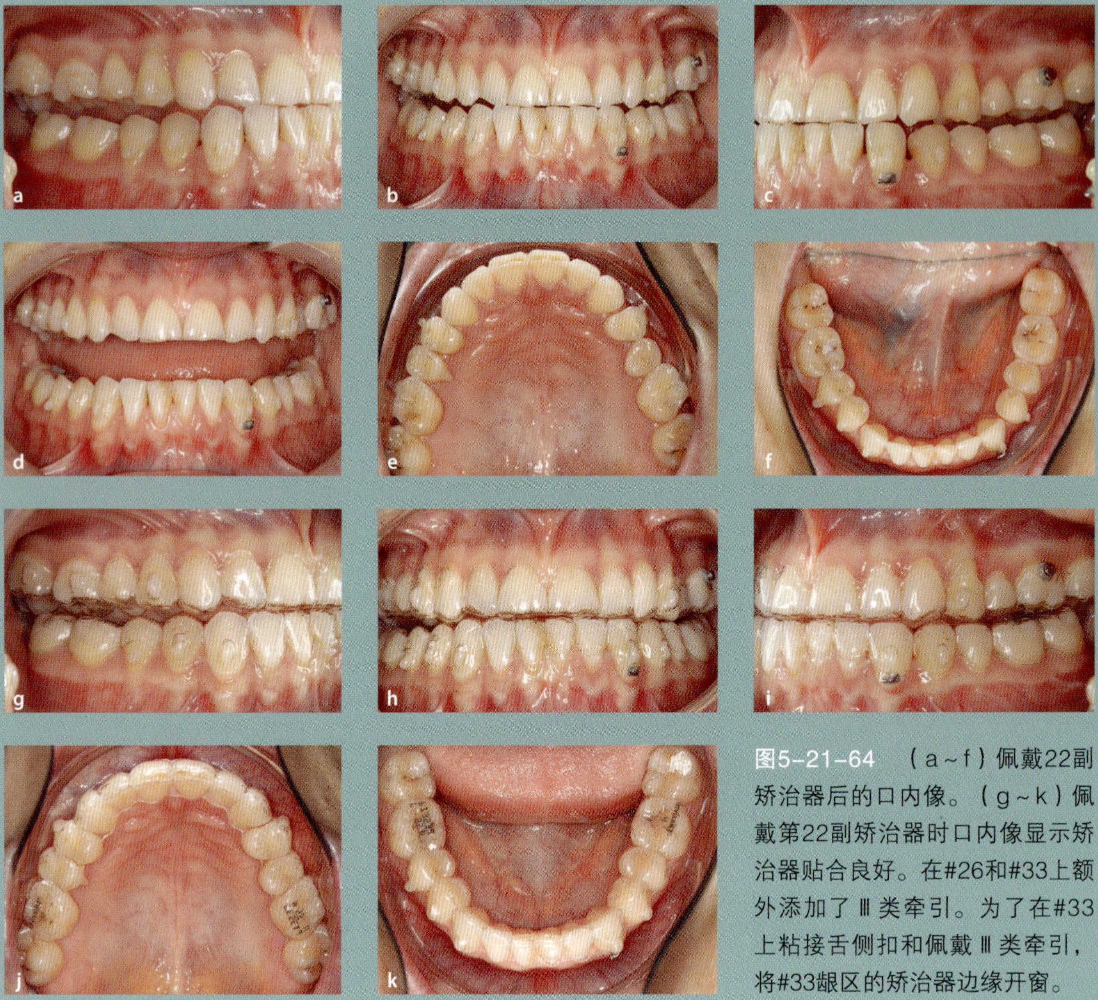

图5-21-64　（a～f）佩戴22副矫治器后的口内像。（g～k）佩戴第22副矫治器时口内像显示矫治器贴合良好。在#26和#33上额外添加了Ⅲ类牵引。为了在#33上粘接舌侧扣和佩戴Ⅲ类牵引，将#33龈区的矫治器边缘开窗。

图5-21-65显示佩戴第36副矫治器后的口内像。前牙反殆已经得到解决，但仍然可见#11、#21上存在重咬合接触。#15腭侧牵引钩和#45颊侧牵引钩已被去除。在#43和#16上粘接了额外的金属钩，用于右侧的Ⅲ类牵引，并且患者继续佩戴双侧Ⅲ类牵引。由于前牙反殆问题已解决，计划以后牙开殆为正畸治疗结束的目标位，然后使用非预备贴面修复后牙开殆，以最大限度地保留牙齿组织。图5-21-66a显示

第二阶段开始时上传至ClinCheck软件后的口内情况。由于#16、#26、#33、#43上存在的牵引扣和牵引钩，矫治器龈缘被抬高，用于固定Ⅲ类牵引。图5-21-66b显示佩戴第19副附加矫治器后的虚拟治疗计划结果。计划在#12远中、#22远中开展0.9mm间隙，以便后期修复和获得更多的覆盖。计划在上颌前牙上设计压力嵴，以获得牙冠的转矩。另外，在下颌前牙上从#33近中至#43近中关闭间隙，以再次

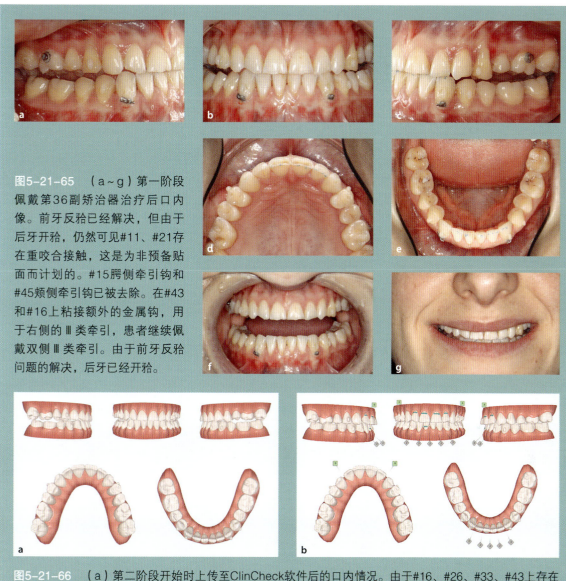

图5-21-65 （a~g）第一阶段佩戴第36副矫治器治疗后口内像。前牙反𬌗已经解决，但由于后牙开𬌗，仍然可见#11、#21存在重咬合接触，这是为非预备贴面而计划的。#15腭侧牵引钩和#45颊侧牵引钩已被去除。在#43和#16上粘接额外的金属钩，用于右侧的Ⅲ类牵引，患者继续佩戴双侧Ⅲ类牵引。由于前牙反𬌗问题的解决，后牙已经开𬌗。

图5-21-66 （a）第二阶段开始时上传至ClinCheck软件后的口内情况。由于#16、#26、#33、#43上存在的牵引扣和牵引钩用于Ⅲ类牵引，导致矫治器龈缘被抬高。（b）佩戴第19副附加矫治器后虚拟治疗计划的结果。计划在#12远中、#22远中开展0.9mm间隙，以便后期修复和获得更多的覆盖。计划在上颌前牙上设计压力嵴以获得牙冠的转矩。另外，在下颌前牙上从#33近中至#43近中关闭间隙，以再次内收下颌切牙并增加计划修复的最终覆盖。由于患者正畸治疗后计划在所有磨牙上进行新的修复，后牙没有完全颊向移动至全牙列咬合接触。

内收下颌切牙并增加计划修复的最终覆盖。由于患者计划正畸治疗后在所有磨牙上进行新的修复（非预备贴面），后牙没有完全颊向移动至全牙列咬合接触。

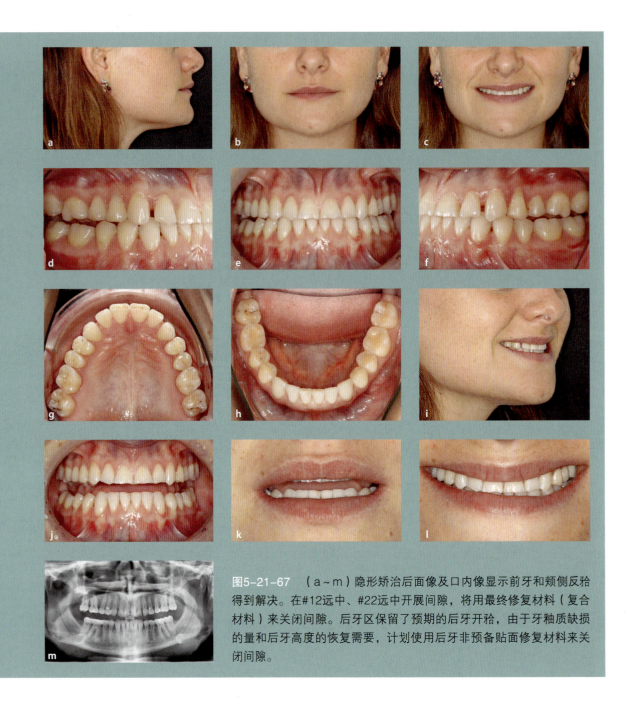

图5-21-67　（a～m）隐形矫治后面像及口内像显示前牙和颊侧反𬌗得到解决。在#12远中、#22远中开展间隙，将用最终修复材料（复合材料）来关闭间隙。后牙区保留了预期的后牙开𬌗，由于牙釉质缺损的量和后牙高度的恢复需要，计划使用后牙非预备贴面修复材料来关闭间隙。

尽管在ClinCheck软件中，计划覆盖最多达到3mm，口内真实情况显示覆盖仅足以进行即将进行的修复。隐形矫治后面像及口内像显示解决了前牙和颊侧反𬌗（图5-21-67）。根据软件规划，在#12远中和#22远中位置开展间隙。后牙的开𬌗保持不变，由于牙釉质缺损和后牙高度的恢复需求，计划使用后牙修复解决开𬌗。在这一点上，通过#34-#44舌侧固定式保持器和夜间使用可摘式保持器，保留了牙齿矫治效果，并将患者转诊给综合

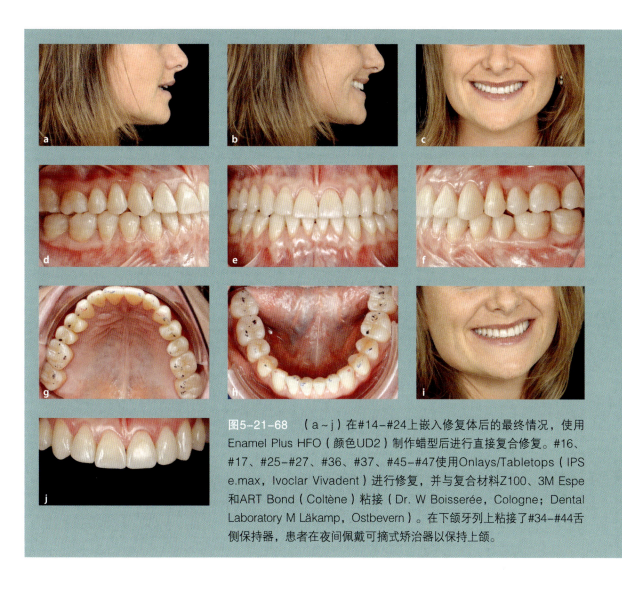

图5-21-68　（a~j）在#14-#24上嵌入修复体后的最终情况，使用Enamel Plus HFO（颜色UD2）制作蜡型后进行直接复合修复。#16、#17、#25-#27、#36、#37、#45-#47使用Onlays/Tabletops（IPS e.max，Ivoclar Vivadent）进行修复，并与复合材料Z100、3M Espe和ART Bond（Coltène）粘接（Dr. W Boisserée，Cologne；Dental Laboratory M Läkamp，Ostbevern）。在下颌牙列上粘接了#34-#44舌侧保持器，患者在夜间佩戴可摘式矫治器以保持上颌。

科医生。图5-21-68显示在#14-#24上嵌入修复体后的最终情况，使用Enamel Plus HFO（颜色UD2）制作蜡型后进行直接复合修复。#16、#17、#25-#27、#36、#37、#45-#47使用Onlays/Tabletops（IPS e.max，Ivoclar Vivadent）进行修复，并与复合材料Z100、3M Espe和ART Bond（Coltène）粘接（Dr. W Boisserée，Cologne；Dental laboratory M Läkamp，Ostbevern）。在多学科治疗完成后，患者继续夜间佩戴可摘式保持器以保持和保护上颌的磨牙。图5-21-69显示整个治疗过程。隐形矫治-修复联合治疗前后微笑像对比显示下唇弧度与上切缘弧度的改善，以及全面、协调的颊部笑容（图5-21-70）。

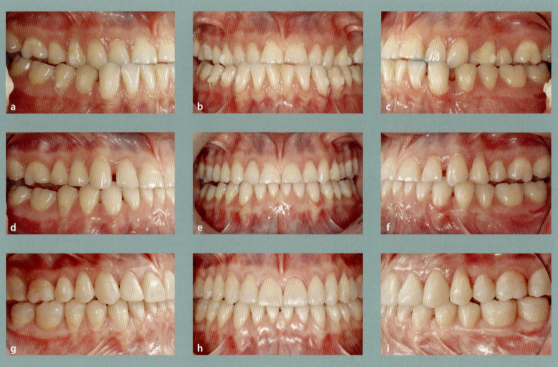

图5-21-69 治疗过程。（a~c）隐形矫治前。（d~f）在#12、#22远中开展间隙、解决前牙反殆后的正畸治疗。后牙得以保留，并按计划进行修复治疗。（g~i）在修复治疗后的最终结果。

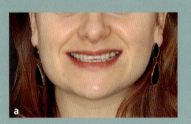
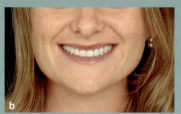

图5-21-70 （a，b）隐形矫治–修复联合治疗前后微笑像对比显示下唇弧度与上切缘弧度的改善，以及全面、协调的颊部笑容。

参考文献

[1] Feldner JA, Bantleon HP. Intrusion oder Extrusion als Behandlungsmöglichkeit des Tiefbisses. Inf Orthod Kieferorthop 2017;49:24–28.

[2] Bernstein RL, Preston CB, Lampasso J. Leveling the curve of Spee with a continuous archwire technique: a long-term cephalometric study. Am J Orthod Dentofacial Orthop 2007;131:363–371.

[3] Edelhoff D, Ahlers MO. Occlusal onlays as a modern treatment concept for the reconstruction of severely worn occlusal surfaces. Quintessence Int 2018;49:521–533.

[4] Meyer G, Asselmeyer T, eds. ABC der Schienentherapie. Cologne, Germany: Deutscher Zahnärzteverlag

[5] Gautschi R, ed. Manuelle Triggerpunkt-Therapie. Stuttgart, Germany: Thieme, 2010,

[6] Mossetter K, Mossetter R, eds. Myoreflextherapie: Muskelfunktion und Schmerz. Constance, Germany: Vesalius, 2006.

有特殊需求的患者的正畸治疗

残疾患儿的患病率统计会根据残疾的定义和评定方法而有所不同（联邦康复工作组）。根据全球疾病负担的研究，0~14岁中度至重度残疾患儿的数量为9300万（5.1%），其中有1300万（0.7%）为重度残疾。约3%的残疾是先天的或在出生第1年发生（联邦统计局）。残疾人群中的颌面部畸形更为常见且更为严重[1]。对于残疾患者来说，除了要改善功能，外观的改善对自尊来说也尤为重要。

对于残疾患者，依从性和口腔卫生通常是限制因素。尤其是对于复杂的托槽装置，维持良好的卫生状况往往很难，通常需要父母和看护人的帮助。使用隐形矫治进行正畸治疗，口腔卫生维护要容易得多[2-3]，因此也有利于有重度残疾患儿接受正畸治疗。

在进行固定矫治时，结扎、粘接和更换弓丝都需要小心处理。特别是对于残疾患者的固定矫治，进食和口腔护理方面尤其困难。在这些方面，无托槽隐形矫治就简单得多。

综合考虑各种有限因素，对于残疾患者的治疗目标应该设置得低一些。除非患者及其父母非常配合，且强烈寻求完美的治疗效果。尽管对于个别患者来说，治疗效果可能并不完美，但仍然可以获得显著改善[4]。经过缓慢和渐进性的治疗，许多残疾患儿的配合度增加，那同样可以在后续治疗中以公认的正畸标准为目标来完成治疗。

病例1：有特殊需求的患者——前牙反殆

患者11岁，被诊断出患有21-三体综合征，全科医生建议正畸解决前牙反殆问题。口内可见安氏Ⅰ类磨牙关系，上颌前牙区拥挤，下颌前牙存在间隙和扭转，前牙#12-#22与#32-#42反殆（图5-22-1）。由于神经肌肉失衡，患者仍在进行肌功能治疗。

诊断

· 前牙反殆
· 神经肌肉失衡
· 21-三体综合征

治疗计划

· 无托槽隐形矫治（隐适美）
· 上颌前牙唇倾和下颌前牙内收

治疗过程

图5-22-2a显示上传至ClinCheck软件后的口内情况，图5-22-2b虚拟目标位，共需26副矫治器。ClinCheck软件中的重叠图显示上下牙列计划的牙齿移动（图5-22-3）。患者表现出了良好的依从性，佩戴完26副隐形矫治器后，如期达成预期的治疗效果（图5-22-4）。隐形矫治后，患者需要继续佩戴FR-Ⅲ型矫治器。图5-22-5显示使用隐形矫治器解决前牙反殆的治疗前后口内像对比。

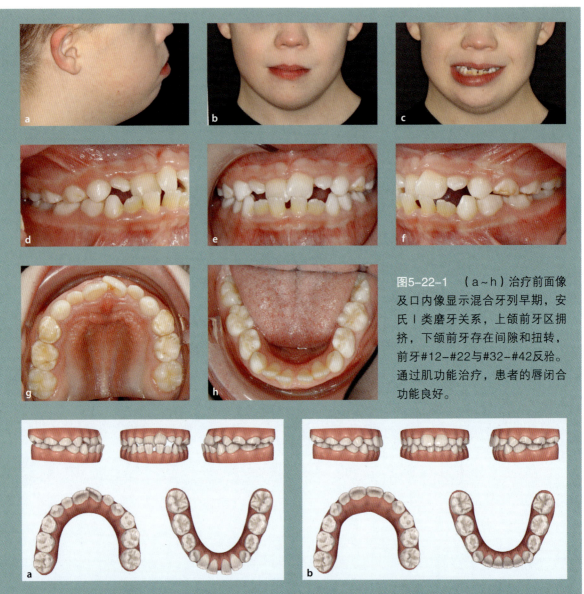

图5-22-1 （a~h）治疗前面像及口内像显示混合牙列早期，安氏Ⅰ类磨牙关系，上颌前牙区拥挤，下颌前牙存在间隙和扭转，前牙#12-#22与#32-#42反𬌗。通过肌功能治疗，患者的唇闭合功能良好。

图5-22-2 （a）ClinCheck软件中的初始位，可见前牙区#12-#22与#32-#42反𬌗，上颌前牙区拥挤以及下颌前牙区间隙。（b）ClinCheck软件虚拟目标位，共需26副矫治器，排齐上下牙列，唇倾上颌前牙，内收下颌前牙关闭间隙。

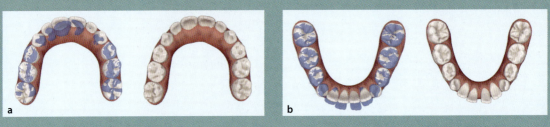

图5-22-3 （a，b）上下颌初始位与虚拟目标位重叠，可见上颌前牙唇倾量以及下颌前牙内收量（蓝色=初始位；白色=目标位）。

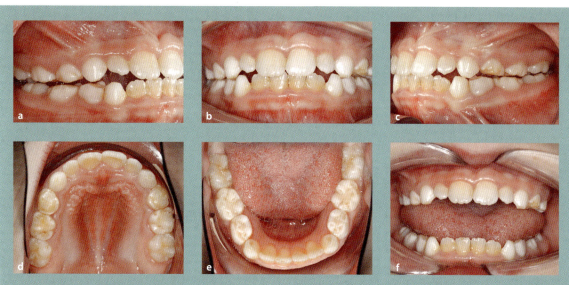

图5-22-4 （a~f）佩戴26副隐形矫治器后的口内像显示上下牙列整齐，通过唇倾上颌牙和内收下颌前牙解除前牙反𬌗。后期继续佩戴FR-Ⅲ型矫治器。因为患者口腔卫生习惯良好，口内未见牙龈炎症。

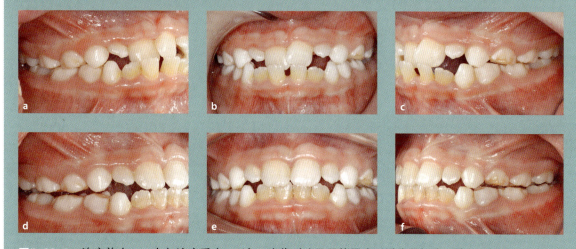

图5-22-5 治疗前（a~c）与治疗后（d~f）口内像对比显示使用隐形矫治器解除了前牙反𬌗。

病例2：有特殊需求的患者——拔除#12、#22、#35，无托槽隐形矫治

患者13岁，男性，跟随他的父母来到我们的诊所，他的前牙覆盖很大，无法咬物。他的父母对儿子的牙齿状况感到担忧。由于基因缺陷，他还表现出学习障碍以及感知和发育异常。患者非常恐惧，尽管医生和工作人员尝试了各种办法想赢得他的信任，但都无法让他开口。我们尝试通过拍照和口内扫描来帮助诊断，但没有成功。最终正畸医生指导孩子的父亲使用扫描仪给患者的牙齿和咬合进行了扫描（图5-22-6）。扫描显示上颌前牙区严重拥挤，牙弓极度狭窄，#12、#22腭侧位。安氏Ⅱ类关系，前牙覆盖10.2mm。

诊断

- 安氏Ⅱ类
- 重度深覆盖
- 严重拥挤，#12、#22腭侧位
- #35阻生
- 前磨牙及磨牙反拾/对刃拾

- 唇闭合不全
- 学习障碍，感知及发育异常

治疗计划

- 无托槽隐形矫治（隐适美）
- 拔除#12、#22、#35

治疗过程

图5-22-7a显示上传至ClinCheck软件后的初始口内情况，已虚拟拔除#12、#22。考虑到患者对医生及其团队的恐惧，ClinCheck软件中没有添加任何附件，尽管这样会因为缺乏足够的固位力而可能无法达到最佳结果。图5-22-7b显示目标位，虚拟拔除#12、#22后，计划使用33副无附件矫治器来排齐上下牙列。#45正在萌出，因此需要设计萌出帽。在缺乏附件的情况下，很多牙齿移动无法实现，因此治疗效果肯定不会很完美。对于这种特殊治疗，治疗目标是改善功能，使患者能够正常咀嚼和咬合。

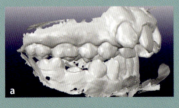
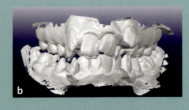
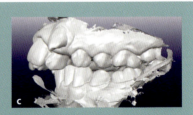
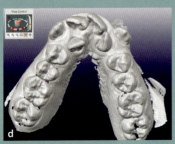
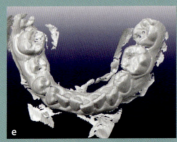

图5-22-6　（a~e）初始情况。由于患者过于害怕，不让医生进行拍照或取模。在正畸医生的帮助下，孩子的父亲能够独立进行扫描，这是患者接受治疗以及能让治疗继续进行下去的唯一方式。但是我们无法拍照或进行X线片检查。扫描结果显示上颌前牙区严重拥挤，牙弓极度狭窄，#12、#22腭侧位。安氏Ⅱ类关系，前磨牙和磨牙反拾倾向，前牙覆盖10.2mm。

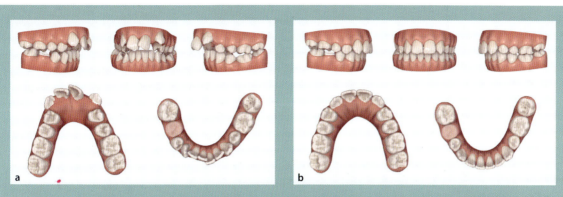

图5-22-7　（a）ClinCheck软件中的初始位，已虚拟拔除#12、#22。考虑到患者对医生的恐惧，ClinCheck软件中没有添加任何附件。（b）目标位。计划使用33副无附件矫治器来排齐上下牙列。#45正在萌出，因此需要设计萌出帽。治疗目标是建立功能性覆盖来改善咀嚼和咬合功能。

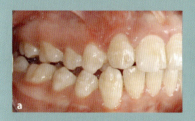
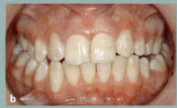
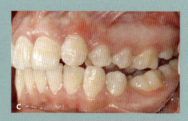
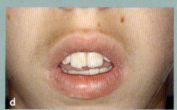

图5-22-8　（a~d）佩戴33副矫治器后的口内像。牙列已经排齐，上颌仍需扩弓来解决前磨牙和磨牙的反殆/对刃殆问题。重新扫描设计附加矫治器。但是因为患者的恐惧，仍然无法添加附件。此时患者对我们的工作人员已经有了足够的信任，允许我们拍摄口内像和休息位的口外照片。

图5-22-8显示佩戴33副矫治器后的口内像。患者每7天更换1副矫治器。上颌已横向扩弓，拥挤得到了一定改善，但是上颌仍需要进一步扩弓，来解决前磨牙和磨牙的反殆/对刃殆问题。重新扫描设计附加矫治器。但是因为患者的恐惧，仍然无法添加附件。此时患者对我们的工作人员已经有了足够的信任，允许我们拍摄口内像。图5-22-9a显示上

传至ClinCheck软件后的口内情况。图5-22-9b显示第二阶段治疗虚拟目标位。#35缺失，但由于患者依从性欠佳。此时仍然无法拍摄X线片。同样的原因，该阶段还是不设计任何附件。因此，垂直向上的移动（ClinCheck软件中计划的）将无法按计划进行，我们只能尽力继续向治疗目标靠近。

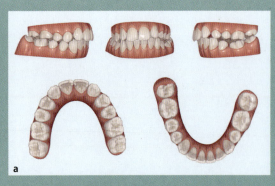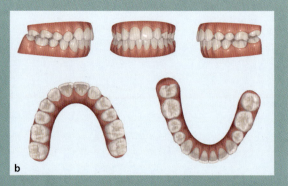

图5-22-9　（a）第二阶段治疗的初始位：#45已萌出。牙列已经排齐。（b）第二阶段治疗的目标位：预计24副矫治器后所有恒牙完全萌出。#35缺失，但由于患者依从性欠佳。此时仍然无法拍摄X线片。同样的原因，该阶段还是不设计任何附件。因为缺少附件固位，垂直向上移动将无法按计划进行。

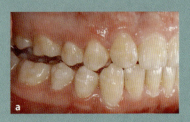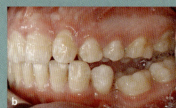

图5-22-10　（a，b）第三阶段治疗前口内像。在#34、#36、#37、#45-#47上粘接了水平椭球形附件。此时已经获得患者的足够信任，允许我们粘接附件。

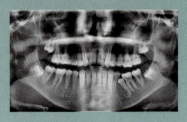

图5-22-11　经过数个月治疗，终于得以拍摄的全景片。所有智齿在位，#35因为#34与#36之间间隙的关闭而移位阻生。为了避免增加治疗时间和难度，决定外科拔除#35。

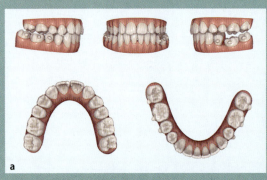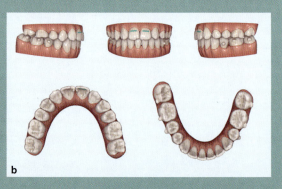

图5-22-12　（a）第三阶段治疗时的初始位：后牙开殆，在#34、#36、#37、#45-#47上粘接了附件，用于帮助矫治器固位以及伸长下颌后牙至咬合接触。（b）32副附加矫治器后的目标位：后牙建立咬合接触。为了获得更好的前牙牙根转矩，在#11、#21上添加了压力嵴。

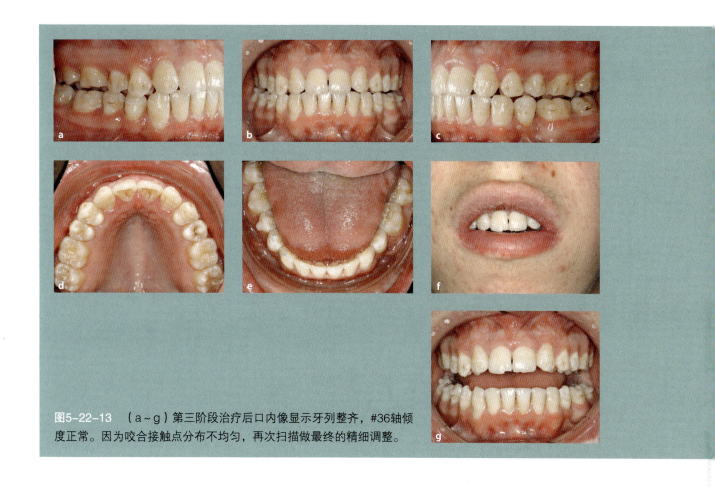

图5-22-13　（a~g）第三阶段治疗后口内像显示牙列整齐，#36轴倾度正常。因为咬合接触点分布不均匀，再次扫描做最终的精细调整。

第二阶段治疗包括24副矫治器。图5-22-10显示第三阶段治疗前口内像。在#34、#36、#37、#45-#47上粘接了水平椭球形附件。患者已经获得了足够的信任，允许我们粘接附件。重新扫描并定制新的矫治器，共32副矫治器，用于伸长磨牙至咬合接触。

在治疗过程中，患者对我们的团队信任度越来越高，最终允许我们拍摄全景片（图5-22-11）。全景片显示所有智齿在位，#35因为#34与#36之间间隙的关闭而移位阻生。

为了避免增加治疗时间和难度，决定外科拔除#35。图5-22-12a显示第三阶段治疗时的初始位。后牙开殆，在#34、#36、#37、#45-#47上粘接了附件，用于帮助矫治器固位以及将下颌后牙伸长至咬合接触。图5-22-12b显示32副附加矫治器后的目标位，后牙建立咬合接触，直立#36。为了获得更好的前牙牙根转矩，在#11、#21上添加了压力嵴。图5-22-13显示第三阶段治疗后口内像，牙列整齐，#36轴倾度正常。因为咬合接触点分布不均匀，再次扫描做最终的精细调整。

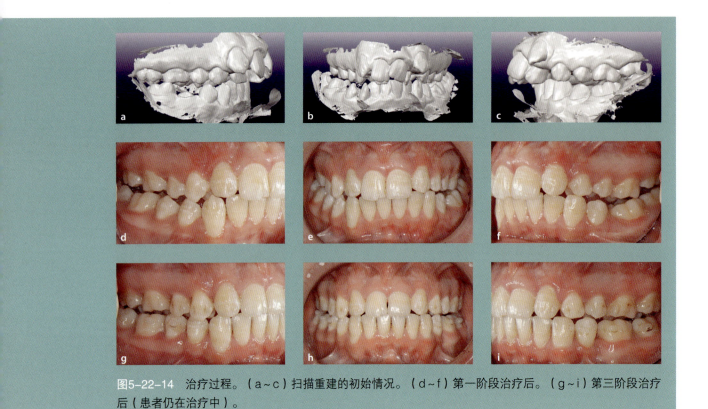

图5-22-14　治疗过程。（a~c）扫描重建的初始情况。（d~f）第一阶段治疗后。（g~i）第三阶段治疗后（患者仍在治疗中）。

　　本病例患者仍在接受治疗过程中，尚未佩戴完所有矫治器。尽管如此，治疗进展已经超出了预期，因为功能上的显著改善，让他能够更好地咬合和咀嚼。如果没有他父母的大力合作，这些治疗是不可能实现的。他们对治疗效果做出了巨大的贡献。图5-22-14显示到目前为止的治疗过程。

病例3：有特殊需求的患者——安氏Ⅲ类错牙合畸形伴反牙合及中线偏斜

患者13岁，患有Goldenhar综合征，耳部、颈部以及半侧面部区域均有畸形。因为肌肉和皮肤的异常，患者存在张口受限以及微笑时面部偏左。口内检查显示安氏Ⅲ类，前牙反牙合，下牙列中线偏左7mm。#13、#23唇侧位，#65乳牙滞留，#25正在萌出。口腔卫生欠佳，上下颌均有牙龈炎症。图5-22-15显示患者第一次来诊所时的面像及口内像。

诊断

- 右侧安氏Ⅲ类
- 前牙反牙合
- 中线偏斜
- 上颌严重拥挤
- Goldenhar综合征

治疗计划

- 无托槽隐形矫治（隐适美）
- 上颌扩弓和唇倾上颌前牙来排齐上颌牙列

治疗过程

先预约口腔卫生指导和牙周洁治。患者表示不想使用固定矫治技术，希望佩戴隐形矫治器和牵引。我们已在#12-#15、#22-#25、#33-#35、#43-#45上粘接附件（图5-22-16），然后进行扫描建立数字化模型。图

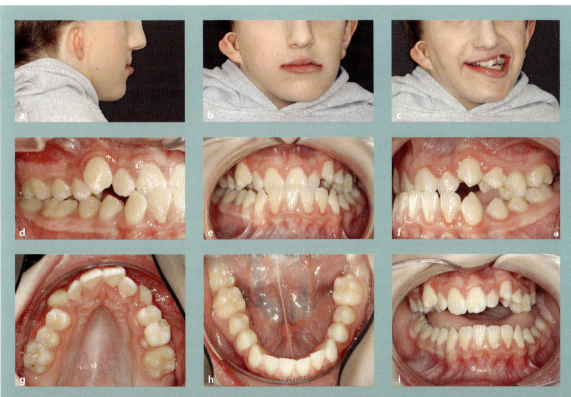

图5-22-15　（a~i）治疗前面像及口内像显示安氏Ⅲ类磨牙关系，#65乳牙滞留，#25正在萌出。上颌#12-#23与下颌#33-#43反牙合。下牙列中线偏左7mm。#13、#23唇侧位。患者因为行动能力有限，口腔卫生欠佳。

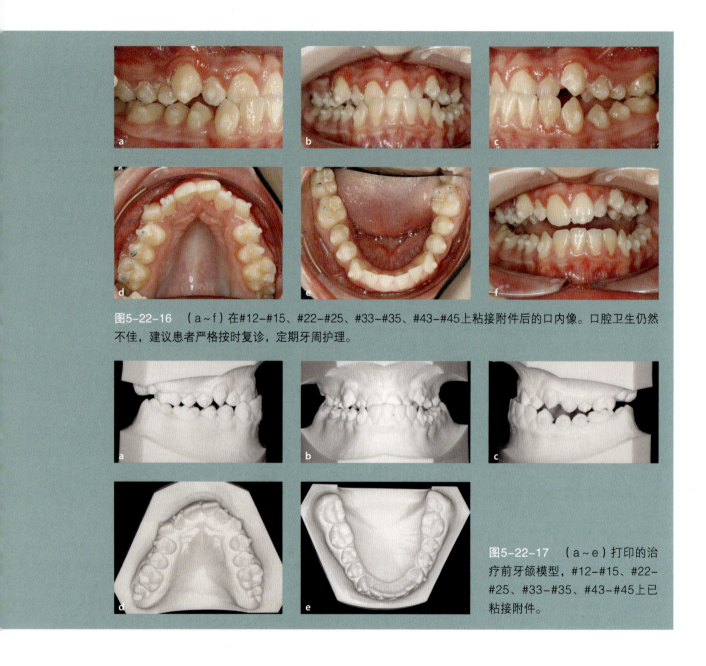

图5-22-16　（a~f）在#12-#15、#22-#25、#33-#35、#43-#45上粘接附件后的口内像。口腔卫生仍然不佳，建议患者严格按时复诊，定期牙周护理。

图5-22-17　（a~e）打印的治疗前牙颌模型，#12-#15、#22-#25、#33-#35、#43-#45上已粘接附件。

5-22-17显示3D打印的牙颌模型。图5-22-18a显示上传至ClinCheck软件后的初始口内情况，图5-22-18b显示预期的目标位。图5-22-19显示第一阶段治疗佩戴第25副矫治器时的口内像。为了增加下颌前牙内收时的支抗，在#16、#26、#33、#43上设计了透明牵引钩进行Ⅲ类牵引。

因为患者每天需要应对包括正畸治疗在内的很多问题，因此治疗周期会比较长。第一阶段治疗设计了45副矫治器，因为佩戴时间不

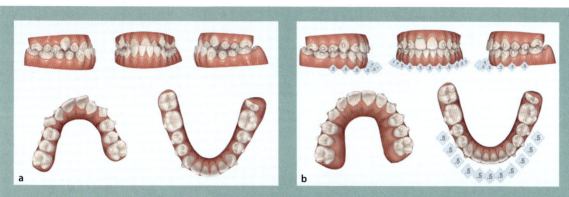

图5-22-18　（a）上传至ClinCheck软件后的初始口内情况，可见前牙反殆、上颌拥挤、下颌前牙伸长，伴Spee曲线深。（b）ClinCheck软件中的目标位，从#36近中至#46近中设计0.5mm邻面去釉（IPR）。前牙反殆已经解除，但是后牙仍然是Ⅲ类倾向，中线偏左问题也仍然存在。第一阶段治疗包括45副矫治器。

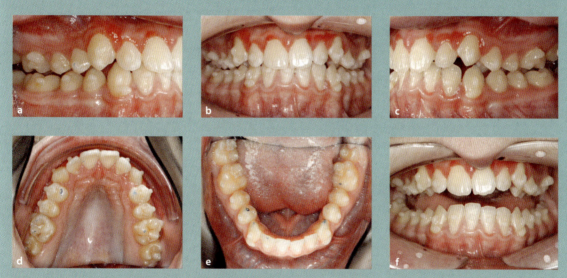

图5-22-19　（a~f）第一阶段治疗佩戴25副矫治器时的口内像。为了增加下颌前牙内收时的支抗，在#16、#26、#33、#43上设计了透明牵引钩进行Ⅲ类牵引。

足，在第25副时需要重启，然后第二阶段治疗设计了42副矫治器，第三阶段治疗设计了30副矫治器，最终阶段治疗设计了21副矫治器（图5-22-20）。总疗程3年左右，总共使用了118副矫治器。为了保持效果，在下颌#34-#44舌侧以及上颌#13-#23腭侧粘接保持器，同时患者还需要佩戴Bionator功能矫治器。图5-22-21显示治疗后的3D打印模型，下颌#33-#43可见舌侧保持器。图5-22-22显示治疗前后口内像对比。

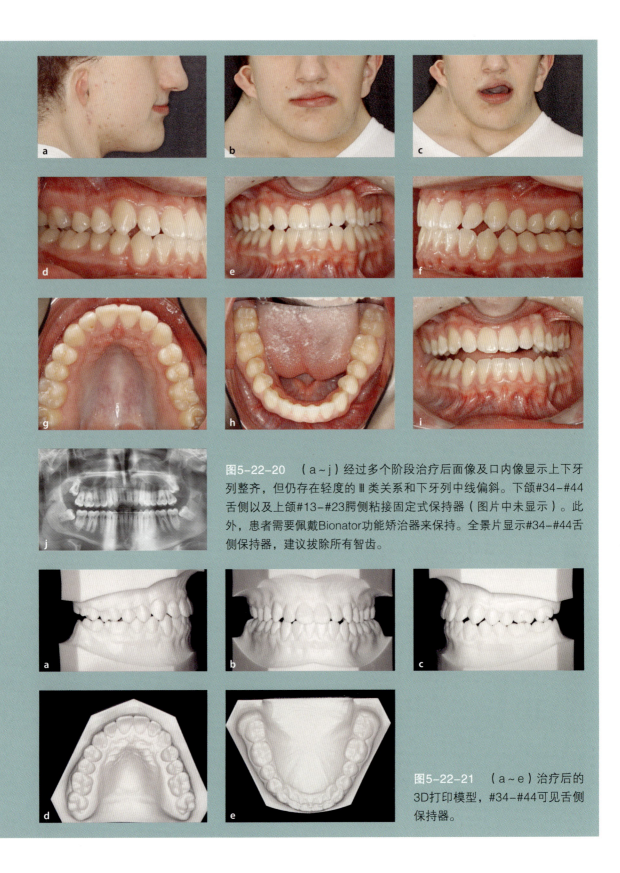

图5-22-20 （a~j）经过多个阶段治疗后面像及口内像显示上下牙列整齐，但仍存在轻度的Ⅲ类关系和下牙列中线偏斜。下颌#34-#44舌侧以及上颌#13-#23腭侧粘接固定式保持器（图片中未显示）。此外，患者需要佩戴Bionator功能矫治器来保持。全景片显示#34-#44舌侧保持器，建议拔除所有智齿。

图5-22-21 （a~e）治疗后的3D打印模型，#34-#44可见舌侧保持器。

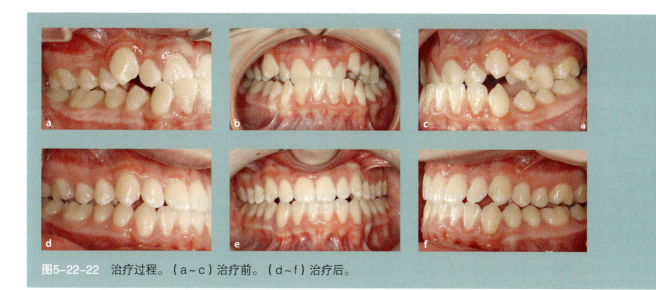

图5-22-22 治疗过程。（a~c）治疗前。（d~f）治疗后。

参考文献

[1] Becker A, Shapira J, Chaushu S. Kieferorthopädische Behand-lung behinderter Kinder. Inf Orthod Kieferorthop 2009;41:63–73.

[2] Azaripour A, Weusmann J, Mahmoodi B, et al. Braces versus Invisalign(R): gingival parameters and patients' satisfaction during treatment: a cross-sectional study. BMC Oral Health 2015;15:69.

[3] Miethke RR, Brauner K. A comparison of the periodontal health of patients during treatment with the Invisalign system and with fixed lingual appliances. J Orofac Orthop 2007;68:223–231.

[4] Becker A, Shapira J, Chaushu S. Orthodontic treatment for dis-abled children: motivation, expectation, and satisfaction. Eur J Orthod 2000;22:151–158.

专题23

颞下颌关节紊乱病的正畸治疗

应用殆板进行初期治疗

对于大多数颞下颌关节紊乱病（TMD）的病例，首先都要使用殆板进行治疗。殆板是一种可逆的治疗方法[1]。只有在殆板治疗减轻临床症状后，方可进行下一步不可逆的正畸治疗。殆板可以确定下颌三维空间的生理性位置，因此除了用于治疗外，殆板还可以用作诊断工具。从这个生理性位置开始，进行不可逆的正畸治疗。

经过全面的诊断及制订相应计划，殆板可以展现科学、可靠的疗效[2-4]。殆板不仅对

颞下颌系统有效，还可以延伸至整个肌肉骨骼系统[5-9]。殆板可以消除异常咬合，改善神经肌肉功能紊乱。颞下颌关节紊乱病通常涉及关节间隙的问题。人体的每个关节都需要精确界定关节间隙。借助殆板可以重新定位颞下颌关节的三维空间位置[10-14]。

图5-23-1和图5-23-2显示在生理性咬合位时的生理性髁突位置、前牙早接触时的生理性髁突位置、当从正中关系位到习惯性牙尖交错位时髁突向后方/颅部的移位；当使用颅颌矫形定位矫治器（COPA）时的生理性髁突位置。

矢状面和正面视图显示从正中关系位滑动至错误咬合位时髁突的位移以及该位移对颞骨的影响。COPA可以矫正病理性髁突位置。

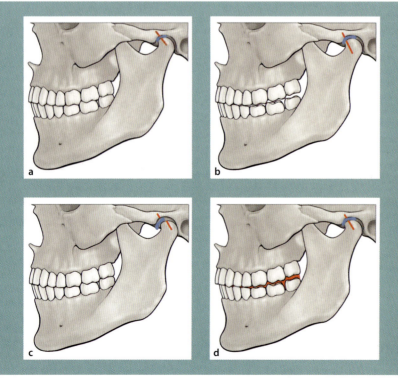

图5-23-1 颞下颌关节紊乱。（a）具备生理性后牙咬合支撑的安氏Ⅰ类关系，髁突及关节盘处于生理性位置。（b）在生理性髁突位置缺少后牙咬合支撑而仅存在前牙区咬合接触，后牙开殆。（c）习惯性后牙咬合接触导致髁突后移位，关节盘前移位，关节位于双板区。（d）可摘式殆板将髁突稳定在中心位置。关节盘（蓝色区域）以及关节窝和髁突的相对位置关系（红线）被称为"黑匣子"，在后续内容中进行讨论。

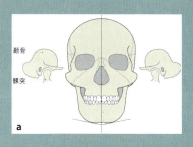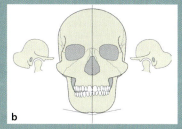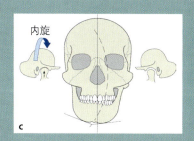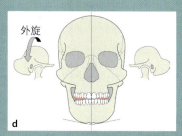

图5-23-2 （a）正中关系位时的生理性髁突位置。左右两侧咬合接触相当，髁突处于生理性中心位置，颏点居中，颞骨也处于生理性位置。（b）正中关系位时的左侧面部丰满，左侧牙齿发生早接触，同时右侧缺乏生理性后牙咬合支撑。该情况下，髁突处于生理性位置。（c）当处于习惯性牙尖交错位（HIKP）时左侧面部丰满度增加。当下颌从正中关系位滑动至习惯性牙尖交错位时，右侧产生咬合接触。此时面部的偏斜更加明显，右侧下颌升支变短，颏点偏右。右侧颞骨明显内旋。（d）左侧面部丰满度更大的情况下在正中关系位使用COPA。𬌗板的应用可补偿丧失的后牙垂直高度。面部偏斜程度减弱，颞骨向外旋转。

𬌗板必须使用坚硬的材料制作。由软塑料制作的𬌗板、阻断器、充填液体的塑料𬌗板以及其他预制的𬌗板最多只能使用数天，用来分离上下咬合，降低咀嚼肌张力[3,15]。

如果𬌗板治疗有效，临床医生可进一步决定是否仅在夜间继续佩戴𬌗板，以及是否需要进行正畸、修复或正畸-修复联合治疗[16-17]。

应用𬌗板进行咬合治疗的前提条件

根据颞下颌系统和肌肉骨骼系统的诊断、数字关节记录以及必要时的影像学诊断，确定咬合参与功能紊乱形成的诊断性证据，方能确定是否符合𬌗板的适应证。

𬌗板需要全天候持续佩戴。在功能治疗的整个疗程中，在习惯性牙尖交错位时不应当有咬合接触，否则会诱发神经肌肉系统的改变及对错误咬合的适应性变化。同样，这也会导致髁突的空间位置变化，引起感受器的反复刺激。在手法治疗和理疗后[18]，应马上调整𬌗板。

COPA𬌗板

定义

由于𬌗板是根据肌肉骨骼系统来制作和调节的，因此它应当被称为颅颌矫形定位矫治器，阐明了其的矫形特性[15]。

COPA𬌗板的设计特点

该𬌗板通常基于下颌牙列制作。这样做有明显的优势：一方面，因为对美观和发音没有或仅有很小的影响，𬌗板可以全天24小时佩戴。另一方面，由于患者和医生在治疗期间可以采用坐姿，因此咬合的检查和调整要容易得

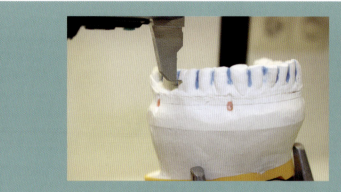

图5-23-3　外形高点的测量。

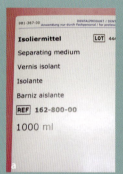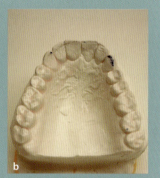

图5-23-4　（a，b）上下颌石膏模型涂布分离剂。

多。此外，下颌COPA不像上颌COPA那样，会将上颌左右两半固定在一起，而妨碍骨缝调整。

𬌗板的作用是恢复了前磨牙区和磨牙区的后牙咬合支撑，从而实现了静态咬合的功能性补偿。为了实现动态咬合时的前牙引导，𬌗板还扩展到了尖牙区，在下颌前伸及侧方运动时起引导作用，同时实现侧方咬合的打开。

通常，𬌗板不能覆盖下颌切牙。这样𬌗板才能对频繁出现的颞下颌关节受压情况给予康复治疗支持。在不产生新的前牙咬合接触的情况下，下颌可以自由地调整至一个新的平衡位置。此外，由于𬌗板治疗周期常限制在3～6个月之间，因此前牙发生位置变化的风险较小[19]。

然而，有时下颌切牙可能也会被纳入𬌗板的设计中。此种情况下，必须确保不会造成前牙接触，因为这可能会反过来对下颌形成向后的推力。

基于打开咬合方式的不同，𬌗板可以分为蜡型式和非蜡型式𬌗板设计。基于整体设计的不同，还可区分为可摘式和固定式𬌗板。具体适应证将依据不同病例的治疗需求而定。

𬌗板治疗的多种形式

可摘式𬌗板

可摘式𬌗板是初期咬合治疗最常用的治疗方法，其主要优势在于可逆性。这就允许临床医生对有希望的治疗方式进行尝试而不必一开始就使用系统性的诊断治疗。如果治疗效果不佳，即可停止治疗，而且不会对系统造成不可逆的影响。由于颞下颌关节紊乱病的发病机制独特且复杂，当出现咬合调整的指征时，可摘式𬌗板通常是大多数病例的选择。

应用咬合止点和尖牙引导的非蜡型式𬌗板

在数字化工作流程直接生产𬌗板之前，笔者最常使用的𬌗板是切牙𬌗板。这种𬌗板在上颌腭尖部位有咬合止点，而在颊尖部位则没有咬合止点。𬌗板还具有尖牙引导功能，可以在下颌前伸时起控制作用。制作工艺如图5-23-3～图5-23-11所示。

蜡型式𬌗板

进行充分的咬合诊断有助于为神经系统"提供"可能的更好的咬合，有利于治疗。这

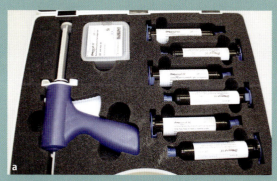

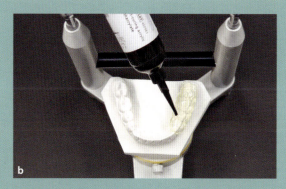

图5-23-5　（a，b）丙烯酸树脂套装。

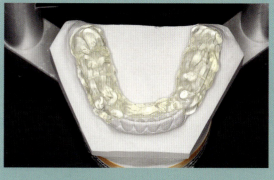

图5-23-6　将丙烯酸树脂放置于所需表面之后𬌗板的状态。

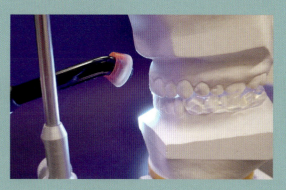

图5-23-7　COPA材料的第一次固化。

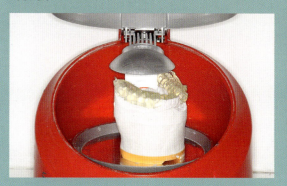

图5-23-8　COPA材料的第二次固化。

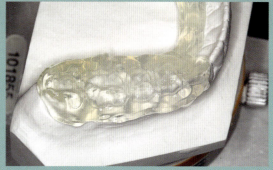

图5-23-9　完成光固化程序的𬌗板。

可以通过具备尖牙引导功能的蜡型式𬌗板来实现，它依照生物动力学概念设计。如果能够早期可靠地确定髁突的生理性位置，那么使用带有𬌗面解剖形态的𬌗板设计可能更合适。然而，应用带有𬌗面解剖形态的𬌗板的治疗过程要比图5-23-3～图5-23-11中所示非蜡型式𬌗板的情况更为复杂。

在纠正神经肌肉功能和主诉症状消失后，可以立即检查所设计的治疗性的正中和非正中关系位有无变化，并通过调磨或重衬来改进𬌗板设计。

固定式𬌗板

通常仅在进行了初步的可逆咬合治疗，并

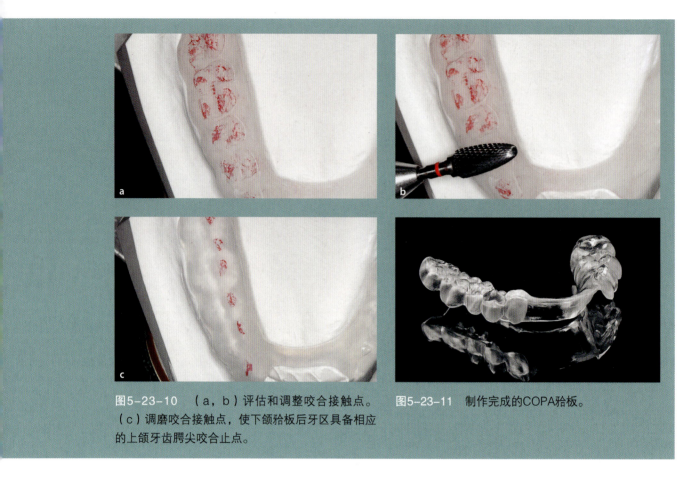

图5-23-10　（a，b）评估和调整咬合接触点。（c）调磨咬合接触点，使下颌𬌗板后牙区具备相应的上颌牙齿腭尖咬合止点。

图5-23-11　制作完成的COPA𬌗板。

且功能治疗的再评估结果表明需要进一步调整咬合以确立下颌新的正中关系位时才使用固定式𬌗板。

理想情况下，牢固附着的𬌗板可以为单侧缺失的后牙提供垂直高度支撑。由于𬌗板的牢固附着，可以在一开始就对治疗性颌位进行检查和调整，以便后续进行正畸治疗或修复咬合重建治疗。

固定式𬌗板的一个特殊优势是它们可以设计成最小的厚度。因此，可以为后续进行的正畸治疗和/或修复治疗进行可靠的咬合检查。固定式𬌗板更适合用于前牙开𬌗，因为在这种情况下，可以不增加或尽可能少地增加后牙高度。

在初始咬合治疗阶段，只有后续治疗过程能够可靠预测的情况下才可以使用固定式蜡型式𬌗板。大多数情况下，初始治疗的固定式𬌗板的𬌗面设计可以参考可摘式非蜡型𬌗板的𬌗面设计（见上文）。

直接制作的COPA高嵌体

直接制作的COPA高嵌体是一种特殊的正畸治疗形式，将会在接下来的章节进行讨论。

在进行设计时，必须根据每名患者的情况单独确定应当使用哪种𬌗板。考虑到颞下颌关节与整个身体之间的持久相互作用，全面理解治疗引起的变化非常重要。因此，所有变化都应该伴随相应的治疗措施，最好基于多学科合作。

通常，初期的𬌗板治疗持续时间为3～6个

月。如果患者的症状得到缓解或显著改善，并且在接下来的2~3次复诊中咬合模式没有显示出任何变化，那么可以认为是治疗成功的。

操作步骤

根据对肌肉骨骼系统的影响来评估正中关系殆是模型分析的基础[20]。模型分析用来验证咬合干扰是不是导致在颞下颌关节和肌肉骨骼系统中发生的那些可能与咬合相关的症状的病因。如果发现存在咬合因素，则需要进行殆板治疗。因此，对诊断性模型分析和治疗性模型分析要加以区分。

在安装上颌牙模后，根据正中关系位或结构性的咬合记录，再人工将下颌牙模放入殆架中。为了进行牙模分析，需要制作另一副颜色不同的牙模。这副牙模不经处理，用于记存或司法鉴定，它展示了初始状态或开始治疗时的状态。

接下来，用不同颜色的石膏复制诊断性牙模，然后完全模拟初始牙模进行固定。由于殆板是用这一对牙模生产的，因此初始牙模不会被损坏。

如果需要进一步治疗，必须在治疗开始前进行讨论，并记录治疗过程及相应费用。

Plato和Kopp[18]指出，50%的颞下颌紊乱综合征患者在完成殆板治疗后需要进行全面的咬合重建治疗[9]。

殆板治疗的禁忌证和局限性

- 严重的深覆殆伴上颌中切牙舌倾：在这种情况下，只有通过进一步旋转下颌才能实现下颌矢状向的调整。因此，对于该类型的病例，结合COPA高嵌体的正畸治疗是

必要的

- 上颌牙弓狭窄，伴反殆和下颌偏斜：这种情况下，需要在进行功能性关节治疗的同时结合正畸治疗，或对发育不足的上颌骨进行手术扩弓治疗
- 骨性开殆，后牙过度萌出：开殆很容易进一步发展。在任何情况下都不能调磨后牙区的殆板，也不能使用殆板进一步打开咬合。因此，这种情况下适合使用固定式殆板（见上文）
- 原发性关节紊乱：殆板治疗可能会加重关节症状。需要进行精确的诊断以及影像学检查（CBCT/MRI）。必要时，可能需要进行外科手术

总体结论是，未经调节的殆板在任何情况下都不应该使用，尤其是由软塑料制成的殆板，尽管它们在一般临床操作中很常见。Lechner[21]在2008年得出结论："在我看来，仍在使用这些来治疗颅颌功能紊乱患者的人，都造成了医疗事故。"

COPA的技工室制作

如果下颌牙列完整，殆板应覆盖尖牙至末端磨牙的殆面，而不包括下颌切牙切端。在前牙区，由舌弓连接左右部件。在舌侧，殆板应从临床牙冠延伸至牙龈区域，以保证咬合部件的稳定性。殆板应该设计得尽可能平整，以确保佩戴舒适度良好。在颊侧，殆板应覆盖前磨牙和磨牙，以保障足够的固位。

工作步骤如图5-23-3~图5-23-11所示。对于石膏模型的制作，以下为重要步骤：
- 水和石膏以精确比例混合

- 在真空混合装置中的混合时间一致；脱水硬化3小时
- 使用IV型石膏
- 修整牙模
- 使用X-Acto刀尖端去除硬石膏模型上的小球

殆板的制造是通过固定在殆架上的石膏模型进行的。在本病例中，我们使用的是SAM殆架（SAM 2P，SAM Präzisionstechnik，Munich，Germany）。石膏模型的固定方法已在前一部分介绍。

将模型固定在SAM殆架后，测量外形高点（图5-23-3）。如果牙齿存在明显的倒凹，会增加殆板的摩擦。因此，在继续测量之前，需要填塞牙齿之间的间隙。殆板的边缘应依据模型观测仪在下颌石膏模型绘制的外形高点线来确定。殆板应与牙齿外形高点线轻微重叠，以保证足够的固位。

上下颌石膏模型的牙齿表面均涂布分离剂（参考号162-800-00，Dentaurum，Ispringen，Germany）（图5-23-4）。

本书笔者采用Orthocryl LC Dentaurum（参考号160-401-00）作为殆板的材料（图5-23-5）。抬起SAM殆架的上颌部分，以便在下颌石膏模型所需的牙齿表面上充分地放置丙烯酸树脂（图5-23-5b）。在放置时，应该与标记的龈缘稍微重叠，以提供足够的材料进行后续处理和抛光（图5-23-6）。

将殆架的上颌部分降下，以便在丙烯酸树脂上形成上颌牙弓的印迹。为了固定当前状态，使用牙科固化灯对殆板进行第一次固化。第一个固化阶段在约1分钟完成。此时上颌石膏模型可以抬起，殆板材料不会黏附在其上，但仍具有可塑性（图5-23-7）。对于第二个固化阶段，将下颌石膏模型从殆架中取出并放入EyeVolution MAX光固化机中（Dreve Dentamid，Unna，Germany）。该过程持续约10分钟，在至少400～550nm的波长下进行（图5-23-8和图5-23-9）。

根据预先确定的龈缘进行处理和抛光后，对COPA殆板的殆面进行喷砂抛光，以便更好地标记接触面以进行后续的检查和处理工作。将2个石膏模型固定在殆架上后，用黑色咬合纸标记咬合接触点并反复调磨（图5-23-10a）。目的是在下颌殆板后牙区上获得相应的上颌牙齿腭尖咬合止点。重复该过程，直至去除所有的高点，咬合表现得很稳定为止（图5-23-10b，c）。

在全数字化工作流程中制作COPA

如今，COPA的生产是在数字化工作流程中进行的，通过3D打印制作。咬合的获取如上所述。详细工作流程如下：

- 上下颌牙齿的口内扫描（图5-23-12）
- 口内扫描与咬合记录（图5-23-13）
- 将扫描标准曲面细分语言（Standard Tessellation Language，STL）文件上传至打印机中，固定好的模型在NETFABB中进行匹配（图5-23-14）
- 在软件中进行殆板设计，包括牙轴测量（图5-23-15）、殆板设计（图5-23-16）和殆板厚度测量（图5-23-17）
- 殆板打印（图5-23-18）
- 对打印的COPA进行后续处理及抛光（图5-23-19）

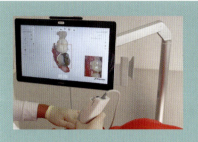

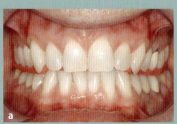

图5-23-12 上下颌牙齿的口内扫描（3 Shape，Straumann）。

图5-23-13 （a，b）具备双侧咬合记录的口内扫描被精确传送至扫描软件中。

图5-23-14 将STL文件上传至打印机，固定好的模型在NETFABB中进行匹配。

图5-23-15 牙轴测量。

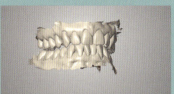
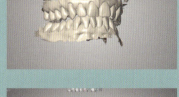
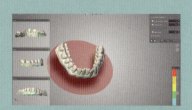

图5-23-16 （a，b）在软件中进行殆板设计。

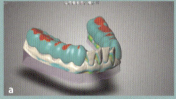
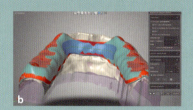

图5-23-17 （a，b）殆板厚度测量。

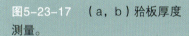

- 戴入所打印的COPA（图5-23-20和图5-23-21）

COPA几乎不需要后期处理，静态咬合和动态咬合的调整的工作量大大减少[22]。Lutz发现不同的制作技术对殆板断裂强度值并没有明显影响。他比较了增材打印法（FotoDent splint，Dreve Dentamid）、减材打磨法（Temp Basic Transpa，Zirkonzahn）和传统应用注射技术（Coston，Dreve Dentamid）的制造方法。在咀嚼刺激后，减材打磨的材料显示出了最高的压力潜在值，而传统材料则是最低的[23]。如果在治疗期间需要的话，COPA可以使用Super T材料（George，Dental，Germany）以增材打印法打印。

直接制作的COPA高嵌体的适应证、制作过程和应用

对于伴局部疼痛或关节盘首次移位等颞下颌关节急性病变的病例，或完全性关节盘移位

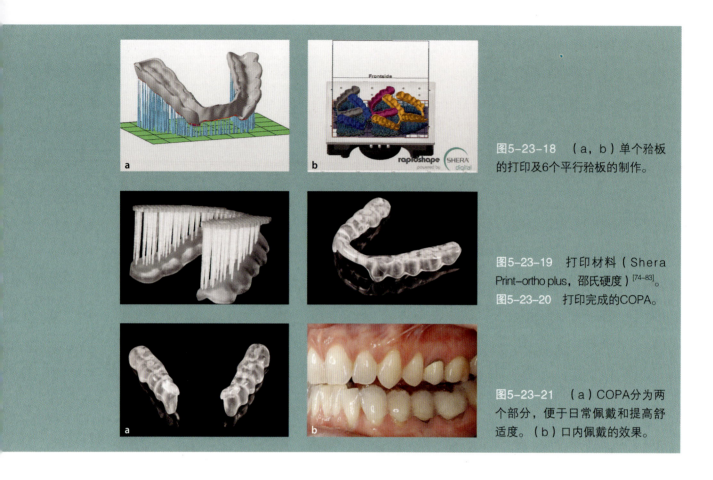

图5-23-18 （a，b）单个𬌗板的打印及6个平行𬌗板的制作。

图5-23-19 打印材料（Shera Print-ortho plus，邵氏硬度）[74-83]。

图5-23-20 打印完成的COPA。

图5-23-21 （a）COPA分为两个部分，便于日常佩戴和提高舒适度。（b）口内佩戴的效果。

进行复位的病例，建议使用粘接于双侧下颌尖牙至末端磨牙的固定式𬌗板（图5-23-22）。如果同时进行隐形矫治，COPA高嵌体通常需要覆盖磨牙。此外，COPA高嵌体也可应用于乳牙列（图5-23-23）。制作COPA高嵌体意味着治疗性构建咬合[24]。COPA高嵌体的制作和粘接流程如图5-23-24～图5-23-30所示。

粘接流程

· 磨牙表面清洁和抛光
· 清洁好的表面用50μm的氧化铝进行喷砂打磨。金属和陶瓷表面需要进行更长时间的打磨（图5-23-27a）

· 将牙釉质用33%磷酸酸蚀10秒，冲洗去除磷酸并将表面吹干（图5-23-27b和c）
· 𬌗板的粘接采用非常稀薄的、具有流动性的粘接系统B（Maximum Cure无填料糊剂A和B；Reliance Orthodontic Products，Itasca，IL，USA）进行。𬌗板底部经过喷砂后涂布塑料专用预处理剂
· 使用刷子将粘接剂涂抹并铺展在牙齿和𬌗板底面上（图5-23-28）
· 将𬌗板放入口内，固定后去除多余的粘接剂（图5-23-29）
· 当粘接剂硬化后，清洁𬌗板边缘和邻间隙（图5-23-30）

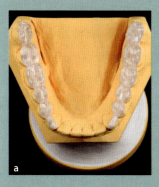
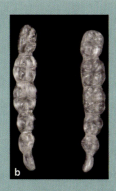
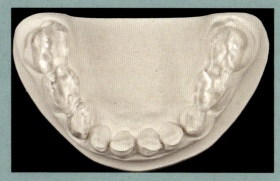

图5-23-22 （a，b）COPA高嵌体的制作过程是类似的（转载自Boisserée和Schupp[16]）。

图5-23-23 下颌乳牙列佩戴𬌗板高嵌体的牙模（转载自Boisserée和Schupp[16]）。

图5-23-24 （a）口内的治疗性构建咬合记录。（b）口外的治疗性构建咬合记录（由超硬Beauty PinkegraMiltex，York，PA，USA）和铝蜡制成（转载自Boisserée和Schupp[16]）。

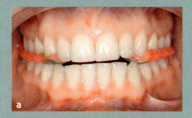
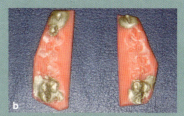

图5-23-25 （a，b）自凝材料；形态稳定但仍柔软可塑，可以直接用于𬌗板的制作（转载自Boisserée和Schupp[16]）。

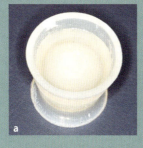
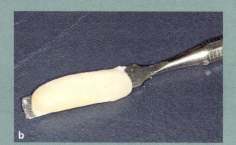

图5-23-26 （a，b）将治疗性构建咬合记录置于上颌，自凝材料置于下颌左侧，引导患者咬合（转载自Boisserée和Schupp[16]）。

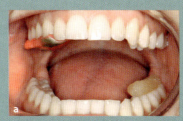
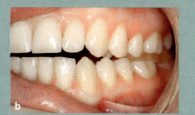

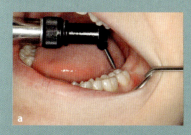
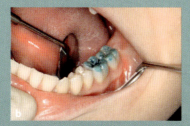
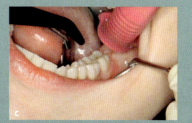

图5-23-27 （a~c）粘接𬌗板前的准备工作。𬌗面采用50μm的氧化铝进行喷砂打磨。酸蚀，冲洗，吹干（转载自Boisserée和Schupp[16]）。

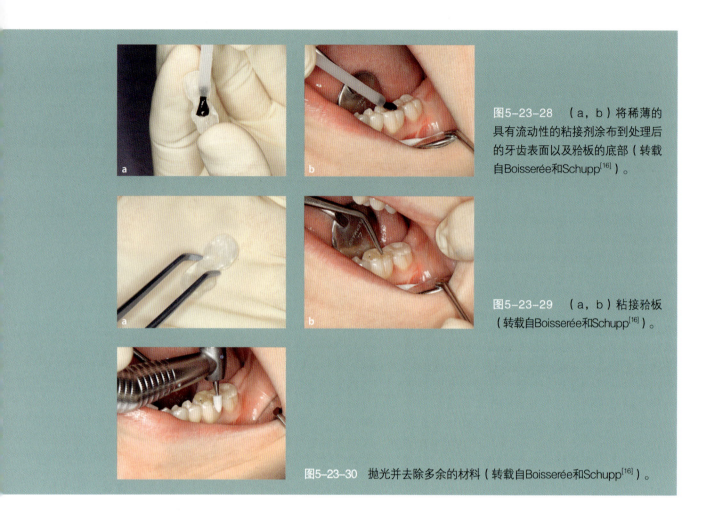

图5-23-28　（a，b）将稀薄的具有流动性的粘接剂涂布到处理后的牙齿表面以及𬌗板的底部（转载自Boisserée和Schupp[16]）。

图5-23-29　（a，b）粘接𬌗板（转载自Boisserée和Schupp[16]）。

图5-23-30　抛光并去除多余的材料（转载自Boisserée和Schupp[16]）。

可摘式𬌗板的试戴、检查和调整

试戴

在试戴阶段，需要检查𬌗板是否正确贴合。𬌗板不应翘动，并且应该稳固地固位于牙齿。通过抬起尖牙区的外边缘，可以轻松摘下𬌗板。一旦完成试戴，𬌗板不应再被调改。相反，医生必须依赖正确的咬合记录和精确的制作过程来实现下颌位置的调整。

患者，或者更确切地说，患者的神经系统，需要一些时间来适应新的治疗性位置。初次佩戴𬌗板时可能会感到不太舒服，特别是在之前接受了手法治疗后再进行咬合记录的情况下。

第一次调整

7天后对𬌗板进行第一次调整，通常在接受了医生前期手法治疗或理疗之后。在手法治疗和口腔复诊之间，患者使用咬合分离器Aquilizer（Jumar Corporation，Prescott，AZ，USA）或Gelax放松𬌗板（Dentrade，Cologne，Germany），以确保患者不会在不正确的位置上咬合。如果没有做预处理，建议在开始前先活动患者的颞下颌关节。在该阶段，不仅要注意静态咬合，还要关注动态咬合，并根据需要采取调整措施。

原则上，建议在2周后安排随访预约，并提前预约手法治疗和理疗师。随着神经肌肉功能的逐渐恢复和疼痛的缓解，可以通过调磨或重衬殆板的方法对未来的正中和非正中殆设计理念进行检验及调整。

调整方法

根据具体情况，每7天进行一次进一步的调整，直至第4周或第5周。最晚在6个月后进行新的功能分析，重新评估治疗效果。

治疗中症状可能会暂时加重。这可能是由于负荷的变化以及头部和身体姿势的变化所致。此时患者的症状主要表现在肌肉调节方面。

咬合评估和头部姿势位

由于头部姿势会影响颌关系，因此在采取调节措施时，保持患者的直立姿势，特别是保持头位直立是很重要的。轻微的头部后仰可导致下颌骨向后移位并增加向后的咬合接触。

关于直立头位的参考标志是眶耳平面和双侧瞳孔连线。在这个参考位置，患者应该能够在不受外力的情况下，可重复地从生理性休息位移动至正中关系位。咬合的可重复性只能最终通过牙科放大镜来进行评估。

殆板调整的实际操作

微小的调整可以通过直接调磨来实现。将殆板从口内取出，在放大镜下使用金刚砂球钻调整。在特定情况下，需要2张咬合纸来同时检查下颌的运动是否均匀。

首先，调磨静态咬合（黑色咬合纸）。调磨时不要完全消除接触点，而是朝着正中关系咬合接触点的方向调磨。达到均匀咬合后，开始调磨动态咬合。用蓝色咬合纸检查前伸运动，用红色咬合纸检查工作侧和平衡侧运动。特别要注意尖牙和前磨牙对前伸运动及侧方运动的正确引导以及是否存在咬合干扰。

如果要进行大范围调整，只能将殆板重新安装至殆架完成。为此，首先用薄膜（Kerr，Bioggio，Switzerland）将对颌牙与殆板分离，并将表面吹干。然后将Bite Compound殆板材料（GC，Leuven，Belgium）加热后，放置于殆板后部。在将殆板放入口内之前，必须在56℃的水中浸泡，防止材料过热或者粘在对颌牙上。

患者保持直立坐姿，在维持头部直立同时闭口。材料固化后，使用X-Acto刀修整，检查咬合是否均匀。必要时，去除整个咬合印记，再放置一层殆板材料重新咬合。

新的咬合已经通过患者的肌肉骨骼系统进行了检验。将殆板安装在殆架模型上后，用分离底座的模型对新旧颌位的差异进行检查，随后完成殆板的调磨。

病例1：正中关系位和牙尖交错位不一致

本病例介绍了颅下颌和肌肉骨骼紊乱患者开始治疗之前的基本诊断和治疗计划。垂直高度是颞下颌关节最重要的维度。讨论围绕"黑匣子"、颞下颌关节组成和关节对位进行（图5-23-1）。

下文描述了一名患有严重背痛的患者的诊断和治疗计划，本病例患者患有颞下颌关节盘前移位和髁突后移位（图5-23-31）。

诊断

- 颞下颌关节紊乱病
- 颞下颌关节受压（CBCT）
- 关节盘前移位（MRI）

治疗计划

- COPA

治疗过程

以治疗性咬合关系上𬌗架的石膏模型（见专题23）阐明了视觉上看似合理的咬合问题（图5-23-32）。前牙区存在重咬合，而磨牙和前磨牙区则存在开𬌗。在肌肉力量的作用下，下颌闭合期间颞下颌关节髁突向后上从正中关系位移动到习惯性牙尖交错位。如果未上𬌗架，通过手持模型观察咬合，得到的信息只能与习惯性咬合时的口内像一致。如果将颞下颌关节的各个组成部分统被称为"黑匣子"，那么打开它对于治疗来说是必不可少的（图5-23-33）。对于本病例患者，如果在不考虑颞下颌关节和肌肉骨骼系统的情况下开始正畸或其他治疗，整个治疗必然会失败。

正如Harold Gelb（1994）所说："先考虑骨，然后再考虑牙齿。"

图5-23-34展示了遵循这一顺序的治疗措施。

评估颞下颌关节，打开"黑匣子"：

- 人工诊断（见第3章）
- 在CR位将石膏模型上𬌗架（见第3章）

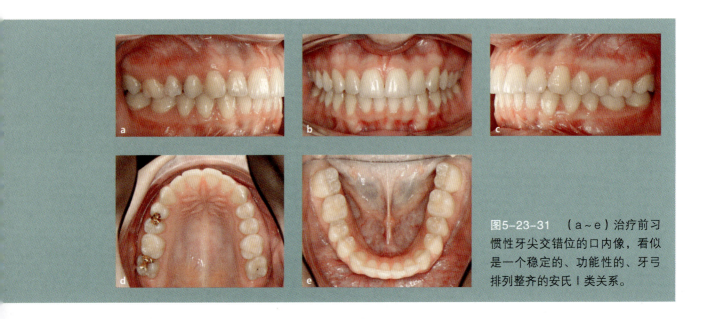

图5-23-31　（a~e）治疗前习惯性牙尖交错位的口内像，看似是一个稳定的、功能性的、牙弓排列整齐的安氏Ⅰ类关系。

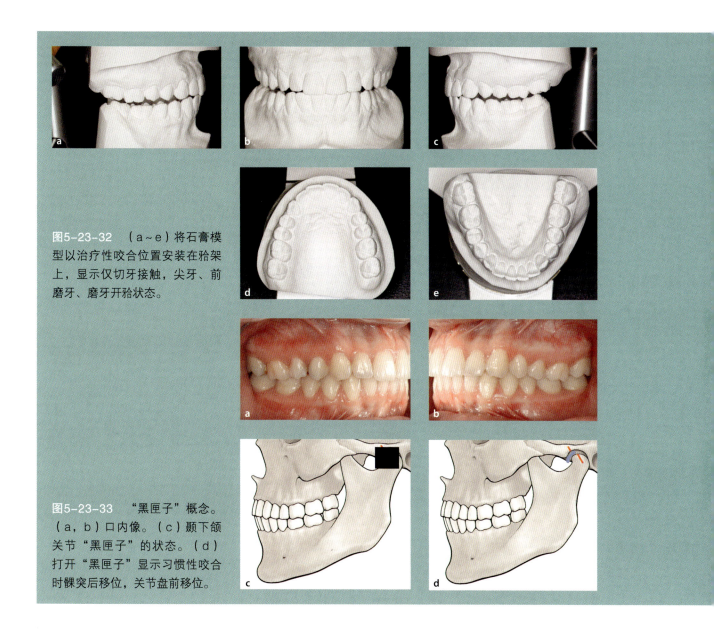

图5-23-32　（a~e）将石膏模型以治疗性咬合位置安装在殆架上，显示仅切牙接触，尖牙、前磨牙、磨牙开殆状态。

图5-23-33　"黑匣子"概念。（a，b）口内像。（c）颞下颌关节"黑匣子"的状态。（d）打开"黑匣子"显示习惯性咬合时髁突后移位，关节盘前移位。

依据检查结果，有必要拍摄CBCT（图5-23-35）和MRT（图5-23-36）。评估完成后，即可开始应用下颌COPA对患者进行治疗（图5-23-37）。建议患者除进食和口腔清洁以外均持续佩戴殆板。进行手法治疗或理疗（M Becker，Much），然后根据咬合接触点调整殆板。在接下来的数周，根据关节及神经肌肉的改变进行COPA调整。

最终CBCT显示在COPA就位的情况下所实现的生理性髁突位置（图5-23-38）。

患者在开始治疗时有以下症状：

· 背痛（虽然已经过理疗）

· 脊柱侧弯

· 腿长不一致（左腿较右腿长1.5cm）

· Prien外展测试差异（左侧困难）

· 颞下颌关节疼痛和弹响

· 开闭口下颌偏斜

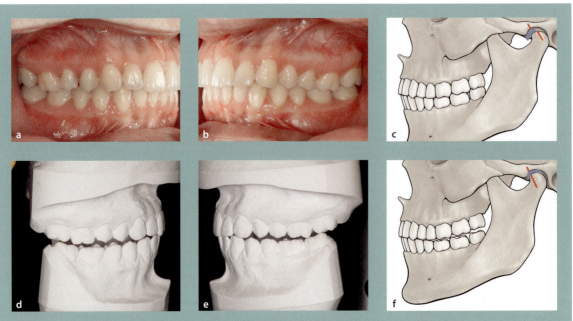

图5-23-34 治疗计划。（a，b）习惯性牙尖交错位的口内像。（c）习惯性牙尖交错位时，"黑匣子"被打开所显示的髁突后移位和关节盘前移位。（d，e）石膏模型上殆架显示治疗性咬合关系，后牙缺乏垂直向支撑。（f）正中关系位时的生理性髁突位置显示关节盘位置及后牙缺乏咬合支撑。

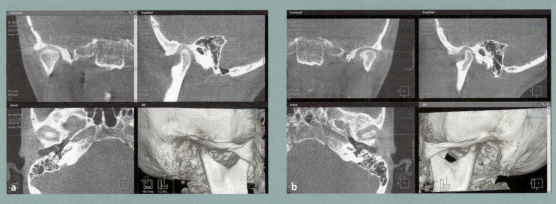

图5-23-35 颞下颌关节的CBCT（Picasso，Orange Dental）。（a）右侧髁突显示后移位。（b）左侧髁突也显示后移位，并且移位更严重。双侧都没有皮质骨病变。

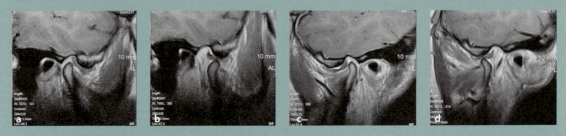

图5-23-36 MRT结果（MediaPark Clinic，Drs Andersson and Steimel）。右侧颞下颌关节关节盘前移位（a），开口时关节盘复位（b）。左侧颞下颌关节关节盘完全前移位（c），开口时关节盘复位（d）。与CBCT的检查结果一致，左侧髁突较右侧髁突后移位更加明显。

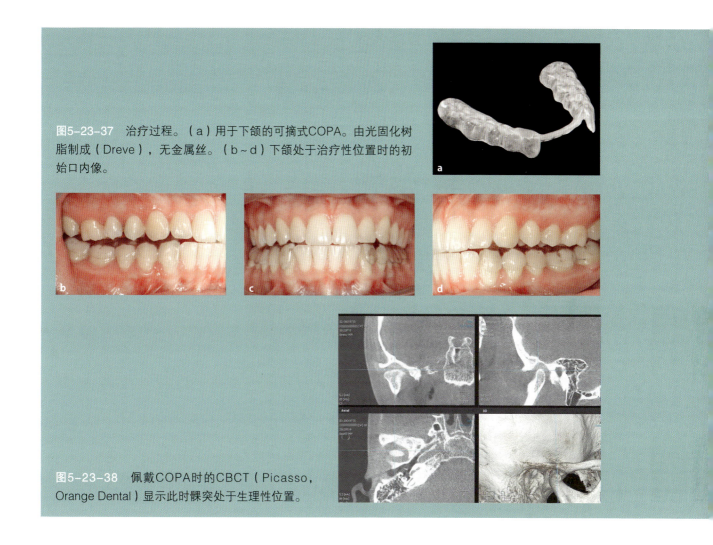

图5-23-37 治疗过程。（a）用于下颌的可摘式COPA。由光固化树脂制成（Dreve），无金属丝。（b~d）下颌处于治疗性位置时的初始口内像。

图5-23-38 佩戴COPA时的CBCT（Picasso，Orange Dental）显示此时髁突处于生理性位置。

在经过5周的COPA治疗并同时结合理疗后，患者已经没有背痛和/或颞下颌关节痛。目前，患者仅在夜间佩戴COPA，并且无痛。

COPA需要每6个月进行一次评估。对于仅夜间佩戴的患者，COPA也会覆盖切牙。因此，重要的是要检查前牙区是否与附加材料接触。

病例2：殆板初期治疗后的后续治疗
使用固定式殆板和隐形矫治器进行正畸治疗

使用固定式殆板[25]进行正畸治疗已经成为一种广泛应用的治疗方法，并且在1993年已有文献报道[26]。Cozzani[27]等在2003年报道了一个结合使用殆板的正畸治疗病例。正畸治疗以殆板治疗开始，以确立颞下颌关节的生理性位置。完成这一阶段后，开始第二阶段的正畸治疗，通过调整咬合使上下颌位置稳定。在第二阶段，正畸移动牙齿，稳定咬合，患者同时佩戴治疗性殆板。Crismani[28]等在2004年报道了迷你固定式殆板，并提出"在颅下颌治疗期间和正畸治疗之前，粘接迷你殆板，这对于维持下颌处于无痛的位置是必不可少的[28]"。

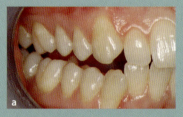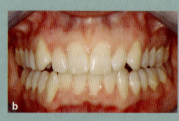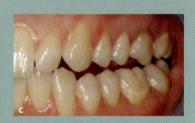

图5-23-39 （a~c）使用COPA治疗6个月之后的初始状态，显示后牙缺乏咬合支撑。这是由于COPA治疗后颞下颌关节处于新位置，而不是后牙被压低所致。

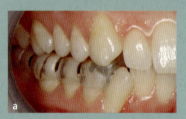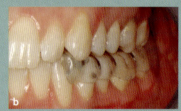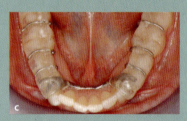

图5-23-40 （a~c）口内佩戴COPA。患者此时无疼痛症状。

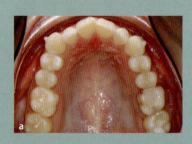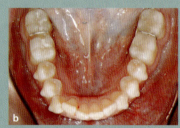

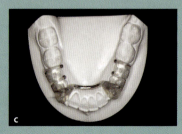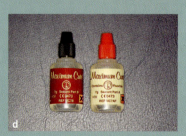

图5-23-41 （a，b）开始正畸治疗。（c）COPA可以被分为前牙和后牙两个部分。在咬合不变的状态下，后牙部分准备进行粘接。（d）用稀薄的粘接剂将COPA高嵌体粘接在下颌磨牙上。

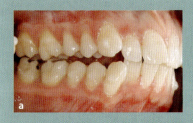 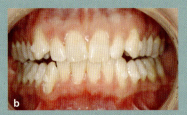 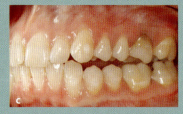

图5-23-42 （a~c）开始隐形矫治，在#33-#35、#43-#45粘接附件，在下颌磨牙上粘接COPA高嵌体。

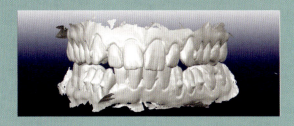

图5-23-43 开始使用COPA高嵌体治疗的口内扫描模型。

图5-23-44 （a，b）ClinCheck第一阶段上颌磨牙与下颌COPA高嵌体全面咬合接触。

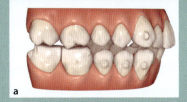 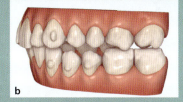

图5-23-45 （a，b）ClinCheck第一阶段重叠：磨牙没有移动（蓝色），切牙被压低，尖牙和前磨牙有咬合接触（蓝色和白色重叠）。

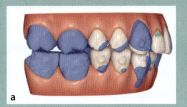 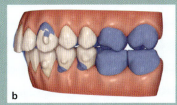

接下来的病例汇报中，我们详细介绍了COPA高嵌体结合隐形矫治器伸长前磨牙及磨牙的方法。有研究显示通过伸长后牙调整Spee曲线是稳定的[29-30]。

治疗过程共包括两个阶段。

第一阶段治疗（图5-23-39～图5-23-48）：

· 矫正前牙错殆畸形（#15-#25和#35-#45）

· 不移动磨牙，因为它们可以保持治疗性殆板和下颌位置，从而使髁突保持在无痛的位置

· 伸长下颌前磨牙以达到完全咬合接触

· 大多数病例需要压低下颌尖牙和切牙

· 对于需要伸长的牙齿，应在软件中预置附件或直接粘接附件

第二阶段治疗（图5-23-49～图5-23-51）：

· 伸长下颌磨牙以达到完全咬合接触

· 可以进行其他所有牙齿的移动

· 下颌磨牙伸长必须要添加水平附件

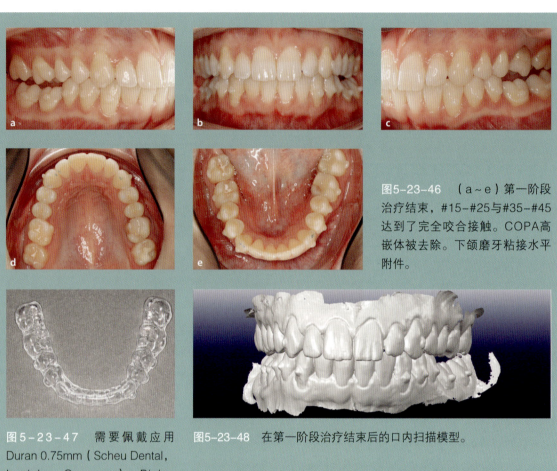

图5-23-46　（a~e）第一阶段治疗结束，#15-#25与#35-#45达到了完全咬合接触。COPA高嵌体被去除。下颌磨牙粘接水平附件。

图5-23-47　需要佩戴应用Duran 0.75mm（Scheu Dental, Iserlohn, Germany）、Biolon（Dreve）或其他材料制成的𬌗板式保持器，直至佩戴第二阶段治疗的隐形矫治器。

图5-23-48　在第一阶段治疗结束后的口内扫描模型。

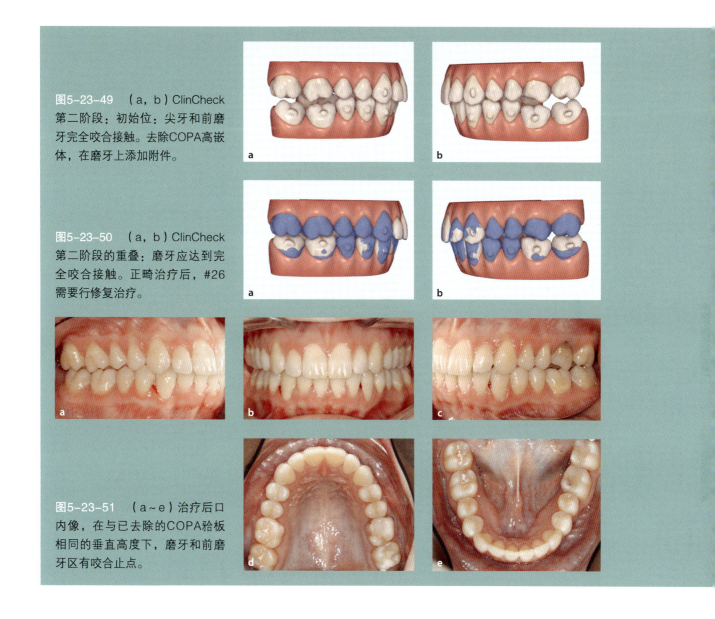

图5-23-49 （a，b）ClinCheck第二阶段：初始位：尖牙和前磨牙完全咬合接触。去除COPA高嵌体，在磨牙上添加附件。

图5-23-50 （a，b）ClinCheck第二阶段的重叠：磨牙应达到完全咬合接触。正畸治疗后，#26需要行修复治疗。

图5-23-51 （a~e）治疗后口内像，在与已去除的COPA𬌗板相同的垂直高度下，磨牙和前磨牙区有咬合止点。

病例3：颞下颌关节紊乱病和慢性疼痛

患者28岁，女性，主要症状为双侧颞下颌关节疼痛[25]，伴捻发音，同时有向耳部的放射痛。患者还指出6年来经常出现颈痛和背痛。为了缓解疼痛，患者已长期接受曲马朵药物治疗，该药物由家庭医生开具。从骨科角度来看，患者在童年时就被诊断出脊柱侧弯。青少年的时期，她进行了固定正畸治疗。出于正畸治疗的需要，患者的上颌第一前磨牙和下颌第一前磨牙已被拔除。

功能检查揭示了患者的主诉与咬合关系之间的关联。习惯性牙尖交错位的主要症状是由于正中关系位时前牙早接触和后牙区缺乏咬合支撑而引起双侧颞下颌关节受压（图5-23-52）。

这种咬合偏差会导致下颌在牙齿功能面上的移位，在习惯性下颌闭合过程中后退。与此同时，迫使颞下颌关节髁突后退并向颅骨移位。

在检查颅下颌系统时，双侧双板区的压痛和明显的髁突后移位可作为颞下颌关节受压的诊断依据。为了鉴别诊断颞下颌关节疼痛，我们对双侧颞下颌关节进行了CBCT扫描。扫描结果证实了习惯性牙尖交错位时两侧髁突后移位（图5-23-53和图5-23-54）。

诊断

- 颞下颌关节紊乱病
- 颈痛和背痛
- 脊柱侧弯

治疗计划

- 无托槽隐形矫治（隐适美）
- COPA
- 修复治疗

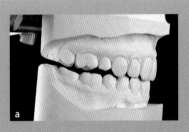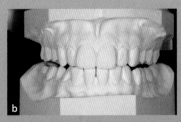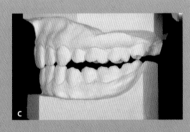

图5-23-52 （a~c）治疗前殆架上处于正中关系位的模型显示当处于生理性关节位置时，前牙存在咬合接触，而后牙明显没有咬合接触。

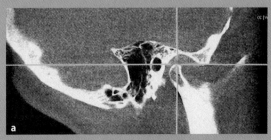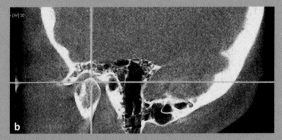

图5-23-53 （a，b）双侧关节的CBCT显示习惯性牙尖交错位时双侧关节受压。

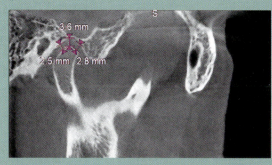

图5-23-54　为了便于比较，图中展示了颞下颌关节的生理情况。髁突位置于关节窝中央。前间隙为2.8mm，后间隙为2.5mm，顶部间隙为3.6mm[35]。

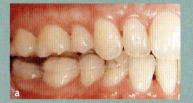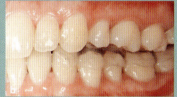

图5-23-55　（a，b）为了获得生理性平衡𬌗，口内戴入𬌗板。

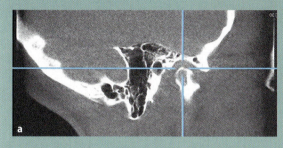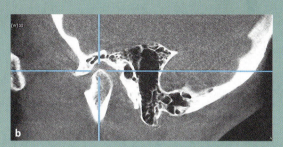

图5-23-56　（a，b）佩戴COPA时的CBCT显示经生理性调节后的髁突位置。

正畸治疗

在成功完成𬌗板治疗后（Dr. W Boisserèe，Cologen），患者几乎不再感到疼痛，并且停止了长期用药（图5-23-55和图5-23-56）。咬合接触在数周内保持稳定，因此可以通过固定式𬌗板和隐形矫治器相结合的方式进行正畸治疗[31-34]。对于正畸后续治疗，我们以1∶1的比例还原下颌位置，即使用𬌗板调整所得的测试位置。此时患者没有任何不适。

通过直接从𬌗板上去除高嵌体，将下颌保持在无痛且正确的位置上。

正畸治疗的方式与先前流程图中所示的相同（图5-23-61）。

治疗结束时，牙齿排列整齐，前磨牙和磨牙有咬合接触，具有尖牙引导，并且前牙在习惯性牙尖交错位时可自由通过Shimstock咬合纸（图5-23-57和图5-23-58）。此外，患者的美观也同时得到了改善（图5-23-59）。正畸治疗结束时拍摄的CBCT显示髁突的位置与使用𬌗板调整时的位置相同（图5-23-60～图5-23-62）。这也表明通过正畸治疗能够转移COPA所确定的髁突位置。

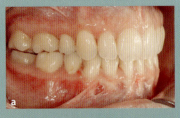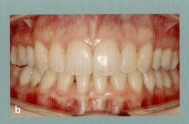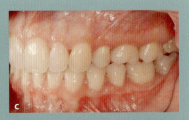

图5-23-57　（a~c）正畸结束时，尖牙处于Ⅰ类关系并且引导动态咬合。一些磨牙的生理止点消失，可以通过后期修复来治疗。

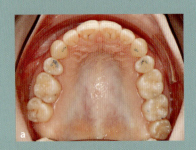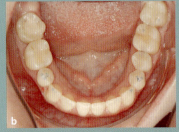

图5-23-58　（a，b）牙列排列整齐，前牙无咬合接触，可自由通过Shimstock咬合纸。

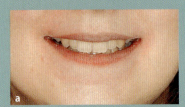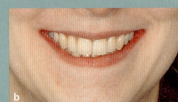

图5-23-59　患者的咬合功能和美观均得到改善。（a）治疗前颊廊过宽。（b）正畸治疗后通过后牙横向扩弓，颊廊被充填。

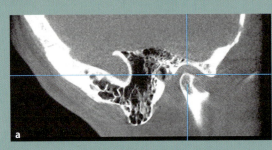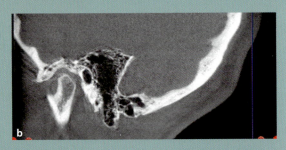

图5-23-60　CBCT显示右侧的颞下颌关节（a）和左侧的颞下颌关节（b）在正畸治疗后都处于生理性位置，与正畸治疗前COPA所调整的结果一致。

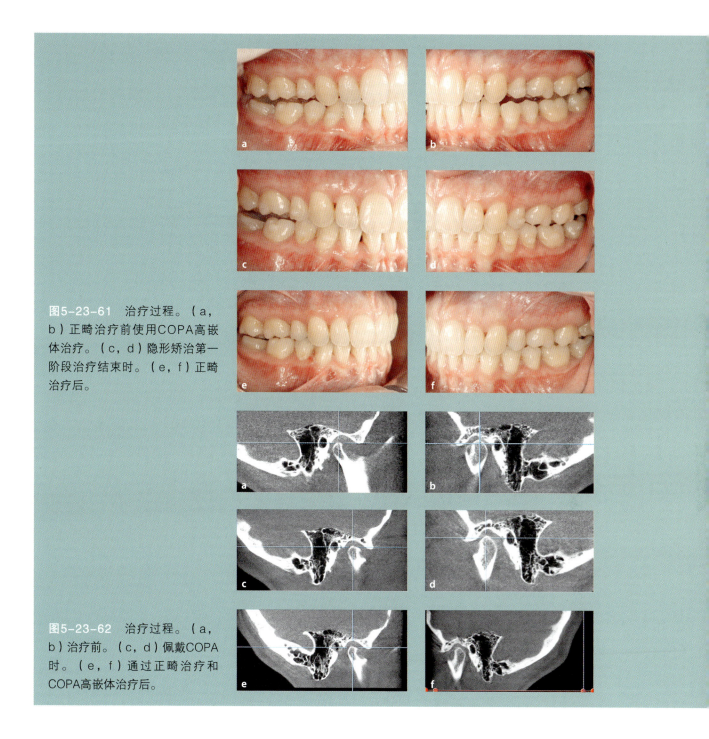

图5-23-61　治疗过程。（a，b）正畸治疗前使用COPA高嵌体治疗。（c，d）隐形矫治第一阶段治疗结束时。（e，f）正畸治疗后。

图5-23-62　治疗过程。（a，b）治疗前。（c，d）佩戴COPA时。（e，f）通过正畸治疗和COPA高嵌体治疗后。

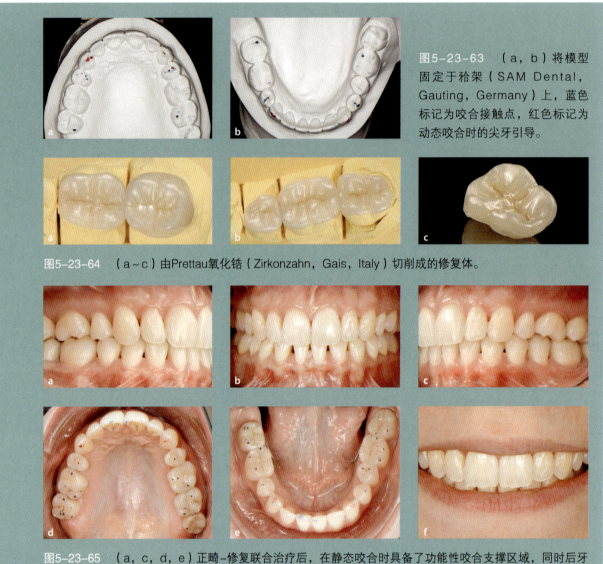

图5-23-63 （a，b）将模型固定于𬌗架（SAM Dental, Gauting, Germany）上，蓝色标记为咬合接触点，红色标记为动态咬合时的尖牙引导。

图5-23-64 （a~c）由Prettau氧化锆（Zirkonzahn，Gais，Italy）切削成的修复体。

图5-23-65 （a，c，d，e）正畸-修复联合治疗后，在静态咬合时具备了功能性咬合支撑区域，同时后牙有咬合接触（黑色标记）。前牙区动态咬合下被引导至无咬合干扰（红色标记=侧方运动；蓝色标记=前伸运动）。（b，f）正面的美学效果。

修复治疗

　　最终修复治疗的目的是通过有针对性地重建咬合来实现稳定的尖窝交错咬合，所有后牙同时均匀接触并沿牙轴方向受力，而前牙完全不存在咬合接触或仅存在最低限度的咬合接触。动态咬合时，后牙应排除咬合干扰。由于

正畸治疗，最终必需的修复措施仅限于重建单颗牙齿的生理性咀嚼解剖结构，优化与对颌牙的咬合接触，以及同时保持已经获得的垂直咬合高度（图5-23-63）。例如，计划使用可粘接CAD/CAM切削全锆高嵌体重建#46、#35-#37，取代现有的不理想的充填物（图5-23-

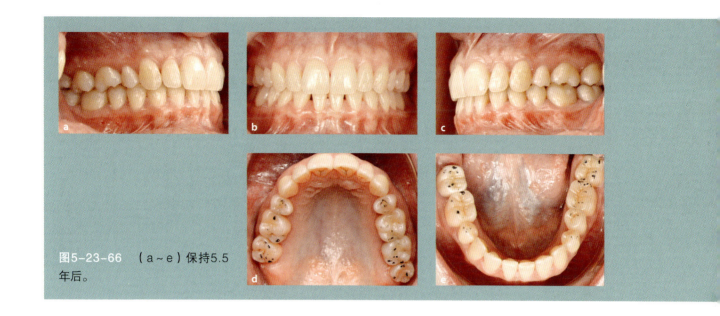

图5-23-66　（a～e）保持5.5年后。

64）。已经进行过根管治疗的#47采用冠修复。与正畸治疗类似，治疗所获得的下颌位置，即患者没有症状的位置，被1∶1转移至修复体（图5-23-65）。患者在完成治疗5.5年后，美观和咬合都保持稳定（图5-23-66）。

病例4：颞下颌关节紊乱病，面部偏斜，单侧后牙开𬌗

患者之前曾在外院接受过肌激动器治疗。经过2年的治疗，她在习惯性牙尖交错位时出现颞下颌关节疼痛。治疗前面像（图5-23-67）显示左侧面部丰满度大于右侧面部，右侧面部垂直高度降低，下颌中线偏左2mm。

治疗前习惯性牙尖交错位的口内像（图5-23-68）和手持石膏模型（图5-23-69）显示侧方开𬌗，左侧安氏Ⅱ类，中线偏斜，下颌切牙区牙龈退缩，牙齿扭转及前牙区拥挤，上颌牙弓前磨牙区宽度不足。

然而，正中关系位使用𬌗架固定的石膏模型（图5-23-70）却显示侧方开𬌗，左侧和右侧磨牙均为安氏Ⅰ类关系，无中线偏斜。

诊断

- 颞下颌关节紊乱病
- 面部偏斜
- 牙尖交错位时中线偏斜
- 左侧后牙开𬌗

治疗计划

- 无托槽隐形矫治（隐适美）
- 固定式𬌗板

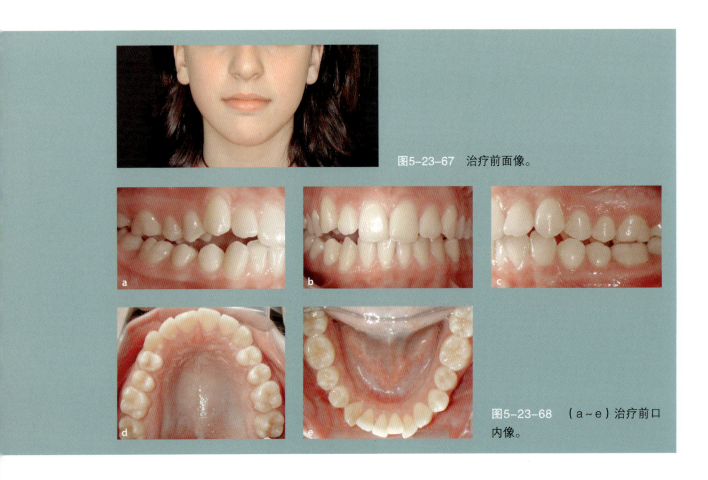

图5-23-67　治疗前面像。

图5-23-68　（a~e）治疗前口内像。

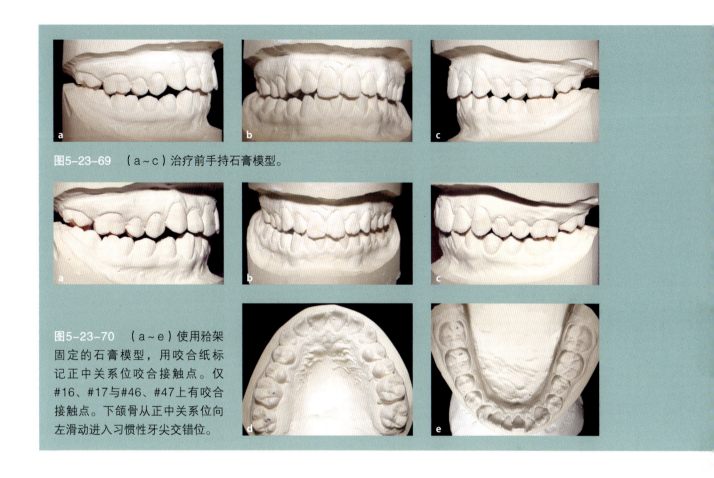

图5-23-69　（a~c）治疗前手持石膏模型。

图5-23-70　（a~e）使用殆架固定的石膏模型，用咬合纸标记正中关系位咬合接触点。仅#16、#17与#46、#47上有咬合接触点。下颌骨从正中关系位向左滑动进入习惯性牙尖交错位。

基于口内像和未上殆架的石膏模型制订的治疗计划（图5-23-69）包括：

· 远移上颌左侧牙弓，以获得Ⅰ类磨牙关系并对齐上牙列中线

· 可能需要拔除上颌前磨牙

· 上颌扩弓

· 伸长后牙以关闭侧方开殆，压低下颌前牙以整平Spee曲线

· 利用邻面去釉排齐下颌前牙和去扭转

基于生理性正中关系位上殆架的石膏模型制订的治疗计划：

· 用固定式殆板调整生理正中关系位

· 无须远移牙弓

· 上颌扩弓

· 伸长后牙以关闭侧方开殆，压低下颌前牙以整平Spee曲线

· 利用邻面去釉排齐牙列解除拥挤

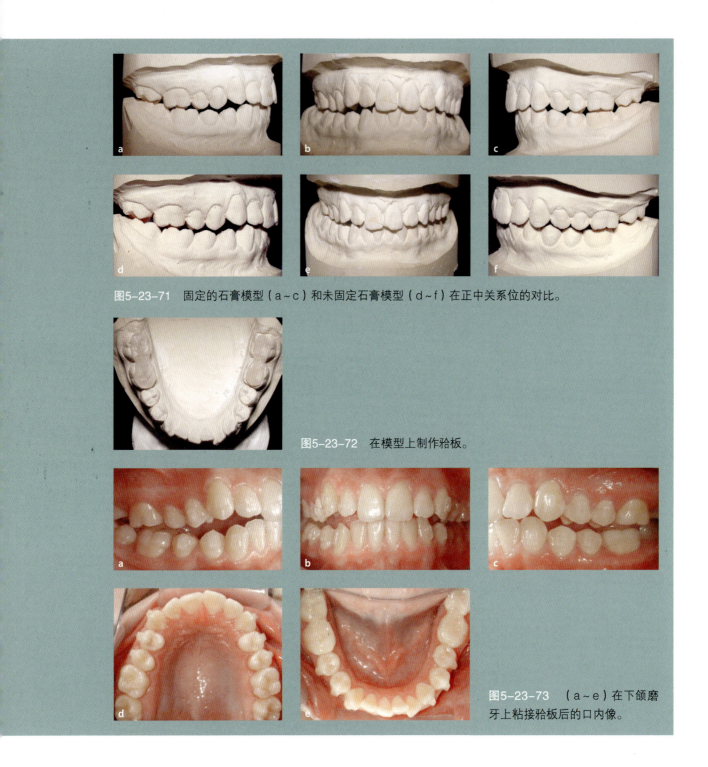

图5-23-71　固定的石膏模型（a~c）和未固定石膏模型（d~f）在正中关系位的对比。

图5-23-72　在模型上制作殆板。

图5-23-73　（a~e）在下颌磨牙上粘接殆板后的口内像。

　　固定于殆架的模型和未固定的手持石膏模型在正中关系位存在明显差异，因此所制订的正畸治疗计划是完全不同的（图5-23-71）。

　　基于生理性正中关系位的治疗可能需要使用隐形矫治器结合固定式殆板治疗。殆板是在SAM殆架上于正中关系位制作完成的。

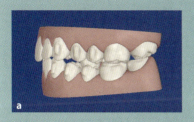
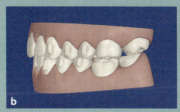
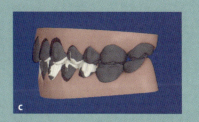

图5-23-74　ClinCheck软件显示的口内情况。（a）在下颌第一、第二磨牙粘接固定式𬌗板后的初始状态。（b）第一阶段治疗后的虚拟治疗效果。（c）初始位与第一阶段虚拟目标位的对比（蓝色=初始位；白色=目标位）。

图5-23-75　ClinCheck软件显示上下牙列所需的邻面去釉量（a，c）以及预期的治疗效果（b，d）。

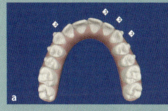
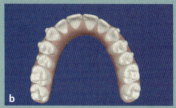
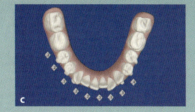
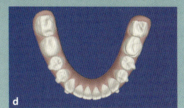

治疗过程

在下颌磨牙上粘接固定式𬌗板，能够保证第一阶段治疗时髁突处于生理性位置（图5-23-72和图5-23-73）。

在下颌磨牙上粘接固定式𬌗板后，开始隐形矫治（图5-23-73）。在确定了正确的髁突位置后，患者双侧磨牙均达到了安氏Ⅰ类关系，上下牙列中线对齐。制订隐形矫治方案时，在所有需要伸长的牙齿上均设计了附件（图5-23-74）。

第一阶段治疗纠正了上下颌前磨牙、尖牙、切牙的错位。然而，由于需要保证下颌和髁突在正确的正中关系位上，因此上下颌磨牙均未移动。在该阶段，排齐整平牙列和解除牙列拥挤共包括23副上颌矫治器和20副下颌矫治器。

ClinCheck软件显示的口内情况也可用于确定邻面去釉方案（图5-23-75）。在第一阶段治疗后，去除固定式𬌗板。当前磨牙、尖牙达到新的咬合位置后，就可以保证下颌处于正确的正中关系位。此时进一步在上下颌磨牙上添加附件以伸长磨牙至正确的垂直高度，达到重咬合接触，形成稳定的咬合关系（图5-23-76和图5-23-77）。第二阶段治疗共包括16副上颌矫治器和12副下颌矫治器。

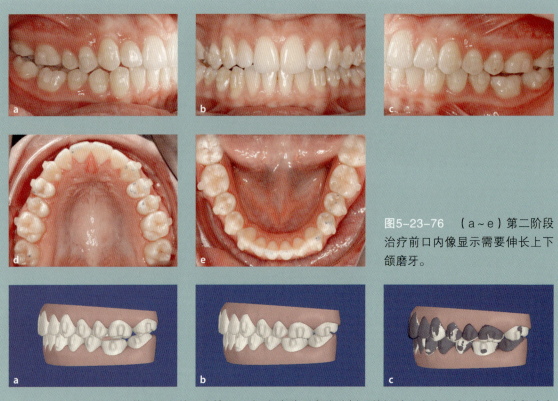

图5-23-76　（a~e）第二阶段治疗前口内像显示需要伸长上下颌磨牙。

图5-23-77　ClinCheck软件显示的口内情况。（a）去除固定式𬌗板后的初始口内像。（b）第二阶段治疗后的虚拟目标位。（c）初始位与第二阶段虚拟目标位的对比。为了获得更好的咬合接触，设计了磨牙伸长和少量前磨牙、尖牙的伸长（蓝色=初始位；白色=目标位）。

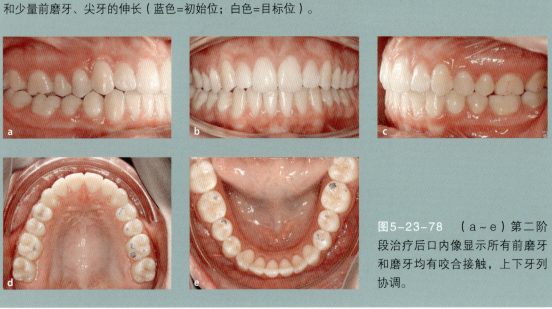

图5-23-78　（a~e）第二阶段治疗后口内像显示所有前磨牙和磨牙均有咬合接触，上下牙列协调。

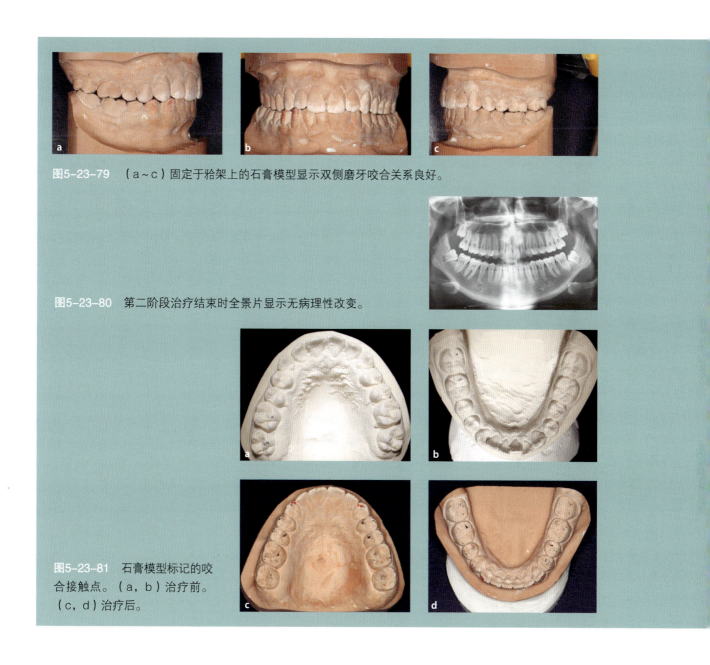

图5-23-79　（a～c）固定于𬌗架上的石膏模型显示双侧磨牙咬合关系良好。

图5-23-80　第二阶段治疗结束时全景片显示无病理性改变。

图5-23-81　石膏模型标记的咬合接触点。（a，b）治疗前。（c，d）治疗后。

　　在第二阶段治疗结束后，所有前磨牙和磨牙均有咬合接触点（图5-23-78和图5-23-79）。治疗后全景片显示无病理性改变（图5-23-80），建议拔除智齿。治疗前后石膏模型、面像及口内像对比显示治疗效果良好（图5-23-81～图5-23-84），治疗后咬合关系稳定，上下牙列中线居中，具备生理性覆𬌗覆盖和尖牙引导。上切缘弧度与下唇弧度协调，微笑美学得到改善。

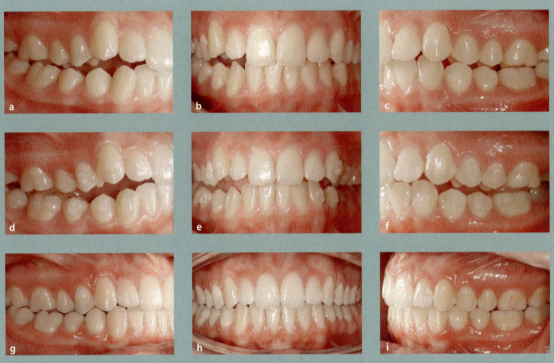

图5-23-82　治疗前后口内像对比。（a~c）治疗前口内像显示下颌牙列中线偏左，侧方开𬌗。（d~f）佩戴固定式𬌗板以维持正中关系位。（g~i）治疗后口内像显示咬合关系稳定，上下牙列中线对齐，具备生理性覆𬌗覆盖和尖牙引导。

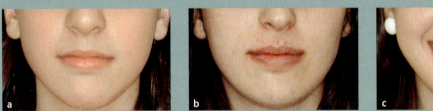

图5-23-83　（a）治疗前面像显示左侧面部丰满。（b）治疗后面像显示面部左右对称。（c）治疗后微笑美学得到改善。

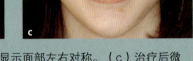

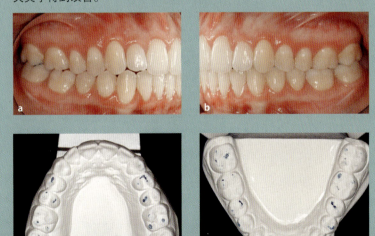

图5-23-84　（a，b）保持5年后的口内像双侧磨牙安氏Ⅰ类关系，咬合接触点分布均匀。（c，d）石膏模型显示双侧后牙咬合接触点分布均匀（蓝色标记）。

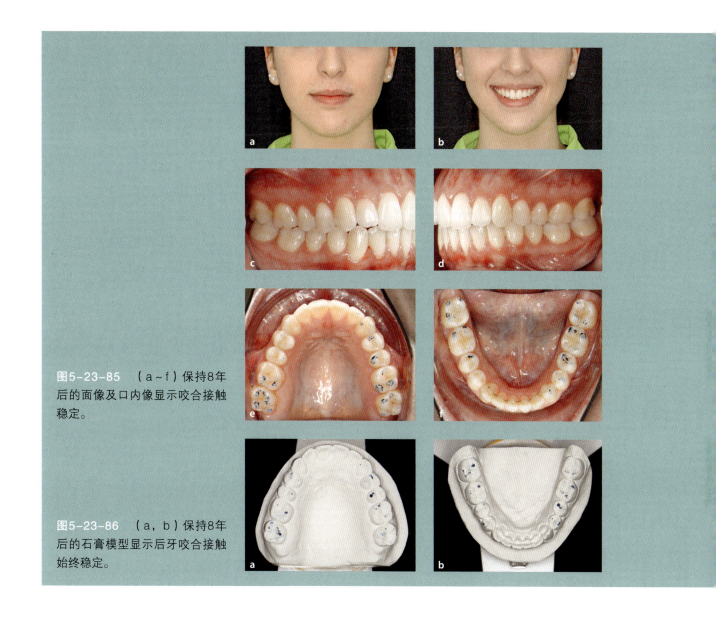

图5-23-85　（a~f）保持8年后的面像及口内像显示咬合接触稳定。

图5-23-86　（a，b）保持8年后的石膏模型显示后牙咬合接触始终稳定。

在正畸治疗5年后的保持阶段（上颌可摘式保持器，下颌#33-#43舌侧保持器），可见双侧后牙咬合接触点分布均匀，为安氏Ⅰ类关系（图5-23-84），保持8年后也是同样的结果（图5-23-85和图5-23-86）。

病例5：背痛和颞下颌关节疼痛

患者60岁，男性，无系统性疾病。主诉为颞下颌关节疼痛，右侧重于左侧，且伴频繁的下背部疼痛。以往未进行颞下颌关节治疗。

临床触诊检查发现右侧颞下颌关节较左侧触痛更明显。颞下颌关节的CBCT显示右侧关节后间隙明显缩小（图5-23-88和图5-23-89）。固定于殆架上的治疗前模型显示在正中关系位时，仅有#12和#13存在咬合接触点，而后牙区缺少垂直向支撑（图5-23-87）。

诊断

· 颞下颌关节疼痛

· 背痛

治疗计划

· 无托槽隐形矫治

· COPA

治疗过程

本病例患者采用隐形矫治器结合COPA高嵌体治疗（图5-23-90～图5-23-96）。COPA高嵌体在殆架上制作（图5-23-90），制作完成后，使用Maximum Cure（Reliance Orthodontics，Itasca，IL，USA）粘接剂将COPA高嵌体粘接在磨牙上。在口内扫描之

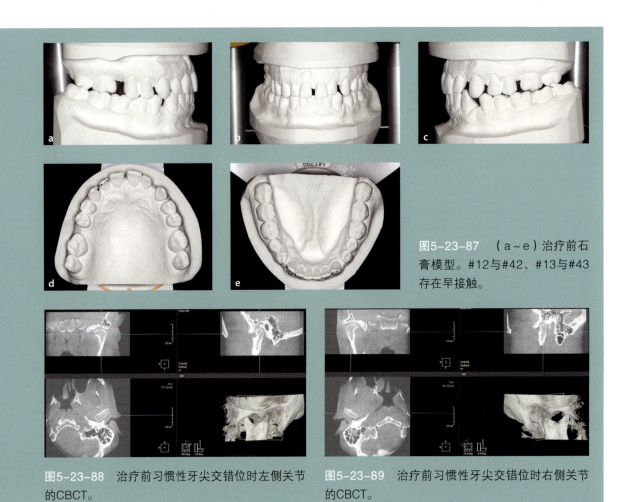

图5-23-87　（a～e）治疗前石膏模型。#12与#42、#13与#43存在早接触。

图5-23-88　治疗前习惯性牙尖交错位时左侧关节的CBCT。

图5-23-89　治疗前习惯性牙尖交错位时右侧关节的CBCT。

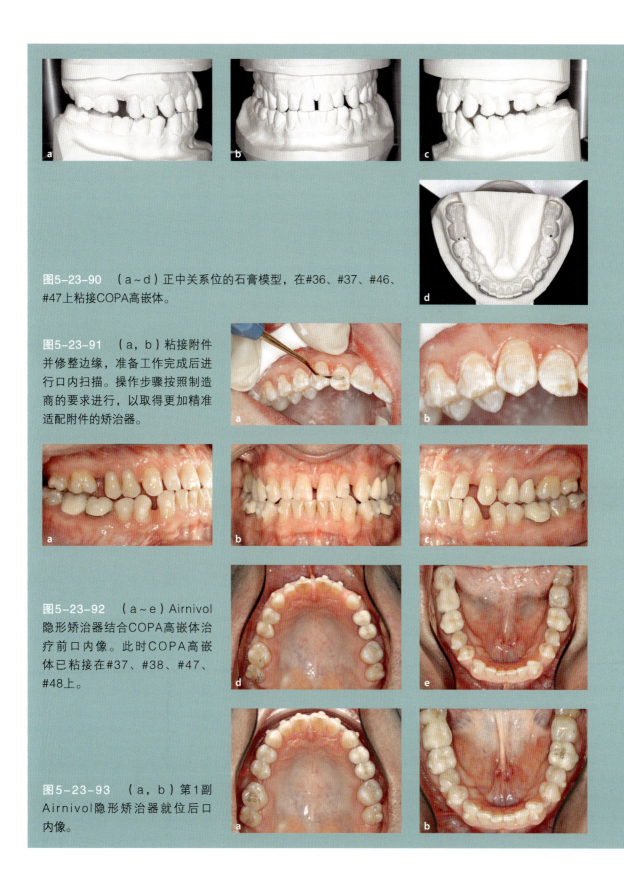

图5-23-90 （a~d）正中关系位的石膏模型，在#36、#37、#46、#47上粘接COPA高嵌体。

图5-23-91 （a，b）粘接附件并修整边缘，准备工作完成后进行口内扫描。操作步骤按照制造商的要求进行，以取得更加精准适配附件的矫治器。

图5-23-92 （a~e）Airnivol隐形矫治器结合COPA高嵌体治疗前口内像。此时COPA高嵌体已粘接在#37、#38、#47、#48上。

图5-23-93 （a，b）第1副Airnivol隐形矫治器就位后口内像。

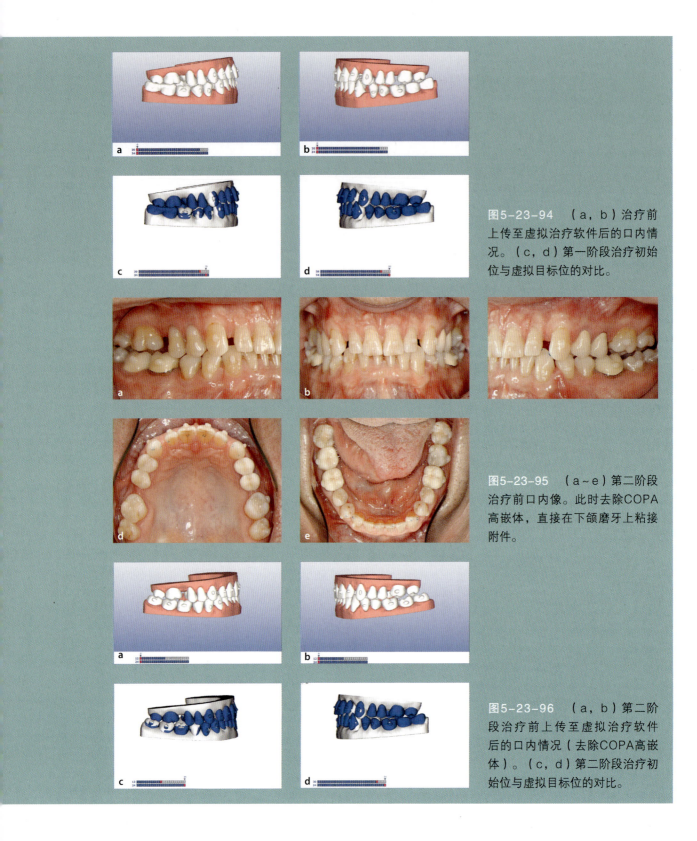

图5-23-94 （a，b）治疗前上传至虚拟治疗软件后的口内情况。（c，d）第一阶段治疗初始位与虚拟目标位的对比。

图5-23-95 （a~e）第二阶段治疗前口内像。此时去除COPA高嵌体，直接在下颌磨牙上粘接附件。

图5-23-96 （a，b）第二阶段治疗前上传至虚拟治疗软件后的口内情况（去除COPA高嵌体）。（c，d）第二阶段治疗初始位与虚拟目标位的对比。

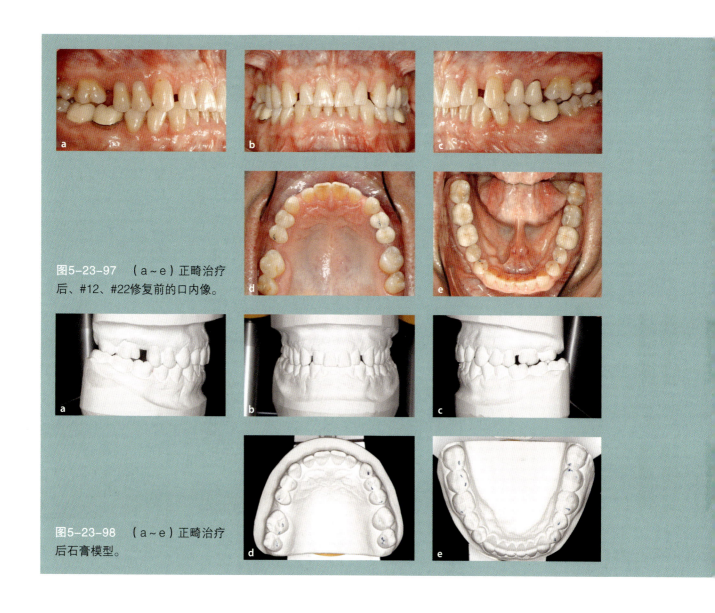

图5-23-97 （a～e）正畸治疗后、#12、#22修复前的口内像。

图5-23-98 （a～e）正畸治疗后石膏模型。

前，预先将附件粘接在牙釉质上（图5-23-91）。具体流程为抛光牙面，使用酸蚀剂酸蚀牙釉质5～10秒。之后使用Optibond FL（Kerr Dental, Bioggio, Switzerland）粘接剂进行附件粘接，使用Enamel Plus HFO（GDF, Germany）树脂充填附件。在口内扫描过程中，附件呈现出与牙釉质一样的精度，因此最终生产的隐形矫治器也可与附件精确贴合。采用Airnivol（Nivol, Pisa, Italy）隐形矫治器进行矫治。图5-23-92～图5-23-96显示正畸治疗过程。

在治疗后，石膏模型显示所有磨牙和前磨牙均有咬合接触，在正中关系位时切牙区可自由通过Shimstock咬合纸（图5-23-98）。后牙区垂直高度的打开量与固定式殆板所增加的垂直高度相一致。图5-23-97和图5-23-98显示#12、#22远中面美学修复之前的最终状态。

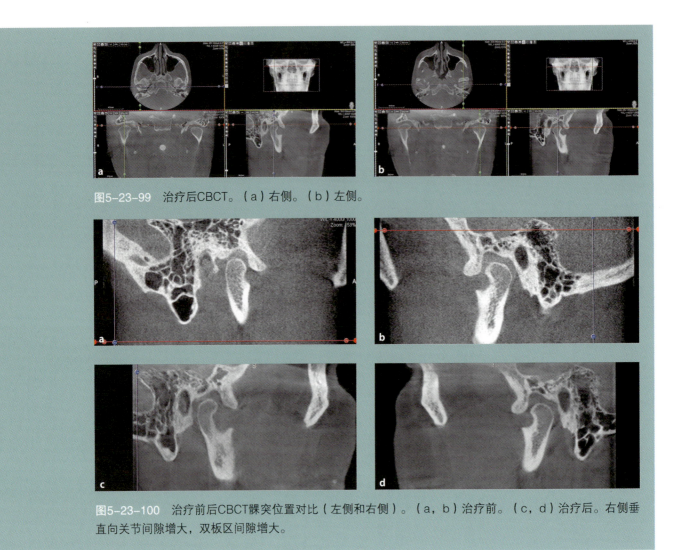

图5-23-99 治疗后CBCT。（a）右侧。（b）左侧。

图5-23-100 治疗前后CBCT髁突位置对比（左侧和右侧）。（a，b）治疗前。（c，d）治疗后。右侧垂直向关节间隙增大，双板区间隙增大。

治疗前后CBCT（图5-23-99和图5-23-100）对比显示关节间隙明显改善。在治疗前，垂直向关节间隙明显缩小，为0.5mm。在治疗后，关节间隙增加到了2.8mm。此时患者已无疼痛。

病例6：颞下颌关节紊乱病、头痛、背痛

患者49岁，女性，主诉为颞下颌关节紊乱、头痛、背痛。治疗前口内像显示双侧Ⅰ类磨牙关系，深覆殆，前牙早接触。口内可见大量旧修复体，#15-#17为桥体，#24-#27、#36、#45、#46为固定修复体，计划在正畸治疗后重新修复。#12、#22为复合树脂修复，下颌牙列重度拥挤，伴下颌前牙区牙齿磨损。

治疗前面像及口内像（图5-23-101），显示在#33-#35、#43-#45上粘接附件。

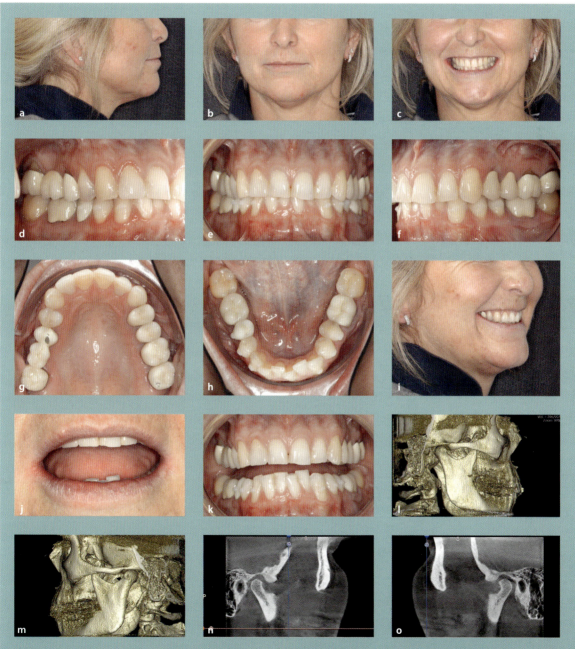

图5-23-101 （a~k）治疗前面像及口内像显示双侧Ⅰ类磨牙关系，下颌牙列拥挤，前牙区存在早接触。（m，o）治疗前左侧髁突CBCT。（l，n）治疗前右侧髁突CBCT。

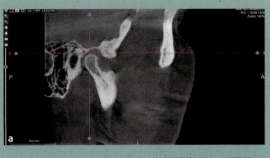
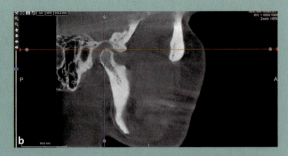

图5-23-102 CBCT。（a）右侧髁突处于后退位。（b）在佩戴殆板后右侧髁突的位置明显改善。

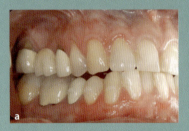
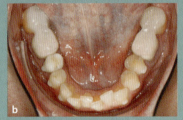
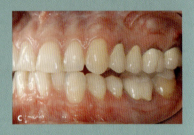

图5-23-103 （a~c）口内像显示在#36、#37、#46、#47上已粘接固定式殆板，并在#33-#35、#43-#45上粘接附件。

诊断

- 颞下颌关节紊乱病
- 头痛
- 背痛
- 正中关系位时后牙开殆

治疗计划

- 无托槽隐形矫治
- 固定式殆板

治疗过程

治疗前CBCT显示在正中关系位时，右侧髁突处于后退位（图5-23-102a），图5-23-102b显示在佩戴殆板后，右侧髁突的位置改善明显。在试戴可摘式殆板后，患者颞下颌关节紊乱病的症状得到改善，继而计划进行无托槽隐形矫治。同时，将固定式殆板粘接在下颌磨牙上（图5-23-103）。

图5-23-104a显示将扫描结果上传至虚拟治疗软件后的口内情况。此时下颌磨牙已粘接固定式殆板，下颌尖牙和前磨牙已粘接附件。图5-23-104b显示将下颌前磨牙伸长至有咬合接触，排齐下颌前牙后的第一阶段治疗虚拟效果。下颌前牙需要进行邻面去釉。此外，上颌牙列未设计牙齿移动。

OnyxCeph软件显示前磨牙区伸长量为0.25mm，基于此，共需要生产5副模型。每副模型上，生产0.5mm和0.75mm厚的Biolon隐形矫治器（图5-23-104）。使用Biolon矫治器矫治12周后的口内像显示隐形矫治器与附件和殆板贴合良好（图5-23-105）。

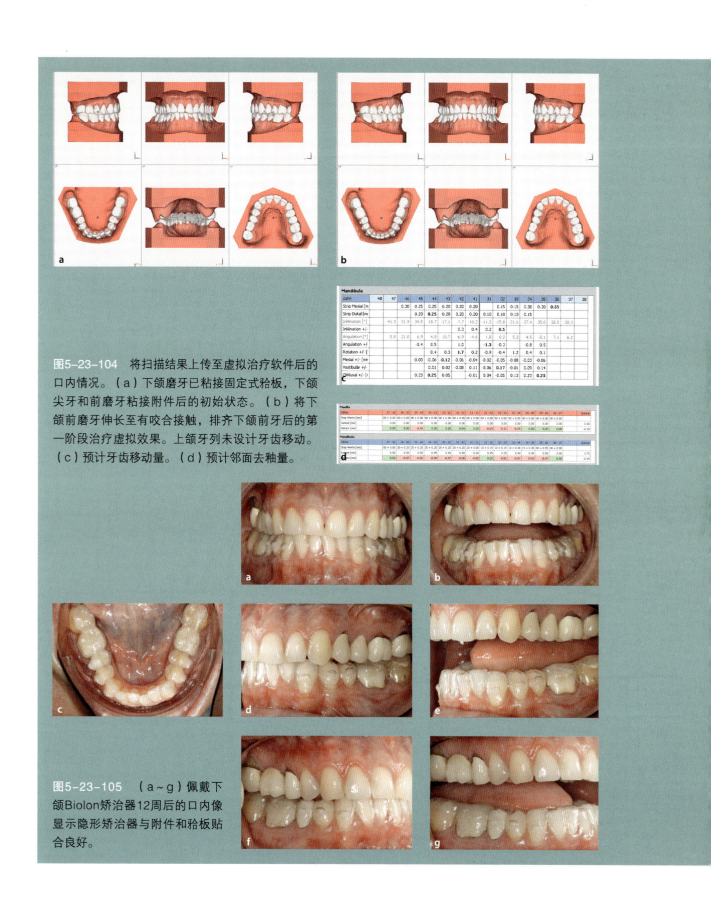

图5-23-104　将扫描结果上传至虚拟治疗软件后的口内情况。（a）下颌磨牙已粘接固定式𬌗板，下颌尖牙和前磨牙粘接附件后的初始状态。（b）将下颌前磨牙伸长至有咬合接触，排齐下颌前牙后的第一阶段治疗虚拟效果。上颌牙列未设计牙齿移动。（c）预计牙齿移动量。（d）预计邻面去釉量。

图5-23-105　（a～g）佩戴下颌Biolon矫治器12周后的口内像显示隐形矫治器与附件和𬌗板贴合良好。

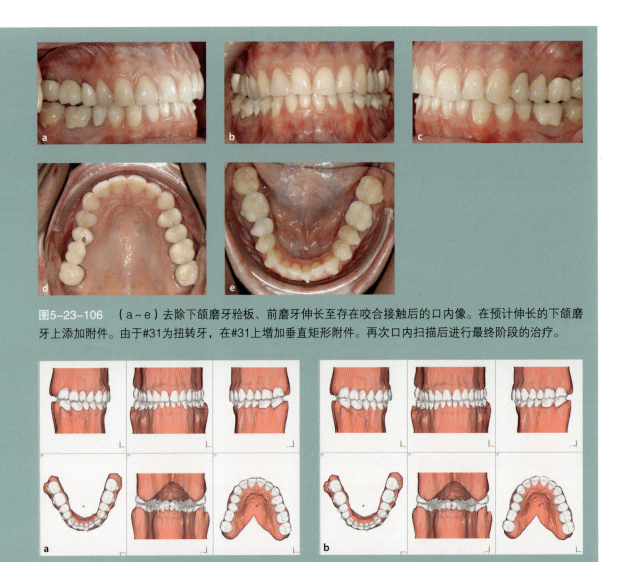

图5-23-106　（a~e）去除下颌磨牙殆板、前磨牙伸长至存在咬合接触后的口内像。在预计伸长的下颌磨牙上添加附件。由于#31为扭转牙，在#31上增加垂直矩形附件。再次口内扫描后进行最终阶段的治疗。

图5-23-107　将扫描结果上传至OnyxCeph软件后的口内情况。（a）初始位。（b）伸长磨牙至所有后牙均有咬合接触的虚拟目标位，排齐下颌前牙需要额外10副矫治器。

患者每7天更换1副矫治器，每天需要佩戴22小时矫治器，治疗过程中依从性良好。图5-23-106显示去除下颌磨牙殆板、前磨牙伸长至存在咬合接触后的口内像。在预计伸长的下颌磨牙上添加附件。由于#31为扭转牙，在#31上增加垂直矩形附件。再次口内扫描后进行最终阶段的治疗。图5-23-107显示为将扫描结果上传至OnyxCeph软件后的口内情况。本病例患者的整体疗程为12个月，治疗后，所有后牙存在均匀分布的咬合接触点，且切牙区可通过Shimstock咬合纸（图5-23-108）。

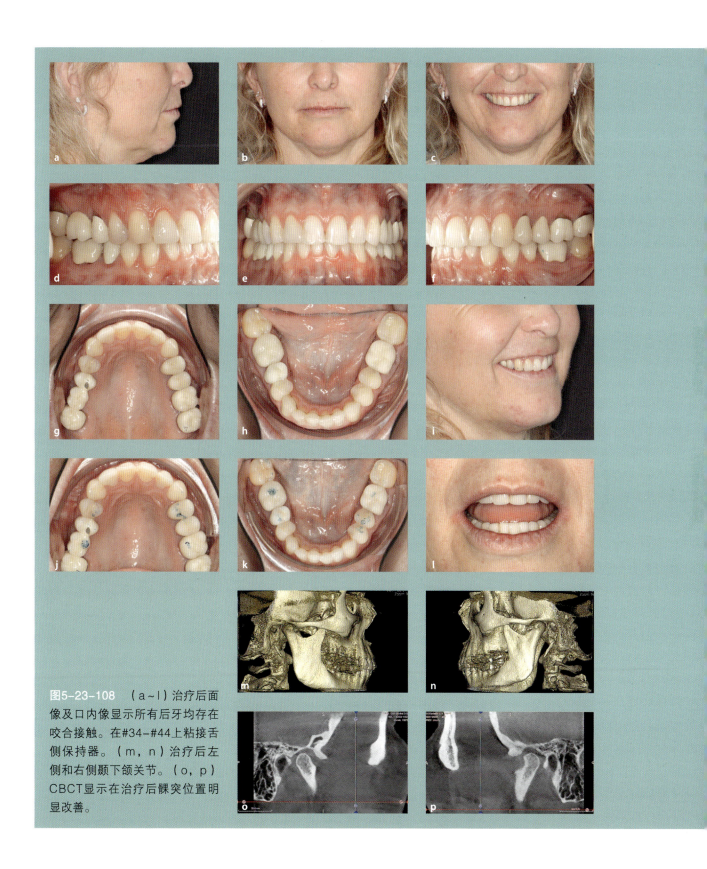

图5-23-108　（a~l）治疗后面像及口内像显示所有后牙均存在咬合接触。在#34-#44上粘接舌侧保持器。（m，n）治疗后左侧和右侧颞下颌关节。（o, p）CBCT显示在治疗后髁突位置明显改善。

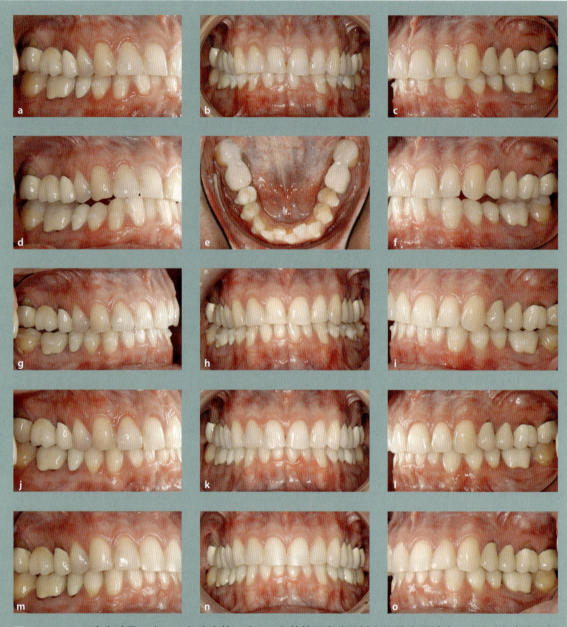

图5-23-109 治疗过程。（a~c）治疗前。（d~f）粘接固定式𬌗板和开始隐形矫治。（g~i）去除下颌磨牙𬌗板，前磨牙伸长至存在咬合接触。（j~l）隐形矫治后咬合的最终状态。（m~o）患者已重新制作前牙修复体。保持1.5年后，疗效仍然稳定。

图5-23-109显示佩戴固定式𬌗板结合隐形矫治器的治疗过程。在下颌#34-#44粘接舌侧保持器保持。患者表示疼痛已消除，可以在没有头痛和背痛的情况下进行马术表演。

病例7：颞下颌关节紊乱病、头痛、颈椎病

对于一些患者而言，后牙垂直高度过高，缺少前牙引导是导致颞下颌关节紊乱病的因素之一。这类患者通常很难矫治，因为任何一种殆板的应用都会在创造前牙引导的同时增加后牙垂直高度。这可能会导致患者拒绝治疗或者依从性差。假如出现相关问题，建议患者接受额外的理疗和针灸治疗。

本病例患者患有颞下颌关节紊乱病，同时后牙垂直高度过高，需要多学科治疗（图5-23-110）。

诊断

· 颞下颌关节紊乱病
· 头痛
· 颈椎病
· 后牙垂直高度过高

治疗计划

· 可摘式殆板和理疗
· 无托槽隐形矫治（隐适美）
· 拔除智齿
· 修复治疗

治疗过程

在治疗初期，患者每天24小时佩戴可摘式殆板（图5-23-111），同时也进行理疗。参照治疗前固定于殆架上的石膏模型，通过拔除后牙来矫治前牙开殆是正确的矫治方案（图5-23-112）。在拔除智齿后，进一步降低后牙垂直高度。

在治疗过程中，多学科治疗方案需要贯穿始终。首先需要拔除智齿，制作临时冠以降低后牙垂直高度，调整磨牙关系至安氏Ⅰ类（图5-23-113）。患者始终没有建立生理性前牙关系和尖牙引导。然而，为了获得生理性覆殆

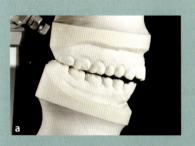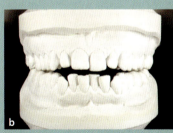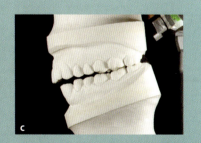

图5-23-110 （a~c）正中关系位石膏模型显示#28与#38早接触。

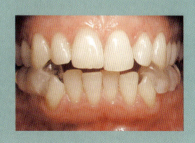

图5-23-111 可摘式殆板（COPA）就位后的口内像。

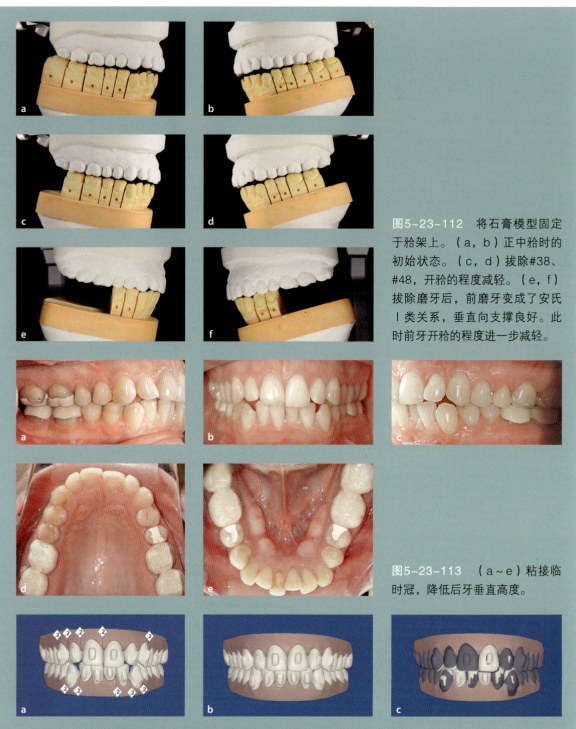

图5-23-112　将石膏模型固定于𬌗架上。（a，b）正中𬌗时的初始状态。（c，d）拔除#38、#48，开𬌗的程度减轻。（e，f）拔除磨牙后，前磨牙变成了安氏Ⅰ类关系，垂直向支撑良好。此时前牙开𬌗的程度进一步减轻。

图5-23-113　（a~e）粘接临时冠，降低后牙垂直高度。

图5-23-114　上传至ClinCheck软件后的口内情况。（a）隐形矫治前初始位。此时附件已粘接，计划进行邻面去釉。（b）关闭前牙开𬌗，排齐上下牙列后的虚拟治疗效果。（c）初始位与虚拟目标位的对比（蓝色=初始位；白色=目标位）。

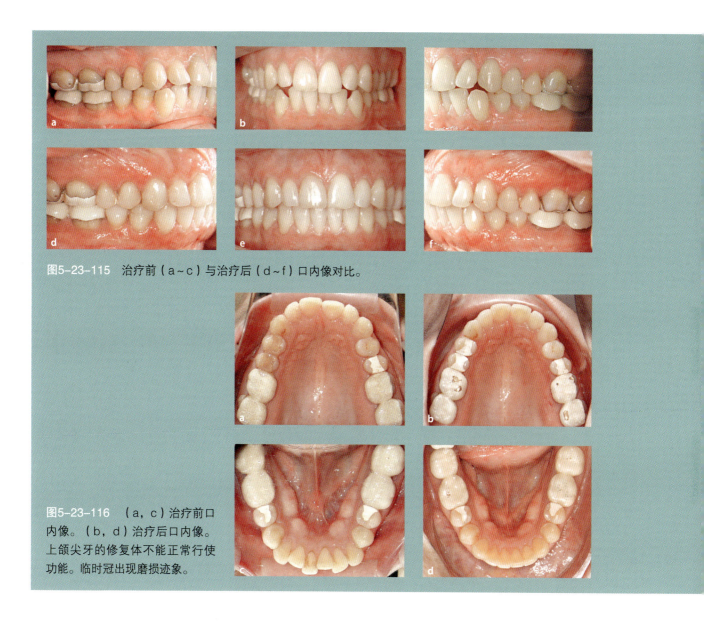

图5-23-115　治疗前（a~c）与治疗后（d~f）口内像对比。

图5-23-116　（a，c）治疗前口内像。（b，d）治疗后口内像。上颌尖牙的修复体不能正常行使功能。临时冠出现磨损迹象。

覆盖和尖牙引导而对所有尖牙及切牙进行咬合重建是不可行的，因此下一步计划进行无托槽隐形矫治。

ClinCheck软件显示上下颌切牙和尖牙都添加附件，计划在#11-#13、#23、#32、#33、#42、#43上分别设计0.2mm的邻面去釉（图5-23-114）。

对本病例患者而言，进行无托槽隐形矫治是可行的方法，在矫治过程中仅设计切牙和尖牙的移动。整个疗程共9副上颌矫治器和12副下颌矫治器。

治疗前后口内像对比可见覆殆覆盖得到了改善，并达到生理性尖牙关系（图5-23-115）。在隐形矫治过程中，前磨牙和磨牙没有移动。由于现有尖牙修复体不能正常行使功能，因此需要重新制作。在正畸治疗18个月后，上下颌磨牙的临时冠出现磨损迹象（图5-23-116）。图5-23-117显示固定修复过程。图5-23-118显示治疗后口内像。

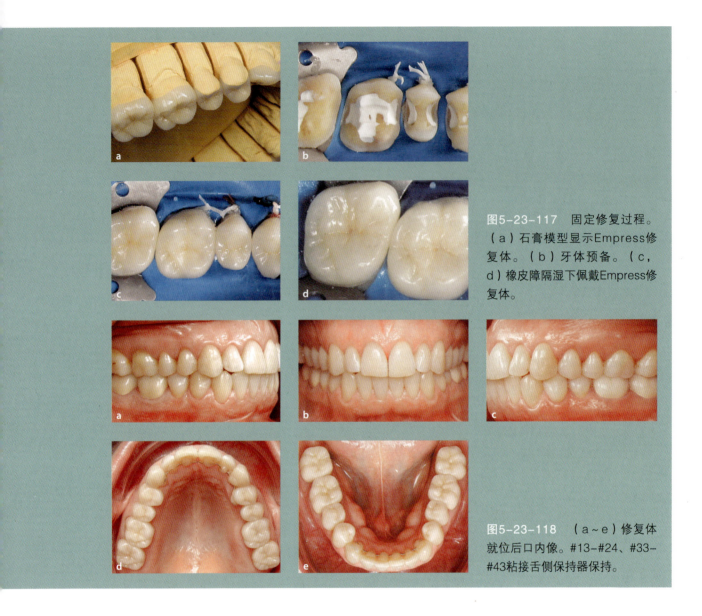

图5-23-117 固定修复过程。（a）石膏模型显示Empress修复体。（b）牙体预备。（c，d）橡皮障隔湿下佩戴Empress修复体。

图5-23-118 （a~e）修复体就位后口内像。#13-#24、#33-#43粘接舌侧保持器保持。

病例8：颞下颌关节紊乱病伴慢性疼痛

尽管隐形矫治已得到广泛的应用，但是，ClinCheck软件不能够模拟下颌在铰链轴上的闭合，这对于存在早接触的患者尤其重要。这种闭合只能通过虚拟殆架观察到，尚不能应用于ClinCheck软件。

对此类患者而言，纠正早接触是治疗的一部分，有时甚至需要进行2次或者3次隐形矫治。隐形矫治的第一步就是去除早接触，然后在正中关系位上建殆。

本病例患者已经忍受了2.5年严重的慢性疼痛，并因慢性疼痛和肌肉无力而缺课。她已在外院进行了固定矫治和Bionator功能矫治器矫治。

患者填写疼痛调查问卷后，发现如下症状：

- 头痛
- 颞下颌关节疼痛
- 颈痛
- 背痛
- 肌肉疼痛

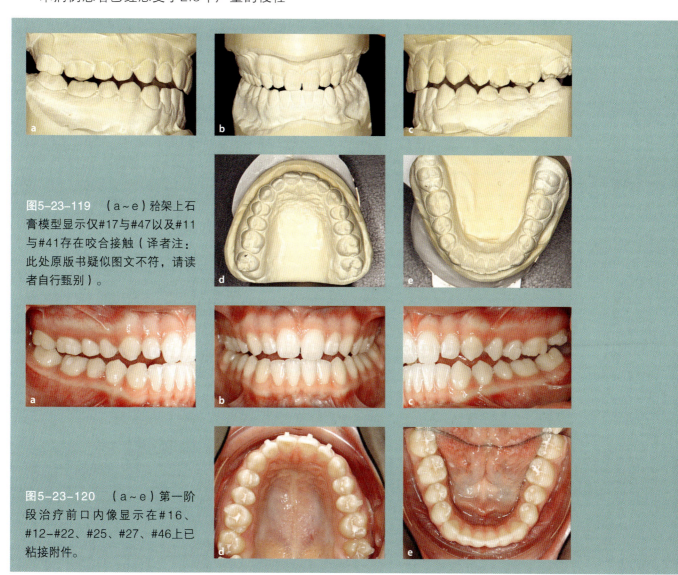

图5-23-119　（a～e）殆架上石膏模型显示仅#17与#47以及#11与#41存在咬合接触（译者注：此处原版书疑似图文不符，请读者自行甄别）。

图5-23-120　（a～e）第一阶段治疗前口内像显示在#16、#12-#22、#25、#27、#46上已粘接附件。

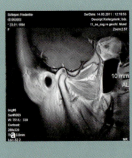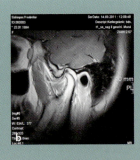

图5-23-121 颞下颌关节在习惯性牙尖交错位上的磁共振影像。（a）右侧颞下颌关节影像显示轻度生理性盘前移位。（b）左侧颞下颌关节影像显示轻度生理性盘前移位。

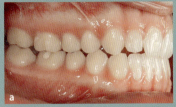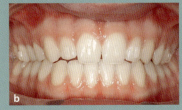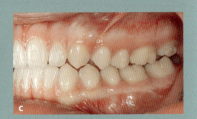

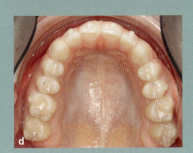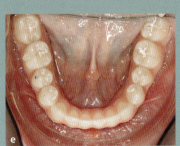

图5-23-122 （a～e）第一阶段治疗后口内像。

殆架上石膏模型和第一阶段治疗前口内像显示在治疗前初始状态仅#17与#47以及#11与#41存在咬合接触，在#16、#12-#22、#25、#27、#46上已粘接附件（图5-23-119和图5-23-120）。

诊断

· 颞下颌关节紊乱病

· 颈痛、背痛及头痛

· 仅#17与#47、#11与#41存在咬合接触

治疗计划

· 无托槽隐形矫治（隐适美）

· 分阶段治疗：①建立正常覆盖；②在正中关系位上建殆

治疗过程

应用磁共振成像技术评估颞下颌关节（图5-23-121）。为了在上颌切牙移动过程中增加固位，因此在上颌中切牙和侧切牙上粘接附件。此外，患者也进行肌功能治疗。

第一阶段治疗共需要15副矫治器，使覆盖增加到0.5mm，并消除#11与#41的早接触（图5-23-122和图5-23-123）。

消除早接触后，下颌能够自由地前移，直至具有以下咬合接触的位置：

· #13、#14、#16与#43-#46

· #23与#33

· #25与#35、#36

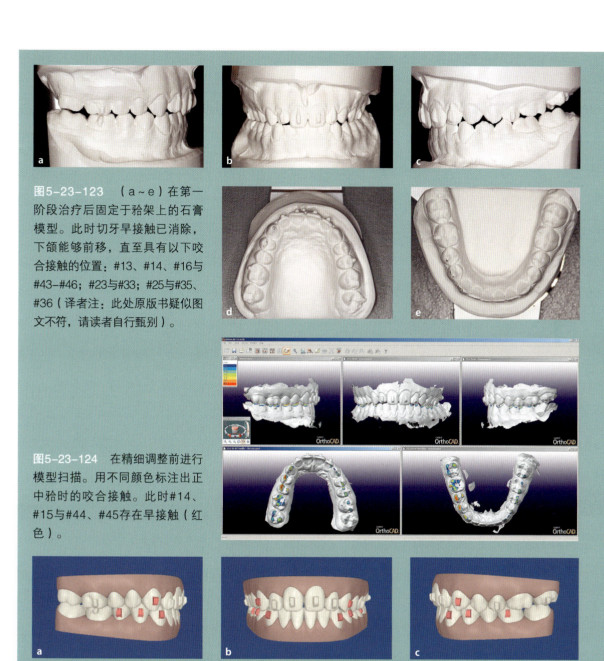

图5-23-123 （a~e）在第一阶段治疗后固定于𬌗架上的石膏模型。此时切牙早接触已消除，下颌能够前移，直至具有以下咬合接触的位置：#13、#14、#16与#43-#46；#23与#33；#25与#35、#36（译者注：此处原版书疑似图文不符，请读者自行甄别）。

图5-23-124 在精细调整前进行模型扫描。用不同颜色标注出正中𬌗时的咬合接触。此时#14、#15与#44、#45存在早接触（红色）。

图5-23-125 （a~c）第二阶段治疗开始前上传至ClinCheck软件后的口内情况。此时可见部分牙位添加附件。

　　此时，进行第二阶段治疗的口内扫描（图5-23-124）。应用iTero扫描仪进行口内扫描，iTero扫描仪可以反映静态咬合关系，然后直接与口内咬合情况和𬌗架上的石膏模型进行比对。第二阶段治疗需要15副矫治器，经过第二阶段治疗，能够排齐上下牙列，建立后牙重咬合和生理性前牙咬合关系。计划伸长的牙齿都需要粘接垂直矩形附件（图5-23-125）。

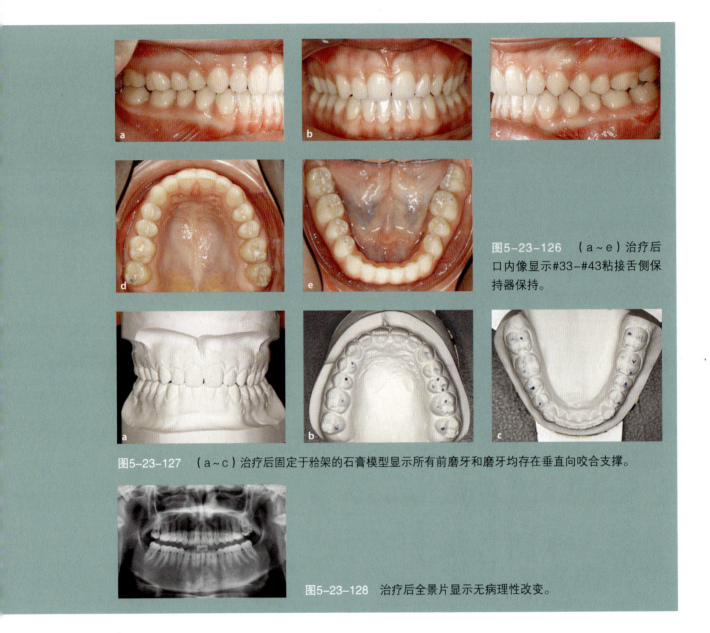

图5-23-126 （a~e）治疗后口内像显示#33-#43粘接舌侧保持器保持。

图5-23-127 （a~c）治疗后固定于𬌗架的石膏模型显示所有前磨牙和磨牙均存在垂直向咬合支撑。

图5-23-128 治疗后全景片显示无病理性改变。

经过第二阶段治疗，所有前磨牙和磨牙均获得稳定的咬合关系。上下牙列已排齐，获得了生理性前牙咬合关系（图5-23-126～图5-23-128）。患者疼痛感几乎消失，不影响正常生活。

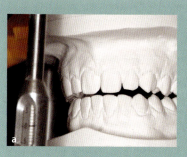
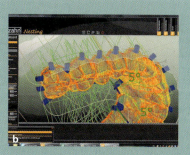
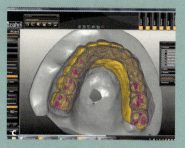

图5-23-129　制作上颌殆板。（a）固定于殆架的石膏模型。（b）数字化模拟殆板尺寸。（c）在虚拟矫治步骤上模拟殆板上的咬合接触点。

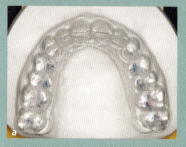
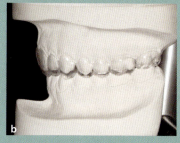
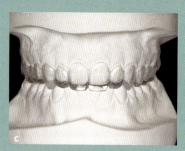

图5-23-130　（a～c）在殆架上完成调磨的殆板。用咬合纸检测，显示存在尖牙引导，咬合接触点分布均匀。

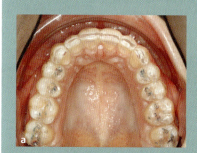
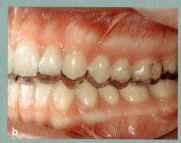
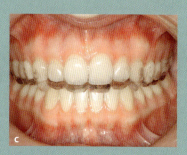

图5-23-131　（a～c）佩戴殆板后的口内像。口内咬合情况和殆架石膏模型上所示一致。

治疗后，在下颌#33-#43粘接舌侧保持器进行保持（图5-23-129）。对于本病例患者，正畸治疗后上颌需要在夜间佩戴殆板进行保持（图5-23-130和图5-23-131）。现如今，保持器及殆板已经可以在全数字化工作流程中生产（见专题23）。图5-23-132和图5-23-133显示治疗过程。这两个治疗阶段解除了切牙早接触，并且调整至前磨牙、磨牙均有咬合接触的稳定咬合关系。

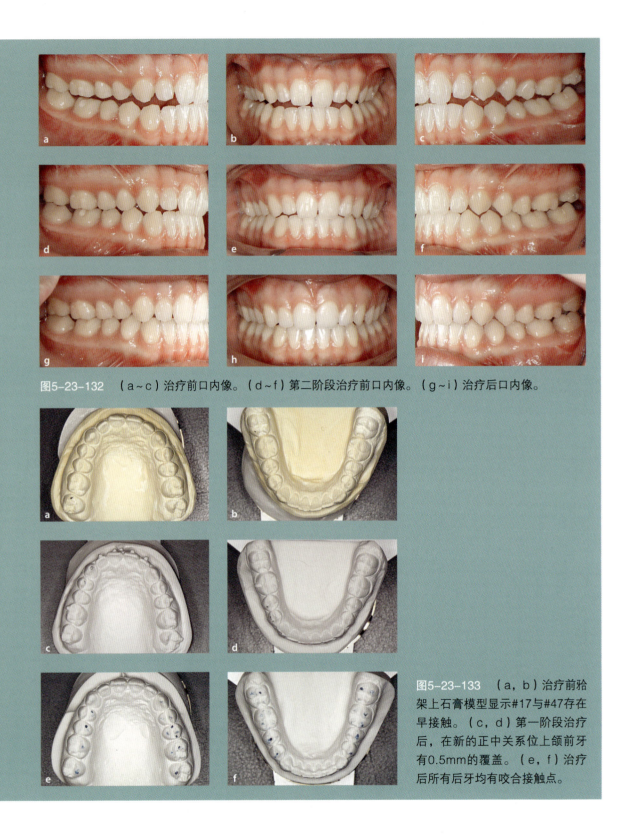

图5-23-132　（a~c）治疗前口内像。（d~f）第二阶段治疗前口内像。（g~i）治疗后口内像。

图5-23-133　（a，b）治疗前殆架上石膏模型显示#17与#47存在早接触。（c，d）第一阶段治疗后，在新的正中关系位上颌前牙有0.5mm的覆盖。（e，f）治疗后所有后牙均有咬合接触点。

病例9：颞下颌关节紊乱病伴正中关系位切牙早接触

与病例8中所讨论的颞下颌关节紊乱病一样，目前ClinCheck软件不能够模拟下颌骨在铰链轴上的闭合运动。这种闭合运动的模拟需要虚拟𬌗架辅助。尽管部分软件可以使用虚拟𬌗架，但是尚不能应用于ClinCheck软件。

本病例患者存在颞下颌关节紊乱病，在正中关系位缺乏咬合接触，在#21与#32存在早接触（图5-23-134）。

诊断

- 颞下颌关节紊乱病
- 颈痛
- 开口痛
- 头痛

- 左侧髁突后退位，关节盘前移位，双板区炎症

治疗计划

- 无托槽隐形矫治（隐适美）
- 分阶段治疗：①建立正常覆盖；②在正中关系位上建𬌗；③𬌗板治疗

治疗过程

患者首先进行了𬌗板治疗（Prof. Dr. S Kopp，Frankfurt），用于治疗颞下颌关节紊乱病、颈痛、头痛和开口痛。可摘式𬌗板的应用是后续正畸治疗的基础。患者在最大牙尖交错位时下颌偏斜，这导致双侧髁突，尤其左侧髁突在最大牙尖交错位时移向后退位（图5-23-135）。

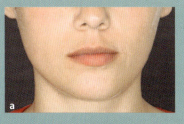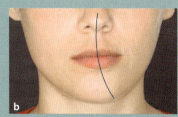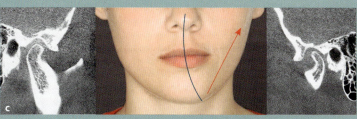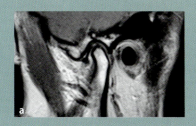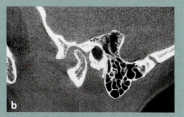

图5-23-134　（a，b）治疗前正面像显示在最大牙尖交错位时，颏点偏左，右侧面部较丰满，左侧面部略缩短。（c）由于在最大牙尖交错位下颌偏斜，髁突向后方移位。CBCT显示右侧髁突移位。

图5-23-135　左侧颞下颌关节的图像。（a）磁共振影像显示关节盘前移位。（b）数个月后拍摄的CBCT结果同样显示髁突向后方/颅骨移位。

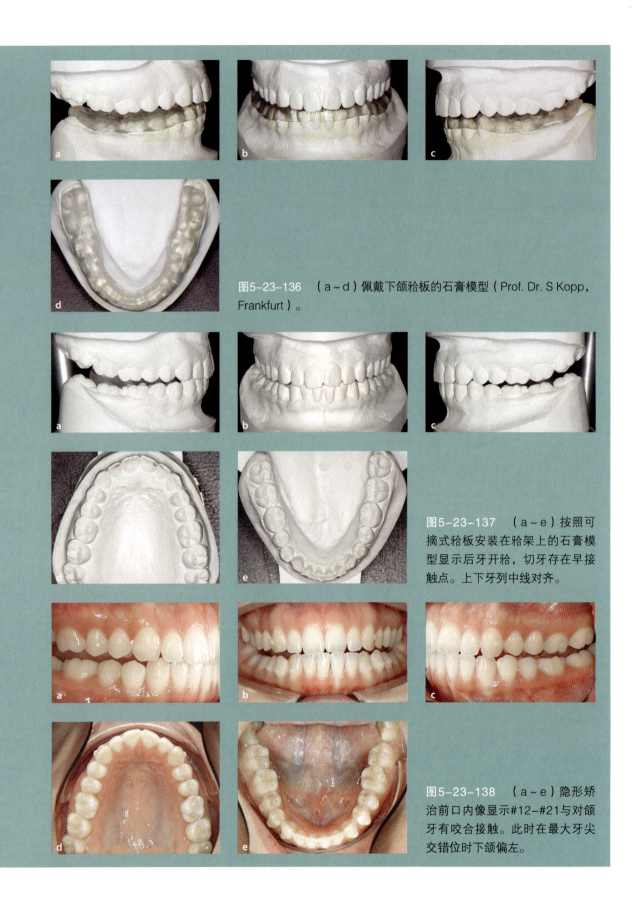

图5-23-136　（a~d）佩戴下颌𬌗板的石膏模型（Prof. Dr. S Kopp，Frankfurt）。

图5-23-137　（a~e）按照可摘式𬌗板安装在𬌗架上的石膏模型显示后牙开𬌗，切牙存在早接触点。上下牙列中线对齐。

图5-23-138　（a~e）隐形矫治前口内像显示#12-#21与对颌牙有咬合接触。此时在最大牙尖交错位时下颌偏左。

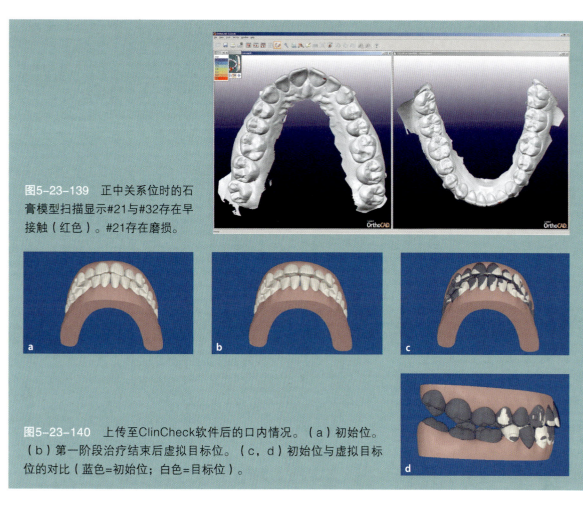

图5-23-139 正中关系位时的石膏模型扫描显示#21与#32存在早接触（红色）。#21存在磨损。

图5-23-140 上传至ClinCheck软件后的口内情况。（a）初始位。（b）第一阶段治疗结束后虚拟目标位。（c,d）初始位与虚拟目标位的对比（蓝色=初始位；白色=目标位）。

应用𬌗板后，疼痛逐渐减轻，直至完全无痛。石膏模型显示下颌𬌗板就位时的咬合关系。此时为下颌生理性正中位置，患者无疼痛（图5-23-136）。之后，将模型安装在𬌗架上来制订正畸治疗计划（图5-23-137）。

在隐形矫治开始时，治疗前口内像显示#12-#21与对颌牙有咬合接触，在#13、#23、#33-#35、#43-#45上粘接了附件。与𬌗架模型相反的是，口内像显示在最大牙尖交错位时下颌偏左（图5-23-138）。

在正中关系位的石膏模型扫描结果显示，#21与#32存在早接触。#21腭侧牙釉质边缘嵴有部分磨损，说明患者是从习惯性牙尖交错位滑向左侧的（图5-23-139）。第一阶段治疗

的ClinCheck设计包括排齐牙列，调整上颌切牙转矩和压低下颌切牙（图5-23-140）。完成这些移动共需要11副矫治器，以解除前牙早接触。在第一阶段治疗过程中，并不涉及后牙移动。在进行隐形矫治的同时，同时佩戴"加速器"（图5-23-141）（见专题24）。

在第一阶段治疗后，上颌切牙的转矩已纠正，扭转已去除，下颌切牙已压低（图5-23-142）。上下牙列中线对齐，下颌位于生理性位置。此外，有效改善了左侧髁突的错位，患者不再感到疼痛。在这个时候，再次进行口内扫描（图5-23-143），进行第二阶段治疗的ClinCheck设计（图5-23-144），并开始治疗。

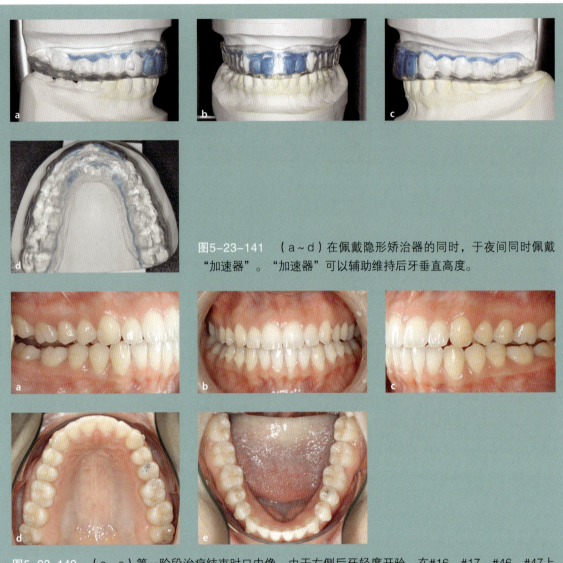

图5-23-141　（a~d）在佩戴隐形矫治器的同时，于夜间同时佩戴"加速器"。"加速器"可以辅助维持后牙垂直高度。

图5-23-142　（a~e）第一阶段治疗结束时口内像。由于右侧后牙轻度开殆，在#16、#17、#46、#47上粘接舌侧扣，行垂直牵引。上颌和下颌最后一副矫治器去除#15和#45远中部分，以便于牙齿伸长。下颌粘接舌侧保持器，上颌佩戴压膜保持器用于保持。

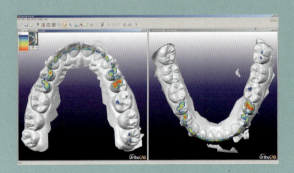

图5-23-143　第一阶段治疗结束后的模型扫描结果显示上下颌双侧前磨牙均有接触，切牙接触点分布均匀。

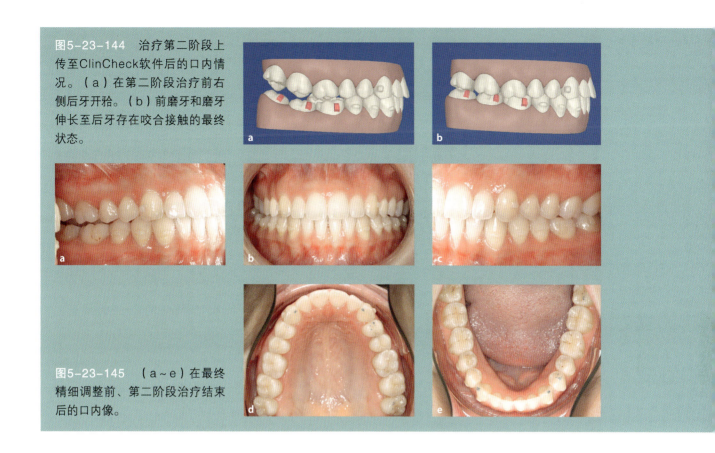

图5-23-144　治疗第二阶段上传至ClinCheck软件后的口内情况。（a）在第二阶段治疗前右侧后牙开𬌗。（b）前磨牙和磨牙伸长至后牙存在咬合接触的最终状态。

图5-23-145　（a～e）在最终精细调整前、第二阶段治疗结束后的口内像。

在第二阶段治疗过程中，为了在伸长牙齿过程中增加支抗，在所有下颌磨牙上粘接传统垂直矩形附件（图5-23-145）。在该阶段治疗结束时，后牙区仍开𬌗，需要进行进一步的精细调整来伸长#35-#37、#45-#48，以获得全牙列咬合接触。

患者疼痛感消失，但仍全天佩戴矫治器，夜间佩戴"加速器"。在精细调整后，仅#16、#17腭尖存在咬合接触，而颊尖仍无咬合接触（图5-23-146），这或许可以通过在治疗早期加大转矩调整力度来避免。

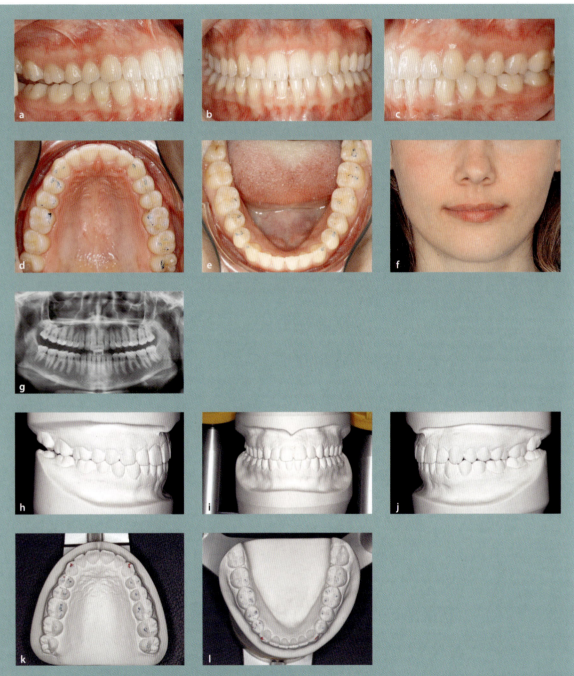

图5-23-146 （a~e）治疗后口内像显示所有前磨牙和磨牙均有咬合接触，#16、#17颊侧有少量开𬌗。（f）面像显示面部协调、对称。（g）治疗后全景片。（h~l）治疗后固定于𬌗架上的石膏模型显示静态咬合（蓝色标记）和动态咬合（红色标记）下的咬合接触。

病例10：颞下颌关节紊乱病伴头痛

患者13岁，因在外院进行固定矫治时出现严重的头痛，故与其父母来本院就诊。除了#15、#25、#35外，在所有牙齿上都粘接了金属托槽，在所有磨牙上粘接了带环。下颌前牙伸长，Spee曲线深，重度深覆殆，下颌切牙咬在上颌前牙的腭侧牙龈上。双侧磨牙安氏Ⅱ类关系。

患者牙齿上可见大量牙菌斑，伴严重的牙龈炎。在固定矫治之前的全景片显示无病理性问题，但#21有外伤史，切端已进行复合树脂修复，建议后续密切观察牙齿情况。口外像显示患者面下短，下颌后缩（图5-23-147）。

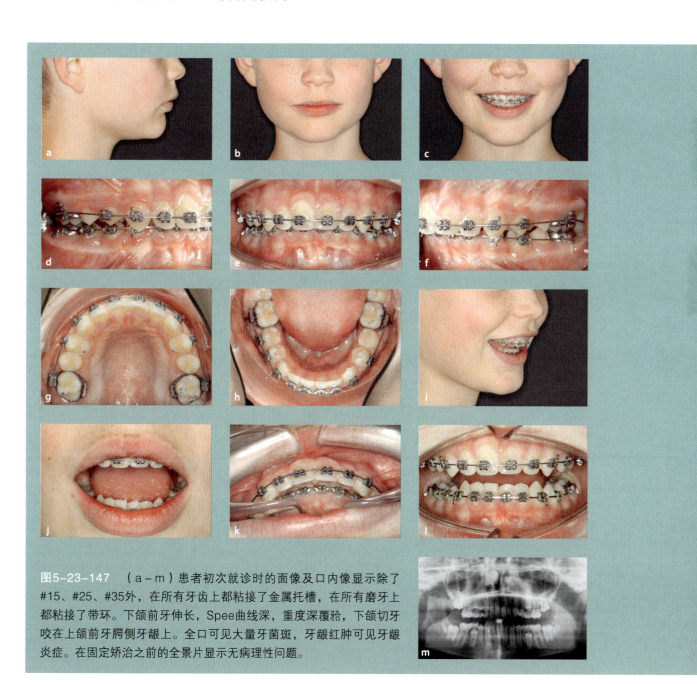

图5-23-147 （a~m）患者初次就诊时的面像及口内像显示除了#15、#25、#35外，在所有牙齿上都粘接了金属托槽，在所有磨牙上都粘接了带环。下颌前牙伸长，Spee曲线深，重度深覆殆，下颌切牙咬在上颌前牙腭侧牙龈上。全口可见大量牙菌斑，牙龈红肿可见牙龈炎症。在固定矫治之前的全景片显示无病理性问题。

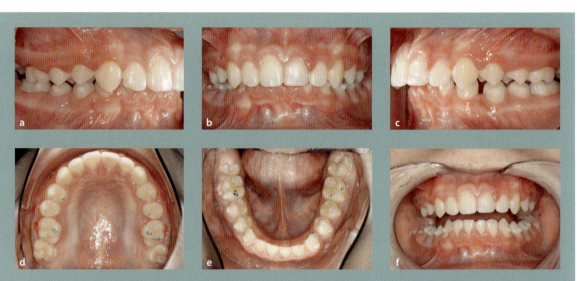

图5-23-148　（a~f）去除固定式矫治器后的口内像。在#33-#36、#43-#46上粘接附件。本病例患者为安氏Ⅱ类关系，重度深覆𬌗，在#34近中有间隙，下颌切牙和尖牙伸长。此外，最主要的问题是缺乏后牙高度的支撑。

诊断

- 在外院进行固定矫治
- 颞下颌关节紊乱病
- 头痛
- 深覆𬌗
- 安氏Ⅱ类关系
- 严重的牙龈炎
- 牙釉质脱矿

治疗计划

- 无托槽隐形矫治（隐适美）
- 𬌗板治疗
- Motion矫治器

治疗过程

　　由于存在牙龈炎、牙釉质脱矿等并发症，同时存在颞下颌关节紊乱、严重头痛等，因此决定尽快去除固定式矫治器，改用隐形矫治器结合Motion矫治器治疗，同时结合固定式𬌗板治疗。图5-23-148显示去除托槽矫治器后口内像。在#33-#36、#43-#46上粘接附件，以在压低下颌前牙时增加支抗。去除托槽后，口内像显示患者为安氏Ⅱ类关系，下颌牙列散在间隙，下颌前牙伸长，深覆𬌗。图5-23-149显示粘接下颌第一磨牙𬌗板后的口内像。此时后牙高度增加。𬌗板可增加垂直高度，而𬌗面平整。治疗开始时在下颌第一磨牙粘接𬌗板及在#33-#36、#43-#46粘接附件后，口内扫描上传至ClinCheck软件中（图5-23-150）。在下颌第一磨牙远中颊面设计开窗以便粘接牵引扣。在上颌，Motion矫治器在第一阶段治疗从尖牙粘接至第一磨牙。在治疗过程中，只能看到Motion矫治器虚拟安装在上颌，Motion矫治器本身仅在粘接第1副矫治器时戴入。第一阶段治疗的主要目标是使用Motion矫治器远移上颌牙列，使用隐形矫治器压低下颌前牙，伸

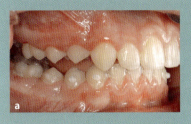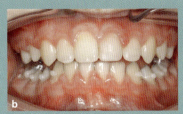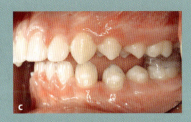

图5-23-149 （a~c）在下颌第一磨牙粘接𬌗板后的口内像，为安氏Ⅱ类关系。𬌗板可增加垂直高度。

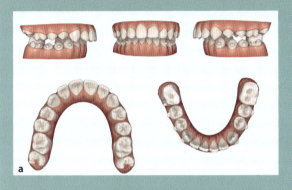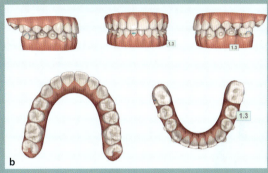

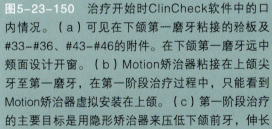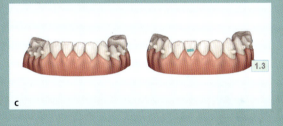

图5-23-150 治疗开始时ClinCheck软件中的口内情况。（a）可见在下颌第一磨牙粘接的𬌗板及#33-#36、#43-#46的附件。在下颌第一磨牙远中颊面设计开窗。（b）Motion矫治器粘接在上颌尖牙至第一磨牙，在第一阶段治疗过程中，只能看到Motion矫治器虚拟安装在上颌。（c）第一阶段治疗的主要目标是用隐形矫治器来压低下颌前牙，伸长下颌前磨牙，以达到整平Spee曲线的目的。为了保证髁突无症状，下颌磨牙未设计移动。第一阶段治疗需要34副矫治器。

长下颌前磨牙，达到整平Spee曲线、减小深覆𬌗的目的。由于磨牙上的固定式𬌗板增加了后牙区垂直高度，患者不再表现出颞下颌关节症状。下颌磨牙未设计移动以保持𬌗板所在的咬合高度。

下颌牙列在第一阶段治疗过程中共用时8个月，包含了34副矫治器，同时上颌使用Motion矫治器结合Ⅱ类牵引调整咬合关系。图5-23-151显示在Motion矫治器结合隐形矫治器治疗34周后，去除上颌Motion矫治器后的

口内像。此时在#13-#16、#23-#26添加垂直矩形附件，在#13、#23上添加牵引钩，便于在夜间继续行Ⅱ类牵引。口内像显示上颌前牙区出现散在间隙，说明Motion矫治器远移上颌牙列效果良好。之后再次进行口内扫描（图5-23-152），制作上颌压膜保持器，让患者佩戴上颌保持器和下颌最后一副矫治器，同时于夜间持续行Ⅱ类牵引，直至新的矫治器邮寄到本院。

根据专题23病例2中的治疗方法，接下来

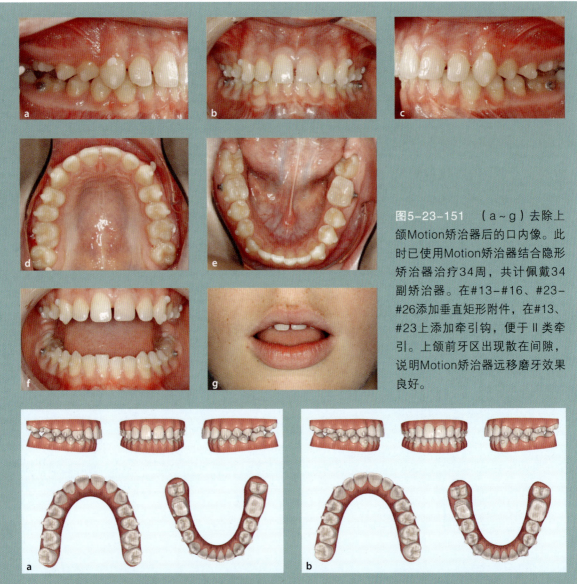

图5-23-151 （a~g）去除上颌Motion矫治器后的口内像。此时已使用Motion矫治器结合隐形矫治器治疗34周，共计佩戴34副矫治器。在#13-#16、#23-#26添加垂直矩形附件，在#13、#23上添加牵引钩，便于Ⅱ类牵引。上颌前牙区出现散在间隙，说明Motion矫治器远移磨牙效果良好。

图5-23-152 （a，b）第二阶段治疗开始前上传至ClinCheck软件后的口内情况。此时进行上下颌隐形矫治。该阶段共20副矫治器，治疗目标是内收上颌前牙、关闭间隙，并通过继续压低下颌前牙和升高前磨牙来继续整平下颌Spee曲线。

的矫治包括去除固定式𬌗板，增加固位附件，伸长后牙至重咬合接触。口内像显示在去除第一磨牙的固定式𬌗板后，后牙区为开𬌗状态（图5-23-153）。为了使佩戴𬌗板处的开𬌗后牙建𬌗，在#16、#26、#36、#37、#46、#47上粘接水平附件后，再次进行口内扫描。ClinCheck软件虚拟治疗效果显示牙列整齐，前磨牙有咬合接触，Ⅰ类尖牙关系。

图5-23-154显示上传至ClinCheck软件后的口内情况。在去除下颌第一磨牙𬌗板后，

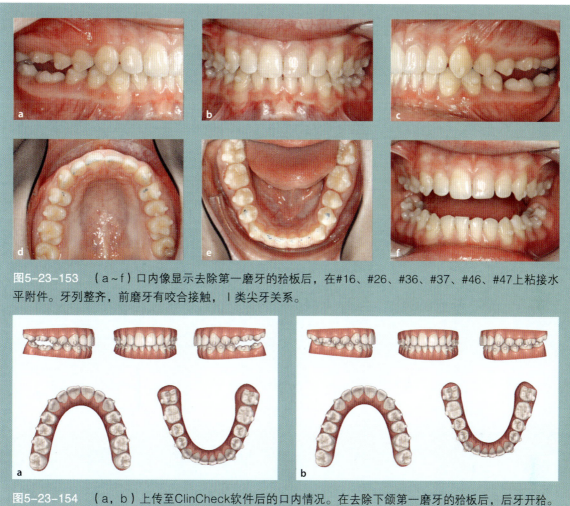

图5-23-153 （a~f）口内像显示去除第一磨牙的殆板后，在#16、#26、#36、#37、#46、#47上粘接水平附件。牙列整齐，前磨牙有咬合接触，Ⅰ类尖牙关系。

图5-23-154 （a，b）上传至ClinCheck软件后的口内情况。在去除下颌第一磨牙的殆板后，后牙开殆。下一步治疗包括使用24副矫治器伸长磨牙至咬合接触。

后牙开殆。下一步治疗计划包括使用24副矫治器伸长磨牙至咬合接触。图5-23-155显示精细调整前的口内像。由于磨牙的咬合接触点不足，最终矫治阶段的矫治器需要继续伸长后牙。由于此时仅在第一前磨牙和左侧第一磨牙有咬合接触，故需要增加上颌前牙转矩，以达到功能性覆盖。图5-23-156显示最终阶段治疗前上传至ClinCheck软件后的口内情况，可

见初始状态咬合接触不紧密。在所有磨牙上设计开窗以便粘接舌侧扣，并要求患者在所有后牙区全天佩戴垂直牵引。为了获得理想的牙齿转矩，在#12-#21上设计压力嵴。最终阶段共包括11副矫治器。图5-23-157显示佩戴矫治器及磨牙舌侧扣的口内像。

建议患者每天佩戴22小时垂直牵引。最终治疗后面像及口内像显示双侧磨牙安氏Ⅰ类

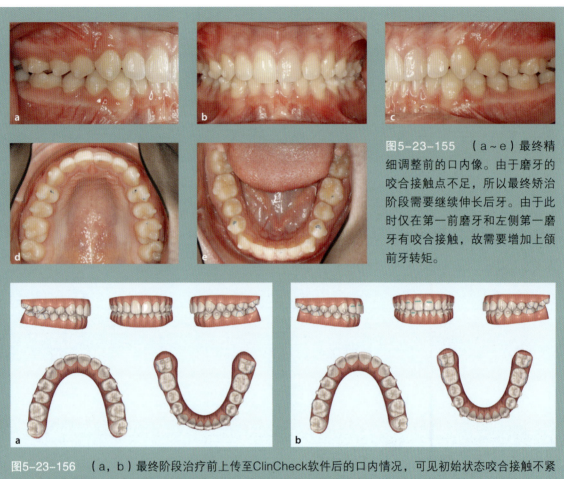

图5-23-155　（a~e）最终精细调整前的口内像。由于磨牙的咬合接触点不足，所以最终矫治阶段需要继续伸长后牙。由于此时仅在第一前磨牙和左侧第一磨牙有咬合接触，故需要增加上颌前牙转矩。

图5-23-156　（a，b）最终阶段治疗前上传至ClinCheck软件后的口内情况，可见初始状态咬合接触不紧密。在所有磨牙上设计开窗，并要求患者在所有后牙区全天佩戴垂直牵引。为了获得理想的牙齿转矩，在#12-#21上设计压力嵴。最终阶段共包括11副矫治器。

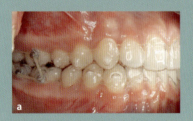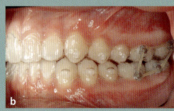

图5-23-157　（a，b）佩戴矫治器及磨牙舌侧扣的口内像。建议患者每天佩戴22小时垂直牵引。

关系，后牙区咬合接触点分布均匀，前牙具有功能性覆𬌗覆盖。全景片显示#21疑似根尖透射影像（图5-23-158）。由于#21在治疗前有外伤史，建议后续进行牙体治疗。上颌牙列使用压膜保持器进行保持，下颌#34-#44粘接舌侧保持器进行保持。图5-23-159显示整个治疗过程。图5-23-160显示治疗前与治疗后侧面像对比。

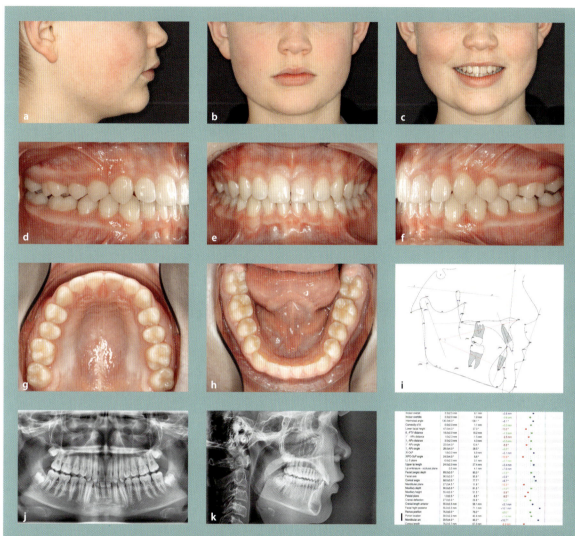

图5-23-158　（a~l）最终治疗后面像及口内像可以见双侧磨牙安氏Ⅰ类关系，后牙区咬合接触点分布均匀，前牙具有功能性覆殆覆盖。全景片显示#21疑似根尖透射影像。由于#21在治疗前有外伤史，建议后期进行牙体治疗。上颌牙列使用压膜保持器进行保持，下颌#34-#44粘接舌侧保持器进行保持。

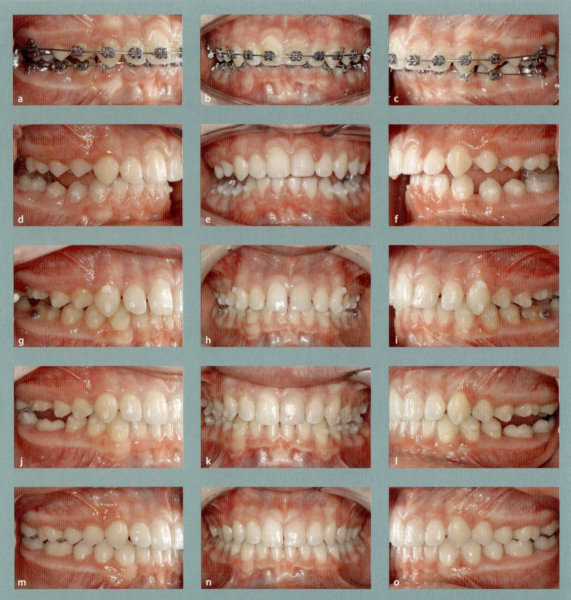

图5-23-159 治疗过程。(a~c)初始固定矫治的口内像。(d~f)去除固定式矫治器后的口内像,下颌磨牙粘接殆板,上颌粘接附件,开始进行下颌隐形矫治器矫治,上颌Motion矫治器矫治。(g~i)上颌Motion矫治器矫治结束时的口内像。此时粘接上颌附件和牵引钩,继续行上下颌隐形矫治。(j~l)去除殆板后的口内像。此时需要伸长磨牙,开始最终阶段的隐形矫治。(m~o)隐形矫治器结合固定式殆板和Motion矫治器治疗后的最终效果。

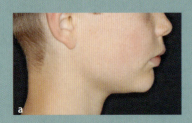

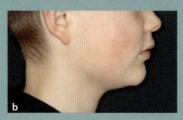

图5-23-160 (a,b)治疗前治疗后侧面像对比显示美观得到改善。

参考文献

[1] Schupp W, Boisserée W, Tabancis M, Funke J. Initial therapy of occlusion. JAO 2019;3:31–41.

[2] (DGFDT), D.G.f.F.-u.t., Zur Therapie der funktionellen Erkrankungen des kraniomandibulären Systems, November 2015.

[3] Ordelheide A, Bernhardt O. The effectiveness of occlusal splints for the treatment of craniomandibular dysfunctions: an overview of national and international publications. J Craniomand Func 2009;1:323–338.

[4] Fricton J, Look JO, Wright E, et al. Systematic review and meta-analysis of randomized controlled trials evaluating intraoral orthopedic appliances for temporomandibular disorders. J Orofac Pain 2010;24:237–254.

[5] Sletten WO, Taylor LP, Goodacre CJ, Dumont TD. The effect of specially designed and managed occlusal devices on patient symptoms and pain: a cohort study. Gen Dent 2015;63:46–52.

[6] Lotzmann U. The effect of divergent positions of maximum intercuspidation on head posture. J Gnathol 1991;10:63–68.

[7] Kopp S, Friedrichs A, Pfaff G, Langbein U. Beeinflussung des funktionellen Bewegungsraumes von Hals- Brust- und Lendenwirbelsäule durch Aufbissbehelfe. Man Med 2003;41:39–51.

[8] Sakaguchi K, Mehta NR, Abdallah EF, et al. Examination of the relationship between mandibular position and body posture. Cranio 2007;25:237–249.

[9] Lippold C, Ehmer U, van Bos L. Beziehungen zwischen kieferorthopädischen und orthopädischen Befunden. Man Med 2000;38:346–350.

[10] Herring SW, Liu ZJ. Loading of the temporomandibular joint: anatomical and in vivo evidence from the bones. Cells Tissues Organs 2001;169:193–200.

[11] Hatcher DC, Faulkner MG, Hay A. Development of mechanical and mathematic models to study temporomandibular joint loading. J Prosthet Dent 1986;55:377–384.

[12] Iwasaki K. Dynamic responses in adult and infant monkey craniums during occlusion and mastication. J Osaka Dent Univ 1989;23:77–97.

[13] Yang HM, Cha JY, Hong KS, Park JT. Three-dimensional finite element analysis of unilateral mastication in malocclusion cases using cone-beam computed tomography and a motion capture system. J Periodontal Implant Sci 2016;46:96–106.

[14] Palla S, Gallo LM, Gossi D. Dynamic stereometry of the temporomandibular joint. Orthod Craniofac Res 2003;6 Suppl 1:37–47.

[15] Freesmeyer WB, ed. Zahnärztliche Funktionstherapie. Munich, Germany: Hanser Verlag, 1993.

[16] Boisserée W, Schupp W, eds. Kraniomandibuläres und muskuloskelettales System. Berlin, Germany: Quintessenz, 2012.

[17] Schupp W, Haubrich J, eds. Aligner Orthodontics. Berlin, Germany: Quintessenz, 2015.

[18] Plato G, Kopp S. Kiefergelenk und Schmerzsyndrome. Man Med 1999;37:143–151.

[19] Gelb H, ed. New Concepts in Craniomandibular and Chronic Pain Management. St. Louis, MD/Barcelona: Mosby-Wolfe, 1994.

[20] Schupp W, Funke J, Boisserée W. Continuing diagnostics and therapy of the temporomandibular and musculoskeletal system (TMS/MSS). JAO 2018;2:267–281.

[21] Lechner KH. Kritische Betrachtung zur Therapie von CMD Patienten. Man Med 2008;46:386–388.

[22] Leckel M, Ilani A, Grimm T. Adjustierte Aufbiss-Schienen im 3D Druckverfahren. Dentalzeitung 2017;2:44–46.

[23] Lutz AN. Vergleich von Verschleiß und Bruchlast additiv, subtraktiv und konventionell verwendeter Aufbissschienen-Materialien, in Poliklinik der Zahnärztlichen Prothetik. Munich, Germany: Ludwig-Maximilians-Universität München, 2018.

[24] Schupp W, Funke J. Continuing diagnostics and therapy of the temporomandibular and musculoskeletal system: the rest position of the temporomandibular joint (TMJ) and the therapeutic construction bite vs. the centric bite. JAO 2018;2:267–281.

[25] Schupp W, Funke J, Haubrich J, Boisserée W. Follow-up treatment after initial splint therapy. JAO 2019;3:147–164.

[26] Schupp W, ed. Funktionslehre in der Kieferorthopädie. Bergisch Gladbach, Germany: FDK, 1993.

[27] Cozzani G, Guiducci A, Mirenghi S. Kieferorthopädische Maßnahmen bei Kiefergelenkerkrankungen. Inf Orthod Kieferorthop 2003;35:129–139.

[28] Crismani AG, Celar AG, Bantleon HP. Chair-side Methoden zur Herstellung okklusaler Minisplints in der Therapie kraniomandibulärer Dysfunktionen. Inf Orthod Kieferorthop 2004;36:31–35.

[29] Feldner JA, Bantleon HP. Intrusion oder Extrusion als Behandlungsmöglichkeit des Tiefbisses. Inf Orthod Kieferorthop 2017;49:24–28.

[30] Bernstein RL, Preston CB, Lampasso J. Leveling the curve of Spee with a continuous archwire technique: a long term cephalometric study. Am J Orthod Dentofacial Orthop 2007;131:363–371.

[31] Schupp W, Haubrich J, Neumann I. Invisalign((R)) treatment of patients with craniomandibular disorders. Int Orthod 2010;8:253–267.

[32] Schupp W, Haubrich J, Hermens E. Möglichkeiten und Grenzen der Schienentherapie in der Kieferorthopädie. Zahnmedizin up2date 2013;2:171–184.

[33] Schupp W, et al. Diagnose und Therapie des kraniomandibulären und muskuloskelettalen Systems in der kieferorthopädischen Praxis unter besonderer Berücksichtigung des Invisalign Systems. Inf Orthod Kieferorthop 2013;45:93–102.

[34] Mampieri G, Giancotti A. Invisalign technique in the treatment of adults with pre-restorative concerns. Prog Orthod 2013;14:40.

[35] Dziedzina G. Vermessung und vergleichende Untersuchung der Gelenkspaltbreite von physiologischen und pathologischen Kiefergelenken mittels digitaler Volumentomographie. Innsbruck, Austria: Univ.-Klinik Innsbruck, 2011.

加速：制作"加速器"

"加速器（Speed UP）"是一种可以与隐形矫治器同时佩戴的辅助装置，患者主要在夜间使用。"加速器"是在技工室个性化制作的，其主要作用包括：

- 针对深覆𬌗患者，增加施加于切牙的垂直向压力，辅助更快更好地压低切牙
- 增加切牙区隐形矫治器与牙齿贴合度
- 针对存在或可能出现颞下颌关节疾病、肌肉疼痛、颞下颌关节疼痛的患者，或在隐形矫治初期出现潜在的周围神经痛综合征的患者

针对切牙压低的患者，"加速器"应当使用咬合纸进行调磨（建议使用Bausch Progress 100）。后牙区提供最小的垂直向支撑，以增加切牙及尖牙的咬合力。如果切牙区隐形矫治器不贴合（常见于上颌牙列），在矫治器与牙齿切端之间常可见间隙存在。"加速器"的厚度可在切牙区产生额外的压入力，以使前牙区矫治器重新变得贴合。

当患者佩戴隐形矫治器时，上下颌矫治器无法在左右两侧提供绝对相等的支撑性咬合，这有可能导致颞下颌关节疾病或颞下颌关节疼痛。"加速器"的使用，通过调磨接触点给左右两侧提供相等的垂直向支撑。夜间佩戴"加速器"也避免早接触，帮助患者建立更舒适的颌位。临床上让患者同时佩戴隐形矫治器和"加速器"，使用咬合纸对"加速器"进行检查和选择性调磨，以达到左右两侧前磨牙及磨牙区更均匀分布的咬合接触点。

"加速器"的制作

患者上颌佩戴隐形矫治器时取藻酸盐印模（图5-24-1a）。根据ClinCheck软件重叠图显示的牙齿移动方向，在牙齿后续移动的位置对石膏模型进行充填，为后续的牙齿移动和膜片厚度留出空间（图5-24-1b~d）。此步骤可确保"加速器"不会干扰设计好的牙齿移动。技师使用热压成型机，在预备好的石膏模型上进行热压膜成型（Bioplast Foil, Scheu）（图5-24-1e，f）。使用热熔胶枪将热成型材料在前牙区（尖牙至尖牙）制作𬌗板（图5-24-1g~j）。使用金属车针修整导板。最后，在添加了𬌗板的膜片上再次进行热压成型，完成"加速器"的制作（图5-24-1k）。

"加速器"的临床应用

图5-24-2显示上颌同时佩戴隐形矫治器和"加速器"后在闭口位时切牙区的咬合接触点。图5-24-3显示深覆𬌗患者佩戴"加速器"时的前牙接触点。"加速器"的接触点可以使用咬合纸进行检查和调磨以改善咬合。建议患者夜间同时佩戴隐形矫治器与"加速器"。

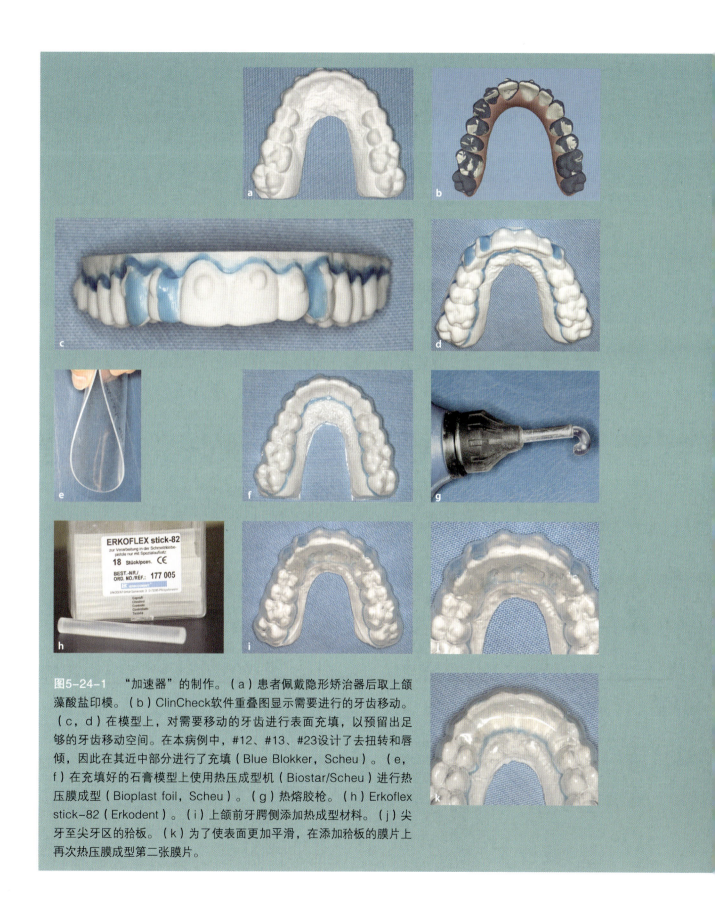

图5-24-1　"加速器"的制作。（a）患者佩戴隐形矫治器后取上颌藻酸盐印模。（b）ClinCheck软件重叠图显示需要进行的牙齿移动。（c，d）在模型上，对需要移动的牙齿进行表面充填，以预留出足够的牙齿移动空间。在本病例中，#12、#13、#23设计了去扭转和唇倾，因此在其近中部分进行了充填（Blue Blokker，Scheu）。（e，f）在充填好的石膏模型上使用热压成型机（Biostar/Scheu）进行热压膜成型（Bioplast foil，Scheu）。（g）热熔胶枪。（h）Erkoflex stick-82（Erkodent）。（i）上颌前牙腭侧添加热成型材料。（j）尖牙至尖牙区的𬌗板。（k）为了使表面更加平滑，在添加𬌗板的膜片上再次热压膜成型第二张膜片。

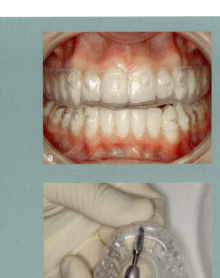
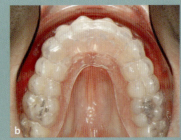
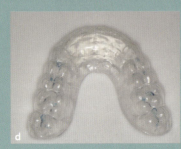
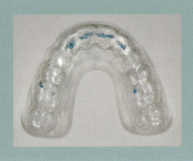

图5-24-2　上颌"加速器"。（a）上颌同时佩戴隐形矫治器及加速器后在闭口位时的切牙区咬合接触。（b）使用咬合纸检查"加速器"的接触点。（c）使用钨钢车针（例如Komet H25 1GE）对"加速器"的接触点进行选择性调磨，以获得所需的垂直向支撑。（d）制作完成的"加速器"，双侧后牙区可见相等的咬合接触。

图5-24-3　"加速器"仅在切牙及尖牙区有咬合接触，以在深覆𬌗治疗中提供前牙区压低力。

专题25

无托槽隐形矫治后的选择性牙齿调磨

病例1：隐形矫治后选择性牙齿调磨病例

　　选择性牙齿调磨可能适用于正中位和/或偏心位咬合过高的患者。由于对天然牙齿的调磨不仅会减少修复材料或充填材料，而且可能还会减少健康的牙体组织，因此应当非常慎重。同时，在静态咬合中，牙齿调磨可以降低咬合垂直高度。

　　牙齿选择性调磨目标是建立生理性的尖窝关系（图5-25-1）。动态咬合应该从双侧建立引导，即切牙和尖牙的咬合保护。

　　本病例患者接受了隐形矫治，但在治疗结束时显示双侧后牙咬合接触点分布不均匀（图5-25-2~图5-25-4）。

诊断

- 安氏Ⅱ类
- 上颌切牙舌倾
- 扭转和拥挤
- Spee曲线深
- 深覆殆
- 左侧咬合接触，右侧缺失咬合支撑

治疗计划

- 无托槽隐形矫治（隐适美）
- Ⅱ类颌间牵引

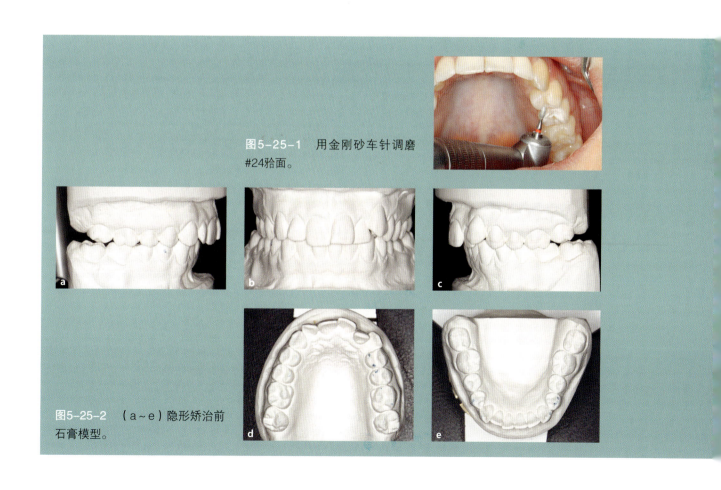

图5-25-1　用金刚砂车针调磨#24殆面。

图5-25-2　（a~e）隐形矫治前石膏模型。

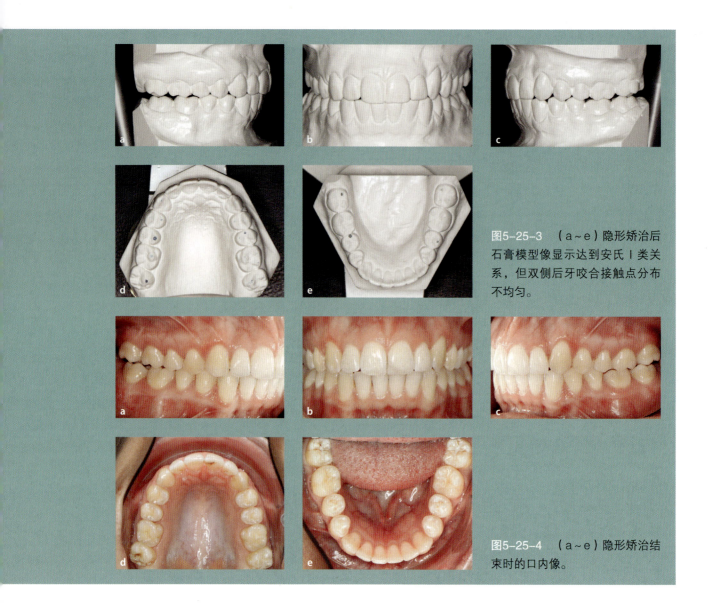

图5-25-3 （a~e）隐形矫治后石膏模型像显示达到安氏Ⅰ类关系，但双侧后牙咬合接触点分布不均匀。

图5-25-4 （a~e）隐形矫治结束时的口内像。

治疗过程

尽管通过隐形矫治获得了双侧Ⅰ类磨牙关系，但双侧后牙咬合接触点分布不均匀。于是通过牙齿选择性调磨来解决这一问题，首先在石膏模上进行了测试。

制作Ⅳ级超硬石膏模型，转移相对颅颌的关系，并将其安装在殆架上（例如SAM）。第一阶段的选择性调磨在石膏模型上进行，分以下3个步骤[1]：

1. 分析尖窝咬合关系，以评估是否合适调磨牙齿

2. 静态咬合时调磨牙齿

3. 动态咬合时调磨牙齿

调磨石膏模型首先进行静态咬合的纠正。如果随着调磨磨牙出现前牙咬合接触，则必须决定是否进行额外的前牙调磨，以进一步降低咬合垂直高度。或者可以进行精细调整以优化咬合。

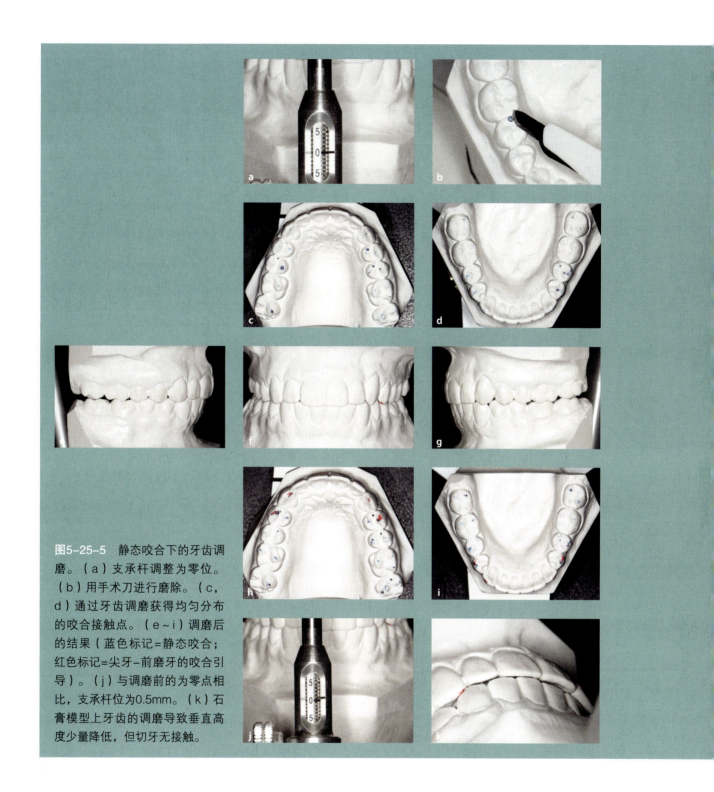

图5-25-5　静态咬合下的牙齿调磨。（a）支承杆调整为零位。（b）用手术刀进行磨除。（c，d）通过牙齿调磨获得均匀分布的咬合接触点。（e~i）调磨后的结果（蓝色标记=静态咬合；红色标记=尖牙-前磨牙的咬合引导）。（j）与调磨前的为零点相比，支承杆位为0.5mm。（k）石膏模型上牙齿的调磨导致垂直高度少量降低，但切牙无接触。

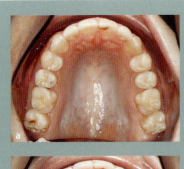
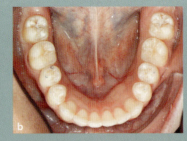
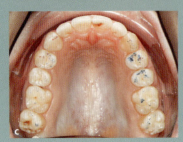
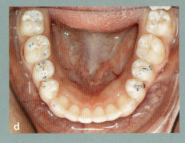

图5-25-6　口内磨牙的牙齿调磨。（a，b）标记的上颌、下颌接触点（蓝色标记）以进行调磨。（c，d）牙齿调磨后的双侧咬合接触情况，但左侧的接触似乎更紧密，因此将在数周后再次评估。

　　在动态咬合中调磨的目标是建立切牙-尖牙引导，获得同等、同步的后牙咬合分离。需要始终维持静态咬合接触。优先调磨的对象是非支持尖的"分离路径"。如果侧方移动时非工作侧有咬合干扰，应调磨支持牙尖的内侧斜面（而不能调磨牙尖），以始终维持静态的咬合接触。

　　对于前伸运动中的咬合干扰，可以在前伸运动方向上、从后往前逐渐调磨，直至建立切牙-尖牙的引导而获得同等、同步的后牙咬合分离。石膏模型上的咬合接触点可以用不同颜色标记，以便更容易将调磨方案转移到患者口内（图5-25-5a，b）。继续调磨以优化石膏模型上的咬合接触。

　　如果石膏模型上的调磨可以显著改善咬合接触，并且获得了没有咬合干扰的静态和动态咬合，那么就可以在患者口内进行调𬌗（图5-25-6a，b）。患者在直立坐位时用彩色咬合纸标记咬合接触点。如果这些接触点与上𬌗架的石膏模型的咬合接触点一致，那么该调磨方案就可以转移到牙齿上。牙齿调磨的最终结果应该是后牙具有同等的咬合接触点（通过Shimstock咬合纸测试）而前牙无接触（图5-25-5和图5-25-6）。如果双侧的咬合接触点分布不太均匀，可以数周后再进行评估，可能需要再次少量调磨。一般来说，通过磨牙的调磨来改善后牙咬合接触点的方式比较好解决。

病例2：隐形矫治后调磨上颌切牙腭面

一般认为正畸治疗结束时切牙应该没有咬合接触，因为在静态咬合时，即使切牙区微小的咬合干扰也可能会导致神经肌肉紊乱和下颌功能运动障碍。

本病例患者为左侧Ⅱ类关系，中线偏斜，右侧为Ⅰ类关系（图5-25-7）。上牙列中线居中，由于#36缺失、下牙列中线偏左。#37处于其原位，表现为反𬌗。牙弓排列整齐，上颌侧切牙较小。由于Ⅱ类咬合区域处于稳定的尖窝咬合关系，因此从咬合角度来看不需要纠正，那么本病例患者是否需要正畸治疗呢？石膏模型上𬌗架后显示出了患者实际存在的问题（图5-25-8）：由于#11和#21内倾以及下颌切牙伸长，导致切牙区存在咬合接触。

上下颌切牙均显示出大量的牙釉质磨损，这表明其下颌处于正中颌位。

诊断

- #11和#21内倾引起的切牙咬合接触
- 下颌切牙伸长
- 下牙列中线偏左
- #37反𬌗

治疗计划

- 无托槽隐形矫治（隐适美）
- 调磨上颌切牙腭面

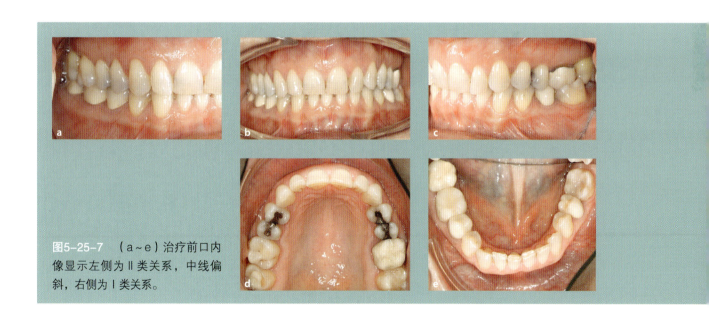

图5-25-7　（a~e）治疗前口内像显示左侧为Ⅱ类关系，中线偏斜，右侧为Ⅰ类关系。

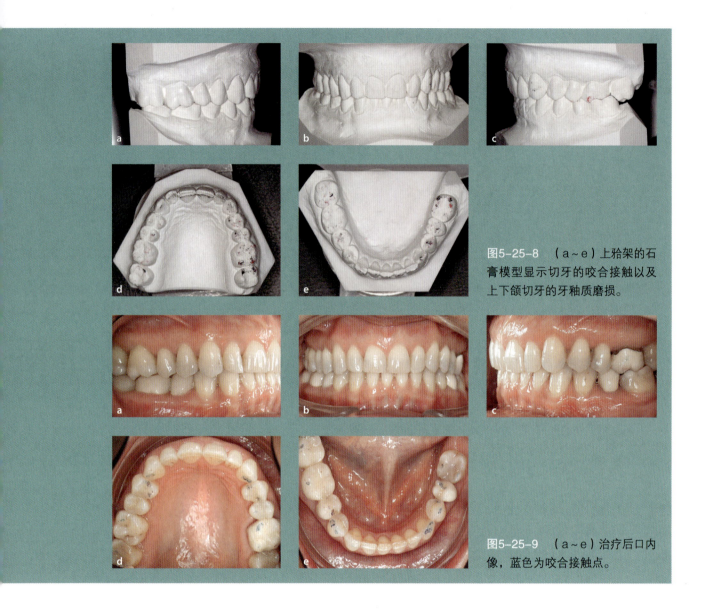

图5-25-8 （a～e）上𬌗架的石膏模型显示切牙的咬合接触以及上下颌切牙的牙釉质磨损。

图5-25-9 （a～e）治疗后口内像，蓝色为咬合接触点。

治疗过程

　　患者治疗后口内像显示隐形矫治结束时前磨牙和磨牙在垂直向上完全建立咬合支撑。如Shimstock咬合纸所示，除了#21远中端有少量接触外，切牙区无咬合接触（图5-25-9）。上𬌗架的石膏模型证实了这种咬合情况。

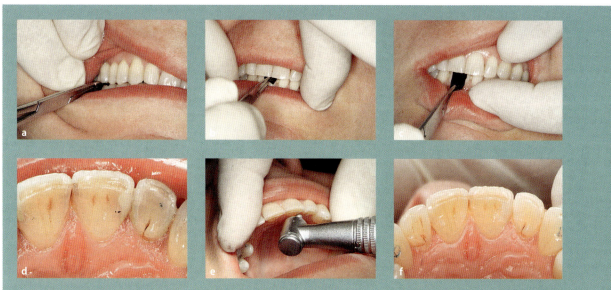

图5-25-10　最终完成的咬合情况。（a）使用Shimstock咬合纸进行咬合测试。尖牙和前磨牙区应紧密咬合，即可以咬住咬合纸。（b，c）切牙区应可自由通过Shimstock咬合纸，意味着患者在直立坐位的习惯性咬合时，咬合纸可以从上下颌切牙之间被拉出。（d）#21和#22存在轻微的咬合接触。（e）调磨以消除这种早接触。（f）调磨后的最终口内像。

完成精细调整和调磨后，使用Shimstock咬合纸（8μm）进行咬合测试，以解决仍然存在的小问题（图5-25-10）。患者被转诊至牙科诊所进行相应的修复治疗。

参考文献

[1]　Freesmeyer W, ed. Quintessenz Focus Zahnmedizin: Funktions-diagnostik und -therapie. Berlin, Germany: Quintessenz, 2009.

无托槽隐形矫治后的保持

正畸治疗后都需要保持，有的病例甚至需要终身保持。隐形矫治治疗后的保持与固定式矫治器治疗后的保持并无不同。正如Maurits Persson（2006）所说，"细胞记住的是矫治力，而不是矫治器[1]。"

制作过程

当采用舌侧保持器保持牙弓形态时，使用固定转移模板可使弓丝位置在粘接时非常精准（图5-26-1）。粘接的流程是喷砂、酸蚀牙面然后涂布粘接材料（例如Optibond，Kerr[4]）。在每个需要固定的牙面涂布流动树脂（例如Tetric Evo-Flow，Ivoclar）后插入舌侧丝。用金刚砂车针磨除转移模板，然后用复合树脂（Enamel Plus，HFO，Micerium）将舌侧丝与牙面粘接。对于有颞下颌关节疾病和/或有烤瓷冠的成人，良好的保持就意味着：在下颌#34-#44粘接舌侧保持器，上颌佩戴𬌗板式保持器进行保持（图5-26-2，见专题23）。

建议患者佩戴最后一副隐形矫治器、Vivera保持器或者椅旁制作的可摘式矫治器12周，白天佩戴数小时，夜间佩戴𬌗板式保持器。之后，可以逐步减少佩戴时间，夜间交替佩戴两个𬌗板中的一个即可。总的来说，隐形矫治器治疗后的保持与固定式矫治器后的保持并无差别（更多保持相关的内容见文献[2-5]）。

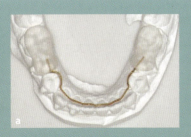
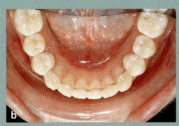
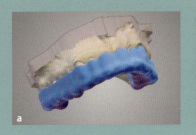
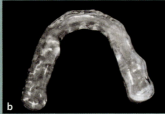

图5-26-1 舌侧保持器。（a）金色弯制弓丝（USA，delivered by world class orthodontics，Lindenberg）和固定转移模板（Orthocryl，Vertex）。（b）舌侧保持器：口内在#34-#44上用复合树脂粘接（Optibond，KerrDental和Enamel Plus，HFO）。

图5-26-2 （a）用于打印的上颌𬌗板的计算机辅助设计。（b）打印的上颌𬌗板式保持器（快速形状打印机，材料Sher-Aprint-Ortho Plus UV，Shera，Lemförde）。

参考文献

[1] Persson M. Presentation. In: Congress of the Polish Orthodontic Society. Warsaw, Poland: 2006.
[2] Ihlow D, Rudzki I, eds. Kieferorthopädische Retention. Stuttgart, Germany: Thieme, 2018.
[3] Katsaros C, Eliades T, eds. Stability, Retention and Relapse in Orthodontics. Berlin, Germany: Quintessenz, 2017.
[4] Miles PG, Rinchuse DJ, Rinchuse DJ. Evidence-Based Clinical Orthodontics. Chicago, IL: Quintessence Publishing Co, Inc. 2012.
[5] Zachrisson BU. Multistranded wire bonded retainers: from start to success. Am J Orthod Dentofacial Orthop 2015;148: 724–727.

无托槽隐形矫治的优势
ADVANTAGES
OF ALIGNER ORTHODONTICS

无托槽隐形矫治特别依赖患者的依从性，因此在治疗之初，医生需要向患者（对于年轻患者，则需向其父母）明确强调这一点。除了美观和舒适性等优势外，相较于固定矫治，无托槽隐形矫治还具备以下优势（表6-1）。本章将列出这些优势并详细讨论。

表6-1　无托槽隐形矫治的优势

优势	具体
虚拟治疗计划	·精准排齐，相较手工弯制弓丝更精确 ·精确规划邻面去釉方案 ·可以模拟不同方案的治疗效果（例如拔牙、邻面去釉、扩弓等） ·可以在虚拟矫治计划中模拟髁突运动轴，调整生理性髁突位置 ·多学科合作 ·治疗效果可预测性更高
治疗期间更容易维持牙体和牙周健康	·进食和清洁牙齿时可以摘下隐形矫治器 ·没有托槽、带环或弓丝干扰牙周治疗
降低牙釉质脱矿和龋齿的风险	·进食和清洁牙齿时可以摘下隐形矫治器 ·没有托槽、带环或弓丝等装置，而这些可能会造成致龋微环境
矫治过程中基本没有并发症	·治疗中紧急情况的发生率很低 ·口腔黏膜损伤的可能性极小或不存在 ·牙周炎症的风险极低或不存在 ·没有牙釉质磨损的问题 ·不会引起金属过敏反应
治疗过程中疼痛更小	·与更换固定式矫治器的弓丝相比，更换隐形矫治器所引起的疼痛感更低 ·去除附件时的不适较小
矫治力的大小可以调节	·可以施加间歇轻力（牙根吸收的风险较小） ·通过减小步距可以使矫治力最小化 ·通过选择合适的矫治器材料，可进一步降低矫治力 ·治疗开始前可以预先设计邻面去釉的量 ·可以仅设计部分牙齿移动，而无须移动的牙齿和支抗单元则可保持稳定
减少对上颌骨的限制	·不涉及骨矫形治疗的副作用
不影响日常活动，帮助提高患者依从性	·没有金属部件，在体育活动中降低风险 ·可以继续演奏乐器
对于某些患者有优势	·牙釉质发育不全的患者 ·有特殊需求的患者

虚拟治疗计划

优势：

·精准排齐，相较手工弯制弓丝更精确

·精确规划邻面去釉方案

·可以模拟不同方案的治疗效果（例如拔牙、邻面去釉、扩弓等）

·可以在虚拟矫治计划中模拟髁突运动轴，

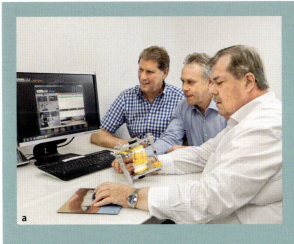

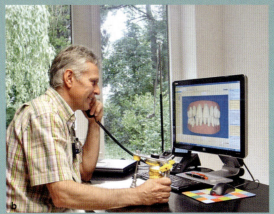

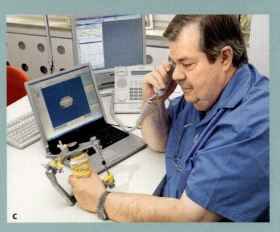

图6-1　使用Zirkonzahn软件和虚拟治疗软件进行线下多学科合作讨论（a）或远程讨论（b，c）。

调整生理性髁突位置

· 多学科合作

· 治疗效果可预测性更高

结论

倒推式计划，即将最终预期的治疗效果置于最开始的治疗计划中，是无托槽隐形矫治技术的核心特征。多学科团队可以共同讨论治疗软件中模拟的虚拟治疗效果。这对于在正畸治疗后需要进行修复或种植治疗的患者尤为重要。多学科团队可以一起讨论无托槽隐形矫治的结果，同时也可以作为后期修复治疗的参考（图6-1）。

治疗期间更容易维持牙体和牙周健康

优势：

· 进食和清洁牙齿时可以摘下隐形矫治器

· 没有托槽、带环或弓丝干扰牙周治疗

结论

由于可以摘下矫治器以清洁牙齿，因此与固定式矫治器相比，使用无托槽隐形矫治器在治疗期间患者更容易维护口腔健康[1]（图6-2）。

即使矫治器覆盖了所有牙齿和部分角化龈，无托槽隐形矫治期间牙周健康也不会受到影响，因为可摘式矫治器使口腔卫生维护更为容易。

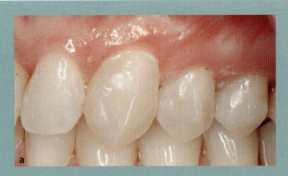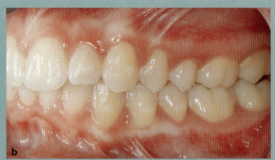

图6-2　（a）在#23-#25上使用优化附件，进行隐形矫治。（b）在#22、#23、#33-#35上粘接附件。附件不会影响口腔卫生，因而可以降低牙釉质脱矿风险。

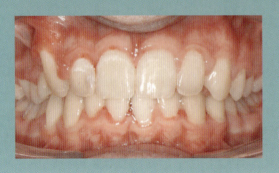

图6-3　口腔卫生不佳导致的牙釉质脱矿和牙周炎症（去除托槽后的即刻口内像）。

降低牙釉质脱矿和龋齿的风险

优势：

· 进食和清洁牙齿时可以摘下隐形矫治器
· 没有托槽、带环或弓丝等装置，而这些可能会造成致龋微环境

固定式矫治器的一个潜在副作用，是托槽周围可能出现牙釉质脱矿和牙周病损[2]（图6-3）。在正畸治疗期间牙齿表面出现的白垩色脱矿在去除矫治器后也难以恢复。在正畸治疗后，男性患者平均有40%的牙面可检测到牙釉质脱矿，而女性患者这一比例则为22%（$P<0.01$）[3-4]。

结论

尽管所用材料和预防措施有所改进，固定矫治技术仍然伴随较大的牙釉质脱矿风险。因此，针对每名患者采取个性化的预防措施，包括氟化物的应用等，对于预防牙釉质脱矿具有重要意义。而无托槽隐形矫治技术的应用，为这些预防措施的实施提供了便利，有助于降低相关风险。

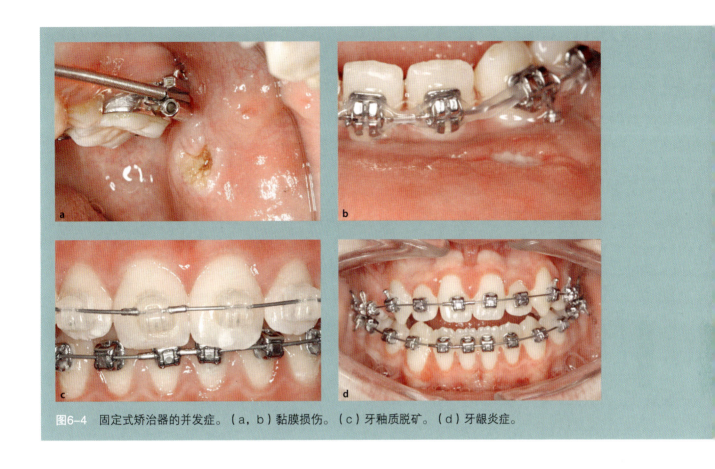

图6-4　固定式矫治器的并发症。（a，b）黏膜损伤。（c）牙釉质脱矿。（d）牙龈炎症。

矫治过程中基本没有并发症

优势：

· 治疗中紧急情况的发生率很低
· 口腔黏膜损伤的可能性极小或不存在
· 牙周炎症的风险极低或不存在
· 没有牙釉质磨损的问题
· 不会引起金属过敏反应

由于无托槽隐形矫治不使用金属部件，因此避免了牙齿与金属装置摩擦引起的磨损问题（图6-4）。同时，由于没有托槽的存在，也就无须升高咬合以避免上下牙列托槽接触。此外，尽管存在局限性，有研究指出，正畸治疗引起的牙龈增生可能与金属矫治器释放的低剂量镍有关[5]。而有关隐形矫治材料的研究则未发现明显的细胞毒性[6]。

结论

使用无托槽隐形矫治器进行矫治，并未发现与矫治器佩戴或所用材料相关的不良反应。

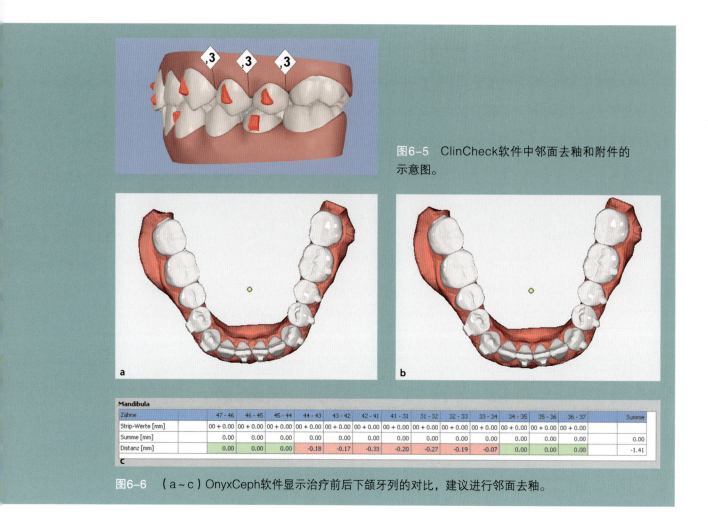

图6-5　ClinCheck软件中邻面去釉和附件的示意图。

Mandibula													
Zähne	47·46	46·45	45·44	44·43	43·42	42·41	41·31	31·32	32·33	33·34	34·35	35·36	36·37	Summe
Strip-Werte [mm]	00+0.00	00+0.00	00+0.00	00+0.00	00+0.00	00+0.00	00+0.00	00+0.00	00+0.00	00+0.00	00+0.00	00+0.00	00+0.00	
Summe [mm]	0.00	0.00	0.00	0.00	0.00	0.00	0.00	0.00	0.00	0.00	0.00	0.00	0.00	0.00
Distanz [mm]	0.00	0.00	0.00	-0.18	-0.17	-0.33	-0.20	-0.27	-0.19	-0.07	0.00	0.00	0.00	-1.41

图6-6　（a~c）OnyxCeph软件显示治疗前后下颌牙列的对比，建议进行邻面去釉。

矫治力的大小可以调节

优势：

· 可以施加间歇轻力（牙根吸收的风险较小）
· 通过减小步距可以使矫治力最小化
· 通过选择合适的矫治器材料，可进一步降低矫治力
· 治疗开始前可以预先设计邻面去釉的量
· 可以仅设计部分牙齿移动，而无须移动的牙齿和支抗单元则可保持稳定

虚拟治疗软件可在治疗开始前即对设计的邻面去釉量和施力系统进行评估（图6-5和图6-6）。如有必要，可以减小步距，并增加矫治器的数量。此外，选择特定的矫治器材料，也有助于降低矫治力[7]。在牙齿移动的初期更适宜使用轻力，较大的矫治力虽能加快尖牙的内收速度和移动量，但也可能导致副作用[8]。此外，间歇力的使用也在减少根吸收方面展现出优势。

相关研究表明，间歇力组的破骨细胞数量是持续力组的100.5%，而间歇力组的破骨细胞表面积是持续力组的68.2%。在近中侧，间歇力组的牙根吸收情况约是持续力组的30%（P<0.01）[9]。

结论

无托槽隐形矫治通过精细调整加力大小、加力时间和持续性，有助于实现最佳的矫治效果，同时避免不必要的牙齿移动。

减少对上颌骨的限制

优势：

· 不涉及骨矫形治疗的副作用

成对的颅骨（例如上颌骨），在围绕骨缝向内旋或外旋时表现为对称性运动（图6-7）。所有颅骨都通过骨缝相连，并且允许力的传递，形成了一个"闭合运动链"，其中一块骨的移动会影响到其他骨。如果某一部位的移动长时间受到限制，可能会对其他骨造成影响，并且这种影响可能在刺激消除后仍然持续。虽然这种功能紊乱可以通过矫形的方法治疗，但预防其发生更为理想。因此，应避免采取任何可能限制上颌骨生长的治疗方式。

结论

使用隐形矫治器可避免使用横跨腭部的刚性结构，从而避免潜在的连锁效应。

治疗过程中疼痛更小

优势：

· 与更换固定式矫治器的弓丝相比，更换隐形矫治器所引起的疼痛感更低
· 去除附件时的不适较小

研究表明，在施加轻力和重力后的第1周

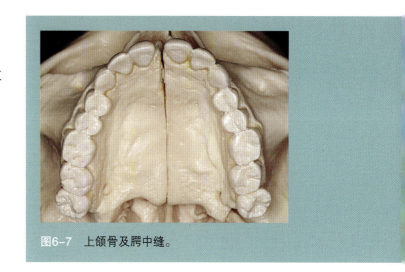

图6-7　上颌骨及腭中缝。

内，重力组（200cN）从施力6小时至4天时的咬合疼痛显著大于加力初始（$P<0.05$）。使用视觉模拟评分量表评估，相较于轻力组（20cN），重力组的患者疼痛感更显著（$P<0.05$）[10]。

结论

无托槽隐形矫治通过减少重力的使用，有效降低了治疗过程中的疼痛，为患者提供了更为舒适的矫治体验。

不影响日常活动，帮助提高患者依从性

优势：

· 没有金属部件，在体育活动中降低风险
· 可以继续演奏乐器

结论

在正畸治疗过程中，患者依从性是矫治成功的关键因素。无托槽隐形矫治器因其对于运动和演奏管乐器等日常活动影响小，特别适合青少年患者，有助于提高他们的治疗依从性。

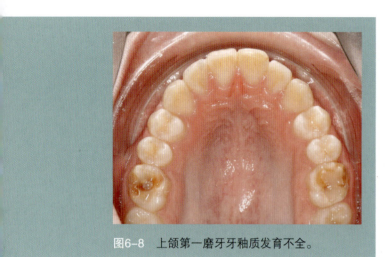

图6-8　上颌第一磨牙牙釉质发育不全。

对于某些患者有优势

优势：
- 牙釉质发育不全的患者
- 有特殊需求的患者

对于牙釉质发育不全的患者，尤其是后牙牙釉质发育不全，粘接托槽可能导致牙体以及牙体充填材料的变化，从而产生问题（图6-8）。

对于有特殊需求的患者，托槽和弓丝的使用和在治疗期间弓丝或橡皮圈的更换（以及更需要注意口腔卫生维护），使固定矫治的进行十分困难。相反，口内扫描通常更易被患者接受，且避免了不舒适的印模采集过程。无托槽隐形矫治过程中，矫治器的佩戴和摘取都很简便，口腔卫生维护也更简单（见第5章，专题22）。

结论

使用无托槽隐形矫治器无须粘接托槽或带环，为牙釉质发育不全的患者提供了一种更适宜的治疗选择。

对于有特殊需求的患者，无托槽隐形矫治比固定矫治更合适。

参考文献

[1]　Miethke RR, Vogt S. A comparison of the periodontal health of patients during treatment with the Invisalign system and with fixed orthodontic appliances. J Orofac Orthop 2005;66:219–229.

[2]　Mattousch TJ, van der Veen MH, Zentner A. Caries lesions after orthodontic treatment followed by quantitative light-induced fluorescence: a 2-year follow-up. Eur J Orthod 2007;29:294–298.

[3]　Boersma JG, van der Veen MH, Lagerweij MD, Bokhout B, Prahl-Andersen B. Caries prevalence measured with QLF after treatment with fixed orthodontic appliances: influencing factors. Caries Res 2005;39:41–47.

[4]　Lovrov S, Hertrich K, Hirschfelder U. Enamel demineralization during fixed orthodontic treatment - incidence and correlation to various oral-hygiene parameters. J Orofac Orthop 2007;68:353–363.

[5]　Gursoy UK, Sokucu O, Uitto VJ, et al. The role of nickel accumulation and epithelial cell proliferation in orthodontic treatment-induced gingival overgrowth. Eur J Orthod 2007;29:555–558.

[6]　Eliades T, Pratsinis H, Athanasiou AE, Eliades G, Kletsas D. Cytotoxicity and estrogenicity of Invisalign appliances. Am J Orthod Dentofacial Orthop 2009;136:100–103.

[7]　Elkholy F, Lapatki B. Recommendation of a novel film-thickness sequence, 0.4, 0.5 and 0.75 mm, for aligner systems. JAO 2018;2:295–304.

[8]　Yee JA, Türk T, Elekdağ-Türk S, Cheng LL, Darendeliler MA. Rate of tooth movement under heavy and light continuous orthodontic forces. Am J Orthod Dentofacial Orthop 2009;136:150 e1–9; discussion 150–151.

[9]　Kumasako-Haga T, Konoo T, Yamaguchi K, Hayashi H. Effect of 8-hour intermittent orthodontic force on osteoclasts and root resorption. Am J Orthod Dentofacial Orthop 2009;135:278;e1–8; discussion 278–279.

[10]　Ogura M, Kamimura H, Al-Kalaly A, et al. Pain intensity during the first 7 days following the application of light and heavy continuous forces. Eur J Orthod 2009;31:314–319.

第 7 章

避免全球变暖和塑料垃圾

AVOID GLOBAL WARMING
AND PLASTIC WASTE

William J. Ripple在《世界科学家对气候紧急状态的警告》一文中描述道："科学家在道德上有义务就任何灾难威胁向人类发出明确警告，并实话实说。"他还指出，温室气体排放量仍在迅速增加，对地球气候的破坏性影响越来越大。为了避免因气候危机而遭受巨大痛苦，需要在目前的基础上加大力度保护我们的生物圈[1]。

未来科学家（Scientists4Future，也被称为S4F）是一个致力于可持续未来的非机构、无党派、多学科科学家协会，于2019年发布了关于全球变暖的报道，如下所列：

1. 全球平均气温已经上升了1℃（相较于1850—1900年）[2-3]。一半的气温上升发生在过去30年中[4-5]

2. 在当代记录中，2015年、2016年、2017年和2018年是全球温度最高的年份[6]

3. 气温上升几乎完全是人为温室气体排放造成的[2,5,7]。温室气体在气候变暖中所占的比例划分如下：
   – 二氧化碳（CO_2）76%
   – 甲烷（CH_4）16%
   – 一氧化二氮（N_2O）6%
   – 氟化合物和其他2%[8]

4. 目前的气温上升已经增加了全球几个地区极端天气条件的可能性。例如，强降水和热浪，导致区域干旱、洪水和森林火灾的发生率上升[2-3,9-10]

5. 全球变暖是人类健康的危险因素[11-12]。除了上述直接后果外，其间接后果还包括难以保障食品安全，以及病原体和疾病携带者的传播

6. 如果人类不能像《巴黎协定》所设想的那样将全球变暖限制在1.5℃以内，那么世界许多地区的人类和自然环境将面临进一步的严重后果[3]

7. 为了尽最大可能将全球变暖升温限制在1.5℃以内，必须迅速减少温室气体的净排放量（特别是CO_2），并且必须在未来20～30年，全球范围达到零排放[2-3]

8. 然而CO_2排放量继续上升。考虑到目前正在讨论的政策建议，全球变暖可能在本世纪末超过3℃，并且由于持续的排放和动态正反馈，全球变暖将会加剧[13]

9. 根据目前的排放量，达到1.5℃目标的剩余CO_2预算将持续约10年。对于2℃的目标，预算可能会持续25～30年[3,14]

10. 之后，人类将依靠"CO_2–透支–借贷"生活：任何排放的温室气体都需要付出巨大的努力才能从大气中清除[15-16]。当今的年轻人已经应该偿还这笔贷款了。如果失败，下一代将遭受全球变暖带来的严重后果

11. 气温上升增加了地球系统动力学中跨越气候临界点的可能性，即正反馈循环将变得更有可能[17-19]。这将导致这样一种情况，对于未来几代人来说，回到当前的温度状态将变得不现实

12. 海洋目前吸收了约90%的额外热量[2]。到目前为止，它们还吸收了约30%的CO_2排放量。其后果是海平面上升、海冰融化、酸化和海洋中的溶解氧消耗。实现《巴黎协定》设定的目标对于保护人类和自然，减轻海洋生物多样性和生态系统的损失，特别是目前濒危的珊瑚群落的损失至关重要[3]

13. 人类的生活基础在多个领域受到了"地球边界"的威胁。截至2015年，气候和土地利用变化这两个领域已经超过临界值，还有其他两个领域已经严重超过临界值，分别是遗传变异性（生物多样性）和磷氮生物地球化学循环的破坏[20]

14. 我们目前面临着自恐龙时代以来最大规模的灭绝事件[21]。与人类施加影响之前相比，全球物种灭绝的速度快了100～1000倍[22-23]。在过去的500年里，有300多种陆地脊椎动物物种灭绝[24]；从1970年至2014年，所调查的脊椎动物物种的丰度平均下降了约60%[25]

15. 生物多样性降低的原因一方面是农业、森林砍伐对栖息地的破坏以及定居点和道路对土地的占用。另一方面，入侵物种以及过度采集、过度捕捞和过度捕猎造成的枯竭也发挥了作用[26]

16. 全球变暖加剧了这一点：例如，由于CO_2的排放量没有减少，预计到2100年，亚马孙盆地或加拉帕戈斯群岛一半的植物和动物物种将会消失[27]。同样，全球变暖也是珊瑚礁生存的主要威胁[3,28-29]

17. 农业用地面积和土壤肥力的减少，以及生物多样性和生态系统遭到不可逆转的破坏，威胁着生命的基础，限制了当今后代的选择[30-35]

18. 在全球变暖面前，对土壤、海洋、淡水资源和生物多样性的保护不足会导致风险倍增[36]。这增加了许多国家由于缺水和饥荒引发或加剧社会及军事冲突的风险，并导致更多的人口迁移[37-39]

19. 可持续减少肉类、鱼类和奶类消费的饮食，以及将农业方式调整为资源节约型粮食生产，对于保护陆地和海洋生态系统以及稳定气候变化是必不可少的[40]

20. 肉类生产产生的热量不到全球使用的1/5，而占用的农业面积却超过4/5[41]，并排放大量温室气体[42]。由于农业地区包括永久性牧场和草地以及耕地，而前者大部分无法转化为耕地。另一个比较也很有说明性：目前全球谷物收成的1/3以上被用作动物饲料[43]

21. 增加植物性食物的直接消费将减少对耕地的需求和温室气体的排放水平，同时提供额外的健康益处[40]

22. 政府对化石燃料工业的直接补贴每年超过1000亿美元（1美元≈7.1人民币）[44]。考虑到社会和环境成本（特别是健康成本，还有空气和水污染），全球对化石燃料的税后补贴明显较高。据国际货币基金组织的专家称，每年的补贴总额约5万亿美元，相当于全球国内生产总值的6.5%（2014年）[45]

23. 根据"谁污染谁付费"原则，气候损害成本应归因于化石燃料的燃烧。一种可能的方法是引入CO_2的价格。只要不能实现低成本可再生能源的充分供应，就需要以对社会负责的方式分配由此产生的财政负担。例如，直接转移特别受影响的家庭，为其提供减税，或为公民提供一次性付款[46]

24. 基于已经建立的可持续能源技术，大幅降低成本和提高生产能力是可能的。反过来，这将使从燃烧化石燃料到完全基于可再生能源的能源系统的转变在财政上可行，并创造新的经济发展潜力[47-53]

气候危机是对人类生存的威胁，同时也是对人类健康的最大威胁。作为卫生部门的成员，我们对此负有特殊责任。气候友好和可持续的行动必须简单和成本低廉，破坏气候的行动必须没有吸引力和昂贵（Scientists4Future.org）。德国Heidelberg大学在其卓越战略中呼吁大学宣布气候紧急状态。这意味着要检查所有措施的气候相关性，并将减少气候损害放在首位，这一点刻不容缓。除了气候问题外，塑料垃圾的增加是另一个影响我们的问题。首要前提是：减少–再利用–再循环。

每年有3亿吨塑料来自一次性产品和包装。麦肯锡预计，到2030年，塑料垃圾将增加80%。在德国只有16%的塑料垃圾被回收，25%被焚烧，40%被填埋，其余被不定期处理。聚对苯二甲酸乙二醇酯（PET）树脂需要450年才能溶解成微塑料。每个人每个月吸收约21g纳米和微米级塑料，每年约250g。我们每7天吸收相当于一张信用卡的塑料。

由于塑料垃圾对海洋的污染会导致众多后果，因此它是一个全球性的问题。塑料废物造成的海洋污染对海洋动物的影响始于非常小的生物，即浮游生物[54]。根据泛太平洋垃圾带（the Great Pacific Garbage Patch）的初步科学研究结果，早在1998年，太平洋中的微塑料是浮游生物的6倍多[55]。所有动物物种都依赖浮游生物，因为它们直接或间接地以浮游生物为食。因此，存在微塑料在食物网中积聚的风险。究其原因，既有微塑料颗粒与浮游生物混淆的因素，也有浮游生物摄入微塑料颗粒的因素。微塑料的摄入通常与污染物和毒素的摄入有关。研究中有一种共识，即微塑料对污染物和毒素的作用很像磁铁。随着在水中停

留时间的增加，塑料颗粒相应地吸收更大量的相应物质。塑料颗粒中某些污染物和毒素的浓度可能比环境中的浓度高出10万倍。微塑料还能吸收水和沉积物中的污染物及毒素，其中一些污染物和毒素由于人们的担忧早已被禁止使用，并已证明对健康有害，但由于过去使用过，它们仍在海洋中存在。这些物质包括二氯二苯三氯乙烷（DDT）、多氯联苯（PCB）或多环芳烃（PAH）等。微塑料的危险不一定直接来自它们，而是主要来自通过微塑料摄入的污染物和毒素。海洋中有越来越多的颗粒比微塑料更小，这些颗粒 <20μm。

一旦这些塑料颗粒达到纳米颗粒的尺寸，它们可以不受阻碍地穿过细胞膜并进入细胞。这对人类健康的影响尚未被探索，或者研究才刚刚起步。与贝类的情况类似，受污染的微塑料可能会引起炎症，并引发人类的各种过敏反应。有充分的科学证据表明，某些塑料或其成分对人体健康有害。据说一些具有类似激素的作用。最著名的例子之一是化学物质双酚A（BPA），它存在于一些塑料中。双酚A已被证明是一种剧毒物质，会破坏人体的激素平衡，从而降低生殖能力，增加心血管疾病、肝脏问题和糖尿病的发病率。因此，越来越清楚的是，一些塑料可对人类健康构成危险，类似于微塑料对某些动物物种造成的后果[54]。

到目前为止，人类对微塑料的摄入已经相当明显。微塑料可能通过摄入（通过受污染的食物或通过营养转移）、吸入或通过皮肤接触等方式进入人体。随着微塑料进入人体，它们的去向和影响仍然存在争议，也不为人所知。只有 <20μm的微塑料才能进入器官，而那些大小约10μm的微塑料应该能够进入所有

器官，穿过细胞膜，穿过血脑屏障，并进入胎盘等。因此，推测微塑料颗粒可能进入更深层组织（例如肝脏、肌肉和大脑）。没有足够的信息来充分了解微塑料对人类健康的影响；然而，影响可能取决于它们的物理性质（大小、形状和长度）、化学性质（添加剂和聚合物类型的存在）、浓度或微生物生物膜的生长。

有毒化学物质如何吸附到微塑料上或从微塑料上脱附尚未清楚，但可能的机制包括疏水相互作用、pH变化、颗粒老化和聚合物组成。此外，没有足够的研究充分解释微塑料上存在的污染物的主要来源，以及它们是来自周围环境空间的外在来源，还是来自塑料本身的内在来源，或者更可能是二者的结合，以及与颗粒扩散到环境中并随后暴露于风化作用有关的连续、动态的吸附和脱附过程[56]。

除了避免产生塑料垃圾并提供相关信息和建议，我们还可以采用椅旁矫治器治疗来减少CO_2排放量和产生的塑料数量。在椅旁矫治器的制作过程中，可以避免矫治器的长路线运输和大量使用塑料包装。超过20%的排放是由交通和运输造成的，3%是由互联网造成的。尽管矫治器本身仍然是由"塑料"制成的，然而在我们的诊所中，矫治器的包装则是"无塑料"的。

通过椅旁矫治器的治疗程序，我们可以根据实际需要来生产矫治器，而不是一开始就生产全副的矫治器。

通过这种方式，我们可以依照治疗计划仅制作一个阶段到另一个阶段的矫治器，避免生产不必要的塑料，因为这些塑料可能不会被使用（图7-1～图7-3）。

在不久的将来，我们将不再需要使用3D打印模型来生产矫治器，因为矫治器可以直接进行3D打印（图7-4）。这将大大减少塑料的使用。可选择用于矫治器的3D打印光固化形状记忆树脂（Graphy，Korea）。利用形状记忆功能，使用最小量的树脂直接打印制作的矫治器即可提供最大的矫治力。由于形状记忆功能，矫治器可以被放置在温水中，然后恢复到原始形状以施加矫治力。矫治器是100%透明的。厚度为0.5mm，弹性模量约1500N/mm^2。

以往认为在全球范围内，正畸医生进行的无托槽隐形矫治治疗不会造成全球变暖和微塑料垃圾问题。然而，事实是否真的如此？根据2019年的数据，隐形矫治器的生产需要约190吨塑料，这些在使用后也要处理掉，此外还会产生约125吨矫治器的包装（每2副矫治器1袋）。预计到2026年，由于隐形矫治的增加，这些数字将增加2.5倍。此外，必须考虑到几乎所有的矫治器都必须在全球范围内运输。

全球变暖和塑料垃圾是人为导致的。作为医生，我们尤其应该意识到这一点，并避免进一步推动这一进程。我们必须采取切实可行的措施来减少这些问题。我们应该肩负起责任，时不我待。

我们想引用Dr. Eckart von Hirschhausen的一句话来结束本章：

"我们不仅是拯救地球，更是拯救自己[57]。"

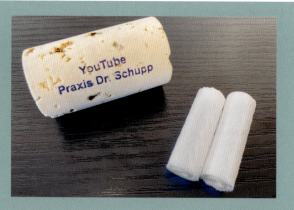

图7-1 由软木制成的咬胶,用来施加前部的作用力和对肌肉进行理疗;请看YouTube "Praxis Dr. Schupp",患者的肌肉治疗。我们诊所不使用塑料咬胶。

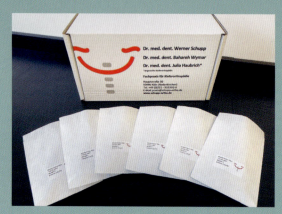

图7-2 矫治器的无塑料包装(纸袋)。

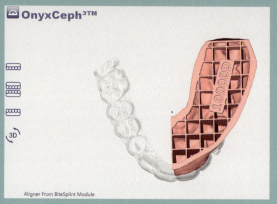

图7-3 通过OnyxCeph软件3D "打孔" 功能导出的打孔模型(网格状底座)可以节约3D打印材料。

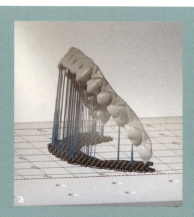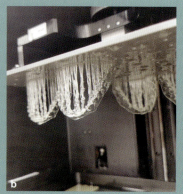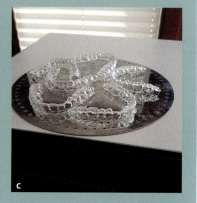

图7-4 (a~c)直接打印的3D矫治器(Graphy,Korea)。

参考文献

[1] Ripple WJ, Wolf C, Newsome TM, et al. World scientists' warning of a climate emergency. BioScience 2020;70:100.

[2] Alexander L, Allen S, Bindoff NL, et al. Summary for policymakers. In: Climate Change 2013: The Physical Science Basis. Contribution of working group I to the fifth assessment report (AR5) of the Intergovernmental Panel on Climate Change. Cambridge, UK: Cambridge University Press, 2013.

[3] IPCC. Global warming of 1.5°. Special report, 2018. Available at: https://www.ipcc.ch/sr15/

[4] NASA.gov. Annual mean land-ocean temperature index in 0.01 degrees Celsius selected zonal means. 2018. Available at: https://data.giss.nasa.gov/gistemp/tabledata_v3/ZonAnn.Ts+dSST.txt

[5] IPCC. Climate change 2014: Synthesis report. Contribution of working groups I, II and III to the fifth assessment report of the Intergovernmental Panel on Climate Change. Geneva: IPCC, 2014. Available at: https://www.ipcc.ch/report/ar5/syr/

[6] NASA. 2018 fourth warmest year in continued warming trend, according to NASA, NOAA. 2019. Available at: https://climate.nasa.gov/news/2841/2018-fourth-warmest-year-in-continued-warming-trend-according-to-nasa-noaa

[7] Climate Science Special Report (CSSR). Climate Assessment, Volume I. Washington, DC: US Global Change Research Program, 2017: 470. Available at: https://doi.org/10.7930/J0J964J6

[8] Hentschel KM, ed. Handbuch Klimaschutz. München: ISS-oekom, 2020.

[9] IPCC. Managing the risks of extreme events and disasters to advance climate change adaptation: Special report, 2012. Available at: https://www.ipcc.ch/site/assets/uploads/2018/03/SREX_Full_Report-1.pdf

[10] National Academies of Sciences, Engineering, and Medicine, ed. Attribution of Extreme Weather Events in the Context of Climate Change. Washington, DC: National Academies Press, 2016.

[11] Watts N, Adger WN, Agnolucci P, et al. Health and climate change: policy responses to protect public health. Lancet 2015;386:1861–1914.

[12] Watts N, Amann M, Arnell N, et al. The 2018 report of the Lancet Countdown on health and climate change: shaping the health of nations for centuries to come. Lancet 2018;392:2479–2514.

[13] Climate Action Tracker. Temperatures: addressing global warming, 2018. Available at: https://climateactiontracker.org/global/temperatures

[14] Mercator Research Institute on Global Commons and Climate Change. So schnell tickt die CO_2-Uhr. 2018. Available at: https://www.mcc-berlin.net/forschung/co2-budget.html

[15] Rogelji J, Popp A, Calvin KV, et al. Scenarios towards limiting global mean temperature increase below 1.5°. Nature Climate Change 2018.8:325–332.

[16] Gasser T, Guivarch C, Tachiiri K, Jones CD, Ciais P. Negative emissions physically needed to keep global warming below 2°C. Nat Commun 2015;6:7958.

[17] Schellnhuber HJ, Rahmstorf S, Winkelmann R. Why the right climate target was agreed in Paris. Nature Climate Change 2016;6:649–653.

[18] Steffen W, Leinfelder R, Zalasiewicz J, et al. Stratigraphic and earth system approaches to defining the anthropocene. Earth's Future 2016;4:324–345.

[19] Steffen W, Rockström J, Richardson K, Schellnhuber HJ. Trajectories of the earth system in the Anthropocene. Proc Natl Acad Sci U S A 2018;115:8252–8259.

[20] Steffen W, Richardson K, Rockström J, et al. Planetary boundaries: guiding human development on a changing planet. Science 2015;347:736–747.

[21] Barnosky AD, Matzke N, Tomiya S, et al. Has the Earth's sixth mass extinction already arrived? Nature 2011;471:51–57.

[22] Ceballos G, Erlich PR, BArnosky AD, et al. Accelerated modern human-induced species losses: entering the sixth mass extinction. Sci Adv 2015;1:e1400253.

[23] Pimm SL, Jenkins CN, Abell R, et al. The biodiversity of species and their rates of extinction, distribution, and protection. Science 2014;344:1246752.

[24] Dirzo R, Young HS, Galetti M, et al. Defaunation in the Anthropocene. Science 2014;345:401–406.

[25] WWF. Living planet report 2018: aiming higher. 2018. Available at: http://wwf.panda.org/knowledge_hub/all_publications/living_planet_report_2018

[26] Hoffmann M, Hilton-Taylor C, Angulo A, et al. The impact of conservation on the status of the world's vertebrates. Science 2010;330:1503–1509.

[27] Warren R, Price J, VanDerWal J, et al. The implications of the United Nations Paris Agreement on Climate Change for Globally Significant Biodiversity Areas. Climate Change 2018;147:395–409.

[28] Hughes TP, Barnes ML, Bellwood DR, et al. Coral reefs in the Anthropocene. Nature 2017;546:82–90.

[29] Hughes TP, Anderson KD, Connolly SR, et al. Spatial and temporal patterns of mass bleaching of corals in the Anthropocene. Science 2018;359:80–83.

[30] IPBES. The assessment report on land degradation and restoration, 2018. Available at: https://ipbes.net/resource-file/18160

[31] IPBES. The regional assessment report on biodiversity and ecosystem services for Africa. 2018. Available at: https://ipbes.net/sites/default/files/africa_assessment_report_20181219_0.pdf

[32] United Nations. Global biodiversity outlook 4: A mid-term assessment of progress towards the implementation of the strategic plan for biodiversity 2011–2020. 2014. Available at: http://wedocs.unep.org/bitstream/hanle/20.500.11822/9261/gbo4-en.pdf?sequence=8&isAllowed=y

[33] Willett W, RockströmJ, Loken B, et al. Food in the Anthropocene: the EAT-Lancet Commission on healthy diets from sustainable food systems. Lancet 2019;393:447–492.

[34] IAAST (International Assessment of Agricultural Knowledge). Agriculture at a crossroads: synthesis report, 2009. Available at: https://wedocs.unep.org/20.500.11822/7862

[35] IAAST (International Assessment of Agricultural Knowledge). Agriculture at a crossroads: global report, 2009. Available at: https://wedocs.unep.org/20.500.11822/8590

[36] Johnstone S, Mazo J. Global warming and the Arab spring. Survival 2011;53:11–17.

[37] Levy BS, Sidel VW, Patz JA. Climate change and collective violence. Annu Rev Public Health 201;38:241–257.

[38] World Bank Group. Preparing for internal climate migration, 2018. Available at: https://openknowledge.worldbank.org/handle/10986/29461

[39] Solow AR. Global warming: a call for peace on climate and conflict. Nature 2013;497:179–180.

[40] Springmann M, et al. Analysis and valuation of the health and climate change cobenefits of dietary change. Proc Natl Acad Sci U S A 2016;113:4146–4151.

[41] Poore J, Nemecek T. Reducing food's environmental impacts through producers and consumers. Science 2018;360:987–992.

[42] Food and Agriculture Organization of the United Nations. Tackling climate change through livestock: a global assessment of emissions and mitigation opportunities, 2013. Available at: https://www.fao.org/3/i3437e/i3437e.pdf

[43] FAO Food balance sheets. 2017. Available at: https://www.fao.org/faostat/en/#data/FBS

[44] Jakob M, Chen C, Fuss S, et al. Development incentives for fossil fuel subsidy reform. Nat Clim Change 2015;5:709–712.

[45] Coady D, Parry I, Sears L, Shang B. How large are global fossil fue subsidies? World Development 2017;91:11–27.

[46] Klenert D, Mattauch L, Combet E, et al. Making carbon pricing work for citizens. Nat Clim Change 2018;8:669–677.

[47] Nykvist B, Nisson M. Rapidly falling costs of battery packs for electric vehicles. Nat Clim Change 2015;5:329–332.

[48] Creutzig F, Agoston P, Goldschmidt JC, et al. The underestimated potential of solar energy to mitigate climate change. Nature Energy 2017;2:17140.

[49] Jacobson MZ, Delucci MA, Cameron, MA, Mathiesen BV. Matching demand with supply at low cost in 139 countries among 20 world regions with 100% intermittent wind, water, and sunlight (WWS) for all purposes. Renewable Energy 2018;123:236–348.

[50] Teske S, Pregger T, Simon S, Naegler T. High renewable energy penetration scenarios and their implications for urban energy and trnasport systems. COSUST 2018;30:89–102.

[51] Breyer C, Bogdanov D, Aghahosseini A, et al. Solar photovoltaics demand for the global energy transition in the power sector. Progress in Photovoltaics: Research and Application 2018;26:505–523.

[52] Löffler K, Hainsch K, Burandt T, et al. Designing a model for the global energy system-GENeSYS-MOD: an application of the Open-Source Energy Modeling System (OSeMOSYS). Energies 2017;10:1–28.

[53] Pursiheimo E, Holttinen H, Koljonen T. Inter-sectora effects of high renewable energy share in global energy system. Renewable Energy 2019;136:1119–1129.

[54] Schmäing T, Steinlein T, Grotjohann N. Mikroplastik in den Meeren- eine Gefahr für Tiere und Menschen? Eine fachwissenschaftliche Problemanalyse inklusive Materialien für die unterrichtliche Nutzung. Mircoplastics in the oceans – a danger for animals and humans? Analysis of the problem and teaching material. Journal für Didaktik der Naturwissenschaften und der Mathematik 2019;3:80–91.

[55] Pretting B, Boote W, eds. Plastic Planet- die dunkle Seite der Kunststoffe. Berlin: Orange Press, 2014.

[56] Campanale C, Massarelli C, Savino I, Locaputo V, Uricchio VF. A detailed review study on potential effects of microplastics and additives of concern on human health. Int J Environ Res Public Health 2020;17:1212.

[57] von Hirschhausen E, ed. Mensch, Erde! Wir könnten es so schön haben. München: dtv, 1992.